医药高等院校规划教材

供高专高职医药

诊 断

第四版

主　编　张　维　张　红

副主编　刘旭东　杨志云　姜　涌　张雅丽

编　者（按姓氏汉语拼音排序）

姜　涌（辽宁医药职业学院）

李　玲（遵义医药高等专科学校）

刘旭东（南昌大学抚州医学院）

刘亚莉（辽宁医药职业学院）

刘玉美（聊城职业技术学院）

王潇君（遵义医药高等专科学校）

吴俊丽（南昌大学抚州医学院）

杨志云（商丘医学高等专科学校）

尹永红（大连医科大学第二临床医院）

张　红（重庆医药高等专科学校）

张　维（遵义医药高等专科学校）

张雅芬（承德护理职业学院）

张雅丽（山西医科大学汾阳学院）

赵　珊（雅安职业技术学院）

科 学 出 版 社

北 京

内 容 简 介

本教材内容分为绪论、问诊及常见症状、体格检查、实验诊断、医学影像诊断、器械检查、临床常用诊疗技术和诊断学实训操作指导。教材版式新颖、内容精炼、图片清晰。每章节根据执业资格考试的考点内容设置学习目标、考点提示及目标测评。设计案例及案例分析、知识链接等，拓展了相关知识内容，开阔学生视野，扩大知识面，更方便学生的自主学习。

本教材主要适用于医药卫生类专业学生使用，同时也可作为广大基层医务工作者的重要参考书。

图书在版编目（CIP）数据

诊断学 / 张维，张红主编. —4 版. —北京：科学出版社，2016.7
医药高等院校规划教材
ISBN 978-7-03-048706-3

Ⅰ．诊… Ⅱ．①张… ②张… Ⅲ．诊断学 - 医学院校 - 教材
Ⅳ．R44

中国版本图书馆CIP数据核字（2016）第129292号

责任编辑：丁彦斌 池 静 许贵强 / 责任校对：彭珍珍
责任印制：赵 博 / 封面设计：张佩战

科 学 出 版 社 出版
北京东黄城根北街16号
邮政编码：100717
http://www.sciencep.com

三河市骏走印刷有限公司 印刷

科学出版社发行 各地新华书店经销

*

2003 年 8 月第 一 版 开本：787×1092 1/16
2016 年 7 月第 四 版 印张：31 1/4
2021 年 1 月第二十四次印刷 字数：741 000

定价：68.00 元
（如有印装质量问题，我社负责调换）

前　言

　　为了适应医学科学技术迅速发展及医学教育教学改革的需要，《诊断学》（第四版）是在第三版基础上进行修订的医药高等院校规划教材，供高职高专（高中起点三年制）使用。教材定位是为基层培养医疗卫生服务人才，坚持以"实用性"为原则，注重基础理论、基础知识及基本技能的训练。本教材主要适用于临床医学专业学生学习，也适用其他专业如康复医学、检验、药学、卫生保健、口腔医学、医疗美容技术、中医学、医学影像技术等专业使用，同时也可作为广大基层医务工作者的重要参考书。

　　本教材特色为与数字化互动教学平台紧密融合的新型教材，对接职业标准和岗位要求，丰富实践教学内容，学生学习的自主性及技能可操作性更强，进一步强化了教材的实践性及开放性，以满足高职高专学生对学习的需求。突出"案例版"教材的编写理念，将典型案例融于教材中，促进学生主动思考，加深学生对教学内容与知识点的理解，提高学生临床分析问题及解决问题的能力。结合执业助理医师资格考试的相关考点内容，增加了考点提示及目标测评，使临床医学及全科医学等专业教学与国家执业助理医师资格考试有机结合。在正文中添加链接相关知识的内容，培养学生的发散性思维，开阔学生视野，扩大学生知识面，提高学生学习兴趣。在每章最后有目标检测题，有助于检验学生的学习效果。

　　本教材在编写过程中得到了遵义医药高等专科学校、重庆医药高等专科学校、河南商丘医学高等专科学校、大连医科大学第二临床医院、南昌大学抚州医学院、辽宁医药职业学院、雅安职业技术学院、聊城职业技术学院、承德护理职业学院、山西医科大学汾阳学院的大力支持和帮助，在此谨表诚挚的谢意。同时感谢本教材上一版的编者雍怡敏、韩先芹、汪漫江、章绍清、徐韵杏等老师所做的工作。

　　由于编写时间紧迫，编者水平有限，书中难免存在不足或错误，恳请广大师生和读者不吝指教。

编　者

2015 年 9 月

目　　录

绪　　论

📖 **学习目标**

1. 了解学习诊断学的重要性。
2. 了解诊断学的主要内容。
3. 了解临床诊断的种类与诊断思维方法。
4. 理解学习诊断学的目的、方法与要求。

第1节　诊断学在临床医学中的地位和作用

诊断学（diagnostics）是论述诊断疾病的基础理论、基本技能、基本方法和诊断思维的一门学科，是医学生从基础医学过渡到临床医学各学科而设立的一门必修课，既是基础医学与临床医学的桥梁课程，又是临床各学科的基础。诊断学是培养医学生临床实践能力的关键，其宗旨是使学生掌握疾病的诊断原理和方法，学会采集病史、规范体格检查、选择合适的实验室及其他辅助检查，通过分析、综合所获得的主观和客观的人体资料，概括诊断依据，并提出可能的诊断，为进一步学习临床医学的各门课程奠定基础。因此，诊断学是打开临床医学大门的一把钥匙。

诊断的目的是防治疾病，诊断的内容强调基础性和重要性。随着现代医学的迅速发展，诊断方法正在向非侵入性、微量化、自动化和快速化的方向发展，但问诊和体格检查仍是最基本、最常用的诊断方法。本教材主要简述各学科中临床常用及基本的方法，如病史采集、常见症状、体格检查、实验诊断、X线诊断、心电图检查、超声检查、内镜检查、放射性核素检查、临床常用诊疗技术和医疗文件书写等。

经 验 教 训

患者，男性，30岁，因突发"吐血"于2015年6月7日15:00急诊入院。值班医生却将"大咯血"误诊断为"上消化道出血"。患者于次日3:00出现了极度呼吸困难，表情恐怖、两手乱抓等咯血窒息表现，被及时发现，经迅速解除呼吸道梗阻等抢救，才避免了悲剧的发生。

第2节　诊断学的主要内容

一、病　史　采　集

病史采集（history taking）即问诊，是以对话的方式向患者或知情人了解病情和健康状态的一种诊断方法。通过详细系统的问诊，了解患者的发病情况、可能的原因与诱因、主要症状、持续时间及诊治经过等。有些疾病在询问病史后，进行分析、综合、判断就可得出初步诊断，如消化性溃疡、心绞痛等。问诊内容包括一般项目、主诉、现病史、既往史、个人史、婚姻史、月经史、生育史及家族史。问诊所得到的资料经过分析和系统整理，再按一定的格式记录下来就是病史，病史是最基本、最重要的诊断资料。

二、常见症状与体征

症状（symptom）是指在患病状态下，患者主观感觉到的异常或不适，如头痛、发热、胸痛、恶心、眩晕等。症状是通过问诊所获得。广义的症状还包括部分体征，如呼吸困难、黄疸、发热、水肿等。症状是病史的重要成分，研究症状的发生、发展及演变，对形成初步诊断起主导作用。体征（sign）是指在体格检查中医师发现的异常表现，如皮肤黄染、心脏杂音、肺部啰音、肝脾大等。体征对临床诊断有重要的作用。症状和体征可单独出现，亦可同时发生，在同一疾病的不同阶段，症状及体征有其自身的变化规律。

三、体 格 检 查

体格检查（physical examination）是医师应用自己的感官（如耳、鼻、手）或借助简单的工具（如听诊器、血压计、叩诊锤等），对患者进行详细的观察和系统检查，揭示机体正常和异常征象的临床诊断方法。通过这种方法提出的临床判断，称为检体诊断（physical diagnosis）。体格检查结果的正确与否，直接关系到临床诊断的正确性。因此，在进行体格检查时，要全面细致，动作轻柔、协调，熟练精确，应做到既不使患者感到不适，又能获得准确的结果，以达到对疾病作出正确判断的目的。当今新的检查技术不断应用于临床，但体格检查仍然是其他检查诊断方法所不能替代的，是临床医师必须熟练掌握的基本技能。

四、实验室检查

实验室检查（laboratory examination）是通过物理学、化学、生物学等实验方法对患者的血液、体液、分泌物、排泄物和组织标本等进行检查，获得疾病的病原体、组织的病理形态或器官功能状态等资料，结合病情进行全面分析的诊断方法。随着当代科学技术的发展，先进的实验室检查技术不断问世，实验诊断已成为临床诊断不可缺少的组成部分。但由于标本采集、保存运送、仪器稳定性及操作技术等因素的影响，实验结果常产生差异。因此，要客观、辩证地看待实验结果，将实验结果与病史和体格检查结合起来，作全面系统的分析，才能有效地应用于临床。

五、辅 助 检 查

辅助检查（assistant examination）有 X 线、心电图、超声、内镜、肺功能及临床上常用的各种诊断操作技术。这些辅助检查对临床诊断疾病有重要的价值。①普通的 X 线技术已普遍应用于临床各科，先进的医学影像技术，如计算机体层成像（CT）、发射型计算机体层成像（ECT）、数字减影血管造影（DSA）、介入放射学（IVR）等亦逐渐在基层医院应用，从而提高了病变的检出率和诊断的准确率。②心电图（ECG）已广泛应用于基层医院，心电图对各种心律失常的诊断具有肯定的价值，特征性的心电图及演变、定位是诊断心肌梗死的可靠方法，而且心电图已广泛应用于危重患者的抢救、手术麻醉、用药观察的心电监护等。心电图检查必须密切结合临床诊断。③超声诊断因具有非创伤性、灵敏度高、分辨力强、操作简便可重复，在影像诊断中占有重要地位。运用不同类型的超声仪器，对患者某些器官病变部位的性质和结构损害状况作出判断，为临床诊断提供有力的依据。例如，多普勒超声心动图对诊断二尖瓣狭窄、肥厚型心肌病等具有良好的效果，而 B 型超声显像对肝、胆、脾及肾等实质性脏器检查性能更好，准确性更高。④内镜检查用于消化道、呼吸道、泌尿系统、妇科等管道器官检查，也可检查胸腔和腹腔内的一些实质性器官（如肝、脾等）。内镜下诊断的突出优点在于可以取活组织检查。⑤本教材对其临床实践中业已广泛应用的诊疗技术如肺功能检查等也作一般介绍，通过本课程学习奠定一定的基础，在今后的临床学习中逐步熟悉和掌握。

第3节　临床诊断的种类与诊断思维

一、临床诊断的种类

临床诊断除反映疾病的性质及名称外，还应反映病因和机体的功能状态。一个完整的诊断应包括病因诊断、病理解剖诊断和病理生理诊断。

1. 病因诊断　根据致病因素所作出的诊断为病因诊断。可通过各种实验室检查及病理检查等方法明确病因，它能明确提出致病的主要因素和疾病的本质，如肺炎球菌肺炎、病毒性肝炎、结核性腹膜炎、先天性心脏病、风湿性心脏瓣膜病等。病因诊断对疾病的发展、转归、预防和治疗有指导意义，故病因诊断是最理想的诊断。

2. 病理解剖诊断　又称病理形态学诊断，多通过询问病史、体格检查、实验室检查及器械检查等结果综合分析作出的诊断。它能明确提出病变的部位、性质、组织结构或细胞水平等，如大叶性肺炎、主动脉瓣关闭不全、多囊肾等，但对于肿瘤的病理解剖诊断，应获得病理活组织检查的依据。

3. 病理生理诊断　是反映疾病发生时器官或机体功能状态的诊断，如心力衰竭、呼吸衰竭、肾衰竭等，它不但指出患者的整个机体或器官的功能改变，也可对判断预后和鉴定劳动能力提供重要的依据。

在临床实践中，一个疾病的完整诊断应力求明确上述三个方面的诊断，如风湿性心脏瓣膜病、二尖瓣狭窄、心房颤动、心功能Ⅲ级。症状诊断是指根据未查明原因的症状而提出的诊断，如发热、腹痛、黄疸等。由于诊断未明，一般称为印象诊断。此类诊断只提供诊断方向，待进一步查明原因时再具体说明。

二、诊　断　思　维

循证医学（evidence-based medicine）是遵循科学证据的临床医学，诊断思维应遵循循证医学的原则。学生通过问诊，准确地了解病情，正确运用视诊、触诊、叩诊、听诊和嗅诊等手段来发现和收集患者的症状和体征，了解这些临床表现的病理生理学基础，以判断是属于正常生理表现或异常病态征象。联系这些异常征象的病理生理基础，便可得到诊断疾病的某些线索，从而提出可能的诊断。因此，临床诊断一般是从问诊开始，然后进行详细的体格检查，对具有典型症状和体征者，可作出直接初步诊断。例如，患者淋雨后寒战、高热、右下胸痛、咳嗽2天，体检示高热，呼吸急促、右下肺叩诊浊音，听诊有支气管呼吸音及湿性啰音，实验室检查示中性粒细胞计数增多，综合这些临床资料，可初步诊断为大叶性肺炎。对于一些症状和体征不典型的病例，需要借助有关的辅助检查，逐个排除那些容易混淆的疾病，才能获得诊断。例如，患者述咳嗽、咯血，医师应考虑如下问题：患者是否为肺结核或支气管扩张或者是肺癌等呼吸系统疾病？是否由风湿性心脏瓣膜病二尖瓣狭窄所致？或是由于出血性疾病引起？根据这一思路，结合相应的辅助检查等结果进行综合分析，最后得出诊断。有些复杂的疾病，需经诊断性治疗及病理活检、手术探查等手段，才能得出准确的诊断。

疾病的过程是不断变化的，初步诊断可能在疾病发展过程中得到证实，也可能被否定，此时应该及时修正和更正原来的诊断，作出符合疾病本质的正确、完整的诊断。诊断是否正确，直接关系到治疗措施的制订，对临床实践至关重要，故临床医师应及早得出正确、完整的诊断。

第4节　学习诊断学的目的、方法与要求

学习诊断学的目的在于掌握基本的临床医学诊断方法，指导学生怎样与患者沟通，如何确切而客观地了解病情，规范正确地进行体格检查，正确选择实验室及其他辅助检查项目并分析结果，逐步掌握临床诊断的基本方法。诊断学是一门实践性极强的临床医学基础课，学习除了课堂和实验室外，大量教学活动需要在医院中进行。学生所面对的是患者，因此，医患沟通显得尤为重要，必须重视对学生医德医风的教育，教育学生深入了解和体贴患者的疾苦，树立以患者为中心、全心全意为患者服务的思想，取得患者的充分理解和配合，达到预期的诊疗和学习目的。

诊断学要求学生熟练并正确地进行体格检查，要完成这一目标，必须反复训练。通过同学间相互检查反复练习，并可借助标准化患者、各种病例模型和临床技能训练模型，加强学生实践能力的培养，并将内容贯穿于临床各学科的教学中，才能达到教学大纲所规定的基本要求。诊断学的学习是临床医学课程的重要开端，对于这门实践性极强的学科，不是一个阶段、一次性教学就能完全达到目的，在学习过程中，要勤思考、勤动口、勤动手，精益求精，一丝不苟，从而为学习临床医学各专业课打下基础。学生系统地学习本教材，应达到如下要求。

（1）能进行系统的问诊，了解患者的主诉与体征的内在联系和临床意义。

（2）能独立以规范化手法进行系统、全面、重点、有序的体格检查，其结果贴近实际。

（3）熟悉血、尿、粪等临床常用检验项目的临床价值及其结果对疾病的诊断意义。

（4）熟悉心电图机的操作程序，初步掌握正常心电图及常见异常心电图的图像分析。

（5）了解常用的 X 线与磁共振检查指征并熟悉其临床意义。

（6）了解影像检查的指征及临床意义，熟悉胃、肠镜检查、支气管镜检查的适应证及禁忌证。

（7）能对问诊和体检资料进行系统的整理、按规定内容和规范格式书写病历。

（8）能根据病史、体格检查和有关的辅助检查等资料进行分析，作出初步诊断。

（张　维）

第1篇　问诊及常见症状

第1章　问　诊

📖 **学习目标**

1. 了解问诊的重要性。
2. 理解问诊的方法、技巧及注意事项。
3. 掌握问诊的内容。

案例1-1

　　患者，女性，28岁，因突发右下腹撕裂样痛，伴恶心、呕吐入院。接诊医生简单检查后以急性阑尾炎收入院，给患者保守治疗。患者于20分钟后死亡。经检查，该患者为输卵管异位妊娠破裂死亡。

　　问题：为什么会出现这种情况，我们如何避免此种情况的发生？

第1节　问诊的重要意义

　　问诊（inquiry）是医护人员通过与患者及相关知情人员交谈来获得患者的病史资料，并通过分析作出临床诊断的方法。问诊是病史采集的重要手段，是临床医生必须掌握的基本技能。

　　1. 问诊可以帮助建立良好的医患关系　问诊是病史采集的第一步，通过医护人员正确的方法与良好的沟通技巧，可以使医护人员与患者之间建立良好的医患关系，使患者对医护人员产生信任感，有利于疾病的诊断与治疗。同时，医护人员通过问诊还能对患者进行健康教育或传达一些治疗信息，如医护人员在与心绞痛患者进行交谈的时候，告诉他在平常的生活中要避免情绪激动及剧烈的运动，另外在心绞痛发作的时候要马上舌下含服硝酸甘油等。另外，问诊本身也可起到治疗的作用，如某些心理疾病患者（如抑郁症），通过跟他们交谈可以帮助缓解他们的抑郁情绪。

　　2. 问诊能获取重要的诊断依据　问诊是病史采集的重要手段，许多有丰富医学知识和临床经验的医生有时仅靠问诊即能对疾病作出初步的诊断。例如，心绞痛患者，通过与患者交谈，了解其疼痛部位、性质、时间、缓解方式、放射部位等，即可作出"心绞痛"的初步诊断。某些疾病，或者在疾病的早期，患者已经有主观的感受，如头痛、恶心、焦虑、失眠等，机体却还没有出现器质性或组织器官形态学方面的改变，这时，通过问诊我们即能获得患者的早期资料。

3. 问诊可为进一步检查提供线索　医护人员通过问诊获取有助于确立诊断的病史资料，并可为进一步体格检查提供线索。例如，患者以咳嗽、咯血为主要症状时，若同时伴有午后低热、盗汗等病史，则提示可能为肺结核。根据这一线索，进行详细的肺部体格检查和（或）X线检查，一般即可明确诊断。

尽管目前医学发展迅速，新的诊断技术不断涌现，精密仪器和新的实验方法应用日益广泛，但疾病的发生发展、诊治经过、药物的疗效、既往健康状况、患者的思想情绪等只有通过问诊才能得到。因此，问诊仍然是诊断疾病最基本的、不可缺少的方法。相反，忽视问诊，必使病史采集粗疏，病情了解不够详细确切，势必造成临床工作中的漏诊或误诊。对病情复杂而又缺乏典型症状和体征的病例，深入、细致的问诊就显得更为重要。由此可见，问诊是一个很重要的诊断步骤，必须认真学习，切实熟练掌握。

第2节　问诊的内容

一、一般项目

一般项目（general data）包括姓名、性别、年龄、出生日期、籍贯、民族、职业、婚姻状况、文化程度、通讯地址、联系电话、入院日期、记录日期、病史陈述者及可靠程度等。其中，年龄是实足年龄，不应以"儿童""成人"等代替，因年龄本身亦具有诊断参考意义；职业应记录具体工种；入院日期和记录日期要详细到几点几分；病史陈述者如不是本人，应注明与患者的关系。

二、主诉

主诉（chief complain）是指促使患者就诊的主要症状（或体征）及持续时间，也是本次就诊最主要的原因及持续的时间。确切的主诉可以初步反映病情的轻重与缓急，并提供对某系统疾患的诊断线索。主诉应言简意明，用一两句话全面概括，包括1~3个症状或体征及其经历的时间，一般不超过20个字。例如，"发热、咳嗽、咳痰1天"，"多饮、多食、多尿伴消瘦3年"，"腹痛、呕吐伴腹泻4小时"等。主诉一般用患者自己描述的症状或体格检查到的体征，而不能用医疗诊断或实验室检查结果代替，如"糖尿病3年"，应记录为"多饮、多尿、消瘦3年"。

考点提示：
主诉的概念
及书写方式

三、现病史

现病史（history of present illness）是病史的主体部分，围绕主诉详细描述患者目前疾病的发生、发展、演变及应对的全过程，可以按照以下顺序及内容进行询问。

1. 起病情况与患病时间　每种疾病的起病与发作都有各自的特点，我们应详细询问发病当时的情况，包括环境及疾病的急缓，以及持续的时间。有的疾病起病比较急，如急性胃穿孔、脑栓塞等；有的疾病起病比较缓慢，如肺结核、肿瘤等，有的疾病常在休息的时候出现，如脑血栓；有的疾病常发生于激动或紧张的状态时，如脑出血、心绞痛等。患病时间是指从患病开始到就诊所持续的时间，根据情况可以用年、月、日、小时、分钟来计算。如先后出现几个症状，应按起病时间顺序分别记录。例如："反复发作剑突下疼痛3年余，排黑便2天，头晕、乏力1天。"

2. 病因和诱因　与本次发病有关的病因（如感染、中毒、过敏等）和诱因（如情绪、气候变化、环境改变、起居饮食失调等）。例如，大叶性肺炎常发生于醉酒、疲劳、淋雨后；

急性胰腺炎常发生于有胆道疾病的患者或暴饮暴食后。

3. 主要症状特点 包括主要症状出现的部位、性质、持续时间和程度、缓解或加剧的因素等。

（1）部位：指症状包括的范围或牵涉的范围。例如，上腹痛多为胃、十二指肠或胰腺的疾病；右下腹痛多为阑尾炎，若为女性还应考虑到卵巢或输卵管疾病。

（2）性质：应详细询问疼痛的性质，疼痛的性质一般包括顿痛、隐痛、烧灼样痛、刀割样痛、针刺样痛、压榨样痛等。例如，急性胃穿孔为刀割样痛，心绞痛为压榨样痛。

（3）持续时间及缓解或加剧因素：指症状多长时间经历一次；每次持续多久；经常发生在哪个时间段等；哪些情况可以引起症状的加重或缓解，如心绞痛患者，在活动或情绪激动后出现心前区疼痛，含服硝酸甘油或休息后缓解，一般持续 3～5 分钟。

4. 病情发展与演变 指患病过程中主要症状的变化或新症状的出现。例如：肝硬化的患者出现行为和情绪的异常，应考虑是否发生肝性脑病；有心绞痛史的患者，若本次发作胸痛加重、休息后不能缓解、持续时间较长，应考虑是否发生心肌梗死。

5. 伴随症状 即在主要症状的基础上同时出现一系列的其他症状。这些伴随症状常常是鉴别诊断的依据或提示出现了并发症，可以为确定病因提供重要线索。例如：腹痛伴呕吐、腹胀、停止排便排气往往提示肠梗阻；腹痛伴恶心呕吐、黄疸、血及尿淀粉酶升高，常提示急性胰腺炎。

6. 诊治经过 包括患者患病后曾在何处诊治，接受了哪些诊疗的措施；如果用药，则药物的名称、剂量、用法、时间、不良反应及效果如何都应详细询问并记录。

7. 一般情况 指患者患病后精神状态、食欲、睡眠与大小便的情况和体重改变等。这些内容对于全面评估患者的病情和预后，以及选择什么样的诊疗措施是必不可少的。

考点提示：
现病史概念
及内容

四、既 往 史

既往史（past history）包括以下内容。

1. 既往健康状况 可能与现患病有关，故可作为分析判断病情的依据。

2. 过去曾患过的疾病（包括各种传染病） 特别是与目前所患疾病有密切关系的既往疾病。例如，对风湿性心脏病患者应询问过去有否咽痛、游走性关节痛等。

3. 预防接种史、外伤手术史、过敏及其他过敏的情况史 如有无接种过百日咳、白喉、破伤风、脊髓灰质炎、麻疹、腮腺炎、乙型肝炎等疫苗；有无外科手术或住院情形及曾经发生的意外事件及其影响；有无对食物、药物或某些物质的过敏现象及其表现。

为了解患者现病史以外的其他各系统是否患过疾病，这些疾病与本次疾病有无因果关系，还应主动向患者询问各系统过去可能发生的情况，这种方法称为系统回顾。通过系统回顾可避免遗漏重要的信息，询问要点如下。

（1）呼吸系统：有无咳嗽、咳痰、咯血、呼吸困难、胸痛等；有无呼吸系统传染病接触史。

（2）循环系统：有无心悸、胸痛、胸闷、呼吸困难、晕厥、下肢水肿等。

（3）消化系统：有无吞咽困难、食欲改变、反酸、嗳气、恶心、呕吐、呕血、腹胀、腹痛、腹泻、黄疸、便血、便秘等。

（4）泌尿生殖系统：有无排尿困难、尿频、尿急、尿痛、血尿、夜尿增多、颜面水肿、尿道或阴道分泌物等。

（5）造血系统：有无乏力、头晕、眼花、耳鸣、记忆力减退等。皮肤黏膜有无苍白、出血点、瘀斑、血肿及淋巴结、肝脾大、骨骼痛等。有无化学药品、工业毒物、放射性物质的接触史。

（6）内分泌及代谢系统：有无多饮、多食、多尿、怕热、多汗、乏力等；性格、智力情况；有无肌肉震颤及痉挛；体重、皮肤、毛发的改变。有无手术、外伤、产后大出血。

（7）神经精神系统：有无头痛、失眠、记忆力减退、意识障碍（如嗜睡、昏迷）、语言障碍、痉挛、瘫痪，有无感觉和运动异常及定向障碍、性格改变；如疑有精神状态改变，还应了解情绪状态、思维过程、智能、能力、自知力等。

（8）运动系统：骨骼发育情况，有无骨折、畸形、关节肿痛、关节强直或变形、运动障碍、有无肢体肌肉疼痛、痉挛、萎缩、肢体无力等。

五、个　人　史

个人史（personal history）包括以下内容。

1. 社会经历　包括出生地、有无疫区居住史，以及受教育程度、经济生活和业余爱好等。对于儿童，应详细询问其出生、喂养、生长发育情况、预防接种等情况。

2. 职业及工作条件　包括工种、劳动环境、对工业毒物的接触情况及时间。职业及工作条件与某些疾病的发生有很密切的关系，如煤炭工人、纺织工人长时间接触职业性粉尘，有患硅沉着病的危险。

3. 习惯与嗜好　详细询问并记录患者的起居与卫生习惯、饮食的选择与质量。有无烟酒嗜好及摄入量，以及其他异嗜物和麻醉药品、毒品等。例如，喜欢吃肥肉、油炸食品、巧克力、糖等高热量食物的人容易患高血压、糖尿病；长时间吸烟的人容易患呼吸系统疾病，长时间过量饮酒则容易引起酒精性脂肪肝。

4. 其他　有无不洁性交史，有否患过淋病性尿道炎、尖锐湿疣、下疳等。

六、婚　姻　史

婚姻史（marital history）包括婚姻状况、结婚年龄、对方的健康状况、性生活的情况、夫妻关系等。

七、月　经　史

对青春期后的女性应详细询问月经史（menstrual history），包括月经初潮年龄、月经周期、每次行经的天数、量和颜色，经期症状，有无痛经、白带等。对停经的女性，应询问末次月经的时间。对已绝经者还要询问停经年龄、症状，有无停经后出血等。

提示：女性月经史的记录格式如下。

初潮年龄 $\dfrac{\text{行经期（天）}}{\text{月经周期（天）}}$ 末次月经（LMP）或绝经年龄

例如：

$$13\ \dfrac{3\sim5\ \text{天}}{28\sim30\ \text{天}}\ 2015\ \text{年}\ 7\ \text{月}\ 5\ \text{日（或}\ 48\ \text{岁）}$$

八、生　育　史

对生育期女性应询问生育史（childbearing history），包括妊娠与生育次数和年龄，人工或自然流产的次数，有无死产、手术产、产褥感染及计划生育状况等。对男性患者应询问有无患过影响生育的疾病。

九、家　族　史

有些疾病具有遗传性质，有些疾病则与环境因素或生活方式有关，探讨患者亲属的身体及情绪状况、了解家庭组成及相互关系等对于全面了解患者的健康状况、制定诊疗措施有很大帮助。

家族史（family history）通常包括直系亲属如双亲、兄弟、姐妹及子女的健康与疾病情况。特别应询问是否有与患者同样的疾病，有无与遗传相关的疾病如血友病、白化病、糖尿病、原发性高血压、癌症、精神疾病等，应详细询问并记录。已经死亡的直系亲属要问明死亡原因及年龄。若在几个成员或几代人中皆有同样疾病发生，应绘出家系图显示详细情况。

考点提示：
问诊的内容

第 3 节 问诊的方法与技巧

问诊的方法和技巧与采集资料的完整性密切相关，涉及沟通交流能力、医学知识、仪表等方面内容。掌握问诊的方法和技巧，对医务人员有着重要的实用价值。

（1）仪表和礼节：整洁的衣着，谦虚礼貌的言语和行为会很快缩短医患之间的距离，有助于建立良好的医患关系，从而获得患者的信任，并愿意同医生谈论敏感的问题，亦能启发和鼓励患者提供有关医疗的客观、真实的资料。因此，询问者在接触患者时要做到衣冠整洁，文明礼貌，使患者感到亲切温暖，值得信赖。

（2）自我介绍：医生应简要的介绍自己，包括姓名、职务及在处理该对象时的角色等，让患者了解医生，可以减轻彼此的陌生感，促进良好关系的建立。同时，医生要礼貌地称呼对方如：××先生、××小姐、××大伯、××教授等。应避免直呼其名或以床号称呼对方。

（3）问诊须循序渐进：问诊一般先从一般性、简单易答的问题开始，逐步深入进行有目的、有层次、有顺序的询问。例如：首先询问"请问您哪儿不舒服？""病了多长时间？"。然后，再逐步深入了解患者本次疾病的原因、经过、有关症状的特点等。如果询问涉及隐私，则应安排在双方已经建立充分的信任关系后进行。

（4）尽可能地让患者充分地陈述自己的感受，不要以自己的主观臆测代替患者的感受。只有当患者的陈述离病情太远时，才可以通过灵活的方式把患者的话题转回，切不可简单粗暴地打断患者的陈述。

（5）询问的症状要详细：对主要症状要详细询问特点，包括出现的部位、性质、持续时间和程度、缓解和加剧的因素等。例如，"你的腹痛是左腹痛还是右腹痛""哪个部位最明显""在什么情况下发病""除腹痛外还有其他不适吗"等，以获得患者病史中的规律和特点。如患者有两种以上的疾病，则应按其发生先后顺序描述。

（6）在问诊的两个项目之间采用过渡语言：即是向患者说明即将讨论的新项目及其理由，这样患者就不会困惑你为什么要改变话题，以及为什么要询问这些情况。

（7）避免诱问和逼问：当患者回答的问题与医务人员自身的想法有差距时，不应因急于了解情况而采取暗示、诱导、逼问的方式，如"你头痛时伴有呕吐吗？""你上腹痛时向左肩放射吗？"而应当问"你头痛时还有别的什么不舒服吗？""你腹痛时对别的部位有什么影响吗？"询问时也不应诱导患者提供合乎医生主观印象所要求的资料，如"你是不是下午发热？""发热前有寒战吗？"不正确的提问往往会使患者在不甚理解其意义的情况下随声附和，减损了病史的真实性，严重者还可能延误患者的治疗时机。

（8）问诊时要注意系统性、必要性和目的性：提问时要全神贯注地倾听患者的回答，不应问了又问。要注意提问的系统性、必要性和目的性。杂乱无章的提问是漫不经心的表现，会降低患者对医务人员的信息和期望。

（9）询问病史的每一部分结束时进行归纳小结：交谈至一个段落，将内容归纳一下，整理出逻辑关系重述给患者听，防止遗漏和遗忘病史。问诊大致结束时，尽可能有重点地重述病史让患者确认，有无补充或纠正之处，以提供机会核实患者所述的病情或澄清所获信息。

（10）恰当地运用一些评价、赞扬与鼓励语言：如"可以理解""那你一定很不容易"等，可促使患者与医生的合作，使患者受到鼓舞而积极提供信息，对有精神障碍的患者，不可随便用赞扬或鼓励的语言。

（11）如患者问到一些问题，医生不清楚或不懂时，不能不懂装懂，也不要简单回答"不知道"。如知道部分答案或相关信息，医生可以说明，并提供自己知道的情况供患者参考。对不懂的问题，可以回答自己以后去查书、请教他人后再回答，或请患者向某人咨询，或建议去何处能解决这一问题。

考点提示：
问诊的方法

（12）问诊结束时，应谢谢患者的合作、告知患者或体语暗示医患合作的重要性，说明下一步对患者的要求、接下来做什么、下次就诊时间或随访计划等。

第4节　问诊的注意事项

1. 尊重对方，认真倾听　对患者所说的话不予以主观评判或不切实际的保证；对其不愿意回答的问题，不强迫其回答，如果是重要的资料，则需向对方充分解释，并承诺保密原则，以解除其疑虑。

2. 时间要合适　不同的患者，选择不同的时间，同时应考虑患者的情绪。对重危患者，在扼要的询问和重点检查之后，应立即进行抢救，待病情稳定后再做详细问诊。不能亲自叙述病史的患者（如重病、意识不清、小儿等），则需向其家属或最了解病情的亲友询问。为了保证病史的可靠性，可待病情好转或意识清醒后，再直接询问患者。

3. 环境的选取　患者由于对环境陌生及就诊前的紧张情绪，往往不能顺畅有序地陈述自己的病情，医护人员应该清楚这种情况，在问诊前准备好宽松和谐的环境以解除患者紧张不安的情绪，必要时，如涉及患者的隐私，可以准备一个单独的房间，只有医生和患者两个人，患者可以大胆地说出自己的情况。

4. 问诊时语言要通俗易懂　避免采用有特定意义的医学术语提问。例如，心悸、谵妄、潜血、里急后重等，以免患者错误理解。若患者使用医学术语，要把具体意思问清，以便评估其使用是否正确。对患者的方言俗语，要细心领会其含义。患者述及的病名，记录时应冠以引号。

5. 资料要核实　对含糊不清、存有疑问的内容要进一步确认，以确保信息的准确性。对外院的病情介绍和诊断证明只能作为参考，绝不能代替医务人员的亲自问诊。

案例 1-1 分析

导致患者死亡的原因是病史采集疏忽，病情了解不够详细确切而误诊。对于一位 28 岁的年轻女性，出现突发右下腹撕裂样痛时应详细询问月经史，如有停经，需高度警惕输卵管异位妊娠破裂，应及时请妇产科会诊及处理。

医生对患者要有高度的责任心，工作应认真、负责，问诊要详细、全面，避免误诊而造成严重的后果。

目标检测

一、名词解释

1. 问诊
2. 主诉
3. 现病史

二、选择题

1. 下列主诉正确的是（ ）
    A. 3 天前出现头痛
    B. 糖尿病 8 年
    C. 上腹部疼痛，呕血 300 ml
    D. 患高血压 4 年，加剧 2 周
    E. 左下腹痛伴脓血便 1 天

2. 下列哪项属于现病史（ ）
    A. 社会经历
    B. 无药物过敏史
    C. 工作条件
    D. 诊疗经过
    E. 烟酒嗜好

3. 下列哪项不属于既往史（ ）
    A. 传染病史
    B. 外伤史
    C. 过敏史
    D. 手术史
    E. 血吸虫疫水接触史

4. 下列哪项不属于个人史（ ）
    A. 出生地
    B. 居留地
    C. 工作环境
    D. 子女数目
    E. 业余爱好

5. 婚姻史不包括（ ）
    A. 结婚年龄
    B. 对方健康状况
    C. 性生活史
    D. 夫妻关系
    E. 子女健康情况

6. 家族史中不包括（ ）
    A. 父母的健康与疾病情况
    B. 配偶的健康与疾病情况
    C. 子女的健康与疾病情况
    D. 兄弟姐妹的健康与疾病情况
    E. 已故的直系亲属的死因

7. 下列哪项问诊是正确的（ ）
    A. 您最近感到心悸吗
    B. 您是不是午后发热
    C. 你说话时能不能快一点，这样太浪费时间了
    D. 您哪里不舒服
    E. 您的胸痛是在活动后发生吗

8. 询问呼吸系统既往史时应询问哪一组症状（ ）
    A. 咳嗽、咳痰、呼吸困难、胸痛、咯血等
    B. 咳嗽、咳痰、呼吸困难、胸痛、呕血等
    C. 食欲不振、恶心、呕吐、反酸等
    D. 头痛、头晕、肢体麻木等
    E. 心悸、水肿、便秘、尿急等

9. 询问消化系统既往史时应询问哪一组症状（ ）
    A. 咳嗽、咳痰、呼吸困难、胸痛、咯血等
    B. 咳嗽、咳痰、呼吸困难、胸痛、呕血等
    C. 食欲不振、恶心、呕吐、反酸等
    D. 头痛、头晕、肢体麻木等
    E. 心悸、水肿、便秘、尿急等

10. 下列哪项属于暗示性提问或逼问（ ）
    A. 您哪儿不舒服
    B. 您腹痛有多长时间了
    C. 您什么时候开始发病的
    D. 您的大便是黑色的吗
    E. 您曾经有过类似的腹痛吗

三、简答题

1. 问诊的内容有哪些？
2. 简述问诊的方法。

（刘玉美）

第2章 常见症状

症状（symptom）是疾病的表现，是患者主观感受到不舒适或痛苦的异常感觉或某些客观病态改变。广义的症状还包括体征（sign），体征是机体出现的客观改变，大部分经医师检查发现（如肝脾大、心脏杂音），少数可由患者自行感知（如水肿、黄疸）。症状是医师进行疾病调查的线索和问诊的主要内容，也是诊断及鉴别诊断的依据和反映病情的重要指标。疾病的症状很多，同一疾病可有不同的症状，同一症状亦可在不同疾病中出现，因此，在临床诊断中，必须结合所有临床资料综合分析，切忌单凭一个或几个症状而作出错误的诊断。

第1节 发 热

案例 2-1

患者，女性，25 岁。

主诉：高热、咳嗽 2 天。

现病史：2 天前受凉后突发寒战、高热，体温波动于 39.1～41℃，伴咳嗽，咳铁锈色痰。发病以来自觉乏力、纳差，全身肌肉酸痛。无腹痛、腹泻，大、小便正常。

问题：该患者是什么热型？其发热的原因是什么？

发热（fever）是由于各种原因使机体产热和散热失衡，导致体温升高超出正常范围。

（一）正常体温与生理变异

正常人的体温受体温调节中枢的调控，并通过神经和体液因素使产热和散热过程呈动态平衡，保持体温的相对恒定。正常人体温（腋测法）一般为 36～37℃，受个体差异及体内外因素影响略有波动，在 24 小时内，下午较早晨稍高，剧烈运动、劳动或进餐后也轻微升高，但波动范围一般不超过 1℃。妇女在月经前和妊娠期体温稍高于正常，老年人代谢率较低，体温相对低于青壮年。另外，在高温环境下体温也可轻微升高。

（二）发生机制

1. 致热源性发热 多数发热为此类。致热源可分为内源性和外源性两大类。外源性致热源包括：①各种微生物病原体及其产物，如细菌、病毒、真菌及支原体等；②炎性渗出物及无菌性坏死组织；③抗原抗体复合物；④某些类固醇物质；⑤多糖体成分及多核苷酸、淋巴细胞激活因子等。外源性致热源多为大分子物质，不能通过血-脑屏障直接作用于体温调节中枢引起发热，但可通过激活血液中的中性粒细胞、嗜酸粒细胞和单核-吞噬细胞系统，使之形成并释放白介素（IL-1）、肿瘤坏死因子（TNF）、干扰素等内源性致热源。内源性致热源分子质量较小，可通过血-脑屏障直接作用于体温调节中枢的体温调定点，使调定点（温阈）上移，重新调节体温。一方面通过垂体内分泌使代谢增加或通过运动神经，使骨骼肌阵缩（临床表现为寒战），产热增多；另一方面，可通过交感神经使皮肤血管及竖毛肌收缩，停止排汗，散热减少。这一综合调节作用使产热大于散热，体温升高引起发热。

2. 非致热源性发热　是体温调节机制失控或调节障碍所引起的一种被动性体温升高。其包括先天性汗腺缺乏、广泛性皮肤病、环境高温所引起的散热减少；甲状腺功能亢进症引起的产热过多；颅脑外伤、出血等使体温调节中枢直接受损。

（三）病因与分类

引起发热的病因很多，可分为感染性与非感染性两大类，临床上以前者多见。

1. 感染性发热（infective fever）　各种病原体如病毒、细菌、支原体、衣原体、立克次体、螺旋体、真菌、寄生虫等引起的感染，不论是急性、亚急性或慢性起病，还是局限性或全身性感染，均可出现发热。

2. 非感染性发热（noninfective fever）　指由非病原体物质引起的发热，主要有以下几个方面。

（1）无菌性组织损伤或坏死：常见于①机械性、物理性或化学性损害，如大手术后组织损伤、内出血、大面积烧伤等；②因血管栓塞或血栓形成而引起的心肌、肺、脾等内脏梗死或肢体坏死；③组织坏死与细胞破坏，如癌、白血病、淋巴瘤、溶血反应等。

（2）抗原-抗体反应：如风湿热、血清病、药物热等。

（3）内分泌代谢疾病：如甲状腺功能亢进症、重度脱水等。

（4）皮肤散热减少：如广泛性皮炎、鱼鳞病及慢性心力衰竭等，一般为低热。

（5）体温调节中枢功能失常：如中暑、重度安眠药中毒、脑出血、脑外伤等，可直接损害体温调节中枢，致其功能失常而引起发热。这类发热称为中枢性发热，高热无汗是其特点。

（6）自主神经功能紊乱：为功能性发热，多为低热。常伴有自主神经功能紊乱的其他表现。常见的如夏季低热、生理性低热、感染治愈后低热等。

考点提示：发热常见病因

（四）临床表现

1. 发热的分度　以口腔温度为标准，发热可分为以下几类：低热（37.3～38℃）、中等度热（38.1～39℃）、高热（39.1～41℃）和超高热（41℃以上）。

考点提示：发热的分度

2. 发热的临床过程与特点　发热的临床过程一般分为三个阶段。

（1）体温上升期：该期产热大于散热，使体温上升。在体温上升过程中常有疲乏无力、肌肉酸痛、皮肤苍白、畏寒或寒战等现象。体温上升有两种方式：

1）骤升型：体温在几小时内达39～40℃或以上，常伴有寒战，小儿易发生惊厥。本型见于疟疾、肺炎球菌肺炎、败血症、流行性感冒、急性肾盂肾炎、输液或某些药物反应等。

2）缓升型：体温逐渐上升，在数日内达高峰，多不伴寒战。本型见于伤寒、结核病、布氏杆菌病等。

（2）高热期：是指体温上升达高峰后保持一定的时间，持续时间可因病因不同而有差异。例如，疟疾可持续数小时，肺炎球菌肺炎、流行性感冒可持续数天，伤寒则可为数周。

此期临床表现明显，可伴有皮肤潮红、灼热、头痛、脉搏增加、呼吸加深加快、食欲减退、腹胀或便秘，严重者可出现不同程度的意识障碍。

（3）体温下降期：此期表现为皮肤潮湿，出汗较多。体温下降有两种方式：

1）骤降型：体温于数小时内迅速下降至正常，多伴有大汗淋漓。本型常见于疟疾、肺炎球菌肺炎及输液反应等。

2）缓降型：体温在数日内逐渐降至正常，如伤寒、风湿热等。

3．热型及临床意义　热型（fever type）是指按常规方法测量发热患者的体温，并标记在体温单上，将各体温数值点连接起来，形成不同形状的体温曲线。许多发热性疾病具有比较特征的热型，对疾病的诊断和鉴别诊断有一定的价值。临床上常见的热型有以下几种。

（1）稽留热（continued fever）：体温恒定在39～40℃或以上，24小时内体温波动范围不超过1℃，可持续数天或数周。常见于肺炎球菌肺炎、伤寒等疾病的高热期（图2-1）。

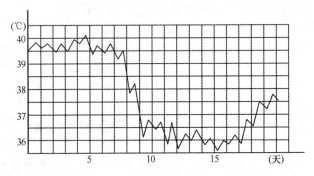

图2-1　稽留热

（2）弛张热（remittent fever）：又称败血症热、消耗热。体温在39℃以上，24小时内波动范围超过2℃，但体温最低时仍高于正常。常见于败血症、风湿热、重症肺结核及脓毒血症等（图2-2）。

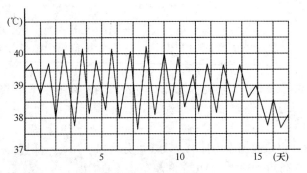

图2-2　弛张热

（3）间歇热（intermittent fever）：体温骤升至高峰后持续数小时，又迅速降至正常水平，经过数小时或数天间歇后，体温再次突然升高，如此反复交替出现。常见于疟疾、急性肾盂肾炎等（图2-3）。

（4）波状热（undulant fever）：体温逐渐上升达39℃或以上，数天后又逐渐降至正常，持续数天后又逐渐升高，如此反复多次，常见于布氏杆菌病（图2-4）。

（5）回归热（recurrent fever）：体温急骤上升至39℃或以上，持续数天后又骤然降至正常。高热期与无热期各持续若干天后规律性交替一次。可见于回归热、霍奇金（Hodgkin）病（图2-5）。

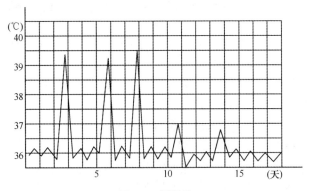

图 2-3　间歇热

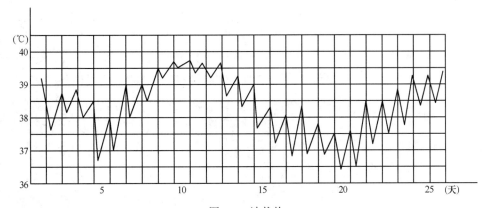

图 2-4　波状热

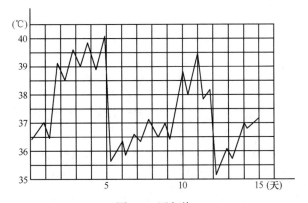

图 2-5　回归热

（6）不规则热（irregular fever）：发热的体温曲线没有一定的规律，可见于结核病、风湿热、支气管肺炎、渗出性胸膜炎、癌性发热等。

热型有助于不同发热疾病的诊断和鉴别诊断。但必须注意：由于抗生素的广泛应用，及时控制了感染，或因解热药或糖皮质激素的应用，可使某些疾病的特征性热型变得不典型或呈不规则热型；另外，热型也与个体反应的强弱有关，如老年人患休克型肺炎时可仅有低热或无发热，而不具备肺炎的典型热型。因此，对待热型要结合临床情况作具体分析。

（五）伴随症状

1. 发热伴寒战　常见于肺炎球菌肺炎、败血症、急性胆囊炎、急性肾盂肾炎、流行性脑脊髓膜炎、疟疾、钩端螺旋体病、药物热、急性溶血或输血反应等。

考点提示：
常见热型特点及临床意义

2. 发热伴结膜充血　常见于麻疹、流行性出血热、咽结膜热、斑疹伤寒、钩端螺旋体病等。

3. 发热伴单纯疱疹　口唇单纯疱疹多出现于急性发热性疾病，如肺炎球菌肺炎、流行性脑脊髓膜炎、间日疟、流行性感冒等。

4. 发热伴淋巴结肿大　常见于传染性单核细胞增多症、风疹、淋巴结结核、局灶性化脓性感染、丝虫病、白血病、淋巴瘤、转移癌等。

5. 发热伴肝脾大　常见于传染性单核细胞增多症、病毒性肝炎、肝及胆道感染、布氏杆菌病、疟疾、结缔组织病、白血病、淋巴瘤、黑热病及急性血吸虫病等。

6. 发热伴皮肤黏膜出血　可见于重症感染及某些急性传染病，如流行性出血热、病毒性肝炎、斑疹伤寒、败血症等，也可见于某些血液病，如急性白血病、重症再生障碍性贫血、恶性组织细胞病等。

7. 发热伴关节肿痛　常见于败血症、猩红热、布氏杆菌病、风湿热、结缔组织病、痛风等。

8. 发热伴皮疹　常见于麻疹、猩红热、风疹、水痘、风湿热、药物热等。

9. 发热伴昏迷　先发热后昏迷者常见于流行性乙型脑炎、流行性脑脊髓膜炎、中毒性菌痢、斑疹伤寒、中暑等；先昏迷后发热者见于脑出血、巴比妥类药物中毒等。

发热的判断

1. **急性发热**　发热在2周以内。
2. **长期中、高热**　体温在38℃以上，持续2周或以上。
3. **长期低热**　低热持续1个月以上。

（六）问诊要点

（1）询问发热有无诱因，有无规律，是持续发热还是间歇发热，体温最高值、最低值及波动范围。

（2）起病缓急，病程长短，有无畏寒、寒战、大汗或盗汗等。

（3）询问是否伴有呼吸系统（咳嗽、咳痰、咯血、胸痛）、消化系统（恶心、呕吐、腹痛、腹泻）、泌尿系统（尿频、尿急、尿痛）、神经系统（有无意识改变，有无头痛、头晕）疾病表现及皮疹、出血、肌肉关节疼痛等症状。

（4）患病以来精神状态、食欲、体重改变、睡眠及大小便情况。

（5）是否接受过诊治，使用的药物名称及剂量，治疗效果如何。

（6）传染病接触史、疫水接触史、手术史、流产或分娩史、服药史、职业特点等。

案例2-1分析

　　根据该患者的体温波动范围其热型为稽留热。根据其受凉后出现高热、寒战、咳嗽、咳痰等症状，引起发热的原因是感染性发热。

第2节　疼　痛

　　疼痛（pain）是一种痛苦的异常感觉，是许多疾病的先兆信号，也是患者就医的主要原因之一。疼痛又是一种警戒信号，使机体采取防卫措施避开或去除引起疼痛的因素，对机体的正常生命活动具有保护作用。若疼痛强烈或持久，则可造成机体生理功能紊乱，甚至休克。

（一）发生机制

任何形式的刺激，只要达到一定的强度有可能造成组织损伤时，即可引起疼痛。引起疼痛的刺激物质称致痛物质，在组织损伤时释出，如 K^+、H^+、组胺、5- 羟色胺、缓激肽、前列腺素及组织损伤产生的酸性代谢产物等。这些物质可直接兴奋神经末梢的痛觉感受器，冲动经脊髓后根神经节细胞沿脊髓丘脑束进入内囊，最后传送至大脑皮质中央后回的第一感觉区，引起有定位的疼痛感觉。此外，疼痛传入冲动还在脊髓内弥散上升，沿脊髓网状纤维、脊髓中脑纤维和脊髓丘脑内侧纤维抵达脑干网状结构、丘脑内侧部和边缘系统，引起疼痛的情绪反应。头面部的疼痛则由三叉神经传导，沿三叉神经丘脑束上行至脑桥，与脊髓丘脑束汇合传入大脑皮质。内脏的疼痛冲动主要是通过交感神经传入，经后根进入脊髓，随后沿躯体疼痛传导相同的路径到达大脑皮质。

疼痛是病吗？

疼痛分为急性疼痛和慢性疼痛。急性疼痛随原发病的治愈而消失，部分慢性疼痛疾病治愈后仍可持续存在，并呈进行性加重趋势，与原发疾病的病理生理变化完全不同，如部分带状疱疹的皮疹已消失，疼痛仍迁延数年，甚或终身。世界卫生组织已明确指出，急性疼痛是症状，慢性疼痛是疾病。

链接

（二）疼痛按发生的部位及传导途径

1. 皮肤痛 疼痛来自体表，主要刺激为戳刺、切割、挤压、烧灼等。皮肤受到一定强度的理化刺激后，首先出现的是一种定位清楚的尖锐刺痛（快痛），继而在 1～2 秒后出现定位不很明确、但痛感难忍的烧灼痛（慢痛）。撤除刺激后，前者很快消失，而后者还持续数秒并伴有情绪反应和心血管及呼吸系统的变化。两者分别由两种不同的神经纤维传导。

2. 内脏痛 疼痛的感觉位于深部，发生慢而持久，定位较不明显，痛区边缘难以确定。适宜刺激有：①突然牵拉或扩张；②化学刺激；③痉挛或强烈的收缩，特别是伴有局部缺血时；④机械性刺激，其中炎症刺激尤为敏感。内脏痛分为内脏本身受到刺激产生的疼痛（真性内脏痛）和体腔壁层受到刺激产生的疼痛（体腔壁痛）。

3. 牵涉痛 起源于内脏疾病的痛觉冲动，定位于体表，且常位于病变脏器的远距离处，这种疼痛称放射痛或牵涉痛。其原因是内脏病变与相应区域体表的传入神经进入脊髓同一节段并在后角发生联系，故来自内脏的感觉冲动可直接激发脊髓体表感觉神经元，引起相应体表区域的痛感。内脏疾病与牵涉痛的这种相关性，对判断病变部位有一定的帮助。例如，胆囊疾病的疼痛除右上腹痛外，还可出现右肩痛；心绞痛除心前区及胸骨后疼痛外，还可出现左肩及左臂内侧的疼痛。也可无原发病灶的疼痛而仅有牵涉痛，如有些膈下脓肿可只在同侧肩胛区出现牵涉痛。

4. 深部痛 指肌肉、肌腱、筋膜与关节的疼痛，可由机械性与化学性刺激引起，肌肉缺血是这种疼痛的重要原因。这些组织的痛阈因各自的神经分布疏密不同而有差异，骨膜对痛觉最敏感。

根据疼痛发生的部位、性质、强度、诱发因素及缓解方式，可初步判断疼痛的原因。现将头痛、胸痛、腹痛、腰背痛、关节痛分别阐述如下。

一、头　痛

头痛（headache）是指额、顶、颞及枕部的疼痛，可见于多种疾病，大多无特异性，如全身发热性疾病往往伴有头痛，精神紧张、过度疲劳也可有头痛。但反复发作或持续的头痛，则可能是某些器质性疾病的信号，应认真检查，明确诊断，及时治疗。

案例 2-2

患者，女性，65 岁，高血压病史 15 年，间断服药，血压多波动在 150/100 mmHg 至 160/110 mmHg。3 天前患者出现头痛症状，未重视，今晨大便时突然摔倒在地，出现意识不清，呼之不应，家人立即拨打"120"送入医院。

问题：

1. 该患者的突出症状是什么？起病有何特点？
2. 该患者考虑什么疾病？确诊需做什么检查？

（一）病因

1. 颅脑病变

（1）感染：如脑膜炎、脑膜脑炎、脑炎、脑脓肿等。

（2）血管病变：如蛛网膜下隙出血、脑出血、脑血栓形成、脑栓塞、高血压脑病、脑供血不足、脑血管畸形、风湿性脑脉管炎和血栓闭塞性脑脉管炎等。

（3）占位性病变：如脑肿瘤、颅内转移瘤、颅内囊虫病或包虫病等。

（4）颅脑外伤：如脑震荡、脑挫伤、颅内血肿、脑外伤后遗症。

（5）其他：如偏头痛、丛集性头痛、腰椎穿刺后及腰椎麻醉后。

2. 颅外病变

（1）颅骨疾病：如颅骨肿瘤。

（2）颈部疾病：颈椎病及颈部其他疾病。

（3）神经痛：如三叉神经、舌咽神经及枕神经痛。

（4）其他：如眼、耳、鼻和齿疾病所致的头痛。

3. 全身性疾病

（1）急性感染：如流感、伤寒、肺炎等发热性疾病。

（2）心血管疾病：如高血压病、心力衰竭。

（3）中毒：如铅、乙醇、一氧化碳、有机磷、药物（如颠茄、水杨酸类）等中毒。

（4）其他：尿毒症、低血糖、贫血、肺性脑病、系统性红斑狼疮、月经及绝经期头痛、中暑等。

4. 神经症　如神经衰弱及癔症性头痛。

（二）临床表现

头痛往往由于病因不同而有不同的临床表现。

1. 发病情况　起病缓急、病程长短因病因不同而表现各异。急性头痛伴发热者常为感染性疾病；急剧的头痛、持续不减并有不同程度的意识障碍而无发热者，提示颅内血管性疾病（如蛛网膜下隙出血、脑出血）；长期反复发作的头痛或搏动性头痛，多为血管性头痛（如偏头痛）或神经官能症；慢性进行性头痛并有颅内高压症状（如呕吐、缓脉、视神经乳头水肿）时应注意颅内占位性病变；慢性头痛突然加剧并伴有意识障碍时，提示可能发生脑疝；青壮年慢性头痛但无颅内高压者，可因焦虑、情绪紧张而发生，多为肌收缩性头痛（或称肌紧张性头痛）。

2. 头痛部位　头痛的部位可发生在单侧、双侧、前额或枕部，可以是局部或弥散。偏头痛及丛集性头痛多在一侧；颅内病变的头痛常较深而弥散，且深部病变的头痛部位不一定与病变部位相一致，但疼痛多向病灶同侧放射；颅外病变的头痛常多局限及表浅，常在刺激点近处或神经分布区内，如枕神经痛局限在枕部；高血压引起的头痛多在额部或整个头部；全身性或颅内感染性疾病的头痛，多为全头痛；蛛网膜下隙出血或脑脊髓膜炎除头痛外尚有颈痛；眼源性头痛为浅在性且局限于眼眶、前额或颞部；鼻源性或牙源性也多为浅表性疼痛。

3. 头痛程度与性质　头痛的程度与病情的轻重并无平行关系。偏头痛、三叉神经痛及脑膜刺激的疼痛最为剧烈；脑肿瘤的头痛多为轻中度；搏动性头痛可见于高血压、血管性头痛及发热性疾病；神经痛多呈电击样痛或刺痛；肌收缩性头痛多为重压感、紧箍感或钳夹样痛；神经官能症性头痛以病程长、明显的波动性和易变性为特点。

4. 头痛发生与持续的时间　某些头痛可发生在特定时间，如颅内占位性病变多为持续性，往往清晨加剧；鼻窦炎的头痛也常发生于清晨或上午，逐渐加重至午后减轻；脑肿瘤的头痛多为持续性，可有长短不等的缓解期；女性偏头痛在月经期发作较频；长时间阅读后发生的头痛常为眼源性。

5. 影响头痛的因素　咳嗽、打喷嚏、摇头、俯身可使颅内高压性头痛、血管性头痛、颅内感染性头痛及脑肿瘤性头痛加剧；颈肌急性炎症所致的头痛可因颈部运动而加剧；慢性或职业性的颈肌痉挛所致的头痛可因活动按摩颈肌而逐渐缓解；偏头痛在应用麦角胺后可获得缓解。

考点提示：
头痛的临床
特点

（三）伴随症状

1. 头痛伴剧烈呕吐　为颅内压增高，头痛在呕吐后减轻则见于偏头痛。

2. 头痛伴眩晕　见于小脑肿瘤、椎 - 基底动脉供血不足。

3. 头痛伴发热　见于感染性疾病，包括颅内或全身性感染。

4. 慢性进行性头痛伴精神症状　应注意颅内肿瘤。

5. 慢性头痛突然加剧并有意识障碍　提示可能发生脑疝。

6. 头痛伴视力障碍　见于青光眼或脑肿瘤。

7. 头痛伴脑膜刺激征　提示有脑膜炎或蛛网膜下隙出血。

8. 头痛伴癫痫发作　可见于脑血管畸形、脑内寄生虫病或脑肿瘤。

9. 头痛伴自主神经功能紊乱（如焦虑、失眠）　可能是神经官能症性头痛。

（四）问诊要点

（1）起病时间、急缓病程、部位与范围、性质、程度、频度、激发或缓解因素。

（2）有无失眠、焦虑、剧烈呕吐（是否喷射性）、头晕、眩晕、晕厥、出汗、抽搐、精神异常、感觉或运动异常、意识障碍等相关症状。

（3）有无感染、高血压、动脉硬化、颅脑外伤、肿瘤、精神病、癫痫、神经官能症等病史。

（4）职业特点、毒物接触史。

（5）治疗经过及效果等。

案例 2-2 分析

1. 该患者的突出症状是头痛，在用力情况下突发意识障碍，既往有高血压病史，未规范治疗。

2. 根据此特点，考虑脑出血，入院后应立即行头颅 CT 检查。

二、胸　痛

胸痛（chest pain）主要由胸部疾病引起，疼痛的程度因个体痛阈差异而不同，不一定与病情轻重一致。

案例 2-3

患者，男性，55 岁。因心前区压榨痛 1 小时入院。患者 1 小时前跑步时突感心前区疼痛，呈压榨性，伴大汗淋漓、头晕、呼吸困难，休息无缓解，无意识障碍。既往无类似发作。

问题：

1．该患者的突出症状是什么？有何特点？

2．本病例有无诱发因素？

3．该病例问诊还需补充哪些内容？

（一）病因

各种刺激因子均可刺激胸部的感觉神经纤维产生痛觉冲动，并传至大脑皮质的痛觉中枢引起胸痛。引起胸痛的常见病因有：

1. 胸壁及胸廓疾病　急性皮炎、皮下蜂窝织炎、带状疱疹、肋间神经炎、肋软骨炎、流行性肌炎、肋骨骨折、外伤、多发性骨髓瘤、急性白血病等。

2. 心血管疾病　心绞痛、心肌梗死、心肌病、二尖瓣或主动脉瓣病变、急性心包炎、胸主动脉夹层、肺栓塞、肺动脉高压及心血管神经症等。

3. 呼吸系统疾病　胸膜炎、胸膜肿瘤、气胸、血胸、支气管肺癌等。

4. 纵隔疾病　纵隔炎、纵隔气肿、纵隔肿瘤等。

5. 其他　食管炎、食管癌、食管裂孔疝、膈下脓肿、肝脓肿、脾梗死、脾破裂、痛风、过度通气综合征等。

（二）临床表现

1. 发病年龄　青壮年胸痛多考虑结核性胸膜炎、自发性气胸、心肌炎、心肌病、风湿性心脏瓣膜病；40 岁以上须注意心绞痛、心肌梗死和支气管肺癌。

2. 胸痛部位　胸壁及胸廓疾病所致的胸痛常局限于病变部位，且有压痛，若为胸壁皮肤的炎症性病变，局部可有红、肿、热、痛表现；带状疱疹表现为成簇的水疱沿一侧肋间神经分布伴剧痛，且疱疹不超过体表中线；肋骨骨折部位有明显的挤压痛；肋软骨炎引起胸痛常在第一、二肋软骨处见单个或多个隆起，局部有压痛，但无红肿；心绞痛及急性心肌梗死的疼痛多在胸骨后和心前区或剑突下，可向左肩和左臂内侧放射，甚至达左侧环指与小指，也可以放射于左颈或面颊部，误认为牙痛。胸膜炎、气胸、肺栓塞引起的疼痛多在患侧腋下；食管及纵隔病变引起的胸痛多在胸骨后；肝胆疾病及膈下脓肿引起的胸痛多在右下胸，侵犯膈肌中心部时疼痛放射至右肩部。

3. 胸痛的性质　胸痛的程度可呈剧烈、轻微和隐痛。胸痛的性质多种多样。例如，带状疱疹呈刀割样或灼热样剧痛；食管炎多呈烧灼痛；肋间神经痛为阵发性灼痛或刺痛；支气管肺癌、纵隔肿瘤表现为闷痛；心绞痛呈压榨样痛伴窒息感，心肌梗死则疼痛更为剧烈并有恐惧、濒死感；胸膜炎常呈隐痛、钝痛和刺痛；突然发生的撕裂样剧痛可见于气胸、胸主动脉夹层；肺栓塞可突然发生胸部剧痛或绞痛，常伴呼吸困难与发绀。

4. 疼痛持续时间　平滑肌痉挛或血管狭窄缺血所致的疼痛多为阵发性，炎症、肿瘤、栓塞或梗死所致的疼痛呈持续性。例如，心绞痛发作时间短暂（持续1～5分钟），而心肌梗死疼痛持续时很长（数小时或更长）且不易缓解。

5. 影响胸痛的因素　心绞痛发作可在劳力或精神紧张时诱发，休息后或含服硝酸甘油后缓解，但对心肌梗死所致的疼痛无效。食管疾病多在进食时发作或加剧，服用抑酸剂和促动力药物可减轻或消失。胸膜炎及心包炎的胸痛可因咳嗽或深呼吸而加剧。

考点提示：
胸痛的临床特点

（三）伴随症状

1. 胸痛伴有咳嗽、咳痰和（或）发热　常见于气管、支气管和肺部疾病。

2. 胸痛伴呼吸困难　常提示病变累及范围较大，如气胸、渗出性胸膜炎和肺栓塞等。

3. 胸痛伴咯血　主要见于肺结核、肺栓塞、支气管肺癌。

4. 胸痛伴血压下降或休克表现　多见于心肌梗死、胸主动脉夹层、主动脉窦瘤破裂和大块肺栓塞。

5. 胸痛伴咽下困难　多提示食管疾病。

（四）问诊要点

1. 一般资料　包括发病年龄、发病急缓、诱因、加重与缓解的方式。

2. 胸痛表现　包括胸痛部位、性质、程度、持续时间及其有无放射痛。

3. 伴随症状　包括呼吸、心血管、消化系统及其他各系统症状。

案例 2-3 分析

1. 该患者突出症状是心前区疼痛，其特点是呈压榨性疼痛，持续时间长，休息无缓解。
2. 其发病的诱发因素是剧烈运动（跑步）。
3. 根据疼痛的部位、性质及特点，可拟诊为冠心病急性心肌梗死。冠心病发病与血脂异常、高血压、糖尿病、吸烟、遗传等因素有关，需及时补充相关资料。

三、腹 痛

腹痛（abdominal pain）是一个常见症状，多数由腹部脏器疾病引起，也可由腹腔外疾病或全身性疾病所致。腹痛的病变可为器质性，亦可为功能性，疼痛的程度除与病情有关外，还受到神经和心理因素的影响。由于病因复杂，诊断时要详细询问病史，进行全面的体格检查和必要的辅助检查，并联系病理生理改变，进行综合分析，才能作出正确诊断。临床上一般将腹痛按起病缓急、病程长短分为急性腹痛和慢性腹痛。

（一）病因

1. 急性腹痛

（1）腹腔器官急性炎症：如急性胃炎、急性肠炎、急性胰腺炎、急性出血坏死性肠炎、急性胆囊炎、急性阑尾炎等。

（2）腹腔内脏器阻塞或扩张：如肠梗阻、肠套叠、胆道结石、胆道蛔虫症、泌尿系统结石等。

（3）腹腔内脏器扭转或破裂：如肠扭转、肠系膜或大网膜扭转、卵巢扭转、肝破裂、脾破裂、异位妊娠破裂等。

（4）腹膜炎症：多由胃肠穿孔引起，少部分为自发性腹膜炎。

（5）腹腔内血管阻塞：如缺血性肠病、腹主动脉夹层和门静脉血栓形成。

（6）腹壁疾病：如腹壁挫伤、腹壁脓肿及腹壁皮肤带状疱疹。

（7）胸腔疾病所致的腹部牵涉性痛：如肺炎、肺栓塞、心绞痛、心肌梗死、急性心包炎、胸膜炎、食管裂孔疝、胸椎结核。

（8）全身性疾病所致的腹痛：如腹型过敏性紫癜、糖尿病酮症酸中毒、尿毒症、铅中毒、血卟啉病等。

2. 慢性腹痛

（1）腹腔脏器的慢性炎症：如反流性食管炎、慢性胃炎、慢性胆囊炎及胆道感染、慢性胰腺炎、结核性腹膜炎、溃疡性结肠炎等。

（2）消化性溃疡：胃、十二指肠溃疡。

（3）腹腔脏器包膜的牵张：实质性器官因病变肿胀，导致包膜张力增加而发生的腹痛，如肝淤血、肝炎、肝脓肿、肝癌等。

（4）腹腔脏器的扭转或梗阻：如慢性胃、肠扭转及慢性肠梗阻。

（5）中毒与代谢障碍：如铅中毒、尿毒症等。

（6）腹腔肿瘤压迫及浸润：以恶性肿瘤居多，可能与肿瘤渐进性生长、压迫与浸润感觉神经有关。

（7）胃肠神经功能紊乱：如功能性消化不良。

（二）临床表现

1. 腹痛部位　腹痛部位一般多为病变所在部位。例如，胃、十二指肠疾病、急性胰腺炎疼痛多在中上腹部；肝胆疾病的疼痛多在右上腹部；急性阑尾炎疼痛在右下腹麦氏点；小肠疾病疼痛多在脐部或脐周；结肠和盆腔疾病疼痛多在下腹部；回盲部病变疼痛多在右下腹；弥漫性或部位不定的疼痛可见于急性弥漫性腹膜炎、肠梗阻、急性出血坏死性肠炎、血卟啉病、铅中毒、腹型过敏性紫癜等。

2. 腹痛的性质和程度　急性腹痛发病急骤，疼痛剧烈，可为刀割样、绞痛、锐痛；慢性腹痛发病隐袭，常为隐痛、钝痛或胀痛；慢性周期性、节律性上腹部烧灼痛或钝痛提示胃、十二指肠溃疡，疼痛突然加剧，呈刀割样，可能为溃疡穿孔；中上腹持续性剧痛或阵发性加剧应考虑急性胃炎、急性胰腺炎；胆石症或泌尿系统结石常为阵发性绞痛，且疼痛难以忍受；阵发性剑突下钻顶样疼痛是胆道蛔虫症的典型表现；突发的持续性、广泛性剧烈腹痛伴腹壁肌紧张或板样强直，提示急性弥漫性腹膜炎；隐痛或钝痛多为内脏性疼痛，多由胃肠张力改变或轻度炎症引起；胀痛可能为实质脏器的包膜牵张所致。临床常见的有肠绞痛、胆绞痛、肾绞痛，三者鉴别要点见表2-1。

表 2-1　三种绞痛鉴别表

疼痛类别	疼痛的部位	其他特点
肠绞痛	多位于脐周、下腹部	常伴有恶心、呕吐、腹泻或便秘、肠鸣音增加等
胆绞痛	位于右上腹，放射至右背与右肩胛	常有黄疸、发热、肝可触及或墨菲征阳性
肾绞痛	位于腰部，并从肋腹向下放射，达腹股沟、外生殖器及大腿内侧	常有尿频、尿急，小便含蛋白质、红细胞等

3. 诱发因素　胆囊炎或胆石症发作常有进食油腻食物史，急性胰腺炎发作前常有酗酒、暴饮暴食史，部分机械性肠梗阻多与腹部手术有关，腹部受暴力作用引起的剧痛并有休克者，可能是肝、脾破裂所致。

4. 发作时间　餐后痛可能由于胆胰疾病、胃部肿瘤或消化不良所致，饥饿痛发作呈周期性、节律性者见于十二指肠溃疡；子宫内膜异位者腹痛与月经来潮相关，卵泡破裂者发作在月经间期。

5. **与体位的关系** 某些体位可使腹痛加剧或减轻，有可能成为诊断的线索。例如，胃黏膜脱垂患者左侧卧位可使疼痛减轻，十二指肠壅滞症患者膝胸或俯卧位可使腹痛及呕吐等症状缓解，反流性食管炎患者烧灼痛在躯体前屈时明显，而直立位时减轻。

（三）伴随症状

1. **腹痛伴发热、寒战** 提示有炎症存在，见于急性胆道感染、胆囊炎、肝脓肿、腹腔脓肿等。

2. **腹痛伴黄疸** 可能与肝、胆、胰疾病有关。急性溶血性贫血也可出现腹痛与黄疸。

3. **腹痛伴休克** 合并贫血者可能是肝、脾或异位妊娠破裂，无贫血者则见于胃肠穿孔、绞窄性肠梗阻、肠扭转、急性出血坏死性胰腺炎。应警惕某些腹腔外疾病也可出现腹痛与休克，如急性心肌梗死、重症肺炎。

4. **腹痛伴呕吐、反酸、腹泻** 常见于食管及胃肠病变。腹痛伴大量呕吐宿食者提示幽门梗阻；腹痛伴呕吐、停止排便排气提示肠梗阻；伴反酸、嗳气提示消化性溃疡或胃炎；伴腹泻者提示消化、吸收障碍或肠道炎症、溃疡、肿瘤。

5. **腹痛伴血尿** 可能为泌尿系统疾病（如泌尿系统结石、肿瘤）所致。

（四）问诊要点

（1）腹痛与年龄、性别、职业的关系。

（2）腹痛起病情况。

（3）腹痛的部位：腹痛部位多代表疾病部位，对牵涉痛的理解更有助于判断疾病的部位和性质。

（4）腹痛的性质、程度、加重与缓解因素。

（5）腹痛的时间：注意其与进食、活动、体位的关系。

（6）既往病史。

四、腰背痛

腰背痛（lumbodorsalgia）是常见的临床症状之一。许多疾病可以引起腰背痛，其中局部病变占多数，可能与腰背部长期负重，其结构易于损伤有关。邻近器官病变波及或放射性腰背痛也极为常见。

（一）病因病理及分类

腰背痛的病因复杂多样。按病因可分为五大类。按解剖部位可分为四大类。

1. **病因分类**

（1）外伤性：①急性损伤，因各种直接或间接暴力，肌肉拉力所致的腰椎骨折、脱位或腰肌软组织损伤；②慢性损伤，工作时的不良体位，劳动姿势，搬运重物等引起的慢性累积性损伤。在遇到潮湿寒冷等物理性刺激后极易发生腰背痛。

（2）炎症性：引起腰骶部疼痛的炎症性病变包括①感染性：可见于结核菌、化脓菌等对腰部及软组织的侵犯形成感染性炎症；②无菌性炎症：寒冷、潮湿、变态反应和重手法推拿可引起骨及软组织炎症，导致骨膜、韧带、筋膜和肌纤维的渗出、肿胀变性。

（3）退行性变：近年来因胸腰椎的退行性变引起的腰背痛呈上升趋势。人体发育一旦停止，其退行性变则随之而来，一般认为人从20～25岁则开始退行性变，包括纤维环及髓核组织退变。如过度活动，经常处于负重状态则髓核易于脱出，前后纵韧带、小关节随椎体松动移位，引起韧带骨膜下出血，微血肿机化，骨化形成骨刺。髓核突出和骨刺形成可压迫或刺激神经引起疼痛。

（4）先天性疾患：最常见于腰骶部，是引起下腰痛的常见原因。常见的有隐性脊柱裂、

考点提示：
腹痛的临床
特点

腰椎骶化或骶椎腰化、漂浮棘突、发育性椎管狭窄和椎体畸形等。此类疾病在年轻时常无症状。但以上骨性结构所形成的薄弱环节，为累积性损伤时出现腰背痛提供了基础。

（5）肿瘤性疾患：原发性或转移性肿瘤对胸腰椎及软组织侵犯。

2. 解剖部位分类　腰背部的组织，自外向内包括皮肤、皮下组织、肌肉、韧带、脊椎、肋骨和脊髓。上述任何组织的病变均可引起腰背痛。此外腰背部的邻近器官病变也可引起腰背痛。按引起腰背痛的原发病部位可分为：

（1）脊椎疾病：如脊椎骨折、椎间盘突出、增生性脊柱炎、感染性脊柱炎、脊椎肿瘤、先天畸形等。

（2）脊柱旁软组织疾病：如腰肌劳损、腰肌纤维组织炎、风湿性多肌炎。

（3）脊神经根病变：如脊髓压迫症、急性脊髓炎、腰骶神经炎、颈椎炎。

（4）内脏疾病：呼吸系统疾病，如肺胸膜病变引起上背部疼痛；泌尿系统疾病如肾及输尿管结石、炎症；盆腔、直肠、前列腺及子宫附件炎症均可引起放射性腰背部疼痛。

（二）临床表现及特点

不同疾病引起的腰背疼痛具有不同特点。以下简述引起腰背痛常见疾病的临床特点。

1. 脊椎病变

（1）脊椎骨折：有明显的外伤史，且多因由高空坠下，足或臀部先着地，骨折部位压痛和叩痛，脊椎可能有后突或侧突畸形，并有活动障碍。

（2）椎间盘突出：青壮年多见，以 $L_4 \sim S_1$ 易发。常有搬重物或扭伤史，可突发和缓慢发病。主要表现为腰痛和坐骨神经痛，两者可同时或单独存在。有时候疼痛剧烈，咳嗽、喷嚏时疼痛加重，卧床休息时缓解。可有下肢麻木、冷感或间歇跛行。

（3）增生性脊柱炎：又称退行性脊柱炎，多见于 50 岁以上患者，晨起时感腰痛、酸胀、僵直而活动不便，活动腰部后疼痛好转，但过多活动后腰痛又加重。疼痛以傍晚时明显。平卧可缓解，疼痛不剧烈，敲打腰部有舒适感，腰部无明显压痛。

（4）结核性脊柱炎：是感染性脊柱炎中最常见的疾病，腰椎最易受累，其次为胸椎。背部疼痛常为结核性脊柱炎的首发症状。疼痛局限于病变部位。呈隐痛、钝痛或酸痛，夜间明显，活动后加剧，伴有低热、盗汗、乏力等结核中毒症状。晚期可有脊柱畸形、冷脓肿及脊髓压迫症状。

（5）化脓性脊柱炎：本病不多见，常因败血症、外伤、腰椎手术、腰穿和椎间盘造影感染所致。患者感剧烈腰背痛，有明显压痛叩痛，伴畏寒、高热等全身中毒症状。

（6）脊椎肿瘤：以转移性恶性肿瘤多见，如前列腺癌、乳腺癌等转移或多发性骨髓瘤累及脊椎。其表现为顽固性腰背痛，剧烈而持久，休息和药物均难缓解，并有放射性神经根痛。

2. 脊柱旁组织病变

（1）腰肌劳损：常因腰扭伤治疗不彻底或累积性损伤，患者自觉腰骶酸痛、钝痛，休息时缓解，劳累后加重。特别是弯腰工作时疼痛明显，而伸腰或叩击腰部时可缓解疼痛。

（2）腰肌纤维组织炎：常因寒冷、潮湿、慢性劳损所致腰背部筋膜及肌肉组织水肿，纤维变性。患者大多感腰背部弥漫性疼痛，以腰椎旁肌肉及髂嵴上方为主，晨起时加重，活动数分钟后好转，但活动过度疼痛又加重。轻叩腰部则疼痛缓解。

3. 脊神经根病变

（1）脊髓压迫症：见于椎管内原发性或转移性肿瘤、硬膜外脓肿或椎间盘突出等。主要表现为神经根激惹征，患者常感觉颈背痛或腰痛，并沿一根或多根脊神经后根分布区放射，疼痛剧烈，呈烧灼样或绞榨样痛，脊柱活动、咳嗽、喷嚏时加重。本病变有一定定位性疼痛，并可有感觉障碍。

（2）蛛网膜下隙出血：出血刺激脊膜和脊神经后根时可引起剧烈的腰背痛。

（3）腰骶神经根炎：主要为下背部和腰骶部疼痛，并有僵直感，疼痛向臀部及下肢放射，腰骶部有明显压痛，严重时有节段性感觉障碍、下肢无力、肌萎缩、腱反射减退。

4. 内脏疾病引起的腰背痛

（1）泌尿系统疾病：肾炎、肾盂肾炎、泌尿系结石、结核、肿瘤等多种疾病可引起腰背痛。

（2）盆腔器官疾病：男性前列腺炎和前列腺癌常引起下腰骶部疼痛，伴尿频、尿急、排尿困难；女性慢性附件炎、宫颈炎、子宫脱垂和盆腔炎可引起腰骶部疼痛，伴有下腹坠胀感和盆腔压痛。

考点提示：
引起腰背痛
常见疾病的
临床特点

（三）伴随症状

1. 腰背痛伴脊柱畸形　外伤后畸形则多因脊柱骨折、错位所致；自幼有畸形多为先天性脊柱疾病所致；缓慢起病者见于脊柱结核和强直性脊柱炎。

2. 腰背痛伴有活动受限　见于脊柱外伤、强直性脊柱炎、腰背部软组织急性扭伤。

3. 腰背痛伴长期低热　见于脊柱结核、类风湿关节炎。

4. 腰背痛伴尿频、尿急、排尿不尽　见于尿路感染、前列腺炎或前列腺增生。

5. 腰痛伴月经异常、痛经、白带过多　见于宫颈炎、盆腔炎、卵巢及附件炎症或肿瘤。

（四）问诊要点

1. 起病时间　外伤或感染者可准确指出疼痛时间，慢性累积性腰部损伤，仅能述说大概时间。

2. 起病缓急　疼痛出现的缓急因不同疾病而异，如腰背部外伤、胆道胰腺疾病起病急骤；腰椎结核、腰肌劳损等起病缓慢。

3. 疼痛部位、性质、程度、诱因及缓解因素、演变过程及伴随症状

4. 患者的职业特点

五、关 节 痛

关节痛（arthralgia）是关节疾病最常见的症状。根据不同病因及病程，关节痛可分为急性和慢性两种。急性关节痛以关节及其周围组织的炎性反应为主，慢性关节痛则以关节囊肥厚及骨质增生为主。

（一）病因及发病机制

引起关节痛的疾病种类繁多，病因复杂。关节痛可以是单纯的关节病变，也可能是全身性疾病的局部表现。常见病因有如下几类。

1. 外伤　急性关节损伤，如关节骨质、肌肉、韧带等结构损伤，可引起关节肿胀疼痛；慢性关节损伤也可引起关节疼痛。

2. 感染细菌直接侵入关节内　如外伤后细菌侵入关节；败血症时细菌经血液到达关节内；关节穿刺时消毒不严将细菌带入关节内等。

3. 变态反应和自身免疫　因病原微生物及其产物、药物、异种血清与血液中的抗体形成免疫复合物，流经关节沉积在关节腔引起组织损伤和关节病变。例如，类风湿关节炎、系统性红斑狼疮引起的关节病变，关节受累型过敏性紫癜。

4. 退行性关节病　又称增生性关节炎或肥大性关节炎，分为原发和继发两种。原发性无明显局部病因，多见于肥胖老人，女性多见，有家族史，常有多关节受累。继发性骨关节病变多有创伤、感染或先天性畸形等基础病变，并与吸烟、肥胖和重体力劳动有关。

5. 代谢性骨病　维生素 D 代谢障碍所致的骨质软化性骨关节病；各种病因所致的骨质疏松性关节病，如老年性、失用性骨质疏松；嘌呤代谢障碍所致的痛风；糖尿病性骨病；

甲状腺或甲状旁腺疾病引起的骨关节病等，均可出现关节疼痛。

6. 骨关节肿瘤 良性骨肿瘤和恶性骨肿瘤均可出现关节疼痛。

（二）临床表现

1. 外伤性关节痛 急性外伤性关节痛常在外伤后即出现受损关节疼痛、肿胀和功能障碍；慢性外伤性关节炎有明确的外伤史，反复出现关节痛，常于过度活动和负重及寒冷气候等刺激诱发，药物及物理治疗后缓解。

2. 化脓性关节炎 起病急，全身中毒症状明显，体温高达39℃以上。病变关节红肿热痛。位置较深的肩关节和髋关节则红肿不明显。患者病变关节持续疼痛，功能严重障碍。

3. 结核性关节炎 儿童和青壮年多见。其中脊柱最常见，其次为髋关节和膝关节。病变活动期可伴有结核中毒症状，病变关节肿胀疼痛，晚期有关节畸形和功能障碍。

4. 风湿性关节炎 起病急，常为链球菌感染后出现，以膝、踝、肩和髋关节多见，病变关节出现红肿热痛，呈游走性，肿胀时间短消失快，常在1～6周内自然消肿，不留下关节僵直和畸形改变。

5. 类风湿关节炎 多以手中指指间关节首发疼痛，继则出现其他指间关节和腕关节的肿胀疼痛，也可累及膝、踝和髋关节，常为对称性，伴有晨僵。晚期病变可出现畸形。

考点提示：
各种疾病所
致关节痛的
临床特点

6. 退行性关节炎 早期表现为步行、久站和天气变化时病变关节疼痛，休息后缓解。晚期病变关节疼痛加重，持续并向他处放射，关节有摩擦感，活动时有响声。

7. 痛风 常在饮酒、劳累或高嘌呤饮食后急起关节剧痛，局部皮肤红肿灼热。以第1跖趾关节、趾关节多见，病变呈自限性，但经常复发。

（三）伴随症状

（1）关节痛伴高热畏寒，局部红肿灼热见于化脓性关节炎。

（2）关节痛伴低热、乏力、盗汗、消瘦、纳差，见于结核性关节炎。

（3）关节疼痛呈游走性，伴有心肌炎、舞蹈病见于风湿热。

（4）关节痛伴血尿酸升高，同时有局部红肿灼热见于痛风。

（5）全身小关节对称性疼痛，伴有晨僵和关节畸形，见于类风湿关节炎。

（6）关节痛伴有皮肤红斑、光过敏、低热和多器官损害见于系统性红斑狼疮。

（7）关节痛伴有皮肤紫癜、腹痛腹泻见于关节受累型过敏性紫癜。

（四）问诊要点

（1）关节疼痛出现的时间、诱因、疼痛部位。

（2）疼痛出现的缓急程度及性质。

（3）关节痛加重与缓解因素、伴随症状。

（4）职业及居住环境。

第3节　咳嗽与咳痰

案例 2-4

患者，男性，60岁，吸烟史30年，近2个月来出现刺激性咳嗽，咳少量黏液痰，间有痰中带血，不发热。体检：无阳性体征。

问题：

1. 该患者咳嗽、咳痰的临床特点是什么？

2. 考虑什么疾病，确诊需做哪些检查？

咳嗽（cough）是机体的一种保护性反射动作。呼吸道内分泌物或进入气道的异物，可借咳嗽反射而排出体外。但咳嗽可使呼吸道感染扩散，剧烈的咳嗽还可导致呼吸道出血，甚至诱发自发性气胸。长期、频繁、剧烈的咳嗽也可影响工作、休息，甚至引起喉痛、声音嘶哑和呼吸肌疼痛等。咳痰（expectoration）是借助咳嗽动作将呼吸道内分泌物排出口腔外的现象。

（一）发生机制

1. 咳嗽 咳嗽是由于延髓咳嗽中枢受刺激而引起。来自耳、鼻、咽、喉、支气管、肺泡、胸膜等的刺激，经迷走神经、舌咽神经和三叉神经的感觉神经纤维传入咳嗽中枢，再经喉下神经、膈神经与脊神经分别将冲动传至咽肌、声门、膈肌及其他呼吸肌，引起咳嗽发生。

2. 咳痰 正常呼吸道黏膜腺体及杯状细胞分泌少量黏液，以保持呼吸道黏膜湿润。当咽、喉、气管、支气管或肺泡受到物理性、化学性、过敏性等因素刺激时，引起黏膜或肺泡充血、水肿，毛细血管通透性增高，腺体分泌物增加，漏出物、渗出物与黏液、组织坏死物等混合成痰液。

（二）病因

1. 呼吸道疾病 是最常见的原因，从鼻咽部到支气管整个呼吸道黏膜受刺激时，均可引起咳嗽。一般认为，肺泡病变所致的咳嗽，是由肺泡内分泌物进入小支气管刺激气道黏膜所引起。刺激性气体（如冷、热空气，氯气、溴气、酸、氨气）的吸入，以及炎症、异物、出血、肿瘤等的刺激，均可引起咳嗽。例如：咽喉炎、气管支气管炎、支气管扩张、支气管哮喘、肺部细菌、结核菌、病毒等感染及肺部肿瘤等。

2. 胸膜疾病 各种胸膜炎、胸膜肿瘤、自发性气胸或胸腔穿刺时可出现咳嗽。

3. 心血管疾病 各种原因所致左心衰竭引起肺淤血、肺水肿，或来自右心及体循环静脉栓子引起肺栓塞时，肺泡及支气管内漏出或渗出物刺激支气管黏膜，引起咳嗽。

4. 中枢神经因素 从大脑皮质发出冲动传至延髓咳嗽中枢，可随意引发咳嗽或抑制咳嗽。

5. 其他因素 胃食管反流病所致咳嗽，服用血管紧张素转化酶抑制剂后咳嗽等。

（三）临床表现

1. 咳嗽的性质 咳嗽无痰或痰量很少，称干性咳嗽，见于急性或慢性咽喉炎、急性支气管炎初期、气道异物、胸膜炎及肺结核初期等；咳嗽伴有痰液称湿性咳嗽，见于慢性支气管炎、支气管扩张症、肺炎、肺脓肿及慢性纤维空洞性肺结核等。

2. 咳嗽发作与时间规律 突然发作的咳嗽，多见于刺激性气体所致的急性上呼吸道炎症及气管、支气管异物；长期反复发作的慢性咳嗽，多见于慢性呼吸系统疾病，如慢性支气管炎、支气管扩张症、慢性纤维空洞性肺结核、慢性肺脓肿、肺尘埃沉着病等；由于体位改变引起痰液流动，往往使慢性支气管炎、支气管扩张症、慢性肺脓肿的咳嗽于清晨起床或夜间睡眠时加剧；左心衰竭夜间咳嗽明显，与夜间肺淤血加重及迷走神经兴奋性增高有关。

3. 咳嗽的音色 金属音调咳嗽，见于纵隔肿瘤、主动脉瘤或原发性支气管肺癌压迫气管等；咳嗽声音嘶哑，见于声带炎、喉炎、喉结核、喉癌及喉返神经麻痹；阵发性连续剧咳伴有高调吸气回声（鸡鸣样咳嗽）见于百日咳、会厌及喉部疾病或气管受压；咳嗽声音低微或无力，见于极度衰竭、声带麻痹者。

4. 痰的性质和量 痰的性质可分为黏液性、浆液性、脓性、黏液脓性、血性等。支气管扩张症、肺脓肿、支气管胸膜瘘时，痰量多且多呈脓性，静置后可出现分层现象，上层为泡沫，中层为浆液或浆液脓性，下层为坏死组织。黄脓痰提示呼吸道化脓性感染；草绿色痰提示铜绿假单胞菌感染；痰白黏稠、牵拉成丝难以咳出，提示有白色念珠菌感染；粉

考点提示：
咳嗽的病因

考点提示：
咳嗽的性质、痰的形状和痰量

红色泡沫痰提示急性肺水肿；铁锈色痰提示肺炎球菌肺炎；烂桃样痰提示肺吸虫病；棕褐色痰提示阿米巴肺脓肿；痰有恶臭时，提示合并厌氧菌感染，多见于肺脓肿、支气管扩张症等；每天咳数百至上千毫升浆液泡沫样痰，应考虑弥漫性肺泡癌。

（四）伴随症状

1. 咳嗽伴发热　常见于呼吸道感染、肺炎、胸膜炎、肺结核等。

2. 咳嗽伴胸痛　常见于胸膜炎、肺炎、自发性气胸、原发性支气管肺癌、肺栓塞等。

3. 咳嗽伴呼吸困难　见于喉水肿、喉肿瘤、气道异物、慢性阻塞性肺疾病、重症肺炎和肺结核、大量胸腔积液及气胸、肺淤血、肺水肿、肺栓塞等。

4. 咳嗽伴咯血　常见于支气管扩张症、肺结核、原发性支气管肺癌、肺转移癌、二尖瓣狭窄等。

5. 咳嗽伴大量脓性痰　常见于肺脓肿、支气管扩张症、脓胸合并支气管胸膜瘘等。

6. 咳嗽伴杵状指（趾）　常见于支气管扩张症、慢性肺脓肿、原发性支气管肺癌等。

7. 咳嗽伴哮鸣音　常见于支气管哮喘、慢性喘息性支气管炎、心源性哮喘、气管及支气管异物等。

（五）问诊要点

1. 发病性别与年龄　疾病的发生与性别和年龄有一定的关系。例如，异物吸入是儿童呛咳的主要原因；长期咳嗽对青壮年来说首先考虑肺结核、支气管扩张，而对男性40岁以上的吸烟者则考虑慢性支气管炎、支气管肺癌。

2. 咳嗽、咳痰特点　咳嗽发生的急缓，咳嗽的性质、音色、时间和规律，以及有无咳痰，痰液的性质、痰量、气味等。

3. 伴随症状　是否伴有发热、胸闷、呼吸困难、哮鸣音、杵状指（趾）等。

案例2-4 分析

1. 该患者的咳嗽为刺激性咳嗽，少量黏液痰，并有痰中带血。

2. 患者有长期吸烟史，根据起咳嗽咳痰的特点考虑支气管肺癌，确诊可作胸部CT检查及痰找脱落细胞等。

第4节　咯　血

案例2-5

患者，女性，20岁。突发咯血1小时就诊。1小时前，患者感到咽痒、胸闷，随之咯出鲜红色血液约100 ml。就诊时面色苍白，精神紧张。追问病史，患者半年前开始间断咳嗽，无痰，时有午后低热，盗汗，一直未诊治。

问题：

1. 该患者咯血有何特点？为多少量的咯血？

2. 根据其临床特点，可能是什么病因引起的咯血？

咯血（hemoptysis）指喉部及喉以下的呼吸器官出血，经咳嗽由口排出。咯血首先需与口、鼻出血相鉴别，即在明确咯血前，须对口腔及鼻咽部做仔细检查。另外，咯血须与消化道出血引起的呕血相鉴别（表 2-2）。

表 2-2　咯血与呕血的鉴别

	咯血	呕血
病因	肺结核、支气管扩张、肺癌、心脏病等	消化性溃疡、肝硬化、急性糜烂出血性胃炎等
出血前症状	喉部痒、胸闷、咳嗽等	上腹不适、恶心、呕吐等
出血方式	咯出	呕出
血的颜色	鲜红	棕黑或暗红色，偶为鲜红色
血中混有物	痰、泡沫	食物残渣、胃液
酸碱反应	碱性	酸性
黑便	无（咽下时可有）	有，呕血停止后仍可持续数日
出血后痰的性状	常有痰中带血	无痰

（一）病因与发生机制

咯血的原因很多，主要见于呼吸系统疾病和心血管疾病。

1. 支气管疾病　常见的有支气管扩张症、原发性支气管肺癌、慢性支气管炎、支气管内膜结核等，较少见的有支气管腺瘤、支气管结石等。咯血主要是炎症或肿瘤侵犯支气管黏膜或病灶毛细血管，使其通透性增加，血液渗出或黏膜下血管破裂所致。

2. 肺部疾病　常见有肺结核、肺炎、肺脓肿等，较少见有肺真菌病、肺淤血、肺栓塞、卫氏并殖吸虫病、肺囊肿、肺血管畸形等。在我国，肺结核仍是咯血最常见的原因，结核性病变使肺毛细血管通透性增加，血液渗出，表现为痰中带血丝、血点或小血块；如果病变侵蚀小血管、管壁破溃时，则引起中等量咯血；如果结核空洞壁肺动脉分支形成的动脉瘤破裂，则可引起大咯血，甚至危及生命。

3. 心血管疾病　较常见的是风湿性心脏病二尖瓣狭窄。某些先天性心脏病如房间隔缺损、室间隔缺损及动脉导管未闭亦可引起咯血。由肺淤血造成肺泡壁或支气管内膜毛细血管破裂者，表现为小量咯血；由支气管黏膜下层静脉曲张破裂所致者出血量常较大。考点提示：咯血的常见病因

4. 其他　某些急性传染病（如肺出血型钩端螺旋体病、流行性出血热）、血液病（如血小板减少性紫癜、白血病）或风湿病（如结节性多动脉炎、白塞病）等均可引起咯血。

（二）临床表现

1. 年龄　青壮年咯血多见于肺结核、支气管扩张症、风湿性心脏病二尖瓣狭窄等；40 岁以上有长期吸烟史者咯血，除慢性支气管炎外，要高度警惕原发性支气管肺癌。

吸 烟 指 数

吸烟指数＝每天吸烟支数 × 吸烟年数

吸烟指数表示的是累积吸烟量跟得肺癌的关系，如果一位烟民平均每天吸 20 支烟，已有 20 年的吸烟史，那么这位烟民的吸烟指数就是 400。如果每天吸 30 支，已有 15 年的吸烟史，吸烟指数就是 450。医学上在衡量烟民吸烟量时，一般就会使用到"吸烟指数"，医学家把吸烟指数超过 400 的人列为发生肺癌的"高危险人群"。

链　接

2. 咯血量　24 小时咯血量在 100 ml 以内为小量咯血；100～500 ml 为中等量咯血；考点提示：咯血量的判断

500 ml 以上或一次咯血量达 100～500 ml 者为大咯血。大咯血主要见于支气管扩张症、肺结核空洞；原发性支气管肺癌所致的咯血主要表现为持续或间断痰中带血，少有大咯血。

考点提示：
不同疾病咯血的颜色和形状

3. 颜色和性状　鲜红色见于肺结核、支气管扩张、肺脓肿和出血性疾病；铁锈色痰见于典型的肺炎球菌肺炎，也可见于卫氏并殖吸虫病；砖红色胶冻样痰见于克雷伯杆菌肺炎；浆液性粉红色泡沫样血痰见于左心衰竭急性肺水肿；二尖瓣狭窄肺淤血所致咯血多为暗红色；肺梗死引起的咯血为黏稠的暗红色。

4. 全身情况　长时间咯血全身情况差且体重减轻者，多见于肺结核、原发性支气管肺癌等；反复咯血而全身情况尚好者，见于支气管扩张症、肺囊肿等。

（三）伴随症状

1. 咯血伴发热　见于肺结核、肺炎、肺脓肿、肺出血型钩端螺旋体病等。

2. 咯血伴胸痛　见于肺炎球菌肺炎、肺结核、原发性支气管肺癌、肺栓塞等。

3. 咯血伴脓痰　见于肺脓肿、支气管扩张症、慢性纤维空洞性肺结核合并感染等。

4. 咯血伴黄疸　见于肺栓塞、钩端螺旋体病等。

5. 咯血伴皮肤黏膜出血　见于钩端螺旋体病、流行性出血热、血液病等。

6. 咯血伴杵状指（趾）　见于支气管扩张症、肺脓肿、原发性支气管肺癌等。

（四）问诊要点

1. 确定是否咯血　首先须鉴别是咯血还是呕血。注意询问出血前有无明显病因及前驱症状，出血的颜色及其血中有无混合物等。

2. 发病年龄与咯血性状　如青壮年大咯血多考虑肺结核、支气管扩张等；中年以上间断或持续痰中带血则须警惕支气管肺癌；中老年有慢性疾病时出现咳砖红色胶冻样痰多考虑克雷伯杆菌肺炎等。

3. 伴随症状　是否伴有发热、胸痛、呛咳、脓痰、皮肤黏膜出血等症状，注意伴随症状与咯血的关系。

4. 个人史　须注意有无结核病接触史、吸烟史、职业性粉尘接触史、生食海鲜史及月经史等。

案例 2-5 分析

1. 该患者咯血前有咽痒、胸闷，咯出血为鲜红色，一次咯血量约 100 ml，就诊时面色苍白，精神紧张。综合以上特点，考虑为大量咯血。

2. 该患者为青年，伴有咳嗽、午后低热、盗汗，最有可能的诊断是肺结核。

第5节　呼吸困难

案例 2-6

患者，男性，60 岁。反复咳嗽、咳痰 15 余年，呼吸困难 3 年，逐年加重。吸烟史 30 余年，每日 20 支。查体：BP 130/80 mmHg，R 28 次 / 分，神清，呼气费力，桶状胸，双肺语颤减弱，叩诊呈过清音，听诊双肺呼吸音减弱，呼气时间延长。

问题：

1. 患者呼吸困难的特点是什么？

2. 体检有何体征？考虑什么疾病？

呼吸困难（dyspnea）是指患者主观上感觉空气不足，呼吸费力，客观上表现为用力呼吸、张口抬肩，严重时出现鼻翼扇动、端坐呼吸、发绀，辅助呼吸肌参与呼吸运动，并可有呼吸频率、深度及节律的异常。

（一）病因

呼吸系统疾病和循环系统疾病是引起呼吸困难的主要原因。

1. 呼吸系统疾病

（1）呼吸道阻塞：常见于支气管哮喘、慢性阻塞性肺气肿，以及喉、气管、支气管的炎症、水肿、异物、肿瘤等。

（2）肺部疾病：如肺炎、肺不张、肺淤血、肺水肿、肺栓塞、间质性肺疾病、细支气管肺泡癌等。

（3）胸廓与胸膜疾病：如严重胸廓畸形、胸廓外伤、气胸、大量胸腔积液及严重胸膜肥厚、粘连等。

（4）各种原因所致的呼吸肌功能障碍：如急性炎症性多发性脱髓鞘性神经病（吉兰 - 巴雷综合征）、重症肌无力、膈麻痹、高度鼓肠、大量腹水、腹腔巨大肿瘤等。

2. 循环系统疾病　如各种原因引起的心力衰竭、心包压塞等。

3. 中毒　如糖尿病酮症酸中毒、尿毒症、吗啡及巴比妥类药物中毒、有机磷农药中毒、急性一氧化碳中毒、亚硝酸盐中毒等。

4. 血液病　如重度贫血、高铁血红蛋白血症及硫化血红蛋白血症等。

5. 神经精神因素　如颅脑外伤、脑出血、脑肿瘤、脑炎、脑膜炎等所致的呼吸中枢功能衰竭；精神因素所致的呼吸困难，如癔症。

考点提示：
呼吸困难的
病因

（二）发生机制与临床表现

1. 肺源性呼吸困难　呼吸系统疾病引起的肺通气和（或）换气功能障碍，导致缺氧和（或）二氧化碳潴留所致。临床表现分为三种类型：

（1）吸气性呼吸困难：其特点是吸气显著困难，吸气时间明显延长，可伴有干咳及哮鸣音，重者呼吸肌极度紧张，吸气时胸骨上窝、锁骨上窝和肋间隙明显凹陷，称为“三凹征”。此型由于喉、气管及大支气管的狭窄或梗阻所致，见于急性喉炎、喉痉挛、喉癌、气管异物、气管受压迫等。

（2）呼气性呼吸困难：临床特点为呼气缓慢、费力，呼气时间延长，可伴有哨笛音。此型由于肺组织弹性减弱、小支气管痉挛或狭窄所致，多见于支气管哮喘、慢性喘息性支气管炎、慢性阻塞性肺气肿等。

（3）混合性呼吸困难：临床特点是吸气与呼气均困难，呼吸浅快，可伴有呼吸音异常。多由于广泛肺部疾病或肺组织受压、呼吸面积减少、影响换气功能所致，常见于重症肺炎、大片肺不张、大面积肺栓塞、大量胸腔积液或气胸、间质性肺疾病等。

考点提示：
肺源性呼吸
困难的类型
与特点

2. 心源性呼吸困难　左心、右心或全心衰竭时均可出现呼吸困难。左心衰竭发生呼吸困难较严重，主要由于肺淤血和肺组织弹性减弱，肺泡与毛细血管的气体交换受到障碍所致。右心衰竭时，呼吸困难的主要原因是体循环淤血。

左心衰竭引起的呼吸困难的特点：①呼吸困难是左心衰竭的早期症状，活动时出现或加重，休息时可减轻或缓解，仰卧位加重，坐位减轻；②常表现为阵发性呼吸困难，多在夜间睡眠中发生，患者常于睡眠中突然感觉胸闷、气促而憋醒，被迫坐起，惊恐不安，用力呼吸，经数分钟或数十分钟后症状逐渐消失，称为夜间阵发性呼吸困难；③严重左心衰竭时，出现气喘、面色灰白、出汗、发绀、咳粉红色泡沫样痰、两肺湿啰音和哮鸣音、心率加快，称为“心源性哮喘”；④多有基础病因：如高血压性心脏病、冠心病、风湿性心脏病、心肌炎等。

考点提示：
心源性呼吸
困难特点

其发生机制主要为：①睡眠时迷走神经兴奋性增高。冠状动脉收缩，心肌供血减少；②平卧位时肺活量减少，且回心血量增多，加重肺淤血。坐位时下半身回心血量减少，肺淤血程度减轻，同时坐位时膈位置降低，活动增强，肺活量可增加 10%～30%，故较严重的患者，常被迫采取端坐位。

3. 中毒性呼吸困难　代谢性酸中毒时，血液中酸性代谢产物强烈刺激颈动脉窦、主动脉体化学感受器及呼吸中枢，出现深而规则的呼吸，常伴有鼾声，称为酸中毒深大呼吸（Kussmaul 呼吸）。见于尿毒症、糖尿病酮症等。急性感染时，因体温升高及毒性代谢产物的影响，使呼吸频率增加。某些药物及化学物质中毒，如吗啡、巴比妥类药物、有机磷农药中毒时，呼吸中枢受抑制，致呼吸减慢，严重者可出现潮式呼吸（Cheyne-Stokes 呼吸）或间停呼吸（Biots 呼吸）。

考点提示：
酸中毒深大
呼吸的特点
及临床意义

4. 血源性呼吸困难　各种原因导致血红蛋白量减少或结构异常，红细胞携氧量减少，血氧含量减低，致呼吸加快，常伴有心率增快。见于重度贫血、高铁血红蛋白血症等。

5. 神经、精神性呼吸困难　重症颅脑疾病时，呼吸中枢受到侵犯、压迫或血供减少，功能受损，使呼吸深而慢，常伴有呼吸节律异常。癔症患者可出现呼吸困难，表现为呼吸浅表而频数，1 分钟可达 60～100 次，常因通气过度发生呼吸性碱中毒，出现口周、肢体麻木和手足搐搦。叹息样呼吸者自述呼吸困难，但无呼吸困难的客观表现，正常呼吸过程中偶尔出现一次深大呼吸，类似叹气样，其后自觉症状减轻或消失，属神经官能症表现。

（三）伴随症状

1. 呼吸困难伴发热　见于肺炎、肺结核、肺脓肿、胸膜炎、急性心包炎、败血症等。

2. 呼吸困难伴一侧胸痛　见于肺炎球菌肺炎、急性渗出性胸膜炎、肺栓塞、自发性气胸、急性心肌梗死、原发性支气管肺癌等。

3. 呼吸困难伴咳嗽、咳痰　见于慢性支气管炎、阻塞性肺气肿继发肺部感染、支气管扩张、肺脓肿、肺结核、急性左心衰竭等。

4. 呼吸困难伴昏迷　见于脑出血、脑膜炎、休克型肺炎、肺性脑病、糖尿病酮症酸中毒、尿毒症、吗啡、巴比妥类药物中毒、有机磷农药中毒、急性一氧化碳中毒等。

（四）问诊要点

1. 病因与诱发因素　有无引起呼吸困难的相关病史，如心、肺疾病、肾病、颅脑外伤等。

2. 呼吸困难的特点　呼吸困难发生的缓急、持续时间的长短、表现，以及与活动、休息、体位、昼夜的关系等。

3. 伴随症状　有无发热、胸痛、哮鸣音、咳嗽、咳痰、发绀、咳痰的性状，有无咯血，咯血量及血的性状，有无高血压、意识障碍等。

案例 2-6 分析

1. 患者表现为呼气性呼吸困难。

2. 体格检查为典型的肺气肿体征，结合其慢性咳嗽咳痰史、吸烟史、考虑为慢性支气管炎、慢性阻塞性肺气肿。

第 6 节 发 绀

案例 2-7

患者，女性，20 岁。双手发绀 1 小时。该患者 1 个多小时前与同学一起堆雪人，10 余分钟后，出现双手明显发绀，无其他不适，口唇稍发绀。近 3 年来，只要受寒都有类似发作，按摩双手发绀可减轻。自幼较瘦弱、怕冷。家族中无类似病史。查双手冰凉，心、肺正常。

问题：

1. 该患者发绀的特点是什么？

2. 可能是什么病因？

发绀（cyanosis）是指血液中还原血红蛋白增多（＞50 g/L），使皮肤和黏膜呈青紫色改变的一种表现，也可称紫绀。这种改变以皮肤较薄、色素较少和毛细血管较丰富的部位最为明显，如口唇、指（趾）、甲床等处。广义的发绀还包括少数因异常血红蛋白衍生物增多，引起的皮肤黏膜青紫状态。

（一）发生机制

发绀是由血液中还原血红蛋白的绝对量增加所致，还原血红蛋白的浓度用血氧的未饱和度来表示。正常血液中含血红蛋白为 150 g/L，能携带 20 vol/dl 的氧，此种情况称为 100% 氧饱和度。血红蛋白主要是氧合血红蛋白，其次是还原血红蛋白（脱氧血红蛋白），前者呈鲜红色，后者呈暗红色。正常体循环动脉的血氧饱和度为 96%（19 vol/dl），还原血红蛋白含量约为 7.5 g/L；静脉血液的氧饱和度为 72%～75%（14～15 vol/dl），氧未饱和度为 5～6 vol/dl，在周围循环毛细血管血液中，氧的未饱和度平均约为 3.5 vol/dl，还原血红蛋白含量约为 26 g/L，不会出现发绀。当某些原因使毛细血管内的还原血红蛋白超过 50 g/L（即血氧未饱和度超过 6.5 vol/dl），皮肤黏膜即可出现发绀。发绀是缺氧的表现，但缺氧不一定都发绀。如血红蛋白低于 60 g/L 时，即使严重缺氧，动脉血氧饱和度明显下降，亦难出现发绀；而红细胞增多时，无论是否缺氧，只要血液中的还原血红蛋白含量增多，即可出现发绀。因此，临床上所见发绀，并不能全部确切反映动脉血氧的下降情况。

考点提示： 发绀概念及机制

（二）病因与临床表现

1. 血液中还原血红蛋白增多（真性发绀）

（1）中心性发绀：此类发绀的特点为全身性发绀，除四肢末端、颜面（口唇、鼻尖、颊部、耳垂）、躯干皮肤外，也累及黏膜（如口腔黏膜、舌的腹面黏膜）。发绀部位皮肤温暖，局部加温或按摩发绀不消失。发绀系由心、肺疾病所致，一般可分为：①肺性发绀：由于各种原因引起的肺通气和（或）换气功能障碍，肺氧合作用不足，使体循环中的还原血红蛋白增多。常见于严重的呼吸系统疾病，如呼吸道梗阻、重症肺炎、阻塞性肺气肿、弥漫性肺间质纤维化、肺淤血、肺水肿、急性呼吸窘迫综合征、肺栓塞、原发性肺动脉高压、大量胸腔积液、气胸及严重胸膜肥厚、粘连等。②心性混合性发绀：由于心脏或大血管间存在异常通道分流，使部分静脉血未通过肺进行氧合作用而进入体循环动脉。如分流量超过心排血量的 1/3，即可出现发绀。常见于发绀型先天性心脏病，如 Fallot 四联症（法洛四联症）、Eisenmenger 综合征（艾森曼格综合征）等。

（2）周围性发绀：此类发绀的特点是发绀常出现于肢体的末端与下垂部位，如肢端、耳垂、鼻尖。这些部位的皮肤是冷的，若给予按摩或加温，使皮肤转暖，发绀可消退。此特点亦可作为与中心性发绀的鉴别点。发绀是由于周围循环血流障碍，血液流经末梢血管时，速度变慢、淤滞，氧被组织摄取过多而使还原血红蛋白增多。此型发绀可分为：①淤血性周围性发绀：常见于引起体循环淤血、周围血流缓慢的疾病，如右心衰竭、渗出性心包炎、心脏压塞、缩窄性心包炎、血栓性静脉炎、上腔静脉阻塞综合征、下肢静脉曲张等；②缺血性周围性发绀：常见于引起心排血量减少的疾病和局部血流障碍性疾病，如严重休克、血栓闭塞性脉管炎、雷诺病、肢端发绀症、严重受寒等。

考点提示：
中心性发绀和周围性发绀的特点

（3）混合性发绀：中心性发绀与周围性发绀同时存在，多见于心力衰竭。因肺部淤血，血液在肺内氧合不足，加之周围血流缓慢，氧被组织摄取过多所致。

2. 血液中异常血红蛋白增多

（1）高铁血红蛋白血症：血液中的血红蛋白由于药物或化学物质的影响，使分子中二价铁被三价铁所取代，形成高铁血红蛋白而失去与氧结合的能力。当高铁血红蛋白含量达到 30 g/L 时即可出现发绀。特点是发绀出现急骤，病情严重，抽出的静脉血呈深棕色，暴露于空气中也不能变为鲜红色，虽给予氧疗但发绀不能改善，只有给予静脉注射亚甲蓝溶液、硫代硫酸钠或大剂量维生素 C，发绀方可消退。常见于苯胺、硝基苯、伯氨喹、亚硝酸盐、氯酸钾、磺胺类等中毒。用分光镜检查可证实血中存在高铁血红蛋白。大量进食含亚硝酸盐的变质蔬菜而引起的高铁血红蛋白血症，出现发绀，称"肠源性青紫症"。

忌吃未腌透的咸菜

　　每当农贸市场上出售碧绿的新鲜咸菜时，很多人会为其颜色和美味所吸引。殊不知，吃这种没腌透的新鲜咸菜是很容易发生食物中毒的。这是因为新鲜的蔬菜中，含有一定数量的硝酸盐，若腌制不透，硝酸盐便可在肠道细菌的作用下，还原为有毒的亚硝酸盐。亚硝酸盐能把血液中携带氧气的低铁血红蛋白氧化成不能携带氧气的高铁血红蛋白，失去携带氧气的功能，而使人体缺氧。因此，咸菜未腌透不能吃。

　　一般说来，雪里红产生硝酸盐，在腌制 20 天左右为高峰；青菜最快，1 天即可产生。但各种蔬菜经过 1 个多月的腌制，硝酸盐均可遭到破坏。

（2）硫化血红蛋白血症：正常红细胞内无硫化血红蛋白，凡能引起高铁血红蛋白血症的药物或化学物质均可出现硫化血红蛋白血症。但一般认为前提是必须同时有便秘或服用含硫药物在肠内形成大量硫化氢，只有后者作用于血红蛋白才能产生硫化血红蛋白，当其含量达到 5 g/L 时即可发生发绀。硫化血红蛋白一旦形成，始终存在于体内，直到红细胞破坏为止。因含硫化血红蛋白的红细胞寿命仍正常，故这种发绀的特点是持续时间长，可达数月以上。血液呈蓝褐色，用分光镜检查可证明硫化血红蛋白的存在。

（3）先天性高铁血红蛋白血症：自幼即发绀，而无心、肺疾病及引起异常血红蛋白的其他原因，有家族史，身体一般状况较好。

（三）伴随症状

1. 发绀伴呼吸困难　常见于重症心、肺疾病及急性呼吸道阻塞、大量气胸等。而高铁血红蛋白血症虽有明显发绀，但一般无呼吸困难。

2. 发绀伴杵状指（趾）　提示病程较长，主要见于先天性心血管病（如 Fallot 四联症、肺动-静脉瘘）和某些慢性肺部疾病。

3. 发绀伴意识障碍　主要见于某些药物或化学物质中毒、休克、急性肺部感染或急性心力衰竭等。

（四）问诊要点

1. 起病年龄与性别　自出生或幼年即出现发绀者，常见于发绀型先天性心脏病或先天性高铁血红蛋白血症。特发性阵发性高铁血红蛋白血症可见于育龄女性，且发绀多与月经周期有关。

2. 发绀部位和特点　用以判断发绀的类型。

3. 发病诱因及病程　急性起病又无心肺疾病表现的发绀，须询问有无摄入相关药物、化学物品、变质蔬菜，以及在有便秘情况下使用含硫化物药物史。

4. 询问有无心脏和肺部疾病症状　如心悸、晕厥、胸痛、气促、咳嗽等。

案例 2-7 分析

1. 该患者发绀特点：发绀主要在双手，即在末梢部位，发绀部位皮肤冰凉，温暖或按摩后，发绀可减轻，推断为周围性发绀。

2. 根据其发绀特点、青年女性、类似发作史、体质（瘦弱、怕冷）及心肺正常，可能病因是手足发绀症。该症中年后症状趋于缓解，一般无须特殊治疗，主要是防寒保暖。

第 7 节　心　悸

案例 2-8

患者，男性，58 岁。因突然发作心悸伴头晕、胸闷 1 小时入院。15 年前发现血压增高，一直未规范治疗。5 年前开始阵发性心悸，发作时脉搏难以计数，每次发作持续数分钟至数小时会自行恢复正常，也可于吸气后屏气使发作停止。发作时因除心悸外无其他自觉症状，而未进行诊治。查体：脉率难计，BP170/90 mmHg，肺（-），心律整齐，A_2 亢进。X 线胸透：左心室增大。心电图：心电轴左偏，左心室肥厚；心率 200 次 / 分，R-R 间期规则，P 波与前面 T 波重叠。

问题：

1. 该患者突出症状是什么？

2. 该症状考虑何种因素引起？

心悸（palpitation）是指自觉心跳或心慌，伴有心前区不适感。在安静状态和日常生活中，身心健康者不会感到自己的心跳，当心率加快、减慢或心律失常时，往往感到心悸，有时心率和心律正常者亦可有心悸。

（一）发生机制

心悸发生机制尚未完全清楚，一般认为心脏活动过度是发生心悸的基础，与心率及心每搏输出量改变有关。例如，心动过速时，舒张期缩短、心室充盈不足，在心室收缩期心室肌与心瓣膜的紧张度突然增加，致使心搏增强而感心悸；与心律失常有关，如期前收缩，在一个较长的代偿期之后的心室收缩，往往强而有力，会出现心悸。心悸与心律失常持续时间有关，如突然发生的阵发性心动过速，心悸往往较明显，而许多慢性心律失常的患者，可因逐渐适应而无明显心悸。心悸还与精神因素及注意力有关，焦虑、紧张及注意力集中时易于出现。心悸可见于心脏病患者，但心悸不一定有心脏病，反之心脏病患者也可不发生心悸，如无症状的冠状动脉粥样硬化性心脏病，就无心悸发生。

（二）病因与临床表现

1. 心脏搏动增强　心脏收缩力增强和心每搏输出量增加可引起心悸，包括生理性或病理性两个方面。

（1）生理性原因：①健康人在剧烈运动、精神过度紧张或情绪波动时；②大量饮酒、喝浓茶或咖啡后；③应用某些药物，如肾上腺素、麻黄碱、咖啡因、阿托品、甲状腺素等。

（2）病理性原因：①各种器质性心脏病：如高血压性心脏病、主动脉瓣或二尖瓣关闭不全、某些先天性心脏病（动脉导管未闭、室间隔缺损）、原发性心肌病、脚气性心脏病等；②其他心脏每搏输出量增加的疾病：如发热和甲状腺功能亢进时，基础代谢率增加，心率加快、心排血量增加；贫血时血液携氧量减少，器官及组织缺氧，机体通过增加心率、提高心排血量来保证氧的供应，这种心悸在急性失血时尤为明显；低血糖症、嗜铬细胞瘤由于肾上腺素释放增多，心率加快，也可发生心悸。

2. 心律失常　任何引起心脏冲动频率或节律改变、传导异常的疾病均可出现心悸，特别是突然改变时。

（1）心动过速：各种原因引起的窦性心动过速、阵发性室上性或室性心动过速等。

（2）心动过缓：见于病态窦房结综合征、高度房室传导阻滞、房室交界性心律、室性逸搏心律及迷走神经兴奋性过高等。由于心率缓慢，舒张期延长，心室充盈度增加，心搏强而有力，引起心悸，心率突然减慢时明显。

（3）心律不齐：如期前收缩、心房扑动或颤动等，由于心脏跳动不规则或有代偿间歇，使患者感到心悸，甚至有停跳感。

3. 心脏神经症　病因不清，可能与神经类型、环境因素和性格有关，属于功能性神经症的一种。多见于青年女性，尤其是更年期妇女。临床表现除心悸外，尚有呼吸困难、心前区痛、自主神经功能紊乱及疲乏、失眠、头晕、头痛、耳鸣、记忆力减退等，常在焦虑、情绪激动等情况下发生。

考点提示：
心悸的病因
与临床表现

（三）伴随症状

1. 心悸伴心前区疼痛　见于冠状动脉粥样硬化性心脏病（如心绞痛、急性心肌梗死）、心肌炎、心包炎、心脏神经症等。

2. 心悸伴发热　见于风湿热、心肌炎、心包炎、感染性心内膜炎及其他发热性疾病。

3. 心悸伴晕厥或抽搐　见于高度房室传导阻滞、心室颤动或阵发性室性心动过速、病态窦房结综合征等。

4. 心悸伴贫血　见于各种原因引起的急性失血，此时常有虚汗、脉搏微弱、血压下降或休克。慢性贫血，心悸多在劳累后出现。

5. 心悸伴呼吸困难　见于急性心肌梗死、心肌炎、心包炎、心力衰竭、重症贫血等。

6. 心悸伴消瘦及出汗　见于甲状腺功能亢进症。

7. 心悸伴自主神经功能紊乱症状　见于心脏神经症。

（四）问诊要点

1. 发病诱因病程　发作诱因、时间、频率、病程。

2. 伴随症状　有无心前区疼痛、发热、头晕、头痛、晕厥、呼吸困难、消瘦及多汗、失眠、焦虑等相关症状。

3. 既往病史　有无心脏病、内分泌疾病、贫血性疾病、神经症等病史。

4. 个人史　有无嗜好浓茶、咖啡、烟酒情况，有无精神刺激史。

案例 2-8 分析

1. 该患者突出症状是心悸。
2. 根据其心电图表现，其心悸原因是发生了阵发性室上性心动过速，所以发作时可用兴奋迷走神经的方法终止（深吸气后屏气）。其基本病因应为高血压病。

第8节 水　　肿

案例 2-9

患者，女性，28岁。因劳力性心悸、气促5年，加剧伴双下肢水肿7天入院。查体：BP120/70 mmHg，半坐位，双中下肺可闻及细湿啰音，心尖搏动左下移位，心尖部闻及Ⅳ级收缩期粗糙的吹风样杂音及舒张期隆隆样杂音。肝肋下3 cm，剑下6 cm，轻压痛。双膝关节以下明显凹陷性水肿。

问题：

1. 该患者水肿有何特点？
2. 除水肿外还有哪些症状、体征？考虑什么疾病？

水肿（edema）是指人体组织间隙有过多的液体积聚使组织肿胀。水肿可表现为全身性，也可局限于机体某一部位。当液体在体内组织间隙呈弥漫性分布时为全身性水肿（常为凹陷性），液体积聚在局部组织间隙时为局部性水肿，发生于体腔内时称积液，如胸腔积液、腹腔积液、心包积液。一般情况下，水肿这一术语，不包括内脏器官局部的水肿，如脑水肿、肺水肿等。

考点提示：
水肿的定义

（一）发生机制

在正常人体中，血管内液体不断地从毛细血管小动脉端漏出至组织间隙称为组织液，另外，组织液又不断从毛细血管小静脉端回吸收入血管内，两者保持着动态平衡，使组织间隙没有过多的液体间隙。当这种平衡被破坏后，即可产生水肿。

产生水肿的主要因素有：①钠、水潴留，如继发性醛固酮增多症、肾炎等；②毛细血管滤过压升高，如右心衰竭等；③毛细血管通透性增高，如急性肾炎、过敏反应等；④血浆胶体渗透压降低，通常继发于血清清蛋白减少，如肾病综合征等；⑤淋巴液或静脉回流受阻，如丝虫病、血栓性静脉炎等。

（二）病因与临床表现

1. 全身性水肿

（1）心源性水肿：常见原因是右心衰竭。发生机制是有效循环血量减少，肾血流量减少，肾小球滤过率下降，继发性醛固酮增多导致钠、水潴留及静脉淤血，引起毛细血管滤过压增高，组织液回吸收减少。心源性水肿的特点是首先出现于身体下垂部位，可随体位变化而变化。非卧床患者最早出现于下肢，特别是踝内侧，活动后明显，休息后减轻或消失；卧床患者则以腰骶部明显。水肿为对称性、凹陷性，颜面部一般不出现水肿。此外，通常还伴有右心衰竭的其他表现，如颈静脉怒张、肝大、静脉压升高，严重时可出现胸水、腹水等。

（2）肾源性水肿：常见原因是各型肾炎和肾病。钠、水潴留是其水肿的基本机制。水肿的特点是疾病早期晨起时有眼睑与颜面部水肿，以后发展为全身水肿（肾病综合征时为重度水肿）。常伴有血压升高、尿常规、肾功能异常的表现。肾源性水肿需与心源性水肿相鉴别，鉴别要点见表2-3。

表2-3　心源性水肿与肾源性水肿的鉴别

鉴别点	心源性水肿	肾源性水肿
开始部位	从足部开始，向上延及全身	从眼睑、颜面开始而延及全身
发展快慢	发展较缓慢	发展常迅速
水肿性质	比较坚实，移动性小	软而移动性大
伴随病症	心力衰竭病症：如心脏增大、心脏杂音、肝大、肝颈静脉回流征阳性和静脉压升高等	其他肾脏病症：如高血压、蛋白尿、血尿、管型尿、眼底改变等

（3）肝源性水肿：常见原因为肝硬化失代偿期。水肿形成的主要机制是门静脉压力增高、低蛋白血症、肝淋巴液回流障碍、继发性醛固酮增多等。特征为水肿发生较缓慢，常先出现于踝部，以后逐渐向上蔓延，而头、面部及上肢多无水肿。肝硬化失代偿期时，最突出的表现为腹水，常同时伴有脾大、腹壁静脉曲张和食管－胃底静脉曲张等门静脉高压的表现，以及黄疸、蜘蛛痣和肝功能指标异常。

（4）营养不良性水肿：见于慢性消耗性疾病长期营养缺乏、胃肠吸收功能不良、重度烧伤等所致的低蛋白血症或维生素 B_1 缺乏症。其特点是水肿发生前常有消瘦、体重减轻等表现。水肿常从足部开始逐渐蔓延至全身。皮下脂肪减少所致的组织松弛，组织压降低，则加重了液体的潴留。

考点提示：
几种常见全身性水肿的临床表现特点

（5）其他：①黏液性水肿：为非凹陷性水肿，常见于甲状腺功能减退症患者，多在眼睑、颜面及下肢出现；②经前期紧张综合征：特点为月经前1～2周出现眼睑、手部及踝部轻度水肿，可伴乳房胀痛及盆腔沉重感，月经后水肿逐渐消退；③药物性水肿：可见于糖皮质激素、雄激素、雌激素、甘草制剂和扩血管药物等治疗中，特别是钙离子拮抗剂可引起水肿，认为与水、钠潴留有关，停药后水肿消退；④特发性水肿：多见于女性，水肿常出现在身体下垂部位，站立过久或行走过多后加重，发生原因不明，被认为是内分泌功能失调与直立体位的反应异常所致；⑤其他：妊娠性水肿、功能性水肿、结缔组织疾病及内分泌疾病等。

2. 局部性水肿

（1）局部静脉回流受阻：如上腔静脉阻塞综合征、下腔静脉阻塞综合征、肢体静脉血栓形成的血栓性静脉炎及下肢静脉曲张等引起的局部水肿。

（2）淋巴回流受阻：如丝虫病引起的象皮肿，患部皮肤粗糙、增厚，似象皮样，多出现在下肢、阴囊或大阴唇等处。

（3）血管神经性水肿：为变态反应性疾病，患者多有某些药物或食物的过敏史。其特征为突发，患处皮肤硬而有弹性，呈苍白色或蜡样光泽，无疼痛。多发生于颜面、口唇和外生殖器等组织松弛部位，若伴喉头水肿，容易引起窒息，危及生命。

（4）其他：局部炎症或烧伤、冻伤所致的水肿，局部黏液性水肿等。

（三）伴随症状

1. 水肿伴黄疸、腹腔积液、肝大　可为肝源性或心源性，同时有颈静脉怒张者则为心源性。

2. 水肿伴蛋白尿　重度蛋白尿常为肾源性，轻度蛋白尿也可见于心源性。

3. 水肿伴呼吸困难　见于右心衰竭、上腔静脉阻塞综合征等。

4. 水肿伴消瘦或体重减轻　见于营养不良。

5. 水肿与月经有关　见于经前期紧张综合征。

（四）问诊要点

（1）水肿出现时间、急缓、部位（开始部位及蔓延情况）、全身性或局部性，与体位变化及活动关系，有无诱因和前驱症状。

（2）有无心、肾、肝、内分泌及过敏性疾病病史及其相关症状，如心悸、气促、咳嗽、咳痰、咯血、头晕、头痛、失眠、腹胀、腹痛、食欲、体重及尿量变化等。

（3）水肿与药物、饮食、月经及妊娠的关系。

案例 2-9 分析

1. 该患者水肿首先出现在双下肢（身体下垂部位），为凹陷性水肿。

2. 除水肿外，患者还有劳力性心悸、气促等左心衰竭的症状，查体有二尖瓣狭窄伴关闭不全的体征及肺淤血、体循环淤血的体征，考虑其为风湿性心瓣膜病、二尖瓣狭窄伴关闭不全、全心衰竭。

第 9 节　呕血与便血

案例 2-10

患者，男性，25 岁。反复上腹痛 5 年，呕血、黑便 1 天。

5 年来经常出现上腹部烧灼样疼痛，进食后可缓解。未系统诊治。1 天前出现呕吐，呕吐物为咖啡样胃内容物，同时伴有黑便，出现头晕、心悸而入院。查体：P96 次 / 分钟，BP110/80 mmHg，神志清，心肺（－），腹软，肝脾未触及，上腹偏右轻压痛，无反跳痛，肠鸣音 8 次 / 分钟。

问题：

1. 该患者此次发病的主要症状是什么？

2. 根据其病史，考虑什么疾病？

一、呕　　血

呕血（hematemesis）是上消化道疾病（指屈氏韧带以上的消化器官，包括食管、胃、十二指肠、肝、胆或胰腺疾病）或全身性疾病所致的急性上消化道出血，血液从口腔呕出。应注意与鼻腔、口腔、咽喉等部位出血或呼吸道疾病引起的咯血加以鉴别。

考点提示：
上消化道出血及呕血的定义

（一）病因

1. 食管疾病　反流性食管炎、食管癌、食管静脉曲张破裂、食管异物、食管贲门黏膜撕裂等。

2. 胃与十二指肠疾病　消化性溃疡、由药物（如阿司匹林、吲哚美辛等）和应激（如大手术、大面积烧伤等）所引起的急性糜烂出血性胃炎、慢性胃炎、胃癌等。

3. 肝、胆疾病　肝硬化门静脉高压、肝癌、肝脓肿、胆囊与胆管结石等。

4. 胰腺疾病　胰腺癌、急性胰腺炎合并脓肿等。

5. 急性传染病　流行性出血热、钩端螺旋体病、重症肝炎等。

6. 血液病　白血病、血小板减少性紫癜、过敏性紫癜、血友病等。

考点提示：
呕血的常见
病因

7. 其他　尿毒症、呼吸功能衰竭、血管瘤、抗凝剂治疗过量等。

上述呕血的病因中，以消化性溃疡最为常见，其次为食管、胃底静脉曲张破裂，再次为急性糜烂出血性胃炎和胃癌。

（二）临床表现

1. 呕血与黑便　呕血前患者多先有上腹不适及恶心，继之呕出血性胃内容物。呕出血液的颜色，视其出血量多少及在胃内停留时间长短而异。出血量多且在胃内停留时间短，则呈鲜红色、暗红色或混有凝血块；当出血量较少或在胃内停留时间长，则因血红蛋白与胃酸作用而形成酸化正铁血红素，呕吐物呈咖啡渣样棕褐色。上消化道出血超过 60 ml 时，可出现黑便或柏油样便。

2. 失血性休克　若出血量大可致失血性休克，其程度轻重与出血量多少、出血速度等有关。出血量越大，出血速度越快，则病情就越重。出血量为血容量的 10%～15% 时，常表现为面色苍白、出冷汗、烦躁、口渴、头晕、乏力、心悸、脉搏增快等；出血量为血容量的 20% 时，出现脉搏快弱、血压下降、呼吸急促等急性周围循环衰竭的表现。某些患者失血性休克的症状与体征可发生在呕血或黑便之前。

3. 发热　多数出血量大的患者在 24 小时内出现发热，一般体温不超过 38.5℃，可持续 3～5 天。

4. 血液学改变　急性出血早期血象无改变，出血 3～4 小时后，由于组织液渗入，血液被稀释，才出现红细胞与血红蛋白减少。

考点提示：
呕血的临床
特点

5. 氮质血症　呕血同时部分血液进入肠道，血红蛋白的分解产物在肠内被吸收，故在出血数小时后血中尿素氮开始上升，24～48 小时可达高峰。如无继续出血，3～4 天即可降至正常。

（三）伴随症状

1. 呕血伴上腹痛　呕血伴慢性反复发作，多呈周期性、节律性上腹痛史，常为消化性溃疡；中老年人，呕血伴慢性上腹痛，无明显规律性，并有厌食、消瘦、贫血者，应警惕胃癌。

2. 呕血伴肝脾大　呕血伴肝明显增大、质硬，表面凹凸不平或有结节，多为肝癌；大量呕血伴脾大，有蜘蛛痣、肝掌、腹壁静脉曲张或腹腔积液，提示肝硬化门静脉高压所致食管胃底静脉曲张破裂出血。

3. 呕血伴皮肤黏膜出血　见于血液病、败血症、重症肝炎等。

4. 呕血伴黄疸　呕血伴黄疸、寒战、发热、右上腹绞痛者，可由胆系疾病所引起；伴黄疸、发热及全身皮肤黏膜有出血倾向者，见于某些传染病，如钩端螺旋体病等。

5. 呕血伴左锁骨上淋巴结肿大　见于胃癌和胰腺癌等。

（四）问诊要点

1. 确定是否为呕血　注意排除口腔、鼻咽部出血和咯血。

2. 呕血的诱因　与进食的关系，有无大量饮酒，有无毒物、特殊药物摄入史。

3. 呕血的颜色、量　可帮助推测出血的部位、速度及估计出血量。

4. 患者的一般情况　如有无口渴、头晕、黑矇、心悸等，对估计血容量丢失较为重要。

5. 过往病史　过去有无上腹部疼痛、反酸、嗳气等病史，有无肝病或血吸虫病史，有无长期服药史。

考点提示：
隐血便的定
义

二、便　　血

便血（hematochezia）是指消化道出血，血液从肛门排出。由于出血部位、出血量及血液在消化道停留时间不同，便血颜色可呈鲜红、暗红或黑色。少量出血不造成粪便颜色改变，须经隐血试验才能确定者，称为隐血便。

（一）病因

全消化道疾病引起的出血，均可出现便血。

1. 直肠与肛管疾病 直肠癌、直肠息肉、直肠炎、痔、肛裂、肛瘘、直肠肛管损伤等。

2. 结肠疾病 结肠癌、结肠息肉、细菌性痢疾、阿米巴痢疾、溃疡性结肠炎等。

3. 小肠疾病 肠结核、伤寒、急性出血坏死性肠炎、小肠肿瘤、肠套叠等。

4. 上消化疾病 引起呕血的病因均可致便血，视出血的量和速度的不同，可表现为黑便或便血。

（二）临床表现

血便的颜色可呈鲜红、暗红或黑色（柏油样），颜色的差异主要与以下因素有关：①出血部位；②出血量多少；③血液在肠腔内停留时间长短。出血部位越低、出血量越大、排出越快，则血便颜色越鲜红。上消化道出血多为柏油样便，但上消化道大出血伴肠蠕动加快时，可排出鲜红血便；下消化道出血往往排出鲜红血便，但小肠出血时，如血液在肠内停留时间较长，亦可呈柏油样便。便血时，粪便可为全血或血与粪便混合。若血色鲜红，不与粪便混合，仅黏附于粪便表面或于排便前后有鲜血滴出或喷出者，提示直肠或肛管疾病出血，如痔、肛裂或直肠肿瘤出血。仔细观察血便的颜色、性状及气味等，对寻找病因和确立诊断有一定的帮助，如阿米巴性痢疾多为暗红色果酱样脓血便；细菌性痢疾多为黏液脓性鲜血便；急性出血坏死性肠炎可排出洗肉水样粪便，并有腥臭味。

少量消化道出血无肉眼可见的粪便颜色改变，须经隐血试验才能确定者，称为隐血便。一般的隐血试验虽敏感性高，但有一定的假阳性，运用人血红蛋白单克隆抗体的免疫学检测方法，则可避免隐血试验假阳性。

考点提示：
便血的特点

（三）伴随症状

1. 便血伴腹痛 见于消化性溃疡、肝脏及胆道出血，还可见于急性出血性坏死性肠炎、肠套叠、肠系膜血栓形成或栓塞、膈疝等。

2. 便血伴里急后重 见于细菌性痢疾、直肠炎、直肠癌等。

3. 便血伴腹部肿块 应考虑结肠癌、肠结核、肠套叠、克罗恩（Crohn）病、小肠恶性淋巴瘤等。

4. 便血伴发热 常见于传染病（如流行性出血热、钩端螺旋体病等）、恶性肿瘤、急性出血坏死性肠炎等。

5. 便血伴皮肤黏膜出血 可见于血液病、急性感染性疾病等。

（四）问诊要点

1. 便血的诱因 有无饮食不节、服药史及集体发病。

2. 便血的颜色、量及其与大便的关系 可推测出血部位、速度及可能的原因。

3. 患者一般情况 可帮助推断血容量丢失情况。

4. 过往历史 过去有无腹泻、腹痛、痔、肛裂史，有无腹部手术史。

案例2-10分析

1. 该患者此次发病以呕血和黑便为主要症状。

2. 根据其慢性上腹痛病史，进食后可缓解（饥饿痛），查体上腹偏右轻压痛，考虑其为消化性溃疡（十二指肠溃疡）所致的上消化道出血。

第10节 恶心与呕吐

案例2-11

患者，男性，30岁，反复恶心、呕吐1周。近1周来出现频繁呕吐，有反酸、嗳气，进食后腹胀加重，呕吐3～4次/天，量约150 ml，含隔夜宿食，带酸臭味，呕吐后腹胀减轻。追问病史，5年前患消化性溃疡，经常腹痛，治疗不规范。查体：神清，心肺（－），腹平软，可见胃型，肝脾不大，剑突下有轻压痛，胃振水音（＋），无移动性浊音。

问题：该患者突出症状是什么？考虑什么疾病？

恶心（nausea）是一种紧迫欲呕吐的胃内不适感，常为呕吐的前期表现；呕吐（vomiting）是胃的反射性强力收缩，能迫使胃内容物经口急速排至体外。恶心和呕吐是临床常见的症状。恶心严重者常伴自主神经功能紊乱，主要是迷走神经兴奋的表现，包括皮肤苍白、出汗、流涎、血压降低及心动过缓等。频繁和剧烈的呕吐可引起失水、电解质紊乱、食管贲门黏膜撕裂和营养缺乏等。

（一）病因与发生机制

引起恶心与呕吐的病因几乎涉及各个系统，按发生机制可归纳为以下几类。

1. 反射性呕吐 当体内某个器官或组织有病理改变或受到刺激时，经神经反射而引起恶心、呕吐。常见病因如下：

（1）消化系统疾病：①口咽部炎症、物理或化学刺激；②胃肠疾病，如急性胃肠炎、急性胃扩张、慢性胃炎、消化性溃疡活动期、胃癌、消化道梗阻、急性阑尾炎等；③肝、胆、胰疾病，如急性肝炎、肝硬化、急性胆囊炎、胆石症、胆道蛔虫症、急性胰腺炎等；④腹膜与肠系膜疾病，如急性腹膜炎、急性肠系膜淋巴结炎等；⑤药物局部刺激，如口服磺胺类、水杨酸盐类、氨茶碱、奎宁等。

（2）循环系统疾病：如急性心肌梗死、心力衰竭、休克等。

（3）泌尿与生殖系统疾病：如泌尿系统结石、急性肾盂肾炎、急性盆腔炎、异位妊娠破裂等。

（4）急性传染病。

（5）眼部疾病：如青光眼、屈光不正等。

（6）刺激嗅觉、视觉及味觉所引起的呕吐。

2. 中枢性呕吐 由于颅内病变直接压迫或药物等刺激延髓内的呕吐中枢，增加其兴奋性所引起。常见病因如下。

（1）中枢神经系统疾病：①中枢神经系统感染，如各种病原体引起的脑膜炎、脑炎；②颅内血管疾病，如脑出血、脑栓塞、脑血栓形成、高血压脑病等；③颅脑损伤，如脑挫裂伤、颅内血肿、脑震荡等。

（2）药物或化学毒物的作用：如洋地黄类、某些抗菌药物、抗癌药物及有机磷中毒等，药物或毒物经血液循环作用于延髓呕吐中枢引起呕吐。

（3）内分泌与代谢障碍：如尿毒症、糖尿病酮症酸中毒、甲状腺危象等。

（4）妊娠反应。

3. 前庭功能障碍 如梅尼埃病、晕动病等。

4. 精神性呕吐 如神经性厌食、癔症等。

（二）临床表现

1. 呕吐的时间 晚上或夜间呕吐见于幽门梗阻；尿毒症、慢性酒精中毒或功能性消化不良、早期妊娠反应者常在晨起时呕吐；鼻窦炎者因起床后脓液经鼻后孔刺激咽部，亦可致晨起恶心、干呕。

2. 呕吐与进食的关系 餐后数小时呕吐，特别是集体发病者，多由食物中毒所致；餐后即刻呕吐，可能为幽门管溃疡或神经性呕吐；餐后 6 小时以上或数餐后呕吐，见于幽门梗阻。

3. 呕吐的特点 颅内高压性呕吐以喷射状呕吐为其特点，恶心较轻或缺如；与进食相关，且伴有恶心先兆，呕吐后腹部不适减轻，考虑胃、十二指肠疾病；有恶心先兆，呕吐后腹部不适未见减轻，考虑肝胆胰及腹膜疾病。

4. 呕吐物的性质 呕吐物带发酵、腐败气味提示胃潴留；带粪臭味提示低位小肠梗阻；不含胆汁说明梗阻平面多在十二指肠乳头以上，含多量胆汁则提示在此平面以下；含有大量酸性液体者多有促胃液素瘤或十二指肠溃疡，而无酸味者可能为贲门狭窄或贲门失弛缓症所致。

（三）伴随症状

1. 呕吐大量隔宿食物，且常在晚间发生 提示幽门梗阻、胃潴留或十二指肠雍滞；呕吐物多且有粪臭者，可见于低位小肠梗阻。

2. 呕吐伴腹泻 多见于细菌性食物中毒和各种原因的急性中毒等。

3. 呕吐伴右上腹痛与发热、寒战、黄疸 应考虑胆囊炎或胆石症等。

4. 喷射性呕吐伴头痛 常见于颅内压增高或青光眼。

5. 呕吐伴眩晕、眼球震颤 见于前庭器官疾病。

6. 育龄妇女呕吐伴停经，且呕吐多在早晨 多系妊娠反应。

（四）问诊要点

1. 呕吐的起病 急起或缓起，有无明确的病因或诱因，与进食的关系，有无腹部手术史，女性患者的月经史。

2. 呕吐的特点与变化 白天或夜间，与进食、体位改变的关系，间歇或持续，加重与缓解因素。

3. 呕吐物的特征 注意呕吐物的性状及气味。

4. 诊治情况 X 线、胃镜、腹部 B 超、血糖和尿素氮等检查。

案例 2-11 分析

　　该患者突出表现是恶心与呕吐。根据其呕吐物为隔夜宿食，呕吐后腹胀减轻，查体可见胃型，振水音（＋），结合其有消化性溃疡病史，考虑其发生了幽门梗阻。

（李　玲）

第 11 节　腹　　泻

案例 2-12

　　患者，女性，23 岁，间断腹泻、黏液脓血便 2 年，加重 2 周。2 年前患者无明显诱因出现腹泻，大便 3～4 次 / 天，为不成形便，可见黏液脓血。伴间断左下腹隐痛，疼痛无放射，排便后可缓解。曾予诺氟沙星治疗无效，症状间断出现，未予规律诊治。近 2 周来患者症状再次出现，大便 3~4 次 / 天，可见脓血便，伴左下腹痛、里急后重，无发热。否认疫水接触史。查体：神清，贫血貌，心肺（－），腹平软，左下腹压痛，无反跳痛，肝脾不大。

问题：该患者突出症状是什么？考虑什么疾病？

腹泻（diarrhea）是指排便次数增多，粪质稀薄，或带有黏液、脓血或未消化的食物。如排液状便，每天 3 次以上，或每天粪便总量大于 200g，其中粪便含水量大于 80%，则可认为是腹泻。腹泻可分为急性与慢性两种，超过 2 个月者属慢性腹泻。

（一）病因

1. 急性腹泻

（1）肠道疾病：常见于由病毒、细菌、真菌、寄生虫等感染所引起的肠炎及急性出血性坏死性肠炎。此外，还有溃疡性结肠炎或 Crohn 病急性发作、急性缺血性肠病等。亦可因抗生素使用不当而发生的抗生素相关性小肠、结肠炎。

（2）急性中毒：常见于食用毒蕈、河豚、鱼胆及化学药物如砷、磷、铅、汞等中毒引起的腹泻。

（3）急性全身感染性疾病：常见于伤寒或副伤寒、败血症、钩端螺旋体病等。

（4）其他：常见于变态反应性肠炎、过敏性紫癜；服用某些药物（利血平、新斯的明等）；某些内分泌疾病（甲状腺危象、肾上腺皮质功能减退危象）。

2. 慢性腹泻

（1）胃部疾病：慢性萎缩性胃炎、胃大部切除后胃酸缺乏症等。

（2）肠道疾病：①肠道感染：慢性细菌性痢疾、阿米巴痢疾、血吸虫病、肠结核、钩虫病、绦虫病等；②肠道非感染性疾病：Crohn 病、溃疡性结肠炎、结肠多发性息肉、吸收不良综合征等；③肠道肿瘤：常见于结肠绒毛状腺瘤、小肠淋巴瘤、大肠癌等；④小肠吸收不良：成人乳糜泻、小肠切除后短肠综合征等。

（3）肝胆胰腺疾病：肝硬化、慢性胆囊炎、慢性胰腺炎、胰腺癌、胰腺切除术后等。

（4）全身性疾病：①内分泌及代谢性疾病：糖尿病性肠病、甲状腺功能亢进症、肾上腺皮质功能减退症、促胃液素瘤等；②其他系统疾病：尿毒症、系统性红斑狼疮、硬皮病等；③神经功能紊乱：如肠易激综合征。

（5）药源性腹泻：利血平、甲状腺素、洋地黄类、某些抗肿瘤药物和抗生素等药物。

（二）发生机制

腹泻的发生机制较为复杂，有些因素互为因果，从病理生理角度归纳为以下几个方面。

1. 分泌性腹泻　由于肠道分泌大量液体超过肠黏膜吸收能力所致。霍乱弧菌外毒素引起的大量水样腹泻即属于典型的分泌性腹泻。肠道非感染或感染性炎症，如阿米巴痢疾、细菌性痢疾、溃疡性结肠炎、肠结核、Crohn 病等均可使炎性渗出物增多而致腹泻；某些胃肠道内分泌肿瘤如促胃液素瘤、VIP 瘤（血管活性肠肽瘤）所致的腹泻也属于分泌性腹泻。

2. 渗出性腹泻　由于肠黏膜炎症导致大量黏液、脓血渗出所引起，见于各种肠道炎症如炎症性肠病、感染性肠炎、放射性肠炎等。

3. 渗透性腹泻　由于肠内容物渗透压增高，阻碍肠内水分与电解质的吸收而引起。如乳糖酶缺乏，乳糖不能水解即形成肠内高渗；服用盐类泻剂或甘露醇等引起的腹泻。

4. 动力性腹泻　由于肠蠕动亢进致肠内食糜停留时间缩短，未被充分吸收所致的腹泻，如肠炎、甲状腺功能亢进、糖尿病、胃肠功能紊乱等。

5. 吸收不良性腹泻　由于肠黏膜的吸收面积减少或吸收障碍所引起，如小肠大部分切除、吸收不良综合征、小儿乳糜泻、慢性胰腺炎等。

（三）临床表现

1. 起病及病程　急性腹泻起病急，病程短，多为感染或食物中毒所致。慢性腹泻起病缓慢、病程较长，多见于慢性感染、非特异性炎症、吸收不良及肠道肿瘤等。

2. 腹泻与腹痛的关系　急性腹泻常有腹痛，以感染性腹泻为明显；小肠疾病的腹泻疼痛常在脐周，便后腹痛缓解不明显；结肠疾病的腹泻其疼痛多在下腹，便后疼痛常可缓解；分泌性腹泻则无明显腹痛。

3. 腹泻次数及粪便性质　急性感染性腹泻常有不洁饮食史，于进食后 24 小时内发病，每日排便数次甚至数十次，多呈糊状或水样便，少数为脓血便。急性腹泻先为水样后为脓血便，并伴有里急后重者，以细菌性痢疾多见；粪便为暗红色或果酱色或血水样，提示阿米巴痢疾；粪便稀薄如水样，无里急后重的，多见于食物中毒；粪便和呕吐物呈米泔水样，失水严重，兼有流行病史者，应考虑霍乱。慢性腹泻表现为每天排便次数增多，可为稀便，亦可带黏液、脓血，见于慢性痢疾、炎症性肠病及结肠、直肠癌等。大便量多、油腻泡沫样，提示脂肪泻。大便量多呈水样，提示分泌性腹泻。腹泻与便秘交替出现应考虑肠结核、结肠癌、Crohn 病、慢性非特异性结肠炎、肠易激综合征、滥用泻药、部分肠梗阻等。

4. 腹泻所致的全身和局部表现　急性腹泻由于短时间内丢失大量水分和电解质，可引起脱水、电解质紊乱及代谢性酸中毒；长期慢性腹泻可导致营养障碍、维生素缺乏、体重下降，甚至发生营养不良性水肿；肛周皮肤糜烂、破损。

（四）伴随症状和体征

1. 伴发热　见于急性细菌性痢疾、伤寒或副伤寒、肠结核、Crohn 病、溃疡性结肠炎急性发作期、败血症等。

2. 伴里急后重　提示病变以结肠直肠为主，如痢疾、直肠炎、直肠肿瘤等。

3. 伴明显消瘦　多提示病变位于小肠，如胃肠道恶性肿瘤、肠结核及吸收不良综合征。

4. 伴皮疹或皮下出血　见于败血症、伤寒或副伤寒、麻疹、过敏性紫癜、糙皮病等。

5. 伴腹部包块　见于胃肠恶性肿瘤、肠结核、Crohn 病及血吸虫性肉芽肿。

6. 伴重度失水　见于分泌性腹泻，如霍乱、细菌性食物中毒或尿毒症等。

7. 伴关节痛或关节肿胀　见于 Crohn 病、溃疡性结肠炎、系统性红斑狼疮、肠结核等。

（五）问诊要点

1. 诱因　起病前是否有不洁饮食、旅行、聚餐等病史，是否与摄入脂肪餐有关，或与紧张、焦虑有关。

2. 同食群体发病及地区和家族中的发病情况　了解上述情况对诊断食物中毒、流行病、地方病及遗传病具有重要价值。

3. 腹泻的次数及粪便量　有助于判断腹泻的类型及病变的部位，分泌性腹泻粪便量常超过每天 1 L，而渗出性腹泻粪便远少于此量。次数多而量少多与直肠刺激有关。

4. 大便的性状及臭味　除仔细观察大便性状外，配合粪便常规检查，可大致区分感染与非感染、炎症渗出性与分泌性、动力性腹泻。粪便奇臭多有消化吸收障碍，无臭多为分泌性水泻。

5. 腹泻加重、缓解的因素　如与进食、与油腻食物的关系及抗生素使用史等。

6. 病后一般情况变化　功能性腹泻、下段结肠病变对患者一般情况影响较小；而器质性疾病（如炎症、肿瘤、肝胆胰疾患）、小肠病变影响则较大。

考点提示：
腹泻的病因、临床特点及意义

案例 2-12 分析

该患者突出表现是慢性腹泻、黏液脓血便，伴左下腹隐痛，结合其病程较长，服用抗菌药物治疗无效，考虑其为溃疡性结肠炎。

第 12 节 黄 疸

案例 2-13

患者，男性，55 岁，恶心、右上腹痛 1 周，伴周身黄染 2 天。

患者 1 周前无明显诱因自觉恶心、腹胀、厌油腻、食欲减退，同时出现右上腹隐痛，未在意，自服"多酶片，3 片，每日三次"，无明显疗效，2 天前无诱因发现周身黄染，尿色变黄，为进一步诊治，来诊。

问题：

1．该患者出现哪些症状？

2．患者可能的诊断是什么？

3．为进一步诊断需做哪些检查？

黄疸（jaundice）是由于血清中胆红素升高使皮肤、黏膜和巩膜发黄的症状和体征。正常血清总胆红素为 1.7～17.1 μmol/L，胆红素升高在 17.1～34.2 μmol/L，临床不易察觉，称为隐性黄疸，超过 34.2 μmol/L 时出现临床可见的黄疸。

（一）胆红素的正常代谢

正常红细胞的平均寿命约为 120 天，血循环中衰老的红细胞经单核 - 吞噬细胞破坏，降解为血红蛋白，血红蛋白在组织蛋白酶的作用下形成血红素和珠蛋白，血红素在催化酶的作用下转变为胆绿素，后者再经还原酶还原为胆红素，占总胆红素的 80%～85%。另外的胆红素来源于骨髓幼红细胞的血红蛋白和肝内含有亚铁血红素的蛋白质（如过氧化氢酶、过氧化物酶及细胞色素氧化酶与肌红蛋白等），这些胆红素称为旁路胆红素，占总胆红素的 15%～20%。

上述形成的胆红素称为游离胆红素或非结合胆红素（UCB），与血清白蛋白结合而输送，不溶于水，不能从肾小球滤出，故尿液中不出现非结合胆红素。非结合胆红素通过血循环运输至肝后，与白蛋白分离并被肝细胞所摄取，与葡糖醛酸结合，形成胆红素葡糖醛酸酯或称结合胆红素（CB）。结合胆红素为水溶性，可通过肾小球滤过从尿中排出。

结合胆红素从肝细胞经胆管排入肠道后，在回肠末端及结肠经细菌酶的分解与还原作用，形成尿胆原。尿胆原大部分从粪便排出，称为粪胆原。小部分（10%～20%）经肠道吸收，通过门静脉血回到肝内，其中大部分再转变为结合胆红素，又随胆汁排入肠内，形成所谓"胆红素的肠肝循环"。被吸收回肝的小部分尿胆原经体循环由肾排出体外（图 2-6）。正常情况下，胆红素进

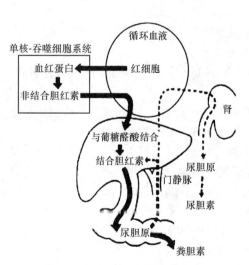

图 2-6　胆红素正常代谢示意图

入与离开血循环保持动态的平衡，故血中胆红素的浓度保持相对恒定。

（二）分类

1. 按病因学分类　①溶血性黄疸；②肝细胞性黄疸；③胆汁淤积性黄疸（旧称梗阻性黄疸或阻塞性黄疸）；④先天性非溶血性黄疸。

以前三类最为多见，第四类较罕见。

2. 按胆红素性质分类　①以非结合胆红素增高为主的黄疸；②以结合胆红素增高为主的黄疸。

考点提示：
黄疸的概念
及分类

（三）病因、发生机制、临床表现

1. 溶血性黄疸

（1）病因：凡能引起溶血的疾病都可产生溶血性黄疸。①先天性溶血性贫血，如珠蛋白生成障碍性贫血、遗传性球形红细胞增多症；②后天获得性溶血性贫血，如自身免疫性溶血性贫血、新生儿溶血、不同血型输血后溶血及蚕豆病、伯氨喹及蛇毒、毒蕈中毒、阵发性睡眠性血红蛋白尿等。

（2）发生机制：由于大量红细胞的破坏，形成大量的非结合胆红素，超过肝细胞的摄取、结合与排泌能力。另外，溶血造成的贫血、缺氧和红细胞破坏产物的毒性作用，削弱了肝细胞对胆红素的代谢功能，使非结合胆红素在血中潴留，超过正常水平而出现黄疸（图 2-7）。

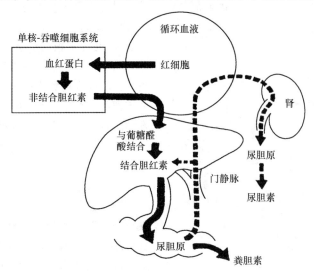

图 2-7　溶血性黄疸发生机制示意图

（3）临床表现：一般黄疸为轻度，皮肤黏膜呈浅柠檬色，不伴皮肤瘙痒，其他症状为原发病的表现。急性溶血时可有寒战、发热、头痛、呕吐、腰痛，多有不同程度的贫血和血红蛋白尿（尿呈酱油色或茶色），重者出现急性肾衰竭；慢性溶血多为先天性，除伴有贫血外还可有脾大。

2. 肝细胞性黄疸

（1）病因：由各种致肝细胞严重损害的疾病引起，如病毒性肝炎、中毒性肝炎、肝硬化、钩端螺旋体病等。

（2）发生机制：由于肝细胞的损伤致肝细胞对胆红素的摄取、结合功能降低，因而血中的 UCB 增加。而未受损的肝细胞仍能将部分 UCB 转变为 CB。CB 部分仍经毛细胆管从胆道排泄，另一部分则由于肿胀的肝细胞、炎性细胞浸润压迫毛细胆管和胆小管，或胆栓的阻塞使胆汁排泄受阻而反流入血循环中，致血中 CB 亦增加而出现黄疸（图 2-8）。

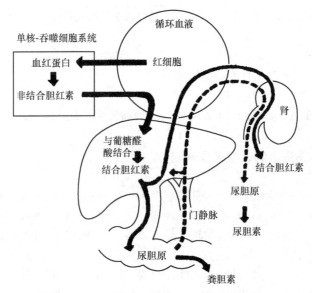

图 2-8　肝细胞性黄疸发生机制示意图

（3）临床表现：皮肤黏膜浅黄至深黄色不等，可伴有轻度皮肤瘙痒，其他为肝脏原发病的表现，如疲乏、食欲减退，严重者可有腹水、出血倾向、甚至昏迷等。

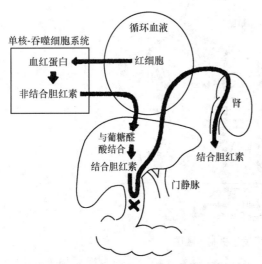

图 2-9　胆汁淤积性黄疸发生机制示意图

3. 胆汁淤积性黄疸

（1）病因：胆汁淤积可分为肝外性及肝内性：①肝内性见于肝内泥沙样结石、癌栓、华支睾吸虫病、毛细胆管型病毒性肝炎、原发性胆汁性肝硬化等；②肝外性见于胆总管结石、狭窄、炎性水肿、蛔虫及肿瘤等阻塞引起。

（2）发生机制：由于胆道阻塞，阻塞上方胆管内的压力升高，胆管扩张，致小胆管与毛细胆管破裂，胆汁中的胆红素反流入血。此外，肝内胆汁淤积有些并非由机械因素引起，而是由于胆汁分泌功能障碍、毛细胆管的通透性增加，胆汁浓缩而流量减少，导致胆道内胆盐沉淀与胆栓形成（图 2-9）。

（3）临床表现：一般黄疸较重，皮肤呈暗黄色，完全梗阻者可呈黄绿色，常有皮肤瘙痒及心动过缓，尿色深，粪便颜色变浅或呈白陶土色。

三种黄疸的实验室检查鉴别要点

黄疸可根据血生化及尿常规检查作出初步分类，见表2-4。

链接

表 2-4 三种黄疸实验室检查鉴别要点

项目	溶血性	肝细胞性	胆汁淤积性
CB	正常	增加	明显增加
UCB	明显增加	增加	正常
尿胆红素	—	＋	＋＋
尿胆原	明显增加	轻度增加	减少或消失
ALT、AST	正常	明显增高	可增高
ALP	正常	增高	明显增高
GGT	正常	增高	明显增高
对维生素 K 反应	无	差	好
胆固醇	正常	轻度增加或降低	明显增加
血浆蛋白	正常	清蛋白降低球蛋白升高	正常

（四）伴随症状

1. **黄疸伴发热** 见于急性胆管炎、肝脓肿、钩端螺旋体病、败血症、大叶性肺炎。急性溶血可先有发热而后出现黄疸。

2. **黄疸伴上腹疼痛** 剧痛见于胆道结石、肝脓肿或胆道蛔虫病；右上腹剧痛、寒战高热和黄疸为夏科（Charcot）三联征，提示急性化脓性胆管炎。持续性右上腹钝痛或胀痛可见于病毒性肝炎、肝脓肿或原发性肝癌。

3. **黄疸伴肝大** 若轻度至中度肿大，质地软或中等硬度且表面光滑，见于病毒性肝炎、急性胆道感染或胆道阻塞；明显肿大，质地坚硬，表面凹凸不平有结节者见于原发或继发性肝癌；肝大不明显，而质地较硬边缘不整齐，表面有小结节者见于肝硬化。

4. **黄疸伴胆囊肿大者** 提示胆总管有梗阻，见于胰头癌、壶腹癌、胆总管癌、胆总管结石等。

5. **黄疸伴脾大** 见于病毒性肝炎、钩端螺旋体病、败血症、疟疾、肝硬化、各种原因引起的溶血性贫血及淋巴瘤等。

6. **黄疸伴腹水** 见于重症肝炎、肝硬化失代偿期、肝癌等。

（五）问诊要点

1. **确定是否黄疸** 仔细询问检查巩膜有无黄染及尿色有无改变，应注意与假性黄疸相区别。

2. **黄疸的起病** 急起或缓起，有否群集发病、外出旅游史、药物使用史，有无长期酗酒或肝病史。

3. **黄疸的时间与波动情况** 有利于区别梗阻性与肝细胞性黄疸。

4. **黄疸对全身健康的影响** 肝细胞性黄疸的深度与肝功能损害程度呈正相关，先天性非溶血性黄疸全身情况较好。

假性黄疸

假性黄疸：一般指胡萝卜素血症，是因各种原因所引起的血中胡萝卜素浓度过高，致色素在皮肤沉着，以皮肤黄染为主要特征的疾病，其与血清胆红素增高引起的皮肤、巩膜黄染（即真性黄疸）不同，故称为假性黄疸。"肤黄眼不黄"是其与真性黄疸的鉴别要点。常见于过量进食含有胡萝卜素的胡萝卜、南瓜、西红柿、柑橘等食物后。

案例 2-13 分析

1．症状有恶心、腹痛、腹胀、黄疸。

2．该患主要表现为消化道症状，出现恶心、食欲减退、厌油腻，同时伴有腹胀，所以患者自以为是"消化不良"，自服多酶片，想要帮助加强消化功能，但无效。之后发现周身皮肤黏膜黄染，同时尿色变深，此时患者已出现黄疸，结合之前的消化道症状，应考虑患者是肝胆疾病的可能性大。

3．需进一步做肝功能、B超检查确诊。

考点提示：
黄疸的鉴别

第13节　血　尿

血尿（hematuria）包括镜下血尿和肉眼血尿，前者是指尿色正常，须经显微镜检查方能确定，通常离心沉淀后的尿液镜检每高倍视野有红细胞3个以上。后者是指尿呈洗肉水色或血色，肉眼即可见的血尿。

（一）病因

血尿是泌尿系统疾病最常见的症状之一。故98%的血尿是由泌尿系统疾病引起，2%的血尿由全身性疾病或泌尿系统邻近器官病变所致。

1．泌尿系统疾病　肾小球疾病如急、慢性肾小球肾炎、IgA肾病；各种间质性肾炎、尿路感染、泌尿系统结石、结核、肿瘤、多囊肾、血管异常等。

2．全身性疾病　①感染性疾病：败血症、流行性出血热、猩红热、钩端螺旋体病和丝虫病等；②血液病：白血病、再生障碍性贫血、血小板减少性紫癜和血友病等；③免疫和自身免疫性疾病：系统性红斑狼疮、结节性多动脉炎、皮肌炎、类风湿关节炎、系统性硬化症等引起肾损害时；④心血管疾病：亚急性感染性心内膜炎、急进性高血压、慢性心力衰竭、肾动脉栓塞和肾静脉血栓形成等。

3．尿路邻近器官疾病　急、慢性前列腺炎、精囊炎、急性盆腔炎或脓肿、宫颈癌、输卵管炎、阴道炎、急性阑尾炎、直肠和结肠癌等。

4．化学物品或药品对尿路的损害　如磺胺药、吲哚美辛、甘露醇、汞、铅、镉等重金属对肾小管的损害；环磷酰胺引起的出血性膀胱炎；抗凝剂如肝素过量也可出现血尿。

5．功能性血尿　平时运动量小的健康人，突然加大运动量可出现运动性血尿。

（二）临床表现

1．尿颜色的改变　血尿的主要表现是尿颜色的改变，除镜下血尿颜色正常外，肉眼血尿根据出血量多少而尿呈不同颜色。尿呈淡红色像洗肉水样，提示每升尿含血量超过1 ml。肾脏出血时，尿与血混合均匀，尿呈暗红色；膀胱或前列腺出血尿色鲜红，有时有血凝块。但红色尿不一定是血尿，需仔细辨别。如尿呈暗红色或酱油色，不浑浊无沉淀，镜检无或仅有少量红细胞，见于血红蛋白尿；棕红色或葡萄酒色，不浑浊，镜检无红细胞见于卟啉尿；服用某些药物如大黄、利福平或进食某些红色蔬菜也可排红色尿，但镜检无红细胞。

2. 分段尿异常　将全程尿分段观察颜色如尿三杯试验，用三个清洁杯分别留起始段、中段和终末段尿观察，如起始段血尿提示病变在尿道；终末段血尿提示出血部位在膀胱颈部、三角区或后尿道的前列腺和精囊；三段尿均呈红色即全程血尿，提示血尿来自肾脏或输尿管。

3. 镜下血尿　尿颜色正常，经显微镜检查可确定血尿，并可判断是肾性或肾后性血尿。镜下红细胞大小不一、形态多样为肾小球源性血尿，见于肾小球肾炎。如镜下红细胞形态单一，与外周血近似，为均一型血尿，提示血尿来源于肾后，见于肾盂、肾盏、输尿管、膀胱和前列腺病变。

4. 症状性血尿　血尿的同时可伴有全身或局部症状，其中以泌尿系统症状为主。如伴有肾区钝痛或绞痛提示病变在肾脏。膀胱和尿道病变则常有尿频、尿急和排尿困难。

5. 无症状性血尿　部分患者血尿既无泌尿道症状也无全身症状，见于某些疾病的早期，如肾结核、肾癌或膀胱癌早期。

（三）伴随症状

1. 血尿伴肾绞痛　是肾或输尿管结石的特征。

2. 血尿伴尿流中断　见于膀胱和尿道结石。

3. 血尿伴尿流细和排尿困难　见于前列腺炎、前列腺癌。

4. 血尿伴尿频、尿急、尿痛　见于膀胱炎和尿道炎，同时伴有腰痛，高热、畏寒常为肾盂肾炎。

5. 血尿伴有水肿、高血压、蛋白尿　见于肾小球肾炎。

6. 血尿伴肾肿块　单侧可见于肿瘤、肾积水和肾囊肿；双侧肿大见于先天性多囊肾，触及移动性肾脏见于肾下垂或游走肾。

7. 血尿伴有皮肤黏膜及其他部位出血　见于血液病和某些感染性疾病。

8. 血尿合并乳糜尿　见于丝虫病、慢性肾盂肾炎。

（四）问诊要点

（1）尿的颜色，如为红色应进一步了解是否进食引起红色尿的药品或食物，是否为女性的月经期间，以排除假性血尿。

（2）血尿出现在尿程的哪一段，是否全程血尿，有无血块。

（3）是否伴有全身或泌尿系统症状。

（4）有无腰腹部新近外伤和泌尿道器械检查史。

（5）过去是否有高血压和肾炎史。

（6）家族中有无耳聋和肾炎史。

考点提示：
血尿的概念及病因

第 14 节　尿频、尿急与尿痛

案例 2-14

患者，女性，25 岁，发热、尿频、尿急、尿痛及腰痛 2 天入院。体温：39.2℃，左肋脊角叩击痛。尿蛋白（±），尿镜检 RBC 5～10/HP，WBC 10～20/HP。

问题：

1. 该患者有何主要症状？

2. 考虑什么诊断的可能性大？

3. 为了进一步明确诊断，需做哪些检查？

尿频（frequent micturition）是指单位时间内排尿次数增多。正常成人白天排尿 4～6 次，夜间 0～2 次。尿急（urgent micturition）是指患者一有尿意即迫不及待需要排尿，难以控制。尿痛（odynuria）是指患者排尿时感觉耻骨上区、会阴部和尿道内疼痛或烧灼感。尿频、尿急和尿痛合称为膀胱刺激征。

（一）病因与临床表现

1. 尿频

（1）生理性尿频：因饮水过多、精神紧张或气候寒冷时排尿次数增多，属正常现象。特点是每次尿量不少，也不伴随尿频、尿急等其他症状。

（2）病理性尿频

1）多尿性尿频：排尿次数增多而每次尿量不少，全日总尿量增多，见于糖尿病、尿崩症、精神性多饮和急性肾衰竭的多尿期。

2）炎症性尿频：尿频而每次尿量少，多伴有尿急和尿痛，尿液镜检可见炎性细胞，见于膀胱炎、尿道炎、前列腺炎和尿道旁腺炎等。

3）神经性尿频：尿频而每次尿量少，不伴尿急、尿痛，尿液镜检无炎性细胞，见于中枢及周围神经病变如癔症、神经源性膀胱。

4）膀胱容量减少性尿频：表现为持续性尿频，药物治疗难以缓解，每次尿量少，见于膀胱占位性病变；妊娠子宫增大或卵巢囊肿等压迫膀胱；膀胱结核引起膀胱纤维性缩窄。

5）尿道口周围病变：尿道口息肉、处女膜伞和尿道旁腺囊肿等刺激尿道口引起尿频。

2. 尿急

（1）炎症：急性膀胱炎、尿道炎，特别是膀胱三角区和后尿道炎症，尿急症状特别明显；急性前列腺炎常有尿急，慢性前列腺炎因伴有腺体增生肥大，故有排尿困难、尿线细和尿流中断。

（2）结石和异物：膀胱和尿道结石或异物刺激黏膜产生尿频。

（3）肿瘤：膀胱癌和前列腺癌。

（4）神经源性：精神因素和神经源性膀胱。

（5）高温环境下尿液高度浓缩，酸性高的尿可刺激膀胱或尿道黏膜产生尿急。

3. 尿痛 引起尿急的病因几乎都可以引起尿痛。疼痛部位多在耻骨上区、会阴部和尿道内，尿痛性质可为灼痛或刺痛。尿道炎多在排尿开始时出现疼痛；后尿道炎、膀胱炎和前列腺炎常出现终末性尿痛。

（二）伴随症状

1. 尿频伴有尿急和尿痛 见于膀胱炎和尿道炎，膀胱刺激征存在但不剧烈而伴有腰痛见于肾盂肾炎；伴有会阴部、腹股沟和睾丸胀痛见于急性前列腺炎。

2. 尿频尿急伴有血尿，午后低热，乏力盗汗 见于肾结核、膀胱结核。

3. 尿频不伴尿急和尿痛，但伴有多饮、多尿和口渴 见于精神性多饮、糖尿病和尿崩症。

4. 尿频尿急伴无痛性血尿 见于膀胱癌。

5. 老年男性尿频伴有尿线细，进行性排尿困难 见于前列腺增生。

6. 尿频、尿急、尿痛伴有尿流突然中断 见于膀胱结石堵住出口或后尿道结石嵌顿。

（三）问诊要点

（1）了解尿频程度，单位时间排尿频率，如每小时或每天排尿次数，每次排尿间隔时间和每次排尿量。

（2）尿频是否伴有尿急和尿痛，三者皆有多为炎症，单纯尿频应逐一分析其病因。

（3）尿痛的部位和时间，排尿时耻骨上区痛多为膀胱炎；排尿毕时尿道内或尿道口痛多为尿道炎。

（4）是否伴有全身症状，如发热畏寒、腹痛腰痛、乏力盗汗、精神抑郁、肢体麻木等，如有以上症状应做相应检查，排除相关疾病。

（5）出现尿频、尿急、尿痛前是否有明显原因，如劳累、受凉或月经期，是否接受导尿、尿路器械检查或流产术，这些常为尿路感染的诱因。

（6）有无慢性病史，如结核病、糖尿病、肾炎和尿路结石，这些疾病本身可以出现尿路刺激症状，也是尿路感染的易发和难以治愈的因素。

（7）有无尿路感染的反复发作史，发作间隔有多长，是否做过尿培养，细菌种类有哪些及药物使用的种类和疗程。

案例 2-14 分析

1．该患者的主要症状有发热、尿频、尿急、尿痛及腰痛，体温 39.2℃。
2．根据患者为女性及主要症状，考虑泌尿道感染的可能性大。
3．为了进一步明确诊断，需做尿液、血液常规及尿细菌检查。

考点提示： 膀胱刺激征的概念及临床意义

第 15 节 晕 厥

晕厥（syncope）亦称昏厥，是由于一过性广泛性脑供血不足所致的短暂意识丧失状态，发作时患者因肌张力消失不能保持正常姿势而倒地。一般为突然发作，迅速恢复，很少有后遗症。

（一）病因

1．血管舒缩障碍 见于单纯性晕厥、直立性低血压、颈动脉窦综合征、排尿性晕厥、咳嗽性晕厥及疼痛性晕厥等。

2．心源性晕厥 见于严重心律失常、心脏排血受阻及心肌缺血性疾病等，如阵发性心动过速、阵发性心房颤动、病态窦房结综合征、高度房室传导阻滞、主动脉瓣狭窄、心绞痛与急性心肌梗死、原发性肥厚型心肌病等，最严重的为阿-斯（Adams-Stokes）综合征。

3．脑源性晕厥 见于脑动脉粥样硬化、短暂性脑缺血发作、偏头痛、慢性铅中毒性脑病等。

4．血液成分异常 见于低血糖、通气过度综合征、重症贫血及高原晕厥等。

（二）发生机制与临床表现

1．血管舒缩障碍

（1）单纯性晕厥(血管抑制性晕厥)：多见于年轻体弱女性，发作常有明显诱因(如疼痛、情绪紧张、恐惧等)，在天气闷热、空气污浊、疲劳、空腹、失眠及妊娠等情况下更易发生。晕厥前期有头晕、眩晕、恶心、上腹不适、面色苍白、肢体发软、坐立不安和焦虑等，持续数分钟继而突然意识丧失，常伴有血压下降、脉搏微弱，持续数秒或数分钟后可自然苏醒，无后遗症。发生机制是由于各种刺激通过迷走神经反射，引起短暂的血管床扩张，回心血量减少、心排血量减少、血压下降导致脑供血不足所致。

（2）直立性低血压（体位性低血压）：表现为在体位骤变，主要由卧位或蹲位突然站起时发生晕厥。可见于：①某些长期站立于固定位置及长期卧床者；②服用某些药物，如氯丙嗪、胍乙啶、亚硝酸盐类等或交感神经切除术后患者；③某些全身性疾病，如脊髓空洞症、多发性神经根炎、脑动脉粥样硬化、急性传染病恢复期、慢性营养不良等。发生机制可能是由于下肢静脉张力低，血液蓄积于下肢（体位性）、周围血管扩张淤血（服用亚硝酸盐药物）或血循环反射调节障碍等因素，使回心血量减少、心排血量减少、血压下降导致脑供血不足所致。

（3）颈动脉窦综合征：由于颈动脉窦附近病变，如局部动脉硬化、动脉炎、颈动脉窦周围淋巴结炎或淋巴结肿大、肿瘤及瘢痕压迫或颈动脉窦受刺激，致迷走神经兴奋、心率减慢、心排血量减少、血压下降致脑供血不足。本病可表现为发作性晕厥或伴有抽搐。常见的诱因有用手压迫颈动脉窦、突然转头、衣领过紧等。

（4）排尿性晕厥：多见于青年男性，在排尿中或排尿结束时发作，持续1～2分钟，自行苏醒，无后遗症。机制可能为综合性的，包括自身自主神经不稳定、体位骤变（夜间起床），排尿时屏气动作或通过迷走神经反射致心排血量减少、血压下降、脑缺血。

（5）咳嗽性晕厥：见于患慢性肺部疾病者，剧烈咳嗽后发生。机制可能是剧咳时胸腔内压力增加，静脉血回流受阻，心排血量降低、血压下降、脑缺血所致，亦有认为剧烈咳嗽时脑脊液压力迅速升高，对大脑产生震荡作用所致。

（6）其他因素：如剧烈疼痛、下腔静脉综合征（晚期妊娠和腹腔巨大肿物压迫）、食管或纵隔疾病、胸腔疾病、胆绞痛、支气管镜检等，由于血管舒缩功能障碍或迷走神经兴奋，引发晕厥。

2．心源性晕厥　心脏病患者因心排血量突然减少或心脏停搏，导致脑组织缺氧而发生。最严重的为Adams-Stokes综合征，主要表现是在心搏停止5～10秒钟出现晕厥，停搏15秒以上可出现抽搐，偶有大小便失禁。

3．脑源性晕厥　由于脑部血管或主要供应脑部血液的血管发生循环障碍，导致一过性广泛性脑供血不足所致。例如，脑动脉硬化引起血管腔变窄，原发性高血压引起脑动脉痉挛、偏头痛及颈椎病时基底动脉舒缩障碍，各种原因所致的脑动脉微栓塞、动脉炎等病变均可出现晕厥。其中短暂性脑缺血发作可表现为多种神经功能障碍症状。由于损害的血管不同而表现多样化，如偏瘫、肢体麻木、语言障碍等。

4．血液成分异常

（1）低血糖综合征：是由于血糖低而影响大脑的能量供应所致，表现为头晕、乏力、饥饿感、心悸、出汗、震颤、神志恍惚、晕厥甚至昏迷。

（2）通气过度综合征：是由于情绪紧张或癔症发作时，呼吸急促、通气过度，二氧化碳排出增加，导致呼吸性碱中毒、脑部毛细血管收缩、脑缺氧，表现为头晕、乏力、颜面四肢针刺感，伴血钙降低可发生手足搐搦。

（3）重症贫血：是由于血氧低下而在用力时发生晕厥。

（4）高原晕厥：是由于短暂缺氧所引起。

（三）伴随症状

1．伴有明显的自主神经功能障碍（如面色苍白、出冷汗、恶心、乏力等）　多见于血管抑制性晕厥或低血糖性晕厥。

2．伴有面色苍白、发绀、呼吸困难　见于急性左心衰竭。

3．伴有心率和心律明显改变　见于心源性晕厥。

4．伴有抽搐　见于中枢神经系统疾病、心源性晕厥。

5．伴有头痛、呕吐、视听障碍　提示中枢神经系统疾病。

6．伴有发热、水肿、杵状指　提示心肺疾病。

7．伴有呼吸深快、手足发麻、抽搐　见于通气过度综合征、癔症等。

（四）问诊要点

（1）晕厥发生年龄、性别。

（2）晕厥发作的诱因、发作与体位关系、与咳嗽及排尿关系、与用药关系。

（3）晕厥发生速度、发作持续时间、发作时面色、血压及脉搏情况。

（4）晕厥伴随的症状，已如前述。

（5）有无心、脑血管病史。

（6）既往有无相同发作史及家族史。

第16节　意 识 障 碍

案例 2-15

患者，男性，65 岁，因突发意识丧失 2 小时入院。患者于 2 小时前因与他人争辩中突发意识丧失。高血压病史 15 年。体温：36.7℃，脉搏 58 次 / 分、呼吸 12 次 / 分、血压 200/120 mmHg，全身肌肉呈弛缓状态，角膜反射、瞳孔对光反射消失。

问题：

1. 该患主要症状特点是什么？

2. 考虑什么诊断的可能性大？

3. 意识障碍程度属哪类？

4. 为了进一步明确诊断，需做哪些检查？

意识障碍（disturbance of consciousness）是指人对周围环境及对自身状态的识别和觉察能力出现障碍。多由于高级神经中枢功能活动（意识、感觉和运动）受损所引起，可表现为嗜睡、意识模糊、昏睡和谵妄，严重者表现为昏迷。

（一）病因

1. 颅脑疾病

（1）颅脑感染：见于脑炎、脑膜炎、脑脓肿等。

（2）脑血管疾病：脑梗死、脑出血、蛛网膜下腔出血、短暂性脑缺血发作、高血压脑病等。

（3）脑占位性疾病：脑肿瘤等。

（4）颅脑损伤：如颅内血肿、脑挫伤、脑震荡等。

（5）癫痫。

（6）感染中毒性脑病：如败血症、休克型肺炎、中毒性菌痢等。

2. 全身疾病

（1）心血管疾病：见于 Adams-Stokes 综合征、重度休克等。

（2）内分泌与代谢性疾病：见于肺性脑病、肝性脑病、甲状腺危象、甲状腺功能减退、尿毒症、糖尿病性休克、低血糖、妊娠高血压综合征等。

（3）水、电解质紊乱：见于稀释性低钠血症、高氯性酸中毒、低氯性碱中毒等。

（4）外源性中毒：见于有机磷杀虫药、氰化物、一氧化碳、酒精、安眠药、吗啡等中毒。

（5）物理性损害：如触电、中暑、溺水、日射病等。

（6）缺氧性损害：如高山病等。

（二）发生机制

由于脑缺血、缺氧、葡萄糖供给不足、酶代谢异常等因素可引起脑细胞代谢紊乱，从而导致网状结构功能损害和脑活动功能减退，均可产生意识障碍。

考点提示：
意识障碍的概念及病因

（三）临床表现

意识障碍可有以下不同程度的表现。

1. 嗜睡（somnolence） 是最轻的意识障碍，是一种病理性倦睡，患者陷入持续的睡眠状态，可被唤醒，并能正确回答问题和做出各种反应，但当刺激去除后很快又入睡。

2. 意识模糊（confusion） 意识水平轻度下降，较嗜睡为深的一种意识障碍。患者能保持简单的精神活动，但对时间、地点、人物的定向能力发生障碍。

3. 昏睡（stupor） 是一种接近不省人事的意识状态。患者处于熟睡状态，不易唤醒。虽在强烈刺激下（如压迫眶上神经、摇动患者身体等）可被唤醒，但很快又再入睡。醒时答话含糊或答非所问。

4. 昏迷（coma） 是一种严重的意识障碍，主要表现为意识持续中断或完全丧失。按其程度不同可分为以下三个阶段。

（1）轻度昏迷：是指意识大部分丧失，无自主运动，对声、光刺激无反应，对疼痛刺激可表现出痛苦表情或肢体退缩等防御反应。角膜反射、瞳孔对光反射、眼球运动、吞咽反射等可存在。

（2）中度昏迷：是指对周围事物及各种刺激均无反应，对于剧烈刺激有时可出现防御反射。角膜反射减退，瞳孔对光反射迟钝，眼球无转动。

（3）深度昏迷：全身肌肉松弛，对各种刺激无反应。深、浅反射均消失。

此外，还有一种以兴奋性增高为主的高级神经中枢急性活动失调状态，称为谵妄（delirium）。主要表现为意识模糊，定向力丧失，感觉错乱（幻觉、错觉），言语杂乱，躁动不安。可见于急性感染的发热期间或某些中毒（如颠茄类药物中毒、急性酒精中毒）、代谢障碍（如肝性脑病）、循环障碍或中枢神经疾患等。

考点提示：
意识障碍的
程度及判断

（四）伴随症状

1. 伴发热 先发热然后有意识障碍，可见于重症感染性疾病；先有意识障碍然后有发热，见于脑出血、蛛网膜下隙出血、巴比妥类药物中毒等。

2. 伴呼吸缓慢 是呼吸中枢受抑制的表现，可见于吗啡、巴比妥类、有机磷杀虫药等中毒、银环蛇咬伤等。

3. 伴瞳孔散大 可见于颠茄类、酒精、氰化物等中毒及癫痫、低血糖状态等。

4. 伴瞳孔缩小 可见于吗啡类、巴比妥类、有机磷杀虫药等中毒。

5. 伴心动过缓 可见于颅内高压症、房室传导阻滞及吗啡类、毒蕈等中毒。

6. 伴高血压 可见于高血压脑病、脑血管意外、肾炎尿毒症等。

7. 伴低血压 可见于各种原因的休克。

8. 伴皮肤黏膜改变 出血点、瘀斑和紫癜等可见于严重感染和出血性疾病；口唇呈樱桃红色提示一氧化碳中毒。

9. 伴脑膜刺激征 见于脑膜炎、蛛网膜下隙出血等。

（五）问诊要点

（1）起病时间、发病前后情况、诱因、病程、程度。

（2）有无发热、头痛、呕吐、腹泻、皮肤黏膜出血及感觉与运动障碍等相关伴随症状（已如前述）。

（3）有无急性感染休克、高血压、动脉硬化、糖尿病、肝肾疾病、肺源性心脏病、癫痫、颅脑外伤、肿瘤等病史。

（4）有无服毒及毒物接触史。

案例 2-15 分析

　　1.该患者主要症状特点有：年龄大，在与他人争辩中突发意识丧失，且高血压病史15年。查体：脉搏相对缓、呼吸缓慢、血压明显增高，全身肌肉呈弛缓状态，生理反射消失。

　　2.根据临床特点考虑为脑出血。

　　3.根据以上临床表现意识障碍程度属深昏迷。

　　4.为了进一步明确诊断，需做脑CT检查。

（王潇君）

目 标 检 测

一、名词解释

1. 稽留热　　　　　2. 间歇热
3. 心源性哮喘　　　4. 牵涉痛
5. 呼吸困难　　　　6. 三凹征
7. 肠源性发绀　　　8. 咳痰
9. 咯血　　　　　　10. 心悸
11. 呕血　　　　　　12. 腹泻
13. 黄疸　　　　　　14. 镜下血尿
15. 晕厥　　　　　　16. 意识障碍

二、填空题

1. 发热的分度是：低热 ＿＿＿＿＿＿＿；中等度热 ＿＿＿＿＿＿＿；高热 ＿＿＿＿＿＿＿；超高热 ＿＿＿＿＿＿＿。

2. 根据病因发热可分为 ＿＿＿＿＿＿＿ 发热和 ＿＿＿＿＿＿＿ 发热两大类。

3. 头痛同时伴随有剧烈呕吐者提示为 ＿＿＿＿＿＿＿，头痛伴发热者常见于 ＿＿＿＿＿＿＿，头痛伴视力障碍者可见于 ＿＿＿＿＿＿＿ 或 ＿＿＿＿＿＿＿；头痛伴脑膜刺激征提示 ＿＿＿＿＿＿＿ 或 ＿＿＿＿＿＿＿。

4. 某患者胸部发现成簇水疱沿一肋间分布，并有剧烈灼样胸痛，提示 ＿＿＿＿＿＿＿。

5. 某患者胸骨后压窄性窒息感，发作时间短暂，休息或含服硝酸甘油可缓解，提示该患者为 ＿＿＿＿＿＿＿。

6. 咳砖红色胶冻样血痰见于 ＿＿＿＿＿＿＿ 肺炎。

7. 判断咯血量，每日少于 ＿＿＿＿＿＿＿ 为小量咯血，超过 ＿＿＿＿＿＿＿ 为大量咯血。

8. 呼吸困难的病因主要是 ＿＿＿＿＿＿＿ 和 ＿＿＿＿＿＿＿ 疾病。

9. 周围性发绀的特点是常见于 ＿＿＿＿＿＿＿，这些部位的皮肤温度低、发凉，若按摩或加温耳垂与肢体端使其温暖，发绀即可消失。

10. 全身性水肿因病因不同分为 ＿＿＿＿＿＿＿、＿＿＿＿＿＿＿ 和 ＿＿＿＿＿＿＿。

11. 上消化道出血的常见病因是 ＿＿＿＿＿＿＿、＿＿＿＿＿＿＿、＿＿＿＿＿＿＿，其中最常见的是 ＿＿＿＿＿＿＿。

12. 咯血常见的病因有 ＿＿＿＿＿＿＿、＿＿＿＿＿＿＿、＿＿＿＿＿＿＿。

13. 呕血量多且在胃内停留的时间短则血色 ＿＿＿＿＿＿＿；呕血量少或在胃内停留时间长，呕出物为 ＿＿＿＿＿＿＿。

14. 出现呕血说明胃内积血量达 ＿＿＿＿＿＿＿。

15. 呕吐物含多量胆汁提示梗阻平面在 ＿＿＿＿＿＿＿。

16. 细菌性痢疾粪便呈 ＿＿＿＿＿＿＿，霍乱粪便呈 ＿＿＿＿＿＿＿。

17. 慢性腹泻是指病程超过 ＿＿＿＿＿＿＿ 者。

18. 黄疸按病因学分类分为 ＿＿＿＿＿＿＿、＿＿＿＿＿＿＿、＿＿＿＿＿＿＿、＿＿＿＿＿＿＿。

19. 实验检查中，血清结合胆红素增高为主，支持 ＿＿＿＿＿＿＿，非结合胆红素增高为主支持 ＿＿＿＿＿＿＿，结合胆红素和非结合胆红素均增高支持 ＿＿＿＿＿＿＿。

20. 胆汁淤积性黄疸，实验检查可见，血清结合胆红素 ＿＿＿＿＿＿＿，尿胆红素试验 ＿＿＿＿＿＿＿，尿色 ＿＿＿＿＿＿＿，大便呈 ＿＿＿＿＿＿＿。

21. 意识障碍根据其严重程度从轻到重可分为：＿＿＿＿＿＿＿、＿＿＿＿＿＿＿、＿＿＿＿＿＿＿、＿＿＿＿＿＿＿。

三、选择题

1. 属于内源性致热源的是（　　　　）
   A. 抗原抗体复合物

B. 多糖体、淋巴细胞激活因子

C. 坏死组织和炎性渗出物

D. 白细胞介素-1

E. 细菌、病毒或细菌毒素

2. 引起发热最主要的原因为（　　）

　　A. 感染性发热

　　B. 吸收热

　　C. 皮肤散热障碍

　　D. 免疫反应所致发热

　　E. 自主神经功能紊乱所致发热

3. 弛张热型其体温一天波动范围在（　　）

　　A. 1℃以内　　　　　　B. 1～2℃

　　C. 1℃以上　　　　　　D. 2℃以上

　　E. 3℃以上

4. 内脏痛特点为（　　）

　　A. 定位明确

　　B. 表现为快痛和慢痛

　　C. 有明确的开始时间

　　D. 剧烈而短暂

　　E. 疼痛的同时常在体表某部位亦发生痛感

5. 慢性进行性头痛伴呕吐、视神经乳头水肿提示（　　）

　　A. 颅骨骨折　　　　　B. 颅内占位性病变

　　C. 脑血栓形成　　　　D. 偏头痛

　　E. 脑出血

6. 胸骨后疼痛并向左肩和左臂内侧放射的提示（　　）

　　A. 急性胸膜炎　　　　B. 食管炎

　　C. 心绞痛　　　　　　D. 急性心包炎

　　E. 纵隔肿瘤

7. 进食油腻食物后右上腹剧痛常见于（　　）

　　A. 急性胃炎　　　　　B. 急性胆囊炎

　　C. 急性肝炎　　　　　D. 急性胰腺炎

　　E. 幽门梗阻

8. 慢性、周期性、节律性上腹疼痛常见于（　　）

　　A. 消化性溃疡　　　　B. 慢性胆囊炎

　　C. 胰腺炎　　　　　　D. 慢性肝炎

　　E. 肾结石

9. 对称性近端指间关节疼痛、肿胀伴晨僵考虑（　　）

　　A. 风湿性关节炎　　　B. 退行性关节炎

　　C. 类风湿关节炎　　　D. 痛风

　　E. 化脓性关节炎

10. 痰液有恶臭，提示为何种细菌感染（　　）

A. 肺炎球菌　　　　　B. 铜绿假单胞菌

C. 真菌　　　　　　　D. 厌氧菌

E. 化脓菌

11. 咳痰带血丝并有午后低热多见于（　　）

　　A. 肺脓肿　　　　　　B. 肺结核

　　C. 支气管扩张　　　　D. 肺炎球菌肺炎

　　E. 慢性支气管炎

12. 干性咳嗽见于（　　）

　　A. 慢性支气管炎　　　B. 肺炎

　　C. 支气管扩张　　　　D. 胸膜炎

　　E. 肺脓肿

13. 咳嗽伴声音嘶哑见于（　　）

　　A. 支气管扩张　　　　B. 支气管炎

　　C. 咽炎　　　　　　　D. 早期肺结核

　　E. 纵隔肿瘤压迫喉返神经

14. 咳嗽带金属音应警惕（　　）

　　A. 喉炎　　　　　　　B. 肺癌

　　C. 支气管哮喘　　　　D. 肺炎

　　E. 肺脓肿

15. 鉴别咯血与呕血最有意义的是（　　）

　　A. 出血前症状　　　　B. 出血形式

　　C. 血的颜色　　　　　D. 血中混有物

　　E. 出血的量

16. 咳粉红色泡沫样痰见于哪种疾病（　　）

　　A. 支气管哮喘　　　　B. 支气管扩张

　　C. 肺炎球菌肺炎　　　D. 克雷伯杆菌肺炎

　　E. 左心衰肺水肿

17. 中等量咯血是指每日咯血量（　　）

　　A. 100～500 ml　　　B. 100～400 ml

　　C. 100～300 ml　　　D. 100～200 ml

　　E. 100～150 ml

18. 我国咯血最常见的病因是（　　）

　　A. 支气管扩张

　　B. 肺癌

　　C. 肺结核

　　D. 风心病二尖瓣狭窄

　　E. 血液病

19. 吸气性呼吸困难主要见于（　　）

　　A. 喉头水肿　　　　　B. 胸腔积液

　　C. 肺气肿　　　　　　D. 肺炎

　　E. 支气管哮喘

20. 夜间阵发性呼吸困难常见于（　　）

　　A. 右心衰竭　　　　　B. 左心衰竭

　　C. 胸腔积液　　　　　D. 支气管哮喘

E. 慢性支气管炎

21. 严重缺氧而发绀不明显见于（　　）
    A. 肺结核　　　　　　B. 自发性气胸
    C. 先天性心脏病　　　D. 严重贫血
    E. 急性肺水肿

22. 当血液中的脱氧血红蛋白达到哪项数值时即可发绀（　　）
    A. 60 g/L　　　　　　B. 50 g/L
    C. 40 g/L　　　　　　D. 30 g/L
    E. 20 g/L

23. 当血液中高铁血红蛋白含量达到哪项数值时即可发绀（　　）
    A. 60 g/L　　　　　　B. 50 g/L
    C. 40 g/L　　　　　　D. 30 g/L
    E. 20 g/L

24. 下列引起心悸的原因中哪项不是病理性的（　　）
    A. 严重贫血
    B. 甲状腺功能亢进症
    C. 服用阿托品
    D. 低血糖
    E. 冠心病

25. 心悸伴出汗、消瘦常见于（　　）
    A. 风湿性心瓣膜病
    B. 心脏神经官能症
    C. 甲状腺功能亢进症
    D. 贫血
    E. 高血压性心脏病

26. 心悸伴晕厥或抽搐可见于（　　）
    A. 病态窦房结综合征　B. 心肌炎
    C. 心包炎　　　　　　D. 克山病
    E. 风湿热

27. 水肿部位指压后不凹陷者见于（　　）
    A. 肝硬化　　　　　　B. 急性肾炎
    C. 营养不良　　　　　D. 甲状腺功能减退
    E. 心力衰竭

28. 长期卧床的慢性心力衰竭患者，其水肿的分布特点是（　　）
    A. 以踝内侧明显
    B. 以胫前部明显
    C. 以颜面部明显
    D. 以腰背部、骶尾部明显
    E. 以腹水最显著

29. 肝源性水肿的特点为（　　）

A. 水肿与体位有明显的关系
B. 于直立或劳累后出现，休息后减轻或消失
C. 以腹腔积液为主要表现
D. 指压凹陷不明显
E. 早期面部水肿

30. 下列哪项不会出现黑便（　　）
    A. 消化性溃疡合并出血
    B. 肝硬化合并出血
    C. 食用动物血
    D. 服用铁剂
    E. 痔疮出血

31. 上消化道出血出现柏油样便提示出血至少为（　　）
    A. 5 ml　　　　　　　B. 10 ml
    C. 60 ml　　　　　　　D. 80 ml
    E. 100 ml

32. 果酱样脓血便常见于（　　）
    A. 直肠息肉　　　　　B. 阿米巴痢疾
    C. 痔疮　　　　　　　D. 直肠癌
    E. 急性细菌性痢疾

33. 服用阿司匹林引起的消化道出血为（　　）
    A. 消化性溃疡　　　　B. 食管炎
    C. 急性胃黏膜病变　　D. 胃黏膜脱垂
    E. 食管 - 胃底静脉曲张破裂

34. 呕吐后腹痛不减轻可出现肠麻痹见于（　　）
    A. 反流性食管炎　　　B. 消化性溃疡
    C. 肠梗阻　　　　　　D. 幽门梗阻
    E. 急性胰腺炎

35. 呕吐伴腹泻多见于（　　）
    A. 肝炎　　　　　　　B. 肝硬化
    C. 消化性溃疡　　　　D. 急性胃肠炎
    E. 急性腹膜炎

36. 呕吐物有粪臭见于（　　）
    A. 肠梗阻　　　　　　B. 幽门梗阻
    C. 急性胰腺炎　　　　D. 急性胆囊炎
    E. 急性胃炎

37. 霍乱所致的腹泻发生机制是（　　）
    A. 分泌性腹泻　　　　B. 渗出物增多
    C. 渗透性腹泻　　　　D. 功能性腹泻
    E. 动力性腹泻

38. 排暗红色或果酱色便，最可能的疾病是（　　）
    A. 病毒性腹泻　　　　B. 阿米巴痢疾
    C. 霍乱　　　　　　　D. 细菌性痢疾
    E. 肠结核

39. 血清总胆红素的参考值（　　　）
　　A. 0.7～1.7 μmol/L
　　B. 1.7～17.1 μmol/L
　　C. 1.7～27.1 μmol/L
　　D. 17.1～34.2 μmol/L
　　E. 17.1～170.1 μmol/L

40. 镜下血尿定义是指离心尿沉渣每高倍视野红细胞（　　　）
　　A. 0～1个　　　　　B. 1～2个
　　C. >3个　　　　　D. 4～5个
　　E. 5～10个

41. 膀胱刺激征是指（　　　）
　　A. 尿频　　　　　　B. 尿急
　　C. 尿痛　　　　　　D. 尿急与尿痛
　　E. 尿频、尿急与尿痛

42. 昏迷后出现发热，最可能的原因是（　　　）
　　A. 败血症　　　　　B. 伤寒
　　C. 脑肿瘤　　　　　D. 脑出血
　　E. 脑脓肿

43. 昏迷伴瞳孔缩小可见于（　　　）
　　A. 阿托品中毒　　　B. 有机磷中毒
　　C. 低血糖昏迷　　　D. 癫痫
　　E. 酒精中毒

44. 患者，女性，37岁。性格急躁、低热、消瘦、腹泻，诊断为甲状腺功能亢进，请问该患者腹泻发生机制与下列哪项有关（　　　）
　　A. 分泌性腹泻　　　B. 渗出物增多
　　C. 渗透性腹泻　　　D. 功能性腹泻
　　E. 动力性腹泻

45. 患者，男性，20岁。进食不洁饮食后出现腹痛、腹泻、黏液脓血便，最可能的诊断是（　　　）
　　A. 急性肠炎　　　　B. 慢性肠炎
　　C. 细菌性痢疾　　　D. 肠结核
　　E. 肠伤寒

46. 患者，女性，28岁。低热、盗汗、腹泻便秘交替3个月。最可能的诊断是（　　　）
　　A. 慢性肠炎　　　　B. 慢性结肠炎
　　C. 结肠癌　　　　　D. 甲亢
　　E. 肠结核

47. 患者，男性，34岁。右上腹痛1小时，体格检查巩膜未见黄染，血清总胆红素27.1 μmol/L，请问该患者的胆红素属于（　　　）
　　A. 正常　　　　　　B. 隐性黄疸

　　C. 显性黄疸　　　　D. 无黄疸
　　E. 轻度黄疸

48. 患者，女性，25岁。厌油腻、恶心、呕吐10天。体格检查：巩膜黄染，腹部检查：腹软无压痛，肝肋下2 cm，血总胆红素47.1 μmol/L，尿胆原（＋），尿胆红素（＋）。请问该患者诊断是（　　　）
　　A. 急性胃炎　　　　B. 急性胰腺炎
　　C. 急性肝炎　　　　D. 急性胆囊炎
　　E. 急性阑尾炎

49. 患者，男性，45岁。右上腹部疼痛5天，发热1天。体格检查：巩膜黄染，腹部检查：右上腹压痛，血总胆红素45.7 μmol/L，尿胆原（－），尿胆红素（－），超声检查示胆管结石。请问该患者诊断是（　　　）
　　A. 肝细胞性黄疸　　B. 溶血性黄疸
　　C. 先天性黄疸　　　D. 胆汁淤积性黄疸
　　E. 先天性非溶血性黄疸

50. 患者，男性，3岁。食用蚕豆2天后出现呕吐、寒战、高热，尿色深如酱油，尿量减少。检测结果符合诊断的应为（　　　）
　　A. 总胆红素升高，以间接胆红素升高为明显，尿胆原强阳性，尿胆红素阴性
　　B. 总胆红素升高，以直接胆红素升高为明显，尿胆原强阳性，尿胆红素阴性
　　C. 总胆红素升高，以间接胆红素升高为明显，尿胆原阴性，尿胆红素阳性
　　D. 总胆红素升高，以直接胆红素升高为明显，尿胆原阴性，尿胆红素阳性
　　E. 总胆红素升高，以间接胆红素升高为明显，尿胆原阳性，尿胆红素阳性

51. 患者，男性，6岁。2周前咽痛，发热，颜面水肿、血尿3天。尿液分析：尿蛋白（＋＋），尿RBC10～15/HP，应诊断为（　　　）
　　A. 急性咽炎
　　B. 急性上呼吸道感染
　　C. 遗传性肾炎
　　D. 急性肾盂肾炎
　　E. 急性肾炎

52. 患者，男性，50岁。无痛性肉眼血尿20天。最可能的疾病是（　　　）
　　A. 前列腺炎　　　　B. 膀胱结核
　　C. 膀胱结石　　　　D. 膀胱癌
　　E. 膀胱炎

53. 患者，女性，26 岁。尿急、尿频、尿痛 3 天，加重伴腰痛、发热 1 天。尿液分析：尿蛋白（＋），尿 RBC 5～10/HP，尿 WBC20～30/HP，最可能的诊断（　　）
    A. 急性肾盂肾炎　　　B. 急性肾炎
    C. 急性尿道炎　　　　D. 急性膀胱炎
    E. 肾结石

54. 患者，男性，27 岁。肾绞痛伴肉眼血尿 1 天。最可能的疾病是（　　）
    A. 急性肾盂肾炎　　　B. 急性肾炎
    C. 急性尿道炎　　　　D. 急性膀胱炎
    E. 肾结石

55. 患者，女性，55 岁。尿频 3 个月，日间排尿 8～9 次，夜间 2～3 次，每次尿量不减少伴多饮、多食。考虑为（　　）
    A. 糖尿病　　　　　　B. 尿崩症
    C. 精神性多饮　　　　D. 急性肾衰多尿期
    E. 膀胱炎

56. 患者，男性，22 岁。排尿结束时突然出现意识丧失，持续 1～2 分钟，自行苏醒。最可能的诊断（　　）
    A. 排尿性晕厥　　　　B. 心源性晕厥
    C. 脑源性晕厥　　　　D. 神经源性晕厥
    E. 血管源性晕厥

57. 患者，女性，60 岁。头晕、乏力、饥饿感后晕厥。最可能的原因（　　）
    A. 心源性晕厥　　　　B. 低血糖
    C. 脑源性晕厥　　　　D. 神经源性晕厥
    E. 低血压

58. 患者，女性。70 岁。有高血压病史 20 年，近 10 天来反复出现头晕，一过性意识丧失。心电图提示：病态窦房结综合征。最可能是（　　）
    A. 脑源性晕厥　　　　B. 高血压
    C. 心源性晕厥　　　　D. 神经源性晕厥
    E. 低血压

59. 患者，男性，28 岁。车祸伤及头部后出现意识不清，轻微刺激可以唤醒，醒后能正确回答问题并做出各种反应，刺激停止后再入睡。患者的意识障碍属于（　　）
    A. 浅昏迷　　　　　　B. 深昏迷
    C. 嗜睡　　　　　　　D. 昏睡
    E. 意识模糊

60. 患者，女性，13 岁。头痛、高热 10 天，神志改变 4 小时。主要表现为感觉错乱，产生幻觉、错觉，言语杂乱，躁动不安。最可能的是（　　）
    A. 意识模糊　　　　　B. 昏迷
    C. 嗜睡　　　　　　　D. 昏睡
    E. 谵妄

61. 患者，男性，56 岁。高血压脑出血，神志不清；体格检查：全身肌肉呈弛缓状态。深、浅反射均消失。对各种刺激无反应。其意识障碍程度（　　）
    A. 嗜睡　　　　　　　B. 意识模糊
    C. 浅昏迷　　　　　　D. 昏睡
    E. 深昏迷

第2篇 体格检查

　　体格检查是指医师运用自己的感官（眼、耳、鼻、手）或借助简单的检查工具（体温表、听诊器、叩诊锤等），客观地了解被检查者身体状况的一系列最基本的检查方法。根据检查结果，提出对健康或疾病的临床判断称为检体诊断。大多数疾病通过体格检查结合临床表现和相关辅助检查可做出临床诊断。

　　体格检查的基本的方法有五种，即视诊、触诊、叩诊、听诊和嗅诊，这些基本检查方法是临床医师必须掌握的基本技能。要熟练地掌握、灵活运用，必须认真学习、反复实践，才能使检查结果准确、可靠。

　　在进行体格检查时，应剪短指甲并洗手以减少疾病的传播，同时应注意以下事项。

　　（1）医生应具有高度的责任感和良好的医德修养，仪表端庄，举止大方，态度和蔼，关心体贴被检者。

　　（2）体格检查前应与被检者进行简短交谈，说明检查的目的，尽可能地消除被检者的心理负担和紧张情绪，争取被检者合作。检查结束应对被检者的配合与协作表示感谢。

　　（3）检查应在光线适当、温暖和安静的环境中进行。检查时依次暴露被检查部位，动作要细致、轻柔、规范、准确、全面而有重点。检查者应站在被检者的右侧，必要时应有第三者在场。

　　（4）体格检查要按一定的顺序进行。通常先观察一般状况，再按头、颈、胸、腹、脊柱、四肢、神经系统顺序检查，必要时进行生殖器、肛门及直肠检查。通过反复训练，培养系统、规范的操作习惯，以避免遗漏或不必要的重复。

　　（5）当被检者病情严重，不允许做详细检查时，则应根据主诉和主要临床表现做重点检查，并立即实施抢救，待病情好转后再进行必要的补充检查。

　　（6）应根据病情变化及时进行复查，以便补充或修正诊断，并及时采取相应的医疗措施。

　　（7）对某些急、慢性传染病患者进行体格检查时，如肝炎、肺结核、艾滋病、传染性非典型性肺炎等，可穿隔离衣、戴口罩和手套，并作好隔离、消毒工作。

　　（8）在广泛应用高科技诊断设备的今天，准确、规范的体格检查仍然具有不可替代的价值。

考点提示：
医师的位置、
检查顺序

第3章 基本检查方法

📖 **学习目标**

1. 了解体格检查的注意事项。

2. 理解体格检查基本方法的应用。

3. 掌握体格检查的基本方法及常见叩诊音的种类及分布。

案例 3-1

患者，男性，28岁，因拾重物时突感右胸痛，逐渐加重，伴呼吸困难、发绀2小时入院。查体：体温36.6℃、脉搏120次/分、呼吸30次/分、血压90/60 mmHg。视诊右侧胸廓饱满，肋间隙增宽。触诊气管移向左侧，右胸语颤消失，叩诊右胸呈鼓音，听诊右肺呼吸音消失，余（一）。

问题：

1. 请问医师给患者做了什么检查？

2. 为进一步确诊还需做何检查？

案例 3-2

患者，男性，32岁。转移性右下腹痛1天，伴恶心、呕吐、发热，体温38.5℃。

问题：

1. 本病例主要应用何种基本检查方法？

2. 确定右下腹压痛、反跳痛选择何种检查方法？

第1节 视 诊

视诊（inspection）是用视觉来观察患者全身或局部表现的诊断方法。视诊能观察到患者全身的一般状态，如性别、年龄、发育、营养、体型、意识、面容、体位、姿势和步态等。局部视诊则是对患者身体某一局部进行更为细致和深入的观察，以补充一般视诊的不足，如皮肤出血点、巩膜黄染、颈动脉搏动、颈静脉怒张、胃肠蠕动波、关节畸形等，但某些特殊部位如耳鼓膜、眼底、胃肠黏膜等，则需用某些仪器如耳镜、检眼镜、内镜等帮助检查。视诊最好在间接日光下进行，夜间普通灯光下不易辨别轻度发绀、黄疸、贫血和某些皮疹等。利用侧射光线观察搏动、蠕动及肿物的轮廓更清楚。

考点提示：
视诊的注意事项

第2节　触　诊

触诊（palpation）是医师通过手的感觉来判断所触及的内脏器官及躯体部位物理特征的一种诊断方法。触诊的应用范围很广，可遍及身体各部，尤以腹部更为重要，常采用指腹和掌指关节掌面部位进行触诊，其中手指的指腹对触觉敏感，掌指关节掌面皮肤对震动觉敏感，手背皮肤对温度较为敏感。

一、触　诊　方　法

根据触诊部位及检查目的的不同，可分浅部触诊法和深部触诊法。

1. 浅部触诊法　用右手轻轻平放在被检查部位，利用掌指关节和腕关节的协调动作，轻柔地进行滑动触摸，试探被查部位有无压痛、抵抗感、搏动、包块和某些肿大内脏器官等。浅部触诊适用于体表部位、关节、软组织、阴囊、精索及浅部的动脉、静脉、神经和淋巴结的检查。

2. 深部触诊法　用并拢的右手二、三、四指指端或双手重叠（右手在下，左手在上），由浅入深，逐渐加压，触摸深部脏器或病变，以了解病变部位和性质。深部触诊主要用于腹部检查。根据检查的目的和手法不同有以下几种方法：

（1）深部滑行触诊法（deep slipping palpation）：检查时嘱患者张口平静呼吸，或与其交谈，转移其注意力，双下肢屈曲，尽量松弛腹肌。检查者以右手稍弯曲并以自然并拢的二、三、四指末端逐渐触向腹腔器官或包块，并在其上作上下左右的滑动触摸。如为肠管或条索状包块，则应作与长轴相垂直方向的滑动触诊。这种触诊法常用于腹腔脏器及深部包块的检查。

（2）双手触诊法（bimanual palpation）：将右手置于被查部位，左手置于被检查腹腔器官或包块的后部，并将被检查部位推向右手方向，使脏器或肿块被固定且更接近体表，有利于右手触诊。此法常用于肝、脾、肾、子宫和腹腔肿块的检查。

（3）深压触诊法（deep press palpation）：以一个或两个手指垂直的逐渐用力深压，用以探测腹腔深在病变部位或确定腹腔压痛点，如阑尾压痛点、胆囊压痛点等。检查反跳痛时，即在深压的基础上将手指迅速抬起，若患者感到疼痛加重或面部出现痛苦表情，即为反跳痛。

（4）冲击触诊法（ballottement）：又称浮沉触诊法。一般仅用于大量腹水时肝、脾及腹腔包块难以触及者。以右手三或四个并拢的手指取70°～90°角，置放于腹壁上相应部位，做数次急速而较有力的冲击动作。在冲击腹壁时指端会有腹腔脏器或包块浮沉的感觉。这种检查方法会使患者感到不适，操作时应避免用力过猛（图3-1）。

考点提示：
触诊方法

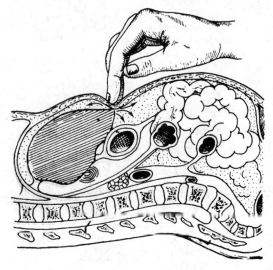

图 3-1　冲击触诊法示意图

二、触诊注意事项

（1）检查前应向患者说明检查目的和配合动作。检查者手要温暖，动作轻柔，由浅入深，由轻到重，从健侧部位逐渐移向患侧，尽量避免和减轻患者的痛苦。

（2）检查时医师站在患者的右侧，面向患者，以便随时观察面部表情；患者一般取屈膝仰卧位，腹肌尽量放松。在检查脾、肾时，可嘱患者取侧卧位。

（3）做下腹部检查时，可嘱患者排尿，必要时排便，以免将充盈的膀胱和粪团误认为腹腔肿块。

（4）触诊时要手脑并用，边触摸边思考病变的解剖部位和毗邻关系，才能明确病变性质和来自于何种脏器。

第3节 叩 诊

叩诊（percussion）是医师用手或叩诊锤按一定的方法叩击身体某部表面，使之震动而产生音响，并根据震动和音响的特点，或有无疼痛来判断被检查部位的脏器有无异常的一种诊断方法。

一、叩 诊 方 法

根据叩诊的手法和目的不同，分为直接叩诊和间接叩诊两种。

1. 间接叩诊法（indirect percussion） 是临床上最常采用的方法，检查者用左手中指第二指节紧贴于叩诊部位，其他手指稍抬起，勿与体表接触；右手指自然弯曲，以中指指端叩击左手中指第二指骨的前端，叩击方向应与叩诊部位的体表垂直，以腕关节与掌指关节的运动做弹跳式叩击，避免肘关节及肩关节活动。叩击动作要灵活、短促而富有弹性，每次叩击后右手中指立即抬起，以免影响叩诊音效果。在一个部位每次只需连续叩击2～3次，如未能获得明确的印象，可再次连续叩击2～3次。叩击的力量和时间要均匀一致，才能正确判断叩击音的变化，对待不同的病变部位，叩击力量应视具体情况而定（图3-2）。

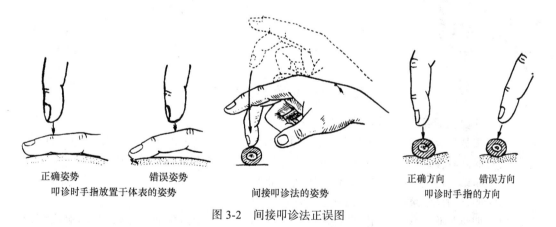

正确姿势　　错误姿势
叩诊时手指放置于体表的姿势

间接叩诊法的姿势

正确方向　　错误方向
叩诊时手指的方向

图 3-2　间接叩诊法正误图

检查肝、肾区有无叩击痛时，医师将左手手掌平置于被检部位，右手握拳并以尺侧叩击左手手背，观察或询问患者有无疼痛。

2. 直接叩诊法（direct percussion） 检查者用右手中间三指并拢的手指掌面直接拍击或叩击被检查部位，借所产生的叩诊音和指下的震动感来判断病变情况。此法适用于胸、腹部面积较广泛的病变，如大量胸腔积液或腹腔积液、气胸等。

二、叩 诊 音

叩诊时因被叩击部位的组织或器官的密度、弹性、含气量及与体表距离的不同，叩击时可产生不同的音响。根据音响的强弱、长短、高低不同而分为清音、鼓音、过清音、浊音、实音五种。

1. 清音（resonance） 是一种音调低、音响较强、震动时间较长的叩诊音。清音是正常肺部叩诊音，提示肺组织弹性、含气量、致密度正常。

2. 鼓音（tympany） 是一种和谐的低音，是与清音相比音响更强、震动时间较长的叩诊音，类似击鼓声。叩击含有大量气体的空腔器官时出现，正常见于左前胸下部胃泡区及腹部；病理情况下见于肺内大空洞、气胸、气腹等。

3. 过清音（hyperresonance） 是一种介于清音与鼓音之间的叩诊音，音调较清音低，音响较清音强。正常成人不会出现的一种病态叩诊音，临床上见于肺组织含气量增多、弹性减弱时，如肺气肿等。

4. 浊音（dullness） 是一种音调较高，音响较弱，震动时间较短的叩诊音。正常情况下叩击心脏和肝脏被肺组织所覆盖的部分时出现。病理情况下见于肺组织含气量减少时，如肺炎、肺不张等。

5. 实音（flatness） 又称重浊音或绝对浊音，是一种音调较浊音更高，音响更弱，震动时间更短的叩诊音。正常情况下叩击实质性脏器如心脏、肝脏所产生，病理情况下见于大量胸腔积液或肺实变等。几种叩诊音及其特点见表3-1。

表3-1　叩诊音及其特点

叩诊音	音响强度	音调	持续时间	正常存在部位	病理情况
清音	强	低	长	正常肺部	支气管炎
过清音	更强	更低	更长	正常人不出现	阻塞性肺气肿
鼓音	响亮	高	较长	胃泡区和腹部	气胸、肺空洞
浊音	弱	高	短	心、肝被肺覆盖部分	肺炎、肺不张、胸膜增厚
实音	最弱	最高	最短	实质脏器部分	大量胸腔积液、肺实变

三、叩诊的注意事项

（1）环境应安静，以免影响叩诊音的判断。

（2）根据叩诊部位不同，患者应采取适当体位，如叩诊胸部时取坐位或仰卧位，叩诊腹部时常取仰卧位，必要时可取侧卧位。确定有无少量腹水时，可嘱患者取肘膝位。

（3）叩诊时应充分暴露被检部位，肌肉尽量放松。

（4）叩诊时应注意对称部位的比较与鉴别。

（5）叩诊操作应规范，用力均匀适当，叩诊仅能使检查者判断深达5～7 cm肺组织的病变。叩诊力量应视不同的检查部位、病变组织范围大小或位置深浅等情况而定。如对消瘦患者及儿童叩诊时，不宜用重力；叩诊前胸或腋部力量要比叩诊背部轻。确定心、肝相对浊音界及叩诊脾界时宜采取轻叩诊；确定心、肝绝对浊音界时用中等力量叩诊；若病灶位置距体表达7 cm左右时则需用重叩诊。

考点提示：
叩诊音的种类及分布

第4节　听　　诊

听诊（auscultation）是医师直接用耳或借助听诊器在被检者体表听取身体各部发出的

声音，判断正常与否的一种检查方法。听诊是诊断疾病的一项基本技能和重要手段，在诊断心、肺疾病中尤为重要，常用以听取肺部各种异常呼吸音、啰音，心脏各种心音、杂音及心律失常等。

一、听诊方法

1. 直接听诊法（direct auscultation）　医生用耳直接贴附于患者体表被检部位进行听诊。目前仅在某些特殊或紧急情况下采用。广义的听诊还包括听语音、咳嗽、呻吟、嗳气、哭泣及患者发出的任何声音。

2. 间接听诊法（indirect auscultation）　即用听诊器（图 3-3）进行听诊的检查方法。此法方便，且对听诊音有放大作用，易于听清，临床适用范围很广，除用于心、肺、腹部的听诊外，也适用于其他如血管音、皮下捻发音、骨折摩擦音的听诊。

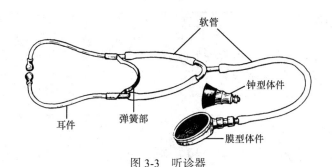

软管

钟型体件

耳件　　弹簧部

膜型体件

图 3-3　听诊器

二、听诊注意事项

（1）听诊环境要安静、温暖、避风，避免寒冷引起患者肌束颤动出现附加音。

（2）患者取适当体位并使肌肉放松，一般多取坐位或卧位。取坐位时，医师与被检者对坐；取卧位时，医生站在右侧。对衰弱的患者应尽可能减少其体位改变的痛苦。

（3）选择合适的听诊器。一般高音调声音，则选用膜型体件适宜，如主动脉瓣关闭不全的杂音、呼吸音、肠鸣音等；而低音调声音，用钟型体件较好，如二尖瓣狭窄舒张期隆隆样杂音。

（4）注意听诊器耳件方向是否正确，管腔是否通畅或破裂漏气。

（5）听诊时，注意温暖听诊器体件，需直接紧贴皮肤，不能隔衣听诊，避免摩擦产生附加音。

（6）听诊时注意力要集中于被检查脏器和部位所发出的声音，听肺部时要排除心音的干扰，听心音时则排除呼吸音的干扰，必要时嘱患者控制呼吸配合听诊。

考点提示： 听诊的适用范围

第 5 节　嗅　诊

嗅诊（olfactory examination）是医师以嗅觉来判断发自患者的异常气味与疾病之间关系的一种诊断方法。异常气味来自患者的皮肤、黏膜、呼吸道、胃肠道、排泄物、脓液、血液等。嗅诊常能迅速提供有重要意义的诊断线索。临床上常见的异常气味如下。

1. 呼吸气味　浓烈酒味见于饮酒后或酒精中毒；刺激性蒜味见于有机磷农药中毒；烂苹果味见于糖尿病酮症酸中毒；氨味见于尿毒症；肝腥味见于肝性脑病；苦杏仁味见于氰

化物中毒。

2. 汗液气味　酸性汗液见于活动性风湿热患者或长期服用水杨酸、阿司匹林等药物者；特殊的狐臭见于腋臭。

3. 痰液气味　血腥味见于大量咯血患者；恶臭味见于支气管扩张或肺脓肿并厌氧菌感染。

4. 脓液气味　恶臭的脓液可见于气性坏疽。

5. 呕吐物气味　强烈的酸醛味见于胃潴留、幽门梗阻；粪臭味见于肠梗阻及胃结肠瘘患者；酒味见于饮酒后。

考点提示：
异常呼吸气味的临床意义

6. 尿液气味　尿液有大蒜味见于大量食蒜者或有机磷农药中毒者；浓烈的氨味见于膀胱炎，是尿液在膀胱内被细菌发酵所致。

7. 粪便气味　大便有腐败性臭味，提示消化不良或胰腺病变；肝腥味见于阿米巴痢疾；腥臭味见于细菌性痢疾。

案例 3-1 分析

1. 医师给患者测量了生命体征，胸肺进行了视诊、触诊、叩诊及听诊检查。
2. 为进一步确诊需做胸部 X 线检查。

案例 3-2 分析

1. 本病例医师主要应用腹部触诊检查。
2. 确定右下腹阑尾压痛点有无压痛及反跳痛应用深压触诊法。

（张　维　王潇君）

目 标 检 测

一、名词解释

1. 体格检查　　　　　2. 过清音

二、填空题

1. 体格检查的基本方法有 ＿＿＿＿、＿＿＿＿、＿＿＿＿、＿＿＿＿、＿＿＿＿。

2. 心脏检查最有价值的是 ＿＿＿＿ 诊，腹部检查最有价值的是 ＿＿＿＿ 诊。

3. 深部触诊法包括 ＿＿＿＿、＿＿＿＿、＿＿＿＿、＿＿＿＿。

4. 临床上常见的叩诊音有 ＿＿＿＿、＿＿＿＿、＿＿＿＿、＿＿＿＿，正常人体肺部的叩诊音是 ＿＿＿＿ 音，叩击不含气体的心脏或肝脏可出现 ＿＿＿＿ 音。

5. 大便带有腐败性酸臭味多由 ＿＿＿＿ 或 ＿＿＿＿ 引起；腥臭味见于 ＿＿＿＿。

三、选择题

1. 下列哪项不是视诊的内容（　　　）
   A. 发育营养　　　　B. 面容表情
   C. 肿块的质地　　　D. 体位
   E. 神志

2. 肝、脾、肾的检查最常采用（　　　）
   A. 浅部触诊法　　　B. 深压触诊法
   C. 双手触诊法　　　D. 冲击触诊法
   E. 深部滑行触诊法

3. 触诊腹肌有无抵抗感，最常用的是（　　　）
   A. 浅部触诊法　　　B. 滑动触诊法
   C. 冲击触诊法　　　D. 双手触诊法
   E. 深压触诊法

4. 对于叩诊言，下列哪项是正确的（　　　）
   A. 清音见于肺炎
   B. 鼓音见于胸腔积液

C. 过清音见于肺气肿

D. 浊音见于正常肺组织

E. 实音见于肺空洞

5. 下列哪项不是正常人体的叩诊音（　　）

　　A. 清音　　　　　　　　B. 浊音

　　C. 实音　　　　　　　　D. 鼓音

　　E. 过清音

6. 患者，男性，30 岁，午后发热 1 周伴干咳、左胸痛，活动后气急 2 天。胸透提示左胸腔积液，左胸部叩诊音为（　　）

　　A. 浊音　　　　　　　　B. 过清音

　　C. 鼓音　　　　　　　　D. 清音

　　E. 实音

7. 患者，女性，60 岁，昏迷、呕吐 2 小时入院，意识障碍，呼吸有刺激性蒜味，口吐白沫，周身湿润，最可能的诊断是（　　）

　　A. 一氧化碳中毒　　　　B. 有机磷农药中毒

　　C. 肝性脑病　　　　　　D. 尿毒症

　　E. 糖尿病酮症酸中毒

8. 患者，男性，18 岁，学生。多饮、多食、多尿、体重减轻半年，近 1 周症状明显加重，呼吸带有烂苹果味，最常见于（　　）

　　A. 酒精中毒　　　　　　B. 有机磷农药中毒

　　C. 肝性脑病　　　　　　D. 尿毒症

　　E. 糖尿病酮症酸中毒

第4章 一般检查

📖 学习目标

1. 了解皮肤检查的主要内容。
2. 理解特征性面容与表情、常见体位、典型步态的临床表现及意义。
3. 掌握全身状态检查的主要内容、正常表现及异常表现的临床意义。
4. 掌握淋巴结检查的方法及淋巴结异常肿大的临床意义。

案例 4-1

患者，女性，30岁。就诊时呈现的面容与表情是：眼裂增大，眼球突出，瞬目减少，兴奋不安，烦躁易怒或惊愕表情。

问题：你考虑最可能为何种面容？

案例 4-2

患者，男性，5岁。患者主诉在步行或其他活动过程中，感到呼吸困难和心悸，而被迫采取下蹲动作可以缓解症状。

问题：

1. 你考虑最可能为何种体位？
2. 可能的病因有哪些？

案例 4-3

患者，男性，46岁。就诊时步态为小步急速趋势行，身体前倾，有难以止步之势。

问题：此种步态多考虑为何种病因？

一般检查是对患者全身状态的概括性观察，其检查方法以视诊为主，必要时辅以触诊等检查方法，当视诊不能满意地达到检查目的时，应配合使用触诊和嗅诊。

一般检查的内容包括：性别、年龄、体温、呼吸、脉搏、血压、发育与体型、营养、意识状态、面容与表情、体位、姿势、步态、皮肤和淋巴结等。

第1节 全身状态检查

一、性 别

性别（sex）一般根据性征特点辨别，正常人的性征特点是明显的，不难鉴别。性征的正常发育，在男性仅与雄性激素有关，而在女性与雄性激素及雌性激素均有关，但某些特殊患者，如真、假两性畸形及肾上腺性征综合征（adrenogenital syndrome）等，其性别不易准确辨认，需做专科检查和细胞染色体核型分析方能确定。

性别与某些疾病的发病率有关，据临床统计，甲型血友病多见于男性，女性罕见；甲状腺疾病和系统性红斑狼疮多见于女性；冠心病、胃癌、食管癌、痛风等多发于男性。

二、年　　龄

医生一般通过问诊了解患者的年龄（age）。但在某些特殊情况下，则需通过观察来判断患者的年龄，如意识障碍、濒死或故意隐瞒真实年龄者。年龄的判断一般以皮肤弹性与光泽度、肌肉结实程度与张力、毛发颜色与分布、面部与颈部皮肤皱纹、牙齿状况等为依据。但人的外观受多种因素影响，因此，通过观察外观只能粗略地判断一个人的年龄。

机体状态可因年龄而产生变化，年龄与某些疾病的发生和预后有一定关系，如麻疹、佝偻病、百日咳等多见于儿童；结核病、风湿热等多见于青少年；原发性高血压、动脉粥样硬化等多见于中老年人。一般情况下，青少年病后较易恢复，老年人则恢复较慢。药物的用量及某些诊疗方法的选择也需考虑年龄因素。

三、生　命　征

生命征是评价生命活动是否存在及生命活动质量的重要征象，是体格检查必检项目之一。生命征包括体温、呼吸、脉搏、血压。

（一）体温

体温（temperature）一般是指人体内部的温度，24 小时内波动范围一般不超过 1℃。

1. 体温测量与正常范围　体温测量是临床上常规的检查之一，对某些疾病的诊断和病情的观察有重要的参考价值。通常使用的方法有 3 种，医生可根据患者的具体情况，选择不同的体温测量方法。

（1）腋测法：将腋窝汗液擦干，把体温计前端放置在腋窝深处，嘱患者用上臂将体温计夹紧，放置 10 分钟后取出读数，正常值范围为 36～37℃。

（2）口测法：将消毒过的体温计置于舌下，紧闭口唇，不用口腔呼吸，以免冷空气进入口腔影响口腔内的温度，放置 5 分钟后取出读数，正常值范围为 36.3～37.2℃。

（3）肛测法：让患者取侧卧位，将肛门体温计头端涂以润滑剂，徐徐插入肛门，深达体温计长度的一半为止，放置 5 分钟后取出读数，正常值范围为 36.5～37.7℃。

以上体温检测的 3 种方法中，腋测法安全、简便，不易发生交叉感染，患者易接受，临床应用最为普遍；口测法温度虽较可靠，但不易保持卫生，对婴幼儿及意识障碍的患者不能使用；肛测法温度稳定，不易受外界因素影响，多用于小儿及意识障碍患者。

2. 体温的记录方法　按一定间隔时间进行的体温测量结果记录于体温记录单相应的坐标点上，将各点以直线相连，即成体温曲线。许多发热性疾病体温曲线的形状有一定的规律性，称为热型，如伤寒、疟疾、脓毒血症、结核病等各有其独特热型，对诊断有一定的意义。

3. 体温测量中常见误差的原因　临床上有时见到体温测量结果与患者病情不符，应分析原因，并重测，避免因体温测量误差导致诊断和处理上的错误。常见误差的原因如下：

（1）测量前未将体温计的水银柱甩到 36℃ 以下，致使测量结果高于患者的实际体温。

（2）应用腋测法检测时，患者未能将体温计夹紧，致使体温计刻度没有上升到实际高度，致使检测结果低于患者的实际体温。常见于消瘦、病情危重或意识障碍的患者。

（3）体温计附近有影响局部体温的冷热物体，如冰袋、热水袋等。

（4）测量前如以热水漱口或以热毛巾擦拭腋窝，也可使测量结果高于患者的实际体温。

（二）呼吸

观察、测量并记录被检查者的呼吸方式、节律和频率等。检测方法与临床意义详见第 6 章第 3 节。

（三）脉搏

脉搏（pulse）是指动脉搏动。一般选择检查桡动脉，检查时要注意脉率、节律、紧张度、强弱、脉搏及与呼吸的关系等。检查方法与临床意义详见第 6 章第 6 节。

（四）血压

血压（blood pressure）是指体循环动脉血压，是重要的生命体征，测量血压是体格检查的必查项目。检查方法与临床意义详见第 6 章第 6 节。

四、发育与体型

（一）发育

发育（development）是否正常，通常以年龄与智力、体格成长状态（如身高、体重及第二性征）之间的关系来判断。发育正常时，年龄与智力、体格成长状态之间的关系是均衡的。

正常的发育与种族遗传、内分泌、营养代谢、生活条件、体育锻炼等内外因素有密切关系。一般判断成人正常的指标是：胸围等于身高的一半；两上肢展开的长度约等于身高；坐高等于下肢长度。正常成人身高与体重之间的关系可按下列公式大致推算：

$$体重（kg）＝身高（cm）－105（女性将所得再减 2\sim3\ kg）$$

发育异常与内分泌的关系最为密切。如在发育成熟前，腺垂体功能亢进，生长激素分泌过多，则体格可异常高大，称为巨人症；反之，体格异常矮小，称为垂体性（生长激素缺乏性）侏儒症。甲状腺功能低下时，可致小儿体格矮小、智力低下，称为呆小症。性腺功能异常对体格发育也有一定影响，且直接影响第二性征的发育。此外，婴幼儿期营养不良也可影响发育。

（二）体型

体型（habitus）是身体各部发育的外观表现，包括骨骼、肌肉的生长与脂肪的分布状态等。临床上将成人的体型分为以下 3 种。

1. 正力型（匀称型）　身体的各部分匀称适中，一般正常人多为此型。

2. 无力型（瘦长型）　体高肌瘦，颈细长，肩窄下垂，胸廓扁平，腹上角小于 90°。

3. 超力型（矮胖型）　体格粗壮，颈粗短，肩宽平，胸围增大，腹上角大于 90°。

五、营　　养

营养（nutrition）状态可根据皮肤、皮下脂肪、肌肉发育、毛发等情况综合进行判断。营养状态好坏，通常可作为评价健康或疾病程度的标准之一。

1. 营养状态分级　临床上一般用良好、中等、不良三个等级。

（1）良好：皮肤红润、弹性良好，皮下脂肪丰满，肌肉结实，指甲、毛发润泽，肩胛部和股部肌肉丰满。

（2）不良：皮肤萎黄、干燥、弹性减低，肌肉松弛，皮下脂肪菲薄，毛发枯燥，指甲粗糙无光泽，肩胛骨和髂骨嵴明显突出。

（3）中等：介于两者之间。

营养状态判断最简便的方法是查看皮下脂肪充实的程度。脂肪的分布存在个体差异，男女也各不相同。因此，判断皮下脂肪充实程度最适宜、最方便的部位是前臂的曲侧或上臂伸侧下 1/3。检查时嘱受检者手臂放松下垂，用拇指和示指捏起皮下脂肪，捏时两指间距离 3 cm，观察其充实程度，标准厚度男性一般为 12.5 mm，女性一般为 16.5 mm。另外，测量一定时期内体重的变化也是观察营养状态的方法之一。

2. 常见的营养异常状态

（1）营养不良：主要是由于摄食不足或消耗增多两大因素所引起。体重较标准体重下降 10% 以上者称为消瘦，极度消瘦称恶病质。轻微或短时的疾病一般不发生营养状态的改变。常见原因如下：①摄食及消化障碍：多见于食管、胃肠道、肝、胆、胰腺病变。严重的恶心呕吐，可致摄食障碍；消化液或酶生成减少往往影响消化与吸收。②消耗增多：各种慢性消耗性疾病如恶性肿瘤、活动性结核病、糖尿病、甲状腺功能亢进等，均可引起消耗过多而导致营养不良。

（2）营养过度：是体内脂肪过多积聚的表现。超过标准体重 20% 以上者为肥胖。肥胖的主要原因是摄食过多，摄入量超过消耗量，过剩的营养物质转化为脂肪积存于体内所致。此外，遗传、内分泌、生活方式、运动及精神因素等对肥胖也有影响。临床上将肥胖分为两类，即单纯性肥胖和继发性肥胖。①单纯性肥胖：指无明显内分泌代谢病因而出现的肥胖症。全身脂肪分布均匀，一般无异常表现，常有一定的遗传倾向。②继发性肥胖：多由某些内分泌疾病引起，如下丘脑病变所致的肥胖性生殖无能综合征（Frohlich 综合征），女性表现为生殖器发育障碍、闭经，男性则表现为女性体型。肾上腺皮质功能亢进症（Cushing 综合征），表现为向心性肥胖，以面部（满月脸）、肩背部（水牛肩）、腰腹部脂肪堆积显著，而四肢不明显。此外，胰岛 B 细胞瘤、功能性低血糖症等均可导致继发性肥胖。

考点：营养状态的判断及营养异常的临床意义

体 重 指 数

由于体重受身高影响较大，目前常用体重指数（body mass index，BMI）来衡量体重是否正常。计算方法为：BMI＝体重（kg）/ 身高的平方（m²）。我国 BMI 的正常范围为 18.5～24.9，BMI＜18.5 为消瘦，＞25 为肥胖。这一指标在判断体重过重时，不能区别是脂肪贮积所致，还是肌肉发达所致，因此应结合体脂含量的测定来综合判断。

六、意 识 状 态

意识（consciousness）是大脑功能活动的综合表现，即对环境的知觉状态。正常人意识清晰、思维合理、情感活动和语言表达能力正常。凡能影响大脑功能活动的疾病均会引起不同程度的意识改变，这种状态称为意识障碍。根据意识障碍的程度分为：嗜睡、意识模糊、昏睡、昏迷等（详见第 2 章第 16 节）。

判断意识状态多采用问诊，通过与患者的对话来了解其思维、反应、情感活动、定向力（即对时间、人物、地点的判断分析能力）等，必要时还要做痛觉试验、角膜反射、瞳孔对光反射等检查，以判定其意识状态的程度。

七、面 容 与 表 情

健康人表情自然，神态安详。疾病可影响患者的面部表情或面容的变化。患病后，常可出现痛苦、忧虑或疲惫的面容（facial features）与表情（expression）。有些疾病有特殊的面容与表情，对诊断有一定的帮助。临床上常见的典型面容如下：

1. 急性病容 表现为面色潮红，兴奋不安，表情痛苦，有时伴鼻翼扇动、口唇疱疹等，见于急性发热性疾病，如肺炎球菌肺炎、疟疾、流行性脑脊髓膜炎等。

2. 慢性病容　面色灰暗或苍白，面容憔悴，双目无神，见于慢性消耗性疾病，如恶性肿瘤、肝硬化、严重结核病等。

3. 特殊面容

（1）贫血面容：面色苍白，唇舌色淡，表情疲惫，见于各种原因所致的贫血。

（2）二尖瓣面容：面色晦暗，双颊紫红，口唇发绀，见于风湿性心脏瓣膜病二尖瓣狭窄（图4-1）。

（3）甲状腺功能亢进面容：眼裂增大，眼球突出，瞬目减少，兴奋不安，烦躁易怒或惊愕表情，见于甲状腺功能亢进症（图4-2）。

（4）黏液性水肿面容：颜面水肿苍白，睑厚面宽，目光呆滞，反应迟钝，表情淡漠，眉毛、头发稀疏，见于甲状腺功能减退症（图4-3）。

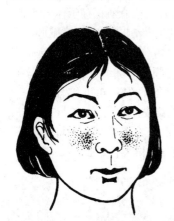 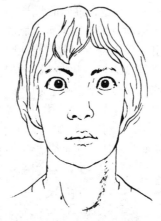 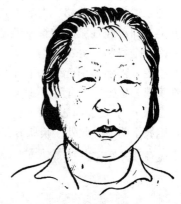

图4-1　二尖瓣面容　　　　图4-2　甲状腺功能亢进面容　　　　图4-3　黏液性水肿面容

（5）肝病面容：面色晦暗，额部、鼻部、双颊有褐色色素沉着，见于慢性肝病。

（6）肾病面容：面色苍白，双睑、颜面水肿，舌质色淡，见于慢性肾衰竭。

（7）满月面容：面如满月，皮肤发红，常有痤疮和小须，见于肾上腺皮质功能亢进症及长期应用糖皮质激素的患者（图4-4）。

（8）肢端肥大症面容：头颅增大，面部变长，下颌增大并向前突出，眉弓及两颧隆起，耳鼻增大，唇舌肥厚，见于肢端肥大症（图4-5）。

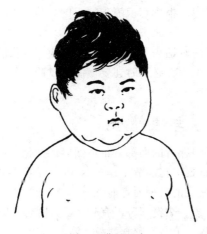 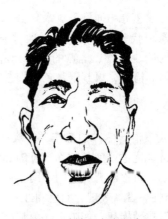

图4-4　满月面容　　　　　　图4-5　肢端肥大症面容

（9）伤寒面容：表情淡漠，反应迟钝，呈无欲状，常见于伤寒。

（10）苦笑面容：发作时牙关紧闭，面肌抽搐，呈苦笑状，见于破伤风。

（11）面具面容：面部呆板，无表情，似面具样，见于震颤性麻痹。

考点：典型
面容的特征
及临床意义

八、体　　位

体位（position）是指被检者身体所处的状态。体位对某些疾病的诊断具有一定意义。常见体位如下：

1. 自主体位　身体活动自如，不受限制，见于正常人、患病较轻者或疾病早期。

2. 被动体位　患者不能自己调整或变换身体的位置，见于瘫痪、极度衰弱或意识丧失的患者。

3. 强迫体位　患者为了减轻疾病的痛苦，常被迫采取的体位。临床常见的强迫体位有下列几种。

（1）强迫仰卧位：患者仰卧，双腿屈曲，以减轻腹部肌肉紧张，见于急性腹膜炎等。

（2）强迫俯卧位：患者俯卧以减轻脊背肌肉紧张，常见于脊柱疾病。

（3）强迫侧卧位：患者卧向患侧，以减轻疼痛，并有利于健侧代偿呼吸，见于一侧胸膜炎和大量胸腔积液。

（4）强迫坐位（端坐呼吸）：患者不能平卧而取坐位，双下肢下垂，两手置于膝盖或扶持床边，以改善呼吸，同时减少下肢回心血量，减轻心脏负担。见于有严重呼吸困难的心脏病或肺部疾病。

（5）强迫蹲位：患者在步行或其他活动过程中，感到呼吸困难和心悸而采取蹲踞体位或膝胸位以缓解症状，见于发绀型先天性心脏病。

（6）强迫停立位：患者行走时心前区疼痛突然发作，被迫立刻站住，并以右手按抚前胸部位，待症状稍微缓解后，才继续行走，见于心绞痛。

（7）辗转体位：患者腹痛时，辗转反侧，坐卧不安，见于胆石症、胆道蛔虫症、肾绞痛等。

（8）角弓反张位：患者颈及背肌肉强直，头部极度后仰，胸腹前凸、躯干呈弓形，见于破伤风及脑膜炎。

考点：特殊
体位的临床
表现及意义

九、姿　　势

姿势（posture）是指举止的状态。健康人躯干端正，肢体动作灵活适度。正常姿势主要靠骨骼结构和各部分肌肉的紧张度来保持。健康状况和精神状态对姿势有一定的影响：如疲劳和情绪低沉者可以出现弯背、垂肩；腹部疼痛时可有躯干制动或弯曲；胸、腰椎疾病患者走路拘谨，有的屈身而行；颈椎疾病时颈部活动受限。

十、步　　态

步态（gait）即走路时所表现的姿态。当患某些疾病时，可使步态发生很大改变，并且有一定的特征性。常见典型异常步态如下：

1. 蹒跚步态　身体左右摇摆（称鸭步），见于佝偻病、进行性肌营养不良或双侧先天性髋关节脱位等。

2. 醉酒步态　走路时躯干重心不稳，步态紊乱似醉酒状，见于酒精中毒、小脑疾病或巴比妥类中毒。

3. 偏瘫步态　又称"画圈步态"，由于瘫痪侧肢体肌张力增高，患侧膝关节伸直，脚向跖侧屈曲而内翻，为避免脚尖拖地，行走时先将下肢外展而后内收如同用脚画圈，见于偏瘫。

4. 共济失调步态　起步时一脚高抬，骤然垂落，且双目向下注视，两脚间距很宽，以防身体倾斜，闭目时则不能保持平衡，见于脊髓病变。

5. 慌张步态　起步后小步急速趋势行，身体前倾，有难以止步之势，见于震颤性麻痹（图 4-6）。

6. 跨阈步态　由于踝部肌腱、肌肉弛缓，患足下垂，行走时须高抬下肢才能起步，见于腓总神经麻痹（图 4-7）。

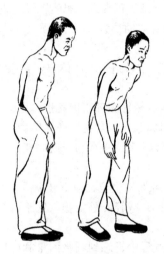 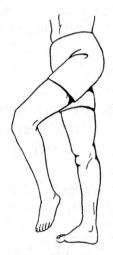

图 4-6　慌张步态　　　　图 4-7　跨阈步态

7. 剪刀式步态　由于两下肢肌张力增高，尤以伸肌及内收肌张力增高明显，故移步时下肢内收过度，两腿交叉呈剪刀状，见于脑性瘫痪与截瘫患者。

8. 间歇性跛行　行走中常因下肢突发性酸痛乏力，而被迫停止行进，需稍停片刻后始能继续行走，见于脊髓病变、下肢动脉硬化。

考点：典型步态的临床意义

第2节 皮　肤

皮肤检查包括对皮肤、汗腺、毛发及可见黏膜的检查，主要通过视诊进行，有时配合触诊检查。因此，应在良好自然光线下进行。

皮肤异常改变不仅可由皮肤本身的病变引起，还可由多种内脏及全身性疾病引起。

一、颜　　色

皮肤颜色除与种族有关外，还与毛细血管的分布、血管充盈度、色素量多少、皮下脂肪厚薄等因素有关。临床常见的皮肤颜色改变如下。

1. 苍白（pallor）　皮肤黏膜苍白可由贫血、末梢毛细血管痉挛或充盈不足所引起，如寒冷、惊恐、休克、主动脉瓣关闭不全等。四肢末端苍白，可由局部动脉痉挛或阻塞引起，如雷诺病、血栓闭塞性脉管炎等。

2. 发红（redness）　皮肤发红是由于毛细血管扩张充血、血流加速和增多及红细胞量增多所致。生理情况下见于运动、饮酒、日晒或情绪激动等；病理情况下见于发热性疾病（如肺炎球菌肺炎、猩红热等）、某些中毒（如阿托品等），一氧化碳中毒可出现樱桃红色。皮肤持久性发红可见于肾上腺皮质功能亢进症及真性红细胞增多症。

3. 发绀（cyanosis）　详见第 1 篇第 2 章第 6 节。

4. 黄染（stained yellow）　详见第 1 篇第 2 章第 12 节。

5. 色素沉着（pig-mentation）　由于表皮基底层的黑色素增多，以致部分或全身皮肤色泽加深，称为色素沉着。正常人身体的外露部分及乳头、腋窝、外生殖器、肛门周围等处色素较深。全身性色素沉着可见于慢性肾上腺皮质功能减退症（Addison 病）、肝硬化、肝癌晚期及长期使用某些药物如砷剂等。妊娠妇女乳头和乳晕及腹白线的色素加深，而且面部、额部可出现棕褐色对称性色素斑片，称为妊娠斑，分娩后多可自动消失。老年人全身或面部也可出现散在的色素斑片，称为老年斑。

6. 色素脱失　皮肤丧失原有的色素，形成脱色斑片称为色素脱失。色素脱失是由于酪氨酸酶合成障碍，以致体内的酪氨酸不能转化为多巴，使黑色素合成减少的结果。常见的有白癜、白斑和白化症。

（1）白癜（vitiligo）：为形状不一、大小不等、进展缓慢、逐渐扩大的色素脱失斑片，没有自觉症状也不引起生理功能改变，见于白癜风，偶见于甲状腺功能亢进、肾上腺皮质功能减退及恶性贫血等。

（2）白斑（leukoplakia）：色素脱失斑片多为圆形或椭圆形，面积一般不大，常发生在口腔黏膜和女性外阴部，有发生癌变的可能。

（3）白化症（albinism）：先天性酪氨酸酶缺乏，引起全身皮肤和毛发色素脱失，为遗传性疾病。

二、湿度与出汗

皮肤的湿度（humidity）与汗腺分泌功能有关，出汗多者皮肤比较湿润，出汗少者比较干燥，正常人在气温高、湿度大的环境里出汗增多是生理的调节反应。在病理情况下，出汗可增多、减少或无汗，对疾病诊断有意义，如风湿病、结核病、甲状腺功能亢进、佝偻病和布氏杆菌病出汗增多；夜间睡眠中出汗为盗汗，是结核病的重要征象；四肢发凉而大汗淋漓，称为冷汗，见于休克和虚脱；皮肤少汗或无汗，见于维生素 A 缺乏、甲状腺功能减退、尿毒症、脱水、硬皮病等。

三、弹　　性

皮肤弹性（elasticity）与年龄、营养状态、皮下脂肪及组织间隙所含液体量有关。儿童与青年皮肤紧张富有弹性；老年皮肤组织萎缩，皮下脂肪减少，弹性减退。皮肤弹性检查部位常取上臂内侧肘上 3～4 cm 处皮肤，医生用拇指与示指将皮肤提起，片刻后松手，正常人皱褶迅速平复称为皮肤弹性良好；弹性减弱时皱褶平复缓慢，见于长期消耗性疾病或严重脱水的患者。

四、皮　　疹

皮疹（skin eruption）种类很多，病因各异，是皮肤疾病和全身疾病的重要体征之一。皮疹的形态特点和出现规律有一定特异性，对诊断有意义。检查时应仔细观察其初现部位、出疹顺序、分布情况、形态大小、颜色、平坦或隆起、压之是否褪色、持续及消退时间、有无痛痒和脱屑等。常见皮疹如下：

1. 斑疹（macula）　局部的皮肤颜色发红，形态大小不一，一般不隆起皮面，见于斑疹伤寒、风湿性多形性红斑、丹毒等。

2. 丘疹（papules）　有颜色改变而隆起皮面，触之较硬，表面可扁平、尖顶或凹陷，见于药物疹、麻疹、湿疹等。

3. 斑丘疹（maculopapule）　在丘疹周围有皮肤发红的底盘为斑丘疹，见于药物疹、风疹、猩红热。

4. 玫瑰疹（roseola）　是一种鲜红色的圆形斑疹，直径 2～3 mm，系病灶周围的血管扩张所致，手指按压可消退，松开时又复出现，多出现于胸腹部，是伤寒或副伤寒的特征性皮疹，对诊断有意义。

5. 荨麻疹（urticaria）　又称风团，为稍隆起皮面苍白或红色的局限性水肿，大小不等，形态各异，有瘙痒和灼痛感，常见于各种过敏性疾病。

考点：皮疹的特征及临床意义

五、脱　　屑

正常皮肤表层不断角化和更新，故经常有少量脱屑（desquamation），但一般不易察觉。大量皮肤脱屑具有诊断意义，如米糠样脱屑常见于麻疹，片状脱屑常见于猩红热，银白色鳞状脱屑常见于银屑病。

六、出　　血

考点：出血情况的判断及临床意义

皮肤与黏膜下出血可呈各种表现，根据其直径大小及伴随情况分为以下几种：出血点直径不超过 2 mm；紫癜直径在 3～5 mm；瘀斑直径为 5 mm 以上；片状出血并伴有皮肤隆起为血肿。小的出血点应与红色皮疹或小红痣相鉴别，皮疹在加压时可褪色或消失，出血点于加压时不褪色，小红痣则表面光亮，高出皮面，压之不褪色。皮肤及黏膜下出血常见于血液系统疾病、重症感染、某些血管损害的疾病，以及工业毒物或药物中毒等。

七、蜘蛛痣与肝掌

蜘蛛痣（spider angioma）是由一支中央小动脉及其许多向外辐射的细小血管扩张所形成，形似蜘蛛，故称为蜘蛛痣（图4-8）。蜘蛛痣直径可由帽针头大到数毫米不等。出现部位主要在面、颈、手背、上臂、前臂、前胸和肩部等上腔静脉分布的区域内。检查时用铅笔或牙签压迫蜘蛛痣的中心，其辐射状小血管网即褪色，去除压力后复又出现。一般认为，蜘蛛痣的出现与肝脏对雌激素的灭活功能减退有关，常见于急慢性肝炎或肝硬化。健康妇女在妊娠期间也可出现。

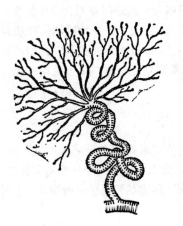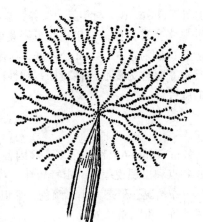

图 4-8　蜘蛛痣

考点：蜘蛛痣的特点及临床意义

慢性肝病患者手掌大、小鱼际处常发红，加压后褪色，称为肝掌，临床意义与蜘蛛痣相同。

八、水　　肿

水肿（edema）是皮下组织的细胞内及组织间隙液体潴留过多所致。根据水肿的范围和程度，临床上分为轻、中、重三度。

1.轻度 仅见于皮下组织疏松处与下垂部位，如眼睑、踝部、胫前及卧位时的腰骶部等，指压后凹痕较浅，平复较快。

2.中度 全身组织水肿，指压后凹痕明显，平复缓慢。

3.重度 全身组织严重水肿，低垂部位皮肤绷紧而光亮，甚至有液体渗出，同时常伴有胸腔、腹腔积液。

九、溃疡与瘢痕

皮肤溃疡（ulcer）应注意其部位、大小、数目、形状、深浅和表面分泌物的情况。溃疡常由外伤、炎症、局部血液循环障碍、恶性肿瘤等原因引起。瘢痕（scar）是皮肤创面愈合后新生结缔组织增生的痕迹。瘢痕的存在常为患过某些疾病提供了证据，如手术切口部位有愈合瘢痕；颈部淋巴结结核破溃愈合后可在相应部位留有瘢痕；患过天花者，在其面部或其他部位有多数大小类似的瘢痕。

十、皮　下　结　节

正常人皮肤无结节。出现结节时应注意大小、硬度、部位、活动度、有无压痛等。临床常见的结节如下。

1.类风湿结节 关节与骨隆突处出现数目不多的结节常为类风湿结节，它主要是由于皮下组织和（或）真皮内纤维蛋白样物质聚积及组织细胞等成分所致。其特点为质较硬如橡皮，多无压痛，大小不等，与皮肤粘连或不粘连，好发于肘背侧、指关节、肩骨突、枕骨突、腓肠肌腱等处。

2.欧氏（Osler）小结 为突起于皮肤的小结，如米粒大小，局部皮肤可发黄或呈粉红色，压痛明显，多发生于指尖、足趾、大小鱼际肌肌腱等处，见于感染性心内膜炎。

3.痛风结节 也称为痛风石，是血液尿酸超过饱和浓度，尿酸盐针状结晶在皮下结缔组织沉积，引起慢性异物样反应所致。一般以外耳的耳轮、跖趾、指（趾）关节及掌指关节等部位多见，黄白色结节，大小不一（小至小米粒，大至1～2 cm），为痛风的特征性病变。

4.结节性红斑 多见于青壮年女性，结节好发于小腿伸侧，有时波及大腿下段及臀部，常为对称性、大小不一（直径1～4 cm）、数目不等定的疼痛性结节。结节发生较快，可略高于皮面，皮肤紧张，周围可有水肿，表面热有压痛。皮损由鲜红色变为紫红色，最后可为黄色。常持续数天至数周而逐渐消退，多不发生溃疡，不留瘢痕，但易复发。可见于溶血性链球菌等感染、自身免疫病、某些药物（如溴剂、口服避孕药等）及麻风等。

5.囊蚴结节 躯干、四肢、皮下或肌肉内出现的黄豆至核桃大小的结节，多为猪肉绦虫囊蚴结节，其特点为圆形或椭圆形，表面平滑，无压痛，与皮肤无粘连，可推动，质地硬韧，但有一定弹性，数目多少不一（少则1～2个，多至数百个）。

十一、毛　　发

毛发（hair）的颜色可因种族而不同，正常人毛发的多少也存在差异，一般男性体毛较多，阴毛呈菱形；女性体毛较少，阴毛呈倒三角形。检查毛发时要注意其分布、疏密和色泽。正常人毛发的多少、分布及颜色等与遗传、营养状况、年龄有关。

毛发疾病一般可分为毛发脱落、毛发过多、毛发变色、毛发变质等。中年以后由于毛发根部的血运和细胞代谢减退，头发可逐渐减少或色素脱失，形成秃发或白发。毛发异常增多常见于多毛症。先天性全身多毛症如毛孩，常有家族史，可伴有牙齿发育异常。获得性多毛症大多于青春发育期开始出现毛发增多，常见于皮质醇增多症等。长期服用某些药物如糖皮质激素、睾酮、环孢素 A 等也可以出现多毛现象，称为医源性多毛。

病理情况下，儿童期阴毛过早出现为性早熟的标志之一，内分泌功能障碍者可无阴毛。脂溢性皮炎、黏液性水肿、腺垂体功能减退、某些抗癌药物（如环磷酰胺）等可引起毛发脱落；肾上腺皮质功能亢进或长期使用糖皮质激素的患者，毛发可异常增多，女性患者除一般体毛增多外，还可出现胡须。

第 3 节 淋 巴 结

淋巴结分布于全身，体格检查时只能检查身体各部表浅淋巴结。正常淋巴结体积很小，直径多在 0.2～0.5 cm，质地柔软，表面光滑，单个散在，无压痛，与毗邻组织无粘连，一般不易触及。

一、表浅淋巴结分布

表浅淋巴结呈组群分布，一个组群的淋巴结收集一定区域内的淋巴液，局部炎症或肿瘤往往引起这些相应区域的淋巴结肿大。常见淋巴结如下：

1. 耳前淋巴结　位于耳屏前方。

2. 耳后乳突淋巴结群　位于耳后乳突表面、胸锁乳突肌止点处，亦称为乳突淋巴结，收集颞、顶、乳突及耳廓的淋巴液。

3. 枕淋巴结群　位于枕部下方，斜方肌起点与胸锁乳突肌止点之间，收集枕部、顶部等处的淋巴液。

4. 颈前淋巴结群　位于胸锁乳突肌表面及下颌角处。

5. 颈后淋巴结群　位于斜方肌前缘，与颈前区淋巴结合称颈部淋巴结，收集鼻咽部、喉部、气管及甲状腺等处的淋巴液。

6. 锁骨上淋巴结　左侧多收集食管、胃等器官的淋巴液，右侧多收集气管、胸膜、肺等处的淋巴液。

7. 颌下淋巴结群　位于颌下腺附近，在下颌角与颏部之中间部位，收集口腔底部、颊黏膜、齿龈等处的淋巴液。

8. 颏下淋巴结群　位于颏下三角内，收集颏下三角区内组织、唇和舌部的淋巴液。

9. 腋窝淋巴结　收集躯干上部、乳腺、胸壁等处的淋巴液。可分为五群。

（1）外侧淋巴结群：位于腋窝外侧壁，亦称外侧群。

（2）胸肌淋巴结群：位于胸大肌下缘深部，亦称前侧群。

（3）肩胛下淋巴结群：位于腋窝后皱襞深部，亦称后侧群。

（4）中央淋巴结群：位于腋窝内侧壁近肋骨及前锯肌处，亦称内侧群。

（5）腋尖淋巴结群：位于腋窝顶部，亦称顶群。

10. 滑车上淋巴结群　位于上臂内侧，内上髁上方 3～4 cm 处，肱二头肌与肱二头肌之间的间沟内。

11. 腹股沟淋巴结群　位于腹股沟韧带下方股三角内，收集下肢、外生殖器及会阴部的淋巴液。

12. 腘窝淋巴结群　位于小隐静脉和腘静脉的汇合处，收集小腿处的淋巴液。

二、检查顺序、方法及内容

1. 顺序　检查应按顺序进行，以免遗漏。一般顺序为：耳前、耳后乳突区、枕骨下区、颌下、颏下、颈部、锁骨上窝、腋窝、滑车上、腹股沟、腘窝等。头颈部淋巴结分布见图4-9。

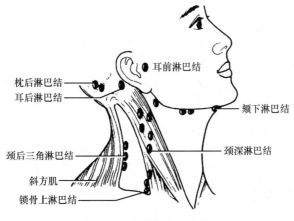

图 4-9　头颈部淋巴结群

2. 方法　检查淋巴结主要应用触诊，检查时手法要正确，手指紧贴检查部位，由浅入深滑行触诊。

（1）检查头颈部淋巴结时，医生站在被检者背后，让其头稍低，或偏向检查侧，以使皮肤或肌肉松弛，便于触诊。

（2）检查锁骨上窝淋巴结时，被检者取坐位或仰卧位，头部稍向前屈，检查者站在受检者前面，用双手进行触摸，左手触诊右侧，右手触诊左侧。

（3）检查腋窝淋巴结时，医生面对被检者，一手握住被检者手腕向外上屈时，外展抬高约45°，另一手手指并拢，掌面贴近胸壁向上逐渐达腋窝顶部，以右手检查左侧，左手检查右侧。一般应按尖群、中央群、胸肌群、肩胛下群和外侧群（或称顶、内、前、后、外侧群）的顺序进行。

（4）检查滑车上淋巴结时，医生用左（右）手扶托被检者左（右）前臂，以右（左）手向滑车上由浅及深进行触摸。

（5）检查腹股沟淋巴结，嘱受检者仰卧位两下肢稍屈曲，检查者站在右侧，右手检查左侧，左手检查右侧，由浅及深至腹股沟淋巴结群。

3. 检查内容　淋巴结肿大时，应注意部位、大小、数目、硬度、压痛、活动度、有无粘连、局部皮肤有无红肿、瘢痕、瘘管等。并同时注意寻找引起淋巴结肿大的原发病灶。

三、淋巴结肿大的原因

1. 局部淋巴结肿大

（1）非特异性淋巴结炎：由所属部位的某些急、慢性炎症引起，如急性化脓性扁桃体炎、齿龈炎可引起颌下或颈部淋巴结肿大。急性炎症初期，肿大的淋巴结质地柔软、有压痛、表面光滑、无粘连，肿大到一定程度即停止；慢性炎症时，淋巴结较硬，有轻压痛，最终淋巴结可缩小或消退。

（2）淋巴结结核：肿大的淋巴结常发生于颈部血管周围，呈多发性，质地稍硬，大小不等，可相互粘连，或与周围组织粘连在一起，如发生干酪性坏死，则可触到波动。晚期破溃后形成瘘管，经久不愈，愈合后可形成瘢痕。

（3）恶性肿瘤淋巴结转移：质地坚硬，或有橡皮样感，与周围组织粘连，不易推动，一般无压痛。胸部肿瘤如肺癌可向右侧锁骨上窝或腋部淋巴结转移；胃癌、食管癌多向左侧锁骨上淋巴结转移，这种肿大的淋巴结称为 Virchow 淋巴结。

考点：淋巴结肿大特点及临床意义

2. 全身性淋巴结肿大 肿大淋巴结的部位可以遍及全身，大小不等，活动，无粘连，光滑，不痛。可见于淋巴瘤，各型急、慢性白血病，系统性红斑狼疮等。

案例 4-1 分析

该患者最可能为甲亢面容，主要见于甲状腺功能亢进患者。

案例 4-2 分析

1. 最可能为蹲踞体位（强迫蹲位）。
2. 主要见于发绀型先天性心脏病患者。

案例 4-3 分析

此种步态为慌张步态，多考虑震颤性麻痹。

（杨志云）

目 标 检 测

一、名词解释

1. 强迫体位　　　　　　2. 蜘蛛痣

二、填空题

1. 体温的正常范围是：口温 _____，肛温 _____，腋温 _____，正常人 24 小时内波动幅度一般不超过 _____。

2. 生命征是 _____ 的指标，包括 _____、_____、_____、_____。

3. 临床上将成年人的体型分为三种，即 _____、_____、_____。

4. 营养状态通常根据 _____、_____、_____ 的发育情况进行综合判断。

5. 一些疾病可表现为特殊的面容，破伤风患者可见 _____ 面容，Cushing 综合征患者可见 _____ 面容，震颤性麻痹患者可见 _____ 面容。

6. 发现淋巴结肿大时应注意其 _____、_____、_____、_____、_____、_____，局部皮肤有无 _____、_____、_____ 等。

三、选择题

1. 皮疹和出血点的区别在于（　　）
   A. 颜色不同　　　　　B. 是否高出皮面
   C. 有无局部压痛　　　D. 多发或孤立存在
   E. 压之是否褪色

2. 皮肤紫癜是指出血面积直径（　　）
   A. 2 mm　　　　　　B. 4 mm
   C. 6 mm　　　　　　D. 8 mm
   E. 10 mm

3. 判断营养状态最简便而迅速的方法是观察（　　）

A. 皮肤弹性　　　　　　B. 毛发疏密程度

C. 皮下脂肪充实程度　　D. 肌肉发育情况

E. 指甲光泽度

4. 甲状腺功能减退者可出现（　　　）

A. 苦笑面容　　　　　　B. 面具面容

C. 满月面容　　　　　　D. 黏液水肿面容

E. 肢端肥大症面容

5. 患者不能自己调整或变换肢体的位置称作
（　　　）

A. 自主体位　　　　　　B. 被动体位

C. 强迫体位　　　　　　D. 强迫仰卧位

E. 强迫侧卧位

6. 肥胖是体内中性脂肪过多积聚的表现，超过
标准体重多少者为肥胖（　　　）

A. 超过 10%　　　　　　B. 超过 15%

C. 超过 20%　　　　　　D. 超过 25%

E. 超过 30%

7. 当左侧锁骨上窝淋巴结肿大时，被称为
Virchow 淋巴结，它是什么的标志（　　　）

A. 鼻咽癌转移

B. 胃癌、食管癌转移

C. 肺癌转移

D. 胸膜间皮瘤转移

E. 甲状腺癌转移

8. 可引起全身淋巴结肿大的为下列哪种疾病
（　　　）

A. 化脓性扁桃体炎　　　B. 牙龈炎

C. 转移癌　　　　　　　D. 急性乳房炎

E. 传染性单核细胞增多症

9. 淋巴结结核常发生的部位在何处（　　　）

A. 颌下　　　　　　　　B. 颈部血管周围

C. 腋窝　　　　　　　　D. 滑车上

E. 腹股沟

10. 关于蜘蛛痣的概念，下列哪项是错误的（　　　）

A. 出现的部位大多在上腔静脉分布的区域内

B. 大小不等，直径可由帽针头大到数厘米
以上

C. 体检发现蜘蛛痣便可诊断肝硬化

D. 蜘蛛痣常见于急、慢性肝炎或肝硬化

E. 蜘蛛痣的发生一般认为与肝对体内雌激
素的灭活作用减弱有关

11. 肺癌的淋巴转移常为（　　　）

A. 左锁骨上窝淋巴结群

B. 左颈部淋巴结群

C. 右颈部淋巴结群

D. 右锁骨上窝淋巴结群

E. 颏下淋巴结群

第 5 章　头颈部检查

📖 **学习目标**

1. 了解头部检查的内容。
2. 理解头部器官、颈部检查的主要内容。
3. 掌握瞳孔的检查内容及临床意义。
4. 掌握扁桃体、甲状腺的检查及肿大程度的判断。
5. 掌握气管的检查方法及偏斜的临床意义。

第1节　头　　部

头部检查包括头发、头皮、头颅等，一般以视诊检查为主，辅以触诊检查。

一、头　　发

检查头发要注意颜色、疏密度、脱发的类型与特点。头发的颜色、曲直和疏密度可因种族遗传因素而不同。脱发可由疾病引起，如斑秃、甲状腺功能低下、伤寒等，也可由物理与化学因素引起，如放射治疗和抗癌药物治疗等，检查时要注意其发生部位、形状与头发改变的特点。

二、头　　皮

头皮检查需分开头发观察头皮颜色，有无头皮屑、头癣、疖痈、外伤、血肿及瘢痕等。

三、头　　颅

检查头颅应注意大小、外形变化、有无异常活动。头颅的大小以头围来衡量，测量时以软尺自眉间绕到颅后通过枕骨粗隆绕头一周。新生儿头围约 34 cm，到 18 岁可达 53 cm 或以上，以后几乎不再变化。前囟多在 12～18 个月内闭合，矢状缝及其他颅缝大多在出生后 6 个月骨化，过早会影响颅脑的发育。

临床常见的头颅大小异常或畸形：

（一）小颅

小儿囟门过早闭合可形成小头畸形，一般同时伴有智力发育障碍。

（二）尖颅

尖颅亦称塔颅，是由于矢状缝与冠状缝过早闭合所致。头顶部尖突高起，造成与颜面的比例异常。尖颅见于先天性尖颅并指（趾）畸形，即 Apert 综合征（图 5-1）。

（三）巨颅

额、面、颞及枕部突出膨大呈圆形，颈部静脉充盈，对比之下颜面很小。由于颅内压增高，压迫眼球，形成双目下视，巩膜外露的特殊表情，称落日现象，见于脑积水（图 5-2）。

（四）方颅

前额左右突出，头顶平坦呈方形，见于小儿佝偻病或先天性梅毒（图 5-3）。

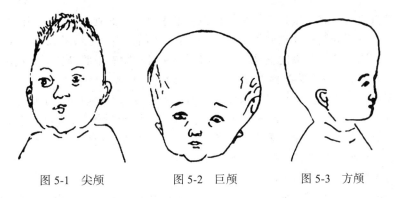

图 5-1 尖颅　　　　图 5-2 巨颅　　　　图 5-3 方颅

（五）长颅

自颅顶至下颌部的长度明显增大，见于 Manfan 综合征及肢端肥大症。

（六）变形颅

变形颅发生于中年人，以颅骨增大变形为特征，同时伴有长骨的骨质增厚与弯曲，见于变形性骨炎（Paget 病）。

头部的运动异常，一般视诊即可发现。头部活动受限，见于颈椎疾患；头部不随意地颤动，见于震颤麻痹（Parkinson 病）；与颈动脉搏动一致的点头运动，称 Musset 征，见于严重主动脉瓣关闭不全。

第 2 节　头 部 器 官

案例 5-1

患者，男，52 岁，意识障碍 2 小时，伴喷射性呕吐。

问题：

1．本病例瞳孔检查的内容有哪些？

2．瞳孔可能的改变及临床意义是什么？

一、眼

（一）眼眉

正常人眉毛一般内侧与中间部分比较浓密，外侧部分较稀疏。如果外 1/3 过于稀疏或脱落，见于垂体前叶功能减退、黏液性水肿、麻风病等。

（二）眼睑

1．睑内翻　由于瘢痕形成使睑缘向内翻转，常见于沙眼。

2．眼睑水肿　由于眼睑组织疏松，一些疾病引起的水肿可在眼睑表现出来。常见于肾炎、营养不良、血管神经性水肿等。

3．上睑下垂　双侧睑下垂见于先天性上睑下垂、重症肌无力；单侧上睑下垂见于任何原因引起的动眼神经麻痹。

4．眼睑闭合障碍　双侧眼睑闭合障碍见于甲状腺功能亢进；单侧闭合障碍见于面神经麻痹。

（三）结膜

结膜分睑结膜、穹隆部结膜与球结膜三部分。检查上睑结膜时需翻转眼睑。翻转要领为：嘱被检查者向下看，检查者将示指放在上睑中央眉下凹处，拇指放在睑缘中央稍上方的睑板上，用示指和拇指捏住此处上睑皮肤，轻轻向前下方牵拉，然后示指向下压迫睑板上缘，并与拇指配合将睑缘向上捻转即可将眼睑翻开。检查下睑结膜时，嘱被检查者向上看，将拇指放在下睑中部睑缘稍下方往下牵拉下睑就可暴露下睑结膜。

结膜充血见于结膜炎；结膜苍白见于贫血；若有多少不等散在的出血点时，可见于感染性心内膜炎；若有大片的结膜下出血，可见于高血压、动脉硬化；颗粒与滤泡见于沙眼；球结膜水肿见于流行性出血、重度水肿等。除沙眼、春季卡他性结膜炎外，几乎所有的结膜炎症在下睑结膜的表现都比上睑结膜更明显。

（四）角膜

角膜表面有丰富的感觉神经末梢，因此角膜的感觉十分灵敏。检查时用斜照光更易观察其透明度，注意有无云翳、白斑、软化、溃疡、新生血管等。角膜边缘出现灰白色混浊环，多见于老年人，故称为老年环，是类脂质沉着的结果，无自觉症状，不妨碍视力。角膜边缘若出现棕黄色或略带绿色的色素环，环的外缘较清晰，内缘较模糊，称为 Kayser-Fleischer 环，是铜代谢障碍的结果，见于肝豆状核变性（Wilson 病）。

（五）巩膜

巩膜不透明，血管极少，故为瓷白色。黄疸时，巩膜比其他黏膜先出现黄染。这种黄染在巩膜是连续的，近角膜巩膜交界处较轻，越远离此越黄。中年以后在睑裂部可出现黄色斑块，为脂肪沉着所形成，这种斑块呈不均匀分布，应与黄疸鉴别。

（六）虹膜

正常虹膜纹理近瞳孔部分呈放射状排列，周边呈环形排列。纹理模糊或消失见于虹膜炎症、水肿和萎缩。形态异常或有裂孔，见于虹膜后粘连、外伤、先天性虹膜缺损等。

（七）瞳孔

瞳孔是虹膜中央的孔洞，瞳孔缩小是由动眼神经的副交感神经支配，瞳孔扩大是由交感神经支配。检查时应注意瞳孔的形状、大小、位置、双侧是否等圆、等大，对光及调节集合反射等。

1．瞳孔的形状与大小　正常为圆形，双侧等大，直径为 3～4 mm。引起瞳孔大小改变的病理情况：瞳孔缩小见于中毒（有机磷类农药）、药物反应（毛果芸香碱、吗啡、氯丙嗪）等；瞳孔扩大见于外伤、颈交感神经刺激、青光眼绝对期、视神经萎缩、药物影响（阿托品、可卡因）等；双侧瞳孔散大并伴有对光反射消失为濒死状态的表现；双侧瞳孔大小不等，常提示有颅内病变，如脑外伤、脑肿瘤、脑疝等。

2．对光反射　分直接对光反射和间接对光反射。直接对光反射，通常用手电筒直接照射瞳孔后，瞳孔立即缩小，移开光源后瞳孔迅速复原。间接对光反射是指光线照射一眼时，另一眼瞳孔立即缩小，移开光线，瞳孔扩大。检查间接对光反射时，应以一手挡住光线以免对侧检查眼受照射而形成直接对光反射。瞳孔对光反射迟钝或消失，见于昏迷患者。

3．调节与集合反射　嘱被检查者注视 1 m 以外的目标（通常是检查者的示指尖），然后将目标移近眼球（5～10 cm），正常人此时可见，瞳孔缩小，双眼内聚，称为调节与集合反射。动眼神经功能损害时，集合反射和调节反射均消失。对光反射消失而集合反射存在者称阿－罗瞳孔（Argyll-Robertson 瞳孔），见于梅毒、多发性硬化、脑外伤等。

考点提示：
瞳孔的检查内容及方法

（八）眼球

检查时注意眼球的外形与运动。

1．眼球突出　双侧眼球突出见于甲状腺功能亢进。甲亢患者除突眼外，还有其他眼征：①Dalrymple 征：双眼向正前方注视时，角膜上缘的上方露出长条的巩膜，呈受惊的眼部表情；② Graefe 征：眼球下转时上睑不能相应下垂；③ Stellwag 征：瞬目减少；④ Mobius 征：眼球集合能力减弱；⑤ Joffroy 征：上视时无额纹出现。单侧眼球突出，多由于局部炎症或眶内占位性病变所致。

2. 眼球下陷　双侧下陷见于严重脱水，老年人由于眶内脂肪萎缩亦有双眼球后退；单侧下陷，见于 Horner 综合征和眶尖骨折。

3. 眼球运动　检查者将目标物（棉签或手指尖）置于受检者眼前 30～40 cm 处，嘱患者固定头位，眼球随目标方向移动，一般按左→左上→左下，右→右上→右下 6 个方向的顺序进行。眼球运动由动眼神经、滑车神经、展神经支配。当这些神经麻痹时，就会出现眼球活动受限，并伴有斜视、复视，多由颅脑外伤、鼻咽癌、脑炎、脑膜炎、脑脓肿、脑血管病变所引起。

眼球震颤是指眼球注视某一点时发生的不自主的节律性往复运动，简称眼震。按照眼震节律性往复运动的方向可将眼震分为水平性眼震、垂直性眼震和旋转性眼震。按照眼震运动的节律可分为钟摆样眼震和跳动性眼震。钟摆样眼震指眼球运动在各方向上的速度及幅度均相等。跳动性眼震指眼球运动在一个方向上的速度比另一个方向快，因此有慢相及快相之分，通常用快相表示眼震的方向。自发的眼球震颤见于小脑疾患、耳源性眩晕等。

4. 眼压　眼内压可采用触诊法或眼压计来检查。前者是医生凭手指的感觉判断其眼球的硬度，该法虽不够准确，但简便易行，有临床应用的价值。检查时，让患者向下看，检查者用双手示指放在上睑的眉弓和睑板上缘之间，其他手指放在额部和颊部，然后两手示指交替轻压眼球的赤道部，判断其软硬度。眼内压增高可见于青光眼、眼内肿瘤。眼内压降低可见于脱水、眼球萎缩、眼球破裂伤等。

二、耳

（一）耳廓及外耳道

注意耳廓的外形、大小，是否有发育畸形，皮肤有无瘢痕、红肿、瘘管、结节等。耳廓上触及痛性小结节，可见于痛风患者，为尿酸钠沉着的结果。耳廓红肿并有局部发热和疼痛，见于感染。外耳道有黄色液体渗出并有痒痛者为外耳道炎；有脓液流出并有全身症状，则应考虑急性中耳炎。有血液或脑脊液流出则应考虑颅底骨折。外耳道内有局部红肿疼痛，并有耳廓牵拉痛则为疖肿。对耳鸣患者则应注意是否存在外耳道瘢痕狭窄、耵聍或异物堵塞。

（二）鼓膜

检查时将耳廓向后上牵拉，然后插入耳镜观察，观察鼓膜是否有内陷、外凸、颜色改变，是否穿孔及注意穿孔位置。

（三）乳突

检查时注意耳廓后方皮肤有无红肿，乳突有无明显压痛，是否有瘘管。乳突内腔与中耳道相连，患化脓性中耳炎引流不畅时可蔓延为乳突炎。

（四）听力

听力粗测法为：在静室内嘱被检查者闭目坐于椅子上，并用手指堵塞一侧耳道，检查者持手表或以拇指与示指互相摩擦，自 1 m 以外逐渐移近被检查者耳部，直到被检查者听到声音为止，测量距离，同样方法检查另一耳。比较两耳的测试结果并与检查者（正常人）的听力进行对照。正常人一般在 1 m 处可闻机械表声或捻指声。精测方法是使用规定频率的音叉或电测听设备所进行的一系列较精确的测试，对明确诊断更有价值。

三、鼻

（一）鼻的外形

注意鼻部皮肤颜色和鼻外形的改变。如鼻梁部皮肤出现红色斑块，病损处高起皮面并向两侧面颊部扩展，见于系统性红斑狼疮。如发红的皮肤损害主要在鼻尖和鼻翼，并有毛细血管扩张和组织肥厚，见于酒渣鼻。鼻外形变形、鼻梁宽平如蛙状，称为蛙状鼻，见于肥大的鼻息肉患者。鞍鼻是由于鼻骨破坏、鼻梁塌陷所致，见于鼻骨骨折、鼻骨发育不良、先天性梅毒等。鼻翼扇动，吸气时鼻孔张大，呼气时鼻孔回缩，可见于呼吸困难的患者。

（二）鼻腔

检查鼻腔是否通畅，鼻前庭有无分泌物、出血，黏膜有无红肿、糜烂、结痂，鼻中隔有无明显偏曲。不用器械，只能视诊鼻前庭、鼻底和部分下鼻甲；使用鼻镜则可检查中鼻甲、中鼻道、嗅裂和鼻中隔上部。鼻出血见于外伤、鼻腔感染、局部血管损伤、鼻咽癌、鼻中隔偏曲及全身性疾病等。鼻腔通气不畅，常见于鼻腔炎症和鼻息肉等。大量清水样鼻涕，多见于过敏性鼻炎；黄绿色黏稠带腥味的鼻涕，见于化脓性鼻窦炎。鼻腔分泌物减少、黏膜干燥、鼻腔扩大伴嗅觉减退或消失见于萎缩性鼻炎。

额镜作为耳鼻咽喉科常用的检查工具，在耳科及鼻科的检查诊断及治疗中起着重要的作用，虽然随着医疗检查技术的飞速发展，更多的新型器械层出不穷，但由于额镜使用携带方便、经济的特点，依旧是耳鼻喉科常用的工具。

使用额镜时候须注意：①保持瞳孔、镜孔、反光焦点和检查部位成一直线；②检查者应姿势端正，不可弯腰、扭颈而迁就光源；③单目视线向正前方通过镜孔观察反射光束焦点区，即被检查部位，但另眼不闭；额镜与检查部位宜保持一定距离 25 cm 左右，不应太近或太远。

（三）鼻窦

鼻窦为鼻腔周围含气的骨质空腔，共四对（图 5-4），都有窦口与鼻腔相通，当引流不畅时容易发生炎症。鼻窦炎时出现鼻塞、流涕、头痛和鼻窦压痛。

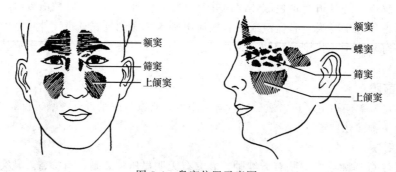

图 5-4　鼻窦位置示意图

各鼻窦区压痛检查法如下：

1. 额窦　检查者一手扶持患者枕部，用另一拇指或示指置于眼眶上缘内侧用力向后向上按压。或以两手固定头部，双手拇指置于眼眶上缘内侧向后、向上按压。

2. 筛窦　检查者双手固定患者耳后，双侧拇指分别置于鼻根部与眼内眦之间向后方按压。

3. 上颌窦　检查者双手固定于患者的耳后，将拇指分别置于左右颧部向后按压。

4. 蝶窦　因解剖位置较深，不能在体表进行检查。

四、口

口的检查包括口唇、口腔内器官和组织及口腔气味等。

（一）口唇

健康人口唇红润光泽。口唇苍白，见于贫血、虚脱、主动脉瓣关闭不全等；口唇颜色深红为血循环加速、毛细血管过度充盈所致，见于急性发热性疾病或一氧化碳中毒。口唇干燥并有皲裂，见于严重脱水患者。口唇疱疹多为单纯疱疹病毒感染所引起，常伴发于大叶性肺炎、感冒、流行性脑脊髓膜炎、疟疾等。口唇突然发生非炎症性、无痛性肿胀，见于血管神经性水肿。口角糜烂见于维生素 B_2 缺乏症。口唇肥厚增大见于黏液性水肿、肢端肥大症及呆小病等。

（二）口腔黏膜

口腔黏膜的检查应在充分的自然光线下进行，也可用手电筒照明，正常口腔黏膜光洁呈粉红色。如出现蓝黑色色素沉着斑多为肾上腺皮质功能减退症（Addison 病）。如出现大小不等的黏膜下出血点或瘀斑，则可能为各种出血性疾病或维生素 C 缺乏所引起。若在相当于第二磨牙的颊黏膜处出现帽针头大小白色斑点，称为麻疹黏膜斑（Koplik 斑），为麻疹的早期特征。此外，黏膜充血、肿胀并伴有小出血点，称为黏膜疹，多为对称性，见于猩红热、风疹和某些药物中毒。黏膜溃疡可见于慢性复发性口疮。雪口病（鹅口疮）为白色念珠菌感染，多见于衰弱的患儿或老年患者，也可出现于长期使用广谱抗生素和抗癌药之后。

（三）牙

应注意有无龋齿、残根、缺牙和义齿等。如发现牙疾患，应按下列格式标明所在部位：

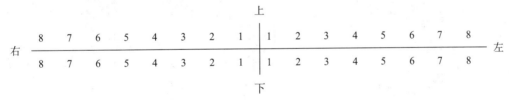

1. 中切牙　2. 侧切牙　3. 尖牙　4. 第一前磨牙
5. 第二前磨牙　6. 第一磨牙　7. 第二磨牙　8. 第三磨牙

牙的色泽与形状也具有临床诊断意义，正常牙齿呈瓷白色，如牙齿呈黄褐色称斑釉牙，为长期饮用含氟量过高的水所引起；如发现中切牙切缘呈月牙形凹陷且牙间隙分离过宽，称为 Hutchinson 齿，为先天性梅毒的重要体征之一，单纯牙间隙过宽见于肢端肥大症。

（四）牙龈

正常牙龈呈粉红色，质坚韧且与牙颈部紧密贴合，检查时经压迫无出血及溢脓。牙龈缘出血常为口腔内局部因素引起（如牙石等），也可由全身性疾病所致（如维生素 C 缺乏症、肝脏疾病或血液系统疾病等）。牙龈经挤压后有脓液溢出见于慢性牙周炎、牙龈瘘管等。牙龈的游离缘出现蓝灰色点线称为铅线，是铅中毒的特征。在铋、汞、砷等中毒时可出现类似的黑褐色点线状色素沉着，应结合病史注意鉴别。

（五）舌

检查时应注意舌质、舌苔及舌的活动。正常人舌质淡红、湿润、柔软，舌苔薄白，活动自如，伸舌居中，无震颤。舌体增大可见于黏液性水肿、呆小病和先天愚型（Down 病）、舌肿瘤等。舌乳头萎缩，舌体较小，舌面光滑呈粉红色或红色，称镜面舌，又称光滑舌，见于缺铁性贫血、恶性贫血及慢性萎缩性胃炎。舌乳头肿胀、发红类似草莓，称草莓舌，见于猩红热或长期发热患者。舌面敷有黑色或黄褐色毛，称毛舌，见于久病衰弱或长期使用广谱抗生素（引起真菌生长）的患者。舌面上出现黄色上皮细胞堆积而成的隆起部分，状如地图，称地图舌，可见于维生素 B_2 缺乏。舌的震颤见于甲状腺功能亢进；偏斜见于舌下神经麻痹。

（六）咽部及扁桃体

咽部分为鼻咽、口咽及喉咽三个部分，咽部检查一般指口咽部。咽部位于软腭平面之下、会厌上缘的上方；前方直对口腔，软腭向下延续形成前后两层黏膜皱襞，前面的黏膜皱襞称为舌腭弓，后面的称为咽腭弓。扁桃体位于舌腭弓和咽腭弓之间的扁桃体窝中。咽腭弓的后方称咽后壁。

咽部的检查方法：被检查者取坐位，头略后仰，口张大并发"啊"音，此时检查者用压舌板在舌的前 2/3 与后 1/3 交界处迅速下压，此时软腭上抬，在照明的配合下即可见软腭、腭垂、软腭弓、扁桃体、咽后壁等。

检查时若发现咽部黏膜充血、红肿、黏膜腺分泌增多，多见于急性咽炎。若咽部黏膜充血、表面粗糙，并可见淋巴滤泡呈簇状增殖，见于慢性咽炎。扁桃体发炎时，腺体红肿、增大，在扁桃体隐窝内有黄白色分泌物，或渗出物形成的苔片状假膜，很易剥离，这点与咽白喉在扁桃体上所形成的假膜不同，白喉假膜不易剥离，若强行剥离则易引起出血。扁桃体肿大一般分为三度（图 5-5）：不超过咽腭弓者为Ⅰ度；超过咽腭弓，未达咽后壁中线者为Ⅱ度；达到或超过咽后壁中线者为Ⅲ度。

考点提示： 扁桃体增大的分度

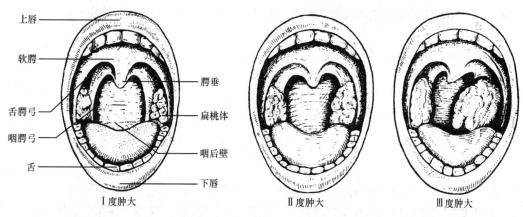

图 5-5　扁桃体的位置及分度

（七）喉

喉位于喉咽之下，向下连接气管。喉为软骨、肌肉、韧带、纤维组织及黏膜所组成的一个管腔结构，是发音的主要器官。但声音的协调和语言的构成还需肺、气管、咽部、口腔、鼻腔、鼻窦等多方面的配合才能完成。以上任何部分发生病损时都会使声音发生变化。急性嘶哑或失声常见于急性喉炎，慢性失声要考虑喉癌。喉的神经支配有喉上神经与喉返神经。上述神经受到损害，如纵隔或喉肿瘤时，可引起声带麻痹以至失声。

（八）口腔的气味

健康人口腔无特殊气味，饮酒、吸烟的人可有烟酒味，如有特殊难闻的气味称为口臭，可由口腔局部、胃肠道或其他全身性疾病引起。

局部原因：如牙龈炎、龋齿、牙周炎可产生臭味；牙槽脓肿为腥臭味；牙龈出血为血腥味。其他疾病引起具有特殊气味的口臭有：糖尿病酮症酸中毒患者可发生烂苹果味；尿毒症患者可发出尿味；肝坏死患者口腔中有肝臭味；肺脓肿患者呼吸时可发出组织坏死的臭味；有机磷农药中毒的患者口腔中能闻到大蒜味。

五、腮　　腺

腮腺位于耳屏、下颌角、颧弓所构成的三角区内，正常腮腺体薄而软，触诊时摸不出腺体轮廓。腮腺肿大时可见到以耳垂为中心的隆起，并可触及边缘不明显的包块。腮腺导管位于颧骨下 1.5 cm 处，横过咀嚼肌表面，开口相当于上颌第二磨牙对面的颊黏膜上。检查时应注意导管口有无分泌物。腮腺肿大可见于急性流行性腮腺炎、急性化脓性腮腺炎、腮腺肿瘤。

第3节　颈　　部

案例 5-2

患者，女，37 岁，颈部肿物半年，伴心悸、消瘦和突眼。

问题：

1. 本病例应着重检查哪个器官？
2. 应采取哪些体格检查方法？

一、颈部外形与分区

正常人颈部直立，两侧对称，男性甲状软骨比较突出，女性则平坦不显著，转头时可见胸锁乳突肌突起。头稍后仰，更易观察颈部有无包块、瘢痕和两侧是否对称。

为描述和标记颈部病变的部位，根据解剖结构，颈部每侧又可分为两个大三角区域，即颈前区和颈外侧区。颈前区为胸锁乳突肌内缘、下颌骨下缘与前正中线之间的区域。颈外侧区为胸锁乳突肌的后缘、锁骨上缘与斜方肌前缘之间的区域。

二、颈部姿势与运动

正常人坐位时颈部直立，伸屈、转动自如，检查时应注意颈部静态与动态时的改变：如头不能抬起，见于重症肌无力、脊髓前角细胞炎、进行性脊肌萎缩、严重消耗性疾病的晚期等。头部向一侧偏斜称为斜颈，见于先天性颈肌挛缩、先天性斜颈和颈肌外伤。颈部运动受限并伴有疼痛，可见于软组织炎症、颈肌扭伤、颈椎结核或肿瘤等。

三、颈　部　包　块

颈部包块检查时应注意其部位、数目、大小、质地、活动度、与邻近器官的关系和有无压痛等特点。如为淋巴结肿大，质地不硬，有轻度压痛时，可能为非特异性淋巴结炎；如质地较硬、且伴有纵隔、胸腔或腹腔病变的症状或体征，则应考虑到恶性肿瘤的淋巴结转移。如包块圆形、表面光滑、有囊样感、压迫能使之缩小，则可能为囊状瘤。若颈部包块弹性大又无全身症状，则应考虑囊肿的可能。肿大的甲状腺和甲状腺来源的包块在做吞咽动作时可随吞咽上下移动，以此可与颈前其他包块鉴别。

四、颈　部　血　管

（一）颈静脉

正常人立位或坐位时颈外静脉常不显露，平卧时可稍见充盈，半卧位（身体呈 30°～

45°角）时充盈的水平仅限于锁骨上缘至下颌角距离的下 2/3 以内。在半卧位时，颈静脉充盈超过正常水平，或立位时可见颈静脉明显充盈，称颈静脉怒张，提示颈静脉压增高，见于右心衰竭、缩窄性心包炎、心包积液、上腔静脉阻塞综合征等。颈静脉与右心房的压力改变，右侧颈部较左侧颈部明显，一般多取右侧颈静脉进行观察。颈静脉搏动可见于三尖瓣关闭不全。

（二）颈动脉

正常人颈部动脉的搏动，只在剧烈活动后可见，且很微弱。如在安静状态下出现颈动脉的明显搏动，则多见于主动脉瓣关闭不全、高血压、甲状腺功能亢进及严重贫血患者。因颈动脉和颈静脉都可能发生搏动，而且部位相近，故应鉴别。一般静脉搏动柔和，范围弥散，触诊时无搏动感；动脉搏动比较强劲，为膨胀性，搏动感明显。

（三）颈部血管听诊

一般让被检者取坐位，用钟型听诊器听诊，注意有无杂音。如在颈部大血管区听到血管性杂音，应考虑颈动脉或椎动脉狭窄。若在锁骨上窝处听到杂音，则可能为锁骨下动脉狭窄，见于颈肋压迫。如在右锁骨上窝听到低调、柔和、连续性的"营营"样杂音，则可能为颈静脉血流快速流入上腔静脉口径较宽的球部所产生，这种静脉音是生理性的，用手指压迫颈静脉后即可消失。

五、甲 状 腺

甲状腺位于甲状软骨下方和两侧（图 5-6），正常为 15～25 g，呈蝶形，表面光滑，柔软不易触及。

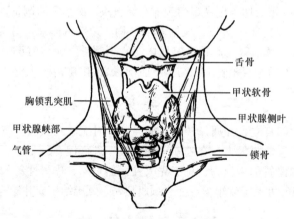

图 5-6 甲状腺位置示意图

（一）甲状腺检查法

1. 视诊 观察甲状腺的大小和对称性。正常人甲状腺外观不明显，女性在青春期可略增大。检查时嘱被检查者做吞咽动作，可见甲状腺随吞咽动作而向上移动，如不易辨认，再嘱被检查者两手放于枕后，头向后仰，再进行观察即较明显。

2. 触诊 触诊比视诊更能明确甲状腺的轮廓及病变的性质。触诊包括甲状腺峡部和甲状腺侧叶的检查。触诊甲状腺动作宜轻柔，应注意甲状腺的大小、质地、是否对称、有无结节、压痛及震颤等。

（1）甲状腺峡部：位于环状软骨下方第二至第四气管环前面。站于受检者前面用拇指或站于受检者后面用示指从胸骨上切迹向上触膜，可感到气管前软组织，判断有无增厚，请受检者吞咽，可感到此软组织在手指下滑动，判断有无增厚和肿块。

（2）甲状腺侧叶：嘱被检查者头稍前屈，并偏向检查侧以松弛皮肤与肌肉。

前面触诊：一手拇指施压于一侧甲状软骨，将气管推向对侧，另一手示、中指在对侧胸锁乳突肌后缘向前推挤甲状腺侧叶，拇指在胸锁乳突肌前缘触诊，配合吞咽动作，重复检查，可触及被推挤的甲状腺（图 5-7）。用同样方法检查另一侧甲状腺。

后面触诊：类似前面触诊。一手示、中指施压于一侧甲状软骨，将气管推向对侧，另一手拇指在对侧胸锁乳突肌后缘向前推挤甲状腺，示、中指在其前缘触诊甲状腺。配合吞咽动作，重复检查（图 5-8）。用同样方法检查另一侧甲状腺。

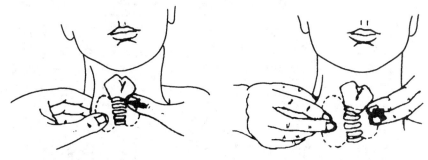

图 5-7　前面触诊甲状腺　　　　　　图 5-8　后面触诊甲状腺

3. 听诊　当触到甲状腺肿大时，用钟型听诊器直接放在肿大的甲状腺上，如听到低调的连续性血管杂音，对诊断甲状腺功能亢进有帮助。

（二）甲状腺肿大分度及原因

不能看出肿大但能触及者为 I 度；能看到肿大又能触及，但在胸锁乳突肌外缘以内者为 II 度；超过胸锁乳突肌外缘者为 III 度。引起甲状腺肿大的常见疾病：甲状腺功能亢进、单纯性甲状腺肿、甲状腺癌、慢性淋巴细胞性甲状腺炎（桥本甲状腺炎）、甲状腺腺瘤等。

考点提示： 甲状腺检查方法及异常改变的临床意义

六、气　　管

正常人气管位于颈前正中部。检查时让患者取舒适坐位或仰卧位，使颈部处于自然直立状态，检查者将示指与环指分别置于两侧胸锁关节上，然后将中指置于气管之上，观察中指是否在示指与环指中间。如两侧距离不等，则表示气管有偏移。根据气管的偏移方向可以判断病变的性质，如大量胸腔积液、积气、纵隔肿瘤及单侧甲状腺肿大可将气管推向健侧，而肺不张、肺硬化、胸膜粘连可将气管拉向患侧。

此外，主动脉弓动脉瘤时，由于心脏收缩时瘤体膨大将气管压向后下，因而每随心脏搏动可以触到气管的向下曳动，称为 Oliver 征。

考点提示： 气管检查方法及偏移的临床意义

案例 5-1 分析

1. 应检查瞳孔的大小与形状，双侧瞳孔是否等大，对光反射。

2. 双侧瞳孔缩小，见于脑桥出血、有机磷农药中毒、药物反应（毛果芸香碱、吗啡、氯丙嗪）等。双侧瞳孔扩大，见于外伤、药物影响（阿托品、可卡因）等。双侧瞳孔不等大，见于脑疝等。双侧瞳孔扩大伴对光反射消失为濒死状态的表现。

案例 5-2 分析

1. 颈部肿物可能为淋巴结肿大、囊肿、甲状腺肿大等，因伴心悸、消瘦和突眼，故该病例应着重检查甲状腺。

2. 应采取视诊、触诊、听诊。触诊能明确甲状腺的轮廓及病变性质，包括甲状腺峡部及甲状腺侧叶。

缺碘和富碘都是灾难

全世界除冰岛是唯一没有碘缺乏病的国家外，其他各国或多或少、程度不同地存在着地方性甲状腺肿病。20 世纪 70 年代中国绝大多数地区不同程度流行该病。有些地区甚至流传"一辈儿（脖子）粗，二辈儿傻，三辈儿四辈儿断根芽"这样的话，为此我国采用食盐加碘的方法预防地方性甲状腺肿。但是人体摄碘不是多多益善，碘的摄入量对甲状腺素分泌量的影响呈"U"字形分布，碘摄入过高或过低，均能引起甲状腺功能的异常。我国地域大，缺碘区、无病区、高碘区并存，故现不再适合全国统一供给加碘量相同的食盐。2010 年，卫生部公布《食用盐碘含量（征求意见稿）》，拟将食盐碘含量从每公斤 20～60 mg，修改为食用盐中碘含量的平均水平为每公斤 20～30 mg。

链接

（张雅丽）

目 标 检 测

一、名词解释

1. 颈静脉怒张　　　　　2. 草莓舌

二、填空题

1. 瞳孔正常大小是 ＿＿＿＿＿ mm，是由 ＿＿＿＿＿ 神经和 ＿＿＿＿＿ 神经支配的。正常形状为 ＿＿＿＿＿。针尖样瞳孔常见于 ＿＿＿＿＿，两侧瞳孔大小不等常见于 ＿＿＿＿＿ 疝。

2. 鼻窦共有 4 对，分别是 ＿＿＿＿＿、＿＿＿＿＿、＿＿＿＿＿ 和 ＿＿＿＿＿。其中 ＿＿＿＿＿ 窦因位置较深，不能在体表进行检查。

3. 扁桃体肿大一般分为三度：＿＿＿＿＿ 为 I 度；＿＿＿＿＿ 为 II 度；＿＿＿＿＿ 为 III 度。

4. 舌的检查应包括 ＿＿＿＿＿、＿＿＿＿＿ 及舌的 ＿＿＿＿＿。

三、选择题

1. 方颅见于（　　　）
   A. 小儿佝偻病　　　B. 畸形
   C. 脑积水　　　　　D. 囟门闭合过早
   E. Apert 综合征

2. 在口腔黏膜相当于第二磨牙的颊黏膜上出现针头大小的白色斑点最可能的诊断是（　　　）
   A. 真菌感染　　　　B. 猩红热
   C. 化脓性感染　　　D. 早期麻疹
   E. 维生素 B_2 缺乏症

3. 伸舌时有颤动见于（　　　）
   A. 猩红热　　　　　B. 咽炎
   C. 扁桃体炎　　　　D. 甲状腺功能亢进
   E. 喉炎

4. 双眼睑下垂常见于（　　　）
   A. 脑炎　　　　　　B. 重症肌无力
   C. 白喉　　　　　　D. 脑出血
   E. 脑脓肿

5. 甲状腺肿大伴震颤和血管杂音最常见于（　　　）
   A. 单纯性甲状腺肿　　　B. 慢性甲状腺炎
   C. 甲状腺瘤　　　　　　D. 甲状腺功能亢进
   E. 结节性甲状腺肿

6. 鼻翼扇动见于（　　　）

A. 鼻塞　　　　　　B. 呼吸困难　　　　　　E. 面神经麻痹

C. 鼻息肉　　　　　D. 鼻出血　　　　　　（11～13 题共用题干）

E. 鼻咽癌

患者，男性，66 岁，头晕 5 年，因受凉感冒就诊，查体发现于颈部大血管区可闻及杂音。

7. Oliver 征多出现在（　　　）

    A. 肺不张　　　　　B. 肺硬化

    C. 纵隔肿瘤　　　　D. 胸膜间皮瘤

    E. 主动脉弓瘤

8. 看到颈动脉明显搏动，多见于（　　　）

    A. 甲状腺功能减退

    B. 右心衰竭

    C. 主动脉瓣关闭不全

    D. 上腔静脉阻塞综合征

    E. 心包积液

9. 外耳道流脓见于（　　　）

    A. 脑外伤　　　　　B. 中耳炎

    C. 外耳道疖肿　　　D. 脑炎

    E. 颅底骨折

10. 双眼睑闭合障碍见于（　　　）

    A. 甲状腺功能亢进　B. 动眼神经麻痹

    C. 重症肌无力　　　D. 局部眼眶占位

11. 应当首先考虑的情况是（　　　）

    A. 颈静脉狭窄　　　　B. 颈动脉扩张

    C. 颈动脉狭窄　　　　D. 颈静脉扩张

    E. 生理性

12. 为明确病因首选的物理检查方法是（　　　）

    A. 视诊　　　　　　　B. 触诊

    C. 叩诊　　　　　　　D. 听诊

    E. 嗅诊

13. 造成该患者有以上表现最可能的病因是（　　　）

    A. 颈肋压迫　　　　　B. 上腔静脉增宽

    C. 动脉粥样硬化　　　D. 锁骨下动脉扩张

    E. 锁骨下动脉狭窄

四、简答题

1. 简述气管移位的临床意义。

2. 甲状腺肿大的分度及常见原因有哪些？

3. 瞳孔的检查内容有哪些？

第6章 胸部检查

📖 **学习目标**

1. 了解胸部体表标志及临床意义。
2. 理解胸壁、胸廓及乳房常见异常状态的临床意义。
3. 掌握呼吸的正常表现及异常改变的临床意义。
4. 掌握肺及胸膜检查内容、方法及异常表现的临床意义。
5. 掌握心脏及血管检查内容、方法及异常表现的临床意义。

胸部是指颈部以下和腹部以上的区域，检查内容包括胸廓外形、胸壁、乳房、支气管、肺、胸膜、心脏及血管等。胸部检查是体格检查中的重要部分。检查应在温暖、安静及光线充足的环境中进行，尽可能暴露整个胸廓，患者视病情或检查需要采取坐位或卧位。检查时依次为前胸、侧胸及背部，自上而下，两侧对比，并按视、触、叩、听诊的顺序进行。

第1节　胸部的体表标志

为了能准确地描述胸壁和胸腔内脏器及其病变所在的部位和范围，常利用胸廓的自然体表标志及人为划线进行定位（图6-1）。

一、骨骼标志

1. **颈静脉切迹**　位于胸骨柄的上方，正常情况下气管位于切迹正中。
2. **胸骨角**　又称路易（Louis）角，为胸骨柄和胸骨体的连接处向前突出而成，左右第2肋软骨在此与胸骨相连，为计算前肋骨和肋间隙的标志。其相当于气管分叉处，主动脉弓、心房上缘、上下纵隔交界及第5胸椎水平。
3. **肋骨与肋间隙**　肋骨共12对，胸骨角与第2肋软骨相连，以此类推。在前胸部两侧，第1～10肋骨与各自的肋软骨连接，再与胸骨相连，第11～12肋骨不与胸骨相连而为浮肋。在背部两侧肋骨与相应的胸椎相连接。
4. **腹上角**　又称胸骨下角，为左右肋弓在胸骨下端会合处所形成的夹角，正常70°～110°，瘦长者角度较小，矮胖者角度较大，深吸气时可稍增宽。
5. **脊椎棘突**　是后正中线的标志。以第7颈椎棘突最为突出，其下为胸椎的起点，以此为计数胸椎的标志。
6. **肩胛骨**　位于背部两侧的上方，肩胛骨的最下端为肩胛下角，常作为背部计数肋骨及肋间隙标志。当被检查者立位，两上肢自然下垂时，肩胛下角相当于第7或第8肋骨水平，或相当于第8胸椎水平。

二、垂直线标志

1. **前正中线**　又称胸骨中线，为通过胸骨正中的垂直线。

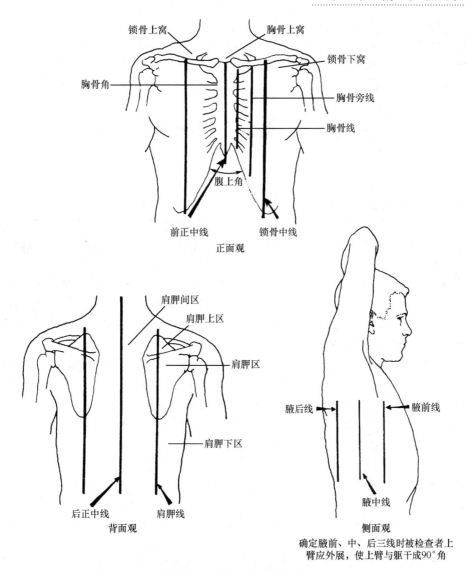

锁骨上窝　　　　胸骨上窝
　　　　　　　　　　　　锁骨下窝
胸骨角
　　　　　　　　　　　　胸骨旁线
　　　　　　　　　　　　胸骨线
　　　　　　腹上角
前正中线　　　锁骨中线
正面观

肩胛间区
肩胛上区
肩胛区
肩胛下区
后正中线　　肩胛线
背面观

腋后线　　　　　　腋前线
腋中线
侧面观
确定腋前、中、后三线时被检查者上
臂应外展，使上臂与躯干成90°角

图 6-1　胸部体表标志线与分区

2. 锁骨中线（左、右）　为通过锁骨肩峰端与胸骨端两点连线中点的垂直线。成年男性和儿童此线一般通过乳头。

3. 腋前线（左、右）　为通过腋窝前皱襞的垂直线。

4. 腋后线（左、右）　为通过腋窝后皱襞的垂直线。

5. 腋中线（左、右）　为腋前线和腋后线等距离的平行线，即通过腋窝顶部的垂直线。

6. 肩胛线（左、右）　为双臂自然下垂时通过肩胛下角的垂直线。

7. 后正中线　即脊柱中线，为通过脊椎棘突的垂直线。

三、自然陷窝和解剖区域

1. 胸骨上窝　为胸骨上方之凹陷部，气管位于其后正中。

2. 锁骨上窝（左、右）　为锁骨上方之凹陷部，相当于两肺尖的上部。

3. 锁骨下窝（左、右）　为锁骨下方之凹陷部，相当于两肺尖的下部。

4. 腋窝（左、右）　为上肢内面与胸壁相连的凹陷部。

考点提示：
胸骨角、第7颈椎棘突、肩胛下角的体表标志及临床意义，垂直线标志、自然陷窝及解剖区域

5. 肩胛上区（左、右） 为肩胛冈以上的区域。

6. 肩胛下区（左、右） 为两肩胛下角的连线与第 12 胸椎水平线之间的区域。后正中线将此区分为左右两部。

7. 肩胛间区（左、右） 为两肩胛骨内缘之间的区域。后正中线将此分为左右两部。

第 2 节　胸壁、胸廓与乳房

一、胸　　壁

检查胸壁时，除注意皮肤、脂肪、肌肉、淋巴结外，还应注意以下各项内容。

1. 静脉　正常胸壁无明显静脉可见，当上、下腔静脉阻塞后，侧支循环形成，胸壁静脉可充盈或曲张。上腔静脉阻塞时，静脉血流方向自上而下；下腔静脉阻塞时，静脉血流方向自下而上。

2. 皮下气肿　气体积存于皮下称为皮下气肿。正常胸壁无皮下气肿，胸部皮下气肿是由于气管、肺或胸膜受损，气体逸出存于皮下所致，偶见于产气杆菌感染。严重者气体可由胸壁向颈部、腹部或其他部位蔓延。检查时用手按压有握雪感或捻发感；用听诊器加压听诊，可听到类似捻发的声音。

3. 胸壁压痛　正常胸壁无压痛，当肋间神经炎、肋软骨炎、胸壁软组织炎、肿瘤浸润及肋骨骨折等，病变部位可有局部压痛。急性白血病患者，胸骨有压痛及叩击痛。

4. 肋间隙　注意肋间隙有无回缩或膨隆。吸气时肋间隙回缩提示呼吸道阻塞；肋间隙膨隆见于大量胸腔积液、张力性气胸或严重肺气肿患者用力呼气时。

二、胸　　廓

正常胸廓两侧大致对称，呈椭圆形。成人胸廓前后径较左右径短，前后径与左右径之比约为 1∶1.5，小儿和老年人前后径略小于左右径或相等。常见的异常胸廓如下（图 6-2）。

1. 扁平胸（flat chest）　胸廓扁平，前后径短于左右径的一半，见于慢性消耗性疾病，如肺结核等，也可见于瘦长体型。

2. 桶状胸（barrel chest）　前后径增大，与左右径几乎相等或超过左右径，呈圆桶状，肋骨的倾斜度变小，肋间隙增宽饱满，腹上角加大。见于阻塞性肺气肿，亦可见于老年人和矮胖体型。

3. 佝偻病胸（rachitic chest）　是佝偻病所致的胸部病变，多见于儿童。其表现如下：

（1）鸡胸：胸廓前后径略长于左右径，胸廓前端明显向前突出，胸廓前侧肋骨凹陷。

（2）佝偻病串珠：胸骨两侧各肋软骨与肋骨交界处隆起呈串珠状。

（3）肋膈沟：下胸部前面的肋骨外翻并沿膈附着处的部位其胸壁向内凹陷形成的沟状带。

（4）漏斗胸：胸骨下端与剑突处明显内陷形似漏斗。

4. 胸廓一侧或局部变形　胸廓局部隆起见于心脏扩大、大量心包积液、主动脉瘤、胸壁肿瘤等；胸廓一侧膨隆见于大量胸腔积液、气胸或一侧严重代偿性肺气肿。胸廓一侧或局部凹陷见于肺不张、肺纤维化、广泛性胸膜增厚和粘连。

5. 胸廓畸形　胸椎的异常弯曲如后凸、前凸、侧凸及后侧凸等，可引起胸廓畸形。常见于脊椎结核，也可见于脊柱发育畸形、脊椎肿瘤、佝偻病及长期姿势不正等。胸廓畸形可致胸腔内器官移位，严重者可引起呼吸、循环功能障碍。

考点提示： 扁平胸、桶状胸、佝偻病胸的概念及临床意义

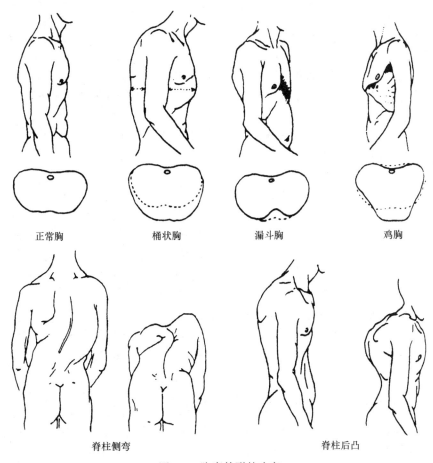

| 正常胸 | 桶状胸 | 漏斗胸 | 鸡胸 |

| 脊柱侧弯 | | 脊柱后凸 | |

图 6-2 胸廓外形的改变

维生素 D 缺乏性佝偻病预防措施

1. 多晒太阳。小儿、孕妇、哺乳期妇女均应多晒太阳。

2. 及时添加含维生素 D 丰富的辅食及维生素 D 制剂，孕期及哺乳期妇女也应补充维生素 D 制剂。

链接

三、乳 房

正常儿童及男性乳房一般不明显，乳头位于左右锁骨中线第 4 肋间隙。正常女性乳房在青春期逐渐增大，呈半球形，乳头也逐渐增大呈圆柱形。中老年妇女乳房多下垂或呈袋状，孕妇及哺乳期妇女乳房增大前突或下垂，乳晕扩大且色素加深。

检查时光线应充足，前胸充分暴露，患者可取坐位或仰卧位，一般先视诊，再触诊，注意两侧对比。便于记录病变部位，以乳头为中心作一垂直线和水平线，将乳房分为 4 个象限（图 6-3）。

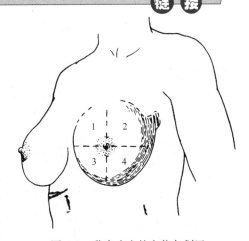

图 6-3 乳房病变的定位与划区

（一）视诊

注意观察乳房大小、形状、乳头是否对称及皮肤有无红肿、皮疹、橘皮样变、破溃、瘢痕、色素沉着等。

乳房不对称，多见于一侧乳房发育不全、先天畸形、囊肿、肿瘤或炎症。乳房有红、肿、热、痛，严重者破溃多为急性乳腺炎。乳房瘘管或溃疡多见于乳腺结核或脓肿。乳房局限性隆起或凹陷，皮肤水肿、毛囊下陷呈"橘皮样"变，乳头上牵或内陷，多为乳腺癌体征。非哺乳期乳头分泌物渗出可见于乳腺管病变，如为血性分泌物可能为乳腺癌。男性乳房发育见于肝硬化、内分泌功能障碍等。

（二）触诊

触诊乳房时，被检查者取坐位，先双臂下垂检查，然后双臂高举或双手叉腰再行检查，先触健侧，后触患侧。医师将手平放在乳房上，向胸部方向轻施加压力，进行滑动触摸，切忌用手指将乳房提起触摸。检查顺序为左乳房由外上象限开始，沿顺时针方向进行由浅入深触摸4个象限，最后触诊乳头。以逆时针方向同样方法检查右侧乳房。乳房检查完毕后，应检查腋窝、锁骨上窝及颈部淋巴结。触诊乳房时注意乳房的硬度、弹性、有无压痛及包块。当触及包块须注意部位、大小、外形、硬度、压痛及活动度等。

正常乳房柔软有弹性感，可有颗粒或柔韧感，无压痛。月经期乳房有紧张感，月经后消失，哺乳期可有结节感。触诊乳房有压痛提示炎症。触及包块如质地软，界限清楚，活动度好，无压痛，多为良性；如包块不规则，质硬，无压痛，移动度差则多为恶性。

考点提示：
乳房触诊方法，乳腺癌及急性乳腺炎体征

乳腺癌早期自查方法

乳房自查有助于早期发现乳房病变。检查最好在月经后的7～10天。

1. 站立镜前以各种姿势（两臂自然下垂，双手撑腰或双手高举抱枕于头后），比较两侧乳房是否对称，轮廓有无改变、乳头有无内陷及皮肤颜色。

2. 取不同体位（仰卧或侧卧），将手指平放于乳房上，按顺序（外上象限至内上象限）环形触摸，检查有无肿块，检查两侧腋窝淋巴结有无肿大。

3. 用拇指及示指轻轻挤压乳头检查有无溢液。

当疑有异常时应及时就医。

第3节 肺 和 胸 膜

案例6-1

患者，男性，28岁。2天前淋雨后突发寒战、高热，右胸痛，咳嗽、咳少量铁锈痰。查体：T39.8℃、P110次/分、R30次/分、BP 100/66 mmHg。视诊发现急性病容，右侧胸部呼吸运动减弱，触诊右下肺语颤增强，叩诊浊音，听诊右下肺闻及支气管呼吸音及少许湿性啰音，肝、脾未触及。

问题：

1. 该患者最可能的诊断是什么？

2. 应做哪些必要检查？

检查胸部时患者一般采取坐位或仰卧位，充分暴露腰部以上的胸部。室内有良好的自然光线、环境舒适、安静、温暖，避免因寒冷诱发肌颤而干扰听诊。检查时从上到下，先前胸再侧胸及后背部的顺序检查，应注意左右相应部位的对比。按视、触、叩、听诊顺序进行检查。

一、视 诊

（一）呼吸运动

健康人在静息状态下呼吸运动稳定而有节律，此系通过中枢神经、神经反射及呼吸化学感受器的调节来实现。此外呼吸运动也受意识的支配。呼吸运动是借助于膈和肋间肌的收缩和松弛来完成的，胸廓随呼吸运动的扩大和缩小，从而带动肺的扩张和回缩。正常情况下吸气为主动运动，此时胸廓扩大，胸腔内负压增高致肺扩张，空气由口、鼻经气管进入肺内。呼气为被动运动，此时肺弹力回缩致胸廓缩小，胸膜腔内负压降低，气体呼出。成人静息呼吸时，潮气量约为 500 ml。吸气时可见胸廓前部肋骨向上外方移动，呼气时向内下方移动；吸气时膈肌收缩使腹部隆起，呼气时膈肌松弛，腹部回缩。

正常男性和儿童的呼吸以膈肌运动为主，致腹壁运动起伏较大，称腹式呼吸；女性则以肋间肌运动为主，致胸廓运动起伏较大，称胸式呼吸。实际上这两种呼吸同时存在。某些疾病可使呼吸运动发生改变，常见的呼吸运动改变有：

1. 呼吸运动减弱或消失 ①局限性或单侧呼吸运动减弱或消失：见于单侧大量胸腔积液、气胸、胸膜增厚及粘连，重症肺结核、胸膜炎、肺不张、大叶性肺炎等；②双侧性呼吸运动减弱或消失：见于肺气肿、呼吸肌麻痹等。

2. 呼吸运动增强 ①局限性或单侧呼吸运动增强，多为代偿性；②双侧性呼吸运动增强，多见于剧烈运动后、代谢性酸中毒等。

3. 呼吸类型变化 ①胸式呼吸减弱而腹式呼吸增强：见于肋骨骨折、肺炎、肺不张、胸膜炎等；②腹式呼吸减弱而胸式呼吸增强：见于大量腹腔积液、腹膜炎、腹腔巨大肿瘤等。

4. 呼吸困难 包括吸气性、呼气性、混合性呼吸困难（详见第 1 篇第 2 章第 5 节）。

（二）呼吸频率、节律和深度

正常成人静息状态下，呼吸 12～20 次 / 分，节律均匀整齐，深浅适度，呼吸与脉搏之比为 1：4，婴幼儿较成人快。在病理情况下，呼吸频率、节律和深度均可发生改变（图 6-4）。

1. 呼吸频率的变化

（1）呼吸过快：指呼吸频率超过 20 次 / 分，见于剧烈活动、发热、贫血、大叶性肺炎、胸腔积液、气胸、心力衰竭等。

（2）呼吸过慢：指呼吸频率低于 12 次 / 分。呼吸浅慢见于麻醉剂或镇静剂过量、颅内高压等。

2. 呼吸深度的变化

（1）呼吸浅快：见于呼吸肌麻痹、大叶性肺炎、大量胸腔积液、气胸、大量腹腔积液及

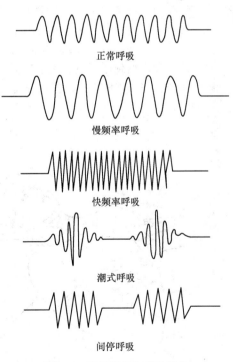

正常呼吸

慢频率呼吸

快频率呼吸

潮式呼吸

间停呼吸

图 6-4 呼吸频率与节律变化

高度鼓肠等。

（2）呼吸深大：当重度代谢性酸中毒时，机体为排除过多的 CO_2 以调节血液的酸碱平衡，出现深大而稍快的呼吸，又称库斯莫尔（Kussmaul）呼吸，常见于尿毒症、糖尿病酮症酸中毒。

3．呼吸节律的变化

（1）潮式呼吸：又称陈－施（Cheyne-Stokes）呼吸，是一种由浅慢逐渐变为深快，再由深快变为浅慢，此期持续 30 秒至 2 分钟，随后经过 5～30 秒呼吸暂停，再重复上述过程的周期性呼吸。

（2）间停呼吸：又称比奥（Biots）呼吸，表现为有规律地呼吸几次之后突然停止呼吸，间隔几秒后又开始呼吸，如此周而复始的间停呼吸。与潮式呼吸不同，每次呼吸节律、深度基本相等。

以上两种呼吸均表示呼吸中枢兴奋性降低，常见于中枢神经系统疾病及某些中毒，如脑膜炎、脑炎、颅内高压、糖尿病酮症酸中毒、巴比妥类中毒等。间停呼吸比潮式呼吸更为严重，预后不良，常为临终前出现。部分老年人深睡时亦可出现潮式呼吸，为脑动脉硬化、脑供血不足的表现。

（3）抑制性呼吸：此为胸部发生剧烈疼痛所致的吸气时相突然中断，呼吸运动短暂地突然受抑制，呈断续性浅快呼吸。其见于急性胸膜炎、胸膜恶性肿瘤、肋骨骨折等。

（4）双吸气呼吸：为连续两次吸气，类似哭泣时的抽泣，见于颅内压增高和脑疝前期。

（5）叹气样呼吸：表现为在一段正常呼吸节律中插入一次深大呼吸，并常伴有叹气声，见于神经官能症。

考点提示： 呼吸频率改变的临床意义，深长呼吸、潮式呼吸、间停呼吸的特点及临床意义

二、触 诊

（一）胸廓扩张度

胸廓扩张度即呼吸时的胸廓动度，于胸廓前下部检查较易触及。前胸部的检查方法为检查者两手置于胸廓下面的前侧部，左右拇指分别沿两肋缘指向剑突，拇指尖在前正中线两侧对称部位，而手掌和伸展的手指置于前侧胸壁；背部的检查方法是两拇指对称地平行放在第 10 肋水平的脊柱两侧数厘米处，并将两侧皮肤向中线轻推。检查时嘱患者做深呼吸运动，观察比较两侧手的动度是否一致（图 6-5）。正常两侧胸廓扩张度一致，两手拇指移动距离相等，当一侧扩张受限，见于大量胸腔积液、气胸、胸膜增厚和肺不张等。

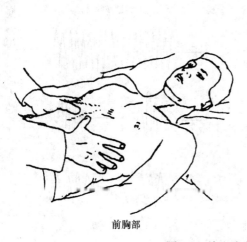
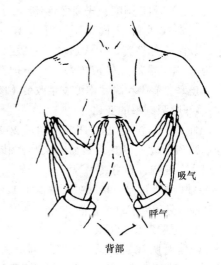

吸气

呼气

前胸部　　　　　　　　　背部

图 6-5　检查胸廓呼吸动度的方法

（二）语音震颤

语音震颤为被检查者发出声音所产生的声波振动，沿着气管、支气管及肺泡传到胸壁，检查者可用手触知，故又称触觉震颤（图6-6）。根据其振动的强弱，可判断胸内病变的性质。

检查方法：检查者将两手掌或手掌尺侧缘平贴在患者胸壁的对称部位，嘱被检查者用同样强度重复发"一"音，手掌感知振动。此时由上至下，由前胸到后背，由内到外，双手可交换比较两侧语颤是否相同，注意有无增强或减弱。语颤的强弱与发音强弱、音调高低、胸壁厚薄、支气管是否通畅、邻近脏器及组织等有密切关系。一般发音强、音调低、胸壁薄及支气管至胸壁的距离近者语颤强，反之则弱，故男性较女性强；成人较儿童强；瘦者较肥胖者强；右上胸较左上胸强；前胸上部较下部强；后胸下部较上部强；肩胛间区及左右胸骨旁第1、2肋间隙最强，肺底最弱。

1. 语音震颤增强　主要见于：①肺实变：因肺组织实变使语颤传导良好，如大叶性肺炎实变期、大片肺梗死等；②肺内巨大空腔：肺内有靠近胸壁的大空腔，且与支气管相通，声波在空腔内产生共鸣，尤其是空腔周围有炎性浸润时，则更有利于声波传导，如肺脓肿、肺结核空洞等；③压迫性肺不张，如胸腔积液压迫上方所致的肺不张，而支气管无阻塞，肺组织致密度增加，有利于声音的传导。

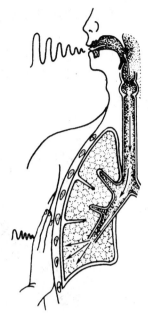

图 6-6　语音震颤示意图

2. 语音震颤减弱或消失　主要见于：①支气管阻塞：声波传导受阻，如阻塞性肺不张；②肺泡内含气量过多，如肺气肿；③大量胸腔积液或气胸；④胸膜高度增厚粘连；⑤胸壁水肿、皮下气肿。

（三）胸膜摩擦感

正常人胸膜光滑，胸膜腔内有少量的液体起润滑作用，呼吸时无胸膜摩擦感。胸膜炎症时，两层胸膜因纤维蛋白沉着于表面而变粗糙，呼吸时壁层和脏层胸膜发生相互摩擦，触诊有皮革样相互摩擦的感觉，即为胸膜摩擦感。见于纤维素性胸膜炎、渗出性胸膜炎早期等。该体征常于深呼吸、呼吸动度最大的部位即腋下第5～7肋间最易触及，有摩擦感的部位同时也能听到摩擦音。

考点提示：语音震颤改变的临床意义、胸膜摩擦感检查部位及临床意义

三、叩　诊

肺部叩诊是利用胸廓、肺组织的物理特性，叩击时产生不同音响，以判断肺部病变的存在与否及其性质。

（一）叩诊的方法

肺部叩诊方法有间接和直接叩诊法，以间接叩诊法常用（详见第2篇第3章第3节）。

1. 体位与姿势　被检查者取坐位或仰卧位，姿势端正，呼吸均匀，肌肉放松。检查前胸时，胸部挺直；检查背部时，头稍低，胸稍向前倾，两手抱肩或抱肘；检查侧胸时，可让患者上肢举起抱枕部。

2. 方法　叩诊前胸部及肩胛下角以下时，检查者板指平贴在肋间隙与肋骨平行。叩诊肩胛间区时，板指与脊柱平行。

3. 顺序　一般由肺尖开始，先前胸、再侧胸、后背部，自上而下，由外向内，两侧对比，力量均等，轻重适宜，逐个肋间隙进行叩诊。

（二）胸部叩诊音的种类

胸部叩诊音的种类有：清音、浊音、实音、鼓音、过清音（详见第2篇第3章第3节）。

（三）正常胸部叩诊音的分布

正常肺部叩诊为清音，在肺与肝脏或心脏交界之重叠区域，叩诊为浊音，又称肝脏或心脏的相对浊音界。叩诊未被肺遮盖的心脏或肝脏时为实音，又称心脏或肝脏的绝对浊音区。左前胸下部为胃泡区，叩诊呈鼓音。肺部叩诊音其音响强弱和高低与肺脏的含气量的多少、胸壁的厚薄及邻近器官的影响等有关。①肺上叶体积较下叶小，含气量较少，且上胸部的肌肉较厚，故前胸上部较下部叩诊音稍浊；②右肺上叶较左肺上叶小，且习惯用右手者右侧胸大肌较左侧发达，故右肺上部叩诊音亦相对较浊；③背部的肌肉、骨骼层次较多，故背部叩诊音较前胸部稍浊；④右侧腋下部因受肝脏的影响叩诊稍浊，而左侧腋前线下方有胃泡的存在，故叩诊呈鼓音，该鼓音区的大小随胃内含气量的多少而变化（图6-7）。

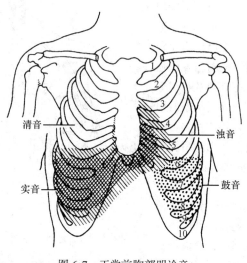

图 6-7　正常前胸部叩诊音

（四）肺界的叩诊

肺界叩诊的原则：由清音变为浊音处即为相应的肺界。

1. 肺上界　即肺尖的宽度。叩诊方法是：被检查者取坐位，双臂下垂，检查者自斜方肌前缘中央部开始，分别向内、外侧叩诊，当由清音变为浊音时各作一标记，两点间清音带的距离即为肺尖的宽度，亦称 Kronig 峡，正常宽度为4~6 cm，右侧较左侧稍窄（图6-8）。肺上界变窄或消失见于肺结核所致的肺尖浸润、纤维性变及萎缩；肺上界增宽见于肺气肿或气胸。

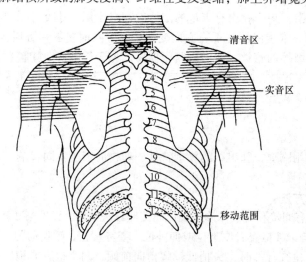

图 6-8　正常肺尖宽度与肺下界移动范围

2. 肺前界　正常人左肺前界相当于心脏的绝对浊音界，右肺前界相当于胸骨右缘，临床甚少应用。

3. 肺下界　正常人平静呼吸时，两侧肺下界大致相等，通常在锁骨中线、腋中线和肩胛线上分别为第6、8、10肋间隙。叩诊方法：嘱患者平静呼吸，分别在锁骨中线、腋中线和肩胛线自上而下叩诊，当由清音变至浊音即为相应的肺下界。正常肺下界可因体型、发育不同而有差异，如矮胖者可上升 1 个肋间隙，瘦长者可下降 1 个肋间隙。病理情况下，肺下界下移见于肺气肿、腹腔内脏下垂；肺下界上移见于肺不张、肺纤维化、大量腹腔积液、肝脾大、腹腔巨大肿瘤及膈肌麻痹等。

4. 肺下界移动度　即相当于呼吸时膈肌的移动范围。叩诊方法：先在平静呼吸时，于肩胛线上叩出肺下界的位置并作一标记，嘱被检查者深吸气后屏住呼吸的同时，沿该线继续迅速向下叩诊，由清音变为浊音处作标记。待被检查者恢复平静呼吸后，再嘱做深呼气后屏住呼吸，再迅速由下向上叩诊，直至浊音变为清音处作标记。测量深吸气至深呼气时两个标记的距离即为肺下界移动度（图 6-8）。正常人肺下界移动度为 6～8 cm。肺下界移动范围＜4 cm 为减弱，常见于肺气肿、肺不张、肺纤维化、肺炎和肺水肿。当大量胸腔积液、气胸、胸膜广泛粘连时不能叩出肺下界及肺移动范围。

（五）胸部病理性叩诊音

在正常肺部的清音区范围内出现浊音、实音、鼓音、过清音即为病理性叩诊音，多提示肺、胸膜、胸壁的病理改变。

1. 浊音及实音　见于：①肺组织含气量减少，如肺炎、肺结核、肺梗死、肺脓肿、肺不张、肺纤维化等；②肺内不含气的占位性病变，如肺癌、肺寄生虫病等；③胸膜腔病变，如胸腔积液、胸膜粘连增厚等；④胸壁疾患，如胸壁水肿、肿瘤等。

2. 鼓音　产生鼓音的原因是肺部出现大的含气腔，见于：①气胸；②肺内空洞性病变，空洞直径＞3 cm，且位置浅表，如肺结核、肺脓肿空洞。

3. 过清音　当肺泡内含气量增多，肺组织弹性降低时，叩诊为过清音，见于肺气肿、支气管哮喘发作。

4. 浊鼓音　当肺泡壁松弛，肺泡内含气量减少时，如肺不张、肺炎充血期或消散期、肺水肿等，局部叩诊可呈现一种兼有浊音和鼓音特点的混合性叩诊音。

考点提示：
正常胸部叩诊音的分布，肺上界、肺下界及肺移动度改变的临床意义，病理性叩诊音及临床意义

四、听　诊

肺部听诊是肺部检查中最主要及最基本的方法。肺部听诊时，被检查者取坐位，但病情严重时可取卧位。听诊顺序一般由肺尖开始，自上而下分别检查前胸、再侧胸、后背部，听诊前胸部应沿锁骨中线和腋前线；听诊侧胸部应沿腋中线和腋后线；听诊背部应沿肩胛线，逐一肋间进行，并上下、左右对称部位进行对比。被检查者微张口作均匀呼吸，必要时可作深呼吸或咳嗽数声后立即听诊。

（一）正常呼吸音

正常肺部可听到三种呼吸音（图 6-9）。

1. 支气管呼吸音　是呼吸时气流在声门、气管或主支气管形成湍流所产生的声音，此音颇似抬高舌头经口腔呼气时所发出的"哈"音，音调强而高。①听诊特点：呼气音较吸气音强而高调；呼气时相较吸气时相长。②听诊部位：喉部、胸骨上窝，背部第 6、7 颈椎及第 1、2 胸椎附近的气管区域。如在肺部其他部位听到此音则为病理现象。

2. 肺泡呼吸音　是由于吸气时气流经气管、支

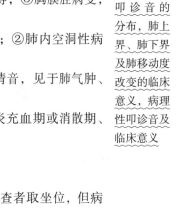

吸气　呼气

肺泡呼吸音

支气管肺泡呼吸音

支气管呼吸音

图 6-9　三种正常呼吸音示意图

气管进入肺泡，冲击肺泡壁，使肺泡壁由松弛变为紧张，呼气时肺泡由紧张变为松弛，这种肺泡弹性变化和气流的振动即产生肺泡呼吸音。这种声音类似上牙咬下唇，吹气发出的"呋"音，为一种柔和吹风样。①听诊特点：吸气音较呼气音强，音调高；吸气时相较呼气时相长。②听诊部位：除支气管呼吸音和支气管肺泡呼吸音的听诊部位外，肺的其余部位均为肺泡呼吸音。

肺泡呼吸音的强弱与患者的年龄、性别、体型及呼吸深浅、肺组织的弹性大小、胸壁厚薄等有关。一般男性较女性强；儿童较老年人强；瘦者较肥胖者强；乳房下部、肩胛下区及腋窝下部肺泡呼吸音较强，而肺尖和肺下缘区域则较弱。

考点提示：
正常呼吸音
听诊特点及
部位

3. 支气管肺泡呼吸音 该音为支气管呼吸音和肺泡呼吸音的混合声音。①听诊特点：吸气音的性质与肺泡呼吸音相似，但音调较高且较响亮。呼气音的性质则与支气管呼吸音相似，但强度稍弱、音调稍低；吸气和呼气时相大致相等。②听诊部位：胸骨角附近及肩胛间区第3、4胸椎水平及肺尖附近，若在其他部位听到此音时属异常，提示有病变存在。

（二）异常呼吸音

1. 异常肺泡呼吸音

（1）肺泡呼吸音减弱或消失：与肺泡内的空气流量减少、进入肺内的空气流速减慢及呼吸音传导障碍有关。见于：①全身极度衰弱、呼吸无力；②胸廓活动受限，如胸痛、肋软骨骨化、肋骨骨折等；③呼吸肌疾病，如重症肌无力、膈肌麻痹等；④支气管狭窄或阻塞，如阻塞性肺不张、严重的支气管哮喘等；⑤肺部疾病，如慢性阻塞性肺疾病、肺纤维化、肺炎早期等；⑥胸腔疾病，如胸腔积液、气胸、胸膜增厚及粘连；⑦腹部疾病，如大量腹水、腹腔巨大肿瘤等。

（2）肺泡呼吸音增强：①双侧肺泡呼吸音增强，与呼吸运动及通气功能增强，使进入肺泡内的空气流量增多或流速加快有关，如运动、发热、酸中毒、贫血等；②单侧肺泡呼吸增强，见于一侧肺部和胸腔病变引起肺泡呼吸减弱或消失，而健侧肺代偿性肺泡呼吸音增强。

（3）呼气音延长：是由于下呼吸道狭窄或部分阻塞，使呼气阻力增加；或因肺泡壁的弹性减弱，使呼气的动力下降所致。本型见于支气管哮喘、慢性支气管炎及慢性阻塞性肺气肿。

（4）断续性呼吸音：又称齿轮呼吸音，由于肺内炎症或小支气管狭窄，空气不能均匀、连续地进入肺泡，使肺泡呼吸音呈现断续或不规则间歇。本型见于肺结核、肺炎等。当寒冷、疼痛及精神紧张时，亦可听到断续性肌肉收缩的附加音，但与呼吸运动无关，应予鉴别。

（5）粗糙性呼吸音：为支气管黏膜水肿或炎症浸润，使黏膜不光滑或狭窄，气流进出不畅所致，本型见于支气管炎及肺炎的早期。

2. 异常支气管呼吸音 在正常肺泡呼吸音的部位听到支气管呼吸音，则为异常支气管呼吸音，又称管状呼吸音。常见于以下疾病：

（1）肺组织实变：致密的实变组织有良好的传导性，在胸壁易于听到，实变的范围越大、越浅，其声音越强，反之则弱。肺组织实变见于大叶性肺炎实变期、干酪性肺炎、肺梗死等。

（2）肺内大空腔：当肺内有大空腔与支气管相通，且周围肺组织又有实变时，音响在空腔内产生共鸣而增强，并有利于音响的传导。肺内大空腔见于肺脓肿、肺结核空洞。

（3）压迫性肺不张：胸腔积液时，压迫肺发生肺膨胀不全而致肺组织致密，有利于支气管呼吸音的传导，在积液区上方可听到，但强度弱而遥远。

考点提示：
异常呼吸音
的临床意义

3. 异常支气管肺泡呼吸音 凡在正常肺泡呼吸音的部位听到支气管肺泡呼吸音，即为异常支气管肺泡呼吸音。其产生机制为：①小部分肺实变与正常肺组织相互掺杂存在；②肺实变部位较深被正常肺组织所覆盖，见于支气管肺炎、肺结核、大叶性肺炎早期，胸腔积液上方肺膨胀不全的区域有时可闻及此音。

（三）啰音

啰音（rales）是呼吸音以外的附加音，按性质不同可分为下列两种：

1．干啰音

（1）产生机制：由于气管、支气管狭窄或部分阻塞，空气吸入或呼出时发生湍流所致的声音。呼吸道狭窄或不完全性阻塞的病理基础有：炎症引起的黏膜充血水肿及黏稠分泌物增加；支气管平滑肌痉挛；管腔内肿瘤或异物阻塞；管壁被肿大的淋巴结或纵隔肿瘤压迫等（图6-10）。

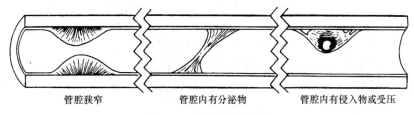

| 管腔狭窄 | 管腔内有分泌物 | 管腔内有侵入物或受压 |

图6-10 干啰音发生机制

（2）听诊特点：①是一种音调高带乐性而连续的声音，持续时间较长；②吸气和呼气均可听到，主要在呼气时听到；③强度、性质、部位和数量易改变。

（3）分类：根据音调的高低及发生部位可分为两种（图6-11）。①鼾音：又称低调干啰音，是一种粗糙、音调低，像熟睡时打鼾的声音，多发生在气管或主支气管。②哨笛音：又称高调干啰音，常被描述为鸟鸣音、箭鸣音等。哮鸣音为一种呼气明显延长、音调高且满布两肺的哨笛音。哨笛音则多发生在较小支气管或细支气管。

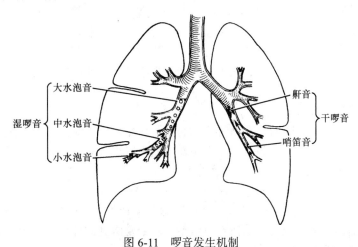

图6-11 啰音发生机制

（4）临床意义：①发生于两肺的干啰音，常见于支气管哮喘、心源性哮喘、慢性支气管炎和支气管肺炎；②局限性干啰音见于支气管内膜结核或肿瘤。

2．湿啰音

（1）产生机制：①由于气管或支气管内有较稀薄的液体，如渗出液、痰液、血液、黏液和脓液等，呼吸时气流通过液体，形成水泡破裂所产生的声音，又称水泡音（图6-11）。②小支气管、细支气管管壁及肺泡壁因分泌物黏着而陷闭，吸气时突然被冲开重新充气所产生的爆裂音。

（2）听诊特点：①断续而短暂，一次连续出现多个；②大、中、小水泡音可同时存在；③吸气和呼气早期均可听到，但以吸气时或吸气末较明显；④部位较固定、易变性小；⑤咳嗽后可出现或消失。

（3）分类：按呼吸道腔径的不同和腔内渗出物的多少，分为大、中、小水泡音和捻发音（图6-11）。①大水泡音（粗湿啰音）：发生于气管、主支气管和空洞腔内，见于支气管扩张、肺结核空洞、肺水肿。昏迷或临终前患者因无力咳出分泌物，可出现大水泡音，谓之痰鸣。②中水泡音（中湿啰音）：发生于中等支气管，见于支气管炎、肺梗死和肺结核等。③小水泡音（细湿啰音）：发生在小支气管或肺泡内，见于细支气管炎、支气管肺炎、肺淤血、肺炎、早期肺结核等。④捻发音：为一种极细而均匀的湿啰音，类似耳边用手捻一束头发所发出的声音。其产生是由于吸气时气流冲开未展开或被液体相互黏合的肺泡所致的细小破裂音。捻发音多见于肺淤血、肺泡炎、肺炎早期等。老年人或长期卧床的患者可在肺底听到捻发音，在数次深呼吸或咳嗽后可消失，一般无临床意义。

（4）临床意义：①肺部局限性湿啰音，提示该处的局部病变，如肺炎、肺结核、支气管扩张等；②两侧肺底湿啰音，见于心力衰竭所致的肺淤血和支气管肺炎等；③两肺满布湿啰音，见于急性肺水肿和严重支气管肺炎。

考点提示：
干、湿啰音的听诊特点及临床意义

（四）语音共振

嘱被检查者重复发"一"的长音，喉部发音产生振动经气管、支气管、肺泡传至胸壁，用听诊器在胸壁听到的声音称语音共振，正常人为柔和且含糊不清声音。

要注意两侧对称部位对比其强度及性质的改变，语音共振产生原理和临床意义与语音震颤相同。

1. 语音共振减弱或消失　见于支气管阻塞、慢性阻塞性肺疾病、胸腔积液、气胸、胸膜增厚、胸壁水肿及肥胖等。

2. 语音共振增强　根据强度及性质有：①支气管语音：语音共振增强和字音清晰，称支气管语音。临床上该音常与语音震颤增强、异常支气管呼吸音三者同时存在，以语音震颤最灵敏。如为更强、更响的支气管语音则为胸语音，见于大范围的肺实变。②耳语音：被检者用耳语声调发"一"音时，在正常人肺泡呼吸音区只能听到微弱的音响，在肺实变区可听到音调较高的耳语音。

（五）胸膜摩擦音

正常胸膜光滑，胸膜腔内仅有微量液体起润滑作用，呼吸时无音响发生。当胸膜发生炎症时，由于纤维素渗出使胸膜表面变得粗糙，随呼吸运动脏层和壁层胸膜相互摩擦而产生的声音，可通过听诊器听到，即胸膜摩擦音。

1. 听诊特点　①为粗糙、响亮、断续、长短不一的声音，似两手背或两张皮革相互摩擦的声音。②通常于吸气和呼气时均能听到，以吸气末或呼气初最明显，屏气时消失。③深呼吸或在听诊器体件上加压时，摩擦音更清楚。④最常听到的部位是前下侧胸壁，即腋下第5～7肋间。⑤可随体位的改变而消失或出现。

考点提示：
胸膜摩擦音的听诊部位及临床意义，胸膜摩擦音与心包摩擦音的鉴别

2. 临床意义　见于纤维素性胸膜炎、肺梗死、胸膜肿瘤、尿毒症及严重脱水。胸膜摩擦音是干性胸膜炎的重要体征，当胸腔积液增多时，两层胸膜被分开，摩擦音可消失，积液吸收后两层胸膜又接触，可再出现。当纵隔胸膜发生炎症时，于呼吸及心脏搏动时均可听到胸膜摩擦音，称胸膜心包摩擦音。胸膜摩擦音与心包摩擦音的鉴别，前者随呼吸出现，故屏气消失，后者随心跳出现，故屏气存在或更清楚。

案例 6-1 分析

　　1．根据案例有典型的症状（淋雨后突发寒战、高热，右胸痛，咳嗽、咳铁锈痰）及肺实变体征（右下肺语颤增强，叩诊浊音，听诊闻及支气管呼吸音及少许湿啰音），考虑该患者的临床诊断为右下大叶性肺炎。

　　2．为进一步确诊需做血常规及胸部 X 线检查。

第 4 节　呼吸系统常见疾病的主要症状和体征

一、肺炎球菌肺炎

　　肺炎球菌肺炎（pneumococcal pneumonia）是呈大叶分布的肺炎性病变，其病原菌为肺炎链球菌。病理改变分为三期，即充血期、实变期、消散期。

　　1．症状　多在青壮年发病，起病急骤，典型表现为寒战、高热、胸痛、咳嗽及咳铁锈色痰、呼吸困难。

　　2．体征　实变期典型体征如下：

　　（1）视诊：急性发热病容，呼吸急促、鼻翼扇动，多有口周疱疹，可有发绀。患侧呼吸运动减弱。

　　（2）触诊：患侧胸廓扩张度减弱，语音震颤增强。

　　（3）叩诊：患侧叩诊浊音或实音。

　　（4）听诊：患侧可听到异常支气管呼吸音、支气管语音、湿啰音。当病变累及胸膜，可闻及胸膜摩擦音。

二、慢性阻塞性肺疾病

　　慢性阻塞性肺疾病（chronic obstructive pulmonary disease，COPD）多由慢性支气管炎发展所致，由于气管、支气管及其周围组织的慢性炎症，致气道阻力增加，终末细支气管远端气道弹性减退，过度膨胀、充气及肺容量增大，气道壁破坏。

　　1．症状　中年以上发病多见，有多年慢性咳嗽、咳痰或伴有喘息的病史，COPD 的主要症状为在慢性支气管炎的基础上逐渐出现并加重的呼吸困难。

　　2．体征

　　（1）视诊：桶状胸，两侧呼吸运动减弱。

　　（2）触诊：两侧胸廓扩张度减弱及语音震颤减弱。

　　（3）叩诊：两肺叩诊过清音，肺下界下移，肺下界移动度减弱、心浊音界缩小或不能叩出。

　　（4）听诊：两肺呼吸音减弱，呼气延长，合并感染双肺底可有干、湿啰音。心音遥远。

三、支气管哮喘

　　支气管哮喘（bronchial asthma）是由多种细胞（嗜酸粒细胞、肥大细胞、T 淋巴细胞、中性粒细胞及气道上皮细胞）和细胞组分参与的气道慢性炎症，这种慢性炎症导致气道高反应性增加，通常出现广泛多变的可逆性气流受阻，并引起反复性的发作。

　　1．症状　多在儿童及青年发病，常反复发作，有一定的季节性。发作前常有鼻咽发痒、打喷嚏、流涕或干咳等先兆，继之出现呼气性呼吸困难、咳嗽、胸闷及喘鸣。常在夜间或清晨发作，历时数分、数小时或数天不等。症状可自行缓解或经治疗后缓解，缓解前常咳出大量稀薄痰液，气促减轻，发作停止。

2. 体征 缓解期无明显体征，发作期体征如下：

（1）视诊：表情痛苦、大汗淋漓、发绀、被迫端坐。胸廓饱满，两侧呼吸运动减弱。

（2）触诊：两侧胸廓扩张度减弱及语音震颤减弱。

（3）叩诊：两肺叩诊过清音，肺下界下移，肺下界移动度减弱，心浊音界缩小。

（4）听诊：两肺满布哮鸣音，呼气延长，语音共振减弱。合并感染时可出现湿啰音。

四、胸 腔 积 液

胸腔积液（pleural effusion）是指胸膜胸内积聚的液体量超过正常，其性质根据病因不同分为渗出液及漏出液两种。前者多由胸膜的炎症、肿瘤、风湿病引起；后者则多由心力衰竭、低蛋白血症所致。

1. 症状 主要症状为胸痛、胸闷、呼吸困难。症状的有无及轻重与病因、积液的性质及形成速度有关。炎症引起者除上述症状外，常有发热。积液量少时可有胸痛，漏出液多无胸痛。中等量以上的积液时若积液形成缓慢，气急、胸闷较轻，若形成速度快则呼吸困难明显。

2. 体征 中等量及以上的积液时，典型体征如下：

（1）视诊：喜患侧卧位或端坐位，患侧胸廓饱满，呼吸运动减弱或消失。

（2）触诊：气管移向健侧，患侧胸廓扩张度减弱或消失，积液区语音震颤减弱或消失。积液上方因肺组织受压，语音震颤可增强。

（3）叩诊：积液区叩诊实音，液面上方呈浊鼓音。

（4）听诊：积液区呼吸音减弱或消失，积液上方可听到异常支气管呼吸音或异常支气管肺泡呼吸音。积液区语音共振减弱或消失。

五、气　　胸

气胸（pneumothorax）是指胸膜腔内有气体积聚，因肺大泡破裂或肺组织病变侵及脏层胸膜，也可因外伤或胸膜穿刺引起。

1. 症状 症状的轻重与发病的急缓、积气量的多少、原发病的性质及肺功能状态有关。少量积气或起病缓，症状不明显；积气多、起病急者，常突发胸痛及呼吸困难，严重者高度呼吸困难及发绀，伴大汗、烦躁不安，甚至休克。

2. 体征 积气量多时出现以下体征：

（1）视诊：患侧胸廓饱满，呼吸运动减弱或消失。

（2）触诊：气管移向健侧，患侧胸廓扩张度减弱或消失，语音震颤减弱或消失。左侧气胸时心尖搏动不能触及。

（3）叩诊：患侧叩诊鼓音。左侧气胸时左心界叩不出；右侧气胸时肝浊音界下移。

（4）听诊：患侧呼吸音减弱或消失，左侧气胸时，心音遥远或不易听到。

肺部及胸膜常见综合体征见表 6-1。

表 6-1 肺部及胸膜常见综合体征

	视诊		触诊		叩诊	听诊		
	胸廓	呼吸动度	气管位置	语音震颤	音响	呼吸音	啰音	语音共振
肺实变	对称	患侧减弱	居中	患侧增强	浊音或实音	管状呼吸音	湿啰音	患侧增强
肺气肿	桶状	两侧减弱	居中	两侧减弱	过清音	减弱	多无	减弱

续表

	视诊		触诊		叩诊	听诊		
	胸廓	呼吸动度	气管位置	语音震颤	音响	呼吸音	啰音	语音共振
哮喘	对称	两侧减弱	居中	两侧减弱	过清音	减弱	哮鸣音	减弱
肺不张	患侧凹陷	患侧减弱	移向患侧	减弱或消失	浊音	减弱或消失	无	减弱或消失
胸膜增厚	患侧凹陷	患侧减弱	移向患侧	减弱	浊音	减弱	无	减弱
胸腔积液	患侧饱满	患侧减弱或消失	移向健侧	减弱或消失	实音	减弱或消失	无	减弱或消失
气胸	患侧饱满	患侧减弱或消失	移向健侧	减弱或消失	鼓音	减弱或消失	无	减弱或消失

考点提示：
肺部及胸膜常见病变的综合体征

（张　维）

第 5 节 心 脏

案例 6-2

女性，28 岁，劳累后心悸、气急 1 年多。3 天前因受凉"感冒"致夜间不能平卧，频繁咳嗽，伴咳白色泡沫痰，故来院就诊。查体：患者双颊紫红，口唇发绀，呼吸 24 次 / 分，血压 130/90 mmHg，心率 120 次 / 分。

问题：

1. 你考虑该患者最可能是哪个系统的疾病？

2. 应做哪些必要检查？

心脏检查是体格检查中一个十分重要的环节。检查时被检查者一般取仰卧位或坐位，必要时可以采用左侧卧位或前倾位并充分暴露前胸。检查环境安静，光线柔和，温度适宜。采用视、触、叩、听四种方法顺次进行。

世界心脏日

心脏疾病是威胁人类生命健康的头号杀手，为引起人们的重视，世界心脏联盟确定了每年一次的"世界心脏日"（World Heart Day）。以 2000 年 9 月 24 日为第一个，以后则以每年 9 月的最后一个星期日为"世界心脏日"。

世界心脏日的永恒主题为"健康的心，快乐人生"。其宗旨在于激励人们把静态的生活方式改变为积极的行动。呼吁人们摒弃不良的饮食习惯和不良嗜好，使人人都可以拥有一颗健康的心，人人都可享受愉悦的生活。

链接

一、视 诊

卧位时，医师应站在被检查者右侧，视线与被检查者胸廓同高或与心前区呈切线位置。

（一）心前区外形

正常人心前区无异常的隆起和凹陷，疾病时可出现异常。

1. 心前区隆起　儿童时期罹患心脏疾病（先天性心脏病或风湿性心瓣膜病）并伴有心脏增大（特别是右心室增大）时，可将发育时期的胸壁向外推挤而使心前区向外隆起。

2. 心前区饱满　大量心包积液时，心前区外观可显得饱满。

（二）心尖搏动

心尖主要由左心室构成，心脏收缩时心尖向前冲击前胸壁相应部位，称为心尖搏动（apical impulse）。正常成人心尖搏动位于胸骨左侧第 5 肋间隙锁骨中线内 0.5～1.0 cm 处，搏动范围直径为 2.0～2.5 cm。

1. 心尖搏动位置改变　心尖搏动位置改变可受多种生理和病理因素影响。

（1）生理因素：心尖搏动位置可因体位、体型和呼吸等影响而有所变化。

仰卧位时心尖搏动位置略向上移；左侧卧位时心尖搏动位置可向左移 2.0～3.0 cm；右侧卧位时心尖搏动位置可向右移 1.0～2.5 cm；小儿、矮胖体型及妊娠者，心脏常呈横位，心尖搏动移向外上方可达第 4 肋间左锁骨中线外；瘦长体型者，心脏呈垂直位，心尖搏动下移可达第 6 肋间；深吸气时横膈下降，心尖搏动可向下移位；深呼气时横膈上抬，心尖搏动可向上移位。

（2）病理因素：包括心脏因素和（或）心脏意外因素。①心脏因素：左心室增大，心尖搏动位置向左下移位；右心室增大，因左心室被推向左后，心尖搏动位置向左移位，但不向下移位；左右心室均增大时，心脏向左右两侧扩大，心尖向左下移位。②胸部因素：凡是能够造成纵隔和气管移位的胸部疾病，均可使心尖搏动移位。如一侧胸腔积液或积气时，心尖搏动移向健侧；一侧肺不张或胸膜粘连时，心尖搏动移向病侧；心脏纵隔胸膜粘连时侧卧位心尖搏动位置固定不变；胸廓或脊柱畸形，可致心脏位置发生改变，心尖搏动位置亦相应移位。③腹部因素：凡是能够使横膈位置抬高的疾病，如大量腹水、腹腔内巨大肿瘤等，均可使心尖搏动位置向上移位。

2. 心尖搏动强度及范围的改变

（1）生理情况：胸壁较厚或肋间隙较窄者，心尖搏动弱，范围较小；胸壁较薄或肋间隙较宽者，心尖搏动强，范围较大；剧烈运动或情绪激动时，心尖搏动增强。

（2）病理情况：①心尖搏动增强：左心室肥大、甲状腺功能亢进、发热、贫血时，都可使心尖搏动增强，范围扩大。②心尖搏动减弱：心肌病变伴心肌收缩功能降低时（如心肌病、心肌炎、心肌梗死等），心尖搏动减弱；心脏扩大伴心功能不全者，心尖搏动弥散，范围扩大；慢性阻塞性肺疾病、左侧胸腔大量积液或积气时，心尖搏动减弱或消失。

3. 负性心尖搏动　心脏收缩时，心尖部胸壁搏动不向外突反而向内凹陷者，称为负性心尖搏动。见于粘连性心包炎，系心包与周围组织广泛粘连所致；当右心室明显增大而致心脏顺钟向转位时，亦可出现负性心尖搏动。

4. 心尖搏动观察注意事项　①观察心尖搏动时，需注意其位置、强度、范围、频率和节律；②部分正常人如肥胖者和乳房悬垂者心尖搏动位置可以不明显；③先天性右位心时，心尖搏动位于右侧与正常心尖搏动相对应的位置。

（三）心前区异常搏动

常见于以下情况：

1. 胸骨左缘第 2、3 肋间搏动　主要见于肺动脉扩张或肺动脉高压，也可见于正常青年人。

2. 胸骨左缘第 3、4 肋间搏动　见于右心室肥大。

3. 胸骨右缘第 2 肋间搏动　见于升主动脉扩张或升主动脉瘤。

4. 剑突下搏动　见于右心室肥大，特别是伴有慢性阻塞性肺疾病者，亦可见消瘦者、腹主动脉瘤患者。

考点提示：
正常心尖冲动位置、范围，异常心尖冲动

　　右心室搏动与腹主动脉搏动的鉴别方法：①嘱被检查者深吸气，搏动增强则为右心室搏动，搏动减弱则为腹主动脉搏动；②检查者手指平放于剑突下，向上后方加压，如搏动冲击指尖且吸气时增强，则为右心室搏动。如搏动冲击指腹且吸气时减弱，则为腹主动脉搏动。

二、触　　诊

　　触诊主要用于检查心尖搏动和心前区异常搏动等，除可以证实视诊所见，并可进一步发现其他体征，如震颤及心包摩擦感等。触诊通常采用右手全手掌或手掌尺侧（小鱼际）及示指、中指、环指的指腹。

（一）心尖搏动及心前区搏动

　　检查心尖搏动的位置、强弱和范围，触诊比视诊更为准确，尤其是在视诊看不清楚的情况下更为重要。检查时感到手指被强有力的心尖搏动抬起并停留片刻，称心尖抬举性搏动，是左心室肥大的可靠体征。心尖搏动时的外向性运动标志心室收缩期的开始，可因此来帮助判断心音、杂音及震颤所在的时期。

（二）震颤

　　震颤（thrill）为用手触诊时感觉到一种细微的振动感，因其与在猫喉部摸到的呼吸震颤相似，故又称为猫喘。震颤是心血管器质性病变的特征性体征之一，常见于先天性心脏病及风湿性心瓣膜病（表6-2）。

表 6-2　心前区震颤的临床意义

部位	时期	常见病变
胸骨右缘第 2 肋间	收缩期	主动脉瓣狭窄
胸骨左缘第 2 肋间	收缩期	肺动脉瓣狭窄
胸骨左缘第 3～4 肋间	收缩期	室间隔缺损
胸骨左缘第 2 肋间	连续性	动脉导管未闭
心尖区	舒张期	二尖瓣狭窄
心尖区	收缩期	二尖瓣关闭不全

　　震颤发生的机制：震颤发生的机制同心脏杂音，故有震颤一定能听到杂音，且在一定条件下杂音越响震颤越强。但听到杂音不一定能触及震颤，这与听觉和触觉对声波振动的敏感性不同有关。如振动频率较高超过触觉所能感知的上线，则仅能听到杂音而不能触及震颤。

考点提示：
震颤的临床意义

（三）心包摩擦感

　　心包摩擦感是心包炎时在心前区胸骨左缘第 3、4 肋间可以触及的一种摩擦震动感。在心脏的收缩期和舒张期均能触及，以收缩期、坐位前倾或呼气末更易触及。其发生的原因是由于急性心包炎致纤维蛋白渗出使心包表面粗糙，心脏搏动时脏层与壁层心包相互摩擦而产生的振动传至胸壁所致。随着心包腔内渗液增多，摩擦感消失。

三、叩　　诊

　　心脏叩诊的目的主要在于确定心界的大小、形态及其在胸腔的位置。心脏及大血管为不含气器官，叩诊音呈相对浊音和绝对浊音（实音），心脏左右缘被肺覆盖部分则叩诊呈相对浊音，其不被肺覆盖的部分呈绝对浊音。叩诊心界是指心脏相对浊音界，因其反映心脏的实际大小和形状。

（一）叩诊的方法及顺序

1. 叩诊方法　心脏叩诊时采用间接叩诊法。被检查者取仰卧位或坐位，卧位时板指与肋间平行，坐位时板指与心缘平行，叩诊力度适当，用力均匀。

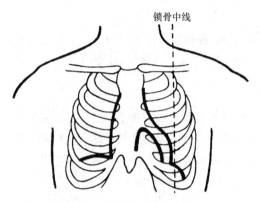

锁骨中线

图 6-12　心绝对浊音界和相对浊音界

2. 叩诊顺序　叩诊时通常采用先左后右，自外向内，自下而上（或自上而下）。叩诊心脏左界时，由心尖搏动肋间开始，自心尖搏动外 2～3 cm 处自外向内进行；叩诊心脏右界时，从肝浊音界的上一肋间，自右锁骨中线处由外向内进行。

3. 心脏浊音界的判断　当叩诊音由清音变为相对浊音时，表示已达心脏边界，此界为心脏的相对浊音界。如再继续向内叩诊，当叩诊音变为实音时，表示已达心脏无肺覆盖区域的边界，此界为心脏的绝对浊音界。心脏相对浊音界和绝对浊音界见图 6-12。

（二）正常心浊音界

正常人心左界在第 2 肋间几乎与胸骨左缘一致，自第 3 肋间以下逐渐呈向左下方凸起的弧形，达第 5 肋间。正常人心右界几乎与胸骨右缘一致，仅第 4 肋间稍向右凸出。正常成人心脏相对浊音界与前正中线的平均距离见表 6-3。

表 6-3　正常成人心脏相对浊音界

右界（cm）	肋间	左界（cm）
2～3	II	2～3
2～3	III	3.5～4.5
3～4	IV	5～6
	V	7～9

注：正常成人左锁骨中心距前正中线的平均距离为 8～10 cm。

（三）心浊音界的组成

心左界第 2 肋间相当于肺动脉段，第 3 肋间为左心耳，第 4、5 肋间为左心室；肺动脉与左心室交界处的凹陷部位称为心腰部；心右界第 2 肋间相当于上腔静脉和升主动脉，自第 3 肋间以下为右心房。心上界相当于第 3 肋骨前端下缘水平，其上方即相当于第 1、2 肋间隙水平的部分浊音区，又称为心底部浊音区，为大血管在胸壁上的投影区；心下界由右心室及左心室心尖部组成。心脏各部位在胸壁的投影见图 6-13。

（四）心浊音界改变的临床意义

心浊音界的改变可因心脏本身和

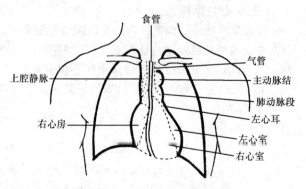

食管

气管
主动脉结
肺动脉段
左心耳
左心室
右心室

上腔静脉

右心房

图 6-13　心脏各部在胸壁的投影

（或）心脏以外因素的影响而发生。

1. 心脏因素

（1）左心室增大：左心室增大时心浊音界向左下扩大，心腰加深近似直角，心界呈靴形。常见于主动脉瓣关闭不全，故又称为主动脉型心（图 6-14），亦可见于高血压性心脏病。

（2）右心室增大：右心室轻度增大时心绝对浊音界增大；右心室显著增大时，相对浊音界向两侧扩大，且心脏沿长轴顺钟向转位，故心浊音界向左侧增大明显。右心室增大常见于肺源性心脏病、房间隔缺损等。

（3）左右心室扩大：左右心室都增大时心界向两侧扩大，且左界向左下扩大，称为普大型。主要见于扩张型心肌病、克山病、全心衰竭等。

（4）左心房及肺动脉段增大：心腰部饱满或膨出，心浊音界呈梨形。常见于二尖瓣狭窄，故又称为二尖瓣型心（图 6-15）。

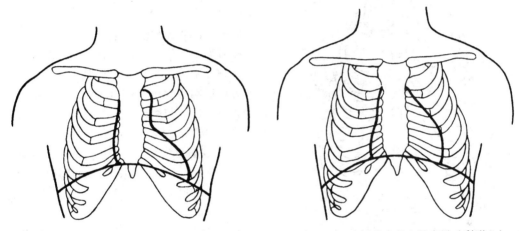

图 6-14　主动脉瓣关闭不全的心浊音界（靴形心）　　图 6-15　二尖瓣狭窄的心浊音界（梨形心）

（5）心包积液：心包大量积液时，心界向两侧扩大，绝对浊音界与相对浊音界几乎相同，心浊音界形状随体位改变而改变，卧位时心底部增宽称球形，坐位时心界呈三角形烧瓶状（图 6-16）。

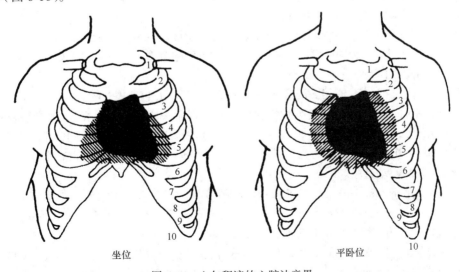

坐位　　　　　　　　　　　　　　平卧位

图 6-16　心包积液的心脏浊音界

考点提示：
正常心浊音界，梨形心、靴形心、球形心的临床意义

2．心外因素

（1）胸部因素：大量胸腔积液或积气时，可使心界移向健侧；一侧胸膜粘连、胸膜增厚、肺不张等，使心界移向患侧；肺气肿时，心浊音界缩小或叩不出。肺实变、肺肿瘤或纵隔淋巴结肿大时，如与心浊音界重叠，则心界叩不出。

（2）腹部因素：大量腹腔积液、巨大腹腔肿瘤、妊娠末期时可使横膈抬高，心脏呈横位，叩诊心界扩大。

四、听　诊

心脏听诊是心脏检查中最重要的方法，通过听诊能对一些心脏疾病作出正确的诊断。听诊心脏时被检查者一般采取仰卧位或坐位，必要时需要改变体位，或做深呼吸、适当运动等。检查时环境宜安静，根据情况选用钟形或膜形听诊器。

（一）心脏瓣膜听诊区

心脏瓣膜产生的声音在前胸壁听诊最清楚的区域称心脏瓣膜听诊区。瓣膜产生的声音受血流方向影响传导至胸壁不同部位，该处即为该瓣膜听诊区，与解剖部位不完全一致。临床常用的心瓣膜听诊区有以下五个（图6-17）。

1．二尖瓣区　位于心尖区，即心尖搏动最强点。正常人一般位于左侧第5肋间锁骨中线稍内侧。心脏增大，心尖搏动移位时，通常选择心尖搏动最强点。

2．肺动脉瓣区　位于胸骨左缘第2肋间。

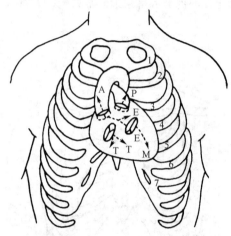

图6-17　心脏各瓣膜在胸壁的投影
M．二尖瓣区；A．主动脉瓣区；E．主动脉瓣第二听诊区（Erb区）；P．肺动脉瓣区；T．三尖瓣区

3．主动脉瓣区　位于胸骨右缘第2肋间。

考点提示：
心脏瓣膜听诊区

4．主动脉瓣第二听诊区　位于胸骨左缘第3、4肋间。

5．三尖瓣区　位于胸骨左缘第4、5肋间。

除此以外，根据不同的心脏病变，其听诊区还可有腋下、颈部、剑突下等。

（二）听诊顺序

设定听诊顺序有助于全面了解心脏情况并防止遗漏。通常按照逆时针方向，即从二尖瓣区（心尖区）开始、肺动脉瓣区、主动脉瓣区、主动脉瓣第二听诊区、三尖瓣区顺次进行。

（三）听诊内容

听诊内容包括心率、心律、心音、额外心音、杂音、心包摩擦音等。

1．心率（heart rate）　指每分钟心搏的次数。以第一心音为准计算。正常成人心率为60～100次/分；女性较男性稍快，老年人稍慢，3岁以下儿童多在100～130次/分。成人窦性心率超过100次/分，婴幼儿心率超过150次/分称为心动过速；成人心率频率低于60次/分时，称为心动过缓。

2．心律（cardiac rhythm）　指心脏跳动的节律。正常人心率规则。如吸气时心率增快、呼气时心率减慢，称为窦性心律不齐，可见于正常的儿童及青少年，一般无临床意义。听诊时最常发现的心律失常是期前收缩和心房颤动。

（1）期前收缩：又称为过早搏动（简称早搏），是由于异位起搏点提前发出的冲动引起心脏提前收缩所致。期前收缩按其起源的部位不同又分为房性期前收缩、交界性期前收缩、

室性期前收缩三种，但听诊时难以区别，确诊有赖于心电图检查。根据期前收缩发生的频率可以分为偶发（<6次/分）和频发（>6次/分）。偶发出现的期前收缩多无临床意义，如期前收缩有规律地出现，每一次正常搏动后出现一次期前收缩，称为二联律；每两次正常心搏后出现一次期前收缩，称为三联律，以此类推。

期前收缩听诊的特点为：①在规则心跳的基础上突然提前出现一次心跳，其后有一较长间歇（代偿间歇）；②提前出现的心跳第一心音增强，第二心音减弱或难以听到。

（2）心房颤动：简称房颤，是由于心房异位节律点发出的冲动产生的多部位折返所致。听诊的特点为：①心律绝对不规则；②第一心音强弱不等；③脉率少于心率。这种脉率明显少于心率的现象称为脉搏短绌（pulse deficit）。临床上心房颤动常见的原因有风湿性心瓣膜病二尖瓣狭窄、原发性高血压、冠状动脉粥样硬化性心脏病、甲状腺功能亢进等。

3. 心音（cardiac sound） 正常生理情况下心音图记录到每一心动周期有 4 个心音，按其出现的先后顺序命名为第一心音（S_1）、第二心音（S_2）、第三心音（S_3）和第四心音（S_4）。通常只能听到 S_1 和 S_2，在部分健康儿童和青少年可听到 S_3，但 S_4 一般听不见，如能听到属病理性。

（1）心音的产生

1）第一心音：标志心室收缩期的开始。主要由心室收缩开始时二尖瓣和三尖瓣快速关闭，瓣叶及附属结构突然紧张引起的振动所产生。此外，血流突然加速和减速导致的大血管和心室壁的振动，以及主动脉瓣和肺动脉瓣开放等因素也参与 S_1 的形成。

2）第二心音：标志心室舒张期的开始。主要由心室舒张开始时主动脉瓣和肺动脉瓣关闭引起瓣膜及血管壁振动所产生。此外，心室舒张时血管壁的振动和房室瓣开放产生的振动等因素也参与 S_2 的形成。

3）第三心音：出现在心室舒张的早期，第二心音之后 0.12～0.20 秒。第三心音是心室快速充盈时血流冲击心室壁引起室壁，包括腱索与乳头肌突然紧张和振动所致。正常情况下只在部分儿童和青少年中可以听到。

4）第四心音：出现在心室舒张末期，下一心动周期的第一心音开始前约 0.1 秒。一般认为 S_4 的产生与心房收缩导致的心肌振动有关。S_4 很弱，一般听不到，如能听到常为病理性，或称房性或收缩期前奔马律。

（2）心音的听诊特点

1）第一心音的特点：①音调较低钝；②强度较响；③历时较长（约 0.1 秒）；④与心尖搏动同时出现；⑤心尖部听诊最清楚。

2）第二心音的特点：①音调较高而清脆；②强度较 S_1 弱；③历时较短（约 0.08 秒）；④在心尖搏动之后出现；⑤心底部最清楚。

3）第三心音的特点：①音调低而柔和；②紧接 S_2 之后出现；③通常在心尖部的右上方听得较清楚。

4）第四心音的特点：很弱，一般听不到。

第一心音与第二心音的区别：心脏听诊最基本的技能是判断第一心音和第二心音，在此基础上才能进一步判断心脏杂音和额外心音所处的心动周期时相。

第一心音与第二心音的区别见表 6-4。

表 6-4 第一心音与第二心音的区别

	第一心音	第二心音
音调	较低	较高
强度	较响	较 S_1 弱
历时时间	较长，约 0.1 秒	较短，约 0.08 秒
与心尖搏动的关系	同时出现	之后出现
最强听诊部位	心尖部最清楚	心底部最清楚

（3）心音的改变及临床意义

1）心音强度改变：受心脏本身和心外因素的影响，心音可增强或减弱。

A. 第一心音改变：第一心音强度的改变主要取决于心肌收缩力、心室充盈情况、瓣膜的完整性、弹性及位置有关。

第一心音增强：常见于二尖瓣狭窄，主要原因是由于舒张期心室充盈减少，使心室开始收缩时二尖瓣位置低垂，加之心室收缩时间短，致左室内压力迅速上升，因而造成二尖瓣关闭振动加强所致（但若二尖瓣瓣叶显著增厚、纤维化、钙化时，瓣叶活动受限，第一心音反而减弱）。此外，高热、贫血、甲状腺功能亢进等疾病时，心肌收缩力增强，致使第一心音亦增强。

第一心音减弱：常见于二尖瓣关闭不全，由于左心室舒张期过度充盈，致二尖瓣于心室收缩前位置较高，此外因瓣膜闭合障碍，使二尖瓣关闭振幅减小、减弱，故使得第一心音减弱。同样，主动脉瓣关闭不全时，因舒张期左心室过度充盈及压力明显升高，心室收缩前二尖瓣已接近关闭位置，致第一心音减弱。此外，心肌炎、心肌病、心肌梗死时，心室肌收缩力明显减弱，亦出现第一心音减弱。

第一心音强弱不等：常见于心房颤动、期前收缩，以及完全性房室传导阻滞等心律失常。期前收缩或心房颤动的两次心搏较近时，心室充盈减少，房室瓣位置较低，第一心音增强；而两次心搏相距较远时，第一心音则减弱。完全性房室传导阻滞时，心房和心室的搏动各不相关，形成房室分离现象，当心室收缩紧随心房收缩之后发生，则第一心音响亮，又称"大炮音"（cannon sound）。

B. 第二心音改变：体循环和（或）肺循环阻力的大小及半月瓣的病理改变是影响第二心音（S_2）的主要因素。第二心音有两个主要成分，以及主动脉瓣成分（A_2）和肺动脉瓣成分（P_2），一般情况下，青少年 $P_2 > A_2$，成年人 $P_2 = A_2$，老年人 $P_2 < A_2$。通常 A_2 在主动脉瓣区听诊最清楚，而 P_2 在肺动脉瓣区听诊最清楚。

第二心音增强：主动脉瓣第二心音（A_2）增强，主要由于主动脉内压力增高所致，可见于高血压、主动脉粥样硬化等；肺动脉瓣第二心音（P_2）增强，主要由于肺动脉内压力增高所致，可见于二尖瓣狭窄、左心功能不全、肺心病，以及左至右分流的先天性心脏病等。

第二心音减弱：主动脉瓣第二心音（A_2）减弱，主要由于主动脉内压力降低（低血压或休克）或瓣叶因病理性损害丧失弹性或闭合障碍所致，主要见于主动脉瓣狭窄或关闭不全等。肺动脉瓣第二心音（P_2）减弱，主要由于肺动脉内压力降低所致，可见于肺动脉瓣狭窄或关闭不全等。

C. 第一、第二心音同时改变：主要取决于心室收缩力、心排血量、声源距胸壁的距离及声音传导介质的改变等。

第一、第二心音同时增强：主要见于心脏活动增强时，如体力活动、情绪激动、贫血患者、甲亢患者，以及胸壁较薄弱者。

　　第一、第二心音同时减弱：主要见于心肌炎、心肌病、心肌梗死、休克等心肌严重受损和心排血量明显降低时。此外，心包积液、左侧胸腔大量积液、慢性阻塞性肺疾病，以及过度肥胖等，使声音传导受阻，听诊时第一、第二心音均降低。

　　2）心音性质改变：心肌严重病变时，第一心音失去原有特征而与第二心音相似，如果同时还伴有心率加快，收缩期与舒张期时限几乎相等时，可形成"单音律"，听诊时心音类似钟摆的"dido"声，又称"钟摆律"，又因此音的性质与节律类似胎儿心音，故又称"胎心律"。心音性质改变提示心功能严重受损，常见于急性大面积心肌梗死、重症心肌炎、扩张型心肌病等。

　　3）心音分裂：正常生理情况下，心室收缩与舒张时两个房室瓣与两个半月瓣的关闭并非绝对同步，三尖瓣关闭较二尖瓣关闭延迟 0.02～0.03 秒，肺动脉瓣关闭较主动脉瓣关闭延迟约 0.03 秒。由于此时间差极小，人耳不能分辨，故听诊仍为一个声音。如果因某种原因致第一心音或第二心音非同步差距增大，导致听诊时闻及一个心音分裂为两个部分的现象，称为心音分裂（图 6-18）。

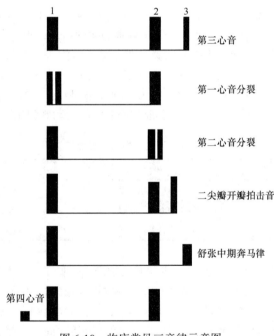

图 6-18　临床常见三音律示意图

　　A. 第一心音分裂：当左、右心室收缩明显不同步时，致二尖瓣和三尖瓣关闭时间相距＞0.03 秒以上，可出现第一心音分裂，在三尖瓣听诊区较清楚。本型见于完全性右束支传导阻滞，右心室激动和收缩开始时间均晚于左心室，使三尖瓣延迟关闭所致，偶可见于正常儿童与青少年。

　　B. 第二心音分裂：是由于主动脉瓣和肺动脉瓣关闭明显不同步（＞0.03 秒）所致。临床上较常见，在肺动脉瓣区听诊较明显。可见于以下几种情况：①生理性分裂：在深吸气末可出现第二心音分裂，是由于深吸气时因胸腔负压增加，右心回心血流增加，右心室排血时间延长，使肺动脉瓣关闭明显延迟。常见于正常人，尤其儿童和青少年。②持续分裂：又称通常分裂，是临床上最常见的第二心音分裂，见于二尖瓣狭窄伴肺动脉高压、肺动脉瓣狭窄等某些使右心室排血时间延长的情况，也可见于二尖瓣关闭不全、室间隔缺损等使左心室射血时间缩短，致主动脉瓣关闭时间提前的情况。③固定分裂：指第二心音分裂不受吸气、呼气的影响，第二心音分裂的两个成分时距相对较固定，常见于先天性心脏病房间隔缺损。原因是呼气时右心房回心血量有所减少，但由于存在左心房血液向右心房分流，右心血流仍然增加，排血时间延长，肺动脉关闭明显延迟，致第二心音分裂；吸气时，回心血流增加，右心房压力暂时性增高造成左向右分流减少，降低了吸气时导致的右心血流增加的改变，故此使第二心音分裂的时距较为固定。④反常分裂：又称逆分裂，是指主动脉瓣关闭时间迟于肺动脉瓣（与一般的分裂顺序相反）。常见于完全性左束支传导阻滞，此外主动脉瓣狭窄或重度高血压时由于左心排血受阻，排血时间延长亦可使主动脉瓣关闭明显延迟从而出现第二心音反常分裂。反常分裂属病理体征。

考点提示：
心音产生的机制，第一、第二心音的区别，心音改变的临床意义

4. 额外心音　指在正常第一、第二心音之外听到的病理性附加心音。多数为病理性。按其出现的时期不同，可以分为收缩期额外心音和舒张期额外心音，多数出现在舒张期。

（1）舒张期额外心音：包括奔马律、二尖瓣开放拍击音及心包叩击音。

1）奔马律（gallop rhythm）：是在第二音之后额外出现的病理性三音心律，与原有的第一、第二心音共同组成类似马奔跑时的蹄声，故称奔马律。奔马律是心肌严重受损的重要体征。按其出现时间早晚可分为三种：①舒张早期奔马律：又称室性奔马律，是奔马律中最常见的一种，实为病理性第三心音。舒张早期奔马律的出现，提示有严重器质性心脏病，常见心力衰竭、急性心肌梗死、重症心肌炎与扩张型心肌病等。其与生理性第三心音的主要区别是后者见于健康人，尤其是儿童和青少年，在心率不快时易发现。②舒张晚期奔马律：又称收缩期前奔马律或房性奔马律，实为病理性第四心音。常见于阻力负荷过重引起心室肥厚的心脏病，如高血压性心脏病、肥厚型心肌病、主动脉瓣狭窄等（表6-5）。

表6-5　奔马律与生理性第三心音的鉴别

	奔马律	生理性第三心音
发生情况	严重器质性心脏病	健康儿童及青少年
发生时心率	多在100次/分以上	<100次/分
与S_1、S_2心音的关系	三个心音间隔时间大致相等	距第二心音较近

2）开瓣音（opening snap）：又称二尖瓣开放拍击声，见于二尖瓣狭窄患者。心室舒张早期血液自高压力的左心房迅速流入左心室，导致弹性尚好的二尖瓣瓣叶迅速开放后又突然停止，使瓣叶振动引起的拍击样声音。听诊特点为音调高而响亮、清脆，呈拍击样，在心尖内侧较清楚。开瓣音的存在提示二尖瓣瓣叶弹性及活动尚好，是二尖瓣分离术适应证的重要参考条件。

3）心包叩击音（pericardial knock）：见于缩窄性心包炎，是由于缩窄的心包限制心室的舒张，致使舒张早期心室快速充盈时，心室在舒张过程中被迫骤然停止，导致室壁振动而产生的声音。心包叩击音在胸骨左缘最易闻及。

4）扑落音（tumor plop）：见于心房黏液瘤患者，声音类似开瓣音，但出现时间较开瓣音晚，且音调较低。扑落音为黏液瘤在舒张期随血流进入左心室，撞碰房、室壁和瓣膜，以及瘤蒂柄突然紧张产生振动所致。在心尖或胸骨左缘第3、4肋间最明显。

（2）收缩期额外心音，可发生于收缩早期或中、晚期。

1）收缩早期喷射音：又称收缩早期喀喇音（click），为爆裂样声音，高调而清脆，在心底部听诊最清楚。其产生机制为扩大的肺动脉或主动脉在心室射血时动脉壁振动，或狭窄的瓣叶在开启时突然受限产生振动所致。当瓣膜钙化和活动减弱时，此喷射音可消失。

2）收缩中、晚期喀喇音：如关门落锁的"Ka-Ta"样声音，在心尖区及其稍内侧最清楚。喀喇音可由房室瓣（多数为二尖瓣）在收缩中、晚期脱入左心房，使其腱索突然拉紧产生振动所致，这种情况临床上称为二尖瓣脱垂。由于二尖瓣脱垂可造成二尖瓣关闭不全，血液由左心室反流至左心房，因而二尖瓣脱垂患者可同时伴有收缩晚期杂音。

（3）医源性额外音：由于心血管病治疗技术的发展，人工器材置入心脏可导致额外心音，常见的主要有人工瓣膜音和人工起搏音。

1）人工瓣膜音：心脏病患者在置换人工金属瓣后均可产生瓣膜开关时撞击金属支架所致的金属乐音，音调高、响亮、短促。

2）人工起搏音：安置起搏器后有可能出现的额外音。高频、短促、带喀喇音性质。在心尖内或胸骨左下缘最清楚。为起搏电极发放的脉冲电流刺激心脏，引起局部肌肉收缩和起搏电极导管在心腔内摆动引起的振动所致。

考点提示：
额外心音产
生原因及临
床意义

5．心脏杂音（cardiac murmurs）是指除心音和额外心音之外出现的具有不同频率、不同强度、持续时间较长的夹杂声音。它可与心音分开和相连续，甚至完全掩盖心音。杂音对某些心血管疾病的诊断具有重要意义。

（1）杂音产生机制：正常血液呈分层流动状态，中央部位流速最快，越远离中央越慢，称为层流。在血流加速、瓣膜口异常、血管管径异常等情况下，可使层流转变为湍流或漩涡，使心壁、瓣膜或大血管壁产生振动而在相应部位产生杂音（图 6-19）。

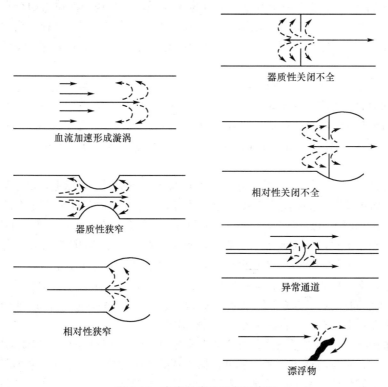

图 6-19　杂音的产生机制示意图

血流加速：血液在一定管径、一定黏度系数下，从层流变为湍流的速度是固定的。如血流速度达到或超过层流变为湍流的速度时，即产生湍流致使心壁、瓣膜或大血管壁产生振动而出现杂音，一般血流速度越快，杂音也越响。正常人剧烈运动后，以及发热、严重贫血、甲亢时血流速度加快等即可出现杂音，或使原有杂音增强。

1）瓣膜口狭窄：血流通过狭窄部位会产生湍流而出现杂音，这是形成杂音的最常见原因。临床常见器质性狭窄见于二尖瓣狭窄、肺动脉瓣狭窄、主动脉瓣狭窄、先天性主动脉瓣狭窄等；相对性狭窄见于心室腔扩大，或主动脉、肺动脉根部扩大所致的瓣膜口相对狭窄。

2）瓣膜关闭不全：心脏瓣膜由于器质性病变（如畸形、粘连或穿孔等）形成的关闭不全或由于心腔扩大导致的相对关闭不全，可使血液反流经过关闭不全的部位时产生漩涡而出现杂音，这也是产生杂音的另一个常见原因。临床常见如风湿性二尖瓣关闭不全的心尖区收缩性杂音，主动脉瓣关闭不全的主动脉瓣区舒张期杂音，扩张型心肌病致左心室扩大引起的二尖瓣相对关闭不全的心尖区收缩性杂音等。

3）异常血流通道：心腔内或相邻的大血管间存在异常通道，形成分流，产生湍流而出现杂音。临床常见室间隔缺损、动脉导管未闭等。

4）心腔内漂浮物：心室内乳头肌或腱索断裂，断裂残端在心腔内漂浮摆动，干扰血流产生湍流而引起杂音。

5）大血管瘤样扩张：血液自正常的动脉管腔流经扩张的血管瘤（主要是动脉瘤）时会产生漩涡而导致杂音出现。

（2）杂音听诊要点：当听到杂音时，应根据杂音最响部位、出现时期、性质、传导、强度，以及杂音与体位、呼吸、运动的关系等来判断其临床意义。

1）杂音的部位：一般来说杂音最响的部位常常提示就是病变部位。如杂音在心尖区最响，提示二尖瓣病变；杂音在主动脉瓣区或肺动脉瓣区最响，则分别提示为主动脉瓣或肺动脉瓣病变；如在胸骨左缘第3、4肋间闻及响亮而粗糙的收缩期杂音，应考虑室间隔缺损等。

2）杂音的时期：不同时期的杂音反映不同的病变。通常，发生在第一、第二心动周期之间的杂音称为收缩期杂音（systolic murmurs，SM）；发生在第二心音与下一心动周期第一心音之间的杂音称为舒张期杂音（diastolic murmurs，DM）；杂音在收缩期和舒张期连续出现者称为连续性杂音（continuous murmurs）；如收缩期和舒张期均有杂音但不连续则称为双期杂音。

3）杂音的性质：不同病变产生的杂音其音调与音色亦不同。临床上常以生活中类似的声音来形容，如吹风样、隆隆样（雷鸣样）、机器样、喷射样、叹气样（哈气样）、乐音样和鸟鸣样等。音调常描述为柔和或粗糙。一般不同音调与音色的杂音，反映不同的病理变化。临床上可根据杂音的性质来推断不同的病变。例如，心尖区舒张期隆隆样杂音是二尖瓣狭窄的特征；心尖区粗糙的全收缩期吹风样杂音，常提示二尖瓣关闭不全；心尖区柔和而高调的吹风样杂音常为功能性杂音；胸骨左缘第2、3肋间机器样杂音见于动脉导管未闭；胸骨左缘第3、4肋间舒张期叹气样杂音为主动脉瓣关闭不全；胸骨左缘第3、4肋间收缩期粗糙吹风样杂音主要见于先天性心脏病室间隔缺损等。

4）杂音的传导：杂音常沿着产生杂音的血流方向传导，并可借助周围组织向四周扩散。一般杂音传导越远强度将变得越弱，故可根据杂音的最响部位及传导方向来判断杂音的来源。例如，二尖瓣关闭不全的杂音多向左腋下传导，主动脉瓣狭窄的杂音向颈部传导，而二尖瓣狭窄的隆隆样杂音则局限于心尖区。听到杂音时可将听诊器从该听诊区逐渐移向另一听诊区，若杂音逐渐减弱，且在该听诊区杂音最响，则杂音来源于该病变部位；若移动时，杂音先逐渐减弱，而移近另一听诊区时杂音有增强且性质不相同，应考虑两个部位均有病变（表6-6）。

表 6-6 临床常见心脏杂音听诊要点

时期	病变部位	最响部位	杂音性质	传导
收缩期	二尖瓣关闭不全	心尖区	吹风样	左腋下、左肩胛下区
	主动脉瓣窄	主动脉瓣区	喷射样	颈部、胸骨上凹
	肺动脉瓣狭窄	肺动脉瓣区	喷射样	胸骨左缘第 2 肋上下
	室间隔缺损	胸骨左缘第 3、4 肋间	粗糙吹风样	心前区
舒张期	二尖瓣狭窄	心尖区	隆隆样	无
	主动脉瓣关闭不全	胸骨左缘第 3、4 肋间	叹气样	心尖区
连续性	动脉导管未闭	胸骨左缘第 2 肋间	机器样	上胸部、肩胛间区

5）杂音的强度：杂音的强度受病变程度、血流速度、心肌收缩力、病变部位两侧的压力差等因素影响。收缩期杂音的强度一般采用 6 级分级法，对舒张期杂音的分级也可参照此标准，但亦有只分为轻、中、重度三级（表 6-7）。

表 6-7 杂音强度分级

级别	响度	听诊特点	震颤
1/6	极弱	微弱，须在安静环境下仔细听诊才能听见	无
2/6	轻度	较易听到，不太响亮	无
3/6	中度	杂音明显，较为响亮	可有
4/6	中度	杂音响亮	有
5/6	重度	杂音很强，且向四周传导，但听诊器离开胸壁即听不到	明显
6/6	重度	杂音震耳，即使听诊器离开胸壁一定距离也能听到	强烈

注：杂音分级的记录方法，杂音级别为分子，6 为分母；如响度为 2 级的杂音则记为 2/6 级杂音。

6）体位、呼吸和运动对杂音的影响：体位、深呼吸、运动等动作可使某些杂音增强或减弱，有助于杂音的判别。①体位：仰卧位时二尖瓣、三尖瓣与肺动脉瓣关闭不全的杂音更明显；左侧卧位可使二尖瓣狭窄的杂音更明显；前倾坐位时，主动脉瓣关闭不全的叹气样杂音更易于闻及；此外，从卧位或下蹲位迅速站立，致瞬间回心血量减少，从而使二尖瓣、三尖瓣、主动脉瓣关闭不全及肺动脉瓣狭窄与关闭不全的杂音均减轻，而肥厚型梗阻性心肌病因左心室流出道梗阻加重，其杂音反而增强。②呼吸：深吸气时，胸腔负压增加，回心血量增多和右心室排血量增加，从而使与右心相关的杂音增强，如三尖瓣或肺动脉瓣狭窄与关闭不全；若深吸气后紧闭声门并用力作呼气动作（Valsalva 动作）时，胸腔压力增高，回心血量减少，经瓣膜产生的杂音一般都减轻，而肥厚型梗阻性心肌病的杂音则增强。③运动：运动时心率增快，心搏增强，血流加速，在一定的心率范围内亦使杂音增强，如二尖瓣狭窄的杂音在运动后可明显增强。

（3）杂音的临床意义：杂音的听取对心血管病的诊断与鉴别诊断有重要价值。但有杂音不一定有心脏病，有心脏病也可无杂音。根据杂音产生的部位有无器质性病变可将杂音分为器质性杂音与功能性杂音；功能性杂音包括无害性杂音、生理性杂音和相对性关闭不全或狭窄引起的杂音，其中相对性杂音见于病理情况，与器质性杂音合称为病理性杂音。心脏没有器质性病变时出现的杂音属于生理性杂音，心瓣膜和血管器质性损害所引起的杂音为器质性杂音。应注意，生理性杂音必须符合以下条件：只限于收缩期、心脏无增大、杂音柔和、吹风样、无震颤。临床上应注意生理性杂音与器质性杂音的鉴别（表6-8）。

表6-8　生理性杂音与器质性杂音的鉴别要点

鉴别点	生理性	器质性
年龄	儿童、青少年多见	见于任何年龄
部位	肺动脉瓣区和（或）心尖区	见于任何瓣膜区
性质	柔和，吹风样	粗糙，吹风样或喷射样
持续时间	短	较长，常为全收缩期
强度	≤2/6级	常≥3/6级，可伴有震颤
传导	较局限	沿血流方向传导较远而广泛
震颤	无	可伴有
心脏形态	正常	常有增大

临床常见心脏杂音的特点和临床意义如下：

1）收缩期杂音

A. 二尖瓣区：①功能性：常见于运动、发热、贫血、妊娠与甲状腺功能亢进等。杂音性质柔和、吹风样、强度多在2/6级以下，时限短，较局限。此外，病理情况下的功能性杂音，见于左心增大引起的二尖瓣相对性关闭不全，如高血压性心脏病、冠心病、贫血性心脏病和扩张型心肌病等，杂音呈吹风样，较柔和，强度一般不超过3/6级，经治疗心腔缩小后，杂音可减弱。②器质性：主要见于风湿性心瓣膜病二尖瓣关闭不全、二尖瓣脱垂综合征等，杂音吹风样、粗糙，多≥3/6级，持续时间长，可占据全收缩期，甚至遮盖第一心音，并向左腋下传导。

B. 主动脉瓣区：①功能性：见于升主动脉扩张，如高血压和主动脉粥样硬化。杂音柔和，常有 A_2 亢进。②器质性：见于主动脉瓣狭窄。杂音为典型的喷射性，响亮而粗糙，向颈部传导，常伴有震颤，且 A_2 减弱。

C. 肺动脉瓣区：①功能性：多为生理性，在青少年及儿童中多见。柔和、吹风样，常在2/6级以下，时限较短。病理情况下的功能性杂音，由肺动脉高压导致肺动脉扩张产生的肺动脉瓣相对性狭窄所致，听诊特点与生理性类似，杂音强度较响，伴 P_2 亢进。常见于二尖瓣狭窄、先天性心脏病的房间隔缺损等。②器质性：见于肺动脉瓣狭窄，杂音喷射性、粗糙、强度≥3/6级，常伴有震颤，但 P_2 减弱。

D. 三尖瓣区：①功能性：多见于右心室扩大如二尖瓣狭窄、肺心病等所致三尖瓣相对性关闭不全。杂音为吹风样、柔和，吸气时增强，一般在3/6级以下，可随病情好转、心腔缩小而减弱或消失。②器质性：极少见，杂音特点与器质性二尖瓣关闭不全相似，但不传导，可伴颈静脉和肝脏收缩期搏动。

E. 其他部位：①功能性：部分青少年可在胸骨左缘第2、3肋间闻及生理性（无害性）杂音，可能系左或右心室将血液排入主或肺动脉时产生的紊乱血流所致。杂音常在2/6级及以下，柔和、不传导，平卧吸气时易闻及，坐位时减轻或消失。②器质性：常见的有胸骨左缘第3、4肋间响亮而粗糙的收缩期杂音伴震颤，有时呈喷射性，提示室间隔缺损等。

2）舒张期杂音

A. 二尖瓣区：①功能性：主要见于主动脉瓣关闭不全引起的相对性二尖瓣狭窄，其发生原因是由于主动脉反流的血液冲击二尖瓣前叶使二尖瓣开放受限所致。此杂音又称 Austin Flint 杂音，其出现的时期与性质都与二尖瓣狭窄相似，但不伴第一心音亢进、开瓣音及震颤等，这可与器质性二尖瓣狭窄的杂音鉴别。②器质性：主要见于风湿性心瓣膜病二尖瓣狭窄。杂音在心尖区最响，隆隆样、递增型、平卧或左侧卧位易闻及，第一心音亢进，常伴震颤。

B．主动脉瓣区：主要见于各种原因引起主动脉瓣关闭不全所致的器质性杂音。杂音出现在舒张早期、递减型、柔和、叹气样，在胸骨左缘第 3、4 肋间最清楚，常沿胸骨左缘向心尖传导，前倾坐位、深呼气后暂停呼吸最清楚。常见原因为风湿性心瓣膜病或先天性心脏病的主动脉瓣关闭不全、梅毒性升主动脉炎和马方综合征所致主动脉瓣关闭不全。

C．肺动脉瓣区：多数为肺动脉扩张导致相对性关闭不全所致的功能性杂音，吹风样、柔和、较局限，常伴 P$_2$ 亢进，称 Graham Steell 杂音。常见于二尖瓣狭窄伴重度肺动脉高压患者。

D．三尖瓣区：局限于胸骨左缘第 4、5 肋间，低调隆隆样，少见于三尖瓣狭窄。

3）连续性杂音：常见于先天性心脏病动脉导管未闭。在胸骨左缘第 2 肋间稍外侧闻及、粗糙、响亮似机器样，在整个收缩与舒张期持续存在，常伴有震颤。此外，冠状动静脉瘘、冠状动脉窦瘤破裂也可出现连续性杂音。

6．心包摩擦音（pericardial friction sound）　指脏层与壁层心包由于感染或理化等因素致纤维蛋白沉积而粗糙，在心脏搏动时产生摩擦而出现的声音。心包摩擦音性质粗糙、音调较高、搔抓样、近在耳边，类似纸张摩擦的声音。在心前区或胸骨左缘第 3、4 肋间最响亮，前倾坐位及呼气末更明显。心包摩擦音与心脏搏动一同出现，屏气时摩擦音仍存在，可据此与胸膜摩擦音相鉴别。各种感染性心包炎、急性心肌梗死、尿毒症、心脏损伤后综合征和系统性红斑狼疮等皆可出现。当心包腔有一定积液量后，摩擦音可消失。

> 考点提示：
> 心脏杂音产生机制、听诊要点、临床意义

> 考点提示：
> 心包摩擦音与胸膜摩擦音的鉴别

案例 6-2 分析

1．根据患者为年轻女性，劳累后心悸、气急，"感冒"后致夜间不能平卧，咳嗽伴咳白色泡沫痰，且查体发现患者双颊紫红、口唇发绀等，初步考虑为循环系统疾病可能性大。

2．应做的必要检查除心脏的详细体检外，还应包括血管、肺部、腹部及心电图和 X 线检查等。

第 6 节　血管检查

血管检查是心血管检查的重要组成部分。本节重点阐述周围血管检查，包括脉搏、血压、血管杂音和周围血管征等。

一、脉　搏

动脉血管随心脏的收缩和舒张活动而出现相应的扩张和回缩的现象，称为动脉搏动，简称脉搏（pulse）。检查脉搏主要采用触诊，也可用脉搏计描记波形。检查时应选择浅表动脉，最常选用桡动脉，此外亦可选颞动脉、颈动脉、肱动脉、股动脉及足背动脉等。检查时需两侧脉搏情况对比，正常人两侧脉搏差异很小，不易察觉。某些疾病时，两侧脉搏明显不同，如缩窄性大动脉炎或无脉症。在检查脉搏时应注意脉搏脉率、节律、紧张度及动脉壁弹性、强弱和波形变化。

1. 脉率 即每分钟脉搏的次数。正常成人脉率在安静状态下为 60～100 次 / 分，与心率一致。故任何可以导致心率加快或减慢的因素（包括生理、病理及药物等）皆可相应地影响脉率。某些心律失常，如心房颤动或频发期前收缩时，可由于部分心脏收缩时每搏输出量过低，使周围动脉不能产生搏动，故出现脉率少于心率，称为脉搏短绌。

2. 脉律 即脉搏的节律。脉搏的节律可反映心脏的节律。正常人脉律规则，有窦性心律不齐者的脉律可随呼吸改变，吸气时增快，呼气时减慢。各种心律失常患者均可影响脉律，有期前收缩呈二联律或三联律者可形成二联脉、三联脉；二度房室传导阻滞者可有脉搏脱漏；心房颤动时脉律绝对不规则，且强弱不等，常有脉搏短绌。

3. 紧张度 脉搏的紧张度与血压有关（主要是收缩压）。检查时，以手指指腹按压动脉（通常是桡动脉），逐渐施压直至远端手指触不到脉搏，此时，完全阻断动脉搏动所施加的压力，即为脉搏的紧张度。正常人动脉壁光滑、柔软、具有弹性，用手指压迫致血流阻断时，其远端的动脉管不能触及。有些时候，将动脉血管压紧后，虽远端手指触不到动脉搏动，但可触及动脉呈迂曲或条索状，并且硬而缺乏弹性，提示动脉硬化。

4. 强弱 脉搏的强弱取决于心脏每搏输出量、脉压及外周血管阻力。每搏输出量增加、脉压增大、周围血管阻力降低时，脉搏强且振幅大，称为洪脉，见于高热、甲状腺功能亢进、主动脉瓣关闭不全等。反之，脉搏减弱而振幅低，称为细脉，见于心力衰竭、主动脉瓣狭窄与休克等。

5. 波形 脉搏搏动的情况可用脉波仪描记出具有一定形态的曲线，称脉搏的波形。临床上亦常用触诊来粗略估计脉搏的波形。了解脉波变化有助于心血管疾病的诊断。

（1）水冲脉（water hammer pulse）：即脉搏骤起骤落，犹如潮水涨落，故名水冲脉或陷落脉。检查者握紧患者手腕掌面，将其前臂高举过头部，脉搏的冲击感更为明显。这是由于脉压差明显增大所致，临床常见于主动脉瓣关闭不全、甲状腺功能亢进、严重贫血及先天性动脉导管未闭等。

（2）交替脉（pulsus alternans）：指节律规则而强弱交替的脉搏，一般认为系左心室收缩力强弱交替所致，是左心室心力衰竭的重要体征之一。常见于高血压性心脏病、急性心肌梗死和主动脉瓣关闭不全等。

考点提示：
正常脉搏、
异常脉搏的
特征及临床
意义

（3）奇脉（paradoxical pulse）：吸气时脉搏明显减弱或消失的现象称为奇脉（或吸停脉），常见于心包积液和缩窄性心包炎，是心脏压塞的重要体征之一。奇脉产生的原因是，当心脏压塞或心包缩窄时，吸气时回心血量减少致心脏排血量减少所致。

二、血　压

血压（blood pressure，BP）是指体循环动脉血压，是重要的生命体征，测量血压是体格检查的必查项目。

（一）血压的测量

血压测量的方法有两种：包括直接测量法和间接测量法。直接测量法精确但为有创测量方法，仅用于危重、疑难病例。目前广泛采用的血压测量方法为间接测量法，即袖带加压法，又称 Korotkoff 听音法。间接测量法简便易行，但易受多种因素影响。间接测量法采用血压计测量，包括汞柱式、弹簧式和电子血压计，其中汞柱式血压计较准确，故最为常用。

1. 测量方法

（1）向受检者作需要说明，让受检者在安静环境中休息 5～10 分钟。嘱被检查者取坐位或卧位，全身放松。裸露被测上肢（通常测量右上肢），自然伸直并轻度外展，肘部与心脏在同一水平（坐位第 4 肋软骨，平卧位腋中线）。

（2）准备好血压计，打开血压计储汞器开关。将袖带气囊中间部分对准肱动脉，均匀紧贴皮肤缠于上臂，其下缘距肘窝 2～3 cm 处，袖带松紧适度，以可插入一指为宜。

（3）将听诊器胸件置于肘窝内上肱动脉搏动处，然后向袖袋内快速充气并注视血压计的汞柱高度，边充气边听诊，待肱动脉搏动消失后，再继续充气将汞柱升高 20～30 mmHg。以恒定的速度缓慢放气（2～6 mmHg），持续注视汞柱下降。根据 Korotkoff 五期法：听到第一次声响时（第 I 期）的汞柱值为收缩压，随着汞柱下降其声音逐渐增强（第 II 期），继而出现吹风样杂音（第 III 期），再后声音突然变小而低沉（第 IV 期），最终声音消失（第 V 期）。声音消失时（第 V 期）的汞柱值为舒张压。间隔 1～2 分钟再次测量，两次的平均值即为血压测量结果。收缩压与舒张压之差为脉压（pulse pressure）。舒张压加 1/3 脉压为平均动脉压。对于 12 岁以下儿童、妊娠期妇女、主动脉瓣关闭不全、甲状腺功能亢进、严重贫血者及 Korotkoff 音不消失者，可以第 IV 期汞柱值作为舒张压读数。

（4）测量完毕后排净袖袋内气体，整理血压计，将汞柱值降至 0 位，再将血压计向右倾斜 45°，关闭储汞器开关，最后关闭血压计。

（5）有些疾病需要测量下肢血压。测量时受检者取俯卧位，袖带的气囊部分置于大腿后部，其下缘位于腘窝上方 3～4 cm，听诊器胸件置于腘窝处动脉上，判定收缩压和舒张压方法同上。

2. 血压记录方法　测量完毕后记录血压值。血压的计量单位为 mmHg（毫米汞柱）。血压记录以"收缩压/舒张压"表示，如 120/80 mmHg。

3. 血压测量的注意事项　①测压前，受检者停止吸烟或饮用咖啡；②核对血压计；③测量时血压计不能倾斜，汞柱保持垂直；④袖带与被测肢体间不应隔有衣物，袖带上方衣物不能过紧；⑤听诊器胸件不能塞在袖带下面；⑥袖带的大小应适应患者的上臂臂围，至少应包裹 80% 的上臂臂围。

考点提示：
血压测量的
方法

（二）血压标准

根据中国高血压防治指南（2005 年修订版）的标准，18 岁以上成人血压标准及高血压分类见表 6-9。

表 6-9　成人血压水平的定义和分类

类型	收缩压（mmHg）	舒张压（mmHg）
理想血压	<120	<80
正常血压	<130	<85
正常高值	130～139	85～89
1 级高血压（轻度）	140～159	90～99
2 级高血压（重度）	160～179	100～109
3 级高血压（重度）	≥180	≥110
单纯收缩期高血压	≥140	<90

注：如收缩压与舒张压水平不在同一个级别时，按其中较高的级别分类。

（三）血压变动的临床意义

1. 高血压　血压测量值可受多种因素的影响，如情绪紧张、剧烈活动、饮酒、吸烟等。若采用标准测量血压方法，至少 3 次非同日测量血压值≥收缩压 140 mmHg 或舒张压 90 mmHg，即可认为高血压，如果仅收缩压增高则称为收缩期高血压。绝大多数高血压是原发性高血压，约 5% 为继发性高血压，如慢性肾炎、肾血管疾病等。高血压是动脉粥样硬化和冠心病的重要危险因素，也是心力衰竭的重要原因。

2. 低血压　凡血压<90/60 mmHg 时称为低血压。持续低血压鉴于休克、心肌梗死、心功能不全、心脏压塞等严重病症。低血压也可有个体的原因，患者自述一贯血压偏低，一般无症状。如被测者平卧 5 分钟以上，然后站立 1 分钟和 5 分钟，出现收缩压下降 20 mmHg 以上，同时伴有头晕及晕厥，即为直立性低血压。

3. 双上肢血压差别显著　正常双上肢血压差别是 5～10 mmHg，若超过此范围多见于发作性大动脉炎或先天性动脉畸形等。

4. 上下肢血压差异常　正常下肢血压高于上肢血压 20～40 mmHg，如下肢血压小于上肢血压多见于主动脉缩窄、胸腹主动脉型大动脉炎等。

5. 脉压改变　当脉压>40 mmHg 为脉压增大，见于主动脉关闭不全、甲状腺功能亢进、动脉导管未闭、严重贫血等。若脉压<30 mmHg 则为脉压减小，见于心包积液、缩窄性心包炎、主动脉瓣狭窄及严重心力衰竭患者。

考点提示：
正常血压及
血压变动的
临床意义

（四）动态血压监测

动态血压监测（ambulatory blood pressure monitoring，ABPM）是采用无创伤性的自动血压测量仪对受检者的血压进行 24 小时或更长时间的多时点检测。受检查者可在日常工作和活动下进行检测，测量应使用国际标准（BHS 和 AAMI）的动态血压检测仪，按设定间期为 24 小时记录血压，测量时间间隔设定一般为 30 分钟一次，也可根据需要设定时间。正常人 24 小时血压波动规律为白昼高于夜间或清醒高于睡眠时，即晨间血压开始逐渐升高，8：00～10：00 及 16：00～18：00 两个高峰，其后逐渐呈平稳状并持续到夜间睡前，然后血压逐渐下降，至 2：00 左右时达最低。

动态血压的国内正常参考标准：24 小时平均血压值<130/80 mmHg，白昼平均值<135/85 mmHg。正常情况下，夜间血压值较白昼低 10%～15%。凡疑有单纯性诊所高血压（白大衣高血压），以及降压治疗效果差的患者，均应考虑做动态血压监测作为常规血压监测的补充。

三、周围血管征及血管杂音

（一）周围血管征

周围血管征即脉压差增大时出现的体征。临床主要见于重度主动脉瓣关闭不全、动脉导管未闭、甲状腺功能亢进、严重贫血等疾病。除了可以出现水冲脉以外，还可以出现以下体征：

1. 枪击音（pistol shot sound）　用听诊器胸件放在四肢浅表大动脉（通常在肱动脉或股动脉）处，可闻及与心跳一致的类似用枪射击的"Ta-Ta"音，称为枪击音。此为脉压增大时血流冲击动脉壁所致。

2. Duroziez 双重杂音　将听诊器胸件稍加压于股动脉处，可闻及收缩期与舒张期吹风样双期杂音，称为 Duroziez 双重杂音。此是由于脉压增大，血流往返于听诊器加压造成的动脉狭窄处所引起。

考点提示：
周围血管征
检查方法及
临床意义

3. 毛细血管搏动征（capillary pulsation）　用手指轻压被检查者指甲床末端或以玻片轻压口唇黏膜使局部发白，随着心脏收缩和舒张，可见到红、白交替的节律性微血管搏动现象，即为毛细血管搏动征。

（二）腹-颈静脉回流征

用手掌按压被检查者的右上腹部，颈静脉充盈更加明显，称为腹-颈静脉回流征（肝-颈静脉回流征）阳性，是右心功能衰竭的重要体征之一，亦常见于缩窄性心包炎和心包积液。

（三）血管杂音

1. 动脉杂音 多见于周围动脉、肺动脉和冠状动脉，如甲状腺功能亢进时，在肿大的甲状腺上可以闻及血管杂音；肾动脉狭窄时，可在上腹部及腰背部闻及收缩期杂音；周围动静脉瘘时，可在病变部位闻及连续性杂音；多发性大动脉炎时，根据狭窄部位不同，可在相应部位闻及收缩期杂音。

2. 静脉杂音 少数健康人在颈部锁骨上下区域，尤其是右侧可以闻及低调、柔和的营营声，坐位及站立时更明显，以手指压迫颈静脉暂时中断血流时，杂音可消失，称为静脉杂音。其为颈静脉血流快速流入上腔静脉所致，属无害性杂音。此外，肝硬化门静脉高压引起腹壁静脉曲张时，可以在脐周或上腹部闻及连续性静脉营营声。

考点提示：
腹 - 颈静脉回流征的检查方法及临床意义

第 7 节 循环系统常见疾病主要症状和体征

一、二尖瓣狭窄

二尖瓣狭窄（mitral stenosis）绝大多数是由风湿热反复发作遗留的慢性心脏瓣膜损害。主要病理生理改变为二尖瓣叶交界处发生炎症、水肿、相互粘连及融合造成瓣膜口面积缩小，致使左心房血液在舒张期流入左心室受阻，导致左心房增大和肺淤血，继而肺动脉压增高，右心室负荷过重，出现右心室肥厚与扩张，最终导致右心衰竭。

1. 症状 最早出现的症状为劳力性呼吸困难，随着病情发展，出现夜间阵发性呼吸困难、端坐呼吸及急性肺水肿，可有咳痰、咯血。

2. 体征

（1）视诊：两颧及口唇发绀呈二尖瓣面容。右心室扩大致心尖搏动向左移位。

（2）触诊：心尖区常有舒张期震颤。

（3）叩诊：轻度二尖瓣狭窄心浊音界无异常。中度以上狭窄致左心房、右心室增大及肺动脉段扩张，心腰部膨出，心浊音界可呈梨形。

（4）听诊：①心尖区舒张中晚期隆隆样、递增型杂音，左侧卧位时更明显，这是二尖瓣狭窄最重要的特征性体征；②心尖区第一心音亢进；③部分患者可闻及高调、响亮的二尖瓣开瓣拍击音（提示瓣膜弹性及活动度尚好）；④肺动脉瓣区第二心音增强和分裂；⑤严重肺动脉高压时，在肺动脉瓣区可闻及舒张期杂音，称 Graham Steell 杂音；⑥晚期患者可出现心房颤动。

二、二尖瓣关闭不全

二尖瓣关闭不全（mitra insuffciency）常由风湿性和非风湿性病变如二尖瓣脱垂、冠心病、心肌病等导致的器质性瓣叶和腱索损害所致，部分是由于左心室扩大引起的相对性关闭不全。二尖瓣关闭不全使收缩期部分血液反流至左心房，导致左心房充盈度和压力均增加，舒张期左心室容量负荷加重，左心室扩大，最终发生左心衰竭。

1. 症状 慢性二尖瓣关闭不全患者可多年无症状。严重者出现心悸、乏力、活动时气促等。

2. 体征

（1）视诊：左心室增大，心尖搏动向左下移位。

（2）触诊：心尖搏动有力，可呈抬举样。

（3）叩诊：心浊音界向左下扩大。晚期可向两侧扩大。

（4）听诊：①心尖区闻及 3/6 以上粗糙、响亮的全收缩期吹风样杂音，向左腋下和左肩胛下传导；②第一心音减弱或被掩盖；③肺动脉瓣区第二心音增强和分裂。

三、主动脉瓣狭窄

主动脉瓣狭窄（aortic stenosis）可由先天性、风湿性和退行性病变引起。主要病理改变是主动脉瓣口狭窄，左心室排血阻力增大，左心室肥厚；主动脉平均压力降低，致冠状动脉和周围动脉血流量减少。

1. 症状 轻度狭窄可无症状。中、重度者常见呼吸困难、心绞痛及晕厥，为典型主动脉瓣狭窄的三联征。

2. 体征

（1）视诊：心尖搏动增强。

（2）触诊：心尖搏动呈抬举样，胸骨右缘第 2 肋间可触及收缩期震颤。

（3）叩诊：心界正常或向下扩大。

（4）听诊：①胸骨右缘第 2 肋间可闻及 3/6 级以上粗糙、响亮的收缩期喷射样杂音，向颈部传导；②主动脉瓣区第二心音减弱，伴第二心音反常分裂；③心尖区可闻及第四心音。

四、主动脉瓣关闭不全

主动脉瓣关闭不全（aortic insuffciency）主要由风湿热，其次由先天性、瓣膜脱垂、感染性心内膜炎、动脉粥样硬化等引起。其主要的病理生理改变为舒张期主动脉血液反流，左心室容量负荷过重，最终发展为左心室扩大，左心衰竭。由于左心室反流，可致舒张压明显降低而引起脉压差增大。

1. 症状 头晕、心悸、头部搏动感。严重者心肌缺血时出现心绞痛。

2. 体征

（1）视诊：心尖搏动向左下移位。重度关闭不全者出现颈动脉搏动，可出现随心脏搏动而出现的点头运动（Musset 征）。

（2）触诊：心尖搏动向左下移位，呈抬举性搏动。

（3）叩诊：心浊音界向左下扩大，心腰加深，心浊音界呈靴形。

（4）听诊：①主动脉瓣第二听诊区闻及叹息样舒张期杂音，向心尖部传导；②主动脉瓣区第二心音减弱；③可有相对性二尖瓣狭窄所致的心尖区柔和、低调的舒张期隆隆样杂音，称为 Austin Flint 杂音。

周围血管征：水冲脉、毛细血管搏动、枪击音、Duroziez 双重杂音。

五、心 包 积 液

心包积液（pericardial effusion）是由于感染（如结核性）或非感染性（如风湿性、尿毒症）等疾病引起的心包腔内液体积聚。大量或迅速生成的积液使心包腔内压力明显增高，心脏舒张受限，导致静脉回流受阻，心排血量减少，严重则引起急性心脏包压塞而危及生命。

1. 症状 多有心前区闷痛、心悸、呼吸困难、腹胀、水肿等。心脏压塞者可出现心源性休克。

2. 体征

（1）视诊：心前区饱满，心尖搏动明显减弱或消失。

（2）触诊：心尖搏动减弱或触不到，如能触到心尖冲动则在心脏相对浊音界的内侧。在心包炎初期积液量很少时，可触及心包摩擦感。

（3）叩诊：心浊音界向两侧扩大，且随体位而改变（卧位为球形，坐位为烧瓶状）。

（4）听诊：早期小量积液时可闻及心包摩擦音，大量积液时心音遥远，偶可闻及心包叩击音。

（5）其他体征：可出现颈静脉怒张、肝大、腹 - 颈静脉回流征阳性、奇脉、脉压减小等。

由于肺部受到扩大心包的挤压，可在左肩胛下角处出现语音增强，叩诊浊音，听诊可闻及支气管肺泡呼吸音，称为 Ewart 征。

六、心 力 衰 竭

心力衰竭（heart failure）是指在静脉回流正常的情况下，由于各种原因引起心脏舒缩功能障碍导致心排血量减少，不能满足机体代谢需要的一种综合征。临床上以肺和（或）体循环淤血及组织灌注不足为特征，又称充血性心力衰竭（congestive heart failure）。

1. 症状

（1）左心衰竭：乏力、咳嗽，进行性加重的劳力性呼吸困难，夜间阵发性呼吸困难，严重者可出现端坐呼吸及咳粉红色泡沫痰。

（2）右心衰竭：食欲不振、腹胀、恶心、少尿。

2. 体征

（1）左心衰竭：主要为肺淤血的体征。

1）视诊：呼吸困难、发绀，半卧位或端坐位。发生急性肺水肿时可有频繁咳嗽，伴大量粉红色泡沫痰，呼吸窘迫，大汗等。

2）触诊：严重者可出现交替脉。

3）叩诊：常有心界扩大。

4）听诊：心率加快，心尖部及内侧可闻及舒张期奔马律，肺动脉瓣区第二心音亢进，双肺底可闻细小湿啰音。急性肺水肿时闻及广泛湿啰音及哮鸣音。

（2）右心衰竭：主要为体循环淤血的体征。

1）视诊：颈静脉怒张，可有周围性发绀。

2）触诊：肝大、压痛，腹 – 颈静脉回流征阳性。双下肢水肿，严重者可出现腹水、胸水及全身水肿。

3）叩诊：心界扩大，胸、腹腔积液征。

4）听诊：三尖瓣区可闻及相对性关闭不全的收缩期吹风样杂音。

考点提示： 常见循环系统疾病特征性改变

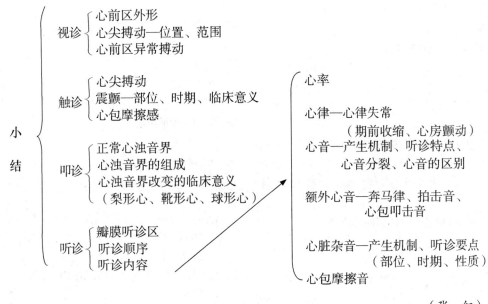

（张 红）

目 标 检 测

一、名词解释

1. Kussmaul 呼吸
2. 桶状胸
3. 胸膜摩擦感
4. 语音震颤
5. 负性心尖冲动
6. 交替脉
7. 奇脉
8. 腹-颈静脉回流征
9. 奔马律
10. 开瓣音
11. 周围血管征
12. 震颤
13. 期前收缩

二、填空题

1. 潮式呼吸和间停呼吸的发生机制是由于_____的兴奋性降低,多发生于_____系统疾病或某些_____等。

2. 肺上界即肺尖的宽度,其平均宽度为_____。肺气肿时,肺上界_____;肺尖结核时,肺上界_____。

3. 正常人两侧肺下界大致相同。平静呼吸时位于锁骨中线第_____肋间隙,腋中线第_____肋间隙,肩胛下角线第_____肋间隙。

4. 正常人肺下界的移动范围为_____cm。

5. 在正常胸部不同的部位可听到_____、_____和_____三种呼吸音。

6. 支气管呼吸音的特点是:呼气音较吸气音_____,吸气相较呼气相_____;肺泡呼吸音的特点是:呼气音较吸气音_____,吸气相较呼气相_____。

7. 异常支气管呼吸音又称为_____,常由_____、_____、_____等因素引起。

8. 湿啰音的发生机制,是由于吸气时气体通过呼吸道内的_____,形成的_____所产生的声音。

9. 临床上由心力衰竭所致的肺淤血和支气管肺炎时,湿性啰音多分布于_____;而急性肺水肿和严重支气管肺炎时,湿性啰音则_____。

10. 胸膜摩擦音最常听到的部位是_____,多发生于_____、_____、_____及_____患者。

11. 胸腔积液时,气管移向_____,患侧语音震颤_____;叩诊_____;听诊呼吸音_____,语音共振_____。

12. 肺气肿患者,气管位置_____,左侧肺不张患者,气管位置_____。

13. 正常成人心尖搏动位于_____处,搏动范围直径约为_____。

14. 心脏听诊内容包括_____、_____、_____、_____等。

15. 心房颤动的临床特点为_____、_____、_____、_____。

16. 左心室增大时,心尖搏动位置向_____移位;右心室增大时,心尖搏动位置向_____移位;左右心室均增大时,心脏向_____扩大,心尖向_____移位。

17. 当左心室增大时,心浊音界向_____扩大,心腰加深近似_____,心界呈_____形;左心房及肺动脉段增大时,心腰部_____,心浊音界呈_____形。

18. 临床常用的心瓣膜听诊区包括:二尖瓣区,位于_____;肺动脉瓣区,位于_____;主动脉瓣区,位于_____;主动脉第二听诊区,位于_____;三尖瓣区,位于_____。

19. 杂音产生的原因包括_____、_____、_____、_____等。

20. 心脏杂音的听诊要点有_____、_____、_____、_____、_____等。

21. 当3次非同日测量血压值收缩压_____或舒张压_____时即可认为高血压。凡血压_____时称为低血压。

22. 周围血管征包括_____、_____、_____、_____。

三、选择题

1. 呼吸过速是指安静状态下成人呼吸频率大于( )
   A. 10次／分
   B. 15次／分
   C. 20次／分
   D. 24次／分
   E. 28次／分

2. 正常人右锁骨中线第3肋间的叩诊音为( )
   A. 清音
   B. 过清音
   C. 鼓音
   D. 浊音

E. 实音

3. 正常人胸部叩诊不出现的叩诊音是（　　）

    A. 清音　　　　　　　　B. 过清音

    C. 鼓音　　　　　　　　D. 浊音

    E. 实音

4. 肺泡呼吸音的特点是（　　）

    A. 吸气较呼气的音响强，音调低

    B. 呼气较吸气的音响强，音调低

    C. 吸气较呼气的音响强，时相长

    D. 呼气较吸气的音响强，时相长

    E. 吸气音与呼气音相似

5. 气管向健侧移位的疾病是（　　）

    A. 大叶肺炎　　　　　　B. 阻塞性肺不张

    C. 胸膜粘连　　　　　　D. 胸腔积液

    E. 支气管扩张症

6. 下列哪种呼吸提示病情垂危（　　）

    A. 呼吸频率加快　　　　B. 呼吸频率减慢

    C. 间停呼吸　　　　　　D. 浅快呼吸

    E. 库氏呼吸

7. 关于胸骨角，以下不正确的是（　　）

    A. 与第 2 肋软骨相连

    B. 相当于气管分叉处

    C. 相当于主动脉弓水平

    D. 相当于第 2 胸椎水平

    E. 相当于第 5 胸椎水平

8. 当两上肢自然下垂时，肩胛下角一般位于（　　）

    A. 第 5 肋骨水平　　　　B. 第 6 肋骨水平

    C. 第 7 肋骨水平　　　　D. 第 9 肋骨水平

    E. 第 10 肋骨水平

9. 正常成人胸廓前后径与左右径之比为（　　）

    A. $1:1$　　　　　　　　B. $1.5:1$

    C. $1:2$　　　　　　　　D. $2:3$

    E. $2.5:3$

10. 慢性阻塞性肺气肿，引起的胸廓呈（　　）

    A. 桶状胸　　　　　　　B. 扁平胸

    C. 鸡胸　　　　　　　　D. 漏斗胸

    E. 一侧膨隆、一侧凹陷

11. 检查胸腔积液与气胸的鉴别要点是（　　）

    A. 胸廓有无隆起　　　　B. 气管是否偏移

    C. 语颤强弱不同　　　　D. 叩诊音响不同

    E. 呼吸困难

12. 喉、气管和大支气管的狭窄或梗阻常出现（　　）

    A. 呼气性呼吸困难　　　B. 吸气性呼吸困难

    C. 混合性呼吸困难　　　D. 劳力性呼吸困难

    E. 夜间阵发性呼吸困难

13. 出现潮式呼吸最主要的原因为（　　）

    A. 各种原因所致的呼吸中枢兴奋性降低

    B. 胸部外伤后呼吸受抑制

    C. 胸腔积液时呼吸受抑制

    D. 大量腹水时呼吸受抑制

    E. 严重神经衰弱

14. 语颤增强临床常见于（　　）

    A. 气胸　　　　　　　　B. 大叶性肺炎

    C. 肺气肿　　　　　　　D. 皮下气肿

    E. 胸腔积液

15. 胸骨有压痛或叩击痛常见于（　　）

    A. 胸腔积液　　　　　　B. 肋骨软骨炎

    C. 急性白血病　　　　　D. 再生障碍性贫血

    E. 气管内异物

16. 最易触及胸膜摩擦感的部位是（　　）

    A. 肺尖部体表

    B. 前上胸壁

    C. 锁骨中线第 5～6 肋间

    D. 腋中线第 5～7 肋间

    E. 肩胛下区

17. 异常支气管呼吸音是指在下列哪个部位听到的支气管呼吸音（　　）

    A. 喉部

    B. 胸骨上窝

    C. 锁骨上窝

    D. 正常肺泡呼吸音部位

    E. 背部第 6、7 颈椎附近

18. 哪项不出现病理性支气管呼吸音（　　）

    A. 大叶性肺炎

    B. 中等量的胸腔积液的上方

    C. 肺结核大空洞

    D. 肺梗死

    E. 支气管哮喘

19. 不符合干啰音的是（　　）

    A. 可因支气管腔黏膜充血、肿胀引起

    B. 由于支气管平滑肌痉挛

    C. 可因支气管腔内稀薄液体增多引起

    D. 管腔内有肿块、异物

    E. 管壁被管腔外淋巴结压迫狭窄所致

20. 干啰音不包括（　　）

    A. 鼾音　　　　　　　　B. 哨笛音

    C. 飞箭音　　　　　　　D. 哮鸣音

    E. 捻发音

21. 持续存在的局限性干啰音多见于（　　）
    A. 支气管哮喘　　　B. 心源性哮喘
    C. 支气管肺炎　　　D. 慢性支气管炎
    E. 支气管内膜结核或肿瘤

22. 两肺底湿啰音常见于（　　）
    A. 肺淤血　　　　　B. 肺气肿
    C. 支气管哮喘　　　D. 慢性支气管炎
    E. 胸腔积液

23. 湿啰音布满肺野见于（　　）
    A. 肺炎　　　　　　B. 肺气肿
    C. 胸腔积液　　　　D. 肺结核
    E. 肺水肿

24. 胸膜摩擦音与心包摩擦音鉴别要点是（　　）
    A. 有心脏病史
    B. 患者体质状况
    C. 咳嗽后摩擦音是否消失
    D. 改变体位摩擦音是否消失
    E. 屏住呼吸时摩擦音是否消失

25. 不出现胸膜摩擦音的是（　　）
    A. 胸膜转移癌　　　B. 肺梗死
    C. 胸腔积液　　　　D. 严重脱水
    E. 尿毒症

26. 肺实变不出现（　　）
    A. 胸廓左右对称　　B. 气管移向健侧
    C. 语颤增强　　　　D. 叩诊呈浊音
    E. 可闻及支气管语音

27. 呼吸浅快最常见于（　　）
    A. 呼吸肌麻痹　　　B. 麻醉剂过量
    C. 巴比妥中毒　　　D. 脑膜炎
    E. 酮症酸中毒

28. 肺气肿时不出现（　　）
    A. 桶状胸
    B. 语颤减弱
    C. 叩诊过清音
    D. 肺下界移动度增大
    E. 呼吸音减弱

29. 哪项不符合气胸（　　）
    A. 患侧胸廓膨隆　　B. 气管移向健侧
    C. 语颤消失　　　　D. 叩诊呈过清音
    E. 呼吸音减弱或消失

30. 重度代谢性酸中毒患者出现（　　）
    A. 潮式呼吸　　　　B. 间停呼吸
    C. 呼吸浅慢　　　　D. 深长呼吸
    E. 叹气样呼吸

31. 关于肺部叩诊实音，下列哪项不正确（　　）

　　A. 肺不张　　　　　B. 肺空洞
　　C. 胸腔积液　　　　D. 胸膜肥厚
　　E. 胸壁水肿

32. 关于心脏瓣膜听诊区，以下正确的是（　　）
    A. 主动脉瓣区位于胸骨左缘第 2 肋间
    B. 主动脉瓣第二听诊区位于胸骨左缘第 5 肋间
    C. 二尖瓣区位于心尖部
    D. 肺动脉瓣区位于胸骨右缘第 2 肋间
    E. 三尖瓣区位于胸骨左缘第 4 肋间

33. 关于杂音的形成机制，以下正确的是（　　）
    A. 血黏稠度显著增加产生杂音
    B. 乳头肌或腱索断裂，断端在心腔内摆动，使血流加速产生杂音
    C. 心腔内异常通道致血液分流、血流加速产生杂音
    D. 血流通过狭窄或关闭不全部位产生旋涡出现杂音
    E. 血流速度减慢产生旋涡出现杂音

34. 下列不属于周围血管征的是（　　）
    A. 水冲脉　　　　　B. 枪击音
    C. Duroziez 双重杂音　D. Austin Flint 杂音
    E. 毛细血管搏动征

35. 二尖瓣狭窄听诊杂音的特点是（　　）
    A. 心尖部收缩期隆隆样杂音
    B. 心尖部舒张期隆隆样杂音
    C. 心尖部收缩期吹风样杂音
    D. 胸骨左缘第 3、4 肋间舒张期哈气样杂音
    E. 胸骨左缘第 3、4 肋间粗糙的吹风样杂音

36. 关于心脏杂音和震颤的关系，下列描述正确的是（　　）
    A. 有杂音一定能触到震颤
    B. 有震颤一定能听到杂音
    C. 无震颤就听不到杂音
    D. 震颤与杂音产生的机制不同
    E. 无杂音也可能触到震颤

37. 奔马律的出现提示（　　）
    A. 心肌严重损害　　B. 心律不齐
    C. 心肌肥厚　　　　D. 心动过速
    E. 心腔扩大

38. 最易造成二尖瓣相对性狭窄的疾病是（　　）
    A. 主动脉瓣关闭不全　B. 主动脉瓣狭窄
    C. 扩张型心肌病　　D. 肥厚型心肌病
    E. 原发性高血压

39. 下列哪项改变可提示心功能不全（　　）

A. 交替脉　　　　　B. 水冲脉

C. 短绌脉　　　　　D. 奇脉

E. 细脉

40. 脉压增大可见于（　　）

A. 主动脉瓣狭窄　　B. 休克

C. 心包积液　　　　D. 严重贫血

E. 右心衰竭

41. 心房颤动时可表现出（　　）

A. 交替脉　　　　　B. 重搏脉

C. 奇脉　　　　　　D. 水冲脉

E. 短绌脉

42. 以下有助于右心功能不全与肝硬化鉴别的是
（　　）

A. 肝脏是否肿大　　B. 腹水的有无

C. 有无消化系统症状　D. 颈静脉有无怒张

E. 有无水肿

43. 目前国际上统一的高血压诊断标准为（　　）

A. BP≥120/80 mmHg

B. BP≥130/85 mmHg

C. BP≥140/90 mmHg

D. BP≥150/90 mmHg

E. BP≥160/95 mmHg

44. 患者，女性，36岁，患风湿性心瓣膜病多年，
最近双下肢水肿严重，夜间不能平卧，拟行
瓣膜手术前，体检闻及二尖瓣开瓣音，提示
该患者（　　）

A. 二尖瓣关闭不全

B. 二尖瓣狭窄瓣叶硬化

C. 二尖瓣狭窄兼关闭不全

D. 二尖瓣狭窄但瓣膜弹性尚好

E. 二尖瓣狭窄兼主动脉瓣关闭不全

45. 患者，男性，30岁，寒战、发热、咳嗽，胸
痛2天就诊。X线检查提示右下肺大片状致
密阴影（实变期），体查时可出现的体征是
（　　）

A. 胸廓饱满

B. 气管向患侧移位

C. 语颤减弱

D. 可闻及病理性支气管呼吸音

E. 听觉语音减弱

46. 患者，男性，23岁，咳嗽、气促伴低热盗
汗2个月余就诊。查体：右侧胸廓饱满，肋
间隙增宽，语颤消失，叩诊实音，呼吸音消
失，最可能的诊断是（　　）

A. 右侧气胸　　　　B. 右侧胸腔积液

C. 右侧肺气肿　　　D. 右侧肺炎

E. 支气管哮喘

47. 患者，男性，34岁，胸痛、呼吸困难2小
时就诊。查体：气管右移，左胸呼吸运动减
弱，左侧语颤明显减弱，叩诊鼓音，听诊呼
吸音低弱。应考虑（　　）

A. 肺气肿　　　　　B. 肺心病

C. 胸腔积液　　　　D. 气胸

E. 肺实变

48. 患者，女性，25岁，关节红肿疼痛5年，伴
心悸、气促1年，查体：双颊暗红，心尖区
触及舒张期震颤，叩诊心界呈梨形，听诊心
尖区闻及舒张期隆隆样杂音，其最可能的诊
断是（　　）

A. 二尖瓣狭窄

B. 主动脉瓣狭窄

C. 二尖瓣关闭不全

D. 主动脉瓣关闭不全

E. 三尖瓣狭窄

49. 患者，男性，19岁，因胸腔积液行穿刺引流
术前检查发现患者脉搏随呼吸而变化，吸气
时明显减弱甚至消失，呼气时又加强。该脉
搏称为（　　）

A. 交替脉　　　　　B. 重搏脉

C. 奇脉　　　　　　D. 水冲脉

E. 短绌脉

50. 患者，女性，18岁，乏力、心悸、呼吸困难。
半个月前曾感冒、发热。查体发现心前区饱
满，心尖搏动消失，卧位心界呈球形，X线
显示心界向两侧扩大。你考虑该患者可能是
以下哪种情况（　　）

A. 左侧胸腔积液　　B. 左侧气胸

C. 心力衰竭　　　　D. 心包积液

E. 心肌病

51. 患者，女性，19岁，高考体检发现心尖冲动
向左下移位，左心室增大，心尖区闻及3/6
级收缩期吹风样杂音，向左腋下和左肩胛下
传导。你认为最可能的诊断是（　　）

A. 青春期生理性杂音

B. 先天性房间隔缺损

C. 二尖瓣狭窄

D. 二尖瓣关闭不全

E. 主动脉瓣狭窄

（52～54题共用题干）

患者，男性，28岁，有多年关节疼痛史。2年前

出现活动后心悸、气促、咳嗽，伴咳白色泡沫痰。
1个月前发现肝大、双下肢水肿，听诊心尖区闻
及舒张期隆隆样杂音，双肺底闻及湿啰音。

52. 该患者最可能的诊断是（   ）
    A. 风湿性心瓣膜病   B. 肺源性心脏病
    C. 甲亢性心脏病   D. 贫血性心脏病
    E. 先天性心脏病

53. 以下哪项体征对心功能的判断最有意义（   ）
    A. 双颊及口唇发绀   B. 颈静脉怒张
    C. 肝大   D. 心脏扩大
    E. 肝 - 颈静脉回流征阳性

54. 以下辅助检查最有诊断价值的是（   ）
    A. 血液检查抗"O"升高
    B. 心电图检查显示 P 波双峰状
    C. X 线胸片显示左心室增大
    D. 心脏超声显示二尖瓣叶呈"城墙样"改变
    E. 心脏超声显示左心室增大，二尖瓣反流

（55~57 题共用题干）

患者，男性，60岁，心悸、气短呼吸困难半
天，既往有高血压病史20余年，查体：血压
190/110 mmHg，心率108 次 / 分，心尖冲动呈抬
举性并向左下移位，心浊音界呈靴形，可闻及舒
张早期奔马律。

55. 该患者血压为（   ）
    A. 正常高值   B. 1 级高血压
    C. 2 级高血压   D. 3 级高血压

E. 单纯收缩期高血压

56. 该患者出现抬举性心尖搏动，应考虑（   ）
    A. 左心室肥大   B. 右心室肥大
    C. 左心房肥大   D. 右心房肥大
    E. 粘连性心包炎

57. 关于左心室舒张早期奔马律，以下不正确的
    是（   ）
    A. 在心尖部或其内上方听到
    B. 反映左心室功能低下
    C. 呼气末最响
    D. 可见于正常青少年和儿童
    E. 3 个心音时间间隔大致相等，性质相近

四、简答题

1. 简述语音震颤增强或减弱的临床意义。
2. 简述正常人支气管呼吸音、肺泡呼吸音、支
   气管肺泡呼吸音的分布。
3. 简述干啰音的发生机制和特点。
4. 气胸患者的胸部体征有哪些？
5. 简述肺实变体征。
6. 简述第一心音和第二心音主要产生机制及临
   床意义。
7. 简述第一心音和第二心音听诊特点。
8. 简述二尖瓣狭窄的主要体征。
9. 简述主动脉瓣关闭不全的主要体征。
10. 简述心包积液的主要体征。

第7章 腹部检查

📖 **学习目标**

1. 了解腹部体表标志及分区。
2. 理解体表分区与腹腔内脏的对应关系。
3. 掌握腹部检查的内容及方法。
4. 掌握腹部检查的正常表现及异常体征的临床意义。

张孝骞先生格言

"救死扶伤,解除病人痛苦,维护病人健康,是医务工作者的神圣职责。医务工作者除了要有过硬的业务技术外,更要有一颗全心全意为人民服务的心,这是基本的、必须的条件"。

临床医生正确的思想方法和工作作风是什么? 我认为可以用"勤于实践、反复验证"8个字来概括。"勤于实践"就是深入病房、门诊观察病人;"反复验证"就是把收集到的资料加以综合,并和书本、文献上讲的结合起来思考运用。

临床医师在诊治每一名病人时,应当谨慎、严肃,时刻警惕着自己的判断或措施是否尽职、是否全面、是否有疏漏缺失,其心情就像古人所说的,如临深渊,如履薄冰。这是什么意思? 这就是对病人负责的精神。几十年的医疗实践中,我总是用"戒、慎、恐、惧"4个字要求自己。

——张孝骞

"'协和'泰斗,'湘雅'轩辕,鞠躬尽瘁,作丝为茧,待患似母,兢兢解疑难。'戒慎恐惧'座右铭,严谨诚爱为奉献,功德堪无量,丰碑驻人间。"北京协和医院的挽联,概括了中国现代消化内科学的奠基人、著名临床医学家和医学教育家张孝骞教授的人生足迹。张孝骞教授离我们而去已十余载了,他留下的"勤于实践,反复验证"、"如临深渊,如履薄冰"的医训,已成为一代代医者的座右铭。在60多年的医学生涯中,张孝骞教授以其博大精深的学识和惊人的判断力,给后人留下了一部临床医学的无形"巨著"。

案例7-1

患者,男性,47岁,腹痛、呕吐、发热半天。发病时上腹部腹痛,约2小时后以右下腹疼痛为主。查体:面色稍苍白,四肢湿冷,腹平坦,脐部压痛、右下腹有固定压痛点及反跳痛,腹肌紧张,全腹未触及包块。

辅助检查:Hb125 g/L,WBC12.6×10^{12}/L,分类 N78%,L20%,M2%,PLT:214×10^9/L。

问题:

1. 首先考虑的诊断是什么?
2. 诊断依据是什么?
3. 进一步检查有哪些?

腹部主要由腹壁、腹腔和腹腔内脏器组成。腹部范围上起横膈，下至骨盆。腹部体表上以两侧肋弓下缘和胸骨剑突与胸部为界，下至两侧腹股沟韧带和耻骨联合，前面和侧面由腹壁组成，后面为脊柱和腰肌。腹腔脏器繁多，有消化、泌尿、生殖、内分泌、血液及血管系统，由于各个脏器互相交错重叠，病变复杂需要仔细检查加以判断。腹部检查仍按视诊、触诊、叩诊、听诊四种方法，尤以触诊最为重要。为了避免触诊引起胃肠蠕动增加，使肠鸣音发生变化，腹部检查的顺序为视、听、叩、触，但记录时为了统一格式仍按视、触、叩、听的顺序。

第 1 节　腹部的体表标志及分区

为了准确描写脏器病变和体征的部位和范围，常借助腹部的体表标志，人为将腹部进行分区，以便熟悉脏器的位置和其在体表的投影。

一、体 表 标 志

常用腹部体表标志有：胸骨剑突、肋弓下缘、耻骨联合、髂前上棘、脐、腹中线、腹直肌外缘、腹股沟韧带、腰椎棘突、第 12 肋骨及肋脊角等（图 7-1）。

二、腹 部 分 区

（一）四区分法

通过脐划一水平线与一垂直线，两线相交将腹部分为四区，即左、右上腹部和左、右下腹部（图 7-2）。

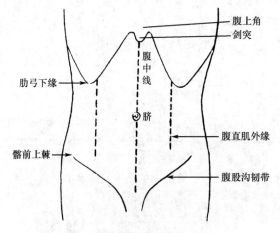
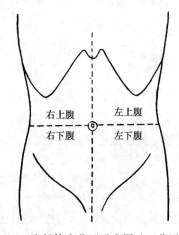

图 7-1　腹部前面体表标志示意图　　　　图 7-2　腹部体表分区示意图（四分区法）

各区所包含主要脏器如下：

1. 右上腹部（right upper quadrant，RUQ）肝、胆囊、幽门、十二指肠、小肠、胰头、右肾上腺，右肾、结肠肝曲、部分横结肠、腹主动脉、大网膜。

2. 右下腹部（right lower quadrant，RLQ）盲肠、阑尾、部分升结肠、小肠、右输尿管、胀大的膀胱、淋巴结、女性右侧卵巢和输卵管、增大的子宫、男性右侧精索。

3. 左上腹部（left upper quadrant，LUQ）肝左叶、脾、胃、小肠、胰体、胰尾、左肾上腺、左肾、结肠脾曲、部分横结肠、腹主动脉、大网膜。

4. 左下腹部（left lower quadrant，LLQ）乙状结肠、部分降结肠、小肠、左输尿管、胀大的膀胱、淋巴结、女性左侧卵巢和输卵管、增大的子宫、男性左侧精索。

四区分法简单易行，但较粗略，难于准确定位为其不足之处。

（二）九区分法

由两侧肋弓下缘连线和两侧髂前上棘连线为两条水平线，左、右髂前上棘至腹中线连线的中点为两条垂直线，四线相交将腹部划分为井字形九区，即左、右上腹部（季肋部）、左、右侧腹部（腰部）、左、右下腹部（髂窝部）及上腹部、中腹部（脐部）和下腹部（耻骨上部）（图 7-3）。

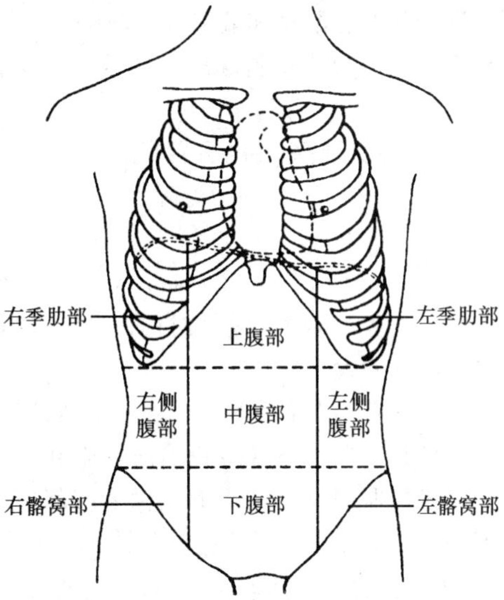

各区脏器分布情况如下。

1. 右上腹部 肝右叶、胆囊、结肠肝曲、右肾上腺、右肾。

2. 右侧腹部 升结肠、空肠、右肾。

3. 右下腹部 盲肠、阑尾、回肠下端、淋巴结、女性右侧卵巢和输卵管、男性右侧精索。

图 7-3　腹部体表分区示意图（九分区法）

4. 上腹部 胃、肝左叶、十二指肠、胰头、胰体、横结肠、腹主动脉、大网膜。

5. 中腹部 十二指肠、空肠、回肠、下垂的胃或横结肠、肠系膜及淋巴结、输尿管、腹主动脉、大网膜。

6. 下腹部 回肠、乙状结肠、输尿管、胀大的膀胱、女性增大的子宫。

7. 左上腹部 脾、胃、结肠脾曲、胰尾、左肾上腺、左肾。

8. 左侧腹部 降结肠、空肠、回肠、左肾。

9. 左下腹部 乙状结肠、淋巴结、女性左侧卵巢和输卵管、男性左侧精索。

九区分法较细，定位准确，但因各区较小，包含脏器常超过一个分区，加之体型不同，脏器位置可略有差异，应予注意（图 7-4）。

考点提示：
腹部体表标志及分区的意义

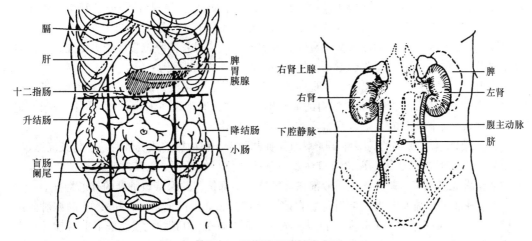

图 7-4　腹部脏器位置分布图

第 2 节　视　诊

进行腹部视诊前，嘱患者排空膀胱，取低枕仰卧位，充分暴露全腹，注意保暖，以免腹部受凉引起不适。光线宜充足而柔和，从前侧方射入视野，有利于观察腹部表面的器官轮廓、肿块、肠型和蠕动波等，医生应站立于患者右侧，按一定顺序自上而下地观察腹部，有时为了查出细小隆起或蠕动波，视诊者应将视线降低至腹平面，从侧面呈切线方向进行观察。

腹部视诊的主要内容有腹部外形、呼吸运动、腹壁皮肤、腹壁静脉、胃肠型和蠕动波及疝等。

一、腹 部 外 形

应注意腹部外形是否对称，有无全腹或局部的膨隆或凹陷，有腹水或腹部肿块时，还应测量腹围的大小。

健康成年人平卧时，前腹壁大致处于肋缘至耻骨联合同一平面或略为低凹，称为腹部平坦，坐起时脐以下部分稍前凸。肥胖者或小儿（尤其餐后）腹部外形较饱满，前腹壁稍高于肋缘与耻骨联合的平面，称为腹部饱满。消瘦者及老年人，因腹壁皮下脂肪较少，腹部下陷，前腹壁稍低于肋缘与耻骨联合的平面，为腹部低平。

（一）腹部膨隆

平卧时前腹壁明显高于肋缘与耻骨联合的平面，外观呈凸起状，称腹部膨隆，可因生理状况如肥胖、妊娠、或病理状况如腹水、腹内积气、巨大肿瘤等引起，因情况不同又可表现为：

1. 全腹膨隆　弥漫性膨隆的腹部呈球形或椭圆形，除因肥胖、腹壁皮下脂肪明显增多脐凹陷外，因腹腔内容物增多所致者腹壁无增厚，腹压影响使脐突出。常见于下列情况：

（1）腹腔积液：腹腔内有大量积液称腹水。平卧位时腹壁松弛，液体下沉于腹腔两侧，致侧腹部明显膨出扁而宽，称为蛙腹。侧卧或坐位时，因液体移动而使腹下部膨出。腹腔积液常见于肝硬化门静脉高压症，腹水量多致腹压增高，此时可使脐部突出；亦可见于心力衰竭、缩窄性心包炎、腹膜癌转移（肝癌、卵巢癌多见）、肾病综合征、胰源性腹水或结核性腹膜炎等。

（2）腹内积气：多在胃肠道内，大量积气可引起全腹膨隆，使腹部呈球形，两侧腰部膨出不明显，变动体位时其形状无明显改变，见于各种原因引起的肠梗阻或肠麻痹。积气在腹腔内，称为气腹，见于胃肠穿孔或人工气腹，前者常伴有不同程度的腹膜炎。

（3）腹内巨大肿块：如巨大卵巢囊肿、畸胎瘤等。当患者仰卧位腹部中央膨隆，立位时膨隆以脐为中心，腹部常呈尖凸形，但脐本身不凸起，称为尖腹。

对腹水及腹内巨大肿块患者，为观察其程度和变化，常需测量腹围。方法为让患者排尿后平卧，用软尺经脐绕腹一周，测得的周长即为腹围，通常以厘米为单位并同时记录。定期在同样条件下测量比较，可以观察腹腔内容物的变化。

2. 局部膨隆　腹部的局限性膨隆常因为脏器肿大，腹内肿瘤或炎性肿块、胃或肠胀气，以及腹壁上的肿物和疝等。视诊时应注意膨隆的部位、外形，是否随呼吸而移位或随体位而改变，有无搏动等。脏器肿大一般都在该脏器所在部位，并保持该脏器的外形特征。

上腹中部膨隆常见于肝左叶肿大、胃癌、胃扩张（如幽门梗阻、胃扭转）、胰腺肿瘤或囊肿等；右上腹膨隆常见于肝大（肿瘤、脓肿、淤血等）、胆囊肿大及结肠肝曲肿瘤等；左上腹膨隆常见于脾大、结肠脾曲肿瘤或巨结肠；腰部膨隆见于多囊肾、巨大肾上腺肿瘤、肾盂大量积水或积脓；脐部膨隆常因脐疝、腹部炎症性肿块（如结核性腹膜炎致肠粘连）引起；下腹膨隆常见于增大子宫（妊娠、子宫肌瘤）及膀胱胀大，后者在排尿后可以消失；右下腹膨隆常见于回盲部结核或肿瘤及阑尾周围脓肿等；左下腹膨隆见于降结肠及乙状结肠肿瘤，亦可因干结粪块所致。此外还可因游走下垂的肾脏或女性患者的卵巢癌或囊肿而致下腹部膨隆。

有时局部膨隆是由于腹壁上的肿块（皮下脂肪瘤、结核性脓肿等）而非腹腔内病变。其鉴别方法是嘱患者仰卧位做屈颈抬肩动作，使腹壁肌肉紧张，如肿块更加明显，说明肿块位于腹壁上。反之如变得不明显或消失，说明肿块在腹腔内，被收缩变硬的腹肌所掩盖。

局部膨隆近圆形者，多为囊肿、肿瘤或炎性肿块（后者有压痛亦可边缘不规则）；呈长形者，多为肠管病变如肠梗阻、肠扭转、肠套叠或巨结肠征等。膨隆有搏动者可能是动脉瘤，亦可能是位于腹主动脉上面的脏器或肿块传导其搏动。膨隆随体位变更而明显移位者，可能为游走的脏器（肾、脾、带蒂肿物如卵巢囊肿等）或大网膜、肠系膜上的肿块。腹壁或腹膜后肿物（神经纤维瘤、纤维肉瘤等）一般不随体位变更而移位。随呼吸移动的局部膨隆多为膈下脏器或其肿块。在腹白线、脐、腹股沟或手术瘢痕部位于腹压增加时出现膨隆，而卧位或降低腹压后消失者，为各该部位的可复性疝。

（二）腹部凹陷

仰卧时前腹壁明显低于肋缘与耻骨联合的平面，称腹部凹陷，凹陷分全腹和局部，但以前者意义更为重要。

1. 全腹凹陷 患者仰卧时前腹壁明显凹陷，见于消瘦和脱水者。严重时前腹壁凹陷几乎贴近脊柱，肋弓、髂嵴和耻骨联合显露，使腹外形如舟状，称舟状腹，见于恶病质，如晚期结核病、恶性肿瘤等慢性消耗性疾病，吸气时出现腹凹陷见于膈肌麻痹和上呼吸道梗阻。

2. 局部凹陷 较少见，多由于手术后腹壁瘢痕收缩所致，患者立位或加大腹压时，凹陷可更明显。白线疝（腹直肌分裂）、切口疝于卧位时可见凹陷，但立位或加大腹压时，局部反而膨出。

考点提示： 腹部外形改变的临床意义

二、呼 吸 运 动

正常人可以见到呼吸时腹壁上下起伏，吸气时上抬，呼气时下陷，即为腹式呼吸运动，男性及小儿以腹式呼吸为主，而成年女性则以胸式呼吸为主，腹壁起伏不明显。

腹式呼吸减弱常因腹膜炎症、腹水、急性腹痛、腹腔内巨大肿物或妊娠等。腹式呼吸消失常见于胃肠穿孔所致急性腹膜炎或膈肌麻痹等。腹式呼吸增强不多见，常为癔症性呼吸或胸腔疾病（大量积液等）。

考点提示： 腹式呼吸运动减弱的临床意义

三、腹 壁 静 脉

正常人腹壁皮下静脉一般不显露，在较瘦或皮肤白皙的人才隐约可见，皮肤较薄而松弛的老年人可见，但较直并不迂曲，其他如腹压增加时也可见。当腹壁静脉可显而易见或迂曲变粗，称为腹壁静脉曲张。常见于门静脉高压致循环障碍或上、下腔静脉回流受阻而有侧支循环形成。检查时应注意曲张的静脉的分布及血流方向。

正常时脐水平线以上的腹壁静脉血流自下向上流入上腔静脉，脐水平以下的腹壁静脉自上向下流入下腔静脉。门静脉高压显著时，于脐部可见到曲张静脉向四周放射，如水母头，其血液的流向与正常者相同（图7-5）。上、下腔静脉阻塞时，曲张的静脉多分布在腹壁两侧，下腔静脉阻塞时脐以下的腹壁静脉血流方向流向上；上腔静脉阻塞时，上腹部的静脉血流方向流向下（图7-6）。因此，确定腹壁曲张静脉的血流方向，可判断静脉阻塞部位。

检查方法：血流方向可选择一段没有分支的腹壁静脉，检查者将右手示指和中指并拢压在静脉上，然后一只手指紧压静脉向外滑动，挤出该段静脉内血液，至一定距离后放松该手指，另一手指紧压不动，观察静脉是否充盈，如迅速充盈，则血流方向是从放松的一端流向紧压手指的一端。再同法放松另一手指，观察静脉充盈速度，即可判断血流方向（图7-7）。

考点提示： 腹壁静脉曲张的判断及临床意义

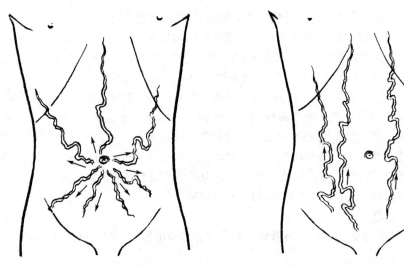

图 7-5　门静脉高压时腹壁浅静脉血流方向和分布　图 7-6　下腔静脉梗阻时腹壁浅静脉血流方向和分布

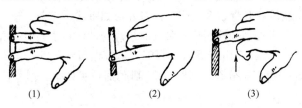

(1)　　　　　　　　　(2)　　　　　　　　　(3)

图 7-7　测定静脉血流方向示意图

四、胃肠型和蠕动波

　　正常人腹部一般看不到胃和肠的轮廓及蠕动波形，除非腹壁菲薄或松弛的老年人、经产妇或极度消瘦者可能见到。

　　胃肠道发生梗阻时，梗阻近端的胃或肠段饱满而隆起，可显出各自的轮廓，称为胃型（gastral pattern）或肠型（intestinal pattern），伴有该部位的蠕动加强，可以看到蠕动波。胃蠕动波自左肋缘下开始，缓慢地向右推进，到达右腹直肌旁（幽门区）消失，此为正蠕动波。有时尚可见到自右向左的逆蠕动波。肠梗阻时亦可看到肠蠕动波，小肠梗阻所致的蠕动波多见于脐部，严重梗阻时，胀大的肠襻呈管状隆起，横行排列于腹中部，组成多层梯形肠型，并可看到明显的肠蠕动波，运行方向不一致，此起彼伏，全腹膨胀，听诊时可闻高调肠鸣音或呈金属音调。结肠远端梗阻时，其宽大的肠型多位于腹部周边，同时盲肠多胀大成球形，随每次蠕动波的到来而更加隆起。如发生了肠麻痹，则蠕动波消失。在观察蠕动波时，从侧面观察更易察见，亦可用手轻拍腹壁而诱发之。

考点提示：
胃肠型和蠕动波的临床意义

五、腹壁其他情况

　　1. 皮疹　不同种类的皮疹提示不同的疾病，充血性或出血性皮疹常出现于发疹性高热疾病或某些传染病（如麻疹、猩红热、斑疹伤寒）及药物过敏等。紫癜或荨麻疹可能是过敏性疾病全身表现的一部分。一侧腹部或腰部的疱疹（沿脊神经走行分布）提示带状疱疹的诊断。

　　2. 色素　正常情况下，腹部皮肤颜色较暴露部位稍淡，散在点状深褐色色素沉着常为血色病。皮肤皱褶处（如腹股沟及系腰带部位）有褐色素沉着，可见于肾上腺皮质功能减退（Addison病）。左腰部皮肤呈蓝色，为血液自腹膜后间隙渗到侧腹壁的皮下所致（Grey-

Turner 征），可见于急性出血坏死型胰腺炎。脐周围或下腹壁皮肤发蓝为腹腔内大出血的征象（Cullen 征），见于宫外孕破裂或急性出血坏死型胰腺炎。腹部和腰部不规则的斑片状色素沉着，见于多发性神经纤维瘤。妇女妊娠时，在脐与耻骨之间的中线上有褐色素沉着，常持续至分娩后才逐渐消退。

3. 腹纹 为腹壁真皮结缔组织因张力增高断裂所致，呈银白色条纹，可见于肥胖者或经产妇女。妊娠纹出现于下腹部和髂部，下腹部呈以耻骨为中心略呈放射状，条纹处皮肤较薄，在妊娠期呈淡蓝色或粉红色，产后则转为银白色而长期存在。紫纹是皮质醇增多症的常见征象，出现部位除下腹部和臂部外，还可见于股外侧和肩背部。

4. 瘢痕 腹部瘢痕多为外伤、手术或皮肤感染所致。

5. 疝 腹部疝可分为腹内疝和腹外疝两大类，前者少见，后者较多见。疝为腹腔内容物经腹壁或骨盆壁的间隙或薄弱部分向体表突出而形成。脐疝多见于婴幼儿，成人则可见于经产妇或有大量腹水的患者。先天性腹直肌两侧闭合不良者可有白线疝；手术瘢痕愈合不良处可有切口疝；股疝位于腹股沟韧带中部，多见于女性；腹股沟疝则偏于内侧。男性腹股沟斜疝可下降至阴囊，该疝在直立位或咳嗽用力时明显，至卧位时可缩小或消失，亦可以手法还纳，如有嵌顿则可引起急性腹痛。

6. 脐部 正常人脐与腹壁相平或稍凹陷，脐凹分泌物呈浆液性或脓性，有臭味，多为炎症所致。分泌物呈水样，有尿味，为脐尿管未闭的征象。脐部溃烂，可能为化脓性或结核性炎症；脐部溃疡如呈坚硬、固定而突出，多为癌肿所致。

7. 腹部体毛 男性胸骨前的体毛可向下延伸达脐部。男性阴毛的分布多呈三角形，尖端向上，可沿前正中线直达脐部；女性阴毛为倒三角形，上缘为一水平线，止于耻骨联合上缘处，界限清楚。腹部体毛增多或女性阴毛呈男性型分布见于皮质醇增多症和肾上腺性变态综合征。腹部体毛稀少见于腺垂体功能减退症、黏液性水肿和性腺功能减退症。

8. 上腹部搏动 大多由腹主动脉搏动传导而来，可见于正常人较瘦者。腹主动脉瘤和肝血管瘤时，上腹部搏动明显。二尖瓣狭窄或三尖瓣关闭不全引起右心室增大，亦可见明显的上腹部搏动。

第 3 节 触 诊

触诊是腹部检查的主要方法，对腹部体征的认知和疾病的诊断具有重要意义。有些体征如腹膜刺激征、腹部肿块、脏器肿大等主要靠触诊发现。在腹部触诊时各种触诊手法都能用到。

为达到满意的腹部触诊，被检查者应排尿后取低枕仰卧位，两手自然置于身体两侧，两腿屈起并稍分开，以使腹肌尽量松弛，作张口缓慢腹式呼吸，必要时可取侧卧或坐位。医生应站立于被检查者右侧，检查时手要温暖，指甲剪短，先以全手掌放于腹壁上部，使患者适应片刻，并感受腹肌紧张度。然后以轻柔动作按顺序触诊，一般自左下腹开始逆时针方向至右下腹，再至脐部，依次检查腹部各区。原则是先触诊健康部位，逐渐移向病变区域，以免造成患者感受的错觉。边触诊边观察被检查者的反应与表情，对精神紧张或有痛苦者给以安慰和解释。亦可边触诊边与患者交谈，转移其注意力而减少腹肌紧张，以保证顺利完成检查。

一、腹壁紧张度

正常人腹壁有一定张力，但紧张度适中，触之柔软或稍有阻力，较易压陷，称腹壁柔软，有些人（尤其儿童）因不习惯触摸或怕痒而发笑致腹肌自主性痉挛，称肌卫增强，在适当诱导或转移注意力后可消失，不属异常。某些病理情况可使全腹或局部腹肌紧张度增加或减弱。

（一）腹壁紧张度增加

全腹壁紧张可分为几种情况。由于腹腔内容物增加如肠胀气或气腹，腹腔内大量腹水（多为漏出液或血性漏出液）者，触诊腹部张力可增加，但无肌痉挛，也无压痛。如因急性胃肠穿孔或脏器破裂所致急性弥漫性腹膜炎，腹膜受刺激而引起腹肌痉挛、腹壁常有明显紧张，甚至强直硬如木板，称板状腹（board-like rigidity）；结核性炎症或其他慢性病变由于发展较慢，对腹膜刺激缓和，且有腹膜增厚和肠管、肠系膜的粘连，故形成腹壁柔韧而具抵抗力，不易压陷，称揉面感（dough kneading sensation）或柔韧感，此征亦可见于癌性腹膜炎。

局部腹壁紧张常见于脏器炎症波及腹膜而引起，如上腹或左上腹肌紧张常见于急性胰腺炎，右上腹肌紧张常见于急性胆囊炎，右下腹肌紧张常见于急性阑尾炎，但也可见于胃穿孔，此系胃穿孔时胃内容物顺肠系膜右侧流至右下腹，引起该部的肌紧张和压痛。在年老体弱、腹肌发育不良、大量腹水或过度肥胖的患者腹膜虽有炎症，但腹壁紧张可不明显，盆腔脏器炎症也不引起明显腹壁紧张。

（二）腹壁紧张度减低

多因腹肌张力降低或消失所致。检查时腹壁松软无力，失去弹性，全腹紧张度减低，见于慢性消耗性疾病或大量放腹水后，亦见于经产妇或年老体弱、脱水的患者。脊髓损伤所致腹肌瘫痪和重症肌无力可使腹壁张力消失。局部紧张度降低较少见，多由于局部的腹肌瘫痪或缺陷（如腹壁疝等）。

二、压痛及反跳痛

触诊时，以右手示指、中指指端放于腹壁逐渐深压而发生疼痛称为压痛（tenderness），多来自腹壁或腹腔内的病变。

正常腹部触摸时不引起疼痛，重按时仅有一种压迫感。真正的压痛多来自腹壁或腹腔内的病变。腹壁病变比较表浅，可借抓捏腹壁或仰卧位做屈颈抬肩动作使腹壁肌肉紧张时触痛更明显，而有别于腹腔内病变引起者。腹腔内的病变，如脏器的炎症、淤血、肿瘤、破裂、扭转及腹膜的刺激（炎症、出血等）等均可引起压痛，压痛的部位常提示存在相关脏器的病变。

阑尾炎早期局部可无压痛，以后才有右下腹压痛。胰体和胰尾的炎症和肿瘤，可有左腰部压痛。胆囊的病变常有右肩胛下区压痛。此外胸部病变如下叶肺炎、胸膜炎、心肌梗死等也常在上腹部或季肋部出现压痛，盆腔疾病如膀胱、子宫及附件的疾病可在下腹部出现压痛。一些位置较固定的压痛点常反映特定的疾病，如位于右锁骨中线与肋缘交界处的胆囊点压痛标志胆囊的病变，位于脐与右髂前上棘连线中、外 1/3 交界处的麦氏点（McBurney点）压痛标志阑尾的病变等。当医师用右手压迫左下腹降结肠区，相当于麦氏点对称部位，或再用左手按压其上端使结肠内气体传送至右下腹盲肠和阑尾部位，如引起右下腹疼痛，则为结肠充气征阳性，提示右下腹部有炎症。

当医师用于触诊腹部出现压痛后，用并拢的 2~3 个手指（示、中、环指）压于原外稍停片刻，使压痛感觉趋于稳定，然后迅速将手抬起，如此时患者感觉腹痛骤然加重，并常伴有痛苦表情或呻吟，称为反跳痛。反跳痛是腹膜壁层已受炎症累及的征象。腹膜炎患者常有腹肌紧张，压痛与反跳痛，称腹膜刺激征（peritoneal irritation sign），亦称腹膜炎三联

考点提示：
腹膜刺激征
及临床意义

征。当腹内脏器炎症尚未累及壁腹膜时，可仅有压痛而无反跳痛。

三、脏　器　触　诊

腹腔内重要脏器较多，如肝、脾、肾、胆囊、胰腺、膀胱及胃肠等，在其发生病变时，常可触到脏器增大或局限性肿块，对诊断有重要意义。

（一）肝脏触诊

1. 肝脏触诊方法　被检查者取仰卧位，两膝关节屈曲，使腹壁放松，并做较深腹式呼吸动作以使肝脏在膈下上下移动。检查者立于患者右侧用单手或双手触诊。

（1）单手触诊法：较为常用，检查者将右手四指并拢，掌指关节伸直，与肋缘大致平行地放在右上腹部（或脐右侧）估计肝下缘的下方，患者呼气时，手指压向腹壁深部，吸气时，手指缓慢抬起朝肋缘向上迎触下移的肝缘，如此反复进行，手指逐渐向肋缘移动，直到触到肝缘或肋缘为止。需在右锁骨中线及前正中线上，分别触诊肝缘并测量其与肋缘或剑突根部的距离，以厘米表示。

（2）双手触诊法：检查者右手位置同单手法，而用左手托住被检查者右腰部，拇指张开于肋部，触诊时左手向上推，使肝下缘紧贴前腹壁下移，并限制右下胸扩张，以增加膈下移的幅度，这样吸气时下移的肝脏就更易碰到右手指，可提高触诊的效果（图 7-8）。

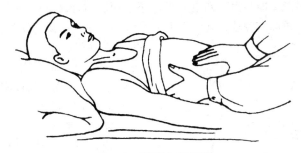

图 7-8　肝触诊示意图

触及肝脏时，应详细体会并描述下列内容：

1）大小：正常成人的肝脏可于肋弓下触及肝下缘，在 1 cm 以内，在剑突下在 3 cm 以内。如超出上述标准，肝脏质地柔软，表面光滑，且无压痛，则首先应考虑肝下移，此时可用叩诊法叩出肝上界，如肝上界也相应降低，肝上下径正常，则为肝下移，如肝上界正常或升高，则提示肝大。

肝脏下移常见于内脏下垂，肺气肿、右侧胸腔大量积液导致膈肌下降。

肝大见于病毒性肝炎、肝淤血、脂肪肝、白血病、肝脓肿、肝肿瘤等。

肝脏缩小见于急性和亚急性重型肝炎，门脉性肝硬化晚期，病情极为严重。

2）质地：一般将肝脏质地分为三级，即质软、质韧（中等硬度）和质硬。正常肝脏质地柔软，如触及口唇；急性肝炎及脂肪肝时肝质地稍韧，慢性肝炎及肝淤血质韧如触鼻尖；肝硬化质硬，肝癌质地最坚硬，如触前额。肝脓肿或囊肿有液体时呈囊性感，大而表浅者可能触到波动感。

3）边缘和表面状态：触及肝脏时应注意肝脏边缘的厚薄，是否整齐，表面是否光滑、有无结节。正常肝脏边缘整齐、且厚薄一致、表面光滑。肝边缘圆钝常见于脂肪肝或肝淤血。肝边缘锐利，表面结节，多见于肝硬化。肝边缘不规则，表面不光滑，呈不均匀的结节状，见于肝癌。

4）压痛：正常肝脏无压痛，如果肝包膜有炎性反应或紧张时则有压痛，轻度弥漫性压痛见于肝炎、肝淤血等，局限性剧烈压痛见于较表浅的肝脓肿。

5）搏动：正常肝脏及因炎症、肿瘤等原因引起的肝大并不伴有搏动。凡肝大未压迫到腹主动脉，或右心室未增大到向下推压肝脏时，均不出现肝脏的搏动。如果触到肝脏搏动，应注意其为单向性抑或扩张性。单向性搏动常为传导性搏动，系因肝脏传导了其下面的腹主动脉的搏动所致，故两手掌置于肝脏表面有被推向上的感觉。扩张性搏动为肝脏本身的搏动，见于三尖瓣关闭不全，由于右心室的收缩搏动通过右心房、下腔静脉而传导至肝脏，使其呈扩张性，如置两手掌于肝脏左右叶上面，即可感到两手被推向两侧的感觉，称为扩张性搏动。

2. 肝脏增大的临床意义　由于肝脏病变的性质不同，物理性状也各异，故触诊时必须逐项仔细检查，认真体验，综合判断其临床意义。例如，急性肝炎时，肝脏可轻度肿大，表面光滑，边缘钝，质稍韧，但有充实感及压痛。肝淤血时，肝脏可明显肿大，且大小随淤血程度变化较大，表面光滑，边缘圆钝，质韧，也有压痛，肝－颈静脉回流征阳性为其特征。脂肪肝所致肝大，表面光滑，质软或稍韧，但无压痛。肝硬化的早期肝常肿大，晚期则缩小，质较硬，边缘锐利，表面可能触到小结节，无压痛。肝癌时肝脏逐渐肿大，质地坚硬如石，边缘不整，表面高低不平，可有大小不等的结节或巨块，压痛和叩痛明显。

（二）胆囊触诊

正常胆囊不能触及。胆囊肿大可在右肋缘下、腹直肌外缘处触及，肿大的胆囊一般呈梨形或卵圆形、张力较高的肿块，随呼吸上下移动。如肿大胆囊呈囊性感，并有明显压痛，常见于急性胆囊炎。胆囊肿大呈囊性感，无压痛者，见于壶腹周围癌。胆囊肿大，有实性感者，见于胆囊结石或胆囊癌。

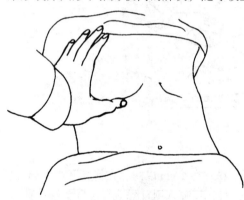

当胆囊有炎症时，但肿大的胆囊未达肋缘下，不能触及胆囊，此时可用胆囊触痛试验检查。检查方法：医师以左手掌平放于患者右胸下部，以拇指指腹压于右肋下胆囊点处嘱患者缓慢深吸气，在深吸气时发炎的胆囊下移时碰到用力按压的拇指，即引起疼痛并且突然屏气，称 Murphy 征阳性（图7-9），见于急性胆囊炎。

图 7-9　Murphy 征检查法

在胆总管结石胆道阻塞时，可发生明显黄疸，但胆囊常不肿大，乃因胆囊多有慢性炎症，囊壁因纤维化而皱缩，且与周围组织粘连而失去移动性所致。由于胰头癌压迫胆总管导致胆道阻塞、黄疸进行性加深，胆囊也显著肿大，但无压痛，称为 Courvoisier 征阳性。

（三）脾脏触诊

1. 触诊方法　脾脏明显肿大而位置又较表浅时，用单手稍用力触诊即可查到。如果肿大的脾脏位置较深，应用双手触诊法进行检查，患者仰卧，两腿稍屈曲，医生左手绕过患者腹前方，手掌置于其左胸下部第9～11肋处，试将其脾脏从后向前托起，并限制了胸廓运动，右手掌平放于脐部，与左肋弓大致成垂直方向，自脐平面开始配合呼吸，如同触诊肝脏一样，迎触脾尖，直至触到脾缘或左肋缘为止（图7-10），脾脏切迹为其形态特征。在脾脏轻度肿大而仰卧位不易触到时，可嘱患者取右侧卧位，双下肢屈曲，此时用双手触诊则容易触到。

2. 脾脏大小测量　肿大的测量法如下（图7-11）。

（1）第1线测量：指左锁骨中线与左肋缘交点至脾下缘的距离，以厘米表示（下同）。

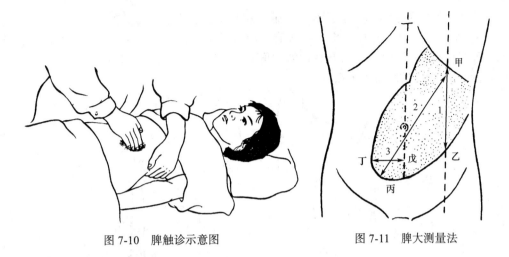

图 7-10　脾触诊示意图　　　　　　　图 7-11　脾大测量法

脾脏轻度肿大时只作第 1 线测量。

（2）第 2 线测量和第 3 线测量：脾脏明显肿大时，应加测第 2 线和第 3 线。前者系指左锁骨中线与左肋缘交点至脾脏最远点的距离（应大于第 1 线测量），后者指脾右缘与前正中线的距离。如脾脏高度增大向右越过前正中线，则测量脾右缘至前正中线的最大距离，以"＋"表示；未超过前正中线则测量脾右缘与前正中线的最短距离，以"－"表示。

临床上将脾大分为轻、中、高三度。脾缘不超过肋下 2 cm 为轻度肿大；超过 2 cm，在脐水平线以上为中度肿大；超过脐水平线或前正中线则为高度肿大即巨脾。

3. 脾大的临床意义　正常脾脏不能触及。内脏下垂或左侧胸腔积液、积气时膈下降，可使脾脏向下移位。除此以外，能触到脾脏则提示脾脏已肿大至正常 2 倍以上，多为病理现象。轻度肿大常见于急慢性肝炎、伤寒、粟粒性结核、急性疟疾、感染性心内膜炎及败血症等，一般质地柔软；中度肿大常见于肝硬化、疟疾、慢性淋巴细胞性白血病、慢性溶血性黄疸、淋巴瘤、系统性红斑狼疮等，质地一般较硬；高度肿大，表面光滑者见于慢性粒细胞性白血病、黑热病、慢性疟疾和骨髓纤维化等，表面不平滑而有结节者见于淋巴瘤和恶性组织细胞病。脾脏表面有囊性肿物者见于脾囊肿；脾脏压痛见于脾脓肿、脾梗死等；脾周围炎或脾梗死时，脾脏触诊有摩擦感且有明显压痛。

考点提示：
肝脾触诊及
测量方法，
肝脾大的临
床意义

（四）肾脏触诊

1. 检查方法　一般用双手触诊法。可采取平卧位。卧位触诊右肾时，嘱患者两腿屈曲并做较深腹式呼吸。医师立于患者右侧，以左手掌托起其右腰部，右手掌平放在右上腹部，手指方向大致平行于右肋缘进行深部触诊右肾，于患者吸气时双手夹触肾脏。如触到光滑钝圆的脏器，可能为肾下极，如能在双手间握住更大部分，则略能感知其蚕豆状外形，握住时患者常有酸痛或类似恶心的不适感。触诊左肾时，左手越过患者腹前方从后面托起左腰部，右手掌横置于患者左上腹部，依上述方法双手触诊左肾。平卧位未能触及肾脏时，可变换体位（侧卧、坐位或立位）再行触诊。

2. 肾脏触诊的临床意义　正常人肾脏一般不易触及，有时可触到右肾下极。身材瘦长者，肾下垂、游走肾或肾脏代偿性增大时，肾脏较易触到。在深吸气时能触到 1/2 以上的肾脏即为肾下垂。如肾下垂明显并能在腹腔各个方向移动时称为游走肾。肾大见于肾盂积水或积脓、肾肿瘤、多囊肾等。当肾盂积水或积脓时肾脏的质地柔软而富有弹性，有时有波动感。多囊肾时，一侧或两侧肾脏为不规则形增大，有囊性感。肾肿瘤则表面不平，质地坚硬。

当肾脏和尿路有炎症或其他疾病时，可在相应部位出现压痛点（图 7-12）。①季肋点

（前肾点）：第10肋骨前端，右侧位置稍低，相当于肾盂位置；②上输尿管点：在脐水平线上腹直肌外缘；③中输尿管点：在髂前上棘水平腹直肌外缘，相当于输尿管第二狭窄处；④肋脊点：背部第12肋骨与脊柱的交角（肋脊角）的顶点；⑤肋腰点：第12肋骨与腰肌外缘的交角（肋腰角）顶点。

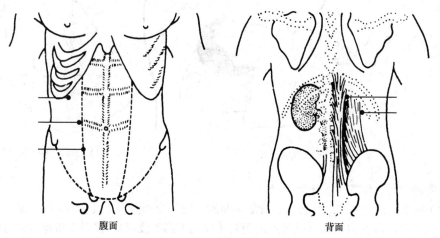

腹面　　　　　　　　　　　　　　　背面

图 7-12　肾脏疾病压痛点示意图

肋脊点和肋腰点压痛见于肾盂肾炎、肾脓肿和肾结核等，如炎症深隐于肾实质内，可无压痛而仅有叩击痛。季肋点压痛亦提示肾脏病变。上输尿管点或中输尿管点出现压痛，提示输尿管结石、结核或化脓性炎症。

（五）膀胱触诊

正常膀胱空虚不易触到，当膀胱充盈时，于下腹中部触及呈扁圆形或球形，囊状物，不能用手推移。按压时憋胀有尿意，排尿或导尿后缩小或消失。藉此可与妊娠子宫、卵巢囊肿及直肠肿物等鉴别。膀胱胀大最多见于尿道梗阻（如前列腺增生或癌、脊髓病）所致的尿潴留，也见于昏迷患者、腰椎或骶椎麻醉后、手术后局部疼痛患者。

（六）胰腺触诊

胰腺位于腹膜后，位置深而柔软，故不能触及。在病理情况下常也不能触及。胰腺在上腹部相当于第1、2腰椎处，胰头及胰颈约位于腹中线偏右，而胰体、胰尾在腹中线左侧。当胰腺有病变时，则可在上腹部出现体征。当上腹中部或左上腹有横行呈带状压痛及肌紧张，并涉及左腰部者，提示胰腺炎症，如起病急同时有左腰部皮下淤血而发蓝，则提示急性出血坏死型胰腺炎。如在上腹部触及质硬而无移动性横行条索状的肿物时，应考虑为慢性胰腺炎。如呈坚硬块状，表面不光滑似有结节，则可能为胰腺癌。胰头癌时，可出现阻塞性黄疸及胆囊肿大而无压痛（即 Courvoisier 征阳性）。在上腹部肋弓下或左上腹部触到囊性肿物，多为胰腺假性囊肿。但要注意胃在胰腺前面，故此区肿物需与胃部肿瘤鉴别。

四、肿　块

腹部肿块常由肿大或异位的脏器、炎性肿块、囊肿、肿大淋巴结，以及良、恶性肿瘤、肠内粪块引起，因此应注意鉴别。首先应将正常脏器与病理性肿块区别开来。

（一）正常腹部可触到的结构

1. 腹直肌肌腹及腱划　在腹肌发达者或运动员的腹壁中上部，可触到腹直肌肌腹，隆起略呈圆形或方块，较硬，其间有横行凹沟，为腱划，易误为腹壁肿物或肝缘。但其在中线两侧对称出现，较浅表，于屈颈、抬肩、腹肌紧张时更明显，可与肝脏及腹腔内肿物区别。

2. 腰椎椎体及骶骨岬 形体消瘦及腹壁薄软者，在脐附近中线位常可触到骨样硬度的肿块，自腹后壁向前突出，有时可触到其左前方有搏动，此即腰椎（$L_4 \sim L_5$）椎体或骶骨岬（S_1 向前突出处）。初学者易将其误为后腹壁肿瘤。在其左前方常可查到腹主动脉搏动，宽度不超过 3.5 cm。

3. 乙状结肠粪块 正常乙状结肠用滑行触诊法常可触到，内存粪便时明显，为光滑索条状，而无压痛，可被手指推动。当有干结粪块潴留于其内时，可触到类圆形肿块或较粗索条，可有轻压痛，易误为肿瘤。为鉴别起见可于肿块部位皮肤上做标志，隔日复查，如于排便或洗肠后肿块移位或消失，即可明确。

4. 横结肠 正常较瘦的人，于上腹部可触到一中间下垂的横行索条，腊肠样粗细，光滑柔软，滑行触诊时可推动，即为横结肠。有时横结肠可下垂达脐部或以下，呈"U"字形，因其上、下缘均可触知，故仔细检查不难与肝缘区别。

5. 盲肠 除腹壁过厚者外，大多数人在右下腹 Murphy 点稍上内部位可触到盲肠。正常时触之如圆柱状，其下部为梨状扩大的盲端，稍能移动，表面光滑，无压痛。

（二）异常肿块

如在腹部触到上述内容以外的肿块，则应视为异常，多有病理意义。触到这些肿块时需注意下列各点：

1. 部位 各部位的肿块常来源于该部的脏器，如上腹中部触到肿块常为胃或胰腺的肿瘤、囊肿或胃内结石；右肋下肿块常与肝和胆有关。两侧腹部的肿块常为结肠的肿瘤。脐周或右下腹不规则，有压痛的肿块常为结核性腹膜炎所致的肠粘连。下腹两侧类圆形、可活动，具有压痛的肿块可能系腹腔淋巴结肿大，如位于较深、坚硬不规则的肿块则可能系腹膜后肿瘤。卵巢囊肿多有蒂，故可在腹腔内游走。腹股沟韧带上方的肿块可能来自卵巢及其他盆腔器官。

2. 大小 凡触及的肿块均应测量其纵、横径或前后径（深厚），以厘米表示，便于动态观察。临床上也可用实物作比喻，如拳头、鸡蛋、核桃等。如肿块大小变异不定，甚至自行消失，则可能是痉挛、充气的肠袢所引起。

3. 形态 注意其形状、轮廓、边缘和表面切迹等。圆形且表面光滑的肿块多为良性。形态不规则，表面凸凹不平且坚硬者，应多考虑恶性肿瘤。如在右上腹触到边缘光滑的卵圆形肿物，应疑为胆囊积液。左上腹肿块有明显切迹多为脾脏。

4. 质地 肿块若为实质性的，其质地可能柔韧、中等硬或坚硬，见于肿瘤、炎性或结核浸润块，如胃癌、肝癌、回盲部结核等。肿块若为囊性，质地柔软，见于囊肿、脓肿，如卵巢囊肿、多囊肾等。

5. 压痛 急性炎性肿块有明显压痛。如右下腹的肿块压痛明显，常为阑尾脓肿等。肝脏增大有明显压痛，多见于急性肝炎、肝脓肿。

6. 搏动 消瘦者可以在腹部见到或触到动脉的搏动。如在腹中线附近触到明显的膨胀性搏动，则应考虑腹主动脉或其分支的动脉瘤。有时尚可触及震颤。

7. 移动度 肿块随呼吸而上下移动，多为肝、脾、胃、肾或其肿物，胆囊因附在肝下，横结肠因借胃结肠韧带与胃相连，故其肿物亦随呼吸而上下移动。肝脏和胆囊的移动度大，不易用手固定。如果肿块能用手推动者，可能来自胃、肠或肠系膜。移动度大的多为带蒂的肿物或游走的脏器。局部炎性肿块或脓肿及腹腔后壁的肿瘤，一般不能移动。

考点提示：腹部包块的特征及临床意义

五、液波震颤

腹腔内有大量游离液体时，如用手指叩击腹部，可感到液波震颤或称波动感。检查时患者平卧，医师以一手掌面贴于患者一侧腹壁，另一手四指并拢屈曲，用指端叩击对侧腹壁（或以指端冲击式触诊），如有大量液体存在，则贴于腹壁的手掌有被液体波动冲击的感觉，即波动感。为防止腹壁本身的震动传至对侧，可让另一人将手掌尺侧缘压于脐部腹中线上，即可阻止之（图7-13）。此法检查腹水，需有3000～4000 ml以上液量时才能查出，不如移动性浊音敏感。

考点提示：
液波震颤的
临床意义

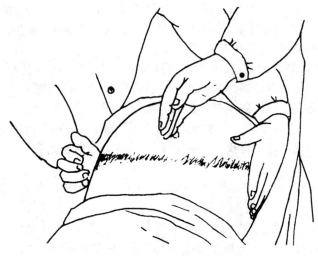

图 7-13　液波震颤检查法

第 4 节 叩 诊

腹部叩诊的主要作用在于叩知某些脏器的大小和叩痛，胃肠道充气情况，腹腔内有无积气、积液和肿块等。一般采用间接叩诊法。腹部叩诊内容有：

一、腹部叩诊音

正常腹部大部分叩诊为鼓音，其程度因胃肠充气多少而不同，高度鼓音见于胃肠显著胀气、胃肠穿孔及麻痹性肠梗阻。当肝、脾或其他脏器高度肿大，腹腔内肿瘤或大量腹水时，鼓音范围缩小，病变部位可出现浊音或实音。

二、肝脏及胆囊叩诊

1. 叩诊方法　用叩诊法确定肝上界时，一般沿右锁骨中线，由肺区向下叩向腹部，叩指用力要适当。当由清音转为浊音时，即为肝上界。此处相当于被肺遮盖的肝顶部，故又称肝相对浊音界。再向下叩第1～2肋间，则浊音变为实音，此处的肝脏不再被肺所遮盖而直接贴近胸壁，称肝绝对浊音界（亦为肺下界）。确定肝下界时，常由腹部鼓音区沿右锁骨中线，由鼓音转为浊音处即是。如无肝缘增厚，一般叩得的肝下界比触得的肝下缘高1～2 cm，但若肝缘明显增厚，则两项结果较为接近。在确定肝的上下界时要注意体型，匀称体型者的正常肝脏在右锁骨中线上，其上界在第5肋间，下界位于右季肋下缘。两者之间的距离为肝上下径，为9～11 cm；右腋中线上，上界为第7肋间，下界相当于第10肋骨水平；右肩胛线上，上界为第10肋间。矮胖体型者肝上下界均可高1个肋间，瘦长体型者则可低1个肋间。

2. 肝浊音界改变的临床意义　肝浊音界扩大见于肝癌、肝脓肿、肝炎、肝淤血和多囊肝等。肝浊音界缩小见于急性重型肝炎、肝硬化和胃肠胀气等。肝浊音界消失代之以鼓音者，多由于肝表面覆有气体所致，是急性胃肠穿孔的一个重要征象，但也可见于腹部大手术后数日内，间位结肠（结肠位于肝与横膈之间）。肝区叩击痛见于肝炎、肝脓肿或肝癌。

胆囊位于深部，且被肝脏遮盖，临床上不能用叩诊检查其大小，仅能检查胆囊区有无叩击痛，胆囊区叩击痛为胆囊炎的重要体征。

考点提示：
肝浊音界改变的临床意义

三、胃泡鼓音区及脾叩诊

胃泡鼓音区位于左前胸下部肋缘以上，为胃底穹隆含气而形成。其上界为横膈及肺下缘，下界为肋弓，左界为脾脏，右界为肝左缘。正常情况下胃泡鼓音区的大小受胃内含气量的多少和周围器官组织病变的影响。肝脾大，左侧胸腔积液、心包积液、肝左叶大时，该区缩小或消失。胃扩张时此鼓音区增大。

四、移动性浊音

腹腔内有中等以上的积液时，因重力作用，液体多潴积于腹腔的低处，故在此处叩诊呈浊音。检查时患者先取仰卧位，腹中部由于含气的肠管在液面浮起，叩诊呈鼓音，两侧腹部因腹水积聚叩诊呈浊音。医师自腹中部脐水平面开始向患者左侧叩诊，发现浊音时，板指固定不动，嘱患者右侧卧，再度叩诊，如呈鼓音，表明浊音移动。同样方法向右侧叩诊，叩得浊音后嘱患者左侧卧，以核实浊音是否移动。这种体位不同而出现浊音区变动的现象，是发现有无腹腔积液的重要检查方法。当腹腔内游离腹水在 1000 ml 以上时，即可查出移动性浊音。

如果腹水量少，用以上方法不能查出时，若病情允许可让患者取肘膝位，使脐部处于最低部位。由侧腹部向脐部叩诊，如由鼓音转为浊音，则提示有腹水的可能（即水坑征）。也可让患者站立，如下腹部积有液体而成浊音，液体的上界呈一水平线，在此水平线上为浮动的肠曲，叩诊呈鼓音。

下列情况易误为腹水，应注意鉴别：

1. 肠梗阻时 肠管内有大量液体潴留，可因患者体位的变动，出现移动性浊音，但常伴有肠梗阻的征象。

2. 巨大的卵巢囊肿 鉴别点如下：①卵巢囊肿所致浊音，于仰卧时常在腹中部，鼓音区则在腹部两侧，这是由于肠管被卵巢囊肿压挤至两侧腹部所致（图 7-14）；②卵巢囊肿的浊音不呈移动性；③尺压试验也可鉴别，即当患者仰卧时，用一硬尺横置于腹壁上，检查者两手将硬尺下压，如为卵巢囊肿，则腹主动脉的搏动可经囊肿壁传到硬尺，使硬尺发生节奏性跳动；如为腹水，则搏动不能被传导，硬尺无此种跳动。

考点提示：
移动性浊音及临床意义

五、肋脊角叩击痛

肋脊角叩击痛主要用于检查肾脏病变。检查时，患者采取坐位或侧卧位，医师用左手掌平放在其肋脊角处（肾区），右手握拳用由轻到中等的力量叩击左手背。正常时肋脊角处无叩击痛，当有肾炎、肾盂肾炎、肾结石、肾结核及肾周围炎时，肾区有不同程度的叩击痛。

考点提示：
脊肋角叩击痛的临床意义

六、膀胱叩诊

膀胱内有尿液充盈时，耻骨上方叩诊呈圆形浊音区。女性在妊娠时子宫增大，子宫肌瘤或卵巢囊肿时，在该区叩诊也呈浊音，应予鉴别。排尿或导尿后复查，如浊音区转为鼓音，即为尿潴留所致膀胱增大。

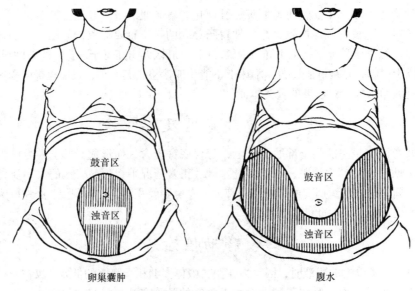

鼓音区

浊音区

鼓音区

浊音区

卵巢囊肿　　　　　　　　　　　　　腹水

图 7-14　卵巢囊肿与腹水叩诊音的鉴别示意图

第 5 节　听　诊

腹部听诊，将听诊器膜型体件置于腹壁上，全面听诊各区，尤其注意上、中腹部。听诊内容主要有：肠鸣音、血管杂音、摩擦音和搔弹音等。妊娠 5 个月以上的妇女还可在脐下方听到胎儿心音（130~160 次 / 分）。

一、肠　鸣　音

肠蠕动时，肠管内气体和液体随之而流动，产生一种断断续续的咕噜声（或气过水）称为肠鸣音。在正常情况下，肠鸣音 4~5 次 / 分，时隐时现，时强时弱，以脐周较明显。

1. 肠蠕动增强　肠鸣音达每分钟 10 次以上，但音调不特别高亢，称肠鸣音活跃，见于急性胃肠炎、服泻药后或胃肠道大出血；次数多且肠鸣音响亮、高亢，甚至呈叮当声或金属音，称肠鸣音亢进，见于机械性肠梗阻。

2. 肠蠕动减弱或消失　肠鸣音 3~5 分钟才听到一次，称为肠鸣音减弱，见于老年性便秘、腹膜炎、电解质紊乱（低血钾）及胃肠动力低下等；持续听诊 3~5 分钟未听到肠鸣音，称为肠鸣音消失，见于急性腹膜炎或麻痹性肠梗阻。

考点提示：
正常肠鸣音及改变的临床意义

二、振　水　音

在胃内有大量液体及气体存留时可出现振水音。检查时患者仰卧，医生以一耳凑近上腹部，同时以冲击触诊法振动胃部，即可听到气、液撞击的声音。亦可将听诊器膜型体件置于上腹部进行听诊。正常人在餐后或饮进大量液体时可有上腹部振水音，但若在清晨空腹或餐后 6~8 小时以上仍有此音，则提示幽门梗阻或胃扩张。

考点提示：
振水音的临床意义

三、血　管　杂　音

正常腹部无血管杂音。腹中部的收缩期血管杂音（喷射性杂音）常提示腹主动脉瘤或腹主动脉狭窄。前者可触及该部搏动的肿块，后者则搏动减弱，下肢血压低于上肢，严重者触不到足背动脉搏动。如收缩期血管杂音在左、右上腹，常提示肾动脉的狭窄，可见于年轻的高血压患者。如该杂音在下腹两侧，应考虑髂动脉狭窄。当左叶肝癌压迫肝动脉或腹主动脉时，也可在肿块部位听到吹风样杂音，或在肿瘤部位（较表浅时）听到轻微的连续性杂音。门静脉高压有显著的腹壁静脉曲张时，常于脐周或上腹部听到一种连续性的静脉"营营"音。

第6节　腹部常见病变的主要症状和体征

一、消化性溃疡

幽门螺杆菌的发现和研究

幽门螺杆菌的发现和研究，改变了对上胃肠道疾病病因学的重新认识。

早在19世纪末就有人从尸体解剖中注意到胃黏膜组织中存在一种螺旋形的微生物，就是今天所指的幽门螺杆菌（简称Hp）。但是近百年来医学界一直未能用科学的方法证实。直到1983年，两位澳大利亚医生Marshall和Warren从慢性活动性胃炎的胃黏膜中正式分离出Hp，才引起消化病学界的广泛重视，并展开深入的研究。1984年Marshall亲自作Hp的吞服感染，进行了首例人类实验感染Hp的试验，并成功地在自己身上诱发了活动性胃炎，揭示了Hp感染与胃炎和溃疡病的关系，Marshall的试验证实Hp对胃黏膜有直接的损伤作用。Marshall和Warren获得2005年诺贝尔生理或医学奖。

消化性溃疡主要指发生在胃、十二指肠的深达黏膜肌层的慢性溃疡。溃疡的形成与胃肠道黏膜在某种情况下被胃酸和胃蛋白酶的消化作用有关，是一种常见病和多发病。

【症状】　上腹疼痛是本病的主要症状，常可提示诊断，具有以下特征：

1. 部位　胃溃疡的疼痛多位于中上腹部稍偏高处，或剑突下和剑突下偏左处。十二指肠溃疡的疼痛多位于中上腹部或脐上方和脐上偏右处。胃或十二指肠后壁溃疡特别是穿透性溃疡的疼痛可放射至背部。疼痛范围多为数厘米直径大小。因空腔脏器疼痛属内脏神经痛，在体表上定位不十分确切，所以疼痛不一定能准确反映溃疡所在的解剖位置。

2. 性质　疼痛性质不一，常为持续性钝痛、隐痛、胀痛、烧灼样痛、饥饿痛等。急性发作时亦可有剧痛，如绞拧或刀割样痛。当溃疡穿透至浆膜层或穿孔，即可出现持续性剧痛。

3. 节律性　消化性溃疡的疼痛与进餐有一定关系。胃溃疡的疼痛多在餐后1小时内发生，经1～2小时后逐渐缓解，至下一次餐后再重复出现上述规律，呈进餐—疼痛—缓解的规律。十二指肠溃疡的疼痛则多发生在两餐之间，持续至下一次进餐后缓解，呈疼痛—进餐—缓解的规律，又称空腹痛，也可出现夜间痛，可于午夜及清晨1小时发生疼痛。

4. 周期性　上腹疼痛可持续数天、数周、数月，继以较长时间缓解，以后又复发，一年四季均可发病，但好发季节为秋末或春初，与寒冷有明显关系。

5. 长期性　溃疡愈合后甚易复发，因此常表现为上腹部疼痛屡愈屡发，延续数年至数十年，每次发作持续数周至数月不等。

6. 诱发因素　过度紧张、劳累、焦虑、忧郁、饮食不慎、气候变化、烟酒和药物影响等因素可使消化性溃疡的症状加剧。

7. 缓解因素　休息、进食和服制酸药物等可使症状减轻或缓解。

8. 伴随症状　常有餐后腹胀、反酸、嗳气、烧心、流涎、恶心、呕吐、食欲不振、便秘等症状。

【体征】 消化性溃疡缺乏特异性体征，在溃疡活动期多数患者有上腹部局限性轻压痛，十二指肠溃疡压痛点常偏右，少数患者可有贫血和营养不良的体征。后壁溃疡穿孔，可有背部皮肤感觉过敏区和明显压痛。

二、急性腹膜炎

当腹膜受到细菌感染或化学物质如胃、肠、胰液及胆汁等的刺激时，即可引起腹膜急性炎症，称为急性腹膜炎。临床上以细菌感染所致者急性腹膜炎最为严重。

【症状】

1. 腹痛 主要表现为突发上腹部持续性剧烈疼痛，一般以原发病灶处最显著，腹痛迅速扩展至全腹，于深呼吸、咳嗽和转动体位时疼痛加剧。

2. 恶心与呕吐 开始是因腹膜受炎症刺激而致反射性恶心与呕吐，呕吐物为胃内容物，有时带有胆汁。以后则出现麻痹性肠梗阻，呕吐转为持续性，呕吐物可为肠内容物，可伴有恶臭。

3. 全身症状 可伴有发热及毒血症，严重者可出现休克等征象。

【体征】 急性弥漫性腹膜炎患者多呈急性危重病容，全身冷汗，表情痛苦，为减轻腹痛常被迫采取两下肢屈曲仰卧位，呼吸浅速。在病程后期因高热、不能进食、呕吐、失水、酸中毒等，使患者出现精神委靡、面色灰白、皮肤和口舌干燥、眼球及两颊内陷、脉搏频数无力、血压下降等征象。腹部检查可发现：视诊可见腹式呼吸明显减弱或消失，当腹腔内炎性渗出液增多或肠管发生麻痹明显扩张时，可见腹部膨隆。触诊典型的腹膜炎三联征——腹肌紧张、压痛和反跳痛。叩诊时由于胃肠穿孔游离气体积聚于膈下，可出现肝浊音界缩小或消失，腹腔有大量渗液时，可叩出移动性浊音。听诊肠鸣音减弱或消失。局限性腹膜炎时，腹肌紧张、压痛、反跳痛局限于腹部的病变局部，如局限性腹膜炎局部形成脓肿，或炎症与周围大网膜和肠管粘连成团时，触诊时可在局部扪及有明显压痛的肿块。

三、肝 硬 化

肝硬化是一种肝细胞弥漫损害引起弥漫性纤维组织增生和结节形成，导致正常肝小叶结构破坏肝内循环障碍为特点的常见慢性肝病。

【症状】 肝硬化起病隐匿，进展缓慢，肝脏又有较强的代偿功能，所以在肝硬化发生后较长一段时间，甚至数年内并无明显症状及体征。临床上将肝硬化分为代偿期（早期）和失代偿期（中、晚期）。

代偿期肝硬化症状较轻微，常缺乏特征性，可有食欲不振、消化不良、腹胀、恶心、大便不规则等消化系统症状及乏力、头晕、消瘦等全身症状。

失代偿期肝硬化时上述症状加重，并可出现水肿、腹水、黄疸、皮肤黏膜出血、发热、肝性脑病、少尿、无尿等症状。

【体征】 肝硬化患者常面色灰暗，缺少光泽，皮肤、巩膜黄染，面、颈和上胸部可见毛细血管扩张或蜘蛛痣，手掌的大、小鱼际和指端有红斑称为肝掌，男性常有乳房发育并伴压痛。肝脏由肿大而变小，质地变硬，表面不光滑。脾脏轻度至中度肿大。下肢水肿、腹水等表现。

四、急性阑尾炎

急性阑尾炎是指阑尾的急性炎症性病变，是外科最常见的急腹症。

【症状】 腹痛是主要症状，早期为中上腹或脐周范围较弥散疼痛（内脏神经痛），经数小时后炎症波及浆膜和腹膜壁层出现定位清楚的右下腹疼痛（躯体神经痛）。据统计70%～

80%的患者有典型转移性右下腹痛病史。少数患者病情发展快，疼痛一开始即局限于右下腹。患者常伴有恶心、呕吐、便秘、腹泻及轻度发热。

【体征】 病程的早期在上腹或脐周有模糊不清的轻压痛，起病数小时后右下腹阑尾点有显著而固定的压痛和反跳痛，这是诊断阑尾炎的重要依据。若右手加压左下腹降结肠区，再用左手反复按压前上端，患者诉右下腹痛，称为结肠充气征阳性，这是由于结肠内气体倒流刺激发炎阑尾所致。左侧卧位，两腿伸直，当右下肢被动向后过伸时发生右下腹痛，称为腰大肌征阳性，此征提示炎症阑尾位于盲肠后位。低位或盆腔内阑尾炎症时，可有直肠右前壁触痛或触及肿块。当阑尾炎进展至坏死穿孔后，右下腹压痛和反跳痛更明显，并伴局部腹肌紧张。形成阑尾周围脓肿时，可触及有明显压痛的肿块。

五、肠 梗 阻

肠梗阻是肠内容物在肠道通过受阻所产生的一种常见的急腹症。肠梗阻的分类对诊断及治疗有指导意义。根据产生原因可分以下几种：

1. 机械性肠梗阻 临床上最常见，是由于各种原因引起肠腔狭小，影响肠内容物顺利通过，如肠粘连、肠扭转、肠套叠、绞窄性疝、蛔虫团或粪块堵塞肠腔等原因所致。

2. 动力性肠梗阻 肠腔无狭窄，由于肠壁肌肉运动功能紊乱，使肠内容物不能通过，动力性肠梗阻又分为麻痹性肠梗阻和痉挛性肠梗阻。前者常见于腹部大手术后，急性弥漫性腹膜炎，腹膜后出血、感染和低血钾症等情况，后者较少见，因肠腔受外伤、异物或炎症刺激或铅中毒时等刺激所致。

3. 血运性肠梗阻 由于肠系膜血管有栓塞或血栓形成而致肠管缺血，继而肠壁平滑肌发生麻痹，肠内容物运行停滞。

此外，根据肠壁有无血液循环障碍，分为单纯性和绞窄性肠梗阻，根据肠腔梗阻的程度，分为完全性和不完全性肠梗阻，根据肠梗阻发展的快慢，分为急性和慢性肠梗阻。

临床上肠梗阻随着病理过程的演变和发展，可由单纯性发展成绞窄性，由不完全性转变成完全性，由慢性转变为急性，由机械性转变为麻痹性肠梗阻。

【症状】 临床表现为腹痛、呕吐、排便排气停止和腹胀。腹痛是最主要症状，机械性肠梗阻时，梗阻近端肠段平滑肌产生强烈收缩，而出现阵发性剧烈绞痛，约数分钟一次，小肠梗阻的腹痛较大肠梗阻严重。高位小肠梗阻时一般腹痛在上腹部，低位小肠梗阻时腹痛常位于脐周，结肠梗阻时腹痛常位于下腹部。早期即有反射性呕吐，吐出胃肠内容物，高位小肠梗阻呕吐发生早，可吐出胃肠液及胆汁，呕吐量大，低位小肠梗阻呕吐出现较晚，先吐胃液和胆汁，以后可吐出粪臭味小肠内容物，如有肠管血供障碍，可吐出咖啡色血性液体。麻痹性肠梗阻可有溢出性严重呕吐，结肠梗阻一般无呕吐，或到病程晚期才有呕吐。

肠道积气积液可产生腹胀，小肠梗阻时以上腹部和中腹部腹胀明显，结肠梗阻以上腹部和两侧腹部腹胀明显。患者常无排便和排气，但在完全性小肠梗阻的早期，可排出大肠内积存的少量气体和粪便。

【体征】 呈痛苦重病面容，眼球凹陷呈脱水貌，呼吸急促，脉搏细数，甚至有血压下降、休克等征象。

腹部检查见腹部膨胀，小肠梗阻可见脐周不规则呈梯形多层排列的肠型和蠕动波，结肠梗阻可见腹部周边明显膨胀。腹肌紧张且伴压痛，绞窄性肠梗阻患者可出现反跳痛。机械性肠梗阻患者可听到肠鸣音明显亢进，呈金属音调。麻痹性肠梗阻患者肠鸣音减弱或消失。当腹腔有渗液时，出现移动性浊音。

案例 7-1 分析

1. 诊断　首先考虑急性阑尾炎。

2. 诊断依据　①起病急，病程短。②腹痛（转移性右下腹）、呕吐、发热。③查体右下腹压痛、反跳痛、腹肌紧张。④辅助检查：WBC12.6×10^{12}/L，增高；分类 N78%，增高。

3. 进一步检查　①腹部 B 超。②必要时腹部 X 线平片、腹部 CT。

（赵　珊）

目 标 检 测

一、名词解释

1. 舟状腹
2. 板状腹
3. 胃型和肠型
4. 腹膜刺激征
5. 肝颈静脉回流征
6. Murphy 征
7. 移动性浊音
8. Courvoisier 征

二、填空题

1. 当有大量腹水时，平卧位呈_____，坐位时因液体移动而使_____，可伴有_____。

2. 腹部皮肤皱褶处有褐色素沉着，可见于_____；左腰部皮肤呈蓝色，可见于_____。

3. 腹部触诊时，一般让被检查者取_____位，两上肢平放于躯干两侧，双腿_____，平静状态下做_____，以尽量放松腹肌。

4. 幽门梗阻时，在上腹部可出现_____、_____、_____。

5. 一般将肝脏质地分为三级，正常肝脏质软如触_____，肝炎质韧如触_____，肝癌质硬如触_____。

6. 临床上将脾大分为三度，深吸气时，脾下缘_____为轻度肿大；_____为中度肿大；_____为重度肿大。

7. 正常人餐后或饮多量水时腹部可听到振水音，但若在_____或_____仍有此音，则提示_____或_____。

8. 正常成人肝上界在右锁骨中线_____，下界在右季肋下缘，两者间距离约为_____。

9. 当腹腔内游离腹水在_____时，即可查出移动性浊音。

10. 巨大卵巢囊肿时，叩诊中腹部呈_____，腹部两侧呈_____。

11. 正常情况下肠鸣音约每分钟_____，如每分钟超过_____且较响亮，称肠鸣音亢进；_____，称肠鸣音减弱。

12. 腹主动脉狭窄患者，在中腹部可闻及_____，下肢血压_____上肢血压，严重者_____消失。

13. 门静脉高压的表现包括_____、_____、_____。

三、选择题

1. 腹部检查方法以哪种最为重要（　　）
   A. 视诊　　　　　　B. 触诊
   C. 叩诊　　　　　　D. 听诊
   E. 嗅诊

2. 一腹壁静脉曲张患者，脐以上血流方向由下至上，脐以下血流由上至下，见于（　　）
   A. 上腔静脉阻塞　　B. 下腔静脉阻塞
   C. 脐静脉阻塞　　　D. 门静脉阻塞
   E. 脾静脉阻塞

3. 全腹膨隆，腹外形随体位而改变，见于（　　）
   A. 肠梗阻　　　　　B. 肥胖症
   C. 腹腔积液　　　　D. 人工气腹
   E. 巨大卵巢囊肿

4. 胃肠穿孔患者，腹外形呈（　　）
   A. 球形膨隆　　　　B. 蛙形膨隆
   C. 局部膨隆　　　　D. 扁圆形膨隆
   E. 尖凸形膨隆

5. 小肠梗阻时，其蠕动波出现在（　　）
   A. 上腹部　　　　　B. 下腹部
   C. 脐部　　　　　　D. 左侧腹部
   E. 右侧腹部

6. 皮质醇增多症患者，腹部视诊常见（　　）
   A. 紫纹　　　　　　B. 白纹
   C. 淡红色纹　　　　D. 蓝黑色素沉着
   E. 褐色素沉着

7. 上腹部出现明显胃蠕动波，常见于（ ）
   A. 急性胃炎   B. 胃穿孔
   C. 胃癌   D. 消化性溃疡
   E. 幽门梗阻

8. 关于肝脏性质的叙述下列哪项是正确的（ ）
   A. 触及肝脏质地如触鼻尖为质硬
   B. 触及肝脏质软多为慢性肝炎
   C. 触及肝脏质韧表示正常
   D. 触及肝脏质硬多见于肝淤血
   E. 肝癌时质地坚硬

9. 腹壁壁揉面感多见于（ ）
   A. 胃肠穿孔   B. 肝脾破裂
   C. 结核性腹膜炎   D. 急性胆囊炎
   E. 急性胰腺炎

10. 关于正常成人肝脏的描述，下列哪项是不正确的（ ）
    A. 正常成人肝脏一般在肋下触不到
    B. 腹壁松软的瘦人深吸气时在右肋下可触及肝下缘，但<lcm
    C. 腹壁松软的瘦人在剑突下可触及肝下缘，但<3 cm
    D. 在肋下触及肝下缘提示肝大
    E. 腹上角较锐的瘦高者剑突根部下可达 5 cm

11. 肝脏扩张性搏动常见于（ ）
    A. 正常人   B. 肝炎
    C. 肝癌   D. 三尖瓣关闭不全
    E. 主动脉瓣关闭不全

12. 肝大，质韧，表面光滑，有压痛，肝颈静脉回流征（＋）应首先考虑（ ）
    A. 肝炎   B. 肝癌
    C. 肝脓肿   D. 脂肪肝
    E. 肝淤血

13. 腹腔内有多少游离液体时，移动性浊音阳性（ ）
    A. 100 ml   B. 300 ml
    C. 500 ml   D. 700 ml
    E. 1000 ml

14. 正常肝浊音界为（ ）
    A. 3～5 cm   B. 4～6 cm
    C. 6～8 cm   D. 9～11 cm
    E. 10～12 cm

15. 无痛性胆囊肿大伴进行性黄疸患者，应首先考虑（ ）
    A. 胆囊炎   B. 胆囊癌
    C. 胰腺炎   D. 胰腺癌
    E. 胆囊结石

16. 肝浊音界缩小应除外（ ）
    A. 肝硬化   B. 急性肝坏死
    C. 暴发性肝炎   D. 胃肠胀气
    E. 胃肠穿孔

17. 急性胆囊炎时，下列哪项为阳性（ ）
    A. Murphy 征   B. Courvoisier 征
    C. Oliver 征   D. Grey Turner 征
    E. Cullen 征

18. 当肾脏和尿路有炎症时，下列哪个部位不属该病的压痛点（ ）
    A. 两腹直肌外缘与肋弓交点
    B. 脐水平线上腹直肌外缘
    C. 脐与右髂前上棘连线中、外 1/3 交界处
    D. 背部第 12 肋骨与脊柱的夹角顶点
    E. 第 12 肋骨与腰方肌外缘的交界处

19. 左肋缘下触及一 5 cm 肿块，并有切迹，应诊断为（ ）
    A. 胃扩张   B. 左肾
    C. 脾脏   D. 胰尾部
    E. 左肾上腺

20. 关于胃泡鼓音区的描述，下列哪项是错误的（ ）
    A. 位于左前胸下部肋缘以上
    B. 上界为膈及肺下缘
    C. 下界为肋弓
    D. 左界为脾
    E. 右界为胰

21. 移动性浊音用于检查（ ）
    A. 胸腔积液   B. 腹腔积液
    C. 心包积液   D. 胃潴留
    E. 胃肠穿孔

22. 正常腹部不应触及的脏器是（ ）
    A. 肝   B. 脾
    C. 腰椎椎体   D. 盲肠
    E. 乙状结肠

23. 腹部检查的正确顺序为（ ）
    A. 视诊、触诊、叩诊、听诊
    B. 视诊、听诊、叩诊、触诊
    C. 叩诊、视诊、触诊、听诊
    D. 听诊、视诊、触诊、叩诊
    E. 听诊、触诊、视诊、叩诊

24. 肠鸣音正常是指（　　）
  A. 4～5 次/分　　　　B. >10 次/分
  C. 5～10 次/分　　　D. 7～10 次/分
  E. 10～15 次/分

25. 中腹部听到喷射性杂音，常提示（　　）
  A. 腹主动脉瘤　　　　B. 肾动脉狭窄
  C. 髂动脉狭窄　　　　D. 门静脉高压
  E. 肠系膜动脉栓塞

26. 下列哪种疾病可以出现慢性腹痛（　　）
  A. 急性肠炎　　　　　B. 急性胰腺炎
  C. 消化性溃疡　　　　D. 胃肠穿孔
  E. 肠套叠

27. 腹部触及包块时，包块与周围组织粘连，不易推动，压痛明显者，应考虑（　　）
  A. 良性肿瘤　　　　　B. 恶性肿瘤
  C. 囊肿　　　　　　　D. 炎性肿块
  E. 游离脏器

28. 患者，女，35 岁，持续性右上腹痛 2 天，疼痛放射至右肩部，体检有右上腹肌紧张，压痛，反跳痛，应首先考虑（　　）
  A. 急性肝炎　　　　　B. 急性胆囊炎
  C. 急性胰腺炎　　　　D. 急性胃炎
  E. 右肾结石

29. 某患者腹部查体见腹壁浅静脉曲张，脐以上血流方向由下至上，脐以下血流由下至上，该患者可能是下列哪种情况（　　）
  A. 上腔静脉阻塞　　　B. 下腔静脉阻塞
  C. 门静脉高压　　　　D. 髂内静脉阻塞
  E. 髂外静脉阻塞

30. 某患者上腹胀，呕吐 2 天，清晨空腹于我院就诊，查体发现上腹部振水音，最可能是（　　）
  A. 正常
  B. 胃内大量液体潴留
  C. 腹腔内有大量液体
  D. 腹腔内有游离气体
  E. 腹腔内有肿块

31. 患者，男，35 岁，上腹部规律性疼痛 5 年，多于秋季出现。1 周以来饭后上腹部饱胀不适，呕吐大量酸臭宿食，吐后腹胀明显减轻，腹部查体见胃形及蠕动波，该患者可能的诊断为（　　）
  A. 急性胰腺炎　　　　B. 肠梗阻
  C. 急性胃炎　　　　　D. 幽门梗阻

E. 急性胆囊炎

32. 患者，男，35 岁，腹部剧烈绞痛 5 小时，伴呕吐、不排气、腹胀。腹部查体可闻及金属音，肠鸣音 8 次/分，该患者最可能的诊断为（　　）
  A. 急性胰腺炎
  B. 急性机械性肠梗阻
  C. 急性胃炎
  D. 幽门梗阻
  E. 急性胆囊炎

33. 患者，女，40 岁，发作性上腹痛 5 年。1 周以来上腹部绞痛，向右肩部放射，伴畏寒、发热，腹部查体右肋下可触及 1 个 7 cm×4 cm×2 cm 的包块，表面光滑，呈囊性，触痛明显。该患者可能的诊断为（　　）
  A. 急性胰腺炎　　　　B. 肠梗阻
  C. 急性胃炎　　　　　D. 幽门梗阻
  E. 急性胆囊炎

34. 患者，男，35 岁，上腹部规律性疼痛 5 年，多于秋季出现。1 周以来每晚 12 点左右出现上腹痛，3 小时前患者进食后突然出现持续性剧烈腹痛，以上腹正中为重，不敢呼吸。腹部查体：板状腹，全腹压痛（＋），反跳痛（＋），肝浊音界消失，肠鸣音减弱。该患者可能的诊断为（　　）
  A. 急性胰腺炎
  B. 肠梗阻
  C. 十二指肠球部溃疡急性穿孔
  D. 幽门梗阻
  E. 急性胆囊炎

35. 患者，男，16 岁，持续高热 1 周。查体：心前区隆起，可见心脏搏动，肋骨左缘第 3、4 肋间可触及收缩期震颤，肝未触及，脾左肋下 2 cm，质软，无压痛。该患者脾大最可能的病因是（　　）
  A. 伤寒
  B. 急性疟疾
  C. 亚急性感染性心内膜炎
  D. 粟粒结核
  E. 败血症

36. 患者，男，45 岁，腹部查体：肝剑突下 5 cm，边缘不整，坚硬，有压痛，表面有结节感，可闻及血管杂音。该患者拟诊为（　　）
  A. 肝左叶癌　　　　　B. 肝血管瘤

C. 肝血吸虫病　　　　D. 腹主动脉瘤

E. 胰腺囊肿

37. 患者，男，63岁，黑便3个多月，乏力。查体：右下腹可触及一5 cm×6 cm×2.5 cm包块，表面不平，质硬，边缘不整，压痛。该患者应考虑为（　　　）

A. 增生性肠结核　　　B. 克罗恩病

C. 回盲部癌肿　　　　D. 阑尾周围脓肿

E. 右侧卵巢囊肿

38. 患者，男，16岁，查体发现中腹部有一6 cm×5 cm×3 cm肿块，形态不规则，表面凹凸不平且坚硬。该患者肿块应考虑为（　　　）

A. 炎性包块　　　　　B. 蛔虫团

C. 肠套叠　　　　　　D. 肿大淋巴结

E. 恶性肿瘤

39. 患者，男，48岁，查体发现右肾肿大，表面不平，质地坚硬，最可能是（　　　）

A. 多囊肾　　　　　　B. 肾盂积脓

C. 肾肿瘤　　　　　　D. 游走肾

E. 肾盂积水

40. 某患者上腹偏左可触及一6 cm×2.5 cm×3 cm大小、卵圆形、表面光滑、有囊性感、无明显压痛的包块，下列哪项可能性较大（　　　）

A. 肝左叶肿大　　　　B. 横结肠

C. 胰腺癌　　　　　　D. 胃癌

E. 胰腺囊肿

41. 患者，男，48岁，近1周来饭后上腹胀痛不适，每晚或次晨发生呕吐，呕吐大量酸臭的宿食，吐后感舒适，食欲正常，腹部检查发现胃型及蠕动波。该患者最可能的诊断是（　　　）

A. 急性胃扩张　　　　B. 肠梗阻

C. 急性胃炎　　　　　D. 幽门梗阻

E. 急性胆囊炎

42. 患者，男，32岁，腹部剧烈阵发性绞痛3小时，伴呕吐，腹部检查发现肠鸣音8次/分，伴金属音。该患者最可能的诊断是（　　　）

A. 急性腹膜炎　　　　B. 机械性肠梗阻

C. 急性肠炎　　　　　D. 急性胃肠出血

E. 麻痹性肠梗阻

43. 患者，男，42岁，畏寒、发热6天，肝区疼痛2天。腹部查体：肝右肋下2 cm，质软，触痛，边缘整齐，肝右侧肋间隙局限性压痛，并有叩击痛。该患者最可能的诊断是（　　　）

A. 肝癌　　　　　　　B. 肝炎

C. 肝脓肿　　　　　　D. 多囊肝

E. 肝棘球蚴病

44. 肝进行性肿大，质地坚硬如石，有结节，最常见于（　　　）

A. 肝淤血　　　　　　B. 慢性肝炎

C. 肝癌　　　　　　　D. 脂肪肝

E. 急性肝炎

45. 左侧腹部触到一实体样包块，有弹性，可随呼吸而上、下移动，且患者诉有恶心感，此为何脏器（　　　）

A. 肝脏　　　　　　　B. 肾脏

C. 脾脏　　　　　　　D. 结肠

E. 肠系膜淋巴结

46. 某患者因上腹部饱胀不适，清晨未进食来院就诊，检查发现上腹有振水音。该患者最可能是（　　　）

A. 正常情况

B. 胃内有大量液体潴留

C. 腹腔内有大量液体

D. 腹腔内有游离气体

E. 腹腔内有肿块

47. 患者，男，35岁，上腹部反复发作性疼痛10年，近来上腹疼痛缓解的规律消失，且出现持续的剧烈上腹痛及腰背痛，背部明显压痛。该患者最可能的诊断是（　　　）

A. 胃溃疡活动期

B. 胃黏膜脱垂

C. 十二指肠溃疡活动期

D. 胃癌

E. 穿透性溃疡

48. 患者，女，36岁，发作性上腹痛3年，近1周来上腹部绞痛，放射至右肩部伴畏寒、发热，腹部查体发现右肋下可触及一6 cm×4 cm×3 cm卵圆形包块，表面光滑，有触痛，随呼吸而上下活动。该患者下列哪项可能性最大（　　　）

A. 胆囊癌

B. 急性胆囊炎

C. 慢性胆囊炎急性发作

D. 肝脓肿

E. 肝癌

49. 急性弥漫性腹膜炎，因咳嗽、呼吸、转动体位均可使疼痛加剧，患者被迫采取何种体位

（　　　）

 A. 侧卧位

 B. 仰卧位两下肢屈曲

 C. 仰卧位两下肢伸直

 D. 俯卧位

 E. 呈半卧位

50. 某患者，30 岁，反复上腹痛 10 余年，近 10 天来每夜 12 点钟上腹痛，昨晚 11 点钟突然出现持续性剧烈腹痛，继之烦躁，面色苍白，冷汗，脉细速，腹壁强直，压痛、反跳痛（＋），肝浊音界消失，肠鸣音减少。该患者拟诊为（　　　）

 A. 急性阑尾炎

 B. 急性胰腺炎

 C. 十二指肠球部溃疡急性穿孔

 D. 十二指肠球部溃疡并出血

 E. 急性胆囊炎

51. 患者，男，36 岁，满腹剧痛 10 小时，腹部检查发现腹式呼吸运动减弱，腹部稍隆起，触诊全腹腹肌紧张，压痛和反跳痛。该患者最可能的诊断是（　　　）

 A. 急性腹膜炎   B. 急性阑尾炎

 C. 急性胰腺炎   D. 门静脉性肝硬化

 E. 结核性腹膜炎

52. 患者，男，28 岁，持续性右上腹痛 2 天，疼痛放射至右肩部，腹部体查发现右上腹肌紧张、压痛、反跳痛。该患者最可能的诊断是（　　　）

 A. 急性胃炎   B. 急性胰腺炎

 C. 急性胆囊炎   D. 急性肝炎

 E. 右肾结石

（53～55 题共用题干）

患者，男，50 岁，反复上腹痛 20 年，常发生在餐后 0.5 小时，近 2 个月腹痛节律消失，食欲减退，服用制酸剂无效。

53. 最可能是哪一种疾病（　　　）

 A. 胃溃疡恶变

 B. 十二指肠溃疡并发幽门梗阻

 C. 胰腺癌

 D. 肝癌

 E. 慢性胰腺炎

54. 为了明确诊断，应采取哪一种辅助检查（　　　）

 A. X 线胃肠钡餐造影   B. 胃镜检查

 C. 上腹部 CT   D. 甲胎蛋白测定

 E. 腹部 B 超

55. 如在腹部检查时触及包块，多出现在哪一个部位（　　　）

 A. 脐部   B. 下腹部

 C. 上腹部   D. 右下腹部

 E. 左下腹部

四、简答题

1. 全腹膨隆见于哪些情况？如何进行鉴别？

2. 写出下列压痛点的部位：①阑尾压痛点；②胆囊压痛点；③上输尿管点；④中输尿管点；⑤肋脊点；⑥肋腰点；⑦季肋点。

3. 试述腹部包块的触诊内容。

4. 简述肝大的临床意义及触诊特点。

5. 肠鸣音改变的临床意义是什么？

6. 肝硬化失代偿期患者视、触、叩、听诊检查有何异常体征？

7. 消化性溃疡并急性穿孔患者腹部视、触、叩、听诊检查有何异常体征？

第8章 生殖器、肛门、直肠检查

📖 **学习目标**

1. 了解外生殖器、肛门与直肠检查内容及方法。
2. 熟悉直肠指诊的适应证。
3. 熟悉直肠指诊异常表现的临床意义。

> 选择医学可能是偶然，但你一旦选择了它，就必须用一生的忠诚与热情去对待它。
>
> ——钟南山

案例8-1

患者，女性，29岁，下腹剧痛，伴头晕、恶心2小时，于2014年11月5日急诊入院。平素月经规律，量多，无痛经，末次月经2014.9.17，于10月20日开始阴道出血，量较少，色暗且淋漓不净，四天来常感头晕、乏力及下腹痛。今晨上班和下午2时有2次突感到下腹剧痛，下坠，头晕，并昏倒，遂来急诊。

查体：T 36℃，P 102次/分，R 18次/分，BP 80/50mmHg，急性病容，面色苍白，出冷汗，可平卧。心肺无异常。外阴有血迹，阴道畅，宫颈光滑，有举痛，子宫前位，正常大小，稍软，可活动，轻压痛，子宫左后方可及 8cm×6cm×6cm 不规则包块，压痛明显，右侧（－），后陷凹不饱满。

化验：尿妊娠（±），Hb 90g/L，WBC $10.8×10^9$/L，PLT $145×10^9$/L。B超：可见宫内避孕环，子宫左后 7.8×6.6cm 囊性包块，形状欠规则，无包膜反射，后陷凹有液性暗区。

问题：

1. 诊断是什么？
2. 诊断依据是什么？
3. 进一步检查是什么？

生殖器、肛门和直肠的检查是全身体格检查的一部分。对有检查指征的患者应对其说明检查的目的、方法和重要性，使之接受并配合检查。男医师检查女患者时，须有女医务人员在场。

第1节 男性外生殖器检查

男性外生殖器检查方法为视诊和触诊，检查时，应充分暴露患者下身，被检查者最好取站立位，两腿自然分开，检查者面对患者。

一、阴 茎

阴茎为前端膨大的圆柱体，分头、体、根三部分。正常成年人阴茎长 7～10 cm，由 3

个海绵体构成。其检查顺序如下：

1. 包皮 阴茎的皮肤在阴茎颈前向内翻转覆盖于阴茎表面称为包皮。成年人包皮不应掩盖尿道口。翻起包皮后应露出阴茎头，若翻起后仍不能露出尿道外口或阴茎头者称为包茎。包茎见于先天性包皮口狭窄或炎症、外伤后粘连。若包皮长度超过阴茎头，但翻起后能露出尿道口或阴茎头，称包皮过长。包皮过长或包茎易引起尿道外口或阴茎头感染、嵌顿；污垢在阴茎颈部易于残留，常被视为阴茎癌的重要致病因素之一。故提倡早期手术处理。

2. 阴茎头与阴茎颈 阴茎前端膨大部分称为阴茎头，俗称龟头。在阴茎头、颈交界部位有一环形浅沟，称为阴茎颈或阴茎头冠。检查时应将包皮上翻暴露全部阴茎头及阴茎颈，观察其表面的色泽、有无充血、水肿、分泌物及结节等。正常阴茎头红润、光滑。如有小水泡常为生殖器疱疹。阴茎头部如出现淡红色小丘疹融合成蕈样，呈乳突状突起，应考虑为尖锐湿疣。

3. 尿道口 检查尿道口时，医师用示指与拇指轻轻挤压龟头使尿道张开，观察尿道口有无红肿、分泌物及溃疡。淋球菌或其他病原体感染所致的尿道炎常可见以上改变。观察尿道口是否狭窄，先天性畸形或炎症粘连常可出现尿道口狭窄。并注意有无尿道口异位，尿道下裂时尿道口位于阴茎腹面。如嘱患者排尿，裂口处常有尿液溢出。

4. 阴茎大小与形态 成年人阴茎过小呈婴儿型阴茎，见于垂体功能或性腺功能不全患者；在儿童期阴茎过大呈成人型阴茎，见于性早熟，如促性腺激素过早分泌。假性性早熟见于睾丸间质细胞瘤患者。

二、阴 囊

阴囊为腹壁的延续部分，囊壁由多层组织构成。阴囊内中间有一隔膜将其分为左右两囊腔，每囊内含有精索、睾丸及附睾。检查时患者取站立位或仰卧位，两腿稍分开。先观察阴囊皮肤及外形，后进行阴囊触诊，方法是医师将双手的拇指置于患者阴囊前面，其余手指放在阴囊后面，起托护作用，拇指做来回滑动触诊，可双手同时进行，也可用单手触诊。正常阴囊皮肤呈深暗色，多皱褶。视诊时注意观察阴囊皮肤有无皮疹、脱屑、溃烂等损害，观察阴囊外形有无肿胀、肿块。阴囊常见病变有：阴囊湿疹、阴囊水肿、阴囊象皮肿、阴囊疝、鞘膜积液等。

第2节 女性外生殖器检查

一般情况下女性外生殖器检查，通常由妇产科医师根据病情需要进行。

1. 阴阜 位于耻骨联合前面，为皮下脂肪丰富、柔软的脂肪垫。性成熟后皮肤有阴毛，呈倒三角形分布，为女性第二性征。若阴毛先浓密后脱落而明显稀少或缺如，见于性功能减退症或席汉病等；阴毛明显增多，呈男性分布，多见于肾上腺皮质功能亢进。

2. 大阴唇 为一对纵行长圆形隆起的皮肤皱襞，皮下组织松软，富含脂肪及弹力纤维。性成熟后表面有阴毛，未生育妇女两侧大阴唇自然合拢遮盖外阴；经产妇两侧大阴唇常分开；老年人或绝经后则常萎缩。

3. 小阴唇 位于大阴唇内侧，为一对较薄的皮肤皱襞，两侧小阴唇常合拢遮盖阴道外口。小阴唇表面光滑、呈浅红色或褐色，前端融合后包绕阴蒂，后端彼此会合形成阴唇系带。小阴唇炎症时常有红肿疼痛。局部色素脱失见于白斑症。

4. 阴蒂 为两侧小阴唇前端合合处与大阴唇前连合之间的隆起部分，外表为阴蒂包皮，其内具有男性阴茎海绵体样组织，性兴奋时能勃起。阴蒂过小见于性发育不全；过大应考虑两性畸形；红肿见于外阴炎症。

5. 阴道前庭 为两侧小阴唇之间的菱形裂隙，前部有尿道口，后部有阴道口。前庭大腺分居于阴道口两侧，如黄豆粒大，开口于小阴唇与处女膜的沟内。如有炎症则局部红肿、硬痛并有脓液溢出。肿大明显而压痛轻，可见于前庭大腺囊肿。

第3节　肛门与直肠检查

　　肛门与直肠的检查方法简便，常能发现许多有重要临床价值的体征，不能忽视，以免造成漏诊及误诊。根据病情需要，患者采取不同的体位。常用的体位如下。

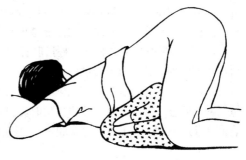

图 8-1　肘膝位示意图

　　1. 肘膝位　患者两肘关节屈曲，置于检查台上，胸部尽量靠近检查台，两膝关节屈曲成直角跪于检查台上，臀部抬高。此体位最常用于前列腺、精囊及内镜检查（图 8-1）。

　　2. 左侧卧位　患者取左侧卧位，右腿向腹部屈曲，左腿伸直，臀部靠近检查台右边。医师位于患者背后进行检查。该体位适用于病重、年老体弱或女性患者（图 8-2）。

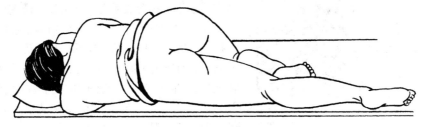

图 8-2　左侧卧位

　　3. 仰卧位或截石位　患者仰卧于检查台上，臀部垫高，两腿屈曲、抬高并外展。适用于重症体弱患者或膀胱直肠窝的检查，亦可进行直肠双合诊，即右手示指在直肠内，左手在下腹部，双手配合，以检查盆腔脏器的病变情况。

　　肛门与直肠检查所发现的病变如肿块、溃疡等应按时针方向进行记录，并注明检查时患者所取体位。肘膝位时肛门后正中点为 12 点钟位，前正中点为 6 点钟位，而仰卧位的时钟位则与此相反。肛门与直肠的检查方法以视诊、触诊为主，辅以内镜检查。

一、视　　诊

　　正常肛门周围皮肤较深，皱褶自肛门向外周呈放射状。让患者提肛收缩肛门时括约肌皱褶更明显，排便动作时皱褶变浅。

　　1. 肛门闭锁与狭窄　多见于新生儿先天性畸形；因感染、外伤或手术引起的肛门狭窄，常可在肛周发现瘢痕。

　　2. 肛门瘢痕与红肿　肛门周围瘢痕，多见于外伤或手术后；肛门周围有红肿及压痛，常为肛门周围炎症或脓肿。

　　3. 肛裂　是肛管下段（齿状线以下）深达皮肤全层的纵行及梭形裂口或感染性溃疡。患者自觉排便时疼痛，排出的粪便周围常附有少许鲜血。检查时肛门常可见裂口，触诊时有明显触压痛。

　　4. 痔　是直肠下端黏膜下或肛管边缘皮下的内痔静脉<u>丛</u>或外痔静脉<u>丛</u>扩大和曲张所致的

静脉团。多见于成年人，患者常有大便带血、痔块脱出、疼痛或瘙痒感。内痔位于齿状线以上，表面被直肠下端黏膜所覆盖，在肛门内口可查到柔软的紫红色包块，排便时可突出肛门口外；外痔位于齿状线以下，表面被肛管皮肤所覆盖，在肛门外口可见紫红色柔软包块；混合痔是齿状线上、下均可发现紫红色包块，下部被肛管皮肤所覆盖，具有外痔与内痔的特点。

5. 肛门直肠瘘 简称肛瘘，有内口和外口，内口在直肠或肛管内，瘘管经过肛门软组织开口于肛门周围皮肤，肛瘘多为肛管或直肠周围脓肿与结核所致，不易愈合，检查时可见肛门周围皮肤有瘘管开口，有时有脓性分泌物流出，在直肠或肛管内可见瘘管的内口或伴有硬结。

6. 直肠脱垂 又称脱肛，是指肛管、直肠或乙状结肠下端的肠壁，部分或全层向外翻而脱出于肛门外。检查时患者取蹲位，观察肛门外有无突出物。如无突出物或突出不明显，让患者屏气做排便动作时肛门外可见紫红色球状突出物，且随排便力气加大而突出更为明显。此即直肠部分脱垂（黏膜脱垂、停止排便时突出物常可回复至肛门内）；若突出物呈椭圆形块状物，表面有环形皱襞，即为直肠完全脱垂（直肠壁全层脱垂），停止排便时不易回复。

二、触　诊

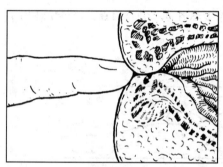

错误方法

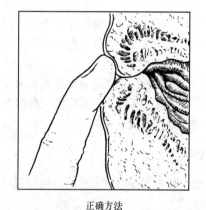

正确方法

图 8-3　直肠指诊

肛门和直肠触诊通常称为肛诊或直肠指诊。患者可采取肘膝位、左侧卧位或仰卧位等。触诊时医师右手示指戴指套或手套，并涂以润滑剂，如肥皂液、凡士林、液状石蜡后，将示指置于肛门外口轻轻按摩，等患者肛门括约肌适应放松后，再徐徐插入肛门、直肠内（图 8-3）。先检查肛门及括约肌的紧张度，再查肛管及直肠的内壁。注意有无压痛及黏膜是否光滑，有无肿块及搏动感。男性还可触诊前列腺与精囊，女性则可检查子宫颈、子宫、输卵管等。必要时配用双合诊。对以上器官的疾病诊断有重要价值，此外对盆腔的其他疾病如阑尾炎、髂窝脓肿也有诊断意义。

直肠指诊时应注意有无以下异常改变：①直肠剧烈触痛，常因肛裂及感染引起；②触痛伴有波动感见于肛门、直肠周围脓肿；③直肠内触及柔软、光滑而有弹性的包块常为直肠息肉；④触及坚硬凹凸不平的包块，应考虑直肠癌；⑤指诊后指套表面带有黏液、脓液或血液，应取其涂片镜检或做细菌学检查。如直肠病变病因不明，应进一步做内镜检查，如直肠镜和乙状结肠镜以帮助鉴别。

考点提示：

肛诊或直肠指诊适应证

案例 8-1 分析

1. 诊断
（1）异位妊娠破裂出血。
（2）急性失血性休克。
2. 诊断依据
（1）有突发下腹痛，伴有急性失血和休克表现。

（2）有停经史和阴道不规则出血史。

（3）宫颈举痛，子宫左后可触及包块。

（4）B超可见囊性包块，后陷凹有液性暗区。

3. 进一步检查

（1）后穹隆穿刺。

（2）尿、粪常规。

（3）必要时内镜超声协助诊断。

（赵　珊）

目 标 检 测

选择题

1. 以下有关前庭大腺的说法，正确的是（　　）

　　A. 位于大阴唇后部，左右各一，如黄米粒大，被坐骨海绵体肌覆盖

　　B. 腺管粗短，故易发生感染

　　C. 开口于前庭后方小阴唇与处女膜之间的沟内

　　D. 正常情况下可触及此腺

　　E. 可形成囊肿或脓肿，是因为腺管与外界相通所致

2. 下列各项中，阴部不包括哪项（　　）

　　A. 尿道口　　　　　　B. 肛门

　　C. 前庭　　　　　　　D. 阴阜

　　E. 会阴

3. 前庭大腺病变特点正确的是（　　）

　　A. 多为双侧性

　　B. 绝经后妇女多见

　　C. 支原体是其主要病原体

　　D. 病变位于两侧大阴唇前部

　　E. 形成囊肿直径不超过 6 cm

4. 男性生殖腺是（　　）

　　A. 睾丸　　　　　　　B. 附睾

　　C. 前列腺　　　　　　D. 精囊

　　E. 尿道球腺

5. 关于阴茎的描述何者正确（　　）

　　A. 分为头、体、颈三部

　　B. 分为头、体、颈、根四部

　　C. 分为头、体、根三部

　　D. 由一个阴茎海绵体构成

　　E. 由两个尿道海绵体构成

6. 直肠指诊，下列哪项结构不能触到（　　）

　　A. 男性前列腺　　　　B. 女性输卵管

　　C. 女性阴道后壁　　　D. 男性增大的精囊

　　E. 女性子宫颈

7. 患者，女性，38岁，于高处取物时不慎摔下，呈骑跨式，伤及外阴部位，疼痛难忍。出现外阴血肿最易发生的部位在（　　）

　　A. 小阴唇　　　　　　B. 大阴唇

　　C. 阴阜部　　　　　　D. 阴蒂部

　　E. 会阴部

第9章 脊柱与四肢检查

📖 **学习目标**

1. 理解脊柱检查方法及异常改变的临床意义。
2. 理解四肢、关节检查方法及正常表现。
3. 掌握四肢、关节异常改变的临床意义。

第1节 脊 柱 检 查

脊柱是支撑体重，维持躯体各种姿势的重要支柱，并作为躯体活动的枢纽。由7个颈椎、12个胸椎、5个腰椎、5个骶椎、4个尾椎组成。脊柱有病变时表现为局部疼痛、姿势或形态异常以及活动度受限等。脊柱检查时患者可取站立位和坐位，按视、触、叩的顺序进行。

一、脊柱弯曲度

（一）生理性弯曲

正常人直立时，脊柱从侧面观察有四个生理弯曲，即颈段稍向前凸，胸段稍向后凸，腰椎明显向前凸，骶椎则明显向后凸。让患者取站立位或坐位，从后面观察脊柱有无侧弯。轻度侧弯时需借助触诊确定，检查方法是检查者用示、中指或拇指沿脊椎的棘突以适当的压力往下划压，划压后皮肤出现一条红色充血痕，以此痕为标准，观察脊柱有无侧弯。正常人脊柱无侧弯。除以上方法检查外还应侧面观察脊柱各部形态，了解有无前后突出畸形。

（二）病理性变形

1. 颈椎变形 颈部检查需观察自然姿势有无异常，如患者立位时有无侧偏、前屈、过度后伸和僵硬感。颈侧偏见于先天性斜颈，患者头向一侧倾斜，患侧胸锁乳突肌隆起。

2. 脊柱后凸 脊柱过度后弯称为脊柱后凸，也称为驼，多发生于胸段脊柱。脊柱后凸时前胸凹陷，头颈部前倾。脊柱胸段后凸的原因甚多，表现也不完全相同，常见病因如下。

（1）佝偻病：多在儿童期发病，坐位时胸段呈明显均匀性向后弯曲，仰卧位时弯曲可消失。

（2）结核病：多在青少年时期发病，病变常在胸椎下段及腰段。由于椎体被破坏、压缩，棘突明显向后凸出，形成特征性的成角畸形。常伴有全身其他脏器的结核病变如肺结核等。

（3）强直性脊柱炎：多见于成年人，脊柱胸段成弧形（或弓形）后凸，常有脊柱强直性固定，仰卧位时亦不能伸直。

（4）脊椎退行性变：多见于老年人，椎间盘退行性萎缩，骨质退行性变，胸腰椎后凸曲线增大，造成胸椎明显后凸，形成驼背。

（5）其他：如外伤所致脊椎压缩性骨折，造成脊柱后凸，可发生于任何年龄；青少年胸段下部均匀性后凸，见于脊椎骨软骨炎。

3. 脊柱前凸 脊柱过度向前凸出性弯曲，称为脊柱前凸。多发生在腰椎部位，患者腹部明显向前突出，臀部明显向后突出，多由于晚期妊娠、大量腹水、腹腔巨大肿瘤、第5

腰椎向前滑脱、水平骶椎（腰骶角＞34°）、患者髋关节结核及先天性髋关节后脱位等所致。

4. 脊柱侧凸　脊柱离开后正中线向左或右偏曲称为脊柱侧凸。侧凸严重时可出现肩部及骨盆畸形。根据侧凸的性状分为姿势性和器质性两种。

（1）姿势性侧凸：无脊柱结构的异常。姿势性侧凸早期脊柱的弯曲度多不固定，改变体位可使侧凸得以纠正，如平卧位或向前弯腰时脊柱侧凸可消失。姿势性侧凸的原因有：①儿童发育期坐、立姿势不良；②代偿性侧凸，可因一侧下肢明显短于另一侧所致；③坐骨神经性侧凸，多因椎间盘突出，患者改变体位，放松对神经根压迫的一种保护性措施，突出的椎间盘位于神经根外侧，腰椎突向患侧；位于神经根内侧，腰椎突向健侧；④脊髓灰质炎后遗症等。

（2）器质性侧凸：脊柱器质性侧凸的特点是改变体位不能使侧凸得到纠正。其病因有先天性脊柱发育不全，慢性胸膜肥厚、胸膜粘连及肩部或胸廓的畸形等。

二、脊柱活动度

1. 正常活动度　正常人脊柱有一定活动度，但各部位活动范围明显不同。颈椎段和腰椎段的活动范围最大；胸椎段活动范围最小；骶椎和尾椎已融合成骨块状，几乎无活动性。

检查脊柱的活动度时，应让患者做前屈、后伸、侧弯、旋转等动作，以观察脊柱的活动情况及有无变形。已有脊柱外伤可疑骨折或关节脱位时，应避免脊柱活动，以防止损伤脊髓。正常人直立、骨盆固定的条件下，颈段、胸段、腰段的活动范围参考值见表9-1。

表 9-1　颈、胸、腰椎及全脊椎活动范围

	前屈	后伸	左右侧弯	旋转度（一侧）
颈椎	35°～45°	35°～45°	45°	60°～80°
胸椎	30°	20°	20°	35°
腰椎	75°～90°	30°	20°～35°	30°
全脊柱	128°	125°	73.5°	115°

注：由于年龄、运动训练及脊柱结构差异等因素，脊柱运动范围存在较大的个体差异。

2. 活动受限　检查脊柱颈段活动度时，医师固定患者肩部，嘱患者做前屈后仰，侧弯及左右旋转，颈及软组织有病变时，活动常不能达以上范围，否则有疼痛感，严重时出现僵直。脊柱颈椎段活动受限常见于：①颈肌肌纤维炎及韧带受损；②颈椎病；③结核或肿瘤浸润；④颈椎外伤、骨折或关节脱位。

脊柱腰椎段活动受限常见于：①腰部肌纤维组织炎及韧带受损；②腰椎椎管狭窄；③椎间盘突出；④腰椎结核或肿瘤；⑤腰椎骨折或脱位。

三、脊柱压痛与叩击痛

1. 压痛　脊柱压痛的检查方法是嘱患者取端坐位，身体稍向前倾。检查者以右手拇指从枕骨粗隆开始自上而下逐个按压脊椎棘突及椎旁肌肉，正常时每个棘突及椎旁肌肉均无压痛。如有压痛，提示压痛部位可能有病变，并以第7颈椎棘突为标志计数病变椎体的位置。除颈椎外，颈旁组织的压痛也提示相应病变，如落枕时斜方肌中点处有压痛；颈肋综合征及前斜角肌综合征时，压痛点在锁骨上窝和颈外侧三角区内，颈部肌纤维组织炎时压痛点在颈肩部，范围比较广泛。胸腰椎病变如结核、椎间盘突出及外伤或骨折，均在相应脊椎棘突有压痛，若椎旁肌肉有压痛，常为腰背肌纤维炎或劳损。

2. 叩击痛 常用的脊柱叩击方法有两种。

（1）直接叩击法：即用中指或叩诊锤垂直叩击各椎体的棘突，多用于检查胸椎与腰椎。颈椎疾病，特别是颈椎骨关节损伤时，因颈椎位置深，一般不用此法检查。

（2）间接叩击法：嘱患者取坐位，医师将左手掌置于其头部，右手半握拳以小鱼际肌部位叩击左手背，了解患者脊柱各部位有无疼痛。如疼痛阳性见于脊柱结核、脊椎骨折及椎间盘突出等。叩击痛的部位多为病变部位。如有颈椎病或颈椎间盘脱出症，间接叩诊时可出现上肢的放射性疼痛。

第2节 四肢与关节检查

四肢及其关节的检查通常运用视诊与触诊，两者相互配合，特殊情况下采用叩诊和听诊。

一、上 肢

1. 肩关节 嘱患者做自主运动，观察有无活动受限，或检查者固定肩胛骨，另一手持前臂进行多个方向的活动。肩关节外展可达90°，内收肘部可达前正中线，前屈90°，后伸45°，外旋约30°，内旋约80°。肩关节周围炎时，关节各方向的活动均受限，称冻结肩。肩关节外展开始即痛，但仍可外展，见于肩关节炎。

2. 肘关节 肘关节双侧对称、伸直时肘关节轻度外翻，称携物角，呈5°～15°，检查此角时嘱患者伸直两上肢，手掌向前，左右对比，此角＞15°为肘外翻：＜15°为肘内翻。检查肘关节时应注意双侧及肘窝部是否饱满、肿胀。肘关节积液和滑膜增生常出现肿胀。

3. 腕关节 腕关节伸约40°，屈50°～60°，外展约15°，内收30°。腕关节常见畸形有腕垂症，为桡神经损伤所致。腕关节变形常见于腱鞘纤维脂肪瘤、滑膜炎、腱鞘囊肿、骨折、扭伤、软组织炎等。

4. 手关节 常见的畸形有四种。

（1）杵状指：手指或足趾末端增生、肥厚、增宽、增厚，指甲从根部到末端拱形隆起呈杵状。其发生机制可能与肢体末端慢性缺氧、代谢障碍及中毒性损害有关，缺氧时末端肢体毛细血管增生扩张，因血流丰富软组织增生，末端膨大（图9-1）。杵状指（趾）常见于：①呼吸系统疾病，如慢性肺脓肿、支气管扩张和支气管肺癌；②某些心血管疾病，如发绀型先天性心脏病，亚急性感染性心内膜炎；③营养障碍性疾病，如肝硬化。

（2）匙状甲：又称反甲，特点为指甲中央凹陷，边缘翘起，指甲变薄，表面粗糙有条纹（图9-2）。常见于缺铁性贫血和高原疾病，偶见于风湿热及甲癣。

（3）梭形关节：指间关节增生、肿胀呈梭状畸形，常为双侧对称病变。早期局部有红肿及疼痛，晚期明显强直、活动受限，手腕及手指向尺侧偏斜，见于类风湿关节炎（图9-3）。

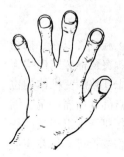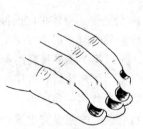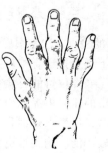

图9-1 杵状指　　　图9-2 匙状甲　　　图9-3 梭形关节

（4）爪形手：手掌的骨间肌和小鱼际肌明显萎缩，使手指关节呈鸟爪形，称爪形手。见于尺神经损伤、进行性肌萎缩、脊髓空洞症和麻风病等。

二、下　肢

检查下肢时应充分暴露该部位，双侧对比，先做一般外形检查，如双下肢长度是否一致，可用尺测量或双侧对比，一侧肢体缩短见于先天性短肢畸形，骨折或关节脱位。并观察双下肢外形是否对称，有无静脉曲张和肿胀。一侧肢体肿胀见于深静脉血栓形成；肿胀并有皮肤灼热、发红，见于蜂窝织炎或血管炎。并观察双下肢皮肤有无出血点，皮肤溃疡及色素沉着，下肢慢性溃疡时常有皮肤色素沉着。然后做下肢各关节的检查。

1. 髋关节　髋关节可屈曲 130°～140°，后伸可达 15°～30°，外展 30°～45°，内收 20°～30°，外旋与内旋各 45°，髋关节常见的畸形如下。

（1）跛行：①疼痛性跛行：髋关节疼痛不敢负重行走，患肢膝部微屈，轻轻落下足尖着地，然后迅速改换健肢负重，步态短促不稳，见于髋关节结核，暂时性滑膜炎，股骨头无菌性坏死等。②短肢跛行：以足尖落地或健侧下肢屈膝跳跃状行走，一侧下肢缩短 3 cm 以上则可出现跛行，见于小儿麻痹症后遗症。

（2）鸭态：走路时两腿分开的距离宽，左右摇摆，如鸭子行走，见于先天性双侧髋关节脱位。

此外当髋关节脱位及骨折时可出现内收畸形、外展畸形、旋转畸形。

2. 膝关节　膝关节屈曲可达 120°～150°，伸 5°～10°，内旋 10°，外旋 20°。膝关节常见的畸形如下。

（1）膝外翻：令患者暴露双膝关节，处站立位及平卧位进行检查，直立时双腿并拢，二股骨内髁及二胫骨内踝可同时接触，如两踝距离增宽，小腿向外偏斜，双下肢呈"X"状，称"X 形腿"，见于佝偻病（图 9-4）。

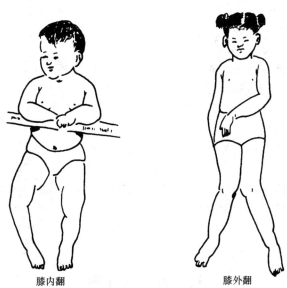

膝内翻　　　　　　　　　　膝外翻

图 9-4　膝内翻及膝外翻

（2）膝内翻：直立时，患者双股骨内髁间距增大，小腿向内偏斜，膝关节向内形成角度，双下肢形成"O"状，称"O 形腿"，见于小儿佝偻病（图 9-4）。

（3）肿胀：膝关节匀称性胀大，双侧膝眼消失并突出，见于膝关节积液。髌骨上方明

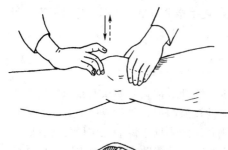

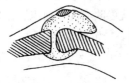

图 9-5　浮髌试验

显隆起见于髌上囊内积液；髌骨前面明显隆起见于髌前滑囊炎；膝关节呈梭形膨大，见于膝关节结核；关节间隙附近有突出物常为半月板囊肿。检查关节肿胀的同时应注意关节周围皮肤有无发红、灼热及窦道形成。

（4）膝关节常见的检查

1）浮髌试验：患者取平卧位，下肢伸直放松，医师一手虎口卡于患膝髌骨上极，并加压压迫髌上囊，使关节液集中于髌骨底面，另一手示指垂直按压髌骨并迅速抬起，按压时髌骨与关节面有碰触感，松手时髌骨浮起，即为浮髌试验阳性，提示有中等量以上积液（50 ml）（图 9-5）。

考点提示：
浮髌试验的检查及临床意义

2）侧方加压试验：患者取仰卧位，膝关节伸直，医师一手握住踝关节向外侧推抬，另一手置于膝关节外上方向内侧推压，使内侧副韧带紧张度增加，如膝关节内侧疼痛为阳性，提示内侧副韧带损伤，如向相反方向加压，外侧膝关节疼痛，提示外侧副韧带损伤。

3. 踝关节与足　一般让患者取站立或坐位时进行，有时需患者步行，从步态观察正常与否。踝关节背伸 20°～30°，跖屈 40°～50°，内外翻各约 30°，常见的病理情况与畸形如下。

（1）踝关节肿胀：①匀称性肿胀：正常踝关节两侧可见内外踝轮廓，跟腱两侧各有一凹陷区，踝关节背伸时，可见伸肌腱在皮下走行，踝关节肿胀时以上结构消失，见于踝关节扭伤、结核、化脓性关节炎及类风湿关节炎；②局限性肿胀：足背或内、外踝下方局限肿胀见于腱鞘炎或腱鞘囊肿；跟骨结节处肿胀见于跟腱周围炎，第二、三跖趾关节背侧或跖骨干局限性肿胀，可能为跖骨头无菌性坏死或骨折引起，足趾皮肤温度变冷、肿胀，皮肤呈乌黑色见于缺血性坏死。

（2）扁平足：足纵弓塌陷，足跟外翻，前半足外展，形成足旋前畸形，横弓塌陷，前足增宽，足底前部形成胼胝（图 9-6a）。

（3）马蹄足：踝关节跖屈，前半足着地，常因跟腱挛缩或腓总神经麻痹引起（9-6b）。

（4）跟足畸形：小腿三头肌麻痹，足不能跖屈，伸肌牵拉使踝关节背伸，形成跟足畸形，行走和站立时足跟着地（图 9-6c）。

（5）足内翻：跟骨内旋，前足内收，足纵弓高度增加，站立时足不能踏平，外侧着地，常见于小儿麻痹后遗症（图 9-6d）。

考点提示：
四肢与关节常见的异常及临床意义

（6）足外翻：跟骨外旋，前足外展，足纵弓塌陷，舟骨突出，扁平状，跟腱延长线落在跟骨内侧，见于胫前胫后肌麻痹（图 9-6e）。

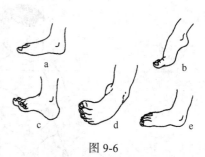

图 9-6

（张雅丽）

目 标 检 测

选择题

1. 杵状指不见于下列哪些疾病（　　）

　A．慢性肺脓肿

　B．支气管扩张

　C．发绀型先天性心脏病

　D．肝硬化

　E．脊髓灰质炎后遗症

2. 浮髌试验阳性提示（　　）

A. 腱鞘囊肿　　　　　B. 膝关节积液

C. 踝关节扭伤　　　　D. 类风湿关节炎

E. 膝内翻

3. 脊椎后凸畸形哪些疾病不会出现（　　　）

A. 佝偻病　　　　　　B. 脊椎退行性变

C. 强直性脊柱炎　　　D. 结核病

E. 急性胸膜炎

4. 引起膝内翻、外翻最常见的病因是（　　　）

A. 外伤　　　　　　　B. 佝偻病

C. 关节脱位　　　　　D. 腱鞘囊肿

E. 关节内结核病变

5. 以下说法不正确的是（　　　）

A. 正常人脊柱无侧弯

B. 姿势性侧凸无脊柱结构异常

C. 器质性脊柱侧弯改变体位可纠正

D. 正常人脊柱有四个生理弯曲

E. 脊柱结核可见成角畸形

6. 尺神经损伤者手部改变为（　　　）

A. 腕下垂　　　　　　B. 匙状指

C. 成角畸形　　　　　D. 爪形手

E. 餐叉样畸形

7. 匙状指常见于（　　　）

A. 缺铁性贫血

B. 高原疾病

C. 亚急性感染性心内膜炎

D. 甲癣

E. 支气管肺癌

8. 胸椎下段脊柱后凸有成角畸形见于（　　　）

A. 结核病　　　　　　B. 佝偻病

C. 生理性弯曲　　　　D. 强直性脊柱炎

E. 脊椎退行性改变

9. 脊柱活动度最大的是（　　　）

A. 颈椎与腰椎　　　　B. 颈椎与胸椎

C. 胸椎与腰椎　　　　D. 腰椎与骶椎

E. 骶椎与胸椎

10. 患者，女性，37 岁，关节局部反复发作性红、肿和疼痛，检查发现，双手指关节变形呈梭状，指关节及掌关节活动受限，最可能的诊断是（　　　）

A. 腱鞘滑膜炎　　　　B. 风湿性关节炎

C. 类风湿关节炎　　　D. 红斑狼疮

E. 肢端肥大症

第10章　神经系统检查

📖 **学习目标**

1. 了解脑神经及自主神经功能的检查内容、方法和临床意义。
2. 理解运动功能及感觉功能的检查内容、方法和临床意义。
3. 理解神经系统常见疾病症状与体征。
4. 掌握神经反射、脑膜刺激征的检查方法及异常反应和临床意义。

案例 10-1

患者，男性，52 岁，晨醒后发现右侧肢体瘫痪伴言语不清，有高血压病史 5 年且未规律服药，右侧鼻唇沟变浅，伸舌偏向右侧，右侧上下肢肌力 2 级，右侧的肱二头肌反射、膝腱反射活跃，右侧 Babinski 征阳性。

问题：

1．本病例深反射及病理反射有什么改变？
2．脑神经检查有哪些阳性体征？

神经系统检查是医学生临床教学中不可缺少的部分，包括脑神经、运动系统、感觉系统、神经反射及自主神经的检查。完成神经系统检查常需具备的检查工具有：叩诊锤、棉签、大头针、音叉、试管、电筒、检眼镜及嗅觉、味觉测试工具等。

第1节　脑神经检查

一、嗅　神　经

首先询问被检者有无嗅幻觉，然后嘱被检者闭目，依次检查双侧嗅觉。先压住一侧鼻孔，用被检者熟悉的、无刺激性气味的物品（如牙膏、香烟或香皂等）置于另一鼻孔下，让被检者辨别嗅到的各种气味。然后，换另一侧鼻孔进行测试，注意双侧比较。一侧嗅觉丧失，提示同侧嗅球、嗅丝的病变，常见于创伤。双侧嗅觉丧失常见于感冒或鼻黏膜病变。幻嗅可见于颞叶癫痫。

二、视　神　经

视神经检查包括视力、视野和眼底检查。

（一）视力

分别检查两眼远视力和近视力。视力减退严重者，让被检者在一定距离辨认眼前手指数目。不能看到眼前手动者，要检查光感（具体方法见《眼科学》有关部分）。

（二）视野

视野是双眼正视前方不动所能看到的最大范围。一般采用手试法，可以粗测视野，必要时采用视野计测定。手试法检查方法：被检者与检查者相对而坐，距离约 1 m，如检查右眼，则嘱其用手遮住左眼，右眼注视检查者的左眼，此时，检查者亦应将自己的右眼遮盖；然后，检查者将其手指置于自己与被检者中间等距离处，分别自上、下、左、右等不同的方位从外周逐渐向眼的中央部移动，嘱被检者在发现手指时，立即示意。如被检者能在各方向与检查者同时看到手指，则大致属正常视野。如被检者视野不正常，应进一步做视野计检查。

视野的左或右一半缺失，称为偏盲。双眼视野颞侧偏盲或象限偏盲，见于视交叉以后的中枢病变，单侧不规则的视野缺损见于视神经和视网膜病变。

（三）眼底

需借助检眼镜才能检查眼底。眼底检查一般要求在不扩瞳情况下检查，检查者和被检者都不戴眼镜。正常眼底的视乳头为卵圆形或圆形，边缘清楚，色淡红，颞侧较鼻侧稍淡，中央凹陷清晰。动脉色鲜红，静脉色暗红，动静脉管径的正常比例为 2∶3。视乳头水肿常见于颅内肿瘤、脑脓肿、脑出血、脑膜炎、脑炎等引起颅内压增高时。

三、动眼、滑车、展神经

动眼神经、滑车神经、展神经共同支配眼球运动，合称眼球运动神经，可同时检查。检查时需注意眼裂外观、眼球运动、瞳孔大小、形状及对光反射、调节反射等（检查方法见第 5 章第 2 节）。检查中，如发现眼球运动向内、向上及向下活动受限，以及上睑下垂、调节反射消失均提示有动眼神经麻痹。如眼球向下及向外运动减弱，提示滑车神经有损害。眼球向外转动障碍则为展神经受损。另外，眼球运动神经麻痹可出现斜视，单侧眼球运动神经麻痹可导致复视。

四、三叉神经

三叉神经是混合性神经，主要支配面部感觉和咀嚼肌运动。

（一）面部感觉

嘱被检者闭眼，以针刺检查痛觉、棉絮检查触觉和盛有冷水或热水的试管检查温度觉，两侧及内外对比。

（二）角膜反射

嘱被检者睁眼向内侧注视，用细棉絮从被检者视野外接近并轻触外侧角膜，避免触及睫毛，正常反应为被刺激侧迅速闭眼和对侧也出现眼睑闭合反应，前者称为直接角膜反射，而后者称为间接角膜反射。直接与间接角膜反射均消失见于三叉神经病变（传入障碍）；直接反射消失，间接反射存在，见于患侧面神经瘫痪（传出障碍）。

（三）运动功能

检查者双手触按被检者颞肌、咬肌，嘱被检者做咀嚼动作，对比双侧肌力强弱；再嘱被检者做张口运动或露齿，以上下门齿中缝为标准，观察张口时下颌有无偏斜。当一侧三叉神经运动纤维受损时，病侧咀嚼肌肌力减弱或出现萎缩，张口时由于翼状肌瘫痪，下颌偏向病侧。

五、面神经

面神经主要支配面部表情肌和舌前 2/3 味觉。

（一）运动功能

检查面部表情肌时，首先观察双侧额纹、眼裂、鼻唇沟和口角是否对称。然后，嘱被检者做皱额、闭眼、露齿、微笑、鼓腮或吹哨动作。

（二）味觉检查

嘱被检者伸舌，将少量不同味觉的物质（食糖、食盐、醋或奎宁溶液）以棉签涂于一侧舌面测试味觉，被检者不能讲话、缩舌和吞咽，用手指指出事先写在纸上的甜、咸、酸或苦四个字之一。先试可疑侧，再试另侧。每种味觉试验完成后，用水漱口，再测试下一种味觉。

六、位 听 神 经

位听神经包括前庭及耳蜗两种感觉神经。

（一）听力检查

为测定耳蜗神经的功能（粗测方法见第 5 章第 2 节）。

（二）前庭功能检查

询问被检者有无眩晕、平衡失调，检查有无自发性眼球震颤。

七、舌咽神经、迷走神经

这两对神经运动纤维共同支配腭、咽、喉部的肌肉运动，感觉纤维分布于咽、喉部并司舌后 1/3 味觉。

（一）运动

检查时，注意被检者声音有无嘶哑，饮水有无呛咳，有无吞咽困难，并让其张口发"啊"音，观察腭垂有无偏斜，软腭上抬是否对称。

（二）咽反射

用压舌板轻触两侧咽后壁，观察有无咽部肌肉收缩、舌后缩及恶心反应。

（三）感觉

可用棉签轻触两侧软腭和咽后壁，询问有无感觉。另外，舌后 1/3 的味觉减退为舌咽神经损害，检查方法同面神经。

八、副 神 经

副神经支配胸锁乳突肌及斜方肌。检查时注意肌肉有无萎缩，嘱被检者做耸肩及转头运动时，检查者给予一定的阻力，比较两侧肌力。副神经受损时，向对侧转头及同侧耸肩无力或不能，同侧胸锁乳突肌及斜方肌萎缩。

九、舌 下 神 经

舌下神经支配舌肌运动。检查时嘱被检者伸舌，注意观察有无伸舌偏斜、舌肌萎缩及肌束颤动。单侧舌下神经麻痹时伸舌舌尖偏向病侧，双侧麻痹者则不能伸舌。

第 2 节　运动功能检查

一、肌　　力

肌力是指肌肉运动时的最大收缩力。检查时令被检者做肢体伸屈动作，检查者从相反方向给予阻力，测试被检者对阻力的克服力量，并注意两侧比较。

肌力的记录采用 0～5 级的六级分级法。

0 级　完全瘫痪，测不到肌肉收缩。

1 级　仅测到肌肉收缩，但不能产生动作。

2 级　肢体在床面上能水平移动，但不能抵抗自身重力，即不能抬离床面。

3 级　肢体能抬离床面，但不能抗阻力。

4 级　能作抵抗阻力动作，但不完全。

5 级　正常肌力。

临床意义：不同程度的肌力减退可分别称为完全性瘫痪和不完全性瘫痪。临床常见的瘫痪有：单一肢体瘫痪，称单瘫，可见于脊髓灰质炎及皮层病变；一侧肢体（上、下肢）瘫痪，称偏瘫，常伴有同侧脑神经损害，多见于颅内病变或脑卒中；一侧肢体瘫痪及对侧脑神经损害，称交叉性偏瘫，见于脑干病变；双侧下肢瘫痪，称截瘫，见于脊髓横贯性病变等。

二、肌　张　力

肌张力是指静息状态下的肌肉紧张度和被动运动时遇到的阻力，检查时嘱被检者肌肉放松，检查者根据触摸肌肉的硬度以及伸屈其肢体时感知肌肉对被动伸屈的阻力作判断。

（一）肌张力增高

触摸肌肉坚实，伸屈肢体时阻力增加，关节活动范围缩小，见于锥体系和锥体外系病变。前者表现为痉挛性肌张力增高，在被动伸屈其肢体时，起始阻力大，终末突然阻力减弱，也称折刀样肌张力增高。后者表现为强直性肌张力增高，即伸肌和屈肌的肌张力均增高，也称铅管样或齿轮样肌张力增高。

考点提示：
肌力及肌张力有何不同，肌力怎样分级

（二）肌张力减低

肌肉松软，伸屈其肢体时阻力低，关节运动范围扩大，见于小脑病变、下运动神经元病变和肌源性病变等。

三、不自主运动

不自主运动是指被检者意识清楚的情况下，随意肌不自主收缩所产生的一些无目的的异常动作，多为锥体外系损害的表现。

（一）震颤

震颤为两组拮抗肌交替收缩引起的不自主的、有节律性抖动，可有以下几种类型。

1. 静止性震颤　静止时表现明显，而在运动时减轻，睡眠时消失，常伴肌张力增高，见于震颤麻痹。

2. 意向性震颤　又称动作性震颤。震颤在休息时消失，动作时发生，越近目的物越明显，见于小脑疾病。

（二）舞蹈样运动

舞蹈样运动为面部肌肉及肢体的快速、不规则、无目的、不对称的不自主运动，表现为做鬼脸、转颈、耸肩、手指间断性伸曲、摆手和伸臂等舞蹈样动作，精神紧张时加重，睡眠时可减轻或消失，多见于舞蹈症。

（三）手足徐动

手足徐动为手指或足趾的一种缓慢持续的伸展扭曲动作，可重复出现且较有规律。见于脑性瘫痪、肝豆状核变性和脑基底核变性。

四、共济运动

机体任一动作的完成均依赖于某组肌群协调一致的运动，称共济运动。这种协调主要靠小脑的功能以协调肌肉活动、维持平衡和帮助控制姿势，也需要运动系统的正常肌力，前庭神经系统的平衡功能，眼睛、头、身体动作的协调，以及感觉系统对位置的感觉共同参与作用。这些部位的任何损伤均可出现共济失调。常用的检查方法有以下几种。

（一）指鼻试验

嘱被检者先以示指接触距其前方 0.5 m 检查者的示指，再以示指触自己的鼻尖，由慢到快，先睁眼、后闭眼，重复进行。小脑半球病变时同侧指鼻不准；如睁眼时指鼻准确，闭眼时出现障碍则为感觉性共济失调。

（二）跟－膝－胫试验

嘱被检者仰卧，上抬一侧下肢，将足跟置于另一下肢膝盖下端，再沿胫骨前缘向下移动，先睁眼、后闭眼重复进行。小脑损害时，睁闭眼动作均不稳；感觉性共济失调者则闭眼时出现动作障碍。

（三）其他

1. 快速轮替动作 嘱被检者伸直手掌并以前臂做快速旋前旋后动作，或一手用手掌、手背连续交替拍打对侧手掌，共济失调者动作缓慢、不协调。

2. 闭目难立征（romberg test） 嘱被检者足跟并拢站立，双手向前平伸，先睁眼后闭眼，观察其姿势平衡。如睁眼时能站稳而闭眼时站立不稳，为感觉性共济失调。睁眼闭眼均不稳，闭眼更明显，为前庭或小脑病变。

第3节 感觉功能检查

感觉功能检查主观性强，易产生误差，检查时应嘱被检者闭目，且宜在环境安静、被检者情绪稳定的情况下进行。检查时从感觉缺失部位查向正常部位，自肢体远端查向近端，注意左右、远近对比，切忌暗示性提问，以获取准确的资料。

一、浅感觉检查

（一）痛觉

用大头针的针尖和钝端交替地轻刺被检者皮肤，询问被检者是否疼痛。注意两侧对称比较，同时记录痛感障碍类型（正常、过敏、减退或消失）与范围。

（二）触觉

用棉签轻触被检者的皮肤或黏膜，询问有无感觉。

（三）温度觉

用盛有热水（40～50℃）或冷水（5～10℃）的玻璃试管交替接触被检者皮肤，嘱被检者辨别冷、热感。

二、深感觉检查

（一）运动觉

检查者轻轻夹住被检者的手指或足趾两侧，上或下移动，令被检者根据感觉说出"向上"或"向下"。

（二）位置觉

检查者将被检者的肢体摆成某一姿势，请被检者描述该姿势或用对侧肢体模仿。

（三）震动觉

用震动着的音叉（128 Hz）柄置于骨突起处（如内、外踝，手指、桡、尺骨茎突、胫骨、膝盖等），询问有无震动感觉，判断两侧有无差别。

三、复合感觉检查

复合感觉是大脑综合分析的结果，也称皮层感觉。

（一）皮肤定位觉

检查者以手指或棉签轻触被检者皮肤某处，让被检者指出被触部位。

（二）两点辨别觉

以分开的双脚规轻轻刺激皮肤上的两点（小心不要造成疼痛），检测被检者辨别两点的能力，再逐渐缩小双脚规的脚间距，直到被检者感觉为一点时，测其实际间距。两点须同时刺激，用力相等。正常身体辨别两点的能力不一致，手指指尖的辨别间距是 2～4 mm，手背是 20～30 mm，躯干是 60～70 mm。检查时应注意个体差异，必须两侧对照。当触觉正常而两点辨别觉障碍时则为额叶病变。

（三）实体觉

嘱被检者用单手触摸熟悉的物体，如钢笔、钥匙、硬币等，并说出物体的名称。先测功能差的一侧，再测另一侧。

（四）体表图形觉

在被检者的皮肤上画图形（方形、圆形、三角形等）或写简单的字（一、二、十等），观察其能否识别，须双侧对照。

第 4 节　神经反射检查

反射是通过神经反射弧完成的，反射弧中任何一部分有病变时，都可使反射活动减弱或消失；若病变发生于高级神经中枢时，如在锥体束或其以上，则由于高级神经中枢抑制作用的减弱或消失，反射活动可增强、亢进，同时出现病理反射。反射的检查比较客观，较少受意识活动的影响，但检查时被检者应保持安静和松弛状态。检查时应注意反射的改变程度和两侧是否对称。

一、浅　反　射

刺激皮肤、黏膜、角膜引起的反射称为浅反射。

（一）角膜反射

角膜反射见本章第 1 节。

（二）腹壁反射

嘱被检者仰卧，双下肢稍屈曲使腹壁放松，用钝头竹签迅速由外向内轻划被检者上、中、下腹部皮肤（图 10-1），正常在受刺激的部位可见腹壁肌收缩。腹壁反射的传入、传出神经皆为肋间神经；反射中枢，上腹壁为胸髓第 7～8 节，中腹壁为胸髓第 9～10 节，下腹壁为胸髓第 11～12 节。双侧上、中、下腹壁反射均消失见于昏迷和急性腹膜炎者；一侧上、中、下腹壁反射消失可见于同侧锥体束病变。另肥胖、老年及经产妇的腹壁过于松弛也会出现腹壁反射减弱或消失，应注意。

（三）提睾反射

检查者用钝头竹签由下向上轻划被检者股内侧上方皮肤（图 10-1），可引起同侧提睾肌收缩，使睾丸上提。提睾反射的传入与传出神经皆为生殖股神经，中枢为腰髓第 1～2 节。

（四）跖反射

检查者用钝头竹签由后向前划被检者足底外侧至小趾掌关节处再转向拇趾侧，正常表现为足趾跖屈。足跖反射的传入、传出神经为胫神经，中枢为骶髓第 1～2 节。

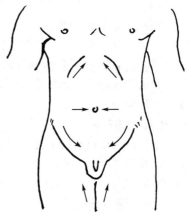

图 10-1　腹壁反射和提睾反射

（五）肛门反射

检查者用钝头竹签轻划肛门周围皮肤，可见肛门外括约肌收缩。肛门反射的传入、传出神经是肛尾神经，中枢是骶髓第4～5节。

临床上浅反射消失或减弱见于反射弧受损的周围神经病和锥体束受损。

二、深 反 射

刺激骨膜、肌腱引起的反射称为深反射，又称腱反射。反射强度通常分为以下几级：

－：反射消失。

＋：肌肉收缩存在，但无相应关节活动，为反射减弱。

＋＋：肌肉收缩并导致关节活动，为正常反射。

＋＋＋：反射增强，可为正常或病理情况。

＋＋＋＋：反射亢进并伴有阵挛，为病理情况。

（一）肱二头肌反射

被检者坐位或卧位，嘱前臂屈曲90°，检查者将左手拇指置于肱二头肌肌腱上，右手持叩诊锤适当用力叩击置于肱二头肌肌腱的左手拇指，正常反应为屈肘。肱二头肌反射的传入、传出神经皆为肌皮神经，中枢为颈髓第5～6节（图10-2）。

（二）肱三头肌反射

被检者坐位或卧位，外展上臂，半屈肘关节，检查者以左手托起被检者的肘部，右手用叩诊锤直接叩击被检者尺骨鹰嘴突上方的肱三头肌肌腱，正常反应为前臂稍伸展。肱三头肌反射的传入、传出神经皆为桡神经，中枢为颈髓第6～7节（图10-3）。

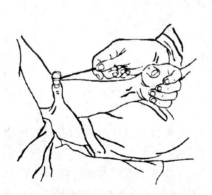

图10-2　肱二头肌反射检查示意图

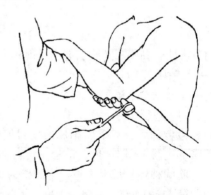

图10-3　肱三头肌反射检查示意图

（三）桡骨膜反射

被检者坐位或卧位，前臂置于半屈半旋前位，检查者以左手轻托其腕部，并使腕关节自然下垂，然后以叩诊锤叩击其桡骨茎突或桡骨下1/3处，正常反应为前臂旋前、屈肘。桡骨膜反射的传入神经为桡神经，传出神经为正中神经、桡神经、肌皮神经，中枢为颈髓第5～6节（图10-4）。

（四）膝反射

坐位检查膝反射时，被检者小腿完全松弛下垂，卧位检查则患者仰卧，检查者以左手托起其膝关节使之屈曲约120°，用右手持叩诊锤叩击股四头肌肌腱，正常反应为小腿伸展。膝反射的传入、传出神经皆为股神经，中枢为腰髓第2～4节（图10-5）。

（五）跟腱反射

嘱被检者仰卧，髋、膝关节稍屈曲，下肢取外旋外展位。检查者左手将被检者足部背屈

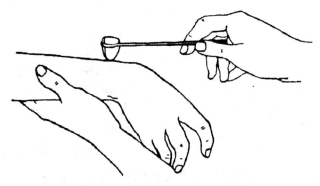

图 10-4　桡骨膜反射检查示意图

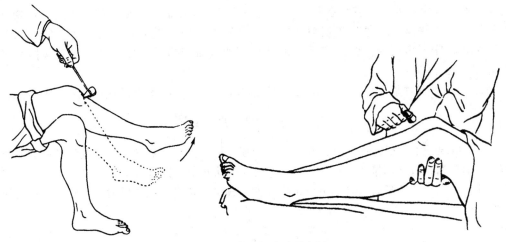

图 10-5　膝反射检查示意图

成直角，右手持叩诊锤叩击跟腱，还可采取俯卧位，屈膝 90°，检查者用左手按足跖，右手叩击跟腱；或跪于床边，足悬于床外，叩击跟腱。正常反应为足向跖面屈曲。跟腱反射的传入、传出神经皆为胫神经，中枢为骶髓第 1～2 节（图 10-6）。

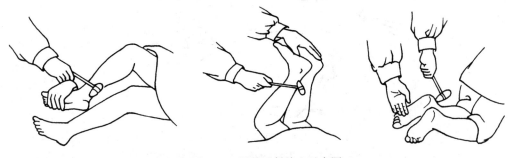

图 10-6　跟腱反射检查示意图

（六）阵挛

深反射亢进时，用力使相关肌肉处于持续性紧张状态，该组肌肉发生节律性收缩，称为阵挛。当它与病理反射同时存在或仅出现于单侧时，才有病理意义，见于锥体束受损伤。

1. 髌阵挛　被检者下肢伸直，检查者以拇指与示指捏住其髌骨上缘，用力向远端快速连续推动数次后维持推力。阳性反应为髌骨有节律的上下移动（图 10-7）。

2. 踝阵挛　被检者仰卧，髋与膝关节稍屈，检查者一手持被检者腘窝部，一手持被检者足底前端，用力使踝关节过伸，并用手持续压于足底。阳性表现为足部交替性屈伸动作（图 10-8）。

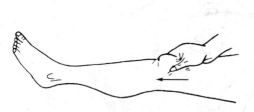 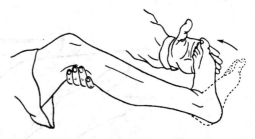

图 10-7 　髌阵挛检查示意图 　　　　　　　　　图 10-8 　踝阵挛检查示意图

深反射减弱或消失多见于使反射弧遭受损害的病变，如末梢神经炎、神经根炎、脊髓前角灰质炎等，神经肌肉接头处或肌肉疾病也可使深反射减弱或消失。此外，当脑、脊髓急性病变时，处于休克状态，也可见到深反射减弱或消失，见于脑血管病和脊髓炎的急性期等。深反射亢进见于反射弧完好，高级神经中枢受损时，对反射弧的抑制解除，一般临床上多认为是锥体束受损的结果。如脑血管病后遗症、高位脊髓病损恢复期等。

考点提示：
深反射的检查及临床意义

深反射易受精神紧张的影响，如出现可疑性减弱、消失，应在转移其注意力之后重新测试。

三、病 理 反 射

正常情况下不出现此种反射，当锥体束受损时，失去了其对脑干和脊髓的抑制功能时而产生的反射，故又称锥体束征。1岁半以内的婴幼儿由于锥体束尚未发育完善，可以出现上述反射现象，且多为双侧，不属于病理性。成年人若出现此类反射现象则为病理反射（图 10-9）。

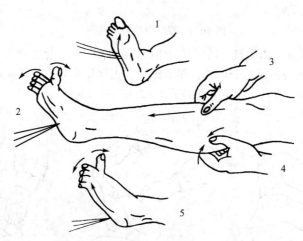

图 10-9 　几种病理反射检查法示意图

1. 巴宾斯基征阴性；2. 巴宾斯基征阳性；3. 奥本海姆征阳性；
4. 戈登征阳性；5. 查多克征阳性

1. 巴宾斯基（Babinski）征　巴宾斯基征的检查方法同跖反射。若拇趾背屈，其他四趾呈扇形展开为阳性表现。

2. 奥本海姆（Oppenheim）征　检查者用拇指及示指沿被检者的胫骨前缘由上向下推移，阳性表现同巴宾斯基征。

3. 戈登（Gordon）征　检查者用拇指和其他四指分置于被检者腓肠肌两侧，以适当的力量捏压，阳性表现同巴宾斯基征。

4. 查多克（Chaddock）征　检查者用钝头竹签划被检者外踝下方及足背外缘，阳性表现同巴宾斯基征。

以上四种体征临床意义相同，均提示锥体束受损，其中巴宾斯基征为最经典的病理反射。

5. 霍夫曼（Hoffmann）征　检查者用左手持被检者腕关节上方，使其腕关节稍背曲，右手以中指及示指挟持被检者中指第二节，稍向上提，并用拇指向下弹刮被检者中指指甲，若出现拇指及其他四指掌屈动作为阳性表现，一般认为是上肢病理征，也有认为是深反射亢进的表现，多见于颈髓病变（图 10-10）。

考点提示：病理反射的检查及临床意义

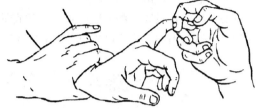

图 10-10　霍夫曼征检查示意图

四、脑膜刺激征

1. 颈强直　嘱被检者去枕仰卧，双下肢伸直，检查者用右手置于被检者胸前，左手托其枕部做被动屈颈动作以测试其颈肌抵抗力。若下颌不能贴近前胸且有阻力时，提示为颈强直。

2. 凯尔尼格（Kernig）征　嘱被检者仰卧，一腿伸直，另一腿屈髋、屈膝成直角，然后检查者用手抬高其小腿。正常人膝关节可伸达 135° 以上。阳性表现为伸膝受阻且伴疼痛与屈肌痉挛（图 10-11）。

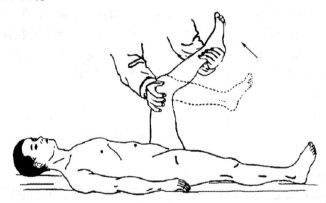

图 10-11　凯尔尼格征检查法示意图

3. 布鲁津斯基（Brudzinski）征　嘱被检者仰卧，双下肢伸直，检查者用右手置于被检者胸前，左手托其枕部做被动屈颈。阳性表现为当头部前屈时，双侧膝关节和髋关节屈曲（图 10-12）。

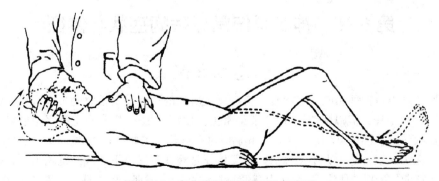

图 10-12　布鲁津斯基征检查法示意图

考点提示：
脑膜刺激征
包括哪些体
征及出现的
临床意义

脑膜刺激征常见于脑膜炎、蛛网膜下隙出血、脑水肿及颅内压增高等。

五、拉 塞 格 征

拉赛格（Lasegue）征为神经根受刺激的表现，又称直腿抬高试验。被检者仰卧，双下肢伸直，检查者抬高一侧下肢。正常人伸直的下肢抬高可达 70°，若抬高小于 30° 并出现股后肌群疼痛为阳性。见于腰椎间盘突出症或腰骶神经根炎所致的坐骨神经痛。

第 5 节　自主神经功能检查

自主神经可分为交感与副交感两个系统，主要功能是调节内脏、血管与腺体等活动。大部分内脏接受交感和副交感神经纤维的双重支配，在大脑皮质的调节下，协调整个机体内、外环境的平衡。

一、一 般 检 查

注意皮肤黏膜的颜色、质地、温度及水肿、溃疡和压疮；毛发指甲的外观和营养状况；全身和局部出汗情况；括约肌功能（有无排便困难、大小便潴留或失禁）。

二、自主神经反射

（一）眼心反射

被检者仰卧，双眼自然闭合，计数脉率。检查者用左手中指、示指分别置于被检者眼球两侧，逐渐加压一侧眼球，以被检者不痛为限。加压 20～30 秒后计数脉率，正常可减少10～12 次 / 分，超过 12 次 / 分提示副交感（迷走）神经功能增强，迷走神经麻痹则无反应。如压迫后脉率非但不减慢反而加速，则提示交感神经功能亢进。

（二）卧立位试验

平卧位计数脉率，然后起立站直，再计数脉率。如由卧位到立位脉率增加超过 10～12次 / 分为交感神经兴奋性增强。由立位到卧位，脉率减慢超过 10～12 次 / 分则为迷走神经兴奋性增强。

（三）皮肤划痕试验

用钝头竹签在皮肤上适度加压划一条线，数秒钟后，皮肤先出现白色划痕（血管收缩）高出皮面，以后变红，属正常反应。如白色划痕持续较久，超过 5 分钟，提示交感神经兴奋性增高。如红色划痕迅速出现、持续时间较长、明显增宽甚至隆起，提示副交感神经兴奋性增高或交感神经麻痹。

第 6 节　神经系统常见疾病症状与体征

一、急性脊髓炎

急性脊髓炎是各种感染后引起自身免疫反应所致的急性横贯性脊髓炎性病变。病变可累及脊髓任何节段，但以胸髓第 3～5 节最常见。发病前 1～2 周常有上呼吸道感染、消化道感染症状或预防接种史。急性起病，起病时可有低热，主要症状为病变部位的神经根痛，肢体麻木无力，束带感，大小便障碍。主要体征是病变节段以下深浅感觉均消失；病变早期脊髓休克期，出现肢体瘫痪、肌张力减低、腱反射消失、病理反射阴性，一般持续 2～4 周，进入恢复期，肌张力增高，腱反射活跃，出现病理反射，肢体肌力从远端开始恢复，逐渐上移。

二、脑血栓形成

脑血栓形成是脑梗死最常见的类型，是在各种原因引起的血管壁病变基础上，脑动脉主干或分支动脉管腔狭窄、闭塞或血栓形成，引起脑局部血流减少或供血中断，使脑组织缺血、缺氧、坏死，出现局灶性神经系统症状和体征。常在安静或睡眠中发病，部分病例有肢体麻木，无力等前驱症状。局灶性体征多在发病后 10 余小时或 1～2 日达到高峰，临床表现取决于梗死灶的大小和部位。被检者一般意识清楚，严重者可出现意识障碍，甚至危及生命。常见脑血管闭塞的表现如下。

1. 颈内动脉　单眼一过性黑矇，同侧 Horner 征（病变侧眼睑下垂，眼裂变小，眼球内陷，瞳孔缩小，同侧面部无汗）；病变对侧偏瘫，偏身感觉障碍和（或）对侧同向偏盲，优势半球受累可有失语；颈动脉搏动减弱或闻及血管杂音。

2. 大脑中动脉　主干闭塞导致三偏症状，即病灶对侧偏瘫、偏身感觉障碍及偏盲伴头眼向病灶侧凝视；皮层支闭塞导致对侧面部、上下肢瘫痪和感觉障碍，下肢较上肢轻；深穿支闭塞导致病变对侧中枢性均等性轻瘫。

3. 大脑前动脉　皮层支闭塞导致对侧中枢性下肢瘫；深穿支闭塞导致对侧中枢性面舌瘫、上肢近端轻瘫；可伴有精神症状。

4. 椎基底动脉　主干闭塞导致四肢瘫、延髓麻痹、昏迷、高热，预后很差。常见分支闭塞如小脑后下动脉闭塞导致眩晕、恶心、呕吐及眼震，交叉性感觉障碍，同侧的 Horner 征，同侧共济失调，同侧软腭、咽喉肌肉瘫痪。

案例 10-1 分析

1. 患者在安静状态下起病，既往有高血压病史，出现右侧肢体的偏瘫及言语不清，考虑脑血管病，损伤了锥体束，故会出现深反射亢进及病理反射阳性。

2. 由于皮质核束中除了面神经核下部及舌下神经核是对侧支配外，其余均为双侧支配，故仅出现病变对侧眼裂以下的面瘫和舌下神经瘫，表现为右侧鼻唇沟变浅，伸舌偏右。

脑 卒 中

脑血管病是目前导致人类死亡的三大主要疾病之一，急性脑血管病又称脑卒中，是指由于急性脑循环障碍所致的局限或全面脑功能缺损综合征。脑卒中发病后能否及时送到医院进行救治，是能否达到最好救治效果的关键，医务人员应掌握脑卒中常见的症状，公众也应该对脑卒中的常见表现有所了解。脑卒中常见症状：

1. 症状突然发生。
2. 一侧肢体（伴或不伴面部）无力、笨拙、沉重或麻木。
3. 一侧面部麻木或口角歪斜。
4. 说话不清或理解语言困难。
5. 双眼向一侧凝视。
6. 一侧或双眼视力丧失或模糊。
7. 视物旋转或平衡障碍。

链接

8. 既往少见的严重头痛、呕吐。

9. 上述症状伴意识障碍或抽搐。

当出现这些症状时，应高度怀疑脑卒中并立即送往医院。

（张雅丽）

目 标 检 测

一、名词解释

1. 病理反射　2. 髌阵挛　3. Hoffmann 征

二、填空题

1. 深反射是刺激 ＿＿＿ 或 ＿＿＿ 引起的反射，它包括：＿＿＿ 反射、＿＿＿ 反射、＿＿＿ 反射、＿＿＿ 反射和 ＿＿＿ 反射。

2. 上运动神经元损害时，深反射 ＿＿＿。下运动神经元损害时，深反射 ＿＿＿ 或 ＿＿＿。

三、选择题

1. 巴宾斯基征阳性的典型表现为（　　）
   A. 拇趾背屈，其他四趾扇形展开
   B. 脚趾不动
   C. 脚趾均跖屈
   D. 下肢迅速回收
   E. 脚趾均背屈

2. 直接与间接角膜反射均消失见于（　　）
   A. 味觉神经病变
   B. 患侧三叉神经病变
   C. 迷走神经病变
   D. 患侧面神经病变
   E. 副神经病变

3. 下列哪项不是浅反射的检查（　　）
   A. 腹壁反射　　　　B. 提睾反射
   C. 桡骨骨膜反射　　D. 角膜反射
   E. 跖反射

4. 常见病理反射中临床意义最大的是（　　）
   A. Oppenheim 征　　B. Babinski 征
   C. Hoffmann 征　　D. Chaddock 征
   E. Gordon 征

5. 出现病理反射是由于（　　）
   A. 脊髓反射弧的损害
   B. 神经系统兴奋性普遍升高
   C. 基底核受损

D. 脑干网状结构损害
E. 锥体束病损

6. 下列哪项不属于深反射（　　）
   A. 肱二头肌反射　　B. 桡骨骨膜反射
   C. 膝反射　　　　　D. 跟腱反射
   E. 角膜反射

7. 检查膝腱反射，叩击的正确部位是（　　）
   A. 髌骨内侧　　　　B. 腘窝
   C. 髌骨外侧　　　　D. 髌骨
   E. 髌骨下股四头肌肌腱

8. 关于踝阵挛的叙述，下列哪项不正确（　　）
   A. 嘱被检者仰卧，髋关节与膝关节稍屈
   B. 检查者一手持被检者小腿，一手持被检者足掌后端，用力使踝关节过屈
   C. 阳性表现为腓肠肌与股四头肌发生节律性收缩
   D. 说明深反射亢进
   E. 见于锥体束损害

9. 患者，男性，30 岁，剧烈头痛 1 天，无发热。查体：脑膜刺激征阳性。该患者最可能的诊断是（　　）
   A. 青光眼　　　　　B. 脑膜炎
   C. 小脑肿瘤　　　　D. 蛛网膜下隙出血
   E. 神经性头痛

10. 眼心反射属于（　　）
    A. 深反射　　　　　B. 浅反射
    C. 病理反射　　　　D. 脑膜刺激征
    E. 自主神经反射

四、简答题

1. 锥体束受损时，可出现哪些病理反射及生理反射的改变？

2. 肌力是如何分级的？

第3篇 实验诊断

实验诊断（laboratory diagnosis）是运用物理学、化学、生物学、免疫学、微生物学、细胞学、遗传学及分子生物学等实验技术和方法，对人体的血液、骨髓、体液、分泌物、排泄物及组织细胞等进行检验，以获得反映机体功能状态、病理变化、病原学和病因的客观资料，用以协助临床诊断治疗的一门学科。它是诊断学的重要组成部分。

由于临床疾病的复杂性、患者的个体差异性、标本采集、技术误差及某些检验项目的特异性和灵敏度不高等因素的存在，我们在应用检验结果时，必须密切结合临床其他资料，综合分析，才能正确判断其临床意义。同时，在选择检验项目时要从诊断疾病的实际需要出发，选用针对性和特异性较强的项目进行检查，做到有的放矢，避免滥用和浪费。

第11章 血液检查

📖 学习目标

1. 理解各项指标的检验原理。
2. 掌握各项指标的参考值范围及临床意义。

第1节 血液一般检查

案例 11-1

患者，男性，35岁，发热伴咳嗽、咳黄色脓性痰3天。

患者3天前淋雨后，出现发热，体温在39℃以上，伴咳嗽，开始咳少量白色黏痰，自服"清开灵"等药物，效果不显。昨天开始咳较多黄色脓痰，今日咳出铁锈色痰，约10ml，急来诊。查体：T 39.6℃，P 124次/分，R 28次/分，BP 90/60mmHg，神清，呼吸急促，右下肺可闻及大量中小水泡音，心率124次/分，节律规整，腹平软，无压痛，四肢活动自如，双下肢无水肿。

问题：

1. 本病例到医院应不应该做实验室检查？
2. 如果做，应做哪些检查？
3. 可能会有什么结果？有何意义？

一、红细胞计数和血红蛋白检测

（一）红细胞计数

在正常情况下，红细胞（red blood cell，RBC）的生成和破坏在红细胞生成素及其神经体液因素的调节下保持着动态平衡。病理情况能破坏这种平衡，导致疾病的发生。

原理 用等渗稀释液将血液稀释一定倍数后（如用生理盐水稀释 200 倍），滴入血细胞计数池，然后于显微镜下，计数一定范围内的红细胞数，经换算即可求得每升血液中的红细胞数量。

参考值 成年男性：（4.0～5.8）×10^{12}/L（全自动血液细胞仪静脉血）

（4.0～5.5）×10^{12}/L（光镜法外周血）

成年女性：（3.8～5.0）×10^{12}/L（全自动血液细胞仪静脉血）

（3.5～5.0）×10^{12}/L（光镜法外周血）

新生儿：（6.0～7.0）×10^{12}/L（光镜法、全自动血液细胞仪外周血）

临床意义

（1）增多：指单位容积血液中 RBC 及血红蛋白（hemoglobin，Hb）高于正常值上限，如成年男性 RBC>6.0×10^{12}/L，成年女性 RBC>5.5×10^{12}/L。

1）生理性增多：见于胎儿、新生儿、高原居民、多次献血机体代偿等；剧烈运动和劳动、情绪激动等，RBC 和 Hb 可一过性增多。

2）病理性增多：①相对性增多：见于 Gaisbock 综合征、假性红细胞增多、各种原因引起的脱水（大面积烧伤、腹泻、多汗、多尿、晚期消化道肿瘤不能进食等）、焦虑、高血压、应激等；②绝对性增多：多由缺氧性疾病使红细胞呈代偿性增多，如肺源性心脏病、先天性心脏病等；原因不明的骨髓增殖性疾病，如真性红细胞增多症；肝癌、脑血管母细胞瘤、卵巢皮样囊肿等均能合成红细胞生成素，促使红细胞过度增生，红细胞增多。

（2）减少：指单位容积血液中 RBC 及 Hb 低于正常值低限，常称贫血，当 RBC<1.5×10^{12}/L 时，应考虑输血。

1）生理性减少，多见于孕妇及某些老人。

2）病理性减少：见于急、慢性失血，各种原因引起的溶血，造血原料缺乏，骨髓造血障碍等，均可使红细胞减少。

（3）红细胞形态改变：正常红细胞呈双凹圆盘形，在血涂片中见到为圆形，大小较一致，直径 6～9 μm，红细胞的厚度边缘部约 2 μm，中央约 1μm，染色后四周呈浅橘红色，而中央呈淡染区，大小约相当于细胞直径的 1/3～2/5。病理情况下外周血中常见红细胞形态异常有以下几种：

1）大小异常：①小红细胞：红细胞直径小于 6 μm，见于低色素性贫血，如缺铁性贫血，细胞体积可变小，中央淡染区扩大，红细胞呈小细胞低色素性。②大红细胞：直径大于 10 μm，见于溶血性贫血、巨幼细胞贫血、急性失血性贫血。③红细胞大小不均：红细胞大小相差悬殊，这种现象见于病理造血，说明骨髓中红细胞系增生明显旺盛。常见于缺铁性贫血、溶血性贫血、失血性贫血等，当其贫血达中度以上时，均可出现。

2）形态异常：①球形细胞：细胞体积小，圆球形，着色深，中央淡染区消失。主要见于遗传性球形细胞增多症和自身免疫性溶血性贫血。②椭圆形细胞：红细胞呈卵圆形，或两端钝圆的长柱状。正常人血涂片中约占 1%，而遗传性椭圆形细胞增多症患者有严重贫血时，其比例可达 15% 以上。③镰形细胞：形如镰刀状，常见于镰形细胞性贫血。

3）染色异常：①低色素性：红细胞染色过浅，中央淡染区扩大。常见于缺铁性贫血、珠蛋白生成障碍性贫血、铁粒幼细胞性贫血等。②高色素性：红细胞着色深，中央淡染区消失，其平均血红蛋白含量增高。常见于巨幼细胞贫血。③多染色性：红细胞呈淡灰蓝或紫灰色，是一种刚脱核的红细胞，正常人外周血中约占1%，其增多说明骨髓造血功能活跃，红细胞系增生旺盛。多见于增生性贫血。

4）结构异常：①嗜碱性点状物：红细胞内含有大量细小的嗜碱性点状物质，是由核糖体凝集而成。多见于铅中毒。②染色质小体：红细胞内含有圆形紫红色小体，多见于溶血性贫血、巨幼细胞贫血、红白血病及其他增生性贫血。③卡-波环：成熟红细胞内出现一条很细的淡紫红色线状体，呈环形或"8"字形，提示严重贫血、溶血性贫血、巨幼细胞贫血、铅中毒及白血病等。④有核红细胞：除在新生儿外周血涂片中，可见到有核红细胞外，成人如出现有核红细胞，均属病理现象。常见于各种溶血性贫血、红白血病、髓外造血和严重缺氧等。

（二）血红蛋白检测

血红蛋白（hemoglobin，Hb）测定方法很多，如比色法、比重法、血氧法、血铁法等，国际血液学标准化委员会推荐氰化高铁血红蛋白比色法为首选测定法。

原理 血液在血红蛋白转化液中溶血后，除硫化血红蛋白外各种血红蛋白均可被高铁氰化钾氧化成高铁血红蛋白，再与氰根结合生成稳定的棕红色氰化高铁血红蛋白，经504 nm波长比色，根据标本溶血后的吸光度，即可求得血红蛋白浓度。

参考值 成年男性：130～185 g/L（静脉血，全自动血细胞仪器法）

　　　　　　　　　　120～160 g/L（周围血，光度计比色法）

　　　　成年女性：120～165 g/L（静脉血，全自动血细胞仪器法）

　　　　　　　　　　110～150 g/L（周围血，光度计比色法）

　　　　新生儿：170～200 g/L（周围血，光度计比色法）

临床意义 血红蛋白的生理变化和病理意义与红细胞大致相同，两者的变化规律也基本一致。但在各种贫血时，红细胞与血红蛋白的减少不一定呈平行关系，如在缺铁性或铁利用障碍性贫血时，以血红蛋白减少更为显著，此时，血红蛋白能比红细胞计数更为准确地反映贫血的程度。

二、白细胞计数和白细胞分类计数

白细胞（white blood cell，WBC）计数是测定血液中各种白细胞的总数，而白细胞分类计数（DC）则是指分别计算5种类型白细胞占白细胞总数的比值（百分数）。白细胞计数有显微镜计数法和血细胞自动计数仪检测法。

原理 全血经白细胞稀释液稀释至一定倍数，并使红细胞溶解（如用稀盐酸液稀释20倍），计数单位容积内的白细胞数，换算成每升血液中的白细胞总数。

参考值 WBC：成人：（4.0～10.0）×10^9/L

　　　　　　6个月至2岁：（11.0～12.0）×10^9/L

　　　　　　新生儿：（15.0～20.0）×10^9/L

　　　　DC：见表11-1。

表 11-1　白细胞分类计数

细胞类型	百分数（%）	绝对值（×10^9/L）
中性粒细胞（N）		
杆状核（st）	0～5	0.04～0.5
分叶核（sg）	50～70	2～7
嗜酸粒细胞（E）	0.5～5	0.05～0.5
嗜碱粒细胞（B）	0～1	0～0.1
淋巴细胞（L）	20～40	0.8～4
单核细胞（M）	3～8	0.12～0.8

临床意义　白细胞总数具有生理性变化，如下午较上午偏高，饭后、剧烈运动、情绪激动时偏高，月经前期、妊娠、分娩、哺乳期增高，但如成人白细胞总数超过 $10×10^9/L$，称白细胞增多；低于 $4.0×10^9/L$，称白细胞减少。白细胞总数的增多或减少主要受中性粒细胞、淋巴细胞等数量的影响。白细胞总数改变的临床意义详见白细胞分类计数。

（一）中性粒细胞

1．中性粒细胞（neutrophil，N）增多

（1）生理性增多：常见于胎儿、新生儿、妊娠、剧烈运动、严寒及曝晒等。

（2）病理性增多：常见于①急性感染：化脓性球菌（如金黄色葡萄球菌、溶血性链球菌等）感染为最常见的原因。但在新生儿和极重度感染时，白细胞总数反而可能减低。②严重的组织损伤及大量血细胞破坏：严重外伤、大手术后、大面积烧伤、急性心肌梗死及严重的血管内溶血后 12～36 小时，白细胞总数及中性粒细胞可增多。③急性大出血：在急性大出血后 1～2 小时内，周围血中血红蛋白的含量及红细胞数尚未下降，而白细胞数及中性粒细胞却明显增多，尤其是内出血时。④急性中毒：代谢紊乱所致的代谢性中毒，如糖尿病酮症酸中毒、尿毒症；急性化学药物中毒，如安眠药、急性铅、汞中毒等；生物性中毒，如蛇毒、昆虫毒、毒草中毒等，白细胞及中性粒细胞均可增多，并以中性分叶核粒细胞为主。⑤某些肿瘤及白血病：白细胞呈长期持续性增多，最常见者为粒细胞白血病，其次可见于各种恶性肿瘤的晚期，此时不但总数增多，而且有明显的核左移现象，可呈所谓的类白血病反应。

2．中性粒细胞减少

（1）感染：尤其是革兰阴性杆菌感染，如伤寒、副伤寒杆菌感染；某些病毒感染，如流感、病毒性肝炎、水痘、风疹、巨细胞病毒感染；某些原虫感染，如疟疾、黑热病，可致中性粒细胞减少。

（2）血液病：再生障碍性贫血、恶性组织细胞病、巨幼细胞贫血、严重缺铁性贫血及骨髓转移癌等，在出现中性粒细胞减少同时常伴有血小板及红细胞减少。

（3）慢性理化损伤：X 线、放射性核素等物理因素；苯、铅、汞等化学物质；氯霉素、磺胺类药、抗肿瘤药、抗糖尿病及抗甲状腺药物等化学药物均可引起白细胞及中性粒细胞减少。

（4）单核-吞噬细胞系统功能亢进：各种原因引起的脾大及其功能亢进，如门脉性肝硬化、淋巴瘤等可见白细胞及中性粒细胞减少。

（5）自身免疫性疾病：如系统性红斑狼疮，由于产生自身抗体而导致白细胞及中性粒细胞减少。

3．中性粒细胞的核象变化　病理情况下，中性粒细胞核象可发生变化，出现核左移或核右移（图 11-1）。

（1）核左移：周围血中出现不分叶核粒细胞（包括杆状核粒细胞、晚幼粒细胞、中幼粒细胞或早幼粒细胞等），其比值超过 5% 时，称为核左移。常见于感染，尤其是急性化脓性感染、急性失血、急性中毒及急性溶血反应等。

（2）核右移：周围血中若中性粒细胞核出现 5 叶或更多分叶，其百分率超过 3% 者，称为核右移。主要见于巨幼细胞贫血及造血功能衰退，在炎症的恢复期时，可有一过性核右移。

4．中性粒细胞形态异常

（1）中性粒细胞的中毒性改变：在严重传染性疾病、各种化脓性感染、败血症、恶性肿瘤、中毒及大面积烧伤等病理情况下，中性粒细胞可发生下列中毒性和退行性变化：①细胞大小不均；②中性粒细胞胞质中出现粗大、大小不等、分布不均、染色呈深紫红或紫黑色的

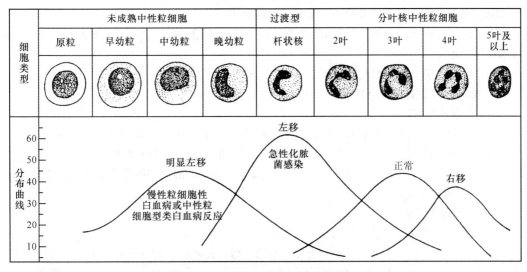

图 11-1 中性粒细胞的核象变化

中毒颗粒；③中性粒细胞胞质或胞核中可见单个或多个，大小不等的空泡；④杜勒小体：是中性粒细胞胞质中毒性变化而保留的局部嗜碱性区域，呈圆形或梨形，呈云雾状天蓝色或蓝黑色。

（2）棒状小体：为白细胞胞质中出现红色细杆状物质，一个或数个，称为棒状小体。棒状小体一旦出现在细胞中，就可拟诊为急性白血病。

（二）嗜酸粒细胞

嗜酸粒细胞（eosinophil，E）细胞呈圆形。胞质内充满粗大、整齐、均匀、紧密排列的砖红色或鲜红色嗜酸性颗粒，折光性强。胞核多为两叶，呈眼镜状，深紫色。

1. 嗜酸粒细胞增多

（1）过敏性疾病：如支气管哮喘、荨麻疹、食物过敏、药物过敏、血管神经性水肿等，其外周血嗜酸粒细胞增多，可达 10% 以上。

（2）寄生虫病：如蛔虫病、钩虫病、血吸虫病等，均可导致血中嗜酸粒细胞增多。少部分寄生虫感染患者嗜酸粒细胞明显增多，导致白细胞总数高达数万，为嗜酸粒细胞型类白血病反应。

（3）皮肤病：如湿疹、银屑病、剥脱性皮炎等，外周血中嗜酸粒细胞轻、中度增高。

（4）血液病：如慢性粒细胞白血病、淋巴瘤、嗜酸粒细胞白血病、多发性骨髓瘤、嗜酸粒细胞肉芽肿等，外周血嗜酸粒细胞可有不同程度增高。

（5）其他：某些恶性肿瘤；某些传染病，如猩红热；风湿性疾病；过敏性间质性肾炎等均可使嗜酸粒细胞增多。

2. 嗜酸粒细胞减少 常见于大手术、烧伤等应激状态；伤寒、副伤寒初期；长期应用肾上腺皮质激素后，但临床意义不大。

（三）嗜碱粒细胞

嗜碱粒细胞（basophil，B）胞体呈圆形，胞质紫红色，内有少量粗大且大小不均、排列不规则的黑蓝色嗜碱性颗粒，常覆盖于核面上。胞核因被颗粒遮盖，核着色较浅，而使分叶模糊不清。

1. 嗜碱粒细胞增多

（1）血液病：慢性粒细胞白血病、嗜碱粒细胞白血病、骨髓纤维化等，嗜碱粒细胞增多。

（2）恶性肿瘤：尤其是转移癌，嗜碱粒细胞增多。

（3）过敏性疾病：过敏性结肠炎、药物、食物、吸入物超敏反应、红斑及类风湿关节炎等，嗜碱粒细胞增多。

（4）其他：传染病如水痘、流感、天花、结核，糖尿病等，嗜碱粒细胞均可增多。

2. 嗜碱粒细胞减少　无临床意义。

（四）淋巴细胞

淋巴细胞（lymphocyte，L）分为大淋巴细胞和小淋巴细胞，大淋巴细胞直径在 $10\sim15~\mu m$，占 10%；小淋巴细胞直径为 $6\sim10~\mu m$，占 90%。胞体呈圆形或椭圆形。大淋巴细胞的胞质丰富，呈蔚蓝色，内含少量紫红色嗜天青颗粒；小淋巴细胞胞质很少，呈深蓝色，胞核均呈圆形或椭圆形。

1. 淋巴细胞增多

（1）生理性增多：常见于婴儿。

（2）病理性增多：常见于①某些病毒或细菌所致的传染病，如流行性腮腺炎、风疹、传染性单核细胞增多症、传染性淋巴细胞增多症、百日咳、出血热等；②某些慢性感染，如结核病；③淋巴细胞白血病、非霍奇金淋巴瘤等；④肾移植术后，如发生排斥，于排斥前期，淋巴细胞的绝对值增高；⑤再生障碍性贫血、粒细胞缺乏症，由于中性粒细胞显著减少，导致淋巴细胞百分率相对增高。

2. 淋巴细胞减少　常见于：①长期放射线损伤；②应用肾上腺皮质激素、烷化剂、抗淋巴细胞球蛋白等药物；③免疫缺陷性疾病、丙种球蛋白缺乏症等。

3. 异形淋巴细胞　外周血中有时可见到一种形态变异的不典型淋巴细胞，称为异形淋巴细胞。异形淋巴细胞在正常人外周血中偶可见到，但不超过2%。异形淋巴增多可见于：①感染性疾病；②药物过敏；③输血、血液透析或体外循环术后；④其他疾病，如免疫性疾病、粒细胞缺乏症、放射治疗等。

（五）单核细胞

单核细胞（monocyte，M）胞体大，直径为 $14\sim20~\mu m$，呈圆形或不规则形。胞质较多，呈淡蓝或灰蓝色，内含较多的细小、灰尘样的紫红色颗粒。细胞核大，核形不规则，呈肾形、马蹄形等。

1. 单核细胞增多

（1）生理性增多：婴幼儿及儿童单核细胞可增多。

（2）病理性增多：①某些感染，如感染性心内膜炎、黑热病、疟疾、急性感染的恢复期、活动性肺结核等；②某些血液病，如单核细胞白血病、淋巴瘤、粒细胞缺乏症恢复期、多发性骨髓瘤、恶性组织细胞病、骨髓增生异常综合征等也可见单核细胞增多。

2. 单核细胞减少　无临床意义。

案例 11-1 分析

1. 应该做实验室检查。

2. 可进行血常规、痰培养及药物敏感试验。

3. 血常规可出现白细胞增高，以中性粒细胞增高为主，患者可出现中性粒细胞核左移及中性粒细胞毒性变，提示患者感染严重；痰培养可培养出致病菌，并可找到对致病菌敏感有效的抗生素，指导临床用药的选择。

三、血细胞比容

血细胞比容（hematocrit，Hct）又称红细胞压积（PCV），指血细胞在血液中所占容积的比值。

原理 将抗凝血液在一定条件下离心沉淀，由此可测出红细胞在全血中所占容积的百分比。采用温氏离心法检测，不能使用能改变红细胞体积的抗凝剂，且离心速度一定要达到 2264 r/min。

参考值 男性：0.40～0.50（40%～50%）

女性：0.37～0.48（37%～48%）

临床意义

（1）增多：多见于大面积烧伤、连续呕吐、腹泻、多尿等患者；各种原因引起的红细胞与血红蛋白增多、脱水等，是判断血液黏度的指标，也是常作为脱水患者的补液依据。

（2）减少：见于各种贫血时，随红细胞数的减少而有程度不同的降低。

四、常用红细胞参数

红细胞平均体积（MCV）：指每个红细胞的平均体积，以飞升（fl）为单位。红细胞平均血红蛋白含量（MCH）：指每个红细胞内血红蛋白平均含量，以皮克（pg）表示。红细胞平均血红蛋白浓度（MCHC）：指每升红细胞平均所含血红蛋白浓度，以 g/L 表示。

原理 红细胞三种平均值测定：手工检测可根据红细胞计数、血红蛋白浓度和血细胞比容，通过公式可分别计算出红细胞 3 个平均数值；全自动血细胞计数仪可直接获得此类参数。

参考值 MCV：80～100 fl

MCH：27～34 pg

MCHC：32%～36% g/L

临床意义

Hct 可作为贫血形态学分类的依据（表 11-2、表 11-3）。

表 11-2 贫血的形态学分类

贫血的形态学分类	MCV （80～100 fl）	MCH （27～34 pg）	MCHC （32%～36%）	病因
正常细胞性贫血	80～100	27～34	32～36	再生障碍性贫血、急性失血性贫血、多数溶血性贫血、骨髓病性贫血
大细胞性贫血	>100	>34	32～36	巨幼细胞贫血、恶性贫血
小细胞低色素性贫血	<80	<27	<32	缺铁性贫血、珠蛋白生成障碍性贫血、铁粒幼细胞性贫血
单纯小细胞性贫血	<80	<27	32～36	慢性感染、炎症、慢性肝、肾疾病性贫血等

表 11-3 贫血的 MCV/RDW 分类法

MCV	RDW	分类	常见病
减低	正常	小细胞均一性贫血	珠蛋白生成障碍性贫血、球形细胞增多症
	增大	小细胞不均一性贫血	缺铁性贫血

MCV	RDW	分类	常见病
正常	正常	正细胞均一性贫血	再生障碍性贫血、急性失血性贫血、白血病
	增大	正细胞不均一性贫血	阵发性睡眠性血红蛋白尿、早期缺铁性贫症
增大	正常	大细胞均一性贫血	部分再生障碍性贫血、骨髓增生异常综合征
	增大	大细胞不均一性贫血	巨幼细胞贫血

五、网织红细胞计数

（一）网织红细胞

网织红细胞（reticulocyte，Rct）是晚幼红细胞脱核后的细胞。胞质内残存核糖体等嗜碱性物质，经煌焦油蓝或新亚甲蓝染色，可呈现浅蓝或深蓝色的网状结构。网织红细胞较成熟红细胞稍大，直径为 $8\sim9.5\ \mu m$。

参考值 百分数 $0.5\%\sim1.5\%$；绝对数 $(24\sim84)\times10^9/L$

临床意义

（1）用于判断骨髓红细胞系统造血情况：增高常见于溶血性贫血、巨幼细胞贫血和急性失血性贫血等增生性贫血；降低常见于再生障碍性贫血。

（2）用于疗效观察指标：如骨髓增生功能良好的患者，在给予相关抗贫血药物后，网织红细胞一般都可以升高，并渐趋于正常，若用药后，网织红细胞不见升高，说明治疗无效。

（3）指导临床掌握肿瘤化疗合适时期：骨髓造血功能恢复，最先表现为早、中期网织红细胞升高，检测早、中期网织红细胞，是观察骨髓受抑制和恢复情况较为敏感和早期的指标。

（二）贫血的实验诊断及鉴别

1. 贫血的分类 基于不同的临床特点，贫血有不同的分类方法。

（1）根据贫血的病因分类：①红细胞生成减少：骨髓造血功能障碍，如再生障碍性贫血、白血病、继发性贫血等；造血物质缺乏或利用障碍，如缺铁性贫血、铁粒幼细胞贫血等；②红细胞丢失过多；③红细胞破坏过多。

（2）根据外周血检查结果对贫血分类：①根据平均红细胞容积（MCV）、平均红细胞血红蛋白量（MCH）、平均红细胞血红蛋白浓度（MCHC）对贫血作形态学分类（表11-2）。②根据 MCV 和红细胞体积分布宽度（RDW）之间的关系对贫血作形态学分类（表11-3）。

（3）根据骨髓有核细胞增生情况对贫血分类：①增生性贫血：如缺铁性贫血、溶血性贫血；②增生不良性贫血：如再生障碍性贫血；③增生障碍性贫血：如骨髓增生异常综合征、巨幼细胞贫血。

2. 贫血的诊断

（1）血常规检查：可以确定有无贫血，红细胞体积参数（MCV、MCH 及 MCHC）反映红细胞大小及血红蛋白改变，为贫血的病因诊断提供相关线索；血红蛋白测定为贫血严重程度的判定提供依据；网织红细胞计数间接反映骨髓红系增生情况；外周血涂片观察细胞和血小板数量或形态改变。

（2）骨髓检查：涂片分类反映骨髓细胞的增生程度、比例和形态变化；活检反映骨髓造血组织的结构、增生程度、细胞成分和形态变化。骨髓检查提示贫血时造血功能的高低。

（3）贫血的发病机制检查：如缺铁性贫血的铁代谢及引起缺铁的原发病检查、巨幼细胞贫血的血清叶酸和维生素 B_{12} 水平测定及导致此类造血原料缺乏的原发病检查等。

检测 RBC、Fib（血浆纤维蛋白原）和 Hct（PCV）可确定有无贫血及贫血程度，特别是 Hb 和 Hct 检查。根据血细胞形态特点、红细胞三种平均值、MCV 与 RDW 关系和骨髓象可对贫血进行分类。

3. 贫血的鉴别

（1）大细胞性贫血：根据网织红细胞、红细胞形态、骨髓幼红细胞增生情况、维生素 B_{12} 等，可做出鉴别。

（2）正常细胞性贫血：根据网织红细胞、全血细胞分析、骨髓象检查可作出初步鉴别。

（3）小细胞低色素性贫血：根据有关铁检查的指标、血红蛋白电泳、红细胞形态分析等可做出鉴别。

六、红细胞沉降率检测

红细胞沉降率（erythrocyte sedimentation rate，ESR）又称血沉，是指红细胞在一定条件下沉降的速率。

原理 将抗凝血置于特制的血沉管中，垂直竖立 1 小时，观察红细胞下沉的速度，用血浆段的高度（mm）来表示。影响 ESR 的因素很多，最重要的因素是红细胞形成缗钱状。因为红细胞形成缗钱状或凝集成团后总面积减少，下降的速度加快。影响缗钱状形成的主要因素有：①血浆中各种蛋白的比例改变：如血浆中纤维蛋白原或球蛋白含量增加或白蛋白含量减少，改变了电荷的平衡，致使红细胞表面的负电荷减少，容易使红细胞形成缗钱状而血沉加快；相反，血沉减慢。②红细胞的数量和形状改变：如红细胞数量减少，血沉加快。反之红细胞增多时血沉减慢。红细胞直径越大，血沉越快；反之，血沉减慢。③血沉管的位置：如血沉管倾斜，血沉加快。

参考值 Westergen 法：男 0～15 mm/1 h 末；女 0～20 mm/1 h 末。

临床意义 血沉对疾病诊断无特异性，但敏感性高，与其他检查结合时，对疾病诊断、鉴别及疗效观察都有重要的意义。血沉增快有生理性增快和病理性增快。

（1）生理性增快：月经期、妊娠 3 个月以上的孕妇、12 岁以下的儿童、60 岁以上老年人可轻度增快，可能与生理性贫血或纤维蛋白原含量增加有关。

（2）病理性增快：①各种炎症均使血沉增快，如急性细菌性炎症时，炎症发生后 2～3 天即可见血沉增快；结核病、风湿热，因纤维蛋白原及免疫球蛋白增加，血沉明显加快。②发生组织损伤或坏死时血沉增快，如心肌梗死、大手术、创伤等；③凡引起球蛋白增高的疾病，血沉均增快，如慢性肾炎、黑热病、系统性红斑狼疮、亚急性感染性心内膜炎等；④恶性肿瘤时血沉增快；⑤其他，如动脉粥样硬化、糖尿病、肾病综合征、贫血、高胆固醇血症等可见血沉增快。

七、血细胞分析仪检查指标与临床应用

（一）血细胞分析仪

血细胞分析仪类型比较多，根据其对白细胞的分析程度，可将其分为二分群、三分群、五分群三种类型。根据其自动化程度又分为两大类：半自动仪器需要手工稀释血标本；全自动仪器可直接用抗凝血进样检测。不同仪器型号有不同的分析方法并提供不同数量的参数。

1. 半自动二分群血细胞分析仪

（1）仪器性能：检测速度为每小时 60 份标本，仪器为双通道，容易操作；用血量少，准确性高；如测定结果超过正常界限和直方图不正常时，仪器自动出现提示的警示符号；

有质控资料及标本检测资料贮存、手工鉴别、设备警告系统等软件程序；对仪器状况可自动监测；具有自动灼烧功能，可自动冲洗或手动冲洗。

（2）检测项目：不同仪器可检测8～15项参数及3个直方图，主要有 RBC、Hb、WBC、Hct、MCV、MCH、MCHC、PLT、大型白细胞比率（W-LCR）、小型白细胞比率（W-SCR）、大型白细胞计数（W-LCC）、小型白细胞计数（W-SCC）、红细胞分布宽度（RDW）、血小板分布宽度（PDW）、血小板平均体积（MPV），并打印白细胞、红细胞及血小板直方图。

2. 全自动三分群血细胞分析仪

（1）仪器性能：检测速度每小时60～80份标本，配上自动装置可连续吸取标本，避免实验室内污染；该仪器线性范围宽、重复性好、准确性高、变异范围小；两种溶血素，即白细胞溶血素和红细胞溶血素；有的设有浮球式绝对定量检测，每次测定后自动冲洗，携带污染率几乎为零；自动化程度高，对试剂污染、气泡干扰、异物阻塞有监控系统；结果异常自动提示；有质控资料及标本检测资料贮存等软件程序。

（2）检测项目：具有二分群的15项参数，还增加了中等大小白细胞比率（W-MCR）、中等大小白细胞计数（W-MCC）及大血小板比率（P-LCR）。

3. 全自动五分类血细胞分析仪

（1）仪器性能：速度快，每小时110～150个标本；具有检测有核红细胞的功能；专用幼稚细胞检测通道和试剂，包括幼稚细胞在内的十余种异常细胞的检测；白细胞分类更精确，达到最低分类镜检率；强大的网络功能及完善的数据管理系统，可开展远程诊断，远程维护和质控提供软件支持；高效、自动的标本资料管理及强大的工作平台，包括自动质控、实验室质量保证程序和事件记录功能；无错进样管理；仪器可与网织红检测仪、自动进样仪、自动涂片机相连，形成自动化模块。

（2）检测项目：五分类仪器共可检测25项参数，有的仪器根据需要可选择不同的检测模式。

4. 全自动五分类连接网织红细胞分析仪

（1）仪器性能：对细胞 RNA 检测比目测法准确、敏感，精确度达97%以上，对贫血、骨髓移植、白血病、放疗、化疗观察有非常重要意义；可与五分类连接形成自动化模块。

（2）检测项目：检测网织红细胞的有关项目。

（二）三分群报告单内容及参考值

三分群血细胞分析仪报告单的内容包括：基本情况、检测指标、警告符号及参考值四部分组成。一般可检测21项指标：18项参数和三个细胞直方图。三分群机型将白细胞分为：第一群为小细胞区；第二群为单个核细胞区或中间细胞区；第三群为大细胞区；如果一个标本的结果是异常的，血细胞分析仪会做出一些提示，并在报告上打出警告符号。三分群报告单内容及参考值见表11-4。

表11-4 三分群血细胞分析仪报告单

基本情况	缩写	项目名称	测定值	报警	单位	参考值
姓名：	WBC	白细胞计数			$10^9/L$	〔4.0～10.0〕
顺序号：	LYM #	淋巴细胞绝对值			$10^9/L$	〔0.81～4.1〕
编号：	LYM	淋巴细胞百分比			%	〔20.0～40.0〕
住院号：	MID #	中间细胞绝对值			$10^9/L$	〔0.12～1.8〕
年龄：	MID	中间细胞百分比			%	〔1.0～1.50〕

续表

基本情况	缩写	项目名称	测定值	报警	单位	参考值
性别：	GRAN #	中性粒细胞绝对值			10^9/L	〔2.0～7.2〕
科别：	GRAN	中性粒细胞百分比			%	〔50.0～70.0〕
床号：	RBC	红细胞计数			10^9/L	〔3.8～5.9〕
送检医师：	Hb	血红蛋白测定			g/L	〔110.0～170.0〕
采血者：	HCT	红细胞比容			L/L	〔0.36～0.50〕
检验者：	MCV	红细胞平均体积			fl	〔80.0～100.0〕
检验日期：	MCH	红细胞平均血红蛋白含量			pg	〔26.0～34.0〕
打印日期：	MCHC	红细胞平均血红蛋白浓度			g/L	〔320.0～360.0〕
仪器：	RDW	红细胞体积分布宽度			%	〔11.0～14.5〕
Rh 血型：	MPV	血小板平均体积			fl	〔8.5～13.0〕
	PCT	血小板比积			%	〔0.1～2.4〕
	PDW	血小板体积分布宽度			%	〔10.0～16.0〕

（三）血细胞直方图的应用

血细胞直方图即血细胞体积分布图形，横坐标表示细胞体积大小，纵坐标表示细胞的相对数目。

1. 白细胞直方图与临床意义

（1）三分群正常白细胞直方图（图11-2），白细胞可以根据体积大小区分为三个群，在直方图上表现为三个峰（区）。①第一群是小细胞区（35～90 fl）；主要为淋巴细胞；②第二群是中间细胞区（90～160 fl）：主要为嗜酸粒细胞、嗜碱粒细胞，以及单核细胞、原始细胞及幼稚细胞；③第三群是大细胞区（160～450 fl）：主要为中性分叶核粒细胞以及杆状核和晚幼粒细胞。

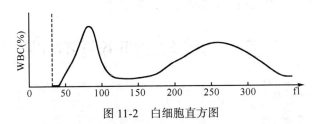

图 11-2　白细胞直方图

（2）病理情况下，不同疾病时白细胞直方图改变的特点：①当某一类白细胞数量显著增多或原始、幼稚细胞大量增多时，直方图形可出现异常；②由于中间细胞区由几种细胞构成，其中任一种细胞增多，均可引起相同的图形变化；③可反映某些人为的或病理变化的干扰：如出现有核红细胞或巨大血小板、采血不当红细胞溶血不完全等，均可使直方图在50 fl 以下区域出现一个或大或小的峰，提示 WBC 和分类结果不准确。

2. 红细胞直方图与临床意义

（1）正常红细胞直方图（图11-3），在典型的直方图上，可以看到两个细胞群体：①红细胞主群：从50 fl 偏上开始，有一个近似两侧对称，基底较为狭窄的正态分布曲线；②小细胞群：位于主峰右侧，分布在130～185 fl 区域，又称"足趾部"。它是一些二聚体、三聚体、多聚体细胞，小孔残留物和白细胞的反映。

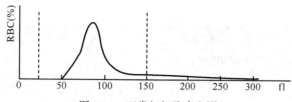

图 11-3　正常红细胞直方图

（2）几种贫血的红细胞直方图图形变化：①缺铁性贫血：典型的缺铁性贫血呈小细胞性贫血，MCV 降低，主峰曲线的波峰左移，峰底变宽，显示为小细胞非均一性贫血特征；②轻型 β 珠蛋白生成障碍性贫血：呈小细胞均一性贫血，其图形表现为波峰左移，峰底变窄；③铁粒幼细胞性贫血：红细胞呈典型的"双形"性改变，即正常红细胞与小细胞低色素性红细胞同时存在，故出现波峰左移、峰底增宽的双峰；④混合性营养性贫血：营养性巨幼细胞贫血可同时合并缺铁性贫血，前者 MCV 增高，而后者降低，直方图图形需视哪一类细胞占优势。如两者的严重程度相似，直方图可显示正常；⑤巨幼细胞贫血：红细胞呈大细胞非均一性，直方图波峰右移，峰底增宽。经治疗有效时，正常红细胞逐渐增加与病理性大细胞同时存在，也可出现双峰现象。

（3）血小板直方图与临床意义：正常血小板直方图呈峰偏向左侧的偏态曲线（图 11-4），血小板直方图体积分布范围为 2～20 fl，血小板直方图可反映血小板数（PLT）、血小板平均容积（MPV）、血小板分布宽度（PDW）和血小板比容（PCV）等参数。

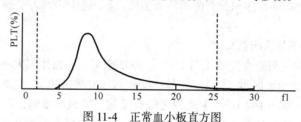

图 11-4　正常血小板直方图

考点提示：
血常规的判读

异常血小板直方图：巨大血小板增多时，曲线峰右移；血小板减少时为窄峰；大量细胞碎片、血小板有聚集、小红细胞增多等情况下，直方图可发生改变。

第 2 节　血栓与止血的基本检查

案例 11-2

患者，女性，15 岁。以"月经出血不止，伴周身广泛瘀点、瘀斑 2 周"为主诉来诊。
问题：
1．该患者考虑存在哪种疾病的可能，应做哪些检查？
2．可能会有什么结果？有何意义？

生理情况下，机体内存在止血、凝血和抗凝血以及纤维蛋白溶解系统，它们共同维持着动态平衡，从而保证血液既能在血管内顺畅有序地流动，又不至于溢出血管外。当这些系统的任何一个或几个环节发生异常，即可因失去彼此间的动态平衡而引起出血或血栓形成。

血栓与止血检验的主要目的是：①患者手术前止凝血功能的判断；②出血性疾病、血栓性疾病及血栓前状态的筛检、诊断、疗效观察和预后判断；③抗凝及溶栓药物治疗的监测及效果判断，主要介绍血栓与止血的有关基础理论、常用的实验室检查及其临床应用。

一、血小板检测

血小板计数（platelet count，PC，PLT）是指单位容积周围血液中血小板的数量。有两种检测方法：自动化血细胞分析仪检测法和显微镜下目视法。

参考值 （100～300）×10⁹/L。

临床意义

1. 血小板减低 指血小板低于 100×10⁹/L。见于：①血小板生成障碍：如放射性损伤、再生障碍性贫血、急性白血病、巨幼细胞贫血、骨髓纤维化晚期等；②血小板破坏过多，如脾功能亢进、特发型血小板减少性紫癜等；③血小板消耗过多，如 DIC、血栓性血小板减少性紫癜、新生儿血小板减少症等。

2. 血小板增高 指血小板数超过 400×10⁹/L。见于：①原发性增高：骨髓增殖性疾病，如真性红细胞增多症和原发性血小板增多症、慢性粒细胞白血病等。②反应性增高：见于急性感染、急性溶血、某些癌症患者等。

考点提示：
血小板参考值和临床意义

二、毛细血管脆性试验

毛细血管脆性试验（capillary fragility test，CFT）又称毛细血管抵抗力试验或束臂试验（tourniquet test）。本试验主要用于初步判断毛细血管壁的结构和功能，以及血小板的数量和质量有无异常。检查方法：于被检者上臂施加固定压力，12～13.5 kPa（90～100 mmHg），持续 8 分钟，使毛细血管负荷增高。解除压力，观察并计数前臂皮肤规定范围（直径 5 cm 圆圈）内新出现的出血点数量，以判断毛细血管的脆性和通透性。

参考值 男性：0～5 个出血点；女性：0～10 个出血点。

临床意义 CFT 阳性见于：①毛细血管壁缺陷：遗传性出血性毛细血管扩张症、过敏性紫癜、维生素 C 缺乏病、老年性紫癜等；②血小板缺陷：特发性血小板减少性紫癜、血小板无力症；③其他疾病：偶见于严重凝血异常的疾病和毛细血管损伤性疾病，如血管性血友病、败血症、尿毒症、肝脏疾病、血栓性血小板减少性紫癜。

考点提示：
毛细血管脆性试验检查方法及判断、临床意义

三、出血时间测定

出血时间测定（bleeding time，BT）是指一定条件下，人为刺破皮肤毛细血管后，从血液自然流出到自然停止所经历的时间。此过程主要受血小板的数量和质量、毛细血管壁的结构和功能，以及血小板与毛细血管之间相互作用的影响。BT 测定是出凝血筛检试验中唯一的体内试验。目前常用的 IVY 法及出血时间测定器法（template bleeding time，TBT），TBT 为标准化测定方法。

参考值

1. TBT 法 Simplate 型测定器 2.3～9.5 分钟；Surgicutt 型测定器＜8 分钟。

2. IVY 法 2～7 分钟。

临床意义 因测定方法难以真正标准化、灵敏度较低及受治疗药物影响，对筛检出血性疾病的价值较小。但可用于临床抗血小板药物治疗的监控，并有助于鉴别血管性血友病和轻型血友病。

1. BT 延长 ①血管性疾病：如血管性血友病、遗传性出血性毛细管扩张症、海绵状血管瘤等；②血小板缺陷：同 CFT 阳性；③某些凝血因子（如Ⅱ、Ⅴ、Ⅶ、Ⅸ）严重缺乏、低或无纤维蛋白原血症；④纤溶亢进症；⑤其他：如弥散性血管内凝血；接受大量输血后的患者。

考点提示：
出血时间参
考值及异常
的临床意义

2．BT缩短 ①主要见于某些严重的血栓前状态和血栓性疾病：如心肌梗死、脑血管病变、妊娠期高血压综合征、DIC高凝期等；②某些药物：如去氨加压素、红细胞生成素等。

四、血块收缩试验

血块收缩试验（clot retraction test，CRT）是在体外观察血块形成、血块收缩所需的时间、收缩后状态或计算血块收缩率，以反映血块收缩能力的试验。其主要与血小板的数量、功能以及纤维蛋白原的含量等有关。

参考值

1．全血定量法 48%～60%。

2．定性法 30～60分钟血块开始收缩，24小时完全收缩。

3．血浆定量法 大于40%以上。

临床意义

1．血块收缩不良或血块不收缩 见于：①血小板功能异常：即血小板无力症；②血小板数量减少：如特发性血小板减少性紫癜、血栓性血小板减少性紫癜，常见于血小板数量＜$50×10^9$/L时；③某些凝血因子缺乏：如低或无纤维蛋白原血症，凝血因子Ⅱ、Ⅴ、Ⅶ、Ⅸ等严重缺乏；④原发性或继发性红细胞增多症：如真性红细胞增多症；⑤纤溶亢进症；⑥异常血浆蛋白血症：如多发性骨髓瘤、巨球蛋白血症等。

2．血块过度收缩 先天性或获得性ⅩⅢ因子缺乏症、严重贫血。

3．血管收缩正常 巨大血小板综合征、储存池病和阿司匹林样缺陷患者。

五、凝血时间测定

凝血时间（clotting time，CT）是指血液自离开血管到血液凝固所需的时间，是反映内源凝血系统有无异常的筛检试验。

参考值 ①硅管法：15～32分钟。②普通试管法：5～10分钟。③活化凝血时间法：1.1～2.1分钟。

临床意义

1．CT延长 除因子Ⅶ、Ⅻ和因子ⅩⅢ外，其他凝血因子缺乏，CT均可延长，见于：①较显著的因子Ⅷ、Ⅸ减低（如血友病甲、乙），因子Ⅺ缺乏症；②严重的因子Ⅴ、因子Ⅹ、纤维蛋白原和凝血酶原缺乏（如肝病、阻塞性黄疸、新生儿出血症、吸收不良综合征、口服抗凝剂、应用肝素及低（无）纤维蛋白原血症；③血管性血友病；④继发性或原发性纤溶活性增强；⑤循环血液抗凝物质增多，如存在抗因子Ⅷ或因子Ⅸ抗体、狼疮抗凝物、华法林或肝素等。

2．CT缩短 见于：①血栓前状态，如DIC高凝期等；②血栓性疾病，如心肌梗死、肺梗死、深静脉血栓形成、不稳定型心绞痛、脑血管病变、糖尿病血管病变、妊娠期高血压综合征、肾病综合征、严重灼伤、高血糖症及高脂血症等。

考点提示：
凝血时间参
考值及异常
的临床意义

3．监测血液体外循环肝素用量 临床上多用于血浆肝素浓度超过1.0 IU/ml情况的监测，如血液透析、心肺旁路术、导管插入术等血液体外循环时。

六、活化部分凝血活酶时间测定

活化部分凝血活酶时间（activated partial thromboplastin time，APTT）测定，是在体外模拟内源性凝血的全部条件，测定血浆凝固所需的时间。本试验是检测内源凝血系统功能最基本、最常用的试验。

参考值 男性：37±3.3秒（31.5～43.5秒）。女性：37.5±2.8秒（32～43.5秒）。超过

正常对照 ±10 秒以上有意义。

临床意义

1. 检测内源性凝血系统 同 CT 测定，但较普通试管法敏感，是目前推荐的检测内源性凝血系统的筛检试验。

2. 监测肝素治疗 APTT 对血浆肝素的浓度很敏感，是目前监测普通肝素抗凝治疗的首选指标。一般使 APTT 维持在正常对照的 1.5～2.5 倍（75～100 秒）。同时注意动态观察血小板数量，以血小板计数小于 $50 \times 10^9/L$ 为停药的指征，以保证抗凝治疗的安全、有效。

七、血浆凝血酶原时间测定

血浆凝血酶原时间（prothrombin time，PT）测定（Quick 一步法），是在体外模拟外源性凝血的全部条件，测定血浆凝固所需的时间。本试验是检测外源凝血因子是否异常的最基本、最常用的试验之一。

参考值

1. PT 11～13 秒，超过正常对照 ±3 秒以上有意义。

2. PTR 0.85～1.15。

3. INR 0.8～1.5。

临床意义

PT 是检测外源性凝血因子有无缺陷的敏感的常用的筛检试验，也是监测口服抗凝剂用量有效的检测指标。

1. PT 延长 见于：①先天性因子 Ⅱ、Ⅴ、Ⅶ、Ⅹ 减低及低（无）纤维蛋白原、异常纤维蛋白原血症；②获得性凝血因子缺乏，如 DIC 晚期（PT 是 DIC 实验室筛检诊断标准之一）、严重肝病、胆汁淤积性黄疸、维生素 K 缺乏等；③血循环抗凝物质增多，如香豆素、肝素或 FDP 等；④原发性纤溶亢进症。

2. PT 缩短 见于：①高凝状态（如 DIC 早期）、血栓前状态及血栓性疾病；②口服避孕药等。

3. 口服抗凝药物的监测 INR 为目前推荐的监测口服抗凝药的首选指标。国内一般将口服抗凝药达到有效剂量时的 INR 值定为 2.0～3.0。

八、血浆凝血酶时间测定

血浆凝血酶时间（thrombin time，TT）测定，主要用于检测凝血共同途径中纤维蛋白原转变为纤维蛋白的过程，以反映纤维蛋白原是否异常或机体是否存在抗凝现象（抗凝或纤溶亢进）。

参考值 16～18 秒（超过正常对照 ±3 秒以上有意义）。

临床意义

1. 延长 见于：①低（无）纤维蛋白原血症（Fg 低于 700～1000 mg/L）、遗传性或获得性异常纤维蛋白原血症；②血中存在肝素或类肝素物质（如肝素治疗、过敏性休克、SLE 和肝脏疾病）。类肝素增多，可加做 TT 纠正试验；③血 FDP 增高（DIC），可用鱼精蛋白来纠正。

2. 链激酶、尿激酶等药物溶栓治疗的监测 TT 可作为链激酶、尿激酶溶栓治疗的监测指标。一般认为，当患者的 TT 为正常对照的 1.5～2.5 倍时，溶栓治疗安全有效。但 TT 测定不能区别继发性纤溶（如 DIC）和原发性纤溶症。

案例 11-2 分析

　　1．考虑患者存在出血凝血性疾病。应先进行以下检查：血常规。

　　2．首先通过血常规检查观察血小板的数量是否正常，如果血小板数量过低，则考虑血小板减少造成出血；如血小板不低，可继续通过 BT、CT 检查观察是出血时间还是凝血时间延长；如是凝血时间延长，应考虑存在凝血障碍，要进一步检查 APTT、PT 及凝血因子的检查。

九、纤维蛋白原定量

　　测定血浆纤维蛋白原（fibrinogen，Fg）的方法多种多样，包括凝血酶凝固时间法（Clauss法）、双缩脲比色法、比浊法、PT 衍生纤维蛋白原测定法、RIA 法和 ELISA 法等。通过直接测定 Fg，反映机体血液中 Fg 增高或减低的实际状态。

　　参考值　凝血酶凝固时间法（Clauss 法）：①成人：$2\sim4$ g/L；②新生儿：$1.25\sim3.00$ g/L。

　　临床意义　Fg 是一种急性时相反应蛋白，在急慢性炎症和组织损伤坏死时，Fg 可增高。Fg 水平增高是冠状动脉粥样硬化心脏病和脑血管病发病独立的危险因素之一。临床上 Fg 含量测定主要用于出血性疾病或血栓性疾病的诊断以及溶栓治疗的监测。

　　1．增高　见于：①炎症及组织损伤，如急性心肌梗死、肺炎、肺结核、肝炎、胆囊炎、风湿热、风湿性关节炎、大手术、放射治疗、休克、败血症、烧伤等；②血栓前状态、糖尿病、多发性骨髓瘤、恶性肿瘤等；③月经期、妊娠期、使用雌激素（可轻度增高）。

　　2．减低　见于：①DIC 晚期、重症肝炎和肝硬化、无纤维蛋白原血症或异常纤维蛋白原血症、原发性纤溶；②某些药物，如雄激素、鱼油、纤溶酶原激活、同化类固醇、高浓度肝素、纤维蛋白聚合抑制剂。

　　3．溶栓治疗监测　溶栓治疗（如用 UK、t-PA）及蛇毒治疗（如用抗栓酶、去纤酶）的监测。

十、D-二聚体测定

　　D-二聚体是交联纤维蛋白受纤溶酶降解后产生的一个特征性产物，对继发性纤溶的诊断具有特异性。可采用胶乳凝集法和酶联免疫吸附试验来检测。

　　参考值　阴性或 <0.5 mg/L。

　　临床意义

　　1．阳性　见于：①继发性纤溶亢进症，如 DIC，是诊断 DIC 的重要依据之一；②血栓性疾病，如脑栓塞、深静脉血栓形成、肺栓塞、动脉血栓栓塞、镰形细胞性贫血、血管阻塞危象，是体内血栓形成的指标；③其他疾病，如肝硬化、恶性肿瘤、妊娠（尤其产后）、手术、急性非淋巴细胞白血病等。

　　2．原发性与继发性纤溶亢进症鉴别指标　纤溶酶作用于交联纤维蛋白时才产生 D-二聚体，故 D-二聚体在原发性纤溶时正常，在继发性纤溶时增高，因此，D-二聚体阳性可作为继发性纤溶如 DIC 或其他血管内血栓形成的证据，D-二聚体检测若阴性，则基本可排除血栓形成。

　　3．溶栓治疗的监测　使用尿激酶治疗时，D-二聚体水平增高，用药后 6 小时峰值最高，24 小时后恢复至用药前水平。

第 3 节　溶血性贫血常用实验室检查

　　溶血性贫血（hemolytic anemia，HA）是由于各种原因造成红细胞寿命缩短，破坏增加，以致骨髓造血功能不足以代偿红细胞的破坏而引起的一类贫血。正常红细胞平均存活时间为 120 天，衰老红细胞在单核 - 吞噬细胞系统破坏，红细胞的破坏与生成处于动态平衡。当有轻微溶血时，由于骨髓有强大的代偿功能，可不表现出贫血，此时称溶血性疾病。

诊断是否溶血和贫血一般不困难，但要查找病因和鉴别诊断却比较困难。因为，溶血性贫血是一类复杂的贫血，其病种繁多，发病机制和病因各异。有临床表现、病史或家族史等信息的前提下，可根据下列步骤进行诊断和鉴别。

1. 确定有溶血及贫血存在的依据　也为溶血性贫血的筛查试验。

（1）有关红细胞破坏增加的检查：①红细胞畸形、破碎细胞增多；②RBC、Hb 测定减少，并呈进行性下降；③血浆游离 Hb 增多；④血清总胆红素增高、非结合胆红素增高、尿胆原呈强阳性；⑤血红蛋白尿或含铁血黄素尿；⑥血清结合珠蛋白（Hp）测定，为血管内溶血的敏感指标，生理情况下，血中游离 Hb 与 Hp 结合成复合物的形式被运送至肝脏，当血管内或血管外溶血时 Hp 被消耗而减低，但应注意由于 Hp 在肝脏合成，某些疾病可引起 Hp 含量增多或减少（如使用类固醇、雄激素等可使 Hp 增多，口服避孕药、雌激素等可使 Hp 减少）。

（2）红细胞寿命缩短的检查：^{51}Cr 标记红细胞，其半衰期缩短。

（3）有关红细胞代偿性增生的检查：①Ret 增多；②外周血出现幼红细胞和嗜多色性红细胞；③骨髓检查呈典型增生性贫血改变。

2. 确定溶血部位的依据　上述检查中血浆游离 Hb 增多、血红蛋白尿阳性等均表示有血管内溶血；含铁血黄素尿为慢性血管内溶血的依据。

3. 确定溶血病因的依据　也为溶血性贫血的确诊试验。

（1）红细胞膜缺陷：①血涂片观察，球形红细胞增多提示遗传性球形红细胞增多症，椭圆形红细胞增多提示遗传性椭圆形红细胞增多症；②红细胞渗透脆性试验为红细胞膜缺陷过筛试验，脆性增高为红细胞膜异常；③对阵发性睡眠性血红蛋白尿（PNH），蔗糖溶血试验为过筛试验，酸溶血试验为确诊试验。

（2）红细胞酶缺陷：①高铁血红蛋白还原试验为葡萄糖 -6- 磷酸脱氢酶（G-6-PD）缺陷症的过筛试验，还原率减低见于 G-6-PD 缺乏症，如蚕豆病和伯氨喹林型药物诱发的溶血性贫血；②变性珠蛋白小体生成试验、G-6-PD 荧光斑点试验和活性测定、丙酮酸集美荧光斑点试验和活性测定等。

（3）血红蛋白病：①血涂片观察，靶形红细胞增多，见于珠蛋白生成障碍性贫血、血红蛋白 E 或血红蛋白 C 病等；②异丙醇沉淀试验、热不稳定试验阳性，常见于不稳定血红蛋白病；③血红蛋白电泳，HbA$_2$、HbF 增高或有 HbH 出现，为珠蛋白生成障碍性贫血，若有异常 Hb 出现，见于异常血红蛋白病；④抗碱血红蛋白测定增高见于珠蛋白生成障碍性贫血；⑤血红蛋白基因 PCR 检测技术，可检出异常血红蛋白基因、基因缺陷部位、是纯合子或杂合子，从分子水平上诊断血红蛋白病。

（4）自身免疫性溶血性贫血

1）抗人球蛋白试验（Coombs 试验）：分为两种①直接抗人球蛋白试验，是检测红细胞表面有无不完全抗体，试验阳性，主要见于温抗体型自身免疫性溶血性贫血、药物性免疫性溶血、输血所致溶血、新生儿同种免疫性溶血、冷凝集素综合征等，但抗人球蛋白试验阴性不能排除免疫性溶血性贫血；②间接抗人球蛋白试验，是检测血清中有无不完全抗体，常用于新生儿同种免疫性溶血病中母体和新生儿血清内不完全抗体的检测。

2）冷凝集素测定：冷凝集素综合征患者为阳性。

第4节 血型与临床输血检查

血型是人体的一种遗传性状，人的血液成分包括红细胞、白细胞、血小板及某些血浆蛋白，在个体之间均具有抗原成分的差异，且受独立的遗传基因控制。由若干个相互关联的抗原抗体组成的血型体系，称为血型系统。

案例 11-3

患者，男性，37岁，交通肇事受伤后，出血不止，现神志不清，面色苍白，血压下降，脉搏细数，无尿。已进行紧急清创缝合。

问题：

1. 为抢救失血性休克，再输液补充血容量的同时，应考虑什么措施？
2. 应注意遵循的原则是什么？

一、ABO 血型系统

（一）分型

人类红细胞表面含有两种抗原，即 A 抗原和 B 抗原，A 型红细胞表面含 A 抗原；B 型红细胞表面含 B 抗原，AB 型红细胞表面含有 A 和 B 两种抗原，O 型红细胞表面既不含有 A 抗原也不含有 B 抗原。

在人的血清中，存在着两种天然抗体，分别是抗 A 抗体和抗 B 抗体，A 型人的血清中含有抗 B 抗体，B 型人的血清中含有抗 A 抗体，AB 型人的血清中既不含有抗 A 也不含有抗 B 抗体，O 型人的血清中含有抗 A 和抗 B 两种抗体，两种抗体可分别与相应的 A 或 B 抗原发生免疫反应。各型人的红细胞抗原及血清中含有的抗体见表 11-5。

表 11-5　ABO 血型系统分型及相关的抗原和抗体

血型	红细胞上抗原	血浆中抗体	基因型
A	A	抗 B	A/A 或 A/O
B	B	抗 A	B/B 或 B/O
O	无	抗 A、抗 B	O/O
AB	A 和 B	无	A/B

（二）血型抗原抗体

1. 血型抗原　A、B 抗原的形成是由基因 ABO 及 H 所控制，A、B 抗原为特异性抗原，H 抗原是 A、B 抗原的前身，任一血型均含 H 抗原，以 O 型血含量最多；A、B 抗原在胚胎期 5～6 周红细胞上就可检测出，出生时敏感性仅为成人 20%～50%，20 岁左右达高峰，抗原终生不变，但敏感性到老年有所降低；另外，可溶性 ABH 抗原，还存在于大多数体液和分泌液中，且与本人细胞上血型抗原一致，如唾液、血浆、胃液、精液、羊水，在汗液、尿液、泪液、乳汁、胆汁中也有少许，意义在于辅佐鉴定 ABO 血型和预测胎儿血型及法医学上对人体遗留物的血型鉴定。

2. 血型抗体　ABO 血型系统抗体有免疫抗体和天然抗体之分。抗体有抗 A 和抗 B 两种。抗 A 和抗 B 的免疫球蛋白，可以是 IgM 型或 IgG 型，也可为 IgM、IgG 或 IgM、IgG、

IgA 的混合物，天然性抗体以 IgM 型为主，免疫性抗体则以 IgG 型为主；O 型人的抗体大多是 IgG 型，血清中除含抗 A 和抗 B 外，还含有少量抗 AB，后者与前者不同的是，不能被 A 型和 B 型红细胞分别吸收，但此抗体更易通过胎盘；IgM 型抗体分子质量大，不能通过胎盘，IgG 型抗体分子质量小，能通过胎盘，可引起新生儿溶血病；出生后 3～6 个月抗体才能检出，但效价低，到青春期达最高峰，抗体终生不变，效价到老年有所降低。

3. 亚型 是同一血型抗原，但结构和性能或抗原位点数有一定差异所引起的变化。ABO 血型中以 A 亚型最重要，主要是 A_1 和 A_2。A_1 亚型红细胞上具有 A_1 和 A 抗原，血清中只含抗 B；A_2 亚型红细胞上只有 A 抗原，血清中除含抗 B 外，有 1%～2% 的人含抗 A_1；A_1B 型红细胞上具有 A_1、A 和 B 抗原，血清中无抗体；A_2B 型红细胞上具有 A 和 B 抗原，血清中约有 25% 的人含有抗 A_1。由于 A_2 抗原较弱，易将 A_2 误定为 O 型或将 A_2B 误定为 B 型，若以此输给相应血型患者时，即可引起溶血性输血反应。

（三）血型鉴定

ABO 血型抗体在生理盐水中可与相对应的红细胞抗原结合发生肉眼可见的凝集反应。用已知标准血清鉴定未知红细胞上的抗原称正定型，用已知标准红细胞鉴定被检血清所含抗体称反定型（表 11-6）。

表 11-6 标准血清及标准红细胞鉴定 ABO 血型结果

血型	标准血清＋被检红细胞			标准红细胞＋被检血清		
	抗 A （B 血清）	抗 B （A 血清）	抗 AB （O 血清）	A 红细胞	B 红细胞	O 红细胞
A	+	−	+	−	+	−
B	−	+	+	+	−	−
O	−	−	−	+	+	−
AB	+	+	+	−	−	−

（四）临床意义

1. 输血 由于 ABO 血型抗体多为 IgM 型天然性抗体，首次血型不合的输血即可发生严重的输血反应，所以，输血前必须准确鉴定供血者与受血者的血型，是安全输血的首要步骤，经交叉配血相容后，方能输血。若 A 亚型患者不规则抗 A_1 效价高时，也可以引起输血反应，还应选择输同亚型血，或选择 O 型红细胞与 AB 型（或同型）血浆的混合血。

2. 器官移植 ABO 抗原为次要组织相容抗原，供血者与受血者 ABO 血型不合时，易引起排异反应，导致移植失败。

3. 新生儿同种免疫溶血病 是指母亲与胎儿血型不合引起的一种溶血病。IgG 型抗体能通过胎盘，可引起新生儿溶血病，但病情较轻，且与胎次无关，以 O 型母亲怀上 A 型或 B 型胎儿多见。

4. 其他 ABO 血型检查还可用于亲缘鉴定，血迹、精斑、毛发等法医学鉴定及某些相关疾病的调查。

二、Rh 血型系统

（一）概念

既往认为具有与恒河猴红细胞相同抗原的人的红细胞称 Rh 血型。

（二）抗原抗体

1. 抗原 含有 Rh 抗原者称为 Rh 阳性，不含这种抗原称为 Rh 阴性。Rh 抗原有 40 多种，与临床密切相关的主要有五种，抗原强弱依次为：D＞E＞C＞c＞e。D 抗原最强，且分布最广，临床意义最大。

2. 抗体 Rh 抗体主要有五种，即抗 D、抗 E、抗 C、抗 c、抗 e，以抗 D 最常见；抗体极少数是天然抗体，如抗 E，绝大多数为 IgG 型免疫性抗体，因 Rh 血型不合的输血或妊娠等而产生；抗体的特性与 ABO 血型中 IgG 抗体相同。

（三）血型鉴定

Rh 血型中，D 抗原最强，最具临床意义。因此，一般只做 D 抗原鉴定。人血液中凡含 D 抗原的红细胞 Rh 称阳性，不含 D 抗原的红细胞称 Rh 阴性。抗 D 血清为免疫性抗体，通过盐水凝集试验、胶体介质试验、抗人球蛋白试验等，才能与相应红细胞发生肉眼可见的凝集。

（四）临床意义

1. Rh 系统一般不存在天然抗体 在第一次输血时，往往不会发现 Rh 血型不合。Rh 阴性的受血者接受了 Rh 阳性血液输入后便可产生免疫性抗 Rh 抗体，如再次输入 Rh 阳性血液时，即出现溶血性输血反应。由于 Rh 抗体一般不与补体结合，这种输血反应仅是血管外溶血，表现为高胆红素血症。

2. 可引起新生儿溶血病 母亲与胎儿的 Rh 血型不合，多从第二胎开始发病，且随着胎次的增加而病情加重，以 RhD 阴性母亲孕育 RhD 阳性胎儿多见。

三、交叉配血与输血原则

（一）概念

输血前必须进行交叉配血试验，其目的是验证供血者与受血者的 ABO 血型鉴定是否正确，避免血型鉴定错误导致输血后出现严重溶血反应。配血试验是指检查供、受者血中是否含有不相合的抗原和抗体成分。将供者红细胞与受者血清的反应称主侧反应，供者血清与受者红细胞的反应称次侧反应，两者合称为交叉配血。

（二）结果判断

交叉配血试验常采用试管法进行，同型血之间作交叉配血时，同型配血主侧、次侧均无凝集、无溶血，表示配血相合，可以输血，不论何种原因导致主侧管有凝集时，则绝对不可输血；异型配血（指 O 型血输给 A 型或 B 型受血者），主侧无凝集、无溶血，次侧有凝集，无溶血，表示可以输少量这种血（一般不超过 200 ml）。

（三）O 型血的应用

O 型血的红细胞不会被其他 3 型血清凝集，血浆中的抗 A、抗 B 在输入过程中，能被受血者血浆稀释和血型物质中和，在一定范围内受血者红细胞不会被凝集。所以，常被称为"万能血"。事实并非如此，应尽量避免应用。在紧急情况下，患者处于"无血状态"，可选择 O 型 Rh 阴性血，或先输注 O 型浓缩红细胞或 O 型添加剂红细胞。

（四）输血原则

（1）输血前应复查血型；做交叉配血试验；强调同型输血。

（2）婴幼儿禁忌异型输血。

（3）输血量大时，供血者与供血者之间还应进行交叉配血试验。

（4）可根据病情需要选择成分输血，既可减少副作用又能节约血源。

案例11-3分析

1.为抢救失血性休克，在输液补充血容量的同时，应考虑紧急备血、输血。

2.应注意遵循的原则是输血前应复查血型，做交叉配血试验，输同型血。

为什么只有血型相合才能输血

因为当含有A（或B）凝集原的红细胞与含有抗A（或抗B）凝集素的血清混合时，由于相对抗的凝集原和凝集素（如A凝集原与抗A凝集素）的相互作用，使红细胞凝集成团。凝集成团的红细胞可以堵塞小血管，引起血液循环发生障碍。接着这些红细胞又破裂溶血，放出大量的血红蛋白。当大量血红蛋白从肾脏排出时，又可以堵塞肾小管而损伤肾功能，引起少尿或无尿。这一连串的反应可以引起下列症状：皮肤发青、四肢麻木、全身发抖、胸闷、腰痛、心跳加速、血压下降，严重时甚至死亡。因此，输血时必须注意血型的选择，应该以输入同型血为原则。

四、白细胞抗原系统

（一）概念

人类白细胞上有三类抗原，分别为红细胞血型抗原、白细胞特有的抗原及同种抗原，同种抗原是最强的抗原，也称人类白细胞抗原（HLA）。

HLA是糖蛋白抗原，又被称为组织相容性抗原、移植抗原和组织抗原。该抗原的基因为HLA基因，定位在第6号染色体短臂上。HLA抗原不是白细胞所特有的，还存在于其他许多组织细胞上。HLA抗原是调控人体特异性免疫应答和决定疾病易感性个体差异的主要基因系统，在破坏表达外来抗原的靶细胞方面有重要作用，因此，通过HLA配型能提高移植物的存活率；对HLA的研究还有助于提高成分输血的疗效及防止输血反应。

（二）HLA临床应用

1. **器官移植** HLA配型能改善移植物的存活率。在骨髓移植中供体和受体的HLA完全相同者的存活率明显高于不同者。肾移植中，HLA配型作用可归为：肾移植中供受体，对共有的HLA-DR抗原数越多，移植物存活率越高；当供受体对HLA-DR相同时，HLA-A、HLA-B配型将提高移植物存活率；在移植前输血的患者中，HLA-DR配型仍能提高存活率。

2. **输血** 为了合理使用血液，在成分输血时使用HLA同型血液能提高疗效。

3. **疾病的诊断** 有一些疾病与HLA有关，例如，在我国汉族人中，强直性脊柱炎患者有91%的人带有HLA-B$_{27}$抗原，而正常人仅为6.6%。因此，检查HLA-B$_{27}$抗原有辅助诊断意义。

4. **亲子鉴定** 血型是人类的一种遗传性状，孩子的血型基因必定来自父母，因此，血型可以作为一种遗传标记用于鉴定亲子关系，红细胞血型及HLA抗原等都可用于亲子鉴定，特别是HLA系统具有高度的多态性，在亲子鉴定中是一个非常有用的工具。

（姜 涌）

目 标 检 测

一、名词解释

1. 贫血　　　　　　　　2. 核左移

二、填空题

1. 在判断红细胞和血红蛋白检验结果时，应该考虑 _____ 的变化、_____ 的变化和生理与地理因素对结果的影响。

2. 红细胞染色异常包括 _____ 、_____ 和 _____ 。

3. 循环血液中的白细胞包括中性粒细胞、嗜酸粒细胞、嗜碱粒细胞、_____ 和 _____ 等五种，正常成人白细胞数正常参考值为 _____ 。

4. 血常规检验中，MCV 的中文名称是 _____ ，MCH 的中文名称是 _____ ，_____ 是平均红细胞血红蛋白浓度，根据上述三项红细胞平均值，可对贫血进行形态学分类。

5. RDW 的中文名称是 _____ ，它是反映外周血中红细胞体积异质性的参数。

三、选择题

1. 毛细血管采血常用的部位是（　　　）
   A. 手背　　　　　　B. 足跟
   C. 手指　　　　　　D. 耳垂

2. 正常成年男性红细胞、血红蛋白、白细胞的正常参考值的描述，下列哪项是正确（　　　）
   A. （3.5～5.0）×10^{12}/L、110～150 g/L、（4～10）×10^9/L
   B. （4.0～5.0）×10^{12}/L、110～150 g/L、（4～10）×10^9/L
   C. （4.0～5.0）×10^{12}/L、120～160 g/L、（4～10）×10^9/L
   D. （4.0～5.5）×10^{12}/L、120～160 g/L、（4～10）×10^9/L

3. 在周围血白细胞的分类（中性粒细胞、嗜酸粒细胞、嗜碱粒细胞、淋巴细胞和单核细胞）中哪一种组合是正常值（　　　）
   A. 50%～70%、0.5%～5%、0～1%、20%～40%、3%～8%
   B. 40%～60%、2%～8%、1%～3%、20%～50%、5%～10%
   C. 60%～80%、1%～4%、3%～5%、10%～20%、3%～8%
   D. 51%～75%、0.5%～5%、0～1%、10%～30%、10%～20%

   E. 50%～70%、0.5～5%、5%～50%、20%～40%、3%～8%

4. 下列关于以血红蛋白标准判断贫血的描述，哪一项是正确的（　　　）
   A. 成年男性 Hb<110 g/L
   B. 成年女性 Hb<120 g/L
   C. 成年男性 Hb<120 g/L
   D. 成年女性 Hb<100 g/L

5. 重度贫血的血红蛋白含量为（　　　）
   A. Hb<90 g/L　　　　B. Hb<80 g/L
   C. Hb<60 g/L　　　　D. Hb<70 g/L

6. 下列哪种贫血属于典型小细胞低色素贫血（　　　）
   A. 缺铁性贫血　　　　B. 再生障碍性贫血
   C. 溶血性贫血　　　　D. 巨细胞性贫血

7. 以下不符合有关缺铁性贫血血涂片叙述的是（　　　）
   A. 红细胞大小不均，以小红细胞为主
   B. 可出现环形红细胞
   C. 有核红细胞多见
   D. 红细胞中央淡染区扩大

8. 关于网织红细胞的叙述，下列哪项是最合适的（　　　）
   A. 是幼稚的红细胞
   B. 是晚幼红细胞脱核后的年轻红细胞
   C. 是尚未完全成熟的红细胞
   D. 是晚幼红细胞到成熟红细胞之间的未完全成熟的细胞

9. 红细胞直径曲线顶峰左移，基底部增宽，表示（　　　）
   A. 红细胞形态差异不明显
   B. 红细胞大小差异不明显
   C. 红细胞大小不均，差异明显
   D. 患小细胞低色素性贫血

10. 患者，男性，30岁，贫血貌，MCV86 fl，MCH29 pg，MCHC34 %，其贫血属于（　　　）
    A. 大细胞性贫血
    B. 小细胞低色素性贫血
    C. 正常细胞性贫血
    D. 单纯小细胞性贫血

11. 再生障碍性贫血属于（　　　）
    A. 大细胞性贫血

B. 单纯小细胞性贫血

C. 正常细胞性贫血

D. 海洋性贫血

12. 血细胞比容的正常范围是（　　）

　　A. 男 0.50～0.60，女 0.40～0.50

　　B. 男 0.30～0.50，女 0.25～0.40

　　C. 男 0.40～0.50，女 0.37～0.48

　　D. 男 0.60～0.70，女 0.45～0.50

13. 下列疾病中性粒细胞增多的是（　　）

　　A. 副伤寒　　　　　B. 伤寒

　　C. 水痘　　　　　　D. 急性链球菌感染

14. 下列疾病中性粒细胞常减少的是（　　）

　　A. 脾功能亢进　　　B. 尿毒症

　　C. 急性溶血　　　　D. 卫氏并殖吸虫病

15. 关于白细胞核左移，下列叙述哪项更为确切（　　）

　　A. 杆状核粒细胞增多，甚至杆状核以上阶段的幼稚细胞增多称为核左移

　　B. 外周血涂片中出现幼稚细胞称为核左移

　　C. 未成熟的粒细胞出现在外周血中称为核左移

　　D. 分类中发现很多细胞核偏于左侧的粒细胞称为核左移

16. 在疾病进行期，出现中性粒细胞核右移，常提示（　　）

　　A. 预后不良　　　　B. 预后良好

　　C. 骨髓造血功能旺盛　D. 白细胞总数增高

17. 急性化脓菌感染时，如白细胞总数明显增多，并伴有明显核左移，说明（　　）

　　A. 感染局限，机体反应性良好

　　B. 感染局限，机体反应性较差

　　C. 感染严重，机体反应性良好

　　D. 感染严重，机体反应性较差

18. 淋巴细胞增多见于（　　）

　　A. 病毒性感染　　　B. 寄生虫感染

　　C. 化脓菌感染　　　D. 血清病

19. 周围血嗜酸粒细胞增多常见于（　　）

　　A. 结核病　　　　　B. 伤寒

　　C. 严重细菌感染　　D. 寄生虫病

20. 红细胞分布宽度（RDW）可用于估计（　　）

　　A. 红细胞数

　　B. Hct

　　C. 血红蛋白浓度

D. 红细胞体积异质性

21. 患儿，男性，12 岁，面色苍白，贫血乏力，肝、脾大，血红蛋白 70 g/L，血片见正常和低色素红细胞及少数中、晚幼粒细胞，红细胞渗透性减低，骨髓环状铁粒幼红细胞达 45%，其诊断可能为（　　）

　　A. 铁粒幼红细胞性贫血

　　B. 缺铁性贫血

　　C. 溶血性贫血

　　D. 巨幼细胞性贫血

22. 某人因大量出血危及生命，必须输血，此人血型为 AB 型，他应输（　　）

　　A. O 型　　　　　　B. AB 型

　　C. A 型　　　　　　D. B 型

23. AB 型的人的血可以给哪种血型的人输血（　　）

　　A. O 型　　　　　　B. AB 型

　　C. A 型　　　　　　D. B 型

24. 某一健康的人一次失血为多少才能引发生命危险（　　）

　　A. 1200～1500 ml　B. 800～1000 ml

　　C. 600～700 ml　　D. 400～500 ml

25. 我国提倡多大年龄的人可以无偿献血（　　）

　　A. 22～45 周岁　　B. 18～45 周岁

　　C. 18～55 周岁　　D. 22～55 周岁

26. Rh 阳性为红细胞上携带哪种抗原（　　）

　　A. D 抗原　　　　　B. E 抗原

　　C. C 抗原　　　　　D. e 抗原

四、简答题

1. 简述中性粒细胞增高的临床意义。

2. 简述网织红细胞计数的临床意义。

3. 对于多次输过全血的再障患者，当再次输血时，突然出现高热寒战，并伴有皮肤紫癜，试分析其原因？如何选用适当的血液成分，进一步治疗？

五、病例分析题

　　患儿，3 岁，初步诊断急性非淋巴细胞性白血病。因贫血申请输注悬浮红细胞。有输血史。ABO 血型定型：正定型红细胞与抗 A 呈混合外观凝集，与抗 B 无凝集。反定型血清与 A 细胞无凝集，与 B 细胞凝集 3＋，与 O 细胞无凝集。

问题：

1. 初步认定该患儿为何血型？

2. 出现混合外观凝集的原因是什么？

第12章 骨髓细胞学检查

📖 **学习目标**
1. 了解骨髓检查的方法及内容。
2. 理解骨髓检查的适应证。
3. 理解常见血液病骨髓检查的特点。

案例12-1

患者，男性，18岁，高热、乏力1周。

患者1周前无明显诱因出现高热，体温均在39.5℃以上，自觉乏力、食欲减退，伴周身疼痛，现来诊。查体：T 39.8℃，P 120次/分，R 24次/分，BP 90/60mmHg，神清，呼吸急促，急性病容，周身散在瘀点和瘀斑，胸骨叩痛阳性，双肺呼吸音粗，未闻及干湿性啰音，心率120次/分，节律规整，腹平软，无压痛，四肢活动自如，双下肢无水肿。

实验室检查：血常规WBC 56×10^9/L，幼粒细胞0.92；RBC 3.3×10^{12}/L，Hb 90g/L。

问题：

1. 该患者下一步应进行何种检查，以明确诊断？
2. 你考虑该患者可能为何种疾病？

第1节 概　述

一、血细胞的生成发育过程

人出生后，骨髓是唯一能生成所有血细胞的场所，脾脏只保留终身生成淋巴细胞的功能。所有血细胞均起源于共同的造血干细胞，血细胞的生成过程可分为三个连续的阶段：①造血干细胞阶段，具有高度自我更新的能力，以保持干细胞池数量的恒定，维持机体终身造血的稳定；②定向造血干细胞（hematopoietic progenitor cell）阶段，具有定向地向各系列发育的能力；③原始及幼稚细胞阶段，祖细胞经过增殖、发育和成熟，成为骨髓形态学上开始可辨认的细胞，即各系血细胞。

造血干细胞包括全能干细胞（totipotential stem cell，TSC）及由其分化的骨髓系干细胞（myeloid stem cell）和淋巴系干细胞（lymphoid stem cell）。干细胞的增殖和分化受到造血微环境造血细胞生长因子和白细胞介素（interleukin）及神经和体液因子的调控，其中较为重要的是造血微环境调控。在具有细胞系特异性的造血生长因子的参与和调控下，诱导干细胞向各系祖细胞分化。骨髓干细胞可分化为红系、粒－单核系、巨核系、嗜酸性粒系、嗜碱性粒系祖细胞。促红细胞生成素（erythropoietin，Epo）诱导干细胞向红系祖细胞分化，并能刺激红系祖细胞增殖分化、促进幼红细胞分化成熟和启动血红蛋白的合成；粒－单核系集落刺激因子（GM-CSF）诱导向粒－单核系祖细胞分化，在不同的调控条件下，诱导增殖分化为粒细胞和单核细胞。单核干细胞进入各种组织中转变为组织细胞，后者细胞内如已有吞噬物质称为吞噬细胞；巨核细胞集落刺激因子（Meg-CSF）和促血小板生成素（thrombopoietin，Tpo）诱导巨核系祖细胞的分化，促使巨核系祖细胞的形成、增殖，以及促进巨核细胞的成熟和血小板的生成。淋巴系干细胞分化为 T 淋巴系和 B 淋巴系祖细胞，然后形成 T 淋巴细胞、B 淋巴细胞。B 淋巴细胞受到丝裂原和抗原的刺激，可转化为免疫母细胞，并进一步转变为浆细胞。

二、骨髓检查适应证

（一）适应证

1. 诊断某些造血系统疾病　如铁粒幼细胞贫血、巨幼细胞贫血、再生障碍性贫血、白血病、多发性骨髓瘤、恶性组织细胞病、骨髓增生异常综合征、骨髓转移癌、疟疾及黑热病等，具有明确诊断和鉴别诊断价值。

2. 协助诊断某些疾病　如缺铁性贫血、溶血性贫血、原发性血小板减少性紫癜、淋巴瘤、传染性单核细胞增多症、类白血病反应、脾功能亢进等，并可观察治疗后的效果。

3. 观察疗效及预后判断　如白血病、恶性组织细胞病、骨髓增生异常综合征、多发性骨髓瘤、再生障碍性贫血等疾病治疗后疗效的观察和预后的评估。

4. 其他　骨髓干/祖细胞培养、分子生物检验、染色体核型分析、细菌培养等检查，有助于明确原因不明的发热、骨痛、肝脾大和淋巴结肿大、末梢血细胞数量过多、过少或出现幼稚细胞等疾病的诊断，可提高相应疾病诊断的阳性率。

（二）禁忌证

血友病、严重凝血功能障碍者禁忌；晚期孕妇慎作骨髓穿刺；小儿及不合作者不宜做胸骨穿刺。

三、标本采集方法

（一）骨髓液采集

1. 穿刺部位　①髂后上棘，最常用，易于穿刺，较少被末梢血稀释；②髂前上棘，此处采集骨髓易被血液稀释，但较安全；③胸骨穿刺，需防止穿透胸骨损伤心脏及主动脉，非必要时较少选用。

2. 抽吸量　以抽吸时在注射器中刚见到骨髓液（0.2～0.3 ml）即止，不宜过多，以避免受到外周血液稀释影响结果。

3. 涂片　骨髓液抽取后需立即涂片，以防止凝固。观察涂片状况，满意的涂片应可见有骨髓小粒及脂滴。如被血液稀释、混血多时涂膜稀薄光滑，表面光感如血片。

（二）涂片及染色方法

常规涂片，涂片厚薄适宜，不少于 4 张，并同时制作配套的血片；瑞氏染色法。

（三）注意事项

（1）严格无菌操作，详细记录操作过程及患者有无不良反应。

（2）穿刺部位常选择髂后上棘或髂前上棘，定位后勿移动体位或牵拉皮肤以免使穿刺点偏离，导致穿刺失败。

（3）骨髓液抽取量一般应<0.3 ml，以免稀释而影响检查结果，影响骨髓有核细胞增生程度的判断。如需同时做骨髓干细胞培养、染色体分析或细菌培养等检查时，应先抽取形态学检查标本，然后再抽取其他检查所需的骨髓液。

（4）骨髓片和血片均应做好标记，如涂片的类型、涂片编号、患者姓名及抽吸时间等。

（5）如多次多部位未抽到骨髓时称干抽，此时应考虑作骨髓活检。

（6）如血小板<20×10⁹/L 时，穿刺后应局部压迫止血，至少 10 分钟。

（7）骨髓涂片应及时进行染色，尤其是细胞化学染色。

（8）为提高阳性率，可多部位或对有压痛点或根据 X 线检查提示进行穿刺。

（四）判断骨髓取材质量的标准

（1）抽吸骨髓液时，患者有特殊酸痛感。

（2）有骨髓小粒和脂肪滴。

（3）显微镜下可见到骨髓特有细胞，如巨核细胞、成骨细胞、破骨细胞、浆细胞、组织嗜碱细胞、纤维细胞和大量红系、粒系幼稚细胞等。

第2节　骨髓检验的步骤及正常骨髓象

一、骨髓涂片低倍镜观察

1. 观察涂片取材、染色是否满意　满意的涂片应厚薄适宜，细胞均匀分布，有核细胞染色分明，核质结构清晰。选择细胞分布均匀，无皱缩、无重叠的区域进行细胞分类计数。

2. 判断增生程度　观察有核细胞的多少，估计增生程度，一般将增生分为 5 级，可采用涂片中成熟红细胞与有核细胞之比，或以每一低倍镜视野中的有核细胞数进行分级。

3. 观察巨核细胞　除出血性疾病应做全片巨核细胞计数外，其他疾病只需粗略估计巨核细胞数量。通常于 1.5 cm×3 cm 面积的涂片内可见巨核细胞 7~35 个，平均 20 个左右。

4. 观察涂片边缘或片尾有无体积较大或异常病理细胞　如转移癌细胞、高雪细胞、异常组织细胞等，并用油镜鉴定。

二、骨髓涂片的油镜观察

1. 骨髓有核细胞的分类计数　要求计数 200~500 个有核细胞，根据细胞形态逐一辨认，计算出各系列各阶段有核细胞百分比。

2. 计算粒 / 红比值　正常人为（2~4）：1。

3. 形态学观察　注意细胞形状、大小、细胞核及胞质成分的变化。

4. 其他　有无血液寄生虫和其他病理异常细胞。

三、检查结果的临床意义

1. 骨髓增生程度　增生程度一般可反映骨髓的增生情况，按增生程度分 5 级。

Ⅰ级：增生极度活跃，反映骨髓造血功能亢进，主要见于急性和慢性白血病，偶见于某些增生性贫血。

Ⅱ级：增生明显活跃。反映骨髓造血功能旺盛，常见于各种增生性贫血，如缺铁性贫血、巨幼细胞性贫血、溶血性贫血、特发性血小板减少性紫癜、脾功能亢进等，或某些白血病；以及正常儿童和青年的骨髓象。

Ⅲ级：增生活跃。反映骨髓造血功能基本正常，见于正常人骨髓象，某些代偿增生较差的贫血，也可见于部分慢性再生障碍性贫血，骨髓有局灶性代偿性增生者，或见于因骨髓取材时受部分血液稀释。

Ⅳ级：增生减低。反映骨髓造血功能减低，常见于再生障碍性贫血、粒细胞减少症或粒细胞缺乏症、骨髓纤维化等，也可见于老年人骨髓象。

Ⅴ级：增生极度减低。反映骨髓造血功能衰竭，见于典型再生障碍性贫血（急性型）、骨髓坏死等。

2. 骨髓中各系列细胞及其各发育阶段细胞的比例

（1）粒细胞系统　占有核细胞的 50%～60%。各发育阶段细胞的比例随着细胞的成熟而逐渐增高，一般原粒细胞<1%，早幼粒细胞<5%，中幼粒、晚幼粒细胞约<15%，杆状核粒细胞高于分叶核粒细胞，嗜酸粒细胞<5%，嗜碱粒细胞<1%，这两类细胞在骨髓中大多为成熟型。

（2）红细胞系统　幼红细胞约占有核细胞的 20%，其中原红细胞<1%，早幼红细胞<5%，以中、晚幼红细胞为主，平均各为 10% 左右。

粒红比例（G/E）：粒细胞系的百分数除以红细胞系的百分数即为粒红比例。参考值为（2～4）：1。

（3）淋巴细胞系统　约占有核细胞的 20%，幼儿偏高，可达 40%。以成熟淋巴细胞为主，淋巴母细胞和幼淋巴细胞罕见。

（4）单核细胞系统　一般低于 4%，系成熟型单核细胞。

（5）浆细胞系统　一般低于 2%，以成熟阶段的浆细胞为主。

（6）巨核细胞系统　巨核细胞数的参考值因计数方法和标准不同，波动范围较大。以 1.5 cm×3 cm 单位面积的涂片中有 7～35 个为正常值。各型巨核细胞的比值大致如下：原巨核细胞 0～5%，幼巨核细胞 0～10%，颗粒型巨核细胞 10%～50%，产血小板型巨核细胞 20%～70%，裸核 0～30%。

（7）其他细胞　可见到极少量网状细胞、内皮细胞、组织嗜碱细胞等非造血细胞成分（表 12-1）。

3. 各系列细胞比例改变的临床意义

（1）粒细胞系与红细胞系比例（粒/红比例）

1）粒红比例正常：见于①正常骨髓象；②两系细胞同时或成比例增多或减少，前者如红白血病，后者如再生障碍性贫血；③两系细胞基本不变化的造血系统疾病，如多发性骨髓瘤、骨髓转移癌、特发性血小板减少性紫癜等。

2）比例增高：指粒/红比例大于 5:1。可由粒细胞系增多，或由红细胞系减少所致。见于：①粒系细胞增多，急性或慢性粒细胞白血病、急性化脓菌感染、类白血病反应；②红系细胞生成抑制，如纯红细胞性再生障碍性贫血。

3）比例减低：指粒/红比例小于 2:1。可由粒细胞系减少，或由红细胞系增多所致。见于：①粒细胞系减少，如粒细胞缺乏症、化疗、放射病等；②红细胞系增多，如各种增生性贫血、真性或继发性红细胞增多症等。

（2）粒细胞系统

1）粒系细胞增多：见于①各型粒细胞白血病，急性粒细胞白血病，以原粒细胞及早幼粒细胞增多为主，常伴有早幼粒细胞增多，原粒＋早幼粒常>50%；慢性粒细胞白血病，以中性晚幼粒及杆状核粒细胞增多为主，原粒＋早幼粒>30%，常伴有粒系的细胞核和细胞质发育不平衡及嗜碱粒细胞增多；②大部分急性炎症和感染性疾病、中性粒细胞性类白血病反应等，以中性晚幼粒及杆状核粒细胞增多为主。

2）粒细胞减少：见于再生障碍性贫血、粒细胞缺乏症或粒细胞减少症和急性造血停滞。

（3）红细胞系统

1）红系细胞增多：见于①各类增生性贫血如溶血性贫血、失血性贫血、小细胞低色素性贫血等，以中幼红及晚幼红细胞增多为主；②巨幼细胞贫血，以巨幼红细胞增多为主；③急性红白血病，以原红及早幼红细胞增多为主，并常伴幼红细胞巨幼样变；④红系细胞相对性增多见于粒细胞减少症、放射病等。

2）红系细胞减少：见于再生障碍性贫血（包括纯红细胞性再生障碍性贫血）、骨髓纤维化及转移癌等。

（4）淋巴细胞系统

1）淋巴细胞绝对性增多：见于急性和慢性淋巴细胞白血病、恶性淋巴瘤、传染性淋巴细胞增多症和传染性单核细胞增多症、其他病毒性感染、淋巴细胞性类白血病反应等。

2）淋巴细胞相对性增多：见于再生障碍性贫血、粒细胞缺乏症或粒细胞减少症。

（5）单核细胞系统：单核细胞增多见于①血液系统疾病，如急性、慢性单核细胞白血病、急性粒-单核细胞白血病、骨髓增生异常综合征（MDS）、恶性组织细胞病、淋巴瘤等；②某些感染性疾病，如结核病、布鲁菌病、原虫感染（如疟疾、黑热病）、感染性心内膜炎等；③风湿性疾病，如系统性红斑狼疮、类风湿关节炎；④其他，如恶性肿瘤、肝硬化、药物反应等。

表 12-1　健康成人骨髓细胞分类计数参考值

细胞名称		骨髓中各系细胞的 %		
		范围	平均值	± 标准差
粒细胞系统	原粒细胞	0～1.8	0.64	0.33
	早幼粒细胞	0.4～3.9	1.57	0.60
	中幼粒细胞　中幼	2.2～12.2	6.49	2.04
	晚幼	3.5～13.2	7.90	1.97
	杆状核	16.4～32.1	23.72	3.50
	分叶核	4.2～21.2	9.44	2.92
	嗜酸粒细胞　中幼	0～1.4	0.38	0.23
	晚幼	0～1.8	0.49	0.32
	杆状核	0.2～3.9	1.25	0.61
	分叶核	0～4.2	0.86	0.61
	嗜碱粒细胞　中幼	0～0.2	0.02	0.05
	晚幼	0～0.3	0.06	0.07
	杆状核	0～0.4	0.10	0.09
	分叶核	0～0.2	0.03	0.05
红细胞系统	原红细胞	0～1.9	0.57	0.30
	早幼红细胞	0.2～2.9	0.92	0.41
	中幼红细胞	2.6～10.7	7.41	1.91
	晚幼红细胞	5.2～17.5	10.75	2.36
淋巴细胞	原淋巴细胞	0～0.4	0.05	0.09
	幼林巴细胞	0～2.1	0.47	0.84
	淋巴细胞	10.7～43.1	22.78	7.04
单核细胞系统	原单核细胞	0～0.3	0.01	0.04
	幼单核细胞	0～0.6	0.14	0.19
	单核细胞	1.0～6.2	3.0	0.88
浆细胞系统	原浆细胞	0～0.1	0.004	0.02
	幼浆细胞	0～0.7	0.104	0.16
	浆细胞	0～2.1	0.71	0.42

细胞名称		骨髓中各系细胞的 %		
		范围	平均值	± 标准差
其他细胞	巨核细胞*	0～0.3	0.03	0.06
	网状细胞	0～1.0	0.16	0.21
	内皮细胞	0～0.4	0.05	0.09
	吞噬细胞	0～0.4	0.05	0.09
	组织嗜碱细胞	0～0.5	0.03	0.09
	组织嗜酸细胞	0～0.2	0.004	0.03
	脂肪细胞	0～0.1	0.003	0.02
	分类不明细胞	0～0.1	0.015	0.04
红系核分裂细胞		0～17.0	4.90	3.10
粒系核分裂细胞		0～7.0	1.30	1.90
粒细胞：幼红细胞		（1.28～5.95）：1	2.76：1	0.87

＊骨髓细胞分类计数时，巨核细胞另行单独计数，一般不计入分类百分率中。

（6）浆细胞系：浆细胞增多见于①多发性骨髓瘤、浆细胞性白血病、巨球蛋白血症、重链病等；②反应性浆细胞增多，如慢性炎症、感染性疾病、风湿性疾病、恶性肿瘤及过敏性疾病等；③再生障碍性贫血、粒细胞缺乏症等。

（7）巨核细胞系

1）巨核细胞增多：见于①特发性血小板减少性紫癜、脾功能亢进；②骨髓增殖性疾病，如慢性粒细胞白血病、真性红细胞增多症、原发性血小板增多症、骨髓纤维化、急性失血性贫血等；③巨核细胞白血病。

2）巨核细胞减少：见于再生障碍性贫血、阵发性睡眠性血红蛋白尿、急性白血病及其他骨髓浸润或破坏的疾病，以及急性感染、化学物或药物中毒、放射病等。

四、正常骨髓象

正常成人骨髓象应具有以下基本特征。

1. 骨髓增生活跃　成熟红细胞与有核细胞比为 20：1。

2. 粒细胞与有核红细胞的比例　成人为（2～4）：1。

3. 各系统、各阶段比例正常，相互间的比例正常

（1）粒细胞系统（粒系）：占有核细胞 50%～60%，其中原粒细胞＜1%，早幼粒细胞＜5%，中、晚幼粒细胞各＜15%，杆状核粒细胞＜20%，分叶核粒细胞＜10%，嗜酸粒细胞＜5%，嗜碱粒细胞＜1%。各阶段细胞形态正常。

（2）红细胞系统（红系）：占有核细胞 20%～30%，原红细胞＜1%，早幼红细胞＜5%，中、晚幼红细胞各占约 10%。形态无异常。成熟红细胞形态、大小、染色正常。

（3）淋巴细胞系统：占有核细胞 20%，原＋幼淋＜2%。形态正常。

（4）单核细胞及浆细胞系统：单核细胞一般低于 4%，浆细胞＜2%，通常都是成熟阶段。

（5）巨核细胞系统：通常一张涂片（1.5 cm×3 cm）上，可见巨核细胞 7～35 个，分类主要为颗粒型巨核细胞和产血小板型巨核细胞，血小板散在或成簇分布，无异常和巨大血小板。

（6）其他细胞：如网状细胞、内皮细胞、巨噬细胞、组织嗜碱细胞等可少量存在；无血液寄生虫及其他异常细胞。

第3节 常用血细胞组织化学染色

一、过氧化物酶染色

正常染色结果 粒细胞和单核细胞胞质内均含有过氧化物酶（peroxidase，POX）。

（1）早期原粒细胞为阴性，从晚期原粒细胞起至中性粒细胞，随细胞的成熟程度而反应增强，嗜酸粒细胞呈强阳性反应、嗜碱粒细胞为阴性反应。

（2）原单核细胞为阴性反应，幼稚和成熟单核细胞呈阳性反应。

（3）其他系血细胞均呈阴性反应。

临床意义 用于鉴别急性白血病（acute leukemia，AL）类型，急性粒细胞白血病呈阳性反应，急性早幼粒细胞白血病呈强阳性反应，急性单核细胞白血病呈弱阳性反应，急性淋巴细胞白血病、巨核细胞白血病呈阴性反应。

二、中性粒细胞碱性磷酸酶染色

参考值 中性粒细胞碱性磷酸酶（neutrophilic alkaline phosphatase，NAP）成人阳性率为10%～40%，阳性积分值平均<70（各实验室有一定差异）。

临床意义 NAP主要存在于成熟中性粒细胞的胞质中，除巨噬细胞可为阳性外，其他血细胞均呈阴性。

NAP用于：①鉴别感染的性质，如病毒感染NAP活性降低，细菌感染NAP活性增强；②慢性粒细胞白血病与类白血病反应的鉴别，前者减低，后者增高；③鉴别急性白血病类型，急性粒细胞白血病NAP减低，急性淋巴细胞白血病NAP增高；④阵发性睡眠性血红蛋白尿（PNH）与再生障碍性贫血的鉴别，前者减低。后者增高；⑤恶性组织细胞病与反应性组织细胞增生症的鉴别，前者减低，后者增高。

三、酯酶染色

酯酶是分解各种酯类的水解酶，根据起作用机制不同，分为特异性酯酶和非特异性酯酶。

1. 特异性酯酶（specific esterase，SE） 又称为粒细胞酯酶，主要存在于中性粒细胞和肥大细胞内，不被氟化钠抑制，常用氯乙酸AS-D萘酚酯酶（AS-D naphthol chloroacetate esterase，AS-D CE）染色法。

（1）正常染色结果：①原粒细胞为阴性或弱阳性，早幼和中幼粒细胞呈强阳性，中性分叶核粒细胞酶活性减弱；②嗜酸粒细胞、嗜碱粒细胞、单核细胞和肥大细胞呈阴性或弱阳性反应；③其他细胞系均呈阴性。

（2）临床意义：主要用于鉴别急性白血病类型，急性粒细胞白血病呈强阳性，急性单核细胞白血病和急性淋巴细胞白血病呈阴性，急性粒-单核细胞白血病时，可见原始和早幼粒细胞呈阳性，原始和幼单核细胞呈阴性的两种细胞。

2. 非特异性酯酶（non specific esterase，NSE） 又称为单核细胞酯酶，主要存在于单核细胞和组织细胞内，能被氟化钠抑制，常用α-乙酸萘酚酯酶（α-naphthyl acetate esterase，α-NAE）染色法。

（1）正常染色结果：①单核系各阶段均呈阳性、且该反应可被氟化钠抑制，抑制率>50%；②粒系细胞一般呈阴性或弱阳性（不被氟化钠抑制）；③淋巴细胞一般为阴性。

（2）临床意义：主要用于急性单核细胞白血病与急性粒细胞白血病的鉴别，急性单核细胞白血病、急性粒-单核细胞白血病的单核系细胞呈阳性反应，可被氟化钠抑制（抑制率>

50%），急性粒细胞白血病一般为阴性或弱阳性反应，不被氟化钠抑制。

四、铁　染　色

骨髓中的铁以铁蛋白或含铁血黄素的形式储存于骨髓基质或巨噬细胞内，称细胞外铁。骨髓中可利用铁存在于幼红细胞内，称为细胞内铁，含内铁的细胞又称为铁粒幼红细胞。内铁和外铁都是 3 价铁，在酸性环境中，普鲁士蓝反应阳性，呈蓝色小珠粒或块片状物。

参考值　细胞外铁：（＋）～（＋＋）。细胞内铁：铁粒幼红细胞 12%～44%（各实验室有一定差异），以Ⅰ型为主。

临床意义　铁染色主要用于贫血的诊断和鉴别诊断：①缺铁性贫血细胞外铁消失，细胞内铁明显降低或为零，经过治疗后，细胞内、外铁迅速增高；②非缺铁性贫血，如珠蛋白生成障碍性贫血、溶血性贫血、巨幼细胞性贫血、再生障碍性贫血、白血病和多次输血后等，外铁、内铁正常或增高；感染、肝硬化、慢性肾炎、尿毒症等外铁明显增高，内铁减少；③铁粒幼细胞贫血时，内外铁显著增高，并可见环形铁粒幼红细胞（含铁粒 10 个以上，并环绕核周 2/3 以上者）＞有核红细胞的 15%；难治性贫血伴环形铁粒幼红细胞增多时，环形铁粒幼红细胞也＞15%。铁染色在排除人为因素干扰外，其结果是可信的。铁染色比铁蛋白的敏感性稍差，但受病理因素影响少，两者均为反映机体贮存铁的敏感指标。

第 4 节　常见血液疾病的血液学特征

一、贫　　血

贫血（anemia）是指在单位容积循环血液中红细胞数（RBC）、血红蛋白量（Hb）和（或）血细胞比容（Hct）低于参考值低限的一组疾病。其分类方法有多种，实验室常用的分类方法主要根据外周血检查结果和骨髓象改变特点对贫血进行分类。后者依骨髓象改变将贫血分为三种：①增生性贫血：如缺铁性贫血、失血性贫血、溶血性贫血；②增生不良性贫血：如再生障碍性贫血、纯红细胞再生障碍性贫血；③骨髓红系成熟障碍（无效生成）：如巨幼细胞性贫血、骨髓增生异常综合征、慢性疾病性贫血等。现将几种常见贫血的血液学特点分述如下：

（一）增生性贫血

其主要特点是骨髓造血功能呈代偿功能亢进。

1. 骨髓象　①骨髓增生活跃或明显活跃；②红系增生显著，幼红细胞比例明显增高，以中、晚幼红细胞增多为主，粒红比值减小；③幼红细胞及成熟红细胞形态随贫血的类型不同而不同，如缺铁性贫血是小细胞低色素性贫血，表现为幼红细胞体积小，胞质少，边缘不整和嗜碱蓝染，成熟红细胞大小不均匀，以小细胞为主，中心淡染区扩大，甚至出现环形红细胞；急性失血性贫血和溶血性贫血（无 Hb 尿者）幼红细胞形态正常，随溶血性贫血的病因不同，可出现相应的异形红细胞；④粒细胞系统比值、形态大致正常或比值相对减少，由钩虫引起的缺铁性贫血可有嗜酸粒细胞的增多；⑤巨核细胞和血小板正常。

2. 血象　①Hb、RBC、Hct 均减少；②网织红细胞正常或增多，尤以溶血性贫血增多最为显著；③白细胞分类计数正常，红细胞形态同骨髓改变。

3. 其他检查　骨髓铁染色示细胞外铁消失、内铁减少，血清铁蛋白＜14 μg/L、血清铁＜10 μmol/L 等提示缺铁性贫血。

（二）巨幼细胞性贫血

巨幼细胞性贫血是由缺乏维生素 B_{12} 和（或）叶酸引起的 DNA 合成障碍所导致的一类

贫血。其血液学的典型特征是除出现巨幼红细胞外，粒细胞系也出现巨幼特征及分叶过多。

严重时巨核细胞和其他系统血细胞及黏膜细胞也可发生改变。

1. 骨髓象 ①增生明显活跃，粒红比值减低；②红系显著增生，幼红细胞比例常＞40%，以早、中幼红细胞阶段为主，巨幼红细胞＞10%；巨幼红细胞的特点为胞体大、核染色质与同期细胞比细致、疏松、胞质丰富，核与胞质发育不平衡，呈核幼质老现象；③分裂象易见，可见 Howell-Jolly 小体、Cabot 环、核形不规则及多核巨幼红细胞；④成熟红细胞大小不均匀，中心淡染区消失；⑤粒系和巨核系可见巨型变，常见巨晚幼粒和巨杆状粒细胞，成熟粒细胞分叶过多，甚至有 10 叶以上者。

2. 血象 RBC、Hb 减少，形态改变同骨髓象；WBC 正常或稍低，中性粒细胞胞体偏大，呈核右移；网织红细胞轻度增多。PLT 正常或减少，可见巨大血小板。

3. 其他检查 ①血清维生素 B_{12}＜90 pg/ml；②血清叶酸＜3 ng/ml。

（三）再生障碍性贫血

再生障碍性贫血是由于各种致病因素损害多能造血干细胞或造血微环境，引起骨髓造血功能障碍所致的贫血。

1. 骨髓象 ①增生减低或极度减低，细胞稀少，造血细胞罕见，大多为非造血细胞，如浆细胞、组织嗜碱细胞、组织细胞等；②红系、粒系、巨核系三系均受抑制，幼红细胞和幼粒细胞罕见，比值减少，巨核细胞罕见或缺如，血小板减少；③淋巴细胞比例相对增高，可达 80% 以上，以成熟淋巴细胞为主。

2. 血象 全血细胞减少，网织红细胞减少，成熟红细胞形态正常，白细胞分类计数以成熟淋巴细胞为主，中性粒细胞比值减少，原发性再生障碍性贫血周围血中无幼红细胞。

二、白 血 病

白血病（leukemia）是造血系统的一种恶性肿瘤，是国内高发病率的恶性肿瘤之一，是儿童及 35 岁以下成人发病率和病死率最高的恶性肿瘤。其特点为造血组织中白血病细胞异常增生与分化成熟障碍，并浸润其他器官和组织，而正常造血功能则受到抑制。临床上出现不同程度的贫血、出血、感染和浸润症状。根据细胞分化程度和自然病程，白血病可分为急性和慢性两大类。在我国急性白血病明显多于慢性白血病，约为 5.6∶1。成人急性白血病中以急性粒细胞白血病最多见，儿童则以急淋白血病较多见。慢性白血病中慢粒白血病较慢淋白血病为多见。

（一）急性白血病

1. 骨髓象 ①增生明显活跃或极度活跃；②一系或二系原始细胞（包括Ⅰ型或Ⅱ型）明显增多，原始细胞＋早期幼稚细胞应≥30%；③有白血病细胞，核分裂象及退化细胞增多；④除病理细胞系列外，其他系列血细胞均受抑制而减少。

2. 血象 ①白细胞增多性白血病，WBC 多在（10～50）×10⁹/L，分类易见幼稚细胞，一般占 30%～90%，；②白细胞减少性白血病，WBC 减少，分类不易见到幼稚细胞；③RBC 和 Hb 中度或重度减少，呈正常细胞正常色素性贫血；PLT 减少，常低于 50×10⁹/L，晚期血小板多极度减少。

（二）慢性粒细胞性白血病

1. 骨髓象 ①骨髓增生极度活跃。②粒细胞系显著增生，常在 90% 以上，以晚期接近成熟的幼稚细胞增生为主，尤以中性中幼、晚幼及杆状核粒细胞明显增多，原粒细胞和早幼粒细胞增高不明显或不增高，粒细胞形态正常或有一定异常，细胞大小不一，核染色质疏松，核质发育不平衡，胞质中出现空泡，分裂象增加等；可见嗜酸、嗜碱粒细胞增多，一般均低于 10%。③粒系比值增大，红系比例减少，粒∶红比值显著增大，可达（10～50）∶1。④红系细胞相对减少或受抑制，可有巨幼样变，成熟红细胞形态正常。⑤巨核细胞早期显著增多，晚期均减少。⑥淋巴系比值减少，为成熟淋巴细胞。

2. 血象　①WBC 显著增多，常超过 $20\times10^9/L$，可达到 $100\times10^9/L$ 以上；②分类粒细胞可达 90%，以中性中幼粒细胞以下阶段为多，原粒细胞、早幼粒细胞<5%～10%，嗜酸和嗜碱粒细胞增多；③血小板早期增多，晚期减少；④淋巴细胞和单核细胞减少。

3. 其他检查　中性粒细胞碱性磷酸酶（NAP）活性显著降低。90%～95% 以上病例可出现 Ph 染色体（费城染色体），为慢性粒细胞白血病的特异性异常染色体。

案例 12-1 分析

　　因患者有发热、皮肤出血、胸骨叩痛阳性，实验室检查血常规 WBC 明显升高，出现幼粒细胞，Hb 降低，故该考虑：①骨髓检查；②该患可能为急性白血病。

考点提示：
急、慢性白血病的实验室检查特点

（姜　涌）

目 标 检 测

选择题

1. 骨髓增生程度主要是以什么标准来判断（　　）
    A. 粒细胞∶幼稚细胞
    B. 有核细胞∶成熟红细胞
    C. 成熟红细胞∶有核细胞
    D. 粒细胞∶成熟红细胞

2. 正常情况下，成人唯一能生成红细胞、粒细胞和血小板的场所是（　　）
    A. 骨髓　　　　　　B. 肝脏
    C. 脾脏　　　　　　D. 淋巴结

3. 属于骨髓穿刺检查的禁忌证是（　　）
    A. 巨幼细胞性贫血　　B. 白血病
    C. 血友病　　　　　　D. 多发性骨髓瘤

4. 周围血涂片中出现幼红细胞最可能是（　　）
    A. 缺铁性贫血　　　　B. 再生障碍性贫血
    C. 淋巴瘤　　　　　　D. 溶血性贫血

5. 粒/红比值是指（　　）
    A. 粒细胞系统细胞总和与成熟红细胞数量之比
    B. 骨髓有核细胞总数与成熟红细胞数量之比
    C. 粒细胞系统细胞总和与红细胞系统总和之比
    D. 粒细胞系统细胞总和与有核红细胞总和之比

6. 正常成人骨髓，以下哪一个数值不正确（　　）
    A. 粒细胞系统总数至少占骨髓有核细胞总数一半
    B. 淋巴细胞占 20% 左右
    C. 浆细胞占 10% 左右
    D. 有核红细胞占 20% 左右

7. POX 染色呈阴性的细胞为（　　）
    A. 中性分叶核粒细胞
    B. 嗜酸粒细胞
    C. 单核细胞
    D. 淋巴细胞

8. 下列何者 PAS 染色时红系细胞呈阳性反应（　　）
    A. 巨幼红细胞贫血
    B. 红白血病
    C. 溶血性贫血
    D. 急性粒细胞白血病

9. 关于骨髓增生程度，错误的是（　　）
    A. 通常在低倍镜下判断骨髓增生程度
    B. 可根据骨髓有核细胞与成熟红细胞的比例判断增生程度
    C. 骨髓增生活跃可见于正常人和某些贫血
    D. 骨髓增生明显活跃时，成熟红细胞与有核细胞之比为 50∶1

10. 患者，女性，30 岁，半年来头晕、乏力。检验：红细胞 $3.0\times10^{12}/L$，Hb50 g/L，WBC$3.5\times10^9/L$，网织红细胞 0.20%，小细胞低色素贫血，MCV70 fl，MCH24 pg，MCHC30%。骨髓检查有核细胞增生明显活跃，红系增生，以中、晚幼红增多为主，胞质少，偏蓝。欲做细胞化学染色，需选择下列哪项（　　）
    A. DNA 染色　　　　B. PAS 染色
    C. 铁染色　　　　　D. 苏丹黑染色
    E. NAP 染色

第13章　排泄物、分泌物及体液检查

第1节　尿液检查

> 📖 **学习目标**
> 1. 了解各种排泄物、分泌物及体液检查的内容，尿液标本的采集。
> 2. 理解各种排泄物、分泌物及体液检查方法和原理。
> 3. 理解临床上对各种排泄物、分泌物及体液检查的选择。
> 4. 掌握各种排泄物、分泌物及体液尿液检查的参考值和临床意义。

案例 13-1

　　患儿，男性，6岁。眼睑水肿、尿量减少2天。10天前患急性扁桃腺炎。化验结果：尿 pH 5.5，尿相对密度 1.022，尿蛋白（＋＋），尿胆原、尿胆红素、尿糖、尿酮体均（－），尿潜血（＋＋）。镜检：RBC 5～10/HP，WBC 0～1/HP，红细胞管型 0～1/LP。

　　问题：

　　1. 该患儿做了什么检查？

　　2. 如何判断结果？

　　尿液是经泌尿系统排泄的体内代谢终末产物。尿液的成分及性状可反映机体的代谢情况。通过检测尿液可以了解机体健康与疾病状况。尿液检查对于疾病的诊断、鉴别诊断、疗效判断和临床用药监护均有重要意义。

一、标本的收集与保存

　　尿液检查对疾病的诊断提供重要信息，为确保检验结果可靠、数据准确一定要正确留取尿标本。

（一）尿标本收集

　　用干燥、清洁容器留取尿标本，在30分钟内送检。2小时内检查完毕。要注意避免污染，成年女性留取尿标本时，注意防止阴道分泌物混入，避开月经期。临床常用的尿标本收集方法如下。

　　1. 晨尿（morning urine）　即清晨第一次尿，亦称首次晨尿（first voided morning urine）。由于晨尿较为浓缩，有形成分浓度较高，易于发现病理成分，特别适合住院患者和泌尿系统疾病的患者。

　　2. 随机尿（random urine）　即任意时间、可随时留取尿液标本，尤以门、急诊患者较多采用。优点是方便，缺点是可能有假阴性或假阳性，因此需要进一步留取晨尿检查。

　　3. 清洁中段尿（cleaned midvoid urine）　清洗外阴并消毒，在排尿不中断的情况下用无菌容器收集中段尿液。适合尿液微生物培养。

4. 24 小时尿　应准确收集 24 小时尿液并记录。临床常用于检测 24 小时尿蛋白、肌酐、糖、电解质、尿酸定量等检测。

5. 3 小时尿　收集上午 6 时至 9 时的尿液，记录尿量。常用于 1 小时尿细胞排泄率检查。

6. 餐后尿（postprandial urine）　通常收集午餐后 2 小时尿液，用于检测病理性尿糖、尿蛋白，检查较为敏感。

7. 第二次晨尿　晨尿排空后，仍然在空腹条件下，再次收集尿液，故称第二次晨尿。特别适合检查尿液有形成分如尿红细胞形态检测。

考点提示：
尿标本收集
注意事项

（二）尿标本的保存

尿标本收集后应立即送检，在 2 小时内检查完毕，以免细菌繁殖、蛋白变性、有形成分溶解等；不能立即检测的尿标本可放置冰箱（2～8℃）6 小时；留取 24 小时尿标本时，应加入防腐剂；检测 24 小时尿蛋白、尿糖定量需加入甲苯（5 ml/L 尿）；检测尿 17-羟、17-酮类固醇、儿茶酚胺等需加入盐酸（5～10 ml/L 尿）。

二、尿液一般检验

尿液一般检查包括一般性状检查、化学检查和显微镜下有形成分的检查。传统的手工尿常规检查早已被现代化的尿液分析（urinalysis）所取代。采用尿液自动化分析如尿液干化学分析仪、流式细胞术分析仪等技术检查尿液，具有快速、简捷、可重复性等优点，但尿沉渣镜检仍然是其他检查不可取代的"金标准"，被称为"体外的肾活检"。

（一）一般性状检查

1. 尿量（urinary volume）

参考值　正常成人 24 小时尿量为 1000～2000 ml。

临床意义

（1）多尿：24 小时尿量持续超过 2500 ml 者称多尿（polyuric）。生理性多尿见于饮水过多，应用利尿剂或食用有利尿作用的食品等；病理性多尿见于糖尿病、尿崩症、慢性肾炎、慢性肾盂肾炎、急性肾衰竭多尿期等。

（2）少尿：24 小时尿量少于 400 ml 或尿量小于 17 ml/h 称少尿（oliguria），24 小时尿量小于 100 ml 或 12 小时无尿液排出称无尿（anuria）。见于：①肾前性：休克、大出血、心力衰竭、肝硬化腹水、呕吐、腹泻、烧伤等引起的有效血容量减少；②肾性：见于急慢性肾衰竭、急性肾小球肾炎、肾移植后急性排斥反应；③肾后性：见于各种原因引起的尿路梗阻，如肿瘤、结石、前列腺增生等。

考点提示：
多尿、少尿、
无尿概念及
临床意义

2. 透明度　新鲜尿清澈透明，放置一段时间后呈微混。新鲜尿液混浊，可见于下列情况。

（1）尿酸盐沉淀：尿内含有较多的尿酸盐时，遇冷可有淡红色或白色的尿酸盐析出，此种沉淀加热或加碱后可溶解，混浊消失。

（2）磷酸盐和碳酸盐沉淀：见于碱性或中性尿，呈白色，加酸后可溶解，混浊消失，碳酸盐遇酸产生气泡。

（3）脓尿及菌尿：因尿内含有大量白细胞、脓细胞或细菌而呈云雾状混浊，加热、加酸、加碱后混浊加重，见于泌尿系感染。

3. 颜色　正常新鲜尿液为淡黄色透明液体。其颜色的深浅受食物、药物、尿色素的影响，随尿量而改变。病理情况时，尿液颜色可有如下变化。

（1）胆红素尿：尿内含有大量的结合胆红素，尿色呈深黄色，甚至可出现豆油样改变，振荡后泡沫亦呈黄色，多见于阻塞性黄疸或肝细胞性黄疸。

（2）血尿：尿内含有一定量的红细胞时称血尿。可因尿中含有红细胞的多少，其外观可呈淡红色、洗肉水样、血红色或有血块等。1000 ml 尿液含有 1 ml 血液就可使尿液外观呈现淡红色，临床称之为肉眼血尿，镜下血尿是指尿液外观无明显改变，但显微镜下每高倍视野尿红细胞平均超过 3 个。血尿是临床常见的症状，应积极查找病因。血尿常见于泌尿系统疾病，如各种肾小球肾炎、IgA 肾病、泌尿系感染、结石、结核、肿瘤、外伤、血管畸形等；还可见于血液系统疾病，如血友病、血小板减少性紫癜等，感染性心内膜炎、败血症、系统性红斑狼疮亦可引起血尿；某些药物应用（环磷酰胺、磺胺类药物）可出现血尿；正常人在剧烈运动后也可发生血尿（运动性血尿）。

考点提示：
血尿的概念
及常见原因

（3）血红蛋白尿：血红蛋白尿使尿液呈酱油色或红葡萄酒色，镜检无红细胞，但尿潜血阳性，提示血管内溶血性疾病，见于阵发性睡眠性血红蛋白尿、急性溶血、恶性疟疾、蚕豆病、血型不合的输血反应等。

（4）乳糜尿：因尿内含有大量脂肪微粒而呈乳白色，见于晚期丝虫病或其他原因引起的肾周围淋巴管阻塞时，淋巴液进入尿液内。

（5）其他颜色：铜绿假单胞菌感染使尿液外观呈蓝绿色，磷酸盐或尿酸盐结晶过多尿液呈乳白色，服用维生素 B_2、呋喃类药物呈橘黄色等。

4. 气味 正常尿液的气味来自尿内挥发酸，尿液放置较久，因尿素分解可出现氨臭味。新鲜尿有氨臭味提示慢性膀胱炎、尿潴留等。糖尿病酮症酸中毒患者，尿液呈烂苹果味。膀胱直肠瘘患者尿液带粪臭味。此外，进食某些食物如葱、蒜等，尿液可有特殊的气味。

5. 酸碱反应 尿液的 pH 是反映肾脏调节机体内环境酸碱平衡的一项重要指标。通常情况下尿液呈弱酸性或中性，久置后，其中污染的细菌可分解尿素产氨而呈碱性。尿液酸碱反应常受食物、药物的影响，进食植物性食物呈中性或弱碱性，混合性食物呈弱酸性。

参考值 pH5.5～6.5，波动在 4.5～8.0。

临床意义

（1）酸度增高：见于代谢性酸中毒、糖尿病、高热、痛风及服用大量酸性药物等。

（2）碱度增高：见于代谢性碱中毒、膀胱炎、严重呕吐及服用大量碱性药物等。

6. 尿相对密度（specific gravity，SG） 尿相对密度与所含溶质的浓度成正比，受入水量和出水量的影响，可初步评估肾小管浓缩和稀释功能。

参考值 1.015～1.025，晨尿通常大于 1.020。

临床意义 尿相对密度增高：脱水、急性肾小球肾炎、糖尿病；尿相对密度降低：大量饮水、慢性肾小球肾炎、慢性肾衰竭、尿崩症等。

（二）化学检查

1. 蛋白质定性检查 正常尿液中含蛋白质极微，每日不超过 100 mg，用普通方法不能测出。如尿中蛋白质含量增多，用定性方法可以测出或 24 小时尿蛋白定量超过 150 mg 称蛋白尿。

参考值 尿蛋白定性试验阴性。尿蛋白定量检查：20～80 mg/24 h 尿。

临床意义

（1）生理性蛋白尿：是轻度、暂时性蛋白尿，尿蛋白一般不超过（＋），定量多低于 0.5 g/24h，包括功能性蛋白尿，如劳累、精神紧张、寒冷等；体位性蛋白尿，又称直立性蛋白尿，在晨尿中无蛋白，较长时间站立后尿中蛋白量增高，而平卧后尿蛋白又减少或消失，是立位引起肾脏暂时淤血所致。

（2）病理性蛋白尿：系指器质性病变，尿内持续出现蛋白。包括：①肾小球性蛋白尿（glomerular proteinuria）：是临床最常见的蛋白尿类型。肾小球病变导致肾小球滤过膜分子屏障及电荷屏障受损，血浆蛋白滤出增加，超过肾小管重吸收能力，以大、中分子蛋白尿为主。多见于原发性或继发性肾小球疾病如急慢性肾小球肾炎、肾病综合征、糖尿病肾病、狼疮性肾炎等。②肾小管性蛋白尿（tubular proteinuria）：蛋白尿以小分子质量蛋白为主，清蛋白含量正常或轻度增加，尿蛋白排出量常＜1 g/24 h。多见于肾盂肾炎、急性肾小管坏死、急慢性间质性肾炎等。③混合性蛋白尿（mixed proteinuria）：肾小球和肾小管同时受损，尿中出现大、中、小分子质量的蛋白。见于慢性肾炎、慢性肾盂肾炎、糖尿病肾病、系统性红斑狼疮等。④溢出性蛋白尿（overflow proteinuria）：由于血浆中异常低分子质量蛋白如免疫球蛋白的轻链、血红蛋白或肌红蛋白含量过多，超过肾小管重吸收能力而出现蛋白尿。见于多发性骨髓瘤、急性溶血性疾病、骨骼肌严重创伤等。⑤组织性蛋白尿（histic proteinuria）：在尿液形成过程中，肾小管代谢和组织分解产生的蛋白质及受炎症、中毒或药物等刺激泌尿系统分泌的蛋白尿，称为组织性蛋白尿。以 TH 糖蛋白为主要成分，易形成管型的基质和结石的中心。⑥假性蛋白尿（false proteinuria）：肾以下的泌尿道疾病，产生大量脓液、血液、黏液等含蛋白质成分的物质，也可出现尿蛋白阳性，称为假性蛋白尿，见于膀胱炎、尿道炎及阴道分泌物污染等。

考点提示： 蛋白尿的概念及临床意义

2. 尿糖定性试验　正常人尿中含葡萄糖量甚微，用普通定性方法不能检出。当血糖升

案例 13-2

患者，男性，59 岁。多饮、多尿、多食、体重减轻 1 个月，空腹晨尿尿糖（＋＋）。
问题：
1. 该患者可以诊断为糖尿病吗？
2. 还需要检查什么？

高（大于 8.8 mmol/L）时，超过肾糖阈，或肾小管重吸收能力下降时尿糖定性试验阳性称之为糖尿（glycosuria）。目前采用葡萄糖氧化酶干化学试带测定的是尿中葡萄糖，故糖尿一般是指葡萄糖尿（glucosuria）。

参考值　尿糖定性为阴性；尿糖定量为 0.56～5.0 mmol/24 h 尿。

临床意义

（1）血糖增高性糖尿：见于糖尿病、甲状腺功能亢进、库欣（Cushing）综合征、嗜铬细胞瘤、肝硬化、胰腺炎症、肿瘤等。

（2）血糖正常性糖尿：血糖正常，肾小管重吸收功能不全，肾糖阈降低可出现尿糖阳性，称为肾性糖尿（renal glucosuria）。见于慢性肾炎、间质性肾炎、家族性糖尿等；妊娠晚期可出现糖尿，此时需要与妊娠期糖尿病鉴别。

（3）暂时性糖尿：摄入大量碳水化合物导致一过性血糖升高，尿糖阳性称生理性糖尿；精神紧张、脑出血、急性心肌梗死时机体处于应激状态可导致血糖暂时升高，出现糖尿称应激性糖尿。

考点提示： 尿糖阳性临床意义

3. 尿酮体（ketone bodies）　酮体是乙酰乙酸、β- 羟丁酸和丙酮的总称，是脂肪分解代谢的中间产物。当机体糖代谢紊乱体内脂肪分解代谢增多而氧化不全时可产生酮体，导致

糖 尿 病

糖尿病是十分常见的一种疾病，据统计全世界约有 4.2 亿糖尿病患者，我国糖尿病患病人数居世界第 1 位。糖尿病已成为发达国家中第三大非传染性疾病，严重威胁人类健康。糖尿病的典型表现"三多一少"，即多尿、多饮、多食和体重减轻。血糖升高：空腹血糖超过 7.0mmol/L，餐后 2 小时血糖大于 11.1mmol/L。仅凭尿糖阳性不能诊断糖尿病，一定要检测血糖，必要时还要行口服葡萄糖耐量试验以明确诊断。

链 接

血液内酮体浓度增高并从尿中排出，称为酮尿（ketonuria）。干化学试带法通常仅对乙酰乙酸和丙酮反应。

考点提示：
尿酮体参考
值及其临床
意义

参考值 阴性。

临床意义 尿酮体阳性见于糖尿病酮症酸中毒，严重妊娠呕吐、长期不能进食或绝食者，还可见于过度节食、肝硬化等。

4. 尿胆原及尿胆红素定性试验 血液循环过程中衰老的红细胞经过一系列复杂过程转变为胆红素（非结合胆红素），与清蛋白结合后通过血液循环到达肝脏并与葡糖醛酸结合转化为结合胆红素，它们从肝细胞经胆管进入肠道，经细菌分解为尿胆原，尿胆原大部分从粪便排出，称为粪胆原，小部分（10%～20%）经肠道吸收经门静脉又回到肝内转化为结合胆红素，其中小部分回到肝脏的尿胆原经体循环由肾脏排出体外，即尿中的尿胆原。正常时胆红素进出血液循环保持动态平衡。当胆红素生成过多，或肝脏功能异常、胆道阻塞均可导致血胆红素升高，出现黄疸。临床上常将黄疸分为溶血性、肝细胞性和胆汁淤积性黄疸。

（1）尿胆原检查：尿胆原（urobilinogen, Uro）由尿胆红素（Bilirubin, Bil）转化而来，经尿排泄。胆红素代谢异常时，尿胆原也发生变化。

1）参考值：定性，正常为阴性或弱阳性反应。

2）临床意义：

A. 肝细胞性黄疸：尿胆原呈阳性。急性黄疸型肝炎早期，因肝细胞受损，不能将肠道吸收入血的尿胆原氧化为胆红素再排进肠道，故尿中尿胆原含量增加。

B. 溶血性黄疸：因红细胞大量破坏增加，胆红素形成增加，尿胆原明显增加，故呈强阳性。

C. 胆汁淤积性黄疸：因胆道梗阻，结合胆红素不能进入肠道转化为尿胆原，故为阴性。

（2）尿胆红素检查：血液中结合胆红素浓度超过肾阈时，结合胆红素即可自尿液中排出。

1）参考值：正常为阴性反应。

考点提示：
尿胆原、尿
胆红素参考
值及其临床
意义

2）临床意义：阳性反应见于胆汁淤积性黄疸和肝细胞性黄疸。溶血性黄疸为阴性反应。

尿胆原、尿胆红素对黄疸的鉴别诊断有重要临床意义，见表13-1。

表13-1 尿胆原、尿胆红素对黄疸的鉴别意义

黄疸类型	尿胆原	尿胆红素
溶血性黄疸	强阳性	阴性
肝细胞性黄疸	阳性	阳性
胆汁淤积性黄疸	阴性	强阳性

5. 尿隐血试验（BLD） 各种原因导致血浆中游离血红蛋白增多超过了肾小管的重吸收能力时，即可产生血红蛋白尿。尿液中的血红蛋白所含的血红素有类似过氧化物酶的活性可使尿试纸条产生阳性反应。故尿隐血试验（occult blood test）阳性而镜下无红细胞提示血红蛋白尿；泌尿道出血时，尿液中的红细胞破坏，血红蛋白游离故尿隐血试验亦呈现阳性反应。尿隐血试验对血尿诊断仅起筛查作用，要结合显微镜检查才能诊断血尿。

临床意义 尿隐血试验阳性见于溶血性疾病如阵发性睡眠性血红蛋白尿、溶血性贫血、血型不合的输血反应等；还可见于血尿、肌红蛋白尿。尿液中含有大量维生素C或细菌尿时可出现假阴性。

6. 尿亚硝酸盐（nitrites，NIT）**定性检查** 某些肠杆菌科细菌含有硝酸盐还原酶，可使尿液中硝酸盐还原为亚硝酸盐，尿亚硝酸盐定性试验呈现阳性反应，尿干化学法仅能检测人肠埃希菌产生的亚硝酸盐。

参考值 正常人尿亚硝酸盐定性试验一般为阴性。

临床意义 尿亚硝酸盐阳性提示可能存在尿路感染，但球菌感染NIT阴性，故阴性不能排除尿路感染。

（三）有形成分检查

尿液中的有形成分可通过尿液的有形成分分析仪和显微镜检查，对泌尿系统疾病的诊断、病情监测和预后判断有重要意义。

尿液有形成分分析仪应用流式细胞术和电阻抗的原理对尿液的有形成分自动分析，其报告项目有：①基本参数：红细胞、白细胞、上皮细胞、管型、细菌；②标记参数：病理管型、小圆上皮细胞、类酵母细胞、结晶和精子；③研究参数：电导率、红细胞信息等。

离心尿沉渣显微镜检查：取尿液 10 ml 于离心管内，以 1500 r/min 离心 5 分钟，弃去上清液，取 0.2 ml 尿沉渣液分别行低倍镜（10×10）和高倍镜（10×40）观察。可检测细胞、管型和结晶。

尿内细胞见图 13-1，尿内常见的各种细胞形态。

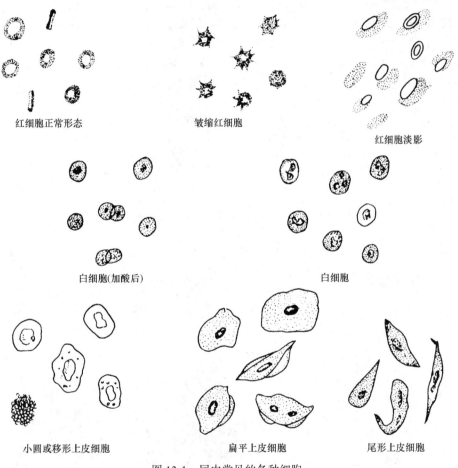

红细胞正常形态　　　　皱缩红细胞

红细胞淡影

白细胞(加酸后)　　　　白细胞

小圆或移形上皮细胞　　　扁平上皮细胞　　　尾形上皮细胞

图 13-1　尿内常见的各种细胞

1. 红细胞

参考值　正常成人离心尿沉渣红细胞 0～2 个 /HP，定性检查：0～5 个 /μl。

临床意义　离心尿沉渣红细胞＞3 个 /HP，肉眼未见血色，为镜下血尿。血尿的出现提示泌尿系统有出血，见于急慢性肾小球肾炎、肾结核、泌尿道结石、肾肿瘤、出血性疾病等。

2. 白细胞及脓细胞　尿中白细胞一般多为中性粒细胞，在肾移植术后和淋巴细胞性白血病患者尿中可见大量淋巴细胞。在炎症过程中破坏或死亡的中性粒细胞视为脓细胞。

参考值　正常人离心尿沉渣白细胞 0～5 个 /HP。

临床意义　白细胞、脓细胞尿提示泌尿系统感染，如肾盂肾炎、膀胱炎、尿道炎和肾结核等。

3. 肾小管上皮细胞（renal tubular epithelial cell）　正常尿中罕见。

临床意义　此种细胞在尿中出现，常提示肾小管有病变，见于急性肾小管坏死、肾移植术后排斥反应。

4. 移行上皮细胞（transitional epithelial cell）　来自肾盂输尿管、膀胱及尿道近膀胱段等处。

临床意义　移行上皮细胞在正常尿中不易见到，在肾盂、输尿管或膀胱颈炎症时可成片脱落，移行上皮细胞癌尿中可见大量移行上皮细胞。

5. 鳞状上皮细胞（squamous epithelial cell）　来自尿道前段或阴道的表层。

临床意义　正常尿中可见少量鳞状上皮细胞。妇女尿中可大量出现，临床意义不大。若同时伴有大量白细胞，应注意泌尿系统炎症或盆腔感染。

6. 管型（cast）　是蛋白质、细胞及其破碎产物在肾小管内凝固而形成的圆柱状体。正常尿中无管型或偶见透明管型。肾实质损害时可出现管型尿，见图 13-2。

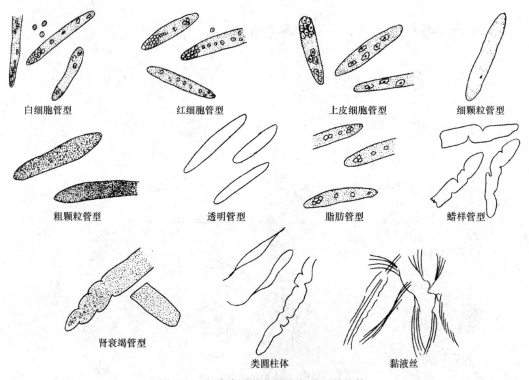

白细胞管型　　　　红细胞管型　　　　上皮细胞管型　　　细颗粒管型

粗颗粒管型　　　　透明管型　　　　　脂肪管型　　　　　蜡样管型

肾衰竭管型　　　　　　　　类圆柱体　　　　　黏液丝

图 13-2　尿内各种管型和类似管型的物体

（1）透明管形（hyaline cast）：主要由 T-H 糖蛋白和清蛋白构成，是多种管型形成的基础，为无色半透明。在正常人浓缩的晨尿中可出现，发热、过度运动、重体力劳动等亦可一过性出现。慢性肾炎、肾病综合征、心力衰竭、恶性高血压时尿中透明管型明显增多。

（2）细胞管型（cellular cast）：透明管型含有细胞，其量超过管型体积 1/3 时，称细胞管型，按细胞种类可分为以下几种。

1）肾小管上皮细胞管型（renal tubular epithelium cast）：管型内含有变性肾小管上皮

细胞，为肾小管上皮细胞脱落的证据。见于急性肾小管坏死、肾移植术后排斥反应、子痫、重金属中毒、肾淀粉样变等。

2）红细胞管型（red blood cast）：管型内含有退行性变的红细胞。它的出现表示肾实质出血，见于急性肾炎、慢性肾炎急性发作、IgA 肾病、肾移植后急性排斥反应、肾梗死等。

3）白细胞管型（leucocyte cast）：管型内含有白细胞，提示肾脏炎症状态，多见于肾盂肾炎、间质性肾炎。

4）颗粒管型（granular cast）：在含有 T-H 糖蛋白管型中，变性蛋白颗粒、细胞碎片和其他有形成分超过管型 1/3 称为颗粒管型。它的出现提示肾小管严重损伤，见于慢性肾小球肾炎、肾盂肾炎、慢性铅中毒、急性肾小球肾炎后期等。

5）脂肪管型（fatty cast）：管型内含有大量脂肪滴，为上皮细胞脂肪变性产物。可见于肾病综合征、慢性肾炎晚期，为预后不良的表现。

6）蜡样管型（waxy cast）：其形状似受热变形的蜡烛，是颗粒管型或细胞管型在肾小管内久留演变而形成。它的出现表示肾小管有严重的变性坏死。多见于重症肾小球肾炎、慢性肾炎晚期、肾功能不全及肾淀粉样变，为预后不良的表现。

考点提示：尿液常见管型的临床意义

7. 结晶（crystal）　尿液结晶的析出与尿液中酸碱度、温度和浓度有关（图 13-3）。少量出现一般无临床意义，大量出现，并伴有红细胞，提示有膀胱或肾结石的可能。

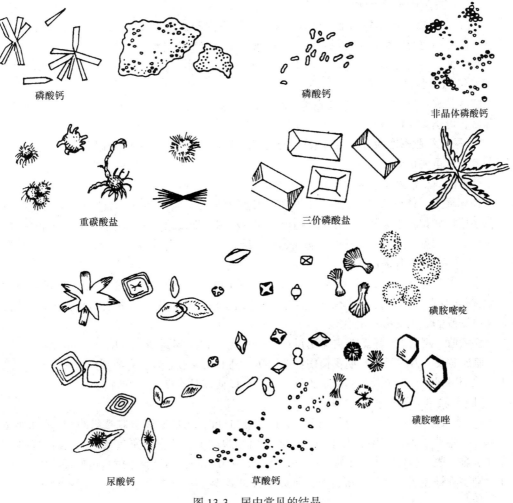

磷酸钙　　磷酸钙　　非晶体磷酸钙

重碳酸盐　　三价磷酸盐

磺胺嘧啶

磺胺噻唑

尿酸钙　　草酸钙

图 13-3　尿中常见的结晶

（1）酸性尿结晶：非晶形尿酸盐、尿酸结晶、草酸结晶，后两者的大量出现，并伴有红细胞，提示有膀胱或肾结石的可能。在严重肝损害、急性中毒可见到亮氨酸、酪氨酸结晶。

（2）碱性尿结晶：磷酸钙结晶、尿酸钙结晶、碳酸钙结晶等。

（3）磺胺药物结晶：在酸性尿内更易析出，可形成尿路结石或引起尿闭。故服用磺胺药物时，如在新鲜尿液中出现大量磺胺结晶，且伴有红细胞时，应立即停药，并予以积极处理。

三、尿液其他检查

（一）尿淀粉酶测定

淀粉酶（amylase，AMS）主要来源于胰腺和腮腺分泌，当胰腺或腮腺病变时血和尿内的淀粉酶含量均增高。

参考值　尿淀粉酶：苏氏（Somoggi）法＜1000 U/L。

临床意义　急性胰腺炎：一般在发病后12～24小时尿淀粉酶开始升高，常维持3～10天后恢复正常；慢性胰腺炎急性发作尿淀粉酶亦可升高；其他：腮腺炎、胰腺癌、胰腺外伤、胆石症、胆总管阻塞、胆囊炎等尿淀粉酶可升高。检测尿淀粉酶对观察病情变化有重要临床意义。

考点提示：
尿淀粉酶异常的临床意义

（二）尿沉渣细胞计数

1. 1小时细胞排泄率测定　患者照常生活，不限制饮食，准确留取上午3小时的全部尿液，离心后进行细胞计数，结果除以3而得出1小时细胞排泄率。

参考值　男性红细胞＜3万/小时，白细胞＜7万/小时；女性红细胞＜4万/小时，白细胞＜14万/小时。

临床意义　肾盂肾炎时白细胞排出增多，可达40万/小时，急性肾小球肾炎红细胞排出增多，可达20万/小时。

2. 尿红细胞形态检查　新鲜尿液中红细胞形态检查对肾小球源性血尿和非肾小球源性血尿鉴别有重要价值。

参考值　正常人尿红细胞计数＜10 000/ml。

临床意义　肾小球源性血尿是指尿红细胞形态异常，其中多形红细胞占80%以上，见于肾小球疾病如肾小球肾炎、IgA肾病等；非肾小球源性血尿中尿红细胞形态基本正常，呈均一性血尿，见于泌尿系统其他疾病如感染、结石、肿瘤、外伤等。

（三）尿微量清蛋白定量

当肾小球滤过膜电荷屏障受损时，血浆中带负电荷的清蛋白可通过受损的滤过膜滤出，产生清蛋白尿。微量清蛋白尿是指尿中有少量清蛋白存在，用普通方法不易测出，需用放射免疫法或酶联免疫法才能检出。

参考值　正常人尿中清蛋白排出量在5～30 mg/24 h，微量清蛋白尿＞30 mg/24 h。

临床意义　及时发现早期肾损伤：糖尿病、高血压、冠心病、自身免疫疾病导致肾脏受损，检测微量清蛋白可及早明确是否累及肾脏，以便及时治疗。

（四）尿 β_2- 微球蛋白定量

β_2- 微球蛋白属小分子物质，相对分子质量11800，为细胞膜上完整组织相容性抗原的一部分，主要由淋巴细胞、血小板、多形核白细胞产生，其合成速率稳定，以游离的形式存在于血、尿、脑脊液中。正常人每天产生150～200 mg，均经肾小球自由滤过，绝大部分在近端小管被重吸收并被降解，故正常尿中含量微少。β_2- 微球蛋白在酸性尿不稳定，应及时送检。

参考值　血清 β_2- 微球蛋白 1～2 mg/L，成人尿 β_2- 微球蛋白低于 0.3 mg/L。

临床意义　尿 β_2- 微球蛋白升高：如血中 β_2- 微球蛋白含量正常，而尿中 β_2- 微球蛋白含量增加，往往提示近端肾小管重吸收功能受损，见于肾小管－间质性肾炎、药物或有毒物质导致肾小管损伤早期阶段和肾移植后发生急性排斥反应。血、尿 β_2- 微球蛋白均升高：见于恶性肿瘤、肝炎、类风湿关节炎等疾病。

（五）尿 α_1- 微球蛋白

α_1- 微球蛋白为肝细胞和淋巴细胞产生的一种糖蛋白，相对分子质量 26 000，以游离和结合形式存在于血浆中，游离 α_1 微球蛋白可自由通过肾小球，约 99% 被近曲小管重吸收并降解，仅有微量 α_1- 微球蛋白从尿中排出。

参考值　尿 α_1- 微球蛋白成人<15 mg/24 h；血清游离 α_1- 微球蛋白 10～30 mg/L。

临床意义　尿 α_1- 微球蛋白升高：①提示近端肾小管功能受损，特异性强，敏感性高，且不受肿瘤和酸性尿影响，比 β_2- 微球蛋白更可靠；②提示肾小球滤过功能下降，在 Ccr10 ml/min，即可升高，因此比血 Cr 和 BUN 更敏感。血、尿 α_1- 微球蛋白均升高：提示肾小球和肾小管功能均受损。血 α_1- 微球蛋白降低：见于严重肝脏病变，如重症肝炎、肝坏死等。

（六）尿免疫球蛋白 G 测定

免疫球蛋白 G（IgG）分子质量大，正常时不能通过肾小球滤过膜。通常正常人尿液中不会出现。当肾小球滤过膜分子屏障受损，IgG 可滤出。检测尿中 IgG 含量对判断蛋白尿性质、来源、选择性等有指导意义。

（七）尿蛋白电泳

可用于鉴别蛋白尿类型，借此推测肾脏病变部位。尿蛋白电泳在为清蛋白以下小分子质量的蛋白区带：主要见于肾小管损伤为主的疾病：肾盂肾炎、肾小管性酸中毒、慢性间质性肾炎、重金属及抗生素等引起的肾小管损伤；尿蛋白电泳在清蛋白以上的大、中分子质量蛋白区带：见于原发性和继发性肾小球疾病，如急性肾炎、慢性肾炎早期、肾病综合征、糖尿病肾病等。混合性蛋白尿：大、中、小分子质量的蛋白均可出现，见于肾小球、肾小管均有损害，如慢性肾炎晚期、急慢性肾衰竭等。

（八）尿本－周蛋白检查

本－周蛋白（Bence-Jones protein，BJP）是免疫球蛋白的轻链，其分子质量小，能通过肾小球滤过膜。当疾病所致免疫球蛋白的轻链产生过多，超过了近端小管重吸收能力尿中可检出。其特点是加热至 40～60℃时凝固，到达 90～100℃溶解，温度下降到 56℃左右再次凝固，故又称凝融蛋白。阳性见于多发性骨髓瘤。

（九）尿电解质检测

1. 尿钠测定　正常情况下机体内钠的摄入量与排出量应保持平衡，主要经肾由尿液排出。钠可以自由通过肾小球，并由肾小管重吸收，尿钠排出量少于肾小球滤过量的 1%。肾脏病变时血钠浓度偏低，而尿液钠含量增高。

参考值　正常人尿钠 130～260 mmol/24 h。

临床意义　①尿钠排出减少：见于如呕吐、腹泻、严重烧伤、糖尿病酮症酸中毒等引起的低钠血症。②尿钠排出增加：见于急性肾小管坏死。

2. 尿钾测定　钾主要通过肾脏排出，在正常情况下，自肾小球滤过的钾 98% 被重吸收，而尿中排出的 K^+ 是由远端肾小管分泌，K^+-Na^+ 交换的结果。

参考值　正常人尿钾　51～102 mmol/24 h。

临床意义　①尿钾排出减少：见于各种原因引起的钾摄入量少、吸收不良或胃肠道丢失过多。②尿钾排出增多：可见于原发性醛固酮增多症、Cushing 综合征、肾小管间质性疾病、糖尿病酮症酸中毒、肾小管酸中毒、药物如乙酰唑胺等。

3. 尿钙测定　肾脏是排泄钙的重要器官，肾小球每天滤出钙约 10 g，其中 99% 被肾小管重吸收，约 1% 随尿排出。钙代谢异常时，血钙、尿钙亦可出现异常。

参考值　正常人尿钙 2.5～7.5 mmol/24 h（0.1～0.3 g/24 h）。

临床意义　①尿钙减少：见于甲状旁腺功能减退、慢性肾衰竭、慢性腹泻、小儿手足搐搦症。②尿钙增加：见于甲状旁腺功能亢进、多发性骨髓瘤。③用药监护：如维生素 D_2、维生素 D_3 等治疗效果，尿钙检查可作为用药剂量参考。

【附】 尿自动分析仪器检测

尿液自动化分析仪是尿液检测的自动化仪器，具有操作简单、快速、准确、高效、重复性好等优点。目前常用的有干化学尿分析仪和尿有形成分分析仪。

1. 干化学尿分析仪　它的基本原理是试带中的特定试剂在与尿中相应的化学成分进行反应后，试带产生颜色变化。仪器采用球面积分仪，双波长反射式光度计，测定试带的颜色变化，通过电脑分析得出 8～13 种成分的结果。检测项目和参考值见表 13-2。

表 13-2　尿自动分析仪检验项目和参考值

测试项目	参考值	测试项目	参考值
酸碱度（pH）	5～7	尿胆原（UBG）	阴性或弱阳性
蛋白质（PRO）	阴性（<0.1 g/L）	亚硝酸盐（NIT）	阴性
葡萄糖（GLU）	阴性（<2 mmol/L）	白细胞（LEU）	阴性（<15 个 /μl）
酮体（KET）	阴性	尿比重（SG）	1.015～1.025
潜血（BLD）	阴性（<10 个 RBC/μl）	维生素 C（VC）	阴性（≤10 mg/L）
胆红素（BIL）	阴性（<1 mg/L）		

2. 尿有形成分分析仪　采用了较先进的流式细胞术和电阻抗原理，对尿中有形成分进行分析，可提供红细胞、白细胞、上皮细胞、管型、细菌、结晶的定量指标。对血尿标本还可分析红细胞大小、分布情况，从而提供出血部位、尿路或肾脏的信息。

案例 13-1 分析

本案例诊断：急性肾小球肾炎。依据：患儿，6 岁；患急性扁桃腺炎 10 天后出现水肿、少尿、蛋白尿，血尿，红细胞管型。可进一步检测血 ASO、补体等。

案例 13-2 分析

患者有糖尿病的症状，尿糖阳性，应该高度怀疑糖尿病，但仅有尿糖阳性还不能确诊糖尿病；需要检查血糖，如果任意时间血糖超过 ≥11.1mmol/L，或空腹血糖≥7.0mmol/L，可诊断糖尿病。

第2节　粪 便 检 查

粪便是消化道排泄物，其主要成分是食物残渣、纤维素、消化道分泌物、细菌、无机盐和水。粪便检查（feces test）主要目的如下：

案例 13-3

　　患者，男性，21 岁。进不洁饮食后出现腹痛、腹泻 2 天，开始排黄色稀水样便，2～3 次。体格检查：腹软，脐周压痛。大便常规检查：白细胞 5～10 个 /HP。
　　问题
　　1. 患者排便出现了哪些异常改变？
　　2. 可诊断为何病？

（1）了解消化道有无炎症、出血、寄生虫感染、恶性肿瘤等。
（2）了解消化状况，借以粗略地判断胃肠、胰腺、肝胆的功能状况。
（3）检查粪便中有无病原菌，协助肠道感染性疾病的诊断。
（4）黄疸的鉴别诊断：粪便的颜色改变对黄疸的鉴别有意义。

一、标本采集

　　粪便标本留取是否得当，直接影响检验结果的准确性，因此一定要指导患者及家属做好标本留取工作。

　　（1）粪便标本务求新鲜且不可混入尿液，容器应洁净、干燥无吸水性。检查细菌时应采集于消毒容器内。
　　（2）一般检查留少量粪便即可，如孵化血吸虫毛蚴最好留全部粪便。
　　（3）制备粪便涂片或培养分离病原体时，应选取黏液或脓血部分。
　　（4）检查阿米巴滋养体或细菌培养时，不仅标本要新鲜，而且应注意保温。
　　（5）检查蛲虫卵需用透明薄膜拭子于午夜或清晨排便前自肛门周围皱襞处拭取。
　　（6）无粪便而必须检查时，可用肛门指诊采取，不可用灌肠或服用泻药后的标本。
　　（7）潜血试验（化学法）前 3 天禁止摄入动物血、肉类、铁剂和维生素 C 等。

二、一般性状检查

（一）颜色与性状

　　正常成人的粪便为黄褐色、圆柱状成形软便。婴儿粪便呈黄色或金黄色。病理情况时可见如下改变。

　　1. 稀糊状或水样便　见于各种原因引起的腹泻。
　　2. 黏液便　正常粪便含有少量黏液且混合于粪便中不易察觉。小肠炎症可产生过多的黏液在粪便中均匀地混合；大肠病变黏液不与粪便混合，直肠的病变黏液则附在粪便的表面；细菌性或阿米巴性痢疾可出现脓性黏液便。
　　3. 脓性及脓血便　见于细菌性痢疾、溃疡性结肠炎、直肠癌。阿米巴痢疾时，粪便中血液较多，呈暗红色胶胨状，形似果酱，有特殊臭味。细菌性痢疾时，粪便以含黏液、脓液为主，可混有少量新鲜血液。
　　4. 米泔样便　呈白色淘米水样，内含黏液片块。量大，见于霍乱、副霍乱患者。
　　5. 鲜血便　见于直肠息肉、直肠癌、肛裂、痔疮等。痔疮出血常在排便之后滴新鲜血，其他出血则附在粪便表面。
　　6. 柏油样便　粪便呈稀薄、黏稠、黑色富有光泽的柏油样外观。见于各种原因引起的上消化道出血，血红蛋白的铁和肠道内的硫化物结合成硫化铁呈黑色。上消化道出血 50 ml 以上即可呈黑便，潜血试验呈强阳性反应，如见柏油样便且持续 2～3 天，说明出血量至少为 500 ml。服用活性炭、铋剂等之后，也可排黑粪，但无光泽且隐血试验阴性。

7. 白陶土样便　由于胆道梗阻进入肠道的胆汁减少或缺失，使粪胆素减少，粪便外观呈白陶土样或灰白色。主要见于各种原因引起的胆道梗阻。

8. 乳凝块　乳儿粪便中出现乳凝块提示脂肪或酪蛋白消化不完全，或者出现蛋花汤样便见于消化不良、婴儿腹泻。

考点提示：
粪便外观与
疾病

9. 干结便　粪便呈硬圆球状或羊粪样。见于便秘者，尤其多见于老年排便无力时。

10. 细条状便　说明有直肠狭窄，多见于直肠癌。

（二）量

正常人便 1～2 次 / 日，排泄量为 100～300 g。

1. 增多　生理增多见于进食粗粮特别是大量蔬菜后，因纤维多而使粪便量增大；病理情况见于胃肠、胰腺有炎症或功能紊乱时，因分泌、渗出及消化吸收不良而使粪便量增多。

2. 减少　摄取细粮及肉食为主者粪便细腻而量少。

（三）气味

正常粪便因含蛋白质分解产物吲哚及粪臭素而有臭味。食肉者味重，食素者味轻。患慢性肠炎、胰腺疾病，特别是直肠癌溃烂继发感染时有恶臭。阿米巴痢疾粪便呈腥臭，消化不良时粪便可呈酸臭味。

（四）寄生虫体

可见蛔虫、蛲虫及绦虫节片等。

三、显微镜检查

一般用生理盐水涂片法，涂片后覆盖玻片镜检。检查内容和临床意义如下。

（一）食物残渣

正常粪便中的食物残渣为无定形的细小颗粒。

1. 淀粉颗粒　大量出现时见于糖类消化不良者。

2. 脂肪小滴　大量出现见于脂肪消化不良。

3. 肌肉纤维　大量出现时，表示蛋白质消化不良。

4. 植物纤维　因有植物细胞可呈螺旋状、网状、花边状、扁平、条状等，应注意与寄生虫卵区别。

（二）细胞

1. 红细胞　正常粪便中无红细胞，增多见于肠道下段炎症（如结肠炎、痢疾）、出血（痔疮、结肠癌）等。

2. 白细胞　正常粪便中无白细胞或偶见，多为中性粒细胞。大量出现见于细菌性痢疾、溃疡性结肠炎等。过敏性肠炎时可见较多嗜酸粒细胞。

3. 上皮细胞　正常粪便中见不到。大量出现可见于慢性结肠炎等。

4. 巨噬细胞　主要见于急性细菌性痢疾，其次见于溃疡性结肠炎患者，常与脓细胞同时出现。

5. 寄生虫卵　肠道寄生虫病的诊断主要依靠显微镜镜下找到虫卵。粪便中常见的有蛔虫卵、钩虫卵、蛲虫卵、鞭虫卵，此外尚可见血吸虫卵、华支睾吸虫卵、卫氏并殖吸虫卵、绦虫卵、姜片虫卵等。粪便中可查到溶组织阿米巴、结肠阿米巴、梨形鞭毛虫的滋养体及包囊。

四、细菌学检查

通过粪便细菌培养，可以发现多种肠道感染性病原体，如沙门菌属、志贺菌属、变形杆菌、伤寒、副伤寒、霍乱、结核菌等。

五、潜 血 试 验

当上消化道出血量较少时，粪便外观无变化，肉眼及镜检均不能发现红细胞的这种现象称为隐血。潜血试验（occult blood test，OBT）常用检测方法有化学法和免疫学方法。

临床意义 正常人粪潜血试验为阴性。消化道出血量1～5 ml时潜血试验为阳性，常见于胃十二指肠溃疡的活动期、胃癌、钩虫病等。此外，消化道炎症和出血性疾病，亦可为阳性。消化性溃疡在非活动期为阴性，胃癌多为持续阳性，因此可将潜血试验作为对两者鉴别的方法之一。

注意事项

（1）化学法试验：如进食肉类、动物血、肝类、牛奶、绿叶蔬菜及含铁剂，可发生假阳性，服用大剂量维生素C可导致假阴性。免疫学方法检测的是人血红蛋白，特异性强，但不够敏感，易出现假阴性，常用于大肠癌的普查。

（2）少量间歇性上消化道出血，不易与粪便充分混匀，若标本采集不当，潜血试验有时可呈阴性，因此应连续复查数次。

（3）当口腔出血或呼吸道出血时若咽下少量血液，粪便潜血试验可呈阳性反应，临床上应予以注意。

考点提示：
粪便检查正常、异常结果判断及其临床意义

饮食与大肠癌

大肠癌是消化道常见的肿瘤，近年来我国大肠癌发病率呈现上升趋势。大肠癌包括结肠癌和直肠癌，其起病隐匿，早期仅见粪便潜血阳性，随后可出现临床症状如排便习惯及粪便性状异常（血便、脓血便）、腹痛、腹部包块、贫血等。大量的流行病学和动物实验证明：高脂肪饮食、食物纤维不足与大肠癌发生有关。粪便潜血试验可作为普查筛查或早期诊断的线索。避免高脂肪饮食，多进富含纤维的食物，注意保持排便通畅对大肠癌的预防有积极作用。

案例13-3分析

患者进不洁饮食后出现腹痛、腹泻，排黄色稀水样便。查体：腹软，脐周压痛。大便常规检查：白细胞升高，考虑诊断为急性肠炎。

第3节 痰 液 检 查

案例13-4

患者，男性，19岁。低热、乏力、盗汗2个月，咳嗽、痰中带血1个月，X线提示右上肺片状阴影。

问题：

1. 该患者痰的性状有何改变？
2. 选择哪项痰液检查确定诊断？

痰液（sputum）是气管、支气管和肺泡所产生的分泌物。正常人无痰或仅咳出少量痰液。病理情况下，如肺部炎症、结核、肿瘤及寄生虫病时，痰量明显增加，且性质发生改变。

因此，痰液检查对呼吸系统疾病的诊断有重要参考价值。

一、痰液检查的目的

1. 病原学检查 呼吸系统感染性疾病时，应及时行痰病原菌检查（细菌、真菌等）以指导临床治疗。

2. 细胞学检查 临床疑诊肺癌时，痰脱落细胞学检查阳性，可提示诊断。

3. 诊断开放性肺结核 通过痰结核菌检查确诊是否为肺结核及是否排菌。

4. 观察疗效和预后 如痰量和性状变化等提示治疗效果及其预后。

二、标本的采集

1. 自然咳痰收集法 采集前先漱口，然后用力咳出气管深部的痰液，根据实验目的不同而选用不同的时间和不同的收集方法。

（1）一般检查以清晨第一口痰为宜，用清洁、干燥的容器收集。

（2）做细菌培养时，应先用灭菌水漱口，咳痰置无菌容器中送检。

（3）浓集法查抗酸杆菌留取 12～24 小时痰，且痰量不少于 5 ml。

（4）观察痰量分层现象，留取 24 小时痰于无色广口瓶内，必要时加少量苯酚防腐。

2. 超声雾化吸入引痰法 适合于不能自然咳痰者，雾化吸入可收到促咳、促分泌的效果，获取较好的痰标本，特别适合于细胞学检查。

3. 纤维支气管镜收集法 用无菌生理盐水对支气管、肺泡进行灌洗，收集支气管肺泡灌洗液，主要用于做病原体、细胞学检查、生物化学及免疫学检查。

三、检 查 内 容

（一）一般性状的检查

1. 量 正常人很少有痰。痰量多少与病情密切相关，可作为判断病情变化的参考。

（1）急性呼吸道感染初期痰量较少，后期增多。

（2）慢性支气管炎、肺脓肿、支气管扩张症继发感染、空洞型肺结核常有大量痰液。

（3）肺水肿患者常有大量粉红色泡沫样痰。

2. 外观性状

（1）黏液性痰：呈黏稠、无色或半透明灰白色，见于支气管炎、早期肺炎等。

（2）浆液性痰：呈稀薄、泡沫状，混有血液时呈粉红色，见于肺水肿。

（3）黏液脓痰：呈黄色、绿色、棕褐色混浊黏稠状，见于支气管扩张症、慢性支气管炎、肺脓肿、空洞型结核等。

（4）血性痰：呈红色，见于肺癌、肺结核、支气管扩张症等。

（5）铁锈色痰：见于大叶性肺炎。

3. 颜色 正常人痰少呈无色或灰白色的黏液状，病理情况有以下改变：

（1）红色或棕红色：见于支气管扩张、肺癌、肺结核、急性肺水肿等，因含有血液或血红蛋白所致。肺结核病灶散播时为鲜红色血丝痰，急性肺水肿特征性痰为粉红色泡沫样痰。铁锈色痰见于大叶性肺炎、肺梗死，是由于血红蛋白变性所致。

（2）黄色或黄绿色：慢性支气管炎急性发作、肺结核等病呈黄色，因痰液中含有大量脓细胞所致，黄绿色痰见于铜绿假单胞菌感染或干酪性肺炎。

（3）棕褐色：见于阿米巴肺脓肿患者。

（4）黑色：见于大量吸烟者、煤矿、锅炉工人的痰液。

4.气味　正常人痰无特殊气味。肺脓肿及支气管扩张症伴厌氧杆菌感染时有恶臭,晚期肺癌痰有腥臭。

(二)显微镜检查

1.未染色标本　检查选取新鲜痰液的异常部分做生理盐水涂片,有意义的病理成分如下。

(1)成堆大量的脓细胞:表示呼吸系统有炎症。

(2)红细胞:见于肺结核、肺癌、支气管扩张症咯血及呼吸道炎症等。

(3)嗜酸粒细胞:见于支气管哮喘、卫氏并殖吸虫病等。

(4)寄生虫及虫卵:如阿米巴肺脓肿可找到阿米巴滋养体,肺包囊虫病、肺吸虫病可找到虫卵等。

2.革兰(gram)染色　可初步鉴别病原菌的类型:肺炎链球菌、链球菌、葡萄球菌和白喉棒状杆菌、肺炎克雷伯菌等,进一步行细菌培养明确,并进行药物敏感度测定,对呼吸道感染的诊断、治疗有重要意义。

3.抗酸染色　用于抗酸杆菌检查,是确诊肺结核最特异的方法。

4.H-E染色或巴氏染色　可查找肿瘤细胞,对诊断肺癌有很高价值。

(三)细菌培养及药敏试验

可确定感染的病原体及有效抗生素,为诊断及治疗用药提供可靠的依据。争取在应用抗菌药物前留取标本。

考点提示:
痰的性状与
疾病关系

吸烟与肺癌

肺癌是威胁人类健康的头号杀手。2003 年 WHO 统计资料表明:肺癌的发病率和死亡率居全世界癌症首位。研究表明吸烟是引起肺癌的主要原因,无论是主动吸烟还是被动吸烟均可导致发病。吸烟量与肺癌之间有明显的量-效关系,即吸烟时间、吸烟量越大,患肺癌的风险就越高。戒烟后肺癌的发生危险逐年下降。因此应该大力宣传吸烟有害健康,采取积极有效的戒烟措施,降低肺癌的发生率和死亡率。

案例 13-4 分析

患者系青年男性,有低热、乏力、盗汗、咳嗽、痰中带血病史 1~2 个月,X 线提示右上肺片状阴影,临床上首先考虑肺结核,应该进行痰抗酸杆菌等项检查。

第 4 节　脑脊液检查

案例 13-5

患儿,男性,1 岁。发热 4 天。体格检查:体温 39.3℃,嗜睡,颈部抵抗,心、肺、腹部未见异常,Kernig 征、Brudzinski 征阳性。脑脊液:白细胞 1.2×10^9/L,中性粒细胞 0.88,淋巴细胞 0.12,蛋白 1g/L,糖 1.5mmol/L,氯化物 109mmol/L。涂片找到革兰阳性双球菌。

问题:

1.该患儿最可能的诊断是什么?

2.诊断依据有哪些?哪项最重要?

脑脊液（cerebrospinal fluid，CSF）循环于脑室和蛛网膜下隙，是脑室脉络膜丛的超滤和分泌形成的清晰液体，经蛛网膜绒毛回吸收入静脉。脉络膜丛对血浆滤过有选择性，因而形成血－脑屏障。脑脊液具有保护脑和脊髓免受外界震荡损伤、调节颅内压、供给营养、清除代谢产物、维持 pH 恒定等作用。当中枢神经系统发生病变时，血－脑屏障受破坏，引起脑脊液成分发生改变。脑脊液检查对中枢神经系统病变的诊断、治疗、病情观察和预后判断有重要意义。

一、脑脊液采集

脑脊液标本采集一般由临床医生行腰椎穿刺术获取。穿刺后应首先测压力，压力低于正常时可做动力试验。然后收集脑脊液于 3 个无菌试管中，每管各 1～2 ml，并标明收集顺序。第 1 管做细菌培养，第 2 管用于化学及免疫学检查，第 3 管用做一般检查及显微镜检查。标本采集后应立即送检，不得超过 1 小时，以免细胞被破坏及化学成分被分解。

压力测定：正常成人侧卧位脑脊液压力为 80～180 mmH$_2$O（0.78～1.76 kPa），儿童 40～100 mmH$_2$O（0.4～1.0 kPa），或为 40～50 滴／分，随呼吸波动在 10 mmH$_2$O 之内，压力增高常见于脑肿瘤、脑出血或颅内炎症。脑脊液压力超过 200 mmH$_2$O，放液不宜超过 2 ml。

二、检测内容

（一）一般性状检查

1. 颜色　正常 CSF 为无色清亮透明液体。神经系统疾病状态时 CSF 可能出现改变，不同颜色可提示不同的相关疾病。但病毒性脑炎、脊髓灰质炎和脑梅毒等 CSF 亦可无色。

（1）红色：见于脑室出血、蛛网膜下隙出血或穿刺损伤性出血。如系穿刺损伤性出血，常不均匀（仅前几滴为血性，以后逐渐转为无色透明），离心后上清液为无色。脑室出血或蛛网膜下隙出血常为均匀性，离心后上清液为红色或黄色。

（2）黄色：可见于陈旧性蛛网膜下隙出血（4～8 小时出现，可持续 1～3 周）、椎管梗阻、脑肿瘤和重症黄疸（血胆红素超过 256 μmol/L）。

（3）乳白色或灰白色：见于急性化脓性脑膜炎。

（4）绿色：见于铜绿假单胞菌性脑膜炎。

（5）黑色或褐色：见于脑膜黑素瘤。

2. 透明度　正常 CSF 清晰透明。细胞增多或细菌繁殖时可使 CSF 混浊。病毒性脑炎时，因细胞仅轻度增加，所以 CSF 外观多无改变；结核性脑膜炎常呈毛玻璃样混浊；急性化脓性脑膜炎常呈乳白色混浊或米汤样。

3. 凝固现象　正常 CSF 放置 24 小时不发生凝固。化脓性脑膜炎 CSF 放置 1～2 小时即形成凝块；结核性脑膜炎 CSF12～24 小时形成膜状物或纤细凝块，取此膜涂片查结核杆菌阳性率高；神经梅毒 CSF 可形成絮状凝块。

（二）化学检查

1. 蛋白质检查

参考值　CSF 蛋白质定量：正常成人 0.2～0.4 g/L（腰椎穿刺液）；蛋白定性试验（Pandy 试验）：阴性或弱阳性。

临床意义　CSF 蛋白含量增高，主要见于：①中枢神经系统炎症，如化脓性脑膜炎、结核性脑膜炎和病毒性脑炎等；②出血，见于脑出血和蛛网膜下隙出血；③梗阻，椎管内梗阻（脊髓肿瘤、蛛网膜下隙粘连等）；④肿瘤，中枢神经系统肿瘤或转移癌。

2. 葡萄糖定量测定 CSF 葡萄糖来源于血糖，为血糖浓度的 50%～80%，其含量不仅受血糖影响，还受血 - 脑屏障通透性、CSF 糖酵解速度的影响。

参考值 葡萄糖定量（氧化酶法）：成人 2.5～4.5 mmol/L（腰椎穿刺液）；儿童 2.8～4.5 mmol/L。CSF（糖）/ 血浆（糖）＝0.3～0.9。

临床意义 CSF 糖含量取决于血糖浓度、血 - 脑屏障的通透性和糖酵解速度。脑脊液中葡萄糖含量增高：见于饱餐或静脉注射葡萄糖后、糖尿病、血性脑脊液、下丘脑损伤等。脑脊液中葡萄糖含量降低：常见于急性化脓性脑膜炎、结核性脑膜炎和真菌性脑膜炎。化脓性脑膜炎 CSF 中糖含量显著减少，甚至缺如。此外，脑瘤（特别是恶性肿瘤）、神经梅毒、低血糖等也可引起葡萄糖减低，而病毒性脑炎糖含量多无明显变化。

3. 氯化物测定 正常时脑脊液氯化物含量较血清高 20% 左右，是脑脊液蛋白含量较血清低，为维持脑脊液与血浆之间渗透压平衡的缘故。

参考值 成人 120～130 mmol/L（腰椎穿刺液）；儿童 111～123 mmol/L。

临床意义 脑脊液氯化物含量降低见于结核性脑膜炎、细菌性脑膜炎和真菌性脑膜炎，尤以结核性脑膜炎为甚，常早于葡萄糖降低。低氯血症时脑脊液氯化物相应降低。

脑脊液氯化物含量增高见于尿毒症、心力衰竭等。

脑脊液氯化物含量无变化：病毒性脑炎、脊髓灰质炎、脑肿瘤等大致正常。

（三）显微镜检查

1. 细胞计数和分类 正常脑脊液无红细胞，仅少量白细胞，分类以淋巴细胞、单核细胞为主，无分叶核细胞。

参考值 脑脊液白细胞：成人（0～8）×10^6/L；儿童（0～15）×10^6/L。

临床意义 脑脊液细胞增多见于：①感染性疾病：化脓性脑膜炎白细胞数重度增多；结核性脑膜炎白细胞数中度增多，白细胞分类中性粒细胞、淋巴细胞和浆细胞同时出现为其特点；病毒性脑炎、脑膜炎轻度增多，以淋巴细胞为主。②肿瘤性疾病：白细胞数正常或稍高，以淋巴细胞为主。找到肿瘤细胞见于脑瘤；白细胞细胞数增加，可见白血病细胞或癌细胞见于脑膜白血病及转移癌；狼疮性脑病可找到狼疮细胞。③颅内寄生虫病：嗜酸粒细胞增加。④出血：脑室出血和蛛网膜下隙出血红细胞增加明显，还可见到各种白细胞。

2. 病原体检查 正常脑脊液无病原体。病理情况下，用革兰染色可查找金黄色葡萄球菌、溶血性链球菌和脑膜炎奈瑟菌、大肠埃希菌、变形杆菌等；用抗酸染色可查找结核杆菌；用墨汁染色可查找新型隐球菌；检查虫卵了解有无寄生虫病；除上述直接涂片做病原体检查外，还可以进行脑脊液培养检查，以提高病原体的阳性检出率。

（四）常见中枢神经系统疾病的脑脊液实验室检查特点

常见中枢神经系统疾病的脑脊液实验室检查特点见表 13-3。

表 13-3 常见中枢神经系统疾病的脑脊液实验室检查特点

项目	外观	蛋白质定性	细胞总数（×10^6/L）及主要细胞成分	葡萄糖（mmol/L）	氯化物（mmol/L）	致病菌
正常	水样，透明	（－）	0～8，单个核细胞为主	2.5～4.5	120～130	无
化脓性脑膜炎	混浊凝块	＋＋＋以上	重度增多，以中性粒细胞为主	↓↓↓	↓↓	可找到

项目	外观	蛋白质定性	细胞总数（×10⁶/L）及主要细胞成分	葡萄糖（mmol/L）	氯化物（mmol/L）	致病菌
结核性脑膜炎	毛玻璃样混浊，有薄膜	++	中度增多，以淋巴细胞为主	↓↓	↓↓	可找到
病毒性脑膜炎	透明或微浊	+～++	轻度增多，以淋巴细胞为主	正常或稍高	无变化	找不到
新型隐球菌脑膜炎	透明或微浊	+	轻度或中度增多，以淋巴细胞为主	↓	↓	新型隐球菌
白血病转移癌	透明或微浊	+～++	轻度增多，有白血病细胞或癌细胞	↓	无变化	无
脑瘤	透明或黄色	+～++	正常或轻度增多，以淋巴细胞为主	无变化	无变化	无
脑及蛛网膜下隙出血	血性	+～++	增多，以红细胞为主	↑	无变化	无

三、临床应用

1. 中枢神经系统感染性疾病的诊断与鉴别诊断　当患者出现发热、头痛、呕吐，甚至出现意识障碍等，体格检查脑膜刺激征阳性、眼底检查发现视乳头水肿，外周血检查白细胞升高时，临床上可拟诊断为脑膜炎或脑炎。通过腰椎穿刺观察脑脊液压力、外观，并对脑脊液进行生化检查、显微镜检查及细菌学检查，必要时再进行免疫学检查，不仅可以确立诊断，还有助于鉴别诊断，从而指导临床治疗。如脑脊液压力显著升高，外观混浊，蛋白增加，糖及氯化物降低，细胞计数明显增加，通常＞1000×10⁶/L，脑脊液沉淀物涂片，革兰染色镜检发现球菌，则可做出化脓性脑膜炎的诊断。若脑脊液沉淀物涂片，加印度墨汁染色，发现不染色的荚膜，则可诊断为隐球菌性脑膜炎。

2. 脑血管疾病的诊断与鉴别诊断　头痛、偏瘫或昏迷患者，若腰椎穿刺获得均匀血性脑脊液，提示为出血性脑病（脑出血或蛛网膜下隙出血），若脑脊液为无色透明则提示为缺血性脑病。

3. 协助脑部肿瘤的诊断　若白血病患者的脑脊液中找到原始或幼稚白细胞，则可确诊为脑膜白血病，找到肿瘤细胞则有助于诊断脑部肿瘤，脑瘤时其脑脊液的特点是蛋白多，细胞数正常，将此称为蛋白细胞分离现象。

4. 中枢神经系统疾病的治疗及疗效观察　如脑膜白血病可以鞘内注射化疗药物等。并通过脑脊液检查观察疗效。

考点提示：常见中枢神经系统疾病的脑脊液实验室检查特点

案例 13-5 分析

　　该患儿可诊断为化脓性脑膜炎。诊断分析：高热、嗜睡、脑膜刺激征阳性提示脑膜炎，所以进行了腰椎穿刺，脑脊液检验结果提示白细胞明显增多达 1.2×10⁹/L，以中性粒细胞为主；且脑脊液蛋白显著增加，而氯化物、糖含量减少，特别是脑脊液涂片找到革兰阳性双球菌，故诊断明确。

第 5 节　浆膜腔积液检查

案例 13-6

　　患者，男性，24 岁。午后发热、干咳 10 天，逐渐出现胸闷，活动后气急 2 天，体格检查：体温 38.2℃，左下肺叩诊呈实音。胸部 X 线示左胸腔积液。

　　问题：

　　1. 患者最可能的诊断是什么？

　　2. 下一步最需要检查什么？

　　人体的胸腔、心包腔、腹腔统称为浆膜腔，在正常情况下，浆膜腔内有少量液体，主要起润滑作用。病理情况下，浆膜腔内液体增加发生贮积称浆膜腔积液。临床选择相应的穿刺术，采取相应的标本进行检查，有助于区分积液的性质，对疾病的诊断和治疗有重要意义。

一、标本的采集

　　浆膜腔积液标本采集是临床医师通过浆膜腔穿刺方法获取，如胸腔穿刺、腹腔穿刺及心包穿刺（见第 6 篇）。每根试管送检标本 2～5 ml，第 1 管：细菌检查；第 2 管：生化、免疫检查；第 3 管：常规检查。为防止出现凝块、细胞变性、细胞破坏自溶等现象，除立即送检和及时检验外，用于常规和细菌学检验的标本应按 1 ml/60 ml 加入 100 g/L 的 EDTA-Na$_2$ 抗凝剂，生化检验标本则用肝素抗凝，另留一份标本不加抗凝剂，以观察有无凝固现象。

二、发生机制和分类

　　正常生理情况下浆膜腔内有少量液体，系由壁层浆膜毛细血管内的血浆滤出形成，并通过脏层浆膜的淋巴管和小静脉的回吸收，正常液体的产生和吸收处于动态平衡。当液体的产生和回吸收失衡时可引起积液。根据浆膜腔积液的性质和产生原因的不同而分为漏出液和渗出液两大类。

　　1. 漏出液（transudate）　为非炎性积液，其形成的主要原因有：①血浆胶体渗透压降低，见于肝硬化、肾病综合征、重度营养不良等；②毛细血管内静水压增高，见于慢性心功能不全等；③淋巴管阻塞，见于丝虫病、肿瘤压迫等。

　　2. 渗出液（exudate）　是由于细菌的毒素、组织缺氧以及炎症介质作用导致血管内皮细胞受损、血管通透性增加而产生的炎性积液。其形成的主要原因有：①感染性，见于化脓性细菌、分枝杆菌、支原体或病毒等病原微生物引起的炎症；②非感染性，多见于外伤、化学性物质刺激（血液、胆汁、胰液、胃液、尿素等），此外，恶性肿瘤、风湿性疾病也可引起类似渗出液的浆膜腔积液。

三、实验室检查

（一）一般性状检验

　　1. 透明度和颜色　漏出液呈淡黄色、稀薄、透明的浆液性液体。渗出液则呈现不同程度的混浊，其颜色随病因而不同：①淡黄色脓性、脓血性积液见于化脓菌感染；②血性积液（淡红色、暗红色、红色）见于恶性肿瘤、结核杆菌感染、外伤、出血性疾病；③绿色可见于铜绿假单胞菌感染；④深黄色见于黄疸患者的浆膜腔积液；⑤乳白色见于由胸导管或淋巴管阻塞或破裂引起的真性乳糜，或见于假乳糜性渗出液，呈乳糜样外观，显微镜检查时可见脂肪滴和脂肪变性细胞。

2. 密度　漏出液密度多低于 1.018，渗出液密度多高于 1.018。

3. 凝固性　漏出液一般不易凝固。渗出液因含纤维蛋白原等凝血因子，遇到细胞破坏释放出的凝血活素，易发生凝固或出现凝块。

（二）化学检查

1. 黏蛋白定性试验（Rivalta 试验）　浆膜上皮细胞受炎症刺激，可分泌大量黏蛋白。黏蛋白系酸性糖蛋白，可在稀乙酸溶液中析出并产生云雾状的白色沉淀。漏出液常呈阴性，渗出液常呈阳性，有助于漏出液和渗出液的鉴别。

2. 蛋白定量试验　漏出液常低于 25 g/L，积液蛋白 / 血浆蛋白比值 <0.5；渗出液常高于 30 g/L，积液蛋白 / 血清蛋白比值 >0.5。在 25~30 g/L 时难以判断性质，可能为恶性肿瘤性积液，结合其他实验室检查项目综合判断。

3. 葡萄糖定量　漏出液中葡萄糖含量近似于血糖，渗出液中葡萄糖含量减少，由于渗出液中含有的白细胞和细菌分解葡萄糖所致，化脓性原因导致渗出液葡萄糖下降明显，甚至无糖。葡萄糖含量减少还可见于癌性积液、非化脓性细菌感染性积液及类风湿性积液。

4. 酶活性检查　乳酸脱氢酶（LDH）：漏出液中 LDH 活性与正常血清相近似；渗出液：积液 / 血清 LDH 比值 >0.6，化脓性和癌性浆膜腔积液中 LDH 活性增高，为正常血清的 2.5~30 倍。结核性积液中 LDH 活性略高于正常。

（三）显微镜检验

1. 细胞计数　计数有核细胞及间皮细胞。漏出液细胞数较少，白细胞数常低于 100×10^6/L；渗出液细胞数较多，白细胞数常高于 500×10^6/L。

2. 细胞分类　漏出液中细胞以淋巴细胞和间皮细胞为主，渗出液中细胞分类的意义各有不同：①中性粒细胞为主：见于化脓性积液、结核性积液的早期；②淋巴细胞为主：见于结核性、风湿性疾病、肿瘤、梅毒性等病变引起的浆膜腔积液；③嗜酸粒细胞增多：见于过敏性疾病、寄生虫病、气血胸所致的浆膜腔积液。

3. 细菌学检查　浆膜腔积液沉淀物涂片行革兰及抗酸染色，查找病原菌，必要时可进行细菌培养和药物敏感试验以明确诊断和指导治疗。

4. 细胞病理检查　在浆膜腔积液中检出恶性肿瘤细胞是诊断原发性或继发性癌肿的重要依据。

5. 寄生虫检查　微丝蚴：乳糜性积液离心后可见到棘球蚴头节和小钩，包虫病患者胸腔积液中可检出；阿米巴滋养体：阿米巴病所致胸腔积液进行碘染色可查到。

四、临床选择与应用

1. 漏出液与渗出液的鉴别　在临床上对不明原因的浆膜腔积液，首先行诊断性穿刺，抽取液体观察其外观、颜色、混浊度并送检，进一步确定是漏出液还是渗出液。鉴别要点见表 13-4。

表 13-4　渗出液与漏出液鉴别要点

检查项目	渗出液	漏出液
原因	炎症、肿瘤、理化刺激	非炎性所致
外观	颜色不定、黄色、血性、脓性等，多混浊	淡黄、透明或微浊
密度	>1.018	<1.018
凝固性	易凝固	不易凝固

续表

检查项目	渗出液	漏出液
Rivalta 试验	阳性	阴性
蛋白定量	>30 g/L	<25 g/L
积液蛋白 / 血清蛋白	>0.5	<0.5
葡萄糖定量	少于血糖	与血糖相近
乳酸脱氢酶（LDH）	>200 U/L	<200 U/L
积液 LDH/ 血清 LDH	>0.6	<0.6
有核细胞数	$>500×10^6/L$	$<100×10^6/L$
有核细胞分类计数	急性感染以中性粒细胞为主	以淋巴细胞、间皮细胞为主
	慢性感染以淋巴细胞为主	
细菌检查	常可检出病原菌	无
癌细胞	可找到	一般无

　　2. 查找病因　通过对穿刺液理化检查、细胞学、细菌学、寄生虫检测或通过细菌培养或酶活性测定及肿瘤标志物检查，有助于渗出液的病因判定。

　　3. 治疗措施　当胸腔大量积液引起胸闷、气急或大量心包积液出现心脏压塞等症状，或大量腹腔积液出现严重腹胀，可通过穿刺抽液减轻症状。结核性心包积液或胸腔积液，穿刺抽液配合化疗可加速积液吸收，减少心包和胸膜增厚。此外某些浆膜疾病通过浆膜腔内药物注射而起到治疗作用。

考点提示：
漏出液与渗出液的鉴别要点

案例 13-6 分析

　　本案例诊断为结核性胸膜炎。诊断分析：患者，男性，24 岁。午后低热、干咳 10 天提示出现了结核中毒症状，逐渐出现胸闷，活动后气急 2 天提示出现了胸腔积液表现；体格检查左下肺叩诊实音，胸部 X 线证实存在左胸胸腔积液。下一步进行胸腔穿刺行胸腔积液化验检测，请思考：结核性胸腔积液有何特点？

第 6 节　精 液 检 查

案例 13-7

　　某男性患者，36 岁。结婚 5 年，其配偶健康，但未能怀孕，前来就诊咨询。

　　问题：

　　1. 解释这是为什么？

　　2. 需要检查什么项目？

　　精液（semen）由精子和精浆组成。睾丸是男性主要的性器官，分泌雄性激素，产生精子。正常男子进入青春期后性器官开始发育，逐步成熟。在性腺和雄性激素的作用下睾丸精曲小管的生精细胞经数次分裂，经过精原细胞、初级精母细胞、次级精母细胞、精子细胞最后发育为成熟精子。精子在附睾内获能、成熟并储存。精浆由精囊、前列腺、睾丸、输精管、尿道旁腺、球腺分泌的液体混合组成。精浆是运送精子的载体，为精子提供营养物质和能量。检查精液的主要目的：①评价男性生育功能，检查不育症的原因，观察疗效；②男性生殖系统疾病的诊断，如炎症、结核、肿瘤、睾丸发育不全症；③输精管结扎术后的效果评价；④为人工授精和精子库筛选优质精子；⑤婚前检查；⑥用于法医学鉴定。

一、精液标本的采集

（1）采集精液标本前须禁欲 3～5 天，采集前应排净尿液。

（2）方法：采用手淫或体外排精留取全部精液于清洁的小广口玻璃瓶内。

（3）注意事项：注意保温、30 分钟内及时检验，不能用避孕套或塑料制品收集精液标本，因其含有对精子有害的物质。如果未收集到全部精液或运送过程的时间超过 2 小时，均不能做精液分析。

（4）如检查结果提示精子数量异常，应复查 2～3 次，每间隔 1～2 周检查为宜。

二、精 液 检 查

（一）一般性状检查

1. 精液量 正常一次排精量为 1.5～6 ml。精液的排出量与排精间隔时间有关。精液不足 1 ml 或多于 8 ml 对生育均有影响，见于男性激素分泌减少或者生殖系统感染。

2. 颜色 正常精液呈灰白色或乳白色，液化后为半透明。久未射精者可呈浅黄色。精液呈鲜红、淡红、红褐色，提示出血，称为血精，见于前列腺炎、精囊炎等生殖系统炎症。若有经常不规则的血精应引起高度重视。

3. 液化时间 排出的精液呈凝结胶冻状，正常在室温 25～35℃下 30 分钟可自行液化。精液由胶冻状变成流动液体所需要的时间称之为液化时间。前列腺炎时精液不液化或液化不完全，可抑制精子的活性，影响生育。精液射出后不呈凝胶样，黏稠度低，多见于输精管缺陷、先天性精囊缺如或精囊炎，生殖器炎症时，排出的精液很稀薄，含精量少。

（二）显微镜检查

1. 精子活力 分为精子活动力和精子活动率两个方面。

（1）精子活动力：是指精子向前活动的能力，精子活动力分级见表 13-5。

表 13-5 精子活动力分级与评价（WHO）

分级	分级	评价
a 级	Ⅲ	精子活动力良好，精子直线前向运动
b 级	Ⅱ	精子活动力较好，精子缓慢或呆滞的前向运动，但有时略有回旋
c 级	Ⅰ	精子活动力不良，精子运动迟缓，在原地打转或抖动
d 级	0	精子无活动，精子完全无活动力，加温后仍不活动，即死精子

（2）精子活动率：是指精液中正常活动的精子所占精子总数的百分率。正常活动精子，在排精 30～60 分钟内，精子活动率应为 80%～90%，至少应大于 60% 以上，小于 40% 可导致不育。

（3）精子存活率：是指存活的精子的百分率。根据精子是否被着色来鉴定，活精子不被着色。当活动力小于 50% 要检查存活率。正常应占 75% 以上，否则生育率下降，死精子症指死精子超过 50%，是不育症的重要原因。

2. 精子计数 可用血细胞计数盘测定。正常精液的精子密度（60～150）×10^9/L；一次排精的精子总数为（0.4～0.6）×10^9（4 亿～6 亿个）。精子密度＜20×10^9/L 为数量减少。一次排精的精子总数＜1 亿为减少。主要见于睾丸生精功能障碍、输精管阻塞、先天性输精管或精囊缺陷等。正常人精子密度变化较大，存在个体差异。

3. 精子形态　正常精液中的正常形态精子大于 30%，异常精子小于 20%。如正常形态精子少于 30% 称为畸形精子症，多因睾丸、附睾的功能异常或生殖系统感染、理化因素损伤导致。

4. 精液细胞检查　精液中可存在少许生殖细胞、血细胞和上皮细胞。

（1）血细胞：正常精液中可有少量白细胞、极少量红细胞。一般在平均高倍视野中白细胞不超过 5 个，如超过者应视为不正常。不育者精液白细胞 $>1 \times 10^9/L$ 时称为白细胞精子症；白细胞大量增多见于前列腺炎、精囊炎、附睾炎等。红细胞增多见于睾丸肿瘤、前列腺癌等。

（2）上皮细胞：正常精液中可有少量上皮细胞，若发现体积较大，形态异常的细胞，疑为癌细胞时，应做 H-E 染色检验进一步确定。

（3）生精细胞系未成熟的生殖细胞（精原细胞、初级精母细胞、次级精母细胞、发育不全精子细胞）正常 <1%，睾丸曲精管受损可见到未成熟的生殖细胞增多。

（三）病原微生物学检查

精液中可检查微生物如细菌、病毒、支原体和原虫等。精液细菌检查一般进行常规涂片、革兰染色、抗酸染色、需氧菌或厌氧菌培养。

（四）其他检查

除了上述精液检查之外，还可根据病情选择化学、免疫、遗传学或分子生物学等检查。

试管婴儿与诺贝尔奖

体外授精技术又称试管婴儿技术。"试管婴儿"并不是真正在试管里长大的婴儿，而是分别将卵子与精子取出后，置于试管内使其受精形成受精卵然后移植回母体的子宫内发育成胎儿。1978 年 7 月 25 日，世界上第一个试管婴儿诞生。目前，全球已有大约 400 万人通过体外授精技术出生，其中许多人通过自然方式生育了下一代。2010 年诺贝尔生理学或医学奖授予英国生理学家罗伯特 - 爱德华兹，以表彰他在体外授精技术领域做出的开创性贡献。

案例 13-7 分析

患者结婚 5 年，其配偶健康，一直没能生育故可诊断为不育症。应该行精液检查，了解精液量、色、液化时间、精子活力、精子形态及细胞、病原菌检测，以明确不育的原因。

第 7 节　前列腺液检查

案例 13-8

患者，男性，38 岁，司机。尿频、尿道灼热感、排尿困难 1 年。病初未在意，间断服用消炎药，时有尿道、会阴和肛门处坠胀不适感。近 7 天出现射精痛和血精。

问题：

1. 可诊断为何病？

2. 如何证实诊断？

前列腺液（prostatic fluid）是由前列腺分泌的乳白色黏稠液体，参与精液组成，其成分复杂，包括蛋白质、无机盐、葡萄糖、酶类等。临床上采用前列腺按摩法获取液体，主要用于前列腺疾病的诊断。

一、前列腺液标本的采集

（1）注意事项：检查前禁欲 3 天，复查需间隔 3～5 天。

（2）进行前列腺按摩术获取标本时，先将第一滴前列腺液弃去，然后收集标本；如液量少可直接将前列腺液滴在玻片上进行检查，量多时可收集在试管内；进行微生物学检验时，尿道口应消毒，将标本收集于干燥无菌的容器内送检。检查原虫，观察活动状况时，应注意标本保温。

（3）疑为前列腺结核、急性炎症有明显压痛、脓肿或肿瘤的患者，应慎重进行前列腺按摩。

二、前列腺液检查

（一）一般性状检查

1. 颜色和透明度　正常前列腺液呈淡乳白色、半透明的液体。黄而稠厚的前列腺液，提示前列腺有严重感染。前列腺癌时常呈不同程度的血性液体。

2. 量　正常前列腺液按摩得到的液体为数滴至 1 ml，前列腺炎分泌前列腺液体减少或消失。

（二）显微镜检查

1. 卵磷脂小体　正常前列腺液可见多量或满布视野的卵磷脂小体。前列腺炎时，卵磷脂小体常减少，并有成堆现象。

2. 血细胞　正常前列腺液，红细胞<5 个/HP，白细胞<10 个/HP；前列腺炎时，白细胞增多，且可成堆出现。前列腺化脓性炎症、前列腺癌等病变，前列腺按摩时用力过重，均可导致出血而使红细胞大量出现。红细胞增多常见于精囊炎、肿瘤或按摩过重等。

3. 上皮细胞　少量上皮细胞均散分布。前列腺炎上皮细胞增多。

4. 癌细胞　前列腺癌患者前列腺液中可见体积较大而畸形的可疑细胞，呈明显嗜碱性着色，应将涂片做瑞氏染色或 H-E 染色后检验。癌细胞常呈分化不一，成堆出现。

（三）病原微生物学检查

1. 细菌　前列腺炎时，直接涂片革兰染色可找到细菌，以葡萄球菌最多见，链球菌次之，淋病双球菌也可发现。前列腺结核者可找到结核杆菌。如已确诊为生殖系统结核，则不宜行前列腺按摩检查。

2. 滴虫　在滴虫性前列腺炎时可检到。

案例 13-8 分析

　　诊断分析：患者，男性，38 岁，司机。有尿频、尿道灼热感、排尿困难 1 年病史，伴有尿道、会阴和肛门处坠胀不适感，且出现射精痛和血精。首先考虑诊断为慢性前列腺炎，应行前列腺液检查。需要与前列腺肿瘤鉴别。

第 8 节　阴道分泌物检查

阴道分泌物（vaginal discharge）是女性生殖系统分泌的液体，由宫颈腺体、前庭大腺、子宫内膜和阴道内膜的分泌物混合组成。

一、标 本 采 集

　　检查前 24 小时应无性交、盆浴、阴道灌洗、用药和阴道检查。根据不同检查目的采取不同部位的标本。一般采用生理盐水棉拭子蘸取或用金属吸液管吸取阴道分泌物，并将标本放入含 0.5～1.0 ml 生理盐水试管内混匀，立即送检；也可将标本直接涂在含少许生理盐水的玻片上送检；或将标本直接制成薄涂片并予 95% 乙醇固定、染色（H-E 或巴氏）行细胞病理检查，病原微生物检查可行革兰染色后镜下观察。若观察寄生虫原虫活体形态，应使标本保温在 25～37℃。

二、阴道分泌物检查

（一）一般性状检查

　　1. 颜色和性状　正常阴道分泌物呈白色稀糊状，无味，随雌激素水平而变化，排卵期分泌物清稀透明犹如蛋清，2～3 天后分泌物混浊量少，经期前增多，妊娠期阴道分泌物增加。病理状态下阴道分泌物出现颜色和性状改变。

　　（1）脓性白带：黄色或黄绿色，有臭味，多为滴虫（泡沫样脓性）或化脓性细菌感染所致，见于慢性宫颈炎、子宫内膜炎、老年性阴道炎。

　　（2）血性或黄色水样白带：有特殊异味，警惕恶性肿瘤，如子宫内膜癌、宫颈癌，亦可见于老年性阴道炎、重度宫颈炎等。

　　（3）豆腐渣样或凝乳状小渣块白带：为念珠菌阴道炎所致，常伴外阴瘙痒。

　　（4）大量无色透明的黏性白带：见于应用雌激素药物后、卵巢癌等。

　　2. pH　健康女性阴道具有自净作用，其分泌物呈酸性 pH4～4.5。当机体防御机制遭到破坏后，可导致阴道炎症。常见的阴道炎症有非特异性阴道炎、真菌性阴道炎、滴虫性阴道炎等。

（二）其他检查

　　1. 阴道清洁度检查　阴道清洁度是以白细胞（或脓细胞）、阴道杆菌、上皮细胞和杂菌（主要指球菌）的数量来判定的。也是阴道炎症和生育期女性卵巢功能判断的指标。用生理盐水将阴道分泌物制成涂片，在高倍镜镜检下观察。阴道清洁度的判定标准及临床意义如表 13-6 所示。

表 13-6　阴道清洁度的分级判断及临床意义

清洁度	阴道杆菌	杂菌（球菌）	上皮细胞	白细胞	临床意义
I	++++	－	++++	0～5/HP	正常
II	++	+	++	5～15/HP	基本正常
III	－	++	+	15～30/HP	炎症
IV	－	++++	－	>30/HP	重度炎症

　　清洁度 I～II 度为正常，III～IV 度为异常，大多可能为阴道炎，常可发现真菌或滴虫等病原体。在卵巢功能不足、雌激素减低时，阴道上皮增生较差，糖原减少，阴道杆菌也少，易感染杂菌，也可使阴道清洁度变差，应及时进行治疗。

　　2. 寄生虫检查　滴虫性阴道炎是由阴道毛滴虫所致的感染，是一种常见妇科疾病，一般用盐水涂片检查。

　　3. 细胞学检查　分泌物制成涂片做巴氏染色或 H-E 染色。检出恶性肿瘤细胞是诊断女性生殖道原发性或继发性癌肿的重要依据。

4. 其他病原学检查　阴道正常菌群有阴道杆菌、乳酸杆菌、链球菌等，异常情况可见于：

（1）淋病奈瑟菌：淋病是目前发病率较高的性传播疾病之一。检查方法以涂片、培养为主，或进行血清学检查。

（2）真菌：常见的真菌感染多为白色念珠菌、阴道纤毛菌、放线菌等。

（3）单纯疱疹病毒：该病毒多侵犯宫颈鳞状上皮，主要采用荧光素标记抗体或分子生物学方法检测。

（4）人巨细胞病毒（HCMV）：HCMV是先天感染的主要病原体，是疱疹病毒的一种。可表现为巨细胞病毒感染，常用宫颈拭子采取分泌物送检。

考点提示：
阴道分泌物
异常改变的
临床意义

（5）人乳头状病毒（HPV）：与宫颈癌发生有关，检测HPV可采用分泌物涂片、病毒培养、分子生物学方法检测。

（6）衣原体：泌尿生殖沙眼衣原体可引起女性急性阴道炎和宫颈炎。

（尹永红）

目 标 检 测

一、名词解释

1. 蛋白尿　　　　　　　2. 糖尿
3. 管型　　　　　　　　4. 柏油样便
5. 隐血便

二、填空题

病理性蛋白尿有 _____、_____、_____、_____、_____、_____。

三、选择题

1. 持续性肾小球性蛋白尿见于（　　　）
   A. 剧烈运动后　　　B. 肾病综合征
   C. 高热　　　　　　D. 高蛋白饮食
   E. 肾盂肾炎

2. 急性肾小球肾炎患者尿中最多见的细胞是（　　　）
   A. 红细胞　　　　　B. 白细胞
   C. 表层鳞状上皮细胞　D. 肾小管上皮细胞
   E. 膀胱上皮细胞

3. 胆红素尿的颜色为（　　　）
   A. 淡黄色　　　　　B. 乳白色
   C. 深黄色　　　　　D. 棕红色
   E. 鲜红色

4. 镜下血尿的诊断标准是离心尿沉渣红细胞（　　　）
   A. 0～1/HP　　　　B. 0～2/HP
   C. 1～2/HP　　　　D. ≥3/HP
   E. ＜3/HP

5. 少尿的定义是指24小时尿量为（　　　）
   A. 50～100 ml　　　B. 100～150 ml
   C. 150～200 ml　　　D. 200～300 ml
   E. ＜400 ml

6. 尿液中哪种管型对于急性肾小管坏死有诊断意义（　　　）
   A. 红细胞管型　　　B. 白细胞管型
   C. 上皮细胞管型　　D. 脂肪管型
   E. 颗粒管型

7. 尿液中哪种管型对于急性肾小球肾炎有诊断价值（　　　）
   A. 红细胞管型　　　B. 白细胞管型
   C. 上皮细胞管型　　D. 脂肪管型
   E. 颗粒管型

8. 粪便镜检有大量白细胞常见于（　　　）
   A. 消化不良　　　　B. 细菌性痢疾
   C. 阿米巴痢疾　　　D. 过敏性肠炎
   E. 克罗恩病

9. 霍乱、副霍乱患者的大便性状为（　　　）
   A. 黏液便　　　　　B. 脓血便
   C. 鲜血便　　　　　D. 米汤样便
   E. 冻状便

10. 阻塞性黄疸时，大便性状为（　　　）
   A. 黏液、脓血便　　B. 柏油样便
   C. 鲜血便　　　　　D. 黑便
   E. 白陶土样便

11. 痢疾患者的大便性状为（ ）
    A. 脓血便 　　　　　 B. 鲜血便
    C. 冻状便 　　　　　 D. 黑便
    E. 柏油样便

12. 细条状粪便常见于（ ）
    A. 肠结核 　　　　　 B. 肠炎
    C. 直肠癌 　　　　　 D. 痔疮
    E. 便秘

13. 粉红色泡沫样痰常见于（ ）
    A. 支气管扩张症 　　 B. 肺炎链球菌肺炎
    C. 肺癌 　　　　　　 D. 肺水肿
    E. 肺结核

14. 痰液显微镜检查时可见到（ ）
    A. 肝吸虫卵 　　　　 B. 血吸虫卵
    C. 姜片虫卵 　　　　 D. 钩虫卵
    E. 肺吸虫卵

15. 阿米巴肺脓肿患者，痰液的颜色为（ ）
    A. 黑色痰 　　　　　 B. 粉红色泡沫痰
    C. 黄绿色痰 　　　　 D. 棕褐色痰
    E. 鲜红色血痰

16. 穿刺损伤出血与蛛网膜下隙出血的脑脊液主要鉴别点是（ ）
    A. 颜色是否均匀 　　 B. 透明度变化
    C. 蛋白的变化 　　　 D. 脑脊液量
    E. 相对密度

17. 下列疾病中，脑脊液葡萄糖含量减少最明显的是（ ）
    A. 病毒性脑炎 　　　 B. 结核性脑膜炎
    C. 隐球菌性脑膜炎 　 D. 化脓性脑膜炎
    E. 神经梅毒

18. 下列疾病中，脑脊液氯化物含量减少最明显的是（ ）
    A. 结核性脑膜炎 　　 B. 病毒性脑炎
    C. 化脓性脑膜炎 　　 D. 隐球菌性脑膜炎
    E. 神经性梅毒

19. 正常成人脑脊液白细胞为（ ）
    A. （0～6）×10^6/L 　 B. （0～8）×10^6/L
    C. （0～15）×10^6/L 　 D. （0～20）×10^6/L
    E. （0～25）×10^6/L

20. 以下哪项脑脊液检查结果是正常的（ ）
    A. 压力 200 mmH$_2$O
    B. 蛋白质 0.30 g/L
    C. 葡萄糖 1.5 mmol/L
    D. 白细胞数 200×10^6/L
    E. 脑脊液静置 24 小时后，液面有纤细薄膜形成

21. 胸腔积液常规检查结果符合漏出液的是（ ）
    A. 无色透明，相对密度 1.014，细胞数 50×10^6/L，黏蛋白定性试验阴性
    B. 黄绿色，相对密度 1.020，细胞数 600×10^6/L，黏蛋白定性试验阳性
    C. 淡红色，相对密度 1.018，细胞数 500×10^6/L，黏蛋白定性试验阳性
    D. 脓性，相对密度 1.025，细胞数 1000×10^6/L，黏蛋白定性试验阳性
    E. 淡黄色，相对密度 1.016，细胞数 200×10^6/L，黏蛋白定性试验阳性

22. 下列不符合渗出液特点是（ ）
    A. 相对密度＞1.018
    B. 黏蛋白定性试验阳性
    C. 蛋白含量＞30 g/L
    D. 细胞总数＜100×10^6/L
    E. 常为草黄色液体

23. 正常精液中的正常形态精子应大于（ ）
    A. 5% 　　　　　　　 B. 10%
    C. 15% 　　　　　　　 D. 20%
    E. 30%

24. 正常成年男性一次射精量为（ ）
    A. 0.5～1 ml 　　　 B. 1～1.5 ml
    C. 1.5～6 ml 　　　 D. 1～5 ml
    E. 6～7 ml

25. 一次排精的精子总数减少是（ ）
    A. ＜1 亿 　　　　　 B. ＜2 亿
    C. ＜3 亿 　　　　　 D. ＜4 亿
    E. ＜5 亿

26. 前列腺液检查：白细胞 20 个 /HP，见于（ ）
    A. 前列腺增生 　　　 B. 前列腺炎
    C. 前列腺外伤 　　　 D. 前列腺肿瘤
    E. 精囊炎

27. 正常前列腺液下列哪项不符合（ ）
    A. 乳白色
    B. 量 8 ml
    C. 红细胞＜5 个 /HP
    D. 白细胞＜10 个 /HP
    E. 多量或满布视野的卵磷脂小体

28. 正常前列腺液中红细胞为（ ）

A. <5/HP
B. 红细胞 10/HP
C. 红细胞 15/HP
D. 20/HP
E. 以上都不是

29. 下列哪项符合前列腺癌的前列腺液检查特点
（　　）
A. 黄色
B. 白色
C. 红色
D. 脓性
E. 透明

30. 阴道分泌物呈泡沫液脓性见于（　　）
A. 真菌感染
B. 病毒感染
C. 支原体感染
D. 滴虫感染
E. 衣原体

31. 正常阴道分泌物 pH 为（　　）
A. 4～4.5
B. 5～5.5
C. 6～6.5
D. 7～7.5
E. 8～8.5

32. 阴道分泌物呈豆腐渣样见于（　　）
A. 真菌感染
B. 病毒感染
C. 支原体感染
D. 滴虫感染
E. 宫颈癌

33. 下列那一项不是阴道正常细菌（　　）
A. 阴道杆菌
B. 大肠埃希菌
C. 链球菌
D. 乳酸杆菌
E. 以上都不

34. 患者，女性，47 岁。外阴瘙痒、白带增多 3
天。检查阴道黏膜充血，阴道分泌物呈稀薄
脓性泡沫状（　　）
A. 真菌性阴道炎
B. 老年性阴道炎
C. 细菌性阴道炎
D. 滴虫性阴道炎
E. 支原体性阴道炎

35. 患者，男性，41 岁。恶心、呕吐 7 天，厌
油腻饮食。巩膜黄染，尿液检查：尿胆红素
（＋），尿胆原（＋），最可能的疾病是（　　）
A. 溶血性黄疸
B. 急性胃炎
C. 急性黄疸型肝炎
D. 胆囊炎
E. 胆结石

36. 患者，女性，28 岁。尿急、尿频、尿痛 3 天，
腰痛、发热 1 天。尿液检查：WBC10～15/
HP，RBC3～5/HP，白细胞管型 0～1/LP，
可诊断下列哪种疾病（　　）
A. 肾结石
B. 慢性肾小球肾炎
C. 尿道炎
D. 急性肾盂肾炎
E. 急性肾小球肾炎

37. 患者，女性，22 岁。有糖尿病病史 3 年，
近日治疗不及时。腹痛伴恶心、呕吐 2 天。

尿液检查：尿糖（＋＋＋），尿酮体（＋＋），
最可能的疾病是（　　）
A. 感冒
B. 急性胃炎
C. 急性胰腺炎
D. 胆囊炎
E. 糖尿病酮症酸中毒

38. 患者，男性，67 岁，反复中上腹部疼痛 1
年伴体重下降，粪便潜血试验阳性，最可能
的诊断是（　　）
A. 消化性溃疡
B. 胃癌
C. 食肉动物血
D. 肠结核
E. 慢性胃炎

39. 患者，男性，65 岁。咳嗽、咳痰 20 年，加
重 5 天，咳大量黏液脓性痰。最可能的诊断
是（　　）
A. 肺水肿
B. 支气管哮喘
C. 支气管扩张症
D. 肺炎链球菌肺炎
E. 肺癌

40. 患者，男性，31 岁。咳嗽、发热 5 天，伴右
胸痛，咳铁锈色痰，见于（　　）
A. 支气管扩张
B. 阿米巴肺脓肿
C. 大叶性肺炎
D. 慢性支气管炎
E. 肺结核

41. 某老年胸腔积液患者，胸腔积液常规检查：
相对密度 1.025，蛋白定量 32 g/L，白细胞
$600×10^6$/L，该胸腔积液应考虑是（　　）
A. 乳糜性胸腔积液
B. 血性胸腔积液
C. 漏出性胸腔积液
D. 渗出性胸腔积液
E. 以上都不是

42. 患者，女性，35 岁。午后低热、盗汗、腹胀
5 个月。腹部查体：移动性浊音阳性。腹水
检验：相对密度 1.018，蛋白 30 g/L，白细
胞 $700×10^6$/L，中性粒细胞 30%，淋巴细胞
70%。本例最可能的诊断是（　　）
A. 结核性腹膜炎
B. 肝硬化
C. 肾病综合征
D. 胰腺炎
E. 腹膜炎

43. 患者，男性，55 岁。厌食、恶心、乏力、
腹胀 2 个月余，有慢性乙型肝炎病史 25
年。腹部查体：移动性浊音阳性。腹水检
验：相对密度 1.014，蛋白 20 g/L，白细胞
$30×10^6$/L。本例最可能的诊断是（　　）
A. 结核性腹膜炎
B. 肝硬化腹水
C. 慢性胃炎
D. 胰腺炎
E. 消化性溃疡

第14章 常用肾功能检查

📖 **学习目标**

1. 了解肾功能检查的原理。
2. 理解肾功能检查方法、应用选择和评价。
3. 掌握常用肾功能检查的参考值、临床意义。

案例 14-1

患者，男性，46 岁。颜面、下肢水肿 20 年，少尿、恶心、呕吐 1 周。体格检查：贫血面容，血压 170/100mmHg，下肢凹陷性水肿。实验室检查：尿蛋白（＋＋），血红蛋白 80g/L。

问题：

1. 患者还应该做哪些检查项目？
2. 根据结果怎样评价该患者的肾功能状态？

肾是人体非常重要的生命器官。肾通过泌尿作用排除体内的代谢废物、调节体液容量，维持机体水、电解质和酸碱平衡，同时肾还是重要的内分泌器官，能产生多种具有生物活性的物质，如红细胞生成素、肾素、前列腺素和活性维生素 D 等，在调节血压、促进红细胞生成和调节钙磷代谢方面起重要作用。

第1节 肾小球功能检查

肾小球的主要功能是滤过，反映滤过功能的检测指标有肾小球滤过率（glomerular filtration rate，GFR）。肾小球滤过率是指单位时间内经肾小球滤出的血浆液体量。菊粉清除率测定是检查 GFR 的金标准，但因其检测方法复杂，目前仅用于科研。放射性核素测定 GFR 是一种比较理想的测定方法，其结果准确，重复性好，并可以测定分肾功能，但其放射性限制了对某些患者（如孕妇、儿童）的应用，同时因其价格昂贵，需专门设备，在临床难于广泛推广。临床上反映肾小球滤过功能检测试验有内生肌酐清除率、血肌酐、血尿素氮、血尿酸、血半胱氨酸蛋白酶抑制蛋白 C 等。

一、内生肌酐清除率测定

原理 肌酐是肌酸的代谢产物。成人体内肌酐含量约 100 g，其中 98% 储存于肌肉中，每天约更新 2%。人体血液中肌酐有内、外源性两种，在严格控制饮食条件和肌肉活动量相对稳定的条件下，血肌酐的生成和尿的排出量较为恒定。通常肌酐大部分从肾小球滤过而不被肾小管重吸收。单位时间内肾脏将多少毫升血液中的内生肌酐全部清除出去称为内生肌酐清除率（endogenous creatinine clearance rate，Ccr）。内生肌酐清除率能较好地反映肾小球滤过率，但内生肌酐清除率与个体肌肉容积密切相关，肌肉容积与体表面积成正比，故还要将测定结果换算为标准体表面积（1.73 m^2）下的 Ccr。

方法

1．标准 24 小时留尿计算法

（1）试验前低蛋白饮食（＜40 g/d，共 3 天），禁食肉类，避免剧烈运动。

（2）第 4 日晨 8 时排尿弃去，将尿液收入加有甲苯防腐剂（4～5 ml）的洁净容器内，收集 24 小时尿量并记录，抽取静脉血 2～3 ml，将血、尿同时送检。

（3）测定血、尿肌酐浓度，用下列公式计算

$$Ccr（ml/min）= \frac{尿肌酐浓度（μmol/L）\times 每分钟尿量（ml/min）}{血浆肌酐浓度（μmol/L）}$$

矫正清除率＝实际 Ccr×1.73 m²/受试者体表面积

2．血肌酐计算法

$$Ccr（ml/min）= \frac{（140-年龄）\times 体重（kg）}{72（男性）\times 血肌酐浓度（mg/dl）}$$

$$Ccr（ml/min）= \frac{（140-年龄）\times 体重（kg）}{85（女性）\times 血肌酐浓度（mg/dl）}$$

参考值　成人 80～120 ml/min；新生儿 40～65 ml/min。

临床意义

1．反映肾小球滤过功能有无损伤的敏感指标　当肾小球滤过率降到正常值 50% 时，Ccr 测定值可低至 50 ml/min，而此时检测血肌酐、尿素氮仍可在正常水平，故 Ccr 是较早反映 GFR 敏感指标。

2．评价肾功能损伤程度　临床上常用 Ccr 代替 GFR，根据 Ccr 一般可将肾功能分为 4 期。

第 1 期（肾衰竭代偿期）Ccr 为 51～80 ml/min。

第 2 期（肾衰竭失代偿期）Ccr 为 50～20 ml/min。

第 3 期（肾衰竭期）Ccr 为 19～10 ml/min。

第 4 期（尿毒症期或终末期肾衰竭）Ccr＜10 ml/min。

3．指导临床治疗　慢性肾衰竭 Ccr＜30～40 ml/min，应开始限制蛋白质摄入，Ccr＜30 ml/min，不能应用噻嗪类利尿剂；Ccr＜10 ml/min 应进行肾替代治疗。

考点提示：内生肌酐清除率参考值、临床意义〉

二、血清肌酐测定

原理　血中肌酐（creatinine，Cr）由外源性和内生性两类组成。机体每天肌酐的产生量相当恒定。血中的肌酐主要经肾小球滤过排出体外，肾小管基本不吸收而且排泄量也较少。因此，在外源性肌酐摄入量稳定的情况下，血中肌酐的浓度取决于肾小球滤过能力。当肾实质受损害，肾小球滤过率降低超过正常的 1/3，血肌酐浓度就会上升，故测定血肌酐可反映肾小球滤过功能。

参考值　全血肌酐为 88.4～176.8 μmol/L，血清或血浆肌酐：男性 53～106 μmol/L，女性 44～97 μmol/L。

临床意义

1．血肌酐增高　肾功能受损，临床上见于急性肾衰竭、慢性肾衰竭，可作为慢性肾衰竭分期参考指标。

慢性肾衰竭分为四个阶段：①肾衰竭代偿期：血肌酐 133～177 μmol/L。②肾衰竭失代偿期：血肌酐 186～442 μmol/L。③肾衰竭期：血肌酐 451～707 μmol/L。④尿毒症期：血

肌酐≥707 μmol/L。

鉴别肾前性和肾实质性少尿：器质性肾衰竭血肌酐常超过 200 μmol/L，BUN/Cr（mg/dl）<10∶1，肾前性少尿血肌酐一般不超过 200 μmol/L，BUN/Cr>10∶1。

2. 血肌酐降低　老年人、肌肉消瘦者检测血肌酐可低于正常值，此时要结合内生肌酐清除率评价肾功能状态。

考点提示：
血肌酐参考值、临床意义、肾衰竭分期

三、血尿素氮测定

原理　血尿素氮（blood urea nitrogen，BUN）是机体蛋白质代谢的终末产物。尿素的生成量受蛋白质摄入量、组织蛋白质分解代谢及肝功能状态的影响。尿素主要经肾小球滤过随尿排出，少部分经皮肤汗腺排出，肠道内尿素分解成氨吸收后，又经肝合成尿素从肾排出。当肾实质受损害时，GFR 降低，血中尿素浓度增加。因此，检测血中尿素氮水平可粗略反映肾小球滤过功能。

参考值　成人 3.2～7.1 mmol/L，婴儿、儿童 1.8～6.5 mmol/L。

临床意义

1. 血中尿素氮增高

（1）各种急、慢性肾疾病：慢性肾小球肾炎、慢性肾盂肾炎、糖尿病肾病、肾肿瘤所致慢性肾衰竭，血 BUN 均可升高。肾功能轻度受损时，BUN 可无变化。当其高于正常时，说明 60%～70% 的有效肾单位已受到损害，急性肾衰竭肾功能轻度受损 BUN 可无变化，受损较重方可升高，故 BUN 不能作为早期肾功能检测指标。

（2）肾前性少尿：当机体血容量不足如严重脱水、水肿、腹水、心脏功能衰竭，出现少尿，血 BUN 升高明显，但血 Cr 升高不明显，BUN/Cr（mg/dl）>10∶1，提示肾前性少尿。

（3）蛋白质分解过盛或摄入过多：急性传染病、高热、上消化道出血、大面积烧伤、大手术后、高蛋白饮食和甲状腺功能亢进均可导致血 BUN 升高。

2. 血中尿素氮降低　见于蛋白质摄入不足、严重肝功能损害等。

考点提示：
血尿素氮参考值、临床意义

四、血清尿酸测定

原理　尿酸（uric acid）是机体嘌呤代谢的产物，嘌呤小部分来源于食物，大部分来源于体内组织的核酸分解。血清尿酸一部分与清蛋白结合，大部分以游离形式存在于血中，尿酸大部分经肾小球滤过后 90% 被肾小管重吸收。在肾脏病变早期，血中尿酸浓度首先增高，因而有助于早期诊断肾功能是否异常。

参考值　成人酶法血清（浆）尿酸：男性 150～416 μmol/L，女性 89～357 μmol/L。

临床意义

（1）肾小球滤过功能受损时尿酸排出减少，血尿酸升高，比血尿素氮、肌酐升高更早些。

（2）体内尿酸生成异常增多的疾病，如痛风、白血病、恶性肿瘤等。

高尿酸血症的危害知多少？

高尿酸血症是嘌呤代谢异常所导致的疾病，临床表现为急慢性关节炎、痛风石、慢性间质性肾炎和尿酸性肾结石则称为痛风。目前认为高尿酸血症危害极大，与高血压的发生密切相关，是慢性肾疾病的独立危险因素。

链接

五、血清胱抑素 C

由于使用血肌酐、尿素评价 GFR 存在诸多问题，人们努力寻找一种新内源性标志物来替代肌酐。血清胱抑素 C（cystatin C，Cysc）是一种低分子质量碱性非糖化蛋白，分子质量为 13 kDa，含 120 个氨基酸残基多肽链，编码 Cysc 的管家基因在几乎所有的有核细胞中持续、恒定的转录与表达，无组织特异性，故机体产生 Cysc 相当恒定，不受炎症或肿瘤的影响，也不受年龄、性别、活动、肌肉和饮食等因素影响。其分子质量小，能够从肾小球自由滤过，几乎完全被近曲小管摄取并分解，不重新返回血液循环，尿中含量甚微。Cysc 与 GFR 具有良好的相关性，灵敏度高。临床研究证实：当肾功能轻度受损，且血肌酐无升高时，血清 Cysc 水平已增高。但 Cysc 也受一些因素的影响，如应用大量糖皮质激素，Cysc 产生增加；甲状腺功能减退时，血清 Cysc 水平下降，甲状腺功能亢进时，则升高。

参考值 成人血清 Cysc：男性 0.6～2.5 mg/L。

第 2 节 肾小管功能检查

案例 14-2

患者，女性，65 岁。15 年来因"冠心病"长期服用"冠心苏合丸"，5 年前出现夜尿增多，近 2 个月乏力、食欲减退。血压：160/95mmHg，睑结膜苍白，下肢无水肿。尿液检查：尿蛋白（＋），尿糖（＋），尿 pH：6.5，尿相对密度：1.008，血红蛋白 65g/L，血尿素氮 20mmol/L，血肌酐 450μml/L，血 pH7.25，血 HCO_3 20mmol/L。

问题：

1. 患者的肾小球和肾小管功能有哪些异常？
2. 诊断为什么疾病？

肾小管具有分泌、重吸收、浓缩、稀释等多种功能，比肾小球功能更复杂。其功能试验有浓缩-稀释试验、尿渗透压测定、渗透溶质清除率测定、自由水清除率测定，都属于远端肾单位功能试验。

一、昼夜尿相对密度试验

原理 肾脏通过肾小球滤过、肾小管重吸收以调节水、电解质平衡。大量饮水肾小管和集合管重吸收减少，尿量增多，相对密度下降，此为稀释功能；饮水量少，肾小管和集合管重吸收增加，浓缩尿液，尿量少、相对密度高，即肾脏的浓缩功能。通过昼夜尿相对密度试验（mosenthal test）可了解肾脏的稀释-浓缩功能。

方法 试验日正常进食，每餐含水分 500 ml 左右，不再另进液体。晨 8 时排尿弃去，上午 10 时、12 时，下午 2 时、4 时、6 时、8 时各留尿一次，将晚 8 时至次晨 8 时的尿收集在一个容器内分别准确测定尿量及相对密度。

参考值

成人 24 小时尿量为 1000～2000 ml；昼尿量与夜尿量之比为（3～4）：1；12 小时夜尿量不应超过 750 ml；尿液最高相对密度应在 1.020 以上；最高与最低相对密度之差不应少于 0.009。

临床意义

（1）夜尿增多：夜尿量超过 750 ml 称夜尿增多，常提示远端肾小管功能受损，常见于间质性肾炎、高血压肾损害、痛风性肾病、慢性肾小球肾炎和慢性肾盂肾炎等。夜尿增多应注意早期肾功能不全。

（2）最高尿相对密度低于 1.020，相对密度差少于 0.009 常提示肾小管浓缩功能障碍。若尿相对密度固定在 1.010，则称等张尿，提示肾小管功能严重损害。见于慢性肾炎、慢性肾盂肾炎及慢性肾衰竭。

（3）尿相对密度≥1.020，且尿量减少见于肾前性少尿、急性肾小球肾炎等。

（4）尿相对密度低，且尿量明显增多见于尿崩症。

尿浓缩试验不适用于肾衰竭者，因要限制水分摄入，对肾衰竭者有危险性。尿的稀释试验因在短时间内要大量饮水，有可能引起某些不良反应，且受肾外因素影响较多，因此敏感性不高，临床上很少采用。

考点提示：
夜尿增多概念，昼夜尿相对密度试验参考值及临床意义

二、尿渗透压测定

原理　尿相对密度和尿渗透压测定均能了解远端肾小管浓缩和稀释功能，都能反映尿中溶质的含量，但尿相对密度易受蛋白质、葡萄糖等溶质微粒大小和性质的影响；而尿渗透压则是反映尿中各种溶质微粒的总数目，而与溶质分子质量、微粒体积大小无关，因此测定尿渗透压比测定尿相对密度更为准确地反映肾浓缩和稀释功能。目前尿渗透压测定多采用冰点下降法。

方法　尿量正常者：晚餐后禁饮 8 小时，清晨留尿送检，同时静脉采血送检。少尿患者随时的任意尿均可送检。

参考值

禁饮后尿渗透压 600～1000 mmol/L，平均 800 mmol/L，血浆渗透压 275～305 mmol/L，平均 300 mmol/L。尿 / 血渗透压比值为（3～4.5）∶1。

临床意义

1. **等渗尿**　禁饮后尿渗透压与血浆渗透压相等［均为 300 mmol/L］，提示肾小管浓缩功能障碍。

2. **低渗尿**　禁饮后尿渗透压＜200 mmol/L，表示肾浓缩功能丧失。

3. **少尿的鉴别诊断**　任意一次性尿渗透压测定可鉴别是肾前性（尿渗透压高）还是肾性（尿渗透压降低）少尿。肾前性少尿：尿渗透压常大于 450 mmol/L；肾性少尿则常小于 350 mmol/L。

第 3 节　肾功能实验项目的选择与应用

案例 14-3

患者，女性，37 岁，全身水肿 1 个月。患者 1 个月前出现颜面、下肢水肿，并逐渐加重累及全身，腹胀，尿量减少。体格检查：血压 120/80mmHg，眼睑、下肢水肿；腹部移动性浊音阳性。尿液检测：尿蛋白（＋＋＋＋）。

问题：

1. 该患者可能的诊断是什么？

2. 选择哪些检查项目证实诊断？

由于肾储备能力强，即使仅剩一侧肾，其肾功能仍代偿完全，通常的肾功能检查不能发现异常，加上肾疾病早期缺乏特异性临床表现，所以如何正确、合理地选择肾功能检查意

义重大。

一、尿 液 分 析

诊断泌尿系统疾病时，尿液的常规检查必不可少。肾小球疾病的早期就可出现蛋白尿、血尿或尿沉渣中出现有形成分。因此，尿液的常规检查应作为肾疾病的筛查、普查指标之一。

二、肾功能检测

慢性肾病发展的最终结局就是肾衰竭，其早期临床表现隐匿，而目前的肾功能检测手段在敏感性和特异性方面均不尽人意，给肾疾病的早期诊断提出了挑战。因此，在临床上对于有可能发生肾损伤的高危疾病（如高血压、糖尿病、冠心病、痛风等）应进行定期检测肾功能变化。

三、肾疾病实验室检测的选择

1. 蛋白尿 首先检测尿液常规，24小时尿蛋白定量，选择尿 β_2- 微球蛋白、α_1- 微球蛋白、尿白蛋白等明确蛋白尿的来源。大量蛋白尿>3.5 g/24 h 尿，应进一步检查血浆蛋白、血胆固醇，明确有无肾病综合征。

2. 血尿 确定血尿后，行尿红细胞形态检查，明确是肾小球性或非肾小球性血尿；肾小球性血尿进一步进行免疫学、肾功能检查等；非肾小球血尿行影像学、超声、膀胱镜等检查。

3. 尿频、夜尿增多 要注意肾小球和肾小管功能检查，根据病情选择不同肾小管功能检测方法，远端肾小管功能查尿浓缩稀释试验、尿渗透压测定，早期肾功能异常检测 Ccr。

案例 14-1 分析

1. 应该检查血肌酐、尿素、内生肌酐清除率。

2. 该病例血肌酐 781.8μmol/L，尿素 27.1mmol/L，Ccr 8ml/min；诊断：慢性肾衰竭尿毒症期。

3. 案例分析：患者系中年男性，有水肿、高血压、蛋白尿病史20年，考虑诊断为慢性肾小球肾炎。慢性肾小球肾炎迁延不愈，肾功能逐渐受累，就可导致慢性肾衰竭。该患者慢性肾炎病史长达20年，又出现了少尿、消化道表现、贫血，肾功能检测指标达到肾衰竭尿毒症期。

案例 14-2 分析

1. 本案例诊断：慢性间质性肾炎，慢性肾衰竭。

2. 诊断分析：患者系老年女性，有长期服用"冠心舒合丸"病史，逐渐出现夜尿增多、乏力、食欲减退。有肾小球肾小管受损证据：小分子蛋白尿（尿蛋白＋），肾性糖尿（尿糖＋）；肾小管酸化功能障碍：酸中毒时排碱性尿：尿 pH6.5，血 pH7.25，血 HCO_3^- 20mmol/L。肾小管浓缩功能改变，尿相对密度：1.008，肾性贫血明显：血红蛋白 65g/L；肾小球滤过功能障碍：血尿素氮 20mmol/L、血肌酐 450μmol/L 均升高。

案例14-3分析

该案例首先考虑肾病综合征；该患者的水肿伴有体腔积液（腹水），系高度水肿，大量蛋白尿（尿蛋白＋＋＋＋），应进一步检查24小时尿蛋白定量，血浆蛋白，血胆固醇等明确之。如尿蛋白＞3.5g/24h尿；低蛋白血症，血清白蛋白＜30g/L，血胆固醇增高可诊断肾病综合征。

（尹永红）

目 标 检 测

一、名词解释

1. 内生肌酐清除率　　　2. 等渗尿

二、填空题

1. 肾小球主要功能是 _____。

2. 检测肾小球功能的主要指标有 _____、

_____、_____、_____。

三、选择题

1. 下列检查哪项不能反映肾功能变化（　　）

A. 浓缩-稀释试验　　B. 肌酐清除率

C. 尿酮体检查　　　　D. 血尿素氮测定

E. 血肌酐测定

2. 下列哪项是最敏感的肾功能检查方法（　　）

A. 浓缩-稀释试验　　B. 尿素清除率

C. 内生肌酐清除率　　D. 血尿素氮测定

E. 血肌酐测定

3. 反映远端肾小管功能的试验是（　　）

A. 尿素清除率

B. 昼夜尿相对密度试验

C. 尿糖测定

D. 血尿酸测定

E. 尿 β_2-微球蛋白

4. 关于昼夜尿相对密度试验参考值，下列哪项错误（　　）

A. 成人24小时尿量为 1000～2000 ml

B. 昼尿量与夜尿量之比为 1:1

C. 12小时夜尿量不应超过 750 ml

D. 尿液最高相对密度应在 1.020 以上

E. 最高与最低相对密度之差不应少于 0.009。

5. 导致血尿酸升高疾病，下列哪项错误（　　）

A. 肾衰竭　　　　　　B. 痛风

C. 白血病　　　　　　D. 多发性骨髓瘤

E. 尿路感染

6. 下列哪一项是慢性肾衰竭代偿期（　　）

A. GFR＞50 ml/min　Cr＜178 μmol/L

B. GFR＞90 ml/min　Cr＜84 μmol/L

C. GFR＜25 ml/min　Cr＞450 μmol/L

D. GFR＜10 ml/min　Cr＞707 μmol/L

E. GFR＜15 ml/min　Cr＜605 μmol/L

7. 慢性肾衰竭患者，查血肌酐 782 μmol/L，属于下列哪一期（　　）

A. 肾功能下降期　　　B. 肾功能代偿期

C. 肾功能失代偿期　　D. 肾衰竭期

E. 尿毒症期

8. 夜尿量增多是夜间尿量超过（　　）

A. 650 ml　　　　　　B. 750 ml

C. 550 ml　　　　　　D. 350 ml

E. 250 ml

9. 关于血尿素氮升高，下列哪项错误（　　）

A. 肾衰竭　　　　　　B. 高蛋白饮食

C. 消化道出血　　　　D. 营养不良

E. 严重脱水

10. 患者，女性，55岁。诊断慢性肾盂肾炎，近2个月出现夜尿增多，为了解肾小管功能应检查下列哪项（　　）

A. 血糖

B. 血肌酐

C. 肾小球滤过率

D. 昼夜尿相对密度试验

E. 尿细菌培养

第15章　常用肝功能检查

📖 **学习目标**

1. 了解脂类代谢检查的内容及应用。
2. 理解蛋白质代谢检查、胆红素代谢检查、血清酶学代谢检查内容。
3. 掌握蛋白质代谢检查、胆红素代谢检查、血清酶学代谢检查的参考值及临床意义。

案例 15-1

　　患者，女性，60 岁。发热、腹部不适、疲乏、恶心、胃纳减退 7 天，尿色变黄 2 天，体检：体温 36.8℃，浅表淋巴结无肿大，巩膜中度黄染，肝肋下 2cm，质软有压痛。周围血液 WBC 8.3×10^9/L，N 0.74，L 0.21，E 0.05，RBC 4.0×10^{12}/L，Hb 138g/L，血清谷丙转氨酶 740U/L，总胆红素 84μmol/L。直接胆红素 40μmol/L。

　　问题：

1. 本病案实验室检查中那些结果是异常的？
2. 最可能的诊断是什么？

肝功能实验室检查项目常用血清标本，且对标本的采集和保存有几点要求：

1. 患者在抽血前至少 8 小时内不能进食，保持空腹状态。
2. 抽血和标本离心时，应注意避免溶血。
3. 标本应置于阴凉干燥处，避免阳光直射。

第1节　蛋白质代谢检查

一、血清总蛋白、清蛋白、球蛋白及清蛋白/球蛋白比值测定

　　血清总蛋白（total protein，TP）包括清蛋白（albumin，A）与球蛋白（globulin，G）。清蛋白主要由肝脏合成，血清蛋白水平受肝脏合成能力和肾蛋白丢失情况的影响。肝实质性病变时，合成蛋白的能力下降，而单核 - 吞噬细胞系统的库普弗细胞受到刺激时，球蛋白产生增多，同时，血清总蛋白、清蛋白减少。

　　参考值　成人总蛋白：60～80 g/L；血清清蛋白：男 42～55 g/L，女 37～50 g/L；血清球蛋白：20～30 g/L；A/G：（1.5～2.5）：1。

　　临床意义

　　1. 血清总蛋白　①血清总蛋白＞80 g/L 为高蛋白血症，可见于血液浓缩、各种原因引起的严重脱水、体液丢失过多（如腹泻、呕吐）、肠梗阻、多发性骨髓瘤等，系统性红斑狼疮、多发性硬化和某些慢性感染也可造成血清总蛋白升高；②血清总蛋白＜60 g/L 为低蛋白血症，可见于各种原因引起的血清蛋白丢失或摄入不足，如肾病综合征、营养不良及消耗增加（如结核、甲状腺功能亢进症、恶性肿瘤等），蛋白合成障碍如肝功能受损等也可引起总蛋白降低。

2. 血清清蛋白降低 见于：①蛋白质摄入不足，如营养不良、长期饥饿等；②蛋白质吸收不良，如慢性腹泻、消化系统肿瘤等；③蛋白质丢失过多，如慢性肾病、急性大出血、烧伤等；④合成障碍，如各种肝炎、肝硬化引起的肝细胞损伤；⑤其他，如充血性心力衰竭、慢性消耗性疾病等。

3. 血清球蛋白 ①增高：见于肝硬化、多发性骨髓瘤、结缔组织病、慢性感染等，慢性肾炎患者亦可见血清球蛋白相对增高；②减少：见于肾上腺皮质功能亢进和使用免疫抑制剂所致的免疫球蛋白合成减少。

二、血清蛋白电泳

其原理是在碱性环境中，血清中各种蛋白都带负电荷，在电场中向阳极泳动。因各蛋白质等电点和分子质量存在差异，它们在电场中的泳动速度也不同，分子质量小、带负电荷多者泳动较快；分子质量大、带负电荷少者泳动较慢。血清蛋白通过载体如醋酸纤维薄膜电泳和琼脂糖，通常可分为清蛋白、α_1、α_2、β、γ 球蛋白 5 个组分。

参考值 以醋酸纤维素薄膜法为例，清蛋白：62%～71%；α_1 球蛋白：3%～4%；α_2 球蛋白：6%～10%；β 球蛋白：7%～11%；γ 球蛋白：9%～18%。

临床意义

（1）轻症急性肝炎时，电泳结果无显著变化，病情加重后，即见清蛋白、α_1、α_1、β 球蛋白减少和 γ 球蛋白增加。这些变化与肝炎的严重程度平行，对观察肝炎进程有重要意义。

（2）肝硬化时清蛋白中度或重度减少，α_1、α_2、β 球蛋白有降低倾向，γ 球蛋白显著增加，常可见 β-γ "桥联"。

（3）肝癌的电泳图谱与肝硬化相似，但常有 γ 球蛋白显著增加，偶可见甲胎蛋白区带。

三、血浆凝血因子测定

大多数凝血因子在肝内合成。因此，凝血因子的测定亦可用于评价肝功能状态（详见第3篇第11章第2节）。

四、Ⅳ型胶原蛋白测定

胶原为一种纤维状糖蛋白，由三股螺旋体形成的 α- 肽链网状结构，为基膜的重要成分。肝病（如肝硬化）时，因炎症的影响，纤维组织增生活跃，可有大量胶原沉积。在各类胶原中，Ⅳ型胶原在血清中出现最早。因此，Ⅳ型胶原测定可用来协助肝纤维化的诊断。

考点提示：血清总蛋白、清蛋白、球蛋白检查值异常的临床意义

参考值 Ⅳ型胶原蛋白 < 140 μg/L。

临床意义 急性肝炎时虽有大量肝细胞破坏但无结缔组织显著增生，Ⅳ型胶原蛋白浓度无明显改变；慢性肝炎、肝硬化、原发性肝癌患者血清Ⅳ型胶原蛋白均可明显增高。

第2节 脂类代谢检查

肝脏疾病时可发生脂类代谢障碍，相关内容详见第3篇第16章第3节。

第3节 胆红素代谢检查

一、血清胆红素测定

胆红素是血红蛋白的代谢产物，由衰老的红细胞在单核 - 吞噬细胞系统破坏、分解后生成。非结合胆红素与清蛋白结合运至肝内生成结合胆红素，前者不溶于水，不能被肾小球

滤过；后者溶于水，能通过肾小球滤出随尿排出。正常结合胆红素在肝脏经胆道直接排入肠道，不反流入血，当肝细胞损伤、胆道阻塞或胆管破裂时结合胆红素可入血。

参考值 总胆红素 2～18 μmol/L；结合胆红素 0～4 μmol/L；总胆红素＝非结合胆红素＋结合胆红素。

临床意义 肝脏对胆红素的代谢有重要作用，包括肝细胞对血液中非结合胆红素的摄取、结合和排泄三个过程，其中任何一个过程发生障碍，均可引起胆红素在血液中积聚，出现黄疸。根据黄疸产生的原因，将黄疸分为溶血性黄疸、肝细胞性黄疸和胆汁淤积性黄疸，亦可同时由其中两种原因引起混合性黄疸。血清胆红素的测定能准确反映黄疸的程度，对隐性黄疸的诊断和黄疸的鉴别诊断均有重要意义。

1. 肝病 肝细胞受损，形成结合胆红素的能力降低，致血中非结合胆红素增高；同时由于肝细胞肿胀、毛细胆管受压，使结合胆红素从肿胀坏死的肝细胞中逸出，并经血窦入血，引起结合胆红素升高。急性黄疸性肝炎、慢性活动性肝炎、肝硬化、肝坏死等患者，血清总胆红素、结合胆红素、非结合胆红素均升高。

2. 胆道阻塞 胆汁排泄受阻，胆汁淤积，毛细胆管破裂，结合胆红素经淋巴间隙或血窦进入血液，血中结合胆红素升高。可见于胆石症、胆管癌、胰头癌等压迫造成的胆道阻塞性疾病，血清总胆红素和结合胆红素升高。

考点提示：
胆红素检测值异常的临床意义

3. 溶血性疾病 大量红细胞破坏，形成大量非结合胆红素，超过肝细胞摄取、结合和排泄能力，使非结合胆红素在血液中潴留，血清总胆红素和非结合胆红素增高。见于新生儿黄疸、各种溶血性疾病、败血症、严重大面积烧伤或输血不当所引起的溶血。

二、尿胆红素和尿胆原测定

详见第 3 篇第 13 章第 1 节。

三、胆汁酸测定

总胆汁酸（total bile acid，TBA）在肝细胞内合成后随胆汁排入小肠，在回肠末端重吸收后经门静脉返回肝脏。

参考值 0～10 μmol/L。

临床意义 胆汁酸测定临床意义：①TBA 有助于对胆汁淤积的判断，在肝外胆管阻塞、肝内胆汁淤积时均可增高，阻塞解除后降至正常；②急慢性肝炎、肝硬化等肝病 TBA 均可增高，如长期增高，考虑为慢性活动性肝炎。

第 4 节　血清酶学检查

一、血清转氨酶测定

转氨酶即氨基转移酶，是一组催化氨基酸与 α-酮酸之间氨基转移反应的酶类。用于肝脏疾病检查的转氨酶主要是丙氨酸氨基转移酶（alanine aminotransferase，ALT）和天冬氨酸氨基转移酶（aspartate aminotransferase，AST）。

ALT 广泛存在于机体组织细胞内，但以肝脏细胞含量最多，其次为心肌、脑、肾脏组织中；在肝细胞 ALT 则主要存在于肝细胞质中，少量存在于线粒体内，其肝内活性较血清高 100 倍。AST 主要分布于心肌，其次为肝脏、骨骼肌和肾脏等组织中，在肝细胞 AST 约有 80% 以上存在于线粒体中。ALT 和 AST 的半衰期分别为 47 小时和 17 小时。健康状态下，ALT 和 AST 在血清中的含量很低，当肝细胞等损伤时，它们的血清浓度会发生变化。在轻、中度肝损伤时，肝细胞膜通透性增加，胞质内的 ALT 和 AST 释放入血，导致血液中 ALT 和 AST 升高，此时以 ALT 升高更明显，ALT 升高远大于 AST 升高；当严重肝细胞损伤时，线粒体受损，可导致线粒体内的酶被释放入血，此时以 AST 升高更明显，血清中 AST/ALT 比值增大。因此，血清转氨酶测定是肝脏损伤的敏感指标。

参考值　速率法：ALT<40 U/L（37℃），AST<45 U/L（37℃），ALT/AST≤1。

临床意义　血清 ALT 和 AST 增高的主要临床意义：

1. 急性病毒性肝炎　ALT 与 AST 均显著增高，常可达参考值上限的 20～50 倍以上（甚至达 100 倍），但以 ALT 升高更明显，ALT/AST>1。通常在肝炎病毒感染后 1～2 周转氨酶达高峰，3～5 周逐渐下降，ALT/AST 比值恢复正常。如急性病毒性肝炎恢复期 ALT 和 AST 仍不能恢复正常或再上升，提示急性肝炎转为慢性。急性重症肝炎病程初期即表现出 AST 升高比 ALT 升高更明显，说明肝细胞损伤严重（有线粒体损伤）；急性重症肝炎病情恶化时，可出现黄疸加重，胆红素明显升高，但转氨酶却降低，即"胆酶分离"现象，提示肝细胞严重坏死，预后不良。

2. 慢性病毒性肝炎　血清转氨酶轻度升高或正常，ALT/AST>1，如 AST 升高较 ALT 明显，则提示慢性肝炎可能转为活动期。

3. 非病毒性肝病　药物性肝炎、脂肪肝等非病毒性肝病时，转氨酶轻度升高或正常，ALT/AST<1。酒精性肝病时，乙醇可致线粒体破坏，此外，乙醇还能抑制吡哆醛的活性，使 AST 升高明显，而 ALT 可能正常。

4. 肝硬化　其转氨酶活性取决于肝细胞坏死和肝纤维化的程度，终末期血清转氨酶活性可正常或降低。

5. 胆汁淤积　肝内、外胆汁淤积时，转氨酶轻度升高或正常，借此可与肝损伤鉴别。

6. 急性心肌梗死　AST 对急性心肌梗死的诊断有重要意义。

7. 其他疾病　因 ALT 和 AST 为非特异性细胞内功能酶，其血清浓度增高还可以是肝病和心肌疾病以外的其他疾病，如皮肌炎、骨骼肌疾病、肺梗死、肾梗死、胰腺炎及病毒感染等。但上述疾病时转氨酶常为轻度增高。

二、血清碱性磷酸酶及其同工酶测定

（一）碱性磷酸酶

碱性磷酸酶（alkaline phosphatase，ALP）为一组在碱性环境中水解单磷酸酯的酶类，广泛存在于身体的各个器官，尤以肠上皮、成骨细胞、肝脏、胎盘、白细胞等含量较高。正常人血清中的 ALP 主要来源于肝、骨、肠，其中以肝源性和骨源性为主。ALP 主要用于辅助诊断肝胆和骨骼系统疾病。

参考值　连续监测法（37℃）：女性：1～12 岁<500 U/L，>15 岁 40～150 U/L；男性：1～12 岁<500 U/L，12～15 岁<750 U/L，>25 岁 40～150 U/L。比色法：成人 3～13 金氏单位，儿童 5～28 金氏单位。

临床意义

1. ALP 生理性增高　见于妊娠、新生儿骨质生成和正在发育的儿童。

2. 病理性增高　①因肝内或肝外梗阻使胆汁排泄不畅的胆汁淤积性黄疸，ALP 滞留血中而增高，ALP 程度与梗阻程度、持续时间成正比；②伴有黄疸的急、慢性肝硬化、肝坏死 ALP 活性增高；③原发性或继发性肝癌均能刺激肝细胞产生过多 ALP，使血中 ALP 活性增高；④其他系统疾病时如骨细胞瘤、变形性骨炎、成骨不全骨质软化症、骨折恢复期等，血中 ALP 活性也增高。

3. 黄疸患者同时测定 ALP 和 ALT 有助于黄疸的鉴别诊断　①胆汁淤积性黄疸 ALP 多明显增高，而 ALT 仅轻度增高；②ALT 活性很高，ALP 正常或稍增高时可能是肝细胞性黄疸；③ ALP 增高，胆红素不增高，多为肝内局限性胆道梗阻，见于肝癌等；④毛细胆管性肝炎时 ALP 和 ALT 均明显增高；⑤溶血性黄疸时 ALP 可正常。

（二）同工酶

血清中的 ALP 不是单一的酶，而是一组同工酶，主要来源于肝、骨、肠。正常人血清中 ALP 主要为肝、骨、肠源性同工酶，其中骨同工酶占 40%～75%，有 20% 的人血清中含有肠 ALP 同工酶，为避免肠 ALP 同工酶的干扰，测定时应采取空腹血标本。肝外许多疾病均可引起血清中 ALP 增高，使得 ALP 对肝胆疾病的诊断特异性下降，分析血清中 ALP 同工酶可鉴别来源于肝、肠、胎盘的 ALP。测定方法主要有电泳法、耐热试验等。被检血清经 56℃加热 10 分钟后，肝源性 ALP 活性仍保持较高，而骨源性 ALP 活性则大为降低。据此可鉴别 ALP 活性增高是肝胆疾病或骨骼疾病所致。

三、γ- 谷氨酰转移酶测定

γ- 谷氨酰转移酶（γ-glutamyl transferase，γ-GT）是一种肽转移酶，催化谷胱甘肽或其他含谷氨酰基的多肽上的谷氨酰基转移至合适受体上。此酶在体内分布较广，其活性强度的顺序为肾＞胰＞肝＞脾。血清 γ-GT 在体内主要存在于肝细胞质和肝内胆管上皮中，在各种肝胆系统疾病时，血清 γ-GT 均可明显升高，但骨骼系统疾病未见 γ-GT 增高。

参考值　速率法（37℃）：11～50 U/L；比色法：3～17 U/L。

临床意义

1. **原发性或转移性肝癌**　肝癌细胞合成 γ-GT，可使血清中 γ-GT 显著升高，且 γ-GT 活性与肿瘤大小及病情严重程度成平行关系。因此，γ-GT 的动态观察用于判断疗效及预后。

2. **胆汁淤积性黄疸**　肝内或肝外胆管阻塞时，γ-GT 排泄受阻易随胆汁反流入血，使 γ-GT 明显升高，其增高程度比肝癌时更明显，而且与血清中胆红素、ALP 的变化一致，阻塞发生越快，上升越迅速；阻塞越重，上升越显著。

3. **病毒性肝炎和肝硬化**　肝炎时，坏死区邻近的肝细胞内此酶合成亢进，引起血清 γ-GT 升高，但上升幅度明显低于 ALT。在肝炎恢复期，γ-GT 仍可升高，提示尚未痊愈，γ-GT 如长期升高，可能有肝坏死。

考点提示：
AST、ALT
检测的正常
值及异常值
的临床意义

4. **嗜酒者和酒精性肝病**　嗜酒者 γ-GT 可升高，酒精性肝病者 γ-GT 多数上升，可达 2000 U/L。该指标对酒精性肝病的诊断有一定的价值。

5. **其他**　如药物性肝损害、阿米巴肝脓肿等亦可有 γ-GT 增高。

> **案例 15-1 分析**
>
> 1. 本病案实验室检查中主要是血清谷丙转氨酶增高，总胆红素及直接胆红素增高，中性白细胞稍高。
>
> 2. 结合患者发热、腹部不适、疲乏、恶心、胃纳减退 7 天，尿色变黄 2 天。巩膜中度黄染，肝肋下 2cm，质软有压痛，最可能的诊断是急性黄疸性肝炎。

第 5 节　肝病相关实验项目的选择和应用

肝脏有极其重要的代谢功能，同时其再生和代偿能力也很强。此外，涉及肝脏功能的试验存在不同程度的灵敏度和特异性的局限。因此，选择和应用肝脏功能试验时，应注意一

些项目只能从一个侧面反映肝脏功能状态，而且肝脏损害到一定程度时才能反映出来，此外还需注意有无肝外影响因素。评价检验结果时，应结合患者的症状、体征、影像学、血清肝炎标志物及肝癌标志物等资料。肝功能试验和辅佐检查项目的选择如下。

1. 健康体检　可选择 ALT、肝炎病毒标志物、肿瘤标志物、血清蛋白及 A/G 比值测定。这些检查有助于发现肝癌、病毒性肝炎及其他原因引起的肝脏损害。

2. 肝炎　急性肝炎患者可查 ALT、胆汁酸、肝炎病毒标志物、尿胆原和血 / 尿胆红素；慢性肝炎和肝硬化患者加查 AST、ALP、γ-GT、血清蛋白、血清蛋白电泳及 A/G 比值。

3. 原发性肝癌　除进行一般的肝功能检查（ALT、AST、总胆红素和直接胆红素）外，还应加查 AFP、γ-GT、ALP 等。

4. 黄疸　黄疸患者的诊断和鉴别诊断应查总胆红素、直接胆红素、ALP、γ-GT、胆汁酸、尿胆原和尿胆红素。

5. 疗效判断和病情随访　急性肝炎可查 ALT、AST、血清总胆红素和直接胆红素、尿胆原和尿胆红素等；慢性肝病可观察 ALT、AST、血清总胆红素和直接胆红素、凝血酶原、血清总蛋白、A/G 比值及蛋白电泳等，必要时可查单胺氧化酶等。同时应动态观察上述指标的变化。

（刘亚莉）

目 标 检 测

选择题

1. 关于肝脏疾病常用实验室检查，下列叙述哪项不正确（　　）
   A. 了解肝脏有无损害及其程度
   B. 以肝功能状态做动态比较
   C. 协助病毒性肝炎及肝癌的诊断
   D. 检查结果正常就能排除病变存在
   E. 评价肝脏的储备功能

2. 患者，男性，40 岁，近 1 个月来食欲不振、恶心、乏力，尿黄。生化检查：ALT 233 IU/L，AST 184 IU/L，ALP 259 IU/L，GGT 200 IU/L，总胆红素 212.6 μmol/L，结合胆红素 206.3 μmol/L。患者可能的黄疸类型为（　　）
   A. 梗阻性黄疸（胆道梗阻）
   B. 肝细胞性黄疸
   C. 溶血性黄疸
   D. 不能确定黄疸类型

3. 患者，男性，35 岁，乏力、食欲减退、肝区不适 6 个月。生化检查：ALT 188 IU/L，总胆红素 56 μmol/L，结合胆红素 21 μmol/L，总蛋白 47 g/L，清蛋白 21 g/L。参考化验报告做出初步临床诊断为（　　）
   A. 慢性肝炎活动期　　B. 急性肝炎活动期
   C. 慢性肝炎稳定期　　D. 肝硬化

4. 患者，男性，42 岁，5 年前曾患急性乙型肝炎，现面色晦暗，皮肤有时出现瘀斑，脾大。

血常规检查：WBC 3.1×10^9/L，HGB 100 g/L，PLT 35×10^9/L，生化检查：ALT 75IU/L，总蛋白 49 g/L，清蛋白 25 g/L。参考实验室检查报告做出初步临床诊断（　　）
   A. 肝硬化伴脾功能亢进
   B. 慢性活动性肝炎
   C. 肝癌
   D. 急性活动性肝炎

5. 患者，女性，32 岁，厌食、进行性黄疸 2 个月。大便常规检查：白陶土样稀便，白细胞 0～3/HP。尿常规检查：尿蛋白"−"，尿糖"−"，胆红素"＋＋＋"，尿胆原"−"。参考实验室检查报告做出初步临床诊断（　　）
   A. 梗阻性黄疸（胆道梗阻）
   B. 肝细胞性黄疸
   C. 溶血性黄疸
   D. 不能确定黄疸类型

6. 患者，男，2 天，烦躁，皮肤黄染，5 天后逐渐减轻。实验室检查：血清总胆红素 136 μmol/L，直接胆红素 17.1 μmol/L，ALT20U/L，可能诊断是（　　）
   A. 阻塞性黄疸
   B. 肝细胞性黄疸
   C. 溶血性黄疸
   D. 新生儿生理性黄疸

第 16 章　临床常用生物化学检查

📖 **学习目标**

1. 了解内分泌激素和其他生物化学检查的内容。
2. 理解血清电解质检测及血清脂质、脂蛋白检测的应用。
3. 掌握血糖及代谢产物的检测、心肌标志物的应用。

本章所列的检查项目除特别说明外，应取不抗凝的静脉血，具体同肝脏疾病常用实验室检查的要求。

案例 16-1

患者，女性，51 岁，频繁呕吐、腹胀半天。电解质检查：Na^+ 140mmol/L，K^+ 3.1mmol/L，Cl^- 90 mmol/L，血清钙 2.3mmol/L，血清磷 1.11mmol/L。

问题：参考实验室检查报告做出的初步临床诊断是什么？

第 1 节　血清电解质检测

体液中的主要电解质有钾、钠、氯、钙、镁、磷、碳酸盐等，它们在维持酸碱平衡、渗透压平衡、水平衡和神经、肌肉组织的正常应激性，以及酶的催化作用等方面起重要作用。

一、血清钾测定

钾（K^+）的主要生理功能是维持细胞内液渗透压平衡，保证神经肌肉，特别是心肌的正常应激性。血清钾测定实为对细胞外 K^+ 浓度的测定，在一定程度上可反映体内钾总量。红细胞内 K^+ 浓度是胞外的 50 倍，故溶血标本对 K^+ 测定的干扰最大。

参考值　$3.5\sim5.5$ mmol/L。

临床意义

1. 血清钾增高　血清钾高于 5.5 mmol/L 为高钾血症。血清钾高于 7.5 mmol/L 将引起心律失常甚至心搏骤停，必须给予合适治疗。K^+ 增高见于：①输入过多，如静脉输入含 K^+ 溶液浓度过高、速度过快或输入大量库存血；②K^+ 排泄障碍，如急性或慢性肾衰竭、肾上腺皮质功能减退、低醛固酮症；③细胞内 K^+ 移至细胞外液，如大面积烧伤、创伤、血管内溶血、缺氧及酸中毒等。

2. 血清钾降低　血清钾低于 3.5 mmol/L 为低钾血症。血清钾低于 3.0 mmol/L，可出现心搏骤停。K^+ 降低见于：①K^+ 摄入不足，如不能进食又未及时补钾；②K^+ 丢失过多，如严重呕吐、腹泻、长期应用糖皮质激素、服用排钾利尿剂及肾上腺皮质功能亢进；③钾的分布异常，如肾性水肿或输入无钾液体，细胞外液稀释，血钾降低；④大量输入胰岛素使葡萄糖被利用或形成糖原，伴细胞外钾大量进入细胞内，致血钾降低；⑤原因不明的低血钾性周期性麻痹。

二、血清钠测定

钠（Na^+）是血浆中的主要阳离子，其主要生理功能是维持渗透压和酸碱平衡、促进物质的转运和增强神经肌肉兴奋性。

参考值　135～145 mmol/L。

临床意义

1. 血清钠增高　见于：①输入含 Na^+ 溶液过多；②肾排 Na^+ 减少，如肾上腺皮质功能亢进、原发性醛固酮增多症、脑血管意外或脑外伤等。

2. 血清钠降低　见于：①丢失过多，如严重呕吐和腹泻；②慢性肾炎并发尿毒症或糖尿病酸中毒尿钠排出过多；③慢性肾上腺皮质功能不全时，钠经尿排出过多；④大量使用利尿剂时钠随尿排出，特别是长期限制钠摄入的心功能不全或肾病患者易出现低血钠；⑤大面积烧伤或出现大量肺泡渗出物，大量抽取胸腔积液和（或）腹腔积液。

当血清钠测定值低于 133 mmol/L 时，应考虑引起低钠的原因，并加做其他辅助试验，如血清渗透压、钾浓度及尿液检查；当血清钠浓度低于或等于 115 mmol/L 时，可发生精神错乱、疲劳、厌食、恶心、呕吐和头痛；当低于 110 mmol/L 时，患者处于半昏迷和昏迷状态，极易发生抽搐，故测定值降至 115 mmol/L 时，应尽快采取治疗措施。

三、血清氯测定

氯（Cl^-）是细胞外液主要的阴离子，与钠离子相配合，调节机体水、电解质、渗透压及酸碱平衡。

参考值　96～105 mmol/L。

临床意义　血清氯浓度低于 90 mmol/L 为低氯血症，高于 105 mmol/L 为高氯血症。血清 Cl^- 变化与 Na^+ 成平行关系，低氯血症常伴有低钠血症，但大量丧失胃液则失 Cl^- 多于失 Na^+，若大量丧失肠液，则失 Na^+ 多于失 Cl^-。

四、血清钙测定

钙（Ca^{2+}）99% 存在于骨骼中，骨骼中的磷酸钙与体液中的 Ca^{2+} 及 HPO_4^{2-} 呈动态平衡，相互转换。血钙几乎全部存在于血清中，称为血清钙，其含量约为人体钙的 0.1%，但在机体中却发挥极其重要的作用，如在血液凝固、维持神经肌肉的应激性、降低毛细血管壁及细胞膜的通透性等方面起作用。血清钙为扩散型钙和非扩散型钙的总和。

参考值　血清总钙：成人 2.25～2.75 mmol/L，儿童 2.5～3.0 mmol/L。

临床意义

1. 血清钙增高　当血清钙超过 3.37 mmol/L，可出现高血清钙性昏迷，应立即采取治疗措施。血清钙增高见于：甲状旁腺功能亢进，因甲状旁腺素可使骨钙溶解释放入血，并促进肾小管对钙的重吸收；亦可见于维生素 D 过多症、多发性骨髓瘤及恶性肿瘤骨转移。

2. 血清钙降低　见于：①甲状旁腺功能减退，此时出现低钙、高磷现象；②维生素 D 缺乏；③婴儿手足搐搦症及骨质软化症；④Ca^{2+} 吸收障碍，如长期腹泻及不合理饮食搭配；⑤肾脏疾病；⑥大量输入柠檬酸钠抗凝血；⑦急性出血坏死性胰腺炎等。

五、血清磷测定

磷以无机磷和有机磷形式存在于体内，其中 70%～80% 以不溶解的磷酸钙形式存在于骨骼中，其余的构成磷脂、核苷酸等人体重要的有机化合物。磷在体内参与糖、脂肪及氨基酸代谢，构成能量转运的物质。无机磷多以磷酸盐的形式存在体内，体内钙磷代谢关系密切，受相同激素控制，彼此互相制约。

参考值　成人 0.96～1.62 mmol/L，儿童 1.45～2.10 mmol/L。

临床意义　血清磷测定临床意义：①血清磷增高：见于甲状旁腺功能减退、维生素 D 过量、肾功能不全、多发性骨髓瘤（MM）及骨折愈合等；②血清磷降低：见于甲状旁腺功能亢进、佝偻病、重症糖尿病、长期腹泻引起吸收不良及肾小管疾病等。

六、血清铁及相关成分测定

铁是人体不可缺少的微量元素，参与血红蛋白和肌红蛋白的合成，也是许多含铁酶，如细胞色素 C、过氧化物酶的重要组成成分。临床上评价铁代谢情况需要血液学和生物化学两种指标，常用的生化指标如下：

1. 血清铁测定　血清铁是测定血清中与转铁蛋白结合的铁量，其数值不仅取决于血清铁含量，还受转铁蛋白浓度的影响。运转池中的铁每天交换 10～20 次，血清铁属于铁运转池中的一部分，故不能完全代表体内总铁水平，有时血清铁轻度降低，而运至骨髓中铁量仍然维持正常；有时血清铁增高，储存铁却呈减少状态。

参考值　男 11～30 μmol/L，女 9～27 μmol/L，儿童 9～22 μmol/L。

临床意义

（1）血清铁增高：见于溶血性贫血、再生障碍性贫血、巨幼细胞贫血、急性肝炎、铅中毒、血色病和铁剂治疗中。

（2）血清铁降低：各种引起缺铁性贫血的病因可导致：①铁摄入不足，如饮食中铁缺乏或由于胃切除，慢性萎缩性胃炎，长期腹泻引起铁吸收障碍；②铁丢失过多，如痔、消化性溃疡、钩虫病等引起慢性失血；③需求增多，如婴幼儿生长期、哺乳、妊娠等；④其他，如严重感染、肝硬化、尿毒症、恶性肿瘤等。

2. 血清总铁结合力测定　1000 ml 血液中转铁蛋白能结合铁的最大能力称总铁结合力（total iron binding capacity, TIBC），实质上是测定转铁蛋白的量。血清铁与总铁结合力之比称为血清铁饱和度，正常人转铁蛋白饱和度约 30%。铁饱和度＝血清铁 /TIBC×100%。

参考值　男 50～77 μmol/L，女 54～77 μmol/L。铁饱和度 33%～55%。

临床意义　血清 TIBC 增加常见于慢性缺铁性疾病，在血清铁降低，甚至在降低前，血清 TIBC 即可升高。因此，血清铁降低而 TIBC 增高提示有缺铁的可能。血清总铁结合力降低主要见于上述各种引起血清铁降低的慢性疾病等。

3. 铁蛋白测定　血清铁蛋白（serum ferritin, SF）是体内铁的储存形式之一，测定铁蛋白是判断体内贮存铁最敏感的指标之一。许多恶性肿瘤细胞能合成或分泌铁蛋白，故也可作为肿瘤的标志物。

参考值　男性 15～200 μg/L，女性 12～150 μg/L。

临床意义

（1）血清铁蛋白增高：见于①体内铁负荷过多的疾病，如血色病、反复输血、铁粒幼红细胞贫血、溶血性贫血、再生障碍性贫血、不恰当的铁剂治疗等；②恶性肿瘤；③某些肝病，如药物引起的肝坏死、肝硬化等。

（2）血清铁蛋白降低：当铁蛋白<12 μg/L 可作为缺铁性贫血的诊断指标。铁蛋白降低见于营养不良、缺铁性贫血、肝脏疾病晚期等。

案例 16-1 分析

　　考虑为低钾血症。因患者频繁呕吐半天，不能进食，K^+ 流失，化验单显示 K^+ 3.1mmol/L，K^+ 的正常值 3.5～5.5 mmol/L，属于低钾血症。

第 2 节　血糖及其代谢产物的检测

　　血糖即血液中的葡萄糖。正常情况下，体内糖的分解代谢与合成代谢处于动态平衡，故血糖的浓度也相对稳定。借助血糖及其代谢物的检查，可判断糖代谢情况，并为糖代谢紊乱相关疾病的诊断、疗效判断提供依据。

一、血糖测定

　　血糖是供给机体能量的主要物质。胰岛素是调节血糖的主要激素。血糖受饮食影响明显，也与采血部位、测定方法有关。血糖可用酶法、化学法、电极法等测定，前者特异性强。空腹血糖低于 2.8 mmol/L，为低血糖症；空腹血糖超过 7.0 mmol/L 可考虑糖尿病诊断。空腹是指至少 8 小时没有摄入热量。

　　参考值　成人空腹血糖　3.9～6.1 mmol/L（70～110 mg/dl）。

　　临床意义

　　1. 血糖升高　生理性血糖升高见于饭后 1～2 小时及摄入高糖食物后。病理性血糖升高主要见于：①1 型和 2 型糖尿病；②内分泌疾病，如巨人症或肢端肥大症、皮质醇增多症、甲状腺功能亢进症、嗜铬细胞瘤等；③应激性高血糖，可见于颅脑外伤、脑卒中、心肌梗死等；④胰腺疾病，如重症胰腺炎、胰腺癌；⑤药物影响，噻嗪类利尿剂、口服避孕药等；⑥其他，如妊娠呕吐、麻醉、脱水、缺氧等。

　　2. 血糖降低　生理性低血糖见于饥饿和剧烈运动后；病理性血糖降低见于：①胰岛素过多：如胰岛素用量过多、口服降糖药过量和胰岛 B 细胞瘤、胰腺腺瘤等；②缺乏抗胰岛素激素：如肾上腺皮质激素、生长激素等；③肝糖原储存缺乏性疾病：如重型肝炎、肝硬化、肝癌等。

二、口服葡萄糖耐量试验

　　正常人口服一定量的葡萄糖后，在短时间内暂时升高的血糖即可降至空腹水平，称为耐糖现象。当糖代谢紊乱时，口服一定量的葡萄糖后血糖急剧升高，经久不能恢复至空腹水平；或血糖升高虽不明显，但在短时间内不能降至原来的水平，称为耐糖异常或糖耐量降低。口服葡萄糖耐量试验（oral glucose tolerance test，OGTT）是诊断糖尿病的重要指标。临床上对空腹血糖正常或稍高，偶有尿糖，但糖尿病症状尚不明显的患者，常用 OGTT 试验来明确诊断。

　　方法　被检者试验前 3 天正常饮食，并停用胰岛素及其他影响糖代谢的药物，试验前 1 天正常晚餐后即不再进食，次晨抽取空腹血 2 ml 后，将 75 g 葡萄糖溶于 250 ml 温开水中，于 5 分钟内服完并开始计时，分别于 30、60、120、180 分钟抽取静脉血，在每次抽血后留取尿标本同时送检。应注意空腹血糖高于正常者，不能做糖耐量试验，可改服高碳水化合物，如 100 g 馒头代替葡萄糖。

　　参考值　口服葡萄糖后 30～60 分钟血糖升高达峰值，为 7.78～8.89 mmol/L，并于 2 小时后恢复正常，每次尿糖均为阴性。

临床意义 凡峰值过高或恢复正常水平迟缓均为糖耐量降低。

（1）如服糖后 2 小时，血糖≥11.1 mmol/l，即可诊断为糖尿病。

考点提示：
血糖 OGTT
的正常参考
值及值异常
的临床意义

（2）如服糖后 2 小时，血糖为 7.8～11.1 mmol/L，称为糖耐量降低。糖耐量降低多见于空腹血糖过高、2 型糖尿病、痛风、肥胖病、甲状腺功能亢进症、肢端肥大及皮质醇增多症等。

（3）如空腹血糖降低，服糖后血糖上升不明显，2 小时后仍处于低水平，则可使葡萄糖耐量曲线低平，可见于胰岛 B 细胞瘤、甲状腺功能亢进症、腺垂体功能减退症及肾上腺皮质功能减退症等。

三、胰岛素测定

胰岛素是由胰岛 B 细胞分泌的多肽类激素。胰岛素测定是检查胰腺内分泌功能的试验，可作为糖尿病分型及低血糖原因分析的诊断指标。

参考值 10～20 mU/L。

临床意义 胰岛素分泌不足是导致血糖上升，形成糖尿病的主要原因。正常时血糖上升伴随胰岛素增加，两者分泌曲线平行。1 型糖尿病患者给糖后胰岛无反应或反应低下；2 型糖尿病患者给糖后胰岛素释放迟缓，故胰岛素分泌曲线可作为分型参考。

四、血清 C 肽测定

胰岛首先分泌无活性的前胰岛素，在特殊酶作用下，前胰岛素断裂，产生有活性的胰岛素和无活性的 C 肽。因此，C 肽测定可间接反映胰岛素的量，且不受注射外源性胰岛素所产生的抗体干扰，适于已用胰岛素治疗过的糖尿病患者的分型和不同类型糖尿病治疗方案的选择。

参考值 （1.0±0.23）μg/L。

临床意义 C 肽测定可鉴别胰岛素的来源，如同一份标本测定结果为胰岛素和 C 肽同时增加，说明是内源性的，提示为胰岛细胞瘤；如仅有胰岛素增加而 C 肽不增加则可能是外源性的。C 肽测定有助于糖尿病分型，血清 C 肽降低见于 1 型糖尿病及各种原因引起的胰岛 B 细胞功能减退；监测糖尿病患者治疗过程中内源性胰岛素量，可以指导治疗。

五、糖化血红蛋白（GHb）测定

GHb 是血红蛋白与葡萄糖经非酶催化缩合而成的一类血红蛋白，其生成速度取决于血糖浓度和血糖与 GHb 接触的时间，GHb 与血糖浓度呈正相关。由于红细胞寿命为 120 天，因此，GHb 的水平可反映取血前 8～12 周的平均血糖水平。

参考值 （5.23±1.44）%。

临床意义 GHb>6.67% 为增高，糖尿病患者 GHb 值较正常高 2～3 倍，它反映以往 8～12 周的血糖水平，主要用于糖尿病治疗的监测。GHb 每升高 1%，相当于平均血糖浓度增高 1.1～1.7 mmol/L，病情控制后，GHb 下降比血糖下降晚 3～4 周。

第 3 节　血清脂质和脂蛋白的检测

血脂是胆固醇（cholesterol，TC）、三酰甘油（triacylglyccrol，TG）、磷脂（phospholipid，PL）与游离脂肪酸（free fatty acid，FFA）等的总称。脂质不溶于水，在体内与载脂蛋白结合，形成可溶性脂蛋白颗粒，随血液循环运送到各组织，以完成其生理功能。

一、血清总胆固醇测定

胆固醇是胆固醇酯和游离胆固醇的总称，故称为总胆固醇（TC）。胆固醇是所有细胞膜及亚细胞器膜的组成成分，是胆汁酸的唯一前体，也是所有类固醇激素合成的原料。组织与血浆所含的胆固醇处于不断的动态交换中，血浆胆固醇测定，不仅反映了胆固醇摄取与合成情况，还可反映携带胆固醇的各种脂蛋白的合成速度及影响脂蛋白代谢的受体情况，空腹血浆中，60% 的胆固醇存在于低密度脂蛋白中。

参考值　2.84～5.17 mmol/L。

临床意义

1. 总胆固醇增高　①高胆固醇和高脂肪饮食；②胆道梗阻，如胆结石、肝脏肿瘤、胰头癌等；③冠心病、动脉粥样硬化症；④其他，如糖尿病、肾病综合征、甲状腺功能减退症、脂肪肝等。

2. 总胆固醇降低　见于严重肝病如急性重型肝炎、门静脉性肝硬化晚期等；亦可见于慢性消耗性疾病、营养不良及甲状腺功能亢进症等。

二、血清三酰甘油（TG）测定

TG 是血清脂类的主要成分，主要功能是为细胞提供能量。TG 不溶于水，在血浆转运中与其他极性强的物质，如磷脂、蛋白质、胆固醇结合成大分子，并不断地处于与组织交换中，保持动态平衡。如果平衡被打破，进入血浆的 TG 速度增加或清除速度下降，将引起血三酰甘油增高。

参考值　男性 0.45～1.81 mmol/L，女性 0.40～1.53 mmol/L。

临床意义

1. TG 升高　①食物中摄入脂肪过多；②动脉粥样硬化症，常见于脑血栓形成、心肌梗死；③肝脏疾病时从糖和游离脂肪中产生过多；④遗传性家族性高脂血症；⑤肥胖症，体力活动减少，酗酒后等；⑥其他，如肾病综合征、甲状腺功能减退症、糖尿病、胰腺炎、妊娠及口服避孕药等。

2. TG 降低　见于甲状腺功能亢进症、营养不良、先天性无 β- 脂蛋白血症等。

三、脂蛋白与载脂蛋白测定

脂质与蛋白质结合成脂蛋白，脂蛋白中的蛋白部分称载脂蛋白（apo）。根据密度分类法将脂蛋白分为四类，即密度最小的为乳糜微粒，然后按密度递增又分为极低密度脂蛋白（very low density lipoprotein，VLDL）、低密度脂蛋白（low density lipoprotein，LDL）和高密度脂蛋白（high-density lipoprotein，HDL）。脂蛋白及 apo 测定主要用于心脑血管病、高脂蛋白血症和异常脂蛋白血症的诊断。

（一）低密度脂蛋白胆固醇（LDL-Ch）测定

低密度脂蛋白（LDL）是血浆中携带胆固醇的主要微粒，LDL 与胆固醇结合后称低密度脂蛋白胆固醇，如 LDL 在动脉内膜下累积易形成动脉粥样硬化症。

参考值　2.1～3.1 mmol/L。

临床意义　LDL-Ch 为致动脉硬化因子，在总胆固醇中 LDL-Ch 所占比例越多，发生动脉粥样硬化的危险性越高。

（二）高密度脂蛋白胆固醇（HDL-Ch）测定

与 LDL 不同，高密度脂蛋白（HDL）可将沉积在血管壁的胆固醇逆向转运至肝而去除。

因此 HDL 是一种保护因子，有抗动脉粥样硬化的作用。所以临床常用 HDL-Ch 和 LDL-Ch 的比值来衡量冠心病的发病倾向，称为冠心病指数。

参考值 男 1.14～1.76 mmol/L，女 1.22～1.91 mmol/L。

临床意义 HDL-Ch 降低见于脑血管病、糖尿病、肝炎、肝硬化等；高 TG 血症往往伴有低 HDL-Ch，肥胖者 HDL-Ch 多偏低。吸烟可使 HDL-Ch 下降，少量饮酒及长期体力活动可使 HDL-Ch 升高。

（三）载脂蛋白 A（apoAI）测定

apoAI 主要分布于血浆乳糜微粒、HDL 中。载脂蛋白 B_{100}（$apoB_{100}$）是 LDL 的主要结构蛋白。因此，apoAI 和 $apoB_{100}$ 可间接反映 HDL 和 LDL 的含量。

考点提示：
血清脂质及
脂蛋白检测
的项目及值
异常的临床
意义

参考值 apoAI：男性 0.96～1.76 g/L，女性 1.013～2.03 g/L。$apoB_{100}$：男性 0.43～1.28 g/L，女性 0.42～1.12 g/L。$apoAI/apoB_{100}$：（1.9±0.4）。

临床意义 载脂蛋白测定主要配合 TG、TC 测定，用于诊断和预测动脉粥样硬化。ApoAI 代表 HDL 水平，而 $apoB_{100}$ 代表 LDL 水平。高血脂时，TG 升高，如 $apoB_{100}$ 增高，则发生动脉粥样硬化及冠心病的危险增大。

第4节 心肌标志物检测

心肌标志物是指在心肌中含量很高或为心肌所特有，心肌损伤时可释放入血致血中浓度异常增高的一类物质，它包括心肌酶和心肌蛋白。心肌酶和心肌蛋白的测定，可为心肌梗死和其他心肌损害有关疾病的诊断提供依据。本节对常见的心肌酶和心肌蛋白进行简要介绍。

一、肌酸激酶测定

肌酸激酶（creatine kinase, CK）广泛存在于各种组织中，与 ATP 的再生有关。CK 主要存在于骨骼肌和心肌，在脑组织中也少量存在。CK 是由 M 和 B 两种亚单位组成的二聚体，在细胞质中有三种同工酶：MM（肌型）、BB（脑型）、MB（心肌型）。CK-MB 占 CK 同工酶总量的 5% 以下，CK-MM 占 94%～96%，而 CK-BB 极少或无。

参考值 速率法（37℃）：男 38～174 U/L，女 26～140 U/L。

临床意义 CK 升高可见于急性心肌梗死（AMI）、进行性肌萎缩、皮肌炎及其他肌肉损伤的患者。急性心肌梗死（AMI）后 3～8 小时 CK 就开始升高，可高达正常上限的 10～12 倍，3～4 天后恢复至正常水平。在 AMI 病程中，如 CK 再次升高，说明心肌再次梗死。CK 和 CK-MB 是心肌梗死早期诊断指标之一，CK-MB 活性升高可较 CK 为早。

二、乳酸脱氢酶测定

乳酸脱氢酶（lactic dehydrogenase, LDH）是糖酵解途径中重要的酶，几乎存在于所有组织中，以肾、心肌、骨骼肌中含量最丰富，肝、脾、胰、肺及红细胞内含量亦多。红细胞中 LDH 较血清中高 100 倍，故标本采集时应绝对避免溶血。LDH 有多种同工酶，包括 LDH_1、LDH_2、LDH_3、LDH_4、LDH_5 等，其中 LDH_1，在心肌中含量最高。

参考值 速率法：100～240 U/L（37℃）；比色法：100～310 U/L。

临床意义 心肌梗死后 8～10 小时开始升高，48～72 小时后达高峰，持续 6～10 天后恢复至正常水平；心肌炎、心包炎伴肝淤血时 LDH 活力可中度增高；肝病、恶性肿瘤、血液病、肌病和肾病等也可增高。心肌梗死时同工酶的 $LDH_1/LDH_2 \geq 1$，以 LDH_1 增高为主。

三、肌红蛋白测定

肌红蛋白（Mb）是一种小分子质量含血红素的蛋白质，存在于骨骼肌和心肌细胞中，AMI 后心肌组织中的 Mb 进入血液循环中，并经肾从尿中排出。因此，测定血液及尿液中的 Mb 对 AMI 的诊断有重要价值。

参考值　速率法（37℃）：＜80 μg/L。

临床意义　AMI 后 2 小时，血中 Mb 开始上升，在 AMI 发作后 3～15 小时达高峰值。

四、心肌肌钙蛋白测定

心肌肌钙蛋白（cTn）是心肌内的调节蛋白复合物，有三种亚单位，分别为 TnT、TnI 和 TnC，心肌肌钙蛋白 I（cTnI）和心肌肌钙蛋白 T（cTnT）被用来诊断 AMI。当心肌损伤后 3～6 小时，血中两者开始升高，cTnI 达峰值的时间为 14～20 小时，5～7 天后恢复至正常；cTnT 达峰值的时间为 10～24 小时，恢复至正常的时间为 10～15 天。与 cTnT 相比，cTnI 的灵敏度低，特异性高。

参考值　ELISA 法：cTnT 为 0.02～0.13 μg/L，＞0.2 μg/L 为诊断临界值，＞0.5 μg/L 可诊断急性心肌梗死；cTnI＜0.2 μg/L，＞1.5 μg/L 为诊断临界值。

临床意义　cTnT、cTnI 对心肌损伤的诊断有重要价值，对急性心肌梗死、不稳定型心绞痛、围术期心肌损伤等疾病的诊断、病情监测、疗效观察及预后评估等都具有较高的临床价值，尤其对微小病灶心肌梗死的诊断有重要价值。cTnT、cTnI 和 CK-MB、肌红蛋白等检验结果相结合，是急性心肌梗死诊断最灵敏、最特异的方法。

考点提示：心肌酶检测值异常的临床意义

第 5 节　内分泌激素检测

一、甲状腺激素测定

（一）血清总 T_3（TT_3）、总 T_4（TT_4）测定

甲状腺滤泡上皮主要分泌两种碘化酪氨酸。3，5，3′，5′- 四碘甲状腺原氨酸简称 T_4；3，5，3′- 三碘甲状腺原氨酸简称 T_3。T_3、T_4 均为具有活性的甲状腺激素，浓度高，但 T_3 生物活性高，在血清中周转快。T_3 和 T_4 多以葡萄糖酸和硫酸结合物的形式由胆汁排泄，或通过脱碘作用生成各种碘化原氨酸的中间产物。T_3 也可在周围组织中由 T_4 脱碘后生成。它们在血液中绝大部分与甲状腺素结合球蛋白（TBG）结合。

参考值　TT_3 1.6～3.0 nmol/L；T_4 45～155 nmol/L。

临床意义　在甲状腺功能亢进时 TT_3 和 TT_4 均增高，甲状腺功能减退时均减低，但在 T_3 型甲状腺功能亢进时仅见 TT_3 增高，而 TT_4 正常；在甲状腺功能亢进早期或复发初期，TT_3 可在 TT_4 尚未升高前增高；而在甲状腺全切除术后及地方性甲状腺肿患者，TT_4 有时可降低而 TT_3 正常或增高，但临床无明显甲状腺功能减退的表现。

（二）血清反 T_3 测定

人体血浆中 97% 的反 T_3 是由 T_4 在末梢组织中经内环脱碘而生成 3，3′，5′- 三碘甲状腺原氨酸（称反 T_3 或 rT_3）。仅 3% 属甲状腺直接分泌而来，其生物活性很低。

参考值　0.5～1.3 nmol/L。

临床意义　血清反 T_3 测定的临床意义：①甲状腺功能亢进时 rT_3 增高。②抗甲状腺药物治疗时 T_3 下降较 rT_3 下降快，如 rT_3 和 T_4 均低于正常则表示药物过量。③对轻型或亚临床型甲状腺功能减退症的诊断，rT_3 优于 T_3、T_4。④在甲状腺功能减退用甲状腺激素治疗时，如 rT_3、T_4 正常提示用药适当；如 rT_3、T_3 均增高而 T_4 正常或偏高则提示用量过大。⑤在非甲状腺疾病如急性心肌梗死、肝硬化、糖尿病、尿毒症等 rT_3 可增高，而 T_3/rT_3 比值降低。

（三）血清游离 T_3 和游离 T_4 测定

甲状腺激素直接发挥生理效应的是血液循环中游离 T_3（free T_3，FT_3）、游离 T_4（free T_4，FT_4），它不受甲状腺素结合球蛋白（thyroid combining globulin，TBG）改变的影响。因此，测定 FT_3、FT_4 对了解甲状腺功能比测定 TT_3、TT_4 更有意义。

参考值　成人 FT_3 3.5～10 pmol/L，FT_4 10～31 pmol/L。

临床意义　甲状腺功能亢进症 FT_3 升高早于 FT_4，且比总 T_3 和 T_4 敏感，如部分 T_4、T_3 正常的患者而 FT_3 及 FT_4 已升高。相反，甲状腺功能低下时两者均降低。

（四）血清促甲状腺素测定

促甲状腺素（thyroid stimulating hormone，TSH）是腺垂体分泌的糖蛋白，含有 α、β 两个亚单位，主要作用于甲状腺，调节甲状腺功能，促使甲状腺细胞的增生和甲状腺激素的合成和释放，检测血清 TSH 浓度，可进一步了解甲状腺的功能。

参考值　成人（15～70 岁）（3.4±4.0）μU/ml，儿童（1～14 岁）（5.5±4.3）μU/ml。

考点提示：
甲状腺检测值异常的临床意义

临床意义　血清 TSH 测定是诊断轻度和早期甲状腺功能减退症的灵敏指标，有助于鉴别原发或继发性甲状腺功能减退。TSH 增高见于原发性甲状腺功能减退、慢性淋巴性甲状腺炎、缺碘性地方性甲状腺肿、单纯性甲状腺肿、下丘脑性甲状腺功能亢进、同位素治疗或手术后；TSH 降低见于腺垂体功能减退症继发性甲状腺功能减退。甲状腺功能亢进或过量使用甲状腺制剂时，血液中的甲状腺激素过多，亦可通过负反馈抑制 TSH 的分泌。

二、甲状旁腺素和降钙素测定

（一）甲状旁腺素测定

甲状旁腺素（parathyroid hormone，PTH）是由甲状旁腺分泌的含 84 个氨基酸的肽链，在肝和肾降解。PTH 直接参与体内的钙、磷代谢，对维持体内钙离子的浓度起重要作用。PTH 的主要生物作用是加快肾排除磷酸盐，促进骨的转移，动员骨钙释放；加快维生素 D 活化和促进肠道对钙的吸收并减少尿磷的排泄。PTH 体内浓度夜间较高，宜在清晨空腹采血。

参考值　1.6～6.9 pmol/L。

临床意义

（1）PTH 升高：主要见于原发性甲状旁腺功能亢进和各种原因（如肾衰竭、慢性肾功能不全、维生素 D 缺乏、长期磷酸盐缺乏和低磷血症等）引起的继发性甲状旁腺功能亢进。骨质疏松、单纯性甲状腺肿、甲状旁腺癌等也可有 PTH 升高。

（2）PTH 降低：见于甲状旁腺功能低下、高钙血症、甲状腺功能低下等患者。

（二）降钙素测定

降钙素（calcitonin，CT）是甲状腺滤泡旁 C 细胞分泌的含 32 个氨基酸的单链多肽。降钙素具有与甲状旁腺素拮抗的功能。降钙素作用于骨骼和肾，促进肾对钙、磷的排泄，抑制骨骼对钙磷的吸收，降低血中钙磷的浓度。

参考值　男性 0.56～13.4 pmol/L，女性 0.56～2.8 pmol/L。

临床意义　降钙素浓度升高主要见于甲状腺髓样癌和甲状腺 C 细胞良性肿瘤，严重骨髓疾病和肾脏疾病也可见降钙素升高；甲状腺切除术后或重度甲状腺功能亢进时可见降钙素分泌减少。

三、性激素测定

（一）孕酮测定

孕酮为类固醇激素，主要在黄体细胞及妊娠期的胎盘形成，孕酮的浓度与黄体的生长和退化有关。孕酮可影响生殖器官的生长发育和功能活动，促进乳腺的生长发育，升高基础体温。排卵前 1 天孕酮浓度开始升高，排卵后 5～10 天达高峰，随后降低。妊娠时，胎盘持续合成孕酮，孕酮水平持续增高。

参考值　电化学发光法（由于各生产商产品不同以及各地区实验室差异，各实验室应建立自己的参考值）：①男性 0.2～1.4 ng/ml；②女性：卵泡期 0.2～1.5 ng/ml，排卵期 0.8～3.0 ng/ml，黄体期 1.7～27.0 ng/ml，孕早期 16.4～49.0 ng/ml，孕中期 19.7～52 ng/ml，孕晚期 25.3～93.0 ng/ml。

临床意义　孕酮测定主要用于生殖诊断、排卵期和黄体期的估计。孕酮升高表明排卵；病理性增高见于黄体化肿瘤、卵巢肿瘤等可分泌孕酮的肿瘤；孕酮降低见于垂体功能减退、卵巢功能衰竭、胎盘功能低下、妊娠毒血症等。

（二）雌二醇测定

雌二醇（estradiol 2，E_2）为生物活性最强的雌激素。卵泡期主要由颗粒细胞和内膜细胞分泌，黄体期由黄体细胞分泌，孕期由胎盘分泌。E_2 促进女性生殖器官的发育并维持女性第二性征，是卵泡发育、成熟和排卵的重要调节因素；是促进子宫发育和子宫内膜周期性变化和阴道生长发育的重要因素。

参考值　电化学发光法：①男性 7.6～42.6 pg/ml；②女性：卵泡期 12.5～166 pg/ml，排卵期 85.8～498.0 pg/ml，黄体期 43.8～211.0 pg/ml，停经后 0.04～54.7 pg/ml。

临床意义　E_2 是丘脑下部－垂体－生殖腺轴功能的指标之一，主要用于青春期前内分泌疾病的鉴别诊断和闭经或月经异常时卵巢功能的评价。E_2 水平异常升高主要见于肾上腺皮质增生和肿瘤、卵巢肿瘤、性早熟、无排卵功能性子宫出血、多胎妊娠等。E_2 水平降低主要见于下丘脑病变、垂体前叶功能减退、原发性或继发性卵巢功能不足、绝经期等。如血中 E_2 水平特别低，提示胎儿宫内死亡可能性大。

（三）雌三醇测定

非孕期雌三醇（estradiol 3，E_3）是 E_2 的中间代谢产物，在血中含量最高。妊娠时，血中的 E_3 有 90% 来自胎盘和胎儿，其含量变化能监测胎盘功能和胎儿的健康状况。血中 E_3 的浓度波动较大，一般建议连续采血 3 次取其平均值。

参考值　孕期：15～20 周 2.5～7.6 nmol/L；21～25 周 3.4～37.8 nmol/L；26～30 周 17.2～51.5 nmol/L；31～35 周 19.7～78.2 nmol/L；36～40 周 20.1～85.2 nmol/L。

临床意义　连续测定 E_3 可以观察胎儿－胎盘功能的动态变化。E_3 降低主要见于先天性肾上腺发育不全或胎儿畸形而影响肾上腺功能者、胎儿发育不全及宫内生长迟缓者、死胎、妊娠高血压综合征、胎儿窘迫等。

（四）睾酮测定

男性血中的睾酮（testosterone，T）由睾丸 Leydig 细胞合成，主要由睾丸和肾上腺分泌。男性于 16 岁后 T 水平明显升高，40 岁后 T 水平逐渐下降。T 的主要功能是诱导胎儿性分化，促进并维持男性第二性征的发育和性功能，促进蛋白质的合成及骨骼生长，增加基础代谢。对 T 水平异常的患者，应多次检测一天中不同时的 T 水平。

参考值　电化学发光法：男性 9.9～27.8 nmol/L；女性 0.22～2.9 nmol/L。

临床意义　T 病理性增高主要见于睾丸良性间质细胞瘤、先天性肾上腺皮质增生、女性男性化、女性皮质醇增多症等；T 降低主要见于垂体病变致间质细胞发育不良、睾丸功能低下、原发性睾丸功能不全性幼稚、阳痿等。

（五）人绒毛膜促性腺激素测定

人绒毛膜促性腺激素（human chorionic gonadotropin，HCG）是妊娠 3 周左右胎盘绒毛组织的合体滋养层细胞分泌的糖蛋白激素。HCG 促使黄体继续发育为妊娠黄体。妊娠 8～10 周时达到高峰，孕 12 周开始，HCG 呈特征性下降，到妊娠 20 周时降至较低水平并维持到妊娠末。HCG 由 α 亚单位和 β 亚单位组成，α 亚单位在孕期内持续增高，游离的 β 亚单位占完整 HCG 的 3%。孕妇血清中主要含完整的 HCG。

参考值　电化学发光法血清 HCG 浓度：①女性：非怀孕期≤4 U/L；孕 4 周 0.04～4.48 U/L；孕 5 周 0.27～28.8 U/L；孕 6 周 3.7～84.9 U/L；孕 7 周 9.7～120 U/L；孕 8 周 31.1～184 U/L；孕 9 周 61.2～152 U/L；孕 10 周 22～143 U/L；孕 14 周 14.3～75.8 U/L；孕 15 周 12.3～60.8 U/L；孕 16 周 8.8～54.5 U/L；孕 17 周 8.1～51.3 U/L；孕 18 周 3.9～49.4 U/L；更年期后≤10 U/L。②男性≤3 U/L。

临床意义　HCG 检测可以确定是否受孕，一般孕后 1 周尿液 HCG 的定性试验呈阳性。妊娠前 3 个月测定 HCG 十分重要，HCG 升高见于绒毛膜癌、葡萄胎、多胎妊娠，亦可见于生殖细胞、卵巢、膀胱、胰腺等肿瘤患者；HCG 降低见于流产、宫外孕、死胎等。

第 6 节　其他生物化学检查

一、淀粉酶测定

淀粉酶（amylase，AMY）是能水解淀粉、糖原和糊精，在食物多糖类化合物的消化中起重要作用的水解酶。

参考值　碘淀粉比色法：尿液 1000～1200 U/L，血清 800～1800 U/L。

临床意义　AMY 主要由涎腺和胰腺分泌。急性胰腺炎时，胰腺水肿压迫胰腺导管致胰液渗漏入组织间隙，血和尿中 AMY 显著升高。一般在发病后 6～12 小时血液中的 AMY 活性增高，持续 3～5 天降至正常，于发病后 12～24 小时尿中 AMY 活性增高，持续 3～10 天降至正常。尿 AMY 增高还可见于休克、创伤、腹膜炎、急性腮腺炎、宫外孕和糖尿病酸中毒等。

二、脂肪酶测定

脂肪酶（lipase，LPS）主要来源于胰腺，胰腺疾病时 LPS 大量释放入血。

参考值　<220 U/L。

临床意义　LPS 主要用于急性胰腺炎的诊断及急腹症的鉴别诊断。急性胰腺炎时，血清 LPS 于 2～12 小时显著升高，24 小时至高峰，48～72 小时可能恢复至正常。LPS 在急性胰腺炎时活性升高的时间早、上升幅度大，持续时间长，其诊断价值优于 AMY。非胰腺炎的急腹症患者其血清 AMY 升高而 LPS 正常。

三、N-乙酰-β-D-氨基葡萄糖苷酶测定

N-乙酰-β-D-氨基葡萄糖苷酶（NAG）是存在于肾小管及尿路上皮细胞中的一种溶酶

体酶，正常情况不经肾小球滤过。

参考值　尿液 NAG<18.5 U/L。

临床意义　尿中 NAG 活性增高常作为肾损伤的标志。测定尿 NAG 有助于发现早期的肾毒性损害、肾移植急性排斥反应、急性肾小管坏死等。肾盂肾炎、肾小球肾炎、梗阻性肾病时，尿 NAG 亦可明显升高。

考点提示：
淀粉酶、脂肪酶检测值异常的临床意义

（刘亚莉）

目 标 检 测

选择题

1. 心肌梗死时，血清中下列哪项的活性升高（　　）

A. LDH_1　　　　B. LDH_2
    C. LDH_3　　　　D. LDH_4
    E. LDH_5

2. 急性胰腺炎时，血中下列哪种酶升高（　　）

    A. 丙氨酸转氨酶　　B. 淀粉酶
    C. 胆碱酯酶　　　　D. 碱性磷酸酶
    E. 酸性磷酸酶

3. 急性黄疸性肝炎时，血清中哪一种酶活性下降（　　）

    A. GPT　　　　　　B. CHE
    C. AKP　　　　　　D. γ-GT
    E. 以上都是

4. 心肌梗死患者血清 CK 值在发病几小时即开始升高（　　）

    A. 2～4　　　　　　B. 3～8
    C. 6～10　　　　　D. 6～12
    E. 12～24

5. 血浆脂类的运输形式是（　　）

    A. 脂蛋白　　　　　B. 载脂蛋白
    C. 糖蛋白　　　　　D. 球蛋白
    E. 清蛋白

6. 不属于血浆脂蛋白组成成分的是（　　）

    A. 三酰甘油　　　　B. 磷脂
    C. 胆固醇　　　　　D. 载脂蛋白
    E. 糖脂

7. 转运内源性三酰甘油的是（　　）

    A. CM　　　　　　B. VLDL
    C. LDL　　　　　　D. HDL
    E. 以上都不是

8. 可防止动脉粥样硬化的脂蛋白是（　　）

    A. CM　　　　　　B. VLDL

C. LDL　　　　　　D. HDL
    E. 以上都不是

9. 下列哪项高有患动脉粥样硬化的危险（　　）

    A. CM　　　　　　B. VLDL
    C. LDL　　　　　　D. HDL
    E. 以上都不是

10. 转运外源性三酰甘油的是（　　）

    A. CM　　　　　　B. VLDL
    C. LDL　　　　　　D. HDL
    E. 以上都不是

11. 患儿，男性，3 个月，惊厥、手足搐搦半天电解质检查：Na^+137 mmol/L，K^+3.7 mmol/L，Cl^-105 mmol/L，血清钙 1.97 mmol/L，血清磷 1.3 mmol/L。初步临床诊断是（　　）

    A. 低钙血症　　　　B. 低钾血症
    C. 低钠血症　　　　D. 低磷血症
    E. 低氯血症

12. 患者，女性，33 岁，消瘦、疲乏、腰背痛、骨痛 1 个月。检查：Na^+ 140 mmol/L，K^+ 3.6 mmol/L，Cl^-110 mmol/L，血清钙 4.72 mmol/L，血清磷 1.2 mmol/L。初步临床诊断（　　）

    A. 高钙血症原因待查
    B. 高钾血症原因待查
    C. 高钠血症原因待查
    D. 高磷血症原因待查
    E. 高氯血症原因待查

13. 患者，男性，60 岁，体检时尿常规检查发现：尿相对密度 1.030，尿蛋白"－"，尿糖"＋＋"。血浆生化检查：空腹血糖 7.8 mmol/L，餐后 2 小时血糖 12.3 mmol/L。初步临床诊断（　　）

    A. 糖尿病　　　　　B. 正常
    C. OGTT 异常　　　D. 肾性糖尿
    E. 糖尿病酮症

第17章 临床常用免疫学检查

📖 **学习目标**

1. 了解免疫球蛋白测定、补体测定、感染免疫检查、自身抗体检查的项目和意义。
2. 理解 C 反应蛋白、肿瘤标志物检查值异常的临床意义。
3. 掌握病毒性肝炎血清标志物检查值异常的临床意义。

案例 17-1

患者，男性，35 岁，急性乙型肝炎住院治疗后 3 个月检查：ALT 37U/L，总胆红素 17.1μmol/L 免疫检查：HBsAg 阴性，抗 HBs 阳性，HBeAg 阴性，抗 HBe 阳性，抗 HBc 阳性。

问题：该患者初步诊断是什么？

第 1 节 病毒性肝炎血清标志物检查

目前发现的病毒性肝炎主要有 7 型，即甲型（HA）、乙型（HB）、丙型（HC）、丁型（HD）、戊型（HE）、庚型（HG）和输血传播病毒肝炎，它们分别由甲型、乙型、丙型、丁型、戊型、庚型肝炎病毒和输血传播病毒引起。一般实验室可通过检查相关病毒的血清标志物来获取肝炎病毒的感染和转归情况。由于肝炎标志物的种类较多，选择时应结合流行病学特点和临床特点。本节叙述这 5 型肝炎病毒的血清免疫学检查。

（一）甲型肝炎病毒（HAV）标志物测定

机体感染 HAV 后，可产生 IgM、IgA 和 IgG 类抗体。病愈后抗 HAV-IgG 可长期存在，抗 HAV-IgM 常被用来诊断甲肝。

参考值 ELISA 法：抗 HAV-IgM 为阴性；如感染过 HAV，抗 HAV-IgG 可终生阳性。

临床意义 HAV 标志物测定意义：①抗 HAV-IgM 阳性率在发病后 2 周最高，达 100%，约 6 个月后转为阴性，抗 HAV-IgM 阳性，说明机体正在感染 HAV，它是早期诊断甲肝的特异性指标；②抗 HAV-IgG 阳性提示既往感染，可作为流行病学调查的指标。

（二）乙型肝炎病毒（HBV）标志物测定

1. 乙型肝炎病毒表面抗原（HBsAg） HBsAg 为 HBV 中 Dane 颗粒外层的脂蛋白囊膜，其编码基因位于 HBV 双链 DNA 的 S 区。HBsAg 在感染后 1～2 个月出现于血清中，可持续数周、数月甚至数年。

参考值 阴性。

临床意义 急慢性乙型肝炎及携带者 HBsAg 呈阳性。HBsAg 可以是具传染性的完整乙型肝炎病毒的外壳，亦可仅为不含 HBV DNA 的外壳成分。如 HBsAg 阳性持续 3 个月以上，则易发展成慢性乙型肝炎或肝硬化。

2. 乙型肝炎病毒表面抗体（HBsAb） HBsAb 是目前公认的针对 HBsAg 的保护性抗体，它对 HBsAg 有一定的中和作用，是机体具有免疫力的标志。

参考值　阴性。

临床意义　HBsAb 在感染后 3～6 个月出现，可持续多年。HBsAb 阳性表明既往感染过 HBV，现已恢复。注射过乙肝疫苗或 HBsAb 免疫球蛋白者，HBsAb 可呈阳性。

3. 乙型肝炎病毒 e 抗原（HBeAg）　HBeAg 是 HBV 核心颗粒中的一种可溶性蛋白质，具有抗原性。

参考值　阴性。

临床意义　HBeAg 阳性表明乙肝病毒处于复制期，具有较强的传染性。如患者 HBeAg 持续阳性，表明肝细胞损害较重，可发展为慢性乙型肝炎或肝硬化，孕妇则可引起垂直传播，致 90% 以上的新生儿 HBeAg 阳性。

4. 乙型肝炎病毒 e 抗体（HBeAb）　HBeAb 是患者或携带者经 HBeAg 刺激后产生的一种特异性抗体，继 HBsAb 后出现于血液中，其保护性尚未得到确定。

参考值　阴性。

临床意义　HBeAb 阳性表示大部分乙肝病毒被消除，病毒复制减少传染性减低。一些慢性乙型肝炎、肝硬化、肝癌患者可检出 HBeAb。

5. 乙型肝炎病毒核心抗体（HBcAb）　HBcAb 有 IgM、IgG 和 IgA 3 种，一般实验室通常检测抗 HBc 总抗体和 IgM 类抗体。

参考值　抗 HBc 总抗体：阴性；抗 HBc-IgM：阴性。

临床意义　急慢性乙肝、肝癌患者可见抗 HBc 总抗体阳性，抗 HBc 总抗体对机体无保护作用，阳性可持续数十年甚至终生。抗 HBc 总抗体可在部分 HBcAg 阴性患者中出现。抗 HBc-IgM 阳性见于急性乙型肝炎发病期。抗 HBc-IgM 阳性是乙型肝炎近期感染的敏感指标，也是 HBV 在体内持续复制的指标，提示患者有传染性。抗 HBc-IgM 阴转，提示乙肝逐渐恢复。

（三）丙型肝炎病毒（HCV）标志物测定

HCV 是一种 RNA 病毒，主要通过输血途径传播。检测抗 HCV 抗体是临床上诊断 HCV 感染的依据之一，丙型肝炎病毒抗体分为 IgM 和 IgG 类。

参考值　抗 HCV-IgM：阴性；抗 HCV-IgG：阴性。

临床意义　抗 HCV-IgM 阳性是诊断丙型肝炎的早期敏感指标，也是判断 HCV 活动性、传染性的指标，常见于急性 HCV 感染。抗 HCV-IgM 常于发病后 2～4 天出现，持续 1～3 个月。6 个月后抗 HCV-IgM 转为阴性，否则易转为慢性丙型肝炎。抗 HCV-IgM 是机体既往感染过 HCV 的标志。由于 HCV 抗体出现时间长短有差异，检测 HCV 抗体试剂有一定的不足，在疾病早期如检测不到抗 HCV 抗体，可做 HCV-RNA 检测，以排除 HCV 感染。

（四）丁型肝炎病毒（HDV）标志物测定

HDV 是一种缺陷病毒，需要 HBV 的存在才能复制和传播。如 HBsAg 阴性，则可排除丁型肝炎病毒感染。丁型肝炎病毒抗体分为抗 HDV-IgG 和抗 HDV-IgM。

参考值　抗 HDV-IgM：阴性；抗 HDV-IgG：阴性。

临床意义　抗 HDV-IgM 出现较早，可持续 2～20 周，用于丁型肝炎的早期诊断。抗 HDV-IgG 阳性表明机体感染过 HDV。

（五）戊型肝炎病毒（HEV）标志物测定

HEV 是一种 RNA 病毒，机体感染 HEV 后可产生 IgM 和 IgG 两种抗体。

参考值　抗 HEV-IgM：阴性；抗 HEV-IgG：阴性。

临床意义　95% 的急性期患者抗 HEV-IgM 阳性。恢复期患者血清中可检出抗 HEV-IgG。抗 HEV-IgM 持续 2～3 个月，而 HEV-IgG 持续约 1 年。妊娠后期合并戊型肝炎者，容易发展为重型肝炎，病死率高。

考点提示：
病毒性肝炎
血清标志物
检查的参考
值及异常的
临床意义

案例 17-1 分析

　　急性乙型肝炎病史已 3 个月，根据实验室检查 ALT 已恢复，总胆红素正常，免疫检查：HBsAg 阴性，抗 HBs 阳性，HBeAg 阴性，抗 HBe 阳性，抗 HBc 阳性。该患者初步诊断：乙型肝炎康复期。

第2节　免疫球蛋白测定

　　免疫球蛋白（immunoglobulin，Ig）存在于人体的血液、体液、分泌液及某些细胞（B 淋巴细胞）的细胞膜上。应用免疫电泳和超速离心等方法，可将免疫球蛋白分为五种，即 IgG、IgA、IgM、IgD、lgE。其中 IgG 含量最多，占血液免疫球蛋白的 70%～80%，血清中绝大多数抗细菌、抗病毒、抗毒素抗体等均属 IgG，其分子质量小，是唯一能通过胎盘的免疫球蛋白。IgA 分为血清型和分泌型两种，前者存在于血清中，占免疫球蛋白的 10%～15%，居第 2 位；后者分布在分泌液中，是泪液、唾液、呼吸道分泌液和阴道分泌物等的主要免疫球蛋白，在机体局部抗感染免疫中起重要的作用。IgM 占血清免疫球蛋白的 5%～10%，是机体受抗原刺激后最早产生的免疫球蛋白，分子质量最大，具有很强的激活补体的能力，是有效凝集和溶解细胞的因子。IgD 和 IgE 在正常人血清中含量极少，前者占免疫球蛋白的 1% 以下，且不稳定，后者仅占免疫球蛋白的 0.002%。检测血清、尿液及脑脊液中的免疫球蛋白有重要的临床意义。免疫球蛋白的检测方法主要有单扩散法、ELISA 法和免疫比浊法，目前常用免疫比浊法测定 IgG、IgA 和 IgM，用 ELISA 法检测血清 IgE。一般实验室不进行 IgD 检测。

　　参考值　免疫比浊法：血清 IgG 7.0～16.6 g/L，IgA 0.57～4.14 g/L，IgM 0.5～2.7 g/L；ELISA 法：血清 IgE 0.1～0.9 mg/L。

　　临床意义　免疫球蛋白是由浆细胞分泌的，凡浆细胞增多或 B 淋巴细胞增生活跃的疾病均可导致免疫球蛋白增高；先天或后天原因引起的免疫缺陷和使用免疫抑制剂，则可导致免疫球蛋白降低。

　　1. 免疫球蛋白增高

　　（1）单克隆性免疫球蛋白增高：即仅某一种免疫球蛋白增高，见于免疫增殖性疾病，如多发性骨髓瘤、巨球蛋白血症等，可分别见到 IgG、IgA、IgM、IgD、IgE 增高，患者血中出现大量的单克隆免疫球蛋白，由于上述引起免疫球蛋白增高的疾病病名的英文词首均为 M，故这些免疫球蛋白又称 M 蛋白。多发性骨髓瘤以 IgG、IgA 型较常见，IgD、IgE 型较罕见。M 蛋白属异常免疫球蛋白，活性极低，其增高多见于恶性疾病，也有部分良性疾病可引起 M 蛋白增高，故还需结合临床和其他检查结果予以鉴别。

　　（2）多克隆性免疫球蛋白增高：即机体受抗原刺激后，引起多株浆细胞过度增生而引起多种免疫球蛋白同时增高，见于慢性感染、自身免疫病、慢性肝病、淋巴瘤等。

　　（3）IgE 增高：IgE 是血清中含量最少的免疫球蛋白，主要由消化道、呼吸道黏膜下的浆细胞产生。IgE 是亲细胞抗体，与变态反应、寄生虫病及皮肤过敏有关，亦见于肝炎、系统性红斑狼疮、类风湿关节炎、肾病综合征、IgE 型多发性骨髓瘤等。

　　2. 免疫球蛋白减少　当 IgG<6.0 g/L，IgA 和 IgM 均<0.4 g/L 时称免疫球蛋白减少症。见于各类先天性或获得性体液免疫缺陷病，如先天性无丙球蛋白血症，亦可见于长期使用免疫抑制剂时。

第3节 补体测定

补体（complement，C）是人体体液中具有酶原活性的糖蛋白，由3组共20多种球蛋白构成，以非特异方式参与调节体液免疫和炎症反应，在抗感染方面具有重要意义。在某些疾病状态下，补体参与组织损伤。因此，测定补体含量和活性，对某些疾病的诊断、鉴别及发病机制的研究具有重要意义。

（一）总补体溶血活性测定

血清总补体活性亦称50%总补体溶血活性（CH_{50}）。补体$C_1 \sim C_9$能使经抗体致敏的绵羊红细胞溶解，其溶血程度与补体量呈正相关并呈"S"形曲线关系。检测时一般以50%溶血作为终点，借此反应血清总补体活性，该法较为灵敏、准确。

参考值 CH_{50}为50～100 U/ml。

临床意义 总补体溶血活性测定主要反映补体$C_1 \sim C_9$经典途径活化的活性。

1. CH_{50}增高 见于急性炎症、组织损伤和某些恶性肿瘤。

2. CH_{50}降低 对临床诊断更有意义，主要见于肾小球肾炎、各种自身免疫性疾病活动期、感染性疾病、慢性肝病等。

（二）C_3含量测定

C_3是补体的第三成分，主要由肝细胞合成，在补体系统中含量最高，是连接补体经典激活途径和替代激活途径的枢纽，在补体激活中起关键作用。

参考值 免疫比浊法：0.8～1.5 g/L。

临床意义

1. C_3增高 见于急性炎症、传染病早期、某些恶性肿瘤和移植排斥反应。

2. C_3降低 对急性肾小球肾炎有诊断和鉴别诊断的意义：①急性肾小球肾炎6周内有70%的患者C_3降低，故测定C_3对本病的诊断有一定的意义，对轻型和C_3型病案有重要诊断价值；②对链球菌感染后和病毒感染后肾炎进行鉴别诊断前者C_3降低，后者正常；③78%的狼疮性肾炎患者C_3降低，病情缓解后可恢复。因此，C_3亦可作为疗效判断的指标。

（三）C_4含量测定

C_4是一种多功能β-球蛋白，以多种形式存在于血浆中，在补体活化、促进吞噬、防止免疫复合物沉淀和中和病毒等方面发挥作用。

参考值 免疫比浊法：0.20～0.60 g/L。

临床意义

1. C_4增高 见于急性风湿热、结节性动脉周围炎、皮肌炎、心肌梗死和各种类型的关节炎。

2. C_4降低 见于自身免疫性肝炎、系统性红斑狼疮、类风湿关节炎、IgA型肾病。在系统性红斑狼疮时，C_4降低常早于其他补体成分，而缓解时又较其他成分回升迟。

第4节 自身免疫性检查

当机体免疫调节紊乱，对自身成分产生免疫应答并生成自身抗体时，就会造成自身组织器官的损害，导致自身免疫性疾病（AID）。对自身抗体的检查，是协助诊断AID的依据。

（一）抗核抗体测定

抗核抗体（antinuclear antibody，ANA）是以真核细胞核成为靶抗原的自身抗体的总称，有可溶性和不溶性两类，无器官和种族特异性，主要为 IgG，也可为 IgA 和 IgM。由于核抗原有多种，每种抗原均可产生相应的抗体，故形成抗核抗体的多样性和复杂性，也就形成免疫荧光法检测时不同的图像，这是鉴别诊断的基础。ANA 可用免疫荧光法（IF）、ELISA、金标法测定。免疫荧光法检测 ANA 有四种核型，分别为均质型、边缘型、颗粒型和核仁型。其中均质型和边缘型荧光可见于系统性红斑狼疮活动期。

参考值 阴性（血清 1∶10 稀释）。

临床意义

（1）ANA 是自身免疫性疾病的筛选试验。血清稀释度高于 1∶40 为阳性，小于 1∶80 为弱阳性，1∶（80～320）为中等阳性，大于 1∶320 为强阳性。阳性还应结合病史进行分析，并可联合特异性可提取核抗原抗体（ENA 抗体）测定协助确诊。ANA 阳性见于系统性红斑狼疮、混合性结缔组织病、自身免疫性肝炎、慢性淋巴细胞性甲状腺炎、重症肌无力、类风湿关节炎、皮肌炎等。

（2）服用抗心律失常药物，如普鲁卡因胺，或服用降压药，如肼苯达嗪等可出现阳性。

（二）抗脱氧核糖核酸抗体（anti-DNA）测定

Anti-DNA 主要有抗双链 DNA 抗体（anti-ds-DNA）和抗单链 DNA 抗体（anti-ss-DNA）两种。抗 ds-DNA 抗体的靶抗原是细胞核中 DNA 的双螺旋结构。

参考值 阴性。

临床意义 抗 ds-DNA 抗体是一个对系统性红斑狼疮高度特异的指标，70%～90% 的系统性红斑狼疮活动期患者可呈阳性。此外，少量风湿患者抗 ds-DNA 抗体亦呈阳性。

（三）抗可提取性核抗原抗体（anti-ENA）测定

anti-ENA 是由核内可提取性核抗原刺激机体所产生的一组自身抗体的总称，临床上常检测的有以下 10 余种：抗 Sm、RNP、RiB、SS-A、SS-B、JO-1、Scl-70、着丝点、PM-1、核仁等抗体，其中最主要的是抗 RNP 和 Sm 抗体，这一组抗体特异性强，可用免疫印迹法、对流免疫电泳法测定。

参考值 阴性。

临床意义 anti-ENA 比 ANA 特异性强，对鉴别诊断有意义。

（1）抗 RNP 抗体阳性：可见于系统性红斑狼疮、各种风湿病、类风湿关节炎、进行性全身性硬化症。

（2）抗 Sm 抗体阳性：对诊断系统性红斑狼疮有很强的特异性，可作为系统性红斑狼疮的标志抗体，但阳性率仅为 25%～45%。抗 Sm 抗体阳性亦见于胶原重叠综合征。

（3）抗 SS-A 和抗 SS-B 抗体阳性是干燥综合征的特异性抗体。

（4）其他 anti-ENA 阳性：①抗 Scl-70 抗体是弥漫性硬皮病的标志抗体；②抗 JO-1 抗体对皮肌炎诊断有一定的价值；③抗 RiB 抗体主要出现于系统性红斑狼疮并可作为狼疮活动的诊断指标；④抗 U1-RNP 抗体为混合性结缔组织病（MCTD）的标志性抗体。

（四）类风湿因子测定

类风湿因子（rheumatoid factors，RF）是一种抗变性 IgG 的抗体。这种抗体主要是 IgM 类，也可是 IgG 或 IgA 类。类风湿因子测定可用胶乳凝集试验和免疫比浊法进行。

参考值 免疫比浊法：2～20 U/L。

临床意义 IgG 类类风湿因子与类风湿关节炎患者的滑膜炎和关节外症状密切相关，IgM 类和 IgA 类的效价与病情及骨质破坏程度有关。IgA 类类风湿因子见于类风湿关节炎、系统性硬化病和系统性红斑狼疮，是类风湿关节炎活动性的一个指标。在患者血清中存在高效价的类风湿因子，并伴有严重的关节功能受损时，常提示预后不良。

（五）抗环瓜氨酸肽抗体测定

环瓜氨酸肽（CCP）是一种人工合成的环化肽。由于将直链线性的瓜氨酸改造为环化肽，提高了抗原的敏感性，提高了 CCP 抗体测定的敏感性。CCP 抗体主要用 ELISA 法检测其 IgG 型抗体。

参考值　ELISA＜20 U/ml。

临床意义　抗 CCP 抗体在类风湿关节炎的早期诊断的特异性为 98%，灵敏度为 40%～60%。抗 CCP 抗体的阳性与 RF 无明显相关性，联合检测抗 CCP 抗体和 RF 会明显提高 RA 诊断的灵敏度。此外，抗 CCP 抗体阳性患者比阴性患者更易出现骨关节损害，抗 CCP 抗体可用来鉴别 RA 和伴有关节侵蚀的 SLE。

第 5 节　肿瘤标志物检查

肿瘤标志物是指肿瘤细胞所产生或分泌的某种蛋白质，或其释放的细胞结构某个部分，与肿瘤的存在和发生发展过程密切有关，故称为肿瘤标志物，生化本质可以是蛋白质、酶类、激素、核酸和糖蛋白等。肿瘤标志物检测在肿瘤普查、辅助诊断、疗效观察和预后判断中有重要意义。目前发现的肿瘤标志物均为肿瘤相关抗原，尚未发现对某一器官完全特异的肿瘤特异抗原，如甲胎蛋白阳性主要见于原发性肝癌患者，但在胃癌、胰腺癌时 AFP 亦可见升高；乳腺癌通常被认为与癌抗原 15-3（CA15-3）有关，但只有 30%～50% 的乳腺癌患者可见 CA15-3 升高。因此，利用肿瘤标志物进行诊断和疗效判断时，必须密切结合临床资料和其他辅助检查结果，否则易使诊断思路误入歧途。

（一）甲胎蛋白测定

甲胎蛋白（alpha fetoprotein，AFP 或 αFP）是在胎儿早期由肝脏和卵黄囊合成的一种糖蛋白，正常人出生后 AFP 合成受抑制，AFP 呈阴性。当肝细胞或生殖腺胚胎发生恶性病变时，胞内相关基因被激活，肝细胞重新合成 AFP。

参考值　阴性（定性）；＜20 μg/L（定量）。

临床意义　AFP 增高主要见于原发性肝细胞癌，诊断阈值为＞300 μg/L，有 10%～30% 的原发性肝细胞癌患者 AFP 阴性。生殖腺胚瘤、少数转移癌及病毒性肝炎、肝硬化、孕妇等 AFP 亦可升高，但升高不如肝癌明显。

（二）癌胚抗原测定

癌胚抗原（carcinoembryonic antigen，CEA）是在胎儿早期合成的蛋白复合物，出生后血中 CEA 检测不出。在部分恶性肿瘤患者血清中可发现 CEA 含量明显升高，对肿瘤的诊断、预后判断有一定价值。

参考值　阴性（定性）；＜5 μg/L（定量）。

临床意义　CEA 明显升高见于胰腺癌、结肠癌、肺癌、乳腺癌患者。病情好转时 CEA 浓度下降，病情加重时 CEA 可升高。另外，胰腺炎、结肠炎、肝脏疾病、肺气肿及支气管哮喘时也可见 CEA 轻度升高。检测胃液和唾液中 CEA 对胃癌诊断有一定的价值。

（三）前列腺特异抗原测定

前列腺特异抗原（prostate specific antigen，PSA）是由前列腺腺管上皮细胞分泌的单链糖蛋白。

参考值　阴性（定性）；≤4.0 μg/L（定量）。

临床意义　90% 以上前列腺癌患者血清 PSA 升高，术后可见 PSA 明显下降。若术后又见 PSA 水平升高，提示可能有转移或复发。良性前列腺瘤、前列腺增生症或急性前列腺炎时，可见 PSA 轻度升高。

（四）EB 病毒壳抗原 IgA 类抗体测定

EB 病毒有 6 种抗原成分，其中病毒壳抗原（VCA）能刺激机体产生相应的抗体。EB 病毒衣壳抗原 IgA 类抗体（抗 -VCA IgA）测定，对鼻咽癌有辅佐诊断价值。

考点提示：
常用肿瘤标
志物测定值
异常的临床
意义

参考值　阴性。

临床意义　抗 -VCA IgA 阳性见于：①鼻咽癌，阳性符合率 90%，病情好转时血清抗 -VCA IgA 滴度下降，肿瘤复发时则其滴度上升，因此，抗 -VCA IgA 可作为鼻咽癌的诊断、疗效及预后判断的指标；②支气管肺癌、甲状腺癌、慢性鼻咽部炎症，也偶呈阳性；正常人有 3%～4% 的阳性率。

第 6 节　感染免疫检查

（一）抗链球菌溶血素"O"试验

A 群溶血性链球菌能产生多种酶和毒素，溶血素"O"就是其中之一。A 群溶血性链球菌感染人体后能溶解红细胞、杀伤白细胞、破坏血小板及引起组织损伤。溶血素"O"具有抗原性，能刺激机体产生相应的抗体，称之为抗链球菌素"O"（ASO）。A 群溶血性链球菌感染后 2～3 周血清中即可出现 ASO，ASO 在人体内可持续存在数月至半年。ASO 常用免疫比浊法、胶乳凝集法测定。

参考值　胶乳法<1∶40 U；免疫比浊法：0～200 U/L。

临床意义　ASO 增高见于上呼吸道感染、皮肤及软组织化脓性感染、A 群溶血性链球菌所致的败血症等。当胶乳法 ASO>1∶400 并逐渐增高，并结合临床，可辅助诊断风湿热、风湿性心肌炎、风湿性关节炎和急性肾小球肾炎等。ASO 滴度逐步下降表明疾病缓解，抗体恒定在高水平多为疾病活动期。一些细菌如金黄色葡萄球菌、铜绿假单胞菌可抑制 ASO 的活性，导致假阴性。

（二）伤寒和副伤寒沙门菌免疫测定

伤寒沙门菌入侵机体后，菌体"O"抗原和鞭毛"H"抗原可刺激机体产生相应的抗体。副伤寒杆菌有甲、乙、丙 3 型，他们各自的菌体抗原亦可刺激机体产生相应的抗体。肥达反应（WR）是常用的伤寒和副伤寒感染的免疫学检测方法。它是利用伤寒和副伤寒沙门菌液为抗原，检测患者血清中有无相应抗体的一种凝集试验。

参考值　直接凝集法：伤寒 WR "H"<1∶160；"O"<1∶80，副伤寒甲、乙、丙均<1∶80。

临床意义　临床意义：①发病 1 周后可出现 WR 反应阳性，但阳性率较低，第 2 周 WR 的阳性率升至 60%～70%，第 4 周可高达 90% 以上；②单份血清抗体效价"O">1∶80 及 "H">1∶160 则有诊断意义，如动态观察 WR 持续超过参考值或较原效价升高 4 倍以上更有价值；③接种伤寒菌苗或以往患过伤寒者，血清可出现阳性反应，其抗体效价比参考值高；④早期应用抗生素及免疫抑制剂治疗者可呈假阴性。

（三）冷凝集试验

由肺炎支原体引起的原发性非典型性肺炎患者，血清中含有较高滴度的寒冷红细胞凝集素（简称冷凝集素）。它能与患者自身红细胞或"O"型人红细胞于 0～4℃ 条件下起凝集反应，如温度回升至 37℃，已凝集的红细胞呈可逆性完全散开。冷凝集试验有助于支原体肺炎的诊断。

参考值　直接凝集试验：滴度<1∶32。

临床意义 约 75% 的支原体肺炎患者，于发病后第 2 周，血清中冷凝集效价达 1：32 或更高，4 周达高峰，6 周后下降或消失。如单次凝集效价达 1：64 或动态观察增长 4 倍以上时有诊断意义。本试验的特异性不强，婴幼儿假阳性率高。许多疾病，如流行性感冒、肝硬化等均可致假阳性。

（四）幽门螺杆菌抗体测定

如血清中含有幽门螺杆菌抗体（Hp-Ab），即可与斑点免疫反应板上包被的幽门螺杆菌抗原形成复合物，如胶体金标记的抗人 IgG 抗体再与复合物结合，即可形成肉眼可见的红色圆斑点。

参考值 胶体金标记免疫斑点法：阴性。

临床意义 Hp-Ab 阳性常见于胃、十二指肠幽门螺杆菌感染，如慢性胃炎、胃溃疡和十二指肠溃疡等，其敏感性大于 90%，特异性约为 85%。由于 ELISA、斑点免疫技术和胶体金技术的发展，目前可用免疫学方法来检测的感染性疾病的病原体越来越多，如结核分枝杆菌、布氏杆菌、柯萨奇病毒等。

（五）肺炎支原体（MP）测定

MP 主要在气管、支气管和细支气管的上皮细胞内增殖，引起原发性非典型肺炎、咽炎和气管支气管炎。在年轻人和较大的儿童，有 15%～20% 的社区获得性肺炎由肺炎支原体引起。

参考值 定性试验为阴性，半定量和定量试验的参考值由实验室根据自己使用的试剂盒确定。

临床意义 肺炎支原体感染并出现症状后 7 天即可检测到 IgM 类抗体，第 10～30 天后 IgM 类抗体浓度达高峰，12～26 周后 IgM 类抗体滴度逐渐降低至测不出。IgA 类抗体出现于症状发生后 3 周内。IgG 类抗体较 IgA 和 IgM 类抗体出现迟，浓度峰值出现在肺炎支原体感染发生后第 5 周。

考点提示：肺炎支原体测定异常的临床意义

第 7 节 其他免疫学检查

（一）循环免疫复合物测定

免疫复合物（immune complex，IC）指体内游离抗原与相应抗体形成的抗原抗体复合物。小分子质量 IC 可在血液中循环，沉淀于组织中的 IC 为分子质量中等的 IC，分子质量较大的 IC 被单核 / 巨噬细胞清除。小分子质量 IC 可在血液中循环，被称为循环免疫复合物（CIC）。CIC 的测定可用聚乙二醇沉淀法、微量抗补体法、C_1q 结合法等。

参考值 聚乙二醇沉淀法：低于对照值 +2 SD 或 A 值≤0.12。

临床意义 CIC 增高可见于免疫复合物病，如类风湿关节炎、系统性红斑狼疮、慢性活动性肝炎、血管炎、肾小球肾炎等，亦可见于自身免疫性疾病、感染、肿瘤和移植排斥等患者。

（二）C 反应蛋白测定

C 反应蛋白（C reactive protein，CRP）是由肝脏合成的糖蛋白，可与肺炎链球菌菌体 C 多糖起沉淀反应而得名。CRP 是一种急性时相反应蛋白，具有激活补体、促进吞噬等作用。CRP 测定对炎症、组织坏死、恶性肿瘤等诊断和疗效观察有重要的参考价值。目前常用免疫比浊法测定。

参考值 免疫比浊法：<2.87 mg/L。

临床意义

（1）CRP升高：见于各种急性化脓性感染、菌血症、重症结核、急性风湿热活动期、类风湿关节炎、系统性红斑狼疮、恶性肿瘤等。慢性炎症期偶见增高。

（2）用于风湿热的疗效观察：急性或活动期CRP可达200 mg/L，静止期恢复正常。

（3）是判断组织损伤较敏感的指标：组织损伤后6～8小时内迅速升高，48～72小时达高峰，并在组织坏死持续情况下保持高水平。因此，对器质性与功能性疾病的鉴别有帮助，前者升高，后者正常。

（4）作为肾移植疗效观察的指标：发生排斥反应时CRP升高。

（5）超敏CRP 近年来，由于检测方法学的改进，实验室可以准确定量浓度小于3 mg/L的CRP，被称为超敏CRP。超敏CRP检测对于急性冠状动脉综合征的诊断和危险性评估具有重要的意义。

（三）同型半胱氨酸（HCY）测定

HCY是蛋白质代谢的中间产物。正常时，血液中的HCY被降解为半胱氨酸并转换为蛋白质，机体代谢出血障碍时HCY会在体内聚积并使血管内膜增厚、粗糙、斑块形成，管腔狭窄甚至阻塞管腔，动脉供血不足，导致动脉粥样硬化和冠心病的发生。血清HCY水平可以评估心血管病的危险性。

参考值 4.7～13.9 µmol/L。

临床意义 HCY水平增高可以增加动脉粥样硬化、心肌梗死、血管疾病、脑卒中、痴呆和早老性痴呆的危险性；HCY水平降低可降低缺血性心肌损伤和其他缺血性血管疾病的发生。

考点提示：
C反应蛋白测定值异常的临床意义

（刘亚莉）

目 标 检 测

选择题

1. 在乙肝病毒标志物中对人体有保护作用的是（　　）
   A. 表面抗体
   B. 核心抗体
   C. DNA 多聚酶（DNAP）
   D. Dane 颗粒
   E. e 抗体

2. 血清中能检出抗 HAV IgM 的时间是（　　）
   A. 起病后 6 周内　　　B. 起病后 12 周内
   C. 起病后 6 个月内　　D. 起病后 4 周内
   E. 起病后 12 个月内

3. 最常经母婴途径传播的病毒性肝炎是（　　）
   A. 甲型肝炎　　　　　B. 乙型肝炎
   C. 丙型肝炎　　　　　D. 丁型肝炎
   E. 戊型肝炎

4. C反应蛋白明显升高，可见于（　　）
   A. 心肌梗死恢复期　　B. 病毒性感染

   C. 风湿热活动期　　　D. 风湿热治疗好转

5. 下列乙肝病毒标志物中反映HBV有活动性复制和传染性的是（　　）
   A. 表面抗原（HBsAg）
   B. 表面抗体（抗 -HBs）
   C. e 抗原（HBeAg）
   D. e 抗体（抗 -HBe）
   E. 核心抗体（抗 -HBc）

6. 下列肝炎病毒基因组归类于 DNA 病毒的是（　　）
   A. 甲型肝炎　　　　　B. 乙型肝炎
   C. 丙型肝炎　　　　　D. 丁型肝炎
   E. 戊型肝炎

7. 患者，女性，22岁，持续全身不适、厌食、乏力2周。检查：ALT 255 IU/L，总胆红素43 µmol/L，结合胆红素22 µmol/L。HBsAg阳性，抗HBs阴性，HBeAg阳性，抗HBe阳性，抗HBc阳性。初步临床诊断（　　）

A. 急性乙型肝炎　　B. 慢性乙型肝炎

C. 肝硬化　　　　　D. 肝癌

E. 不能确定

8. 患者，男性，32岁，检查：ALT 40 U/L，AST 35 U/L，总胆红素 17 μmol/L，结合胆红素 4.5 μmol/L。免疫检查：HBsAg 阳性，抗 HBs 阳性，HBeAg 阴性，抗 HBe 阴性，抗 HBc 阴性。最可能的临床诊断（　　）

A. 乙肝病毒携带者　　B. 慢性乙型肝炎

C. 肝硬化　　　　　　D. 肝癌

E. 急性乙型肝炎

9. 患者，男性，27岁，检查：HBsAg 阴性，抗 HBs 阳性，HBeAg 阴性，抗 HBe 阴性，抗 HBc 阴性，最可能的临床诊断（　　）

A. 曾感染过乙肝病毒，或免疫接种后

B. 乙肝病毒携带者

C. 慢性乙型肝炎

D. 急性乙型肝炎

10. 患儿，男，10岁，近8天来食欲不振，恶心、呕吐、乏力、尿色黄来院就诊。病前2周曾注射丙种球蛋白1支。检查：巩膜黄染，肝肋下 3 cm、脾未触及。化验：ALT500U，胆红素 85.5 μmol/L，抗 HAV-IgM（＋），抗 HAV-IgG（＋），HBsAg（＋），HBeAg（＋），抗 HBc-IgM（＋），应诊断为（　　）

A. 急性甲型肝炎，乙肝病毒携带者

B. 急性乙型肝炎，既往感染过甲型肝炎

C. 急性甲型肝炎、乙型肝炎

D. 被动获得甲型肝炎抗体，急性甲型肝炎，乙肝病毒携带者

E. 被动获得甲型肝炎抗体，急性乙型肝炎

第18章 临床微生物学检查

第1节 临床常用微生物学检查方法

临床微生物学常用的检查方法如下。

一、直接显微镜检查

标本直接或离心浓缩集菌后涂片、干燥、固定及染色，置显微镜下观察细菌的形态、染色性或观察宿主细胞内包涵体的特征，如疑为肺结核的患者，可以做痰涂片抗酸染色找结核杆菌。另一种方法是采用悬滴法或压滴法，在不染色状态下通过暗视野显微镜或相差显微镜观察病原体的生长、运动方式、螺旋体形态和运动。

无菌部位体液的直接镜检对病原学诊断具有一定的意义，对有正常菌群寄居的腔道分泌物涂片镜检可提示进一步检查的步骤、采用的方法和分离鉴定病原体所需培养基。电镜检查对某些病毒感染有确诊价值，如婴幼儿急性胃肠炎腹泻时，在电镜下见到其粪便中有车轮状的双层衣壳病毒颗粒，即可确诊为轮状病毒引起的胃肠炎。但电镜检查尚不能作为常规应用。

二、病原体特异性抗原检测

借助免疫荧光技术、酶免疫技术、化学发光技术等，可用已知抗体检测标本中的相应病原体抗原。使用效价高、特异性好的单克隆抗体，能够检测活细胞内增殖的衣原体或细菌，对病原学的诊断具有一定的意义。如可通过粪便中抗原的检测诊断幽门螺杆菌感染。

三、病原体的分离培养和鉴定

一般的临床实验室根据可疑菌生长特性，选择合适的培养基，提供合适的气体条件、温度和pH，根据菌落性状和细菌的形态、染色性、生化反应结果和血清学试验，可对分离菌做出鉴定；也可利用微量鉴定系统，简便快速鉴定分离菌，并进一步做药物敏感试验，为临床用药提供依据。

四、病原体血清学检测

血清学检测是指用已知病原体抗原检测患者血清中相应抗体，以诊断感染性疾病。常用的试验有凝集试验、沉淀试验、补体结合试验、免疫荧光技术、放射免疫测定、酶联免疫吸附试验等。血清学试验中可用特异性抗原，亦可用非特异的共同抗原。血清学诊断试验的价值常用敏感性、特异性和预测值来评估。

五、病原体分子生物学检测核酸检测

病原体分子生物学检测核酸检测是近年来广泛应用于临床的一项新技术，对不能分离培养或很难分离培养的微生物诊断很有帮助。

第2节　标本采集、运送和检查方法

临床微生物学检查时，必须依据各种病原体所致的感染性疾病的病程确定出时间、部位和种类。标本需置于无菌或清洁容器中，不能接触消毒剂和抗菌药物。标本采集后应及时送检。

一、血液与无菌部位体液的微生物学检查

一般情况下标本应在患者发热初期、发热前 2 小时或发热高峰期时采集，原则上应选择在抗菌药物应用前。对已用药而病情不允许停药的患者，也应在下次用药前采集。细菌培养的阳性率与采样频率和部位有一定的相关性，增加采样频率、更换一个部位采样为多个部位采样，可提高培养阳性率。每份标本均应同时做需氧菌和厌氧菌培养。对于一些长期使用抗生素的患者应使用能够中和抗生素的培养瓶。

此外，需特别注意以下情况：①沙门菌感染：根据病程和病情可在不同的时间采集标本，伤寒患者在病程第 1～2 周内采集静脉血或在第 1～3 周内采集骨髓；②亚急性细菌性心内膜炎：除在发热期采血外，应多次采血，第 1 天做 3 次血培养，每次间隔 30 分钟以上，如果 24 小时培养阴性，应继续抽血 3 份（每次仍应间隔 30 分钟以上）或更多次进行培养；③急性心内膜炎：治疗前 1～2 小时内分别在不同部位抽血进行培养；④急性败血症、脑膜炎、骨髓炎、关节炎、急性未处理的细菌性肺炎和肾盂肾炎除在发热期采血外，应在治疗前 10 分钟内在身体不同部位采血，分别做需氧和厌氧血液培养；⑤不明原因发热于发热周期内多次采血做培养，每次间隔 60 分钟，如果 24 小时培养结果为阴性，应继续采血 2～3 份做培养；⑥脑脊液细菌培养时，应同时做血培养；⑦厌氧菌在关节液、胸腹水等体液感染中较常见，这些标本最好同时做厌氧培养及直接涂片检查。

二、尿液的微生物学检查

尿液标本采集和培养的最大问题是杂菌污染，故应严格进行无菌操作。原则上应选择在抗菌药物应用前或停用抗菌药物 5 天后留取尿标本，通常采集晨起第一次中段尿，不加防腐剂。尿液标本的采集应注意清洁尿道口，如遇留置导尿管的患者，应用注射器穿刺导尿管吸取尿液。必要时还可使用膀胱穿刺法。

三、呼吸道标本的微生物检查

呼吸道标本的微生物学检查应特别重视标本质量问题，通常要求晨起收集标本。标本涂片和革兰染色有利于标本质量的评价。在真菌培养时最好同时做标本的涂片染色和普通细菌培养，以利于判断是否存在真菌感染。此外，有 25%～50% 的肺部感染患者可发生菌血症，建议同时做血培养。

痰标本不合格，往往造成所发现的病原菌与实际引起感染的病原菌不同，导致抗菌药物的不合理应用，甚至出现耐药菌。因此，应重视痰标本的质量并及时送检。

呼吸道标本主要来自：①痰液，标本的留取可用自然咳痰法，咳痰时，用清水漱口 3 次，用力咳出深部痰液，咳痰困难者可用雾化吸入法；②支气管肺泡灌洗液、支气管刷取液、支气管吸出物；③咽拭子标本应晨起后采集为宜，采集前应先用清水漱口，将涤纶拭子通过舌根触到咽后壁或腭垂后侧，涂抹数次持续 5 秒以吸出分泌物，但拭子要避免接触口腔和舌黏膜。

四、粪便标本微生物检查

腹泻患者在急性期收集标本，可提高检出率，最好在用药前采集。沙门菌感染所致的伤寒患者在 2 周后收集标本。用于厌氧菌培养的标本应尽量避免与空气接触，最好在床边接种。取新鲜粪便标本的脓血、黏液部分送检，排便困难者或婴幼儿可用直肠拭子采集。疑为霍乱弧菌的标本用无菌棉拭子取米泔水样便放入碱性蛋白胨水中保存。

五、生殖道标本的微生物学检查

生殖道分泌物包括尿道口分泌物、阴道分泌物、宫颈分泌物和前列腺液。生殖道是开放器官，标本采集时，应注意遵循无菌操作，以减少杂菌污染。如阴道内有大量正常菌群存在，采集宫颈标本时应避免触及阴道壁，用涤纶拭子取样。

六、创伤、组织和脓肿标本的微生物学检查

考点提示：
血液、尿液及粪便的微生物学检查方法

对损伤范围较大的创伤，应在不同部位采集多份标本，采集部位应首先清除污物，以碘酒、乙醇消毒皮肤，防止皮肤污菌混入标本。开放性脓肿的采集，用无菌棉拭子采取脓液及病灶深部分泌物；封闭性脓肿，则以无菌干燥注射器穿刺抽取。疑为厌氧菌感染者，取脓液后立即排净注射器内空气，针头插入无菌橡皮塞送检，否则，标本接触空气可导致厌氧菌死亡，降低分离率。

第 3 节　性传播疾病病原体检查

性传播疾病（STD）简称性病，是一组通过性行为传播的侵犯皮肤、性器官和其他脏器的疾病。能引起性病的病原体很多，包括细菌、病毒、支原体、螺旋体、衣原体、真菌和原虫等。性病的传染源为患者和含病原体的血液、分泌物、体液等。性病传播途径主要为性行为，非性行为的直接或间接接触也能传播性病。经胎盘或产道传播可造成先天性感染，血源性和医源性感染也是重要的传播途径。

一、艾　滋　病

由人类免疫缺陷病毒（human immunodeficiency virus，HIV）引起，又称获得性免疫缺陷综合征（acquired immune deficiency syndrome，AIDS）。艾滋病主要经性接触、血液和母婴垂直途径传播。其主要特点为 $CD4^+$ 细胞比例下降，细胞免疫功能受损，易出现机会感染和恶性肿瘤。

HIV 是一种反转录病毒，现已分离出 HIV-1 和 HIV-2 两型病毒，人感染 HIV 数周至半年后，绝大多数在血清中产生抗 HIV 抗体，检测 HIV（1+2）型抗体是确定 HIV 感染的主要手段。HIV 进入细胞后即与宿主细胞染色体 DNA 整合，不能在细胞内清除。

因此，抗 HIV 阳性可维持终生。其检查方法有：①初筛试验可选用 ELISA 法、明胶颗粒凝集试验（PA）；②确诊常用蛋白印迹试验（WB）。抗 HIV 阳性，特别是确诊试验阳性，

并有临床症状时可诊断为艾滋病。抗 HIV 阳性无任何症状者为 HIV 携带者，抗体可持续数年、数十年，甚至终生。

二、梅　　毒

梅毒是由梅毒螺旋体梅毒亚种所致的性传播疾病，是 STD 中危害较严重的一种。梅毒主要经性接触、血液和母婴垂直途径传播。多以皮肤、黏膜和淋巴结的典型性损害（硬性下疳、梅毒疹）为梅毒的早期症状。当疾病进入晚期，还可累及心血管和中枢神经系统等器官。梅毒螺旋体的检测方法主要有：

1. 暗视野显微镜检查　取早期梅毒硬性下疳或扁平湿疣脓疱等皮肤黏膜损害部位的渗液或肿大淋巴结穿刺液涂片，暗视野显微镜下可见细长、活动的梅毒密螺旋体，阳性结果可确定诊断。

2. 血清学试验　包含性病研究实验室试验（VDRL）、不加热血清反应素试验（USR）、快速血浆反应素试验（RPR）、甲苯胺红不加热血清试验（TRUST）、明胶颗粒凝集试验（'FPPA）和荧光梅毒螺旋体抗体吸收试验（FTA-ABS）等。

（1）感染梅毒螺旋体 1～2 周后，患者血清中反应素检出率为 76%，二期梅毒阳性率为 95%～100%，晚期梅毒阳性率为 70%～95%，隐性感染者阳性率也可达 70%～80%。

（2）RPR 及 USR：这两种试验对一期梅毒敏感牲不高，可出现假阳性，在瘤型麻风、疟疾、系统性红斑狼疮、硬皮病、钩端螺旋体病、血吸虫病、棘球蚴病、支原体肺炎、结核等病时亦可呈假阳性。

（3）TPPA 和 FTA-ABS 灵敏性高，特异性强，阳性可确定梅毒的诊断，可持续数年乃至终生。

三、淋　　病

由淋病奈瑟菌引起的泌尿生殖系统化脓性炎症，是常见的性传播疾病，淋球菌感染孕妇亦可通过胎盘和产道使胎儿感染。淋病病原体的主要检测方法如下。

1. 直接显微镜检查　取尿道或阴道分泌物涂片，经革兰染色染色，镜下检查见大量分叶核粒细胞内有革兰阴性、卵圆形或肾形成对排列的双球菌。该法对男性患者的特异性高，而女性阴道内杂菌较多，形态上与淋球菌相似，WHO 不推荐此法作为实验室诊断方法。

2. 分离培养和鉴定　将标本接种于含抗生素的巧克力琼脂平板上，置于 5%CO_2 环境中 35℃孵育 24～48 小时，若有淋球菌，可见典型菌落，分离培养法具有很高的特异性，是诊断的"金标准"。

四、非淋球菌性尿道炎

非淋球菌性尿道炎（nongonococcal urethritis，NGU）是由沙眼衣原体或支原体等引起的尿道炎症，常与淋病同时发生。其主要特点为尿道刺激症状及尿道出现少量黏液性分泌物。NGU 的实验室检查主要有以下几种方法：

1. 显微镜检查　衣原体感染部位的细胞标本经涂片、吉姆萨染色，可见紫红色或蓝色的包涵体。

2. 分离培养和鉴定　含有解脲支原体的标本接种于含指示系统的肉汤培养基中，孵育后可使指示剂变色。若再将该培养物接种于相应的固体培养基中，培养 48 小时后可观察到典型"荷包蛋"样菌落，即为阳性结果。解脲支原体的菌落数在 10^4/ml 以下不具有临床意义。衣原体的培养阳性结果具有诊断价值，但一般实验室尚无法开展。

3. 血清学诊断 ELISA 方法有较高的特异性和灵敏度，是目前临床上常用的检测手段，但不易获得性病患者的急性期和恢复期双份血清，而且 NGU 患者多为慢性和反复感染，原有抗体水平较高，判断结果时须密切结合临床。

五、生殖器疱疹与尖锐湿疣

生殖器疱疹与尖锐湿疣分别由单纯疱疹病毒（herpes simplex virus，HSV）和人类乳头瘤病毒（human papillomavirus，HPV）所致。单纯疱疹病毒感染的孕妇可引起流产和新生儿死亡、畸形。实验室检查主要靠血清学诊断，可用 ELISA 法和胶乳凝集试验检测 HSV，检出 IgM 类抗体可诊断为 HSV 感染，但不易区分原发感染和复发感染。

分子生物学方法以其高度的敏感性成为近年来很受欢迎的性病相关病原体的实验室检查方法。目前，我国被批准用分子生物学方法检查的性病相关病原体越来越多，包括沙眼衣原体、淋球菌、解脲支原体、HPV 等。

第4节 抗生素敏感试验和细菌耐药性检验

抗菌药物敏感性试验简称药敏试验，它是测定抗生素或其他抗微生物制剂在体外抑制细菌生长能力的试验。药物敏感试验对指导临床医师为各类患者选择最佳抗生素制剂，在一定区域内积累与公共卫生有关的重要耐药的微生物流行病学资料很有帮助。

一、抗菌药物敏感性试验

1. K-B 纸片琼脂扩散法 将含有定量抗菌药物的纸片贴在接种测试菌的琼脂平板上，置于 35℃孵育 16～18 小时。读取抑菌圈的直径，参照 CLSI 标准判读结果，按敏感（S）、中介（I）、耐药（R）报告。K-B 法是目前临床微生物实验室广泛采用的方法。培养基质量、接种菌量、试验操作过程、孵育条件等因素均能影响 K-B 纸片扩散法的结果。因此，必须定期用标准菌株做质量控制，以便保证质量。

2. 稀释法 稀释法分肉汤稀释法和琼脂稀释法两种，前者为临床实验室常用的一种定量试验。先以水解酪蛋白液体培养基将抗生素做不同浓度的稀释，再种入待检菌，置于 35℃孵育 24 小时后，以不出现肉眼可见细菌生长的最低药物浓度为该菌的最低抑菌浓度，参照 CLSI 标准，结果按敏感和耐药报告。本方法同样需要根据测试菌种类选用标准菌株做质量控制。不管使用何种方法进行药敏试验，细菌对某种抗生素的敏感性均可分为敏感、中度敏感和耐药。

二、药敏试验临床应用的注意事项

敏感性的确定主要依据体内抗生素所达到的平均浓度，并不一定表示某种抗生素控制感染的实际能力。体外药物敏感试验只能作为抗生素选择的参考依据，不能代表抗生素在体内的实际抑菌能力。例如，尿道感染的患者，尿液中维持高浓度抗生素，可控制多种病原菌的感染，甚至药敏试验结果为"耐药"的细菌。相反，在肾衰竭时，大多数抗生素不能从尿中排出，实验室检测结果为"敏感"的药物可能也无法抑制细菌的生长。一些在体液中浓度低的抗生素，即使药敏试验是敏感的，在体内也有可能无效。另外，药敏试验中，"耐药"的结果往往比"敏感"来的重要，一旦出现"耐药"结果，应尽量不使用相应的抗生素制剂，而"敏感"的结果往往与抗生素在体内的真实抑菌能力有出入，医师在使用相应的抗生素时仍应谨慎对待。

药敏试验在指导临床用药时起重要的作用，了解并应用药敏试验结果，对指导细菌性感染的治疗有很大的帮助。值得注意的是，药敏试验前进行的病原菌分离、纯化和培养至少需要 1～2 天时间，如为混合病原菌感染，时间会更长，这段时间的临床用药往往缺乏实验室依据，只能凭经验用药。

三、耐药性和耐药性的检测

　　1. 常见的耐药菌株　随着抗生素的广泛应用，耐药的细菌不断产生，革兰阳性球菌中常见的有耐甲氧西林葡萄球菌、耐青霉素肺炎链球菌、耐万古霉素肠球菌和高度耐氨基糖苷类肠球菌等。革兰阴性的主要耐药菌有 β- 内酰胺酶介导的耐 β- 内酰胺酶类抗生素的革兰阴性杆菌、质粒介导的产超广谱 β- 内酰胺酶的肺炎克雷伯杆菌、大肠埃希菌等，染色体编码产生 I 型 β- 内酰胺酶的阴沟肠杆菌和产气肠杆菌等，多重耐药的铜绿假单胞菌、嗜麦芽窄食假单胞菌和不动杆菌等。

　　2. 耐药机制　常见的导致细菌耐药的生化机制主要有：①药物渗入细菌减少；②产生灭活抗生素酶（如 β- 内酰胺酶）和钝化酶；③细菌抗生素结合蛋白改变以致不能与抗生素结合（如青霉素结合蛋白）；④细菌靶结构改变；⑤代谢拮抗剂或代谢旁路产生。某些革兰阴性杆菌可具有一种以上的耐药机制，如细菌同时对抗生素渗透性改变和产生钝化酶。

　　3. 耐药菌监测试验　主要有：①耐甲氧西林葡萄球菌筛选试验，常用的有扩散法和稀释法；②β- 内酰胺酶检测，常用的有产色头孢菌素法；③超广谱 β- 内酰胺酶检测，超广谱 β- 内酰胺酶水解的底物除一、二代头孢菌素外，还包括三代头孢菌素和氨曲南等，临床上常用微生物法检测，主要有双纸片协同试验、三相试验和 E 试验；④耐青霉素肺炎链球菌检测试验，常用纸片法做过筛试验，再用稀释法或 E 试验做确定试验；⑤氨基糖苷类高耐药肠球菌检测试验，常用的有纸片扩散法和肉汤稀释法。

（刘亚莉）

第 4 篇　医学影像学检查

医学影像诊断是以影像方式显示人体内部结构的形态和功能信息及实施以影像导向的介入性治疗的科学。主要包括普通 X 线成像、X 线计算机体层摄影（CT）、超声成像（USG）、磁共振成像（MRI）及介入放射学（IVR）等。

在每种成像技术中有多种检查方法，各种成像技术和检查方法都有各自的优势和不足，一种成像技术不可能适用于所有疾病的诊断，也不可能代替另一种检查技术，可以相互补充、相互证明，要根据不同疾病合理选择。一般在能达到诊断目的的前提下，要首选简单、安全、无创伤、费用低的成像技术与检查方法，有时需要综合应用多种成像技术和检查方法才能完成疾病的诊断。

学习影像诊断的目的在于了解各种成像技术的基本原理、图像特点、检查方法及适用范围，能根据不同疾病恰当选择检查方法及正确理解检查结果。本篇重点介绍 X 线成像的基本知识及在各系统疾病诊断中的作用。

第 19 章　X 线与磁共振诊断

案例 19-1

患者，王某，反复间断咳嗽、咳痰、咯血 10 余年，加重伴发热 2 天。

查体：T38.9℃，R24 次 / 分，P104 次 / 分，BP110/65 mmHg，神志清楚，消瘦体质，面色苍白，右肺下野可闻及中小水泡音，心律规整，腹平软，无压痛，双下肢无水肿。

问题：该患者下一步应进行哪些检查?

学习目标

1. 掌握 X 线检查的分类及临床适用范围。
2. 熟悉 X 线诊断的步骤。
3. 了解 X 线成像的原理。

德国物理学家威廉·伦琴于 1895 年发现了 X 线，不久就被应用于医学临床检查。于是产生了一门新的学科——X 线诊断学，从此奠定了医学影像学的基础。

第 1 节　成像技术与临床应用

一、X 线成像技术

（一）X 线的产生

X 线是高速运动的电子群突然撞击物质受阻时所产生。因此 X 线的产生必须具备三个条件：①自由活动的电子群；②电子群在高压电场和真空条件下高速运行；③高速运行的电子群遇钨靶突然受阻。自由活动的电子群在高压电场和真空条件下以高速由球管的阴极灯丝向阳极钨靶撞击，电子群的运动能 99.8% 转换为热能，只有 0.2% 的能量转化产生 X 线，以电磁波的形式向前放射。

X 线机基本结构由 X 线管、变压器和控制器三部分构成，三者之间以电缆相连。除普通型 X 线机外，还有适用于消化道、泌尿道、乳腺等检查的专用 X 线机。

（二）X 线的特性

X 线是一种肉眼看不见的波长很短的电磁波。

1. 穿透性　X 线由于波长很短，能穿透一般可见光不能穿透的各种不同密度的物质，在穿透过程中受到程度不同的吸收。X 线的穿透力与其本身的波长、物质的密度和厚度有关。波长越短，穿透力越强；波长越长，穿透力越弱。X 线的穿透性是 X 线成像的基础。

2. 荧光效应　X 线能激发钨酸钙、硫化锌镉等荧光物质，使 X 线转换为波长较长的肉眼可见的荧光。荧光物质接受的 X 线量越大，产生的荧光越强。这是 X 线透视的基础。

3. 感光效应　X 线和普通可见光线一样，能使胶片感光，形成潜影，经过显影、定影，感光的溴化银中的银离子被还原成金属银呈黑色，沉积于胶片上。未感光的溴化银，经定影从 X 线片上脱落，而显示出胶片片基的本色，形成黑白对比影像。这是 X 线照片检查的基础。

4. 电离效应　X 线穿过任何物质时都会产生电离效应，使组成物质的分子分解为正负离子。

5. 生物效应　X 线进入人体后产生电离作用，使人体产生生物学方面的改变，使细胞生长受到障碍或破坏，其程度与接受的 X 线量成正比。这是放射防护和放射治疗的基础。

（三）X 线成像原理

X 线能应用于疾病的诊断，首先是因为 X 线具有它自身的特性，其次是利用了人体组织器官之间存在着的密度差别。在缺乏密度差别之处，利用人工方法形成密度差别达到诊断目的。

1. 自然对比　X 线穿过人体不同的组织器官时，由于组织器官之间密度不同，厚度不同，所以对 X 线的吸收程度也不同，所以作用于荧光屏或胶片上的 X 线量也不相同，于是荧光屏上或 X 线胶片上显示出明暗或黑白的对比，这种人体自然存在着的对比称为自然对比。

人体组织按密度的高低可分为四类：①骨骼：因含有大量钙质，属于高密度组织，荧光屏上呈暗影，X 线胶片上呈白色；②软组织及体液：包括皮肤、肌肉、内脏（不包括肺）、神经、结缔组织、淋巴结、脑脊液、血液及各种分泌液等，属于中等密度，在 X 线胶片上呈灰白色；③脂肪组织：如皮下脂肪、肾周围脂肪层等，属于较低密度，在 X 线胶片上呈灰黑色；④气体：在呼吸道、鼻窦、乳突及胃肠道内含有气体，属于低密度，在荧光屏上呈透光影，在 X 线胶片上呈黑色。

2. 人工对比　对于人体内缺乏自然对比的组织器官，用人为的方法引入一定量的对比剂，使之产生密度差异，称为人工对比。这种方法称为造影检查。引入的对比剂称为造影剂。

（四）X线检查技术

1. 普通检查 普通X线检查有两种方法，即透视检查和照片检查。透视检查要在暗室内进行，透视前医生应做好暗适应。若采用影像增强电视系统，则可在亮室进行。透视的优点是简便易行，费用低，可任意变换患者体位进行观察；可观察器官的运动功能，如心脏搏动、膈肌运动、胃肠道蠕动等。缺点是不留下记录，不利于复查对比；影像比较模糊，细小病变易漏诊。主要适用于胸部、四肢、消化道等组织器官。

X线照片检查的优点是影像清晰；可留下记录，利于复查对比；细小病变不易漏诊；应用范围广泛。缺点是操作较复杂；不能观察器官的运动功能，每一照片仅是一个方位和一瞬间的影像；费用较高。

2. 造影检查 引入对比剂的检查方法称为造影检查。常用的造影剂为高密度的钡剂和碘剂，以及低密度的气体。钡剂为医用硫酸钡粉末，加水搅拌均匀配成混悬液，常用于消化道疾病的检查，一般采用口服法和灌注法。常用碘剂可分为离子型与非离子型两类。离子型碘剂有泛影葡胺、安其纳芬等；非离子型碘剂有优维显、欧乃派克（碘海醇）等。非离子型碘剂的黏稠度、渗透性及副作用相对较低，但价格较高。造影反应中，碘剂过敏较为常见，严重者甚至危及生命。因此，使用有机碘剂造影时，需做碘过敏试验。

（五）X线诊断的步骤

1. X线诊断步骤 观察X线影像时，必须按一定程序，全面系统地观察分析，不漏过每一个细节，避免误诊或漏诊。①全面观察：首先应注意X线照片的质量，包括对比度、清晰度是否良好；位置是否正确；有无移动情况；有无人为伪影；标号是否正确无误等，对不能满足X线诊断需要的照片应重新检查；②具体分析，经过全面观察之后，对异常影像进行具体分析。首先确定病变所在部位，因为疾病有一定的好发部位，病变部位明确之后，为进一步定性诊断打下基础。其次是根据病变X线影像特点，以病理学知识为基础，分析病变影像的形态、大小、数目、密度、分布、边界及周围组织器官的改变，基本确定病变的性质。最后结合临床、化验及其他检查结果进行综合分析，做出X线诊断。

2. X线诊断结果 ①肯定诊断：所谓肯定诊断就是通过X线检查，可以确诊。如大叶性肺炎、骨折等；②否定诊断：所谓否定诊断就是通过X线检查，排除了某些疾病。但要注意有一定的局限性，因为有些疾病X线异常影像的出现晚于临床表现，如急性化脓性骨髓炎，早期临床症状明显，但骨组织X线改变要在发病1~2周后才出现；另外病变与其所在组织器官间的自然对比条件也影响X线影像的显示。所以要正确评价否定诊断的临床意义；③可能诊断：所谓可能诊断就是通过X线检查，发现了某些异常X线影像，但不能肯定病变性质，因而只能提出一种或几种可能性诊断。

二、X线成像技术的临床应用

（一）X线诊断的临床应用

一百多年来，X线诊断在临床上得到广泛的应用，虽然CT和MRI等其他先进的影像技术出现，对一些疾病的诊断具有很大的优越性，但它们并不能完全取代X线检查，如胃肠道、骨关节及呼吸道的检查，目前仍主要应用普通X线检查。普通X线检查以其简便、经济、影像清晰、可利用透视动态观察等优点，仍将得到广泛应用。

（二）计算机体层成像的临床应用

普通X线成像是把主体的三维结构摄成平面的二维图像，影像相互重叠。计算机体层成像（CT）是以X线束从多个方向沿着体部某一选定体层层面进行照射，测定透过的X线量，数字化后经过计算得出该层面组织各个单位容积的系数，然后重建图像的一种成像技术。

CT 诊断的特点是方便、安全、迅速，易被患者接受。密度分辨率高，可显示普通 X 线照片无法显示的组织器官和病变。病变的检出率和诊断的准确率较高。CT 的临床应用主要有：

（1）CT 诊断对中枢神经系统疾病的诊断价值较高，应用普遍。对颅内肿瘤、脓肿与肉芽肿、寄生虫病、颅内血肿、脑梗死与脑出血、椎管内肿瘤、椎间盘脱出等诊断较为可靠。

（2）CT 对头颈部疾病诊断也有价值。如对眶内占位性病变、早期鼻窦癌、中耳胆脂瘤、内耳骨迷路的破坏、耳先天发育异常以及鼻咽癌的早期发现等。

（3）对胸部疾病的诊断由于高分辨率 CT 技术的临床应用，能更清楚地显示肺组织结构的细节，提高了对肺弥漫性病变的诊断价值。对明确纵隔和肺门有无肿块、肺门淋巴结有无增大、支气管有无狭窄或阻塞、中央型肺癌、淋巴结结核、原发和转移性纵隔肿瘤等病变的诊断都很有帮助。

（4）心脏及大血管的 CT 检查，尤其是大血管具有重要意义。心脏方面主要是心包病变的诊断。对冠状动脉和心瓣膜的钙化、大血管壁的钙化和动脉瘤改变等，CT 检查可以很好显示。

（5）对腹部及盆腔疾病的检查，主要用于肝、胆、胰、脾、腹膜腔、腹膜后间隙以及泌尿生殖系统疾病的诊断，尤其是占位性病变、炎症性和外伤性病变等。对了解消化道肿瘤的内部结构与管壁受浸润程度和转移情况，CT 检查也有一定价值。

案例 19-1 分析

该患者主要症状有咳嗽、咳痰、咯血 10 余年，加重伴发热 2 天，查体：T38.9℃，右肺下野有中小水泡音。根据以上症状为呼吸道感染表现，下一步应为明确诊断，需进行 X 线胸片检查，必要时做支气管造影检查；血白细胞计数及分类检查。

X 线检查患者的防护

1. 患者与 X 线球管须保持一定的距离，一般不少于 35 cm。这是因为患者距 X 线球管越近，接受放射量越大。球管窗口下须加一定厚度的铝片，减少穿透力弱的长波 X 线，因这些 X 线会被患者完全吸收，而对荧光屏或胶片都无作用。

2. 患者应避免短期内反复多次检查及不必要的复查。对性成熟及发育期的妇女做腹部照射，应尽量控制次数及部位，避免伤害生殖器官。早期怀孕第 1 个月内，胎儿对 X 线辐射特别敏感，易造成流产或畸胎，故对早孕妇女应避免放射线照射骨盆部。对男性患者，在不影响检查的情况下，宜用铅橡皮保护阴囊，防止睾丸受到照射。

链接

三、磁共振成像技术和临床应用

磁共振成像（MRI）是利用原子核在磁场内共振所产生的信号经重建成像的一种成像技术。近年来磁共振成像作为医学影像学的一部分发展十分迅速。磁共振成像提供的信息量不但大于医学影像学中的许多其他成像技术，其提供的信息也不同于已有的成像技术，所以对疾病的诊断有很大的优越性。

（1）MRI 在神经系统的应用较为成熟。三维成像和流空效应使病变定位诊断更为准确，还可观察病变与血管的关系。可显示灰质、白质、神经核及脑神经。对原发性肿瘤和转移瘤、颅内感染、脑梗死、脑积水、脑血管畸形、脊髓和脊柱疾病的诊断优于 CT 检查。

（2）在 MRI 上，脂肪与血管形成良好对比，易于观察纵隔肿瘤及其与周围血管的解剖关系。对肺门淋巴结肿大与中央型肺癌的诊断帮助较大。心脏大血管在 MRI 上可显示房室、血管的内腔，并可观察血流动力学改变。

（3）对腹部与盆腔器官（如肝、肾、膀胱、前列腺和子宫）、颈部和乳腺，MRI 检查也有相当价值。对早期恶性肿瘤的显示、肿瘤对血管的侵犯及肿瘤的分期均优于 CT。

（4）侵及骨髓的病变（如肿瘤、感染及代谢疾病等），MRI 上可清楚显示。在显示关节内病变及软组织方面也有优势。

（5）MRI 在显示骨骼和胃肠道方面受到限制。

（姜　涌）

第 2 节　呼 吸 系 统

📖 **学习目标**

1. 了解呼吸系统的 X 线、CT、MRI 检查方法。
2. 熟悉呼吸系统的正常影像表现。
3. 熟悉呼吸系统基本病变的影像表现。
4. 掌握肺炎、肺结核、原发性肺癌的典型影像表现。

案例 19-2

患者，男性，18 岁。酗酒后遭雨淋，于当天晚上突然起病，寒战、高热、呼吸困难、胸痛，继而咳嗽，咳铁锈色痰，听诊左肺下叶有大量湿性啰音。外周血象检查，WBC：17×10^9/L。入院经抗生素治疗，病情好转出院。

问题：

1. 患者可能的诊断是什么？
2. 该患者如行 X 线检查可有何表现？

胸部由于气管、支气管和肺内含有气体，与周围组织形成良好的对比，为 X 线检查提供了有利条件。

透视方法简单，可观察呼吸运动，但不易发现细微病变，X 线照射剂量较大。X 线平片易于显示正常的解剖结构，肺部许多疾病利用 X 线平片可以准确地显示其部位、形状及大小，方法简单、诊断价值很高，因而应用最广。由于平片是胸部各种组织相互重叠形成的复合投影，某些隐蔽部位如心影后病变常难以显示。CT 检查对小的肺肿瘤、肺癌所致的肺门和纵隔淋巴结转移及纵隔肿瘤的诊断价值均较大，CT 对肺部多种疾病具有很高的诊断价值，广泛应用于呼吸系统疾病的诊断。MRI 对纵隔肿瘤具有定位和定性诊断价值，也有助于了解纵隔肿瘤与心、大血管的关系。

一、检 查 技 术

（一）X 线检查

1. 透视　胸部荧光透视（chest fluoroscopy）为常用的检查方法。一般取立位，按一定的步骤对肺野、肺门、纵隔、心、大血管等做全面观察，还可观察呼吸运动。透视方法简单、经济、快速。但因影像较暗，细微病变不易发现，采用影像增强及闭路电路技术，更有利于观察病变，而且在一定程度上减少了医师、患者所接受的射线量。

2. 摄影　常用的摄影位置为站立后前位及侧位，为了对病变准确定位，或更好地显示病变形态，还可摄斜位、前弓位、侧卧水平方向后前位。不能站立的患者，取仰卧位，摄前后位片。

（二）CT 检查

胸部 CT 检查常规取仰卧位，两臂向上自然弯曲置于头两侧。根据胸部正侧位片所见，在定位像上做出扫描计划。常规扫描采用 10 mm 层厚，间隔 10 mm。对肺门部或肺内小病灶可采用 5 mm 层厚或更薄层扫描。一般采用平扫，如需观察病变与血管的关系，鉴别是血管断面还是增大的淋巴结，或疑为血管畸形，判断肺内肿块性质时，需做增强扫描。

高分辨力 CT（high resolution CT，HRCT）扫描，主要用于观察病灶的细微结构，对弥漫性肺间质病变及支气管扩张的诊断具有突出效果。

由于构成胸部的组织复杂，在 CT 图像上，胸壁、肺组织及纵隔有较大的密度差别，在一幅图上难以同时清楚显示肺野和纵隔内结构，所以在观察胸部 CT 时，需要采用肺窗和纵隔窗两种不同的窗位和窗宽。肺窗适合于观察肺实质，纵隔窗适用于观察纵隔的结构。

（三）MRI 检查

胸部 MRI 检查常取卧位，用体部线圈，层厚 7～10 mm。常规先做 T_1WI 横断面成像和 T_2WI 横断面成像，然后根据诊断需要做冠状、矢状或斜位扫描。为减少心跳造成的伪影，采用心搏门控技术。

案例 19-3

患者，女性，25 岁。近 2 个月来常有低热、乏力，伴咳嗽，咳少量痰，食欲减退，有时盗汗，今晨发现有痰中带血。

问题：该患者应进行哪些医学检查？

二、正 常 表 现

（一）X 线表现

1. 胸廓

（1）软组织

1）胸大肌：在胸大肌发达的男性，两侧肺野上部中外带形成扇形均匀较高密度影，下缘清楚，呈一斜线与腋前皮肤皱褶相连。

2）女性乳房及乳头：女性乳房可表现为两肺下野半圆形密度增高影，下缘清楚，向上密度逐渐变淡，上缘不清，外下缘与腋部皮肤连续。乳头有时在两肺下野第 5 肋间处形成小圆形致密影，年龄较大的女性多见，一般两侧对称。如单侧出现时，切勿误认为肺内结节病灶。

3）胸锁乳突肌及锁骨上皮肤皱褶：胸锁乳突肌在两肺尖内侧形成外缘锐利、均匀致密的影像。锁骨上皮肤皱褶表现为锁骨上与其平行、宽 3～5 mm 的软组织影，内侧与胸锁乳突肌影相连。

（2）骨骼

1）肋骨：起于胸椎两侧，后段高呈水平状向外走形，前段自外上向内下倾斜走行形成肋弓。第 1～10 肋骨前端有肋软骨与胸骨相连，因软骨不显影，故 X 线片上肋骨前端呈游离状。随着年龄增长，肋软骨可出现钙化，表现为不规则斑点状致密影，切勿误认为肺内病变。

2）肩胛骨：后前位投照时肩胛骨投影到肺野以外，未能全部避开肺野时，其内缘常与肺中野外带重叠，切勿误认为胸膜肥厚。

3）锁骨：为略呈横置的"S"状弯形，两侧对称，其内侧与胸骨柄形成胸锁关节，内端下缘有半月形凹陷，为菱形韧带附着处。

4）胸骨与胸椎：后前位片上，胸骨与胸椎及纵隔影重叠，只有胸骨柄和上部胸椎横突可凸出于纵隔阴影外，切勿误认为是纵隔或肺门淋巴结增大。

2. 气管、支气管　气管起于环状软骨下缘，呈带状透亮影，在第 5～6 胸椎平面分为左、右主支气管，气管分叉部下壁形成隆突。两侧主支气管分为肺叶支气管，肺叶支气管又分出肺段支气管，经多次分支，最后与肺泡相连。

3. 肺

（1）肺野：是含气的肺在胸片上所显示的透明区域。肺野的透亮度与肺泡的含气量成正比。吸气时肺内含气量多，透亮度高，呼气时透亮度低。为便于标明病理位置，将每一侧肺野纵行分为三等份，分别成为内、中、外三带。又分别在第 2、4 肋骨前端下缘画一条水平线，将肺野分为上、中、下三野。

（2）肺门与肺纹理：肺门影是肺动脉、肺静脉、支气管及淋巴组织的总和投影后前位上，肺门位于两肺中野内第 2～4 前肋间。右肺门分上、下两部：上部由上肺静脉、上肺动脉及下肺动脉干后回归支组成；下部是右下肺动脉主干。左肺门上部由左肺动脉弓及其分支和上肺静脉构成，下部由下肺动脉及其分支构成。

肺纹理是由肺血管、支气管和淋巴管等组成，主要分支是肺动脉分支，呈自肺门区向外延伸放射状分布的树枝状影，逐渐变细，一般肺野外带肺纹理已显示不清。

（3）肺叶、肺段和肺小叶

1）肺叶：是被脏层胸膜分隔的解剖单位。肺叶与肺叶之间的胸膜裂隙为叶间裂。右肺有上、中、下 3 叶，左肺有上、下 2 叶。右肺有斜裂与水平裂。水平裂上方为上叶，下方为中叶，斜裂后下方为下叶。左肺只有斜裂，其前上方为左肺上叶，后下方为左肺下叶。

2）肺段：肺叶由 3～5 个肺段组成，各有其单独的支气管。肺段的名称与相应的支气管一致。正常时，X 线片不能显示肺段的界限，只有在病理情况下，肺段单独受累时，才能看到肺段的轮廓。

3）肺小叶：每个肺叶由 50～80 个肺小叶组成，每支小叶支气管分出 3～5 支末梢细支气管，每个末梢细支气管所属的范围成为腺泡（呼吸小叶）。末梢细支气管继续分出呼吸细支气管，再分为肺泡管、肺泡囊，最终为肺泡。

4. 纵隔　位于两肺之间，胸骨后，胸椎前。上为胸腔入口，下方是膈肌，其中有心脏、大血管、气管、食管、主支气管、淋巴组织、胸腺、神经及脂肪等器官和组织。在正位胸片上，主要观察其与肺部邻接的轮廓。侧位胸片上，将纵隔划分为若干区域，常用的有六分区法，即在侧位片上将纵隔划分为前上、前中、中上、中中、后区、下区。

5. 膈　为薄层腱膜肌组织，后前位上分左右两叶，呈圆顶状。膈在外侧及前、后方与胸壁相交形成肋膈角，在内侧与心形成心膈角。呼吸时两膈上下对称运动。

6. 胸膜　胸膜分为两层，贴着胸壁和纵隔的一层为壁层，包绕肺和叶间的部分为脏层，两层之间的间隙为胸膜腔。胸膜菲薄，正常时不显影，只有在胸膜反褶处，X 线与胸膜走行方向平行时，X 线平片上才显示为薄层状或线状致密影，见于肺尖胸膜反褶及叶间裂反褶。

（二）CT 表现

1. 胸壁　前胸壁的外侧有胸大肌与胸小肌覆盖；在女性可见乳房，其内的腺体组织在脂肪影衬托下呈树枝状或珊瑚状致密影。后胸壁肌肉包括脊柱两旁的背阔肌、斜方肌、大小菱形肌、肩胛提肌以及肩胛骨周围的肩胛下肌、冈下肌等。

2. 肺　两肺野表现为对称性低密度阴影，其中可见由中心向外围走形的高密度肺血管分支影，由粗变细，即肺纹理影；上下走形或斜行的血管纹理表现为圆形或椭圆形的断面影。肺动脉与同级别的支气管相伴走行，两者的断面直径相近。两侧主支气管、段支气管与部分亚段支气管表现为管状或条状的低密度影，可作为判断肺叶和肺段位置的标志之一。

脏层胸膜向肺内深入构成叶间裂，是 CT 上肺叶划分的主要标志，叶间裂走形多呈螺旋形。两斜裂在普通 CT 扫描时呈无肺纹理的"透明带"，而在高分辨力的 CT（HRCT）扫描时呈高密度的线状影。

3. 纵隔　CT 显示纵隔内结构明显优于 X 线片。主要通过纵隔窗来观察纵隔内的结构，也分为前、中、后三部分。纵隔淋巴结多数沿气管、支气管分布，CT 可显示正常淋巴结，直径多小于 10 mm。

4. 膈　膈的前部分附着于剑突与两侧肋骨上，呈光滑的或波浪线状影。膈的后下部形成两侧膈肌角，正常膈肌角 CT 表现为椎体两侧弧形软组织影。

（三）MRI 表现

胸壁肌肉在 T_1WI 和 T_2WI 上均呈低信号（灰黑影），肌肉间可见线状脂肪影及流空的血管影。脂肪组织在 T_1WI 上呈高信号，为白影，在 T_2WI 上呈较高信号，显示为灰白影。

胸骨、胸椎、锁骨和肋骨周缘骨皮质在 T_1WI 和 T_2WI 上均为低信号，中心的海绵状松质骨含有脂肪，显示为较高信号。

气管及支气管壁由软骨、平滑肌纤维和结缔组织构成，由于管壁较薄，通常在 MRI 图像上不易分辨，但管腔周围可见有脂肪组织形成的高信号的衬托勾画出气管和支气管的大小与走行。

正常肺野基本呈黑影，近肺门处可见少数由较大血管壁形成的分支状结构。

由于肺血管的流空效应，肺动脉、肺静脉均呈管状无信号影，肺门部的支气管也呈无信号影，两者只能根据解剖关系进行分辨，但应用快速梯度回波序列时，肺动、静脉均呈高信号影。

前纵隔胸腺呈均匀的信号，T_1WI 上信号强度低于脂肪，T_2WI 上信号强度与脂肪相似。气管与支气管均呈无信号区；纵隔内血管腔内也呈无信号，其轮廓由周围脂肪组织的高信号所衬托。淋巴结易于显示，T_1WI 上表现为均匀圆形或椭圆形结构。

青壮年为什么易患肺结核？

近年来，肺结核流行呈不断上升趋势，由于许多青壮年人工作压力大、工作环境不良，与流动人口接触多，防治肺结核的意识差等原因，可能导致自身免疫力低下，再加上自身生活习惯不良以及肺结核杆菌毒力变化，导致青壮年肺结核患者增加，且 X 线表现不典型，易造成误诊，延误最佳治疗时机。

三、基本病变表现

胸部可发生多种疾病，病理改变复杂，因此不同疾病可产生相同或相似的影像表现，必须认识各种基本病变，结合临床进行分析，才能对疾病做出诊断。

（一）支气管改变

支气管可由腔内肿块、异物、先天性狭窄、分泌物淤积、水肿、血块及痉挛收缩等原因导致不同程度的阻塞。

1. 阻塞性肺气肿　是由于支气管部分阻塞产生活塞作用，空气只能吸入，不能完全呼出，导致肺组织过度充气而膨胀的一种状态。肺气肿 X 检查表现为肺局部透明度增加、肺纹理稀疏。弥漫性阻塞性肺气肿的 X 线检查表现为：两肺透亮度增加，肺纹理稀疏、变细、变直，胸廓呈桶状，前后径增加，肋间隙变宽，膈位置变低、平直、活动度明显减弱，心呈狭长的垂位型（图 19-1）。

CT 检查局限性阻塞性肺气肿表现为肺局部透明度增加，肺纹理稀疏；弥漫性阻塞性肺气肿表现为肺纹理稀疏、变细、变直，在肺的边缘处常可见肺大泡影。

2. 阻塞性肺不张　是由多种原因所致肺内气体减少、肺体积缩小、肺萎陷的改变。可由支气管完全阻塞、肺外压迫及肺内瘢痕组织收缩等引起。阻塞的部位不同可引起一侧性、肺叶、肺段和肺小叶的肺不张。

肺段性肺不张 X 线表现为基底朝外，尖端指向肺门的三角形或片状致密影。各肺叶不张表现不同，但有其共同的特点，即肺叶萎缩、体积缩小、密度增高，叶间裂向心性移位及纵隔不同程度地向患侧移位，而相邻肺组织呈代偿性肺气肿表现（图 19-2）。

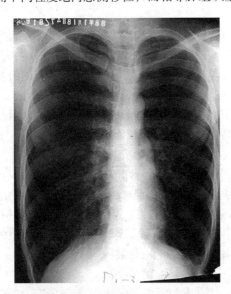

图 19-1　阻塞性肺气肿

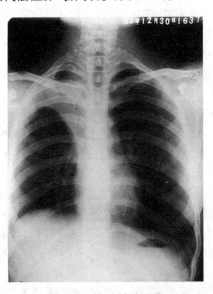

图 19-2　右上肺肺不张

一侧性肺不张的 X 线表现为：患侧肺野均匀致密，纵隔向患侧移位，膈升高，肋间隙变窄，健侧肺可有代偿性肺气肿表现。

CT 检查：①一侧性肺不张：肺叶体积缩小呈边缘清晰的软组织致密影，增强可见明显强化，周围结构向患侧移位；②肺叶不张：各肺叶不张会出现不同表现，但均发生肺叶体积缩小（多呈三角形），密度均匀增高，叶间裂处边缘清晰，有时邻近结构出现轻度移位；③肺段不张：多呈三角形，尖端指向肺门。

MRI 检查：①MRI 可显示支气管阻塞的病变如管壁增厚、狭窄及腔内结节等；②肺不张阴影在 T_1WI 上多呈等或略低信号，T_2WI 上呈高信号，有时信号不均匀。

（二）肺部病变

1. 渗出与实变　渗出是机体对急性炎症的反应。肺部急性炎症发展到某一阶段，形成渗出性实变。由于液体可沿肺泡孔向邻近肺泡蔓延，故病变与正常组织之间无截然分界。肺泡内的病理液体可以是炎性渗出液、血液及水肿液。X线检查表现为密度较均匀的斑片状或云絮状影，边缘模糊，与正常肺之间无清楚界限（图 19-3）。小范围的实变，随病变进展可成为大片状实变。如实变占据整个肺叶，则形成边缘锐利的全叶性实变影。较大的含气支气管与实变的肺组织常形成对比，在实变影像中可见到含气支气管影，称支气管气象。炎性渗出形成的实变，经治疗多可在 1～2 周内吸收。

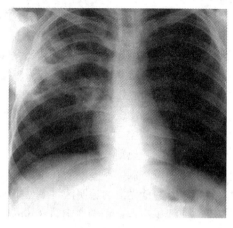

图 19-3　渗出性病变

CT 检查：肺渗出病变在肺窗上呈略高密度的磨玻璃样影，其内仍可见肺血管纹理影。肺实质呈高密度影，密度较均匀，有时其内可见支气管气象，但不能见到肺纹理影，靠近叶间胸膜处的边缘清晰。在纵隔窗上渗出病灶可完全不显示，肺实变病灶的大小也较肺窗上有所缩小。

MRI 检查：由于对液体的显示较敏感，因此 MRI 对显示肺泡腔内的渗出性病变很有帮助，在 T_1WI 上表现为边缘不清的片状略高信号影，T_2WI 上也呈较高信号影。

2. 增殖　肺的慢性炎症在肺组织内形成肉芽组织，为增生性病变，见于肺结核和各种慢性肺炎。X 线检查表现为各种结节状影，称为腺泡结节状病变。密度较高，边缘清楚，可呈梅花瓣样，无融合趋势。多个病灶聚集时各个病灶仍可分辨。CT 检查表现为数毫米至 1 cm 的小结节灶，形态为圆形或类圆形，密度较高，边界很清晰。

3. 纤维化　纤维化病变是肺部病变在愈合过程中产生的纤维结缔组织所形成的瘢痕，分为局限性和弥漫性两类。局限性者表现为：①局限的条索状影，粗细不均，走形僵直，密度高，与正常肺纹理不同；②病变较大被纤维组织代替后，收缩形成团块状阴影，密度高，边缘清楚。病变累及 1～2 个肺叶，可使部分肺组织发生膨胀不全，形成大片状致密阴影，密度不均。周围组织器官可被牵拉移位。弥漫性纤维化病变表现为紊乱的条索状、网状或蜂窝状阴影，可有多个弥散的颗粒状或小结节状影，可见于尘肺及慢性间质性肺炎。

CT 检查：局限者表现为条索状僵直的高密度影，走行及分布均与肺纹理不同；弥漫者表现为自肺门向外伸长的线条、网状或蜂窝状影，有时在网状影背景上可见颗粒状或小结节影。

MRI 检查：比较大的条索状纤维化病灶在 T_1WI 和 T_2WI 上均呈中等或略低的信号。

4. 钙化　多发生于退行性变或坏死组织内。X线检查表现为致密影，边缘锐利，形状不一，可为斑点状、块状或球状，呈局限或弥散分布（图 19-4）。CT 检查表现为形态多样、边界清楚的高密度影，CT 值常达 100 Hu 以上。MRI 检查：钙化通常呈无信号影，较大的钙化灶可表现为病灶内的信号缺损区。

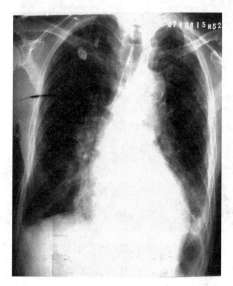

图 19-4　右上肺钙化性病变

5. 肿块　肿块分为肿瘤性和非肿瘤性两种。肺肿瘤以形成肿块为特征。肺良性肿瘤多有包膜，呈边缘锐利光滑的球形肿块，生长慢，一般不发生坏死；恶性肿瘤呈浸润性生长，多无包膜，故边缘多不锐利，周边可呈多毛刺状，轮廓可呈分叶状或脐样切迹，生长较快，常发生坏死。肺转移性肿瘤常表现为多发、大小不等的球形病变。

6. 空洞与空腔　肺内病变组织发生坏死，坏死组织经引流支气管排出，形成含气的残腔，成为空洞。X 线检查表现为实变阴影内的透明区。

（1）虫蚀样空洞：又称无壁空洞，洞壁为坏死组织。X 线表现为实变肺野内多发小的透明区，轮廓不规则，如虫蚀样。见于干酪性肺炎。

（2）薄壁空洞：洞壁厚度在 3 mm 以内，由薄层纤维组织和肉芽组织形成。X 线表现为境界清晰，内壁光滑的透明区。多见于肺结核。

（3）厚壁空洞：洞壁厚超过 3 mm。X 线检查表现为形状不规则的透明影，周围有高密度的实变区。内壁光滑整齐或凹凸不平（图 19-5）。见于肺脓肿、肺结核及肺癌。肺脓肿的空洞内有明显的液气平面。癌瘤内形成的空洞其内壁多不规则。

CT 在显示空洞的存在、空洞的大小与形态、空洞的壁及洞内情况等均优于 X 线平片。MRI 检查：空洞内气体在 T_1WI 和 T_2WI 均呈低信号影，空洞壁的信号则因病变性质而异。

（三）胸膜病变

1. 胸腔积液　是多种疾病累及胸膜而产生的，液体可以是渗出液、漏出液、脓液、乳糜液或血液等。

（1）游离性积液：少量积液时，液体首先聚积于肋膈角，液体在 300 ml 以上时，立位表现为患侧肋膈角变钝、变平，透视下体液可随呼吸及体位改变而移动；中量积液时，表现为患侧下肺野均匀致密影，肋膈角消失，膈面及心缘被遮盖，由液体形成的致密影其上缘呈外高内低的斜行弧线；大量积液是指液体上缘达第 2 前肋间以上，患侧肺野均匀致密，有时仅肺尖透明，肋间隙增宽，纵隔向对侧移位。

（2）局限性胸腔积液：包裹性积液是指胸膜炎时，脏壁发生粘连，液体被局限于胸腔的某一部位。切线位时显示为自胸壁凸向肺野的半圆形或梭形致密影（图 19-6）。发生于叶间胸膜则为叶间积液，表现为位于叶间裂部位的梭形致密影。

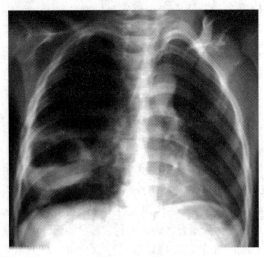

图 19-5　厚壁空洞

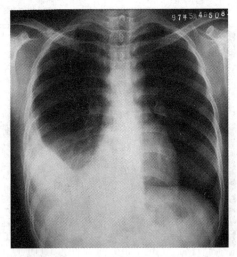

图 19-6　右胸腔积液（中量）

CT 检查：①少量、中量游离积液表现为后胸壁下弧形窄带状或新月形液体样密度影；②大量积液，表现为几乎整个胸腔均被液体样密度影所占据，肺被压缩于肺门处呈软组织影，纵隔向对侧移位；③包裹性积液，表现为自侧胸壁向肺野突出的凸透镜形液体样密度影，边缘清楚，两侧与胸壁夹角多为钝角；④叶间积液，表现为叶间裂走行区的梭形或带状液体样密度影。

MRI 检查：可清晰显示胸腔积液的存在，其 MRI 液体信号与液体成分有关。肺出血性积液在 T_1WI 多呈低信号，T_2WI 呈高信号；结核性胸膜炎积液由于蛋白含量较高在 T_1WI 中可呈中 - 高信号。

2. 气胸与液气胸　气胸为脏层或壁层胸膜破裂，空气进入胸腔所引起。X 线表现为胸腔上部或外侧无肺纹理的透亮区，内侧可见被压缩的肺边缘，呈纤细的线状致密影，纵隔向健侧移位，膈下降，肋间隙变宽。

胸腔内液体与气体并存为液气胸。立位检查时，表现为横贯胸腔的液面，液面上方为空气及被压缩的肺。气体较少时，则只见到液面而不易看到气体。

CT 检查：①在肺窗上气胸表现为肺外侧带状无肺纹理的低密度透亮区，其内侧可见弧形的脏层胸膜呈细线状，有不同程度的肺萎缩；②液气胸由于重力关系，液体分布于背侧，气体分布在腹侧，两者之间可见明确的气液平面及受压萎缩的肺边缘。

3. 胸膜肥厚、粘连和钙化　轻度胸膜肥厚、粘连表现为肋膈角变浅、变平，膈运动受限。广泛胸膜肥厚时，显示肺野透亮度降低，或沿胸廓内缘呈带状致密影，肋间隙变窄，膈上升及纵隔向患侧移位。胸膜钙化表现为片状、不规则状或条状高密度影。

案例 19-4

患者，男性，30 岁。体检 X 线胸片上发现右上肺野处有一指甲大小白色阴影，平时无特殊不适，医师考虑为结核钙化灶。患者自觉并未患过肺结核，为肺部有结核钙化点而担忧。

问题：

1. 请解释出现结核钙化点的原因。

2. 患者问钙化需不需要治疗？会不会癌变？请给予指导。

四、疾病诊断

（一）支气管扩张

支气管扩张是常见的慢性支气管疾病，可分为柱状型、囊状型与曲张型。

常规 X 线检查仅作为初选，确定支气管扩张的存在、类型和范围主要依靠 CT。X 线平片表现：早期轻度支气管扩张可无异常发现，较明显的支气管扩张，造成肺纹理增多、增粗、紊乱而呈网状，扩张而含气的支气管可表现为多个薄壁空腔，其内可有液面。CT 主要表现为：①柱状型支气管扩张，表现为"轨道征"或"戒指征"；②囊状型支气管扩张，表现为多发囊状或葡萄串状阴影，如合并感染则囊内出现液面及囊壁增厚；③曲张型支气管扩张，由于扩张的支气管腔粗细不均，表现为类似念珠状；④如扩张的支气管腔内充满黏液栓，则表现为棒状或结节状高密度影，称"指状征"。

（二）肺炎

1. 大叶性肺炎　早期即充血期，X 线检查可无阳性发现，或只表现为病变区肺纹理增多，肺野局部透明度略低。病变进展至实变期（红色肝样变期及灰色肝样变期），X 线检查表现为密度均匀的致密影，形状与肺叶的解剖轮廓一致，为其典型表现。由于实变的肺组织与含气的支气管相衬托，有时在实变区中，可见透明的支气管影，即支气管气象。临床上，由于抗生素的广泛应用，以整叶实变的典型表现已少见，病变多累及肺叶的一部分或某些肺段，常表现为肺内片状或三角形致密影。消散期表现为实变期的密度逐渐降低，范围缩小。由于病变的消散不均匀，多表现为散在、大小不等或分布不规则的斑片状致密影。炎症可完全吸收或只留下少量索条状影。临床上症状减轻常较肺内病变吸收为早，病变多在2周内吸收。

CT表现：①由于CT密度分辨力高，在充血期即可发现病变区呈磨玻璃样阴影，边缘模糊，其内血管隐约可见；②实变期呈肺叶或肺段分布的致密阴影，在显示支气管气象方面较X线胸片清晰；③消散期随着病变的吸收，实变密度阴影减低，呈散在大小不等的斑片状阴影。

2. 支气管肺炎　多见于婴幼儿、老年及极度衰弱的患者，可由支气管炎和细支气管炎发展而来，主要病理改变是小支气管壁充血、水肿、肺间质内炎性浸润及肺小叶的渗出和实变。

X线检查表现：病变常见于两肺中、下肺野的内中带，表现为肺纹理增多、增粗和模糊，沿肺纹理分布的斑点状或斑片状模糊影，密度不均。密集的小病变可融合成较大的片状。小儿患者常见肺门影增大、模糊，常伴有局限性肺气肿。CT扫描更能清楚显示：①大多数散在的片状病灶符合肺腺泡或肺小叶的实变形态；②两肺中下部支气管血管束增粗；③有时在小片状影之间，可见小圆形透亮阴影，为小叶支气管活瓣阻塞引起的肺小叶过度充气。

3. 间质性肺炎　多见于小儿，病变主要侵及小支气管壁及肺间质，引起炎性细胞浸润。炎症沿淋巴管扩展，引起淋巴管炎及淋巴结炎，由于小支气管的炎症、充血及水肿可引起肺气肿及肺不张。病变可有肺泡的轻度炎症浸润。

X线检查表现：病变较广泛，常以两肺门区及两肺中、下野为著。表现为肺纹理增粗、模糊，交织成网状，其间可有小点状影。肺门轻度增大，密度增高，结构模糊不清。婴幼儿的急性间质性肺炎，由于细支气管炎引起部分阻塞，则常以弥漫性肺气肿为主要表现。

CT检查尤其是HRCT可很好地显示间质性肺炎的特点：①病变早期出现肺内磨玻璃密度片状阴影，并可见小叶内间质增厚及小叶间隔增厚；②病变进一步发展，表现为小叶间隔及支气管血管束增粗且不规则；③严重者肺间质纤维化呈广泛网状或蜂窝状阴影，并常合并牵拉性支气管扩张或肺大泡；④肺门及纵隔淋巴结可有增大；⑤较严重者可伴有小叶性实变，表现为小斑片状影。

（三）肺脓肿

X线检查表现：急性化脓性炎症阶段，肺内出现大片状致密影，其边缘模糊，密度较均匀，可侵及一个肺段或一叶的大部分。当组织发生坏死时，其内可见低密度区，如病变中心肺组织坏死、液化与引流支气管相通后，在实变影中出现含有液面的厚壁空洞。周围有炎性浸润时，其边缘模糊。侵犯胸膜可引起脓胸或脓气胸。

CT表现：①排脓前期肺脓肿呈大片状模糊阴影，软组织窗易于显示在炎性实变阴影中的稍低密度坏死、液化灶；②空洞形成期，表现为类圆形的厚壁空洞，常有液气平面，洞壁内缘多光滑，外缘常模糊，周围可有片状渗出性病变。CT增强示脓肿壁有明显的强化。

慢性肺脓肿表现为圆形或不整形空洞，洞壁厚，内、外壁边缘清楚有或无液气平面，周围为密度不均、排列紊乱的索条状及斑片状影。多房性空洞显示为多个大小不等的透明区。慢性肺脓肿常伴有支气管扩张，胸膜肥厚及粘连。慢性肺脓肿CT表现为空洞内、外壁界限清楚，可有液气平面，空洞周围可有多量的索条影，可伴发脓胸或广泛胸膜增厚。

案例 19-2 分析

1．患者受凉后寒战、高热、呼吸困难、胸痛，咳铁锈色痰，听诊左肺下叶有大量湿性啰音，外周血象白细胞增多，故考虑为大叶性肺炎。

2．因肺泡腔内渗出大量纤维素、红细胞、中性粒细胞，故其基本病变为肺实变，相应的其 X 线表现为左肺下叶有大片致密阴影。

（四）肺结核

肺结核是有结核分枝杆菌引起的肺部慢性传染病，影像学检查能够发现病变，确定其部位、范围和性质，并能观察病变的转归。

1．原发型肺结核（Ⅰ型）　为初次感染所发生的结核，多见于儿童，但也可见于未感染过结核杆菌的青少年或成人。包括原发综合征和胸内淋巴结结核。

（1）原发综合征：结核杆菌侵入淋巴管，循淋巴液引流到肺门或纵隔淋巴结，引起相应的结核性淋巴管炎和淋巴结炎及淋巴结肿大。X 线检查，原发病灶表现为大小不一的片状模糊影，大者可占据数个肺段甚至一个肺叶。淋巴管炎表现为自原发病灶引向肺门的数条索条状影。肺门和纵隔肿大的淋巴结表现为肿块影。原发病灶、淋巴管炎和淋巴结炎三者组成哑铃状阴影。

（2）胸内淋巴结结核：原发病灶经治疗后易于吸收和消散，淋巴结常伴不同程度的干酪样坏死，愈合较慢，有时淋巴结病变继续发展，则表现为肺门或纵隔淋巴结肿大，为胸内淋巴结结核。可分为结节型和炎症型，结节型为圆形或椭圆形结节状影，内缘与纵隔相连，突向肺野，边界清晰；炎症表现为肺门影增大，边缘模糊，境界不清。

CT 可清晰显示肺内原发病灶、引流的淋巴管炎和肺门肿大的淋巴结炎，增强扫描可更清晰地显示肿大淋巴结的内部结构与范围，可出现环形强化或分隔样强化，中央为无强化的干酪坏死区。

2．血行播散型肺结核（Ⅱ型）

（1）急性粟粒型肺结核：系大量结核杆菌一次或短时期内数次进入血液循环，引起肺部及全身播散。在 X 线平片上表现为两肺弥漫均匀分布，大小、密度相同的粟粒状影，大小为 1.5～2 mm，边缘清晰，肺纹理常不能显示。CT 可清晰显示两肺弥漫分布的粟粒性病灶（图 19-7）。

（2）亚急性或慢性血行播散型肺结核：系少量结核杆菌在较长时间内多次进入血液循环播散至肺部所致，病灶以增殖为主。X 线检查表现为大小不一、密度不同、分布不均的多种性质病灶。可呈粟粒状或较大的结节状，以两肺上中野为著，下野较少。早期播散的病灶多在上肺野，为纤维化及钙化灶，近期播散的病灶仍为增殖性或渗出性，多位于中下肺野。恶化时，病灶可融合并形成空洞。CT 表现与 X 线平片相似。

3．继发型肺结核（Ⅲ型）　是肺结核中的主要类型，可出现以增殖病变为主、浸润病变为主、干酪病变为主或空洞病变为主等多种病理改变。多为以静止的原发病灶重新活动，或

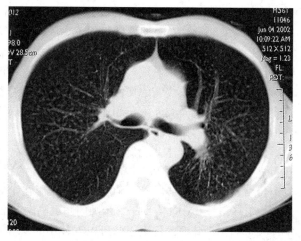

图 19-7　粟粒型肺结核

为外源性再感染。X 线与 CT 检查：表现多种多样。锁骨上、下区可见中心密度高、边缘模糊的片状影，为陈旧性病灶及周围炎。锁骨下区新的渗出性病灶，表现为小片云絮状影，也可呈肺叶或肺段分布的大片渗出性病变。也可表现为任何肺野的圆形浸润性影，以上病灶内可溶解形成空洞。继发型肺结核还包括结核球及干酪性肺炎两种特殊类型的病变。

（1）结核球：为纤维膜包绕干酪样结核病灶形成，表现为圆形、类圆形或分叶状，大小直径为 2～3 cm，边缘清楚、光滑，一般密度均匀，球内可出现层状、环状或斑点状钙化，也可有小空洞存在。结核球附近常有散在的纤维增生性病灶，称为卫星病灶。

（2）干酪性肺炎：X 线与 CT 检查表现为大叶性或肺段性致密影，密度均匀，其中可见多数小的边缘不规则的透亮区。其他肺野可见由支气管播散的小片状浸润影。

继发型肺结核晚期由于多种性质病变的恶化、好转与稳定交替发展可形成纤维厚壁空洞、广泛纤维性变及支气管播散灶。X 线与 CT 检查表现为两肺上部多发的厚壁空洞，轮廓大多不光滑、不规则，周围有较广泛的纤维索条影和散在的新老病灶。患肺因纤维化而萎缩，上叶萎缩使肺门影向上移位，下肺野血管纹理被牵引向上及下肺叶的代偿性肺气肿，使膈肌下降、平坦，故肺纹理拉直，呈垂柳状。

4. 结核性胸膜炎（Ⅳ型）　在结核性胸膜炎发展的不同阶段，有结核性干性胸膜炎、渗出性胸膜炎及结核性脓胸。

干性胸膜炎不产生明显渗液或仅有少量纤维素渗出，X 线与 CT 检查可无异常或仅出现患侧膈肌运动受限；渗出性胸膜炎多为单侧，液体一般为浆液性，偶为血性。病程长，有纤维素沉着，引起胸膜肥厚、粘连或钙化。X 线与 CT 表现为胸腔积液和胸膜肥厚的相应征象。

案例 19-3 分析

　　患者为青年女性，近来常有低热、乏力、咳嗽，咳少量痰液，有时盗汗，突发痰血，依据病情，患者不能除外肺结核，为明确诊断，应建议患者行胸部 X 线、痰结核杆菌等相关检查。

（五）肺肿瘤

肺肿瘤分为原发性与转移性两类，原发性者又分为良性与恶性。良性肺肿瘤临床少见，恶性肺肿瘤中约 98% 为原发性支气管肺癌。

1. 原发性支气管肺癌　起源于支气管上皮、腺体、细支气管及肺泡上皮。X 线检查将癌肿发生于主支气管、肺叶支气管及肺段支气管的称中心型；发生在肺段以下支气管者称为周围性。

（1）中央型肺癌：早期癌肿局限于黏膜内，可无异常发现。随着病变发展，癌组织从支气管黏膜表面向腔内生长或沿支气管壁浸润生长，使管腔狭窄，先引起肺叶或一侧肺的阻塞性肺气肿，但很难发现。由于支气管狭窄，引流不畅而发生阻塞性肺炎，表现为同一部分反复发生、吸收缓慢的炎性实变。如支气管管腔被完全阻塞后，引起肺不张。癌瘤穿透支气管壁，同时向腔外生长和伴有肺门淋巴结转移时，则形成肺门肿块。发生于右肺上叶的支气管肺癌，肺门部肿块和右肺上叶不粘连在一起，下缘可形成横"S"状，为典型征象，称横"S"征。CT 表现为肺门区分叶状肿块影，或病变支气管腔内的结节及息肉样阴影，还可显示支气管壁不规则增厚，引起支气管腔的狭窄与截断。MRI 表现为支气管壁增厚、管腔狭窄及管腔内结节阴影，肿瘤与肺不张影在 T_1WI 上表现为略低信号，在 T_2WI 上表现为不均匀高信号。MRI 有助于显示肺门与纵隔淋巴结增大以及肿瘤侵犯血管与心脏等结构。

（2）周围型肺癌：发生于肺段以下较小的支气管肺癌，由于管壁结构薄弱，易侵入肺内或经局部淋巴管播散在肺小叶内生长，形成肿块。早期病变较小时，表现为肺野内密度较高，边缘模糊的结节状或球状影；或表现为肺炎样小片浸润影，密度不均匀。癌瘤生长速度不均衡及局部淋巴播散灶的融合，可形成分叶状肿块。如呈浸润性生长，则边缘毛糙常呈短细毛刺状，肿块中心可坏死形成厚壁、偏心性不规则空洞。

肺癌可转移至肺门和纵隔淋巴结，表现为肺门增大及纵隔旁肿块。胸膜转移时表现为胸腔积液。肺癌也可发生肺的转移，表现为肺野内多发圆形影，或呈网状结节阴影。

2. 肺转移性瘤　肺外的恶性肿瘤可经血行、淋巴或由邻近器官直接蔓延等途径转移至肺部。血行转移表现为两肺多发性大小不一的圆形或结节状致密影，密度均匀，境界清楚，形似棉球状，中下肺野分布较多。少数呈单发球形灶也可表现为粟粒状或小片状影。淋巴转移表现为两肺和（或）纵隔淋巴结增大，自肺门向外呈放射状分布的索条状影，其间可见微细的串珠状小点状影，也可与血行转移并存。

> **案例 19-4 分析**
>
> 　　1. X 线胸片上发现肺部有钙化点，说明该患者曾经感染过结核杆菌。但并不就等于患上了结核病。许多情况下是一种隐性感染，由于机体有较强的免疫力而无症状，最后自愈，结果可能形成钙化灶。而整个过程，感染者是不知觉的。这种情况不需要治疗。
>
> 　　2. 肺癌是许多因素共同作用的结果。钙化点和肿瘤之间并没有必然联系，故不必过分担心。

（六）纵隔原发性肿瘤

1. 胸腺瘤　多发于前纵隔的中部偏上，呈圆形、椭圆形或梭形，有时呈薄片状，贴近大血管。肿瘤常向一侧肺野突出。良性者边缘多光滑锐利；恶性者多呈分叶状。穿破包膜侵入邻近组织时，边缘可毛糙不整，并可发生胸膜反应。CT 表现为均匀软组织密度肿块。MRI 表现为稍长 T_1、长 T_2 信号。

2 畸胎瘤　是来自原始胚胎组织的残留物，可分为囊性（皮样囊肿）和实质性两种。皮样囊肿多为良性，实质性肿瘤可为良性或恶性。肿瘤多位于前纵隔中部，心与主动脉连接区。良性多为单侧突出的圆形或卵圆形肿块，边缘光滑；恶性者多呈分叶状，边缘不规则，由于含有多种组织，故密度不均，若其内有骨骼、牙齿则为该肿瘤的特征性表现。皮样囊肿可发生囊壁的蛋壳样钙化。

3. 恶性淋巴瘤　是发生在淋巴结的全身性恶性肿瘤。纵隔内病变多与颈部及全身淋巴结病变同时存在。X 线检查表现为上中纵隔双侧性纵隔影增宽，融合的肿大淋巴结呈分叶状突向肺野，侧位上多在中纵隔气管与肺门附近。CT 上多数呈均匀软组织密度。MRI 表现为稍长 T_1、长 T_2 信号。

考点提示：正常胸部正位片特点，常见呼吸系统疾病如肺炎、肺结核、气胸、胸腔积液 X 线表现

第 3 节　循　环　系　统

> 📖 **学习目标**
>
> 　　1. 了解心脏大血管 X 线、CT、MRI 检查方法。
> 　　2. 熟悉心脏大血管的正常影像表现。
> 　　3. 熟悉心脏大血管基本病变的影像表现。
> 　　4. 熟悉风湿性心脏病二尖瓣狭窄，冠心病、先天性心脏病房间隔缺损、法洛四联症的典型 X 线表现。

循环系统的影像诊断主要是心脏和大血管的检查。心脏位于纵隔内，心、大血管与两侧肺野形成良好的自然对比。

X 线透视和平片可以观察心、大血管的大小、形态及搏动情况。心血管造影能进一步了解心内部结构、功能状态和血流动力学变化。

CT 对心脏、大血管的检查要求是要有足够快的扫描速度。电子束 CT 和多层螺旋 CT 适用于心脏大血管的检查，可用于心脏大血管的血流方向、速度、心肌灌注和储备功能的评价。多层螺旋 CT 冠状动脉成像用于冠状动脉疾病的诊断。

MRI 可准确测量心腔径线和室壁厚度，并可进行心功能测定，使心血管疾病的临床诊断更加准确可靠。

心血管造影术

心血管造影是通过心导管向心脏或大血管的某些部位注入造影剂，使心脏血管显影，通过快速拍片，显示心脏及大血管解剖结构以及循环功能情况的方法。由于心血管造影可以观察到其他检查难以观察到的病理改变，如肺动脉发育情况、大血管的位置、心内分流方向、冠状动脉的通畅情况，因此许多复杂心脏病患者都需要进行此种检查，是心脏外科手术前重要的检查手段之一。

链接

一、检查技术

（一）X 线检查

1. 透视　透视下可以转动患者体位，从不同角度观察心、大血管的形态、搏动及其与周围结构的关系。

2. 摄影　常用的摄影位置有后前位、右前斜位、左前斜位和左侧位。

3. 心血管造影　心血管造影是将对比剂快速注入心腔和大血管内，以显示心和大血管内腔的形态及血流动力学改变。常用的造影方法有以下几种：①右心造影：先行右心导管检查，经导管注入对比剂，显示右侧心腔和肺血管。主要适用于右心及肺血管的异常及伴有发绀性的先天性心脏病。②左心造影：经周围动脉插管，导管尖端送入左侧心腔选定的部位，经导管注入对比剂。适用于二尖瓣关闭不全、主动脉瓣口狭窄、心室间隔缺损及左心室病变。③主动脉造影：经周围动脉插入导管，导管尖端放于主动脉瓣上 3～5 cm 处，注射对比剂后，能使主动脉升部、弓部和降部显影（图 19-8）。适用于主动脉本身病变、主动脉瓣关闭不全、主动脉与肺动脉或主动脉与右心之间的异常连通，如动脉导管未闭等。④冠状动脉造影：用特制导管，从周围动脉插入主动脉，使其分别进入左、右冠状动脉内行选择性动脉造影。主要用于冠状动脉粥样硬化性心脏病的检查，是经皮冠状动脉成形术和冠状动脉搭桥前必需的检查步骤。心血管造影是一种比较复杂的检查方

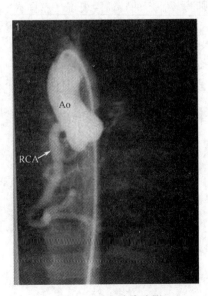

图 19-8　主动脉造影

法，患者有一定的痛苦和危险，必须严格掌握适应证及禁忌证。

（二）CT 检查

普通 CT 平扫由于扫描时间长，诊断价值有限。多层螺旋 CT 和电子束 CT 扫描速度快，成像时间短，适用于心脏大血管形态、功能及血流动态的检查。64 层以上的多层螺旋 CT 可获取心脏大血管的三维图像，并可剖析冠状动脉的结构。

（三）MRI 检查

磁共振成像应用于心脏大血管检查的优势是：心肌和血管壁组织与血流的信号间存在良好的对比，能清楚地显示心内膜、瓣膜、心肌、心包及心包外脂肪。

成像方位：包括横断位、左前斜位、冠状位、平行于室间隔的心脏长轴位、垂直于室间隔的短轴位。

成像序列：自旋回波（SE）序列，由于血液的流空效应，心脏大血管内呈黑的无信号或极低信号区，而心肌及血管壁呈灰的低信号。

二、正 常 表 现

（一）心、大血管 X 线投影

1. 后前位　是心、大血管的正位投影，有左右两个边缘。心右缘分为两段：上段边缘平直，为主动脉升部和上腔静脉的复合投影，幼年及青年期以上腔静脉为主；在老年，以主动脉升部为主。心右缘下段为右心房所构成，弧度较大。

心左缘分为三段：上段为主动脉球，呈弧形突出，由主动脉弓部和降部相移行的部分形成。中段为肺动脉段，由肺动脉主干与左肺动脉构成，此段较平稳或稍突出，也称心腰部。下段为左心室段，为一明显的左突出的长弧形。左心室在下方形成心尖。左心室与肺动脉段的搏动方向相反，两者的交点称为相反搏动点。左心室与肺动脉之间，有长约 1.0 cm 的一小段，由左心耳构成，正常时，不能与左心室区分（图 19-9）。

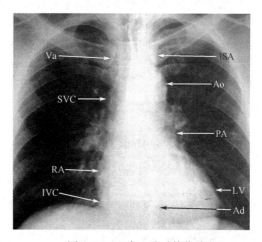

图 19-9　正常心脏后前位片

2. 右前斜位（第一斜位）　心位于胸骨与脊柱之间，分为前、后两缘。心前缘自上而下由主动脉弓及主动脉升部、肺动脉、右心室构成，最下方为左心室。心前缘与胸壁之间有一个倒三角形透明区，称为心前间隙。心后缘中上部为左心房，对食管形成浅压迹，下部为右心房，两者无明确分界。心后缘与脊柱之间比较透明，称心后间隙或心后区。食管在心后间隙通过，钡剂充盈时可显影，并可在前壁显示左心房压迹。

3. 左前斜位（第二斜位）　心、大血管影位于脊柱的右侧，X 线中心线与室间隔接近平行，两个心室大致分为左右两半，右前方为右心室，左后方为左心室。心前缘上段为右心房，下段为右心室，两者无明显分界，形成自然弧线，右心房影以上为主动脉升部。心后缘上段由左心房，下段由左心室构成。主动脉升部、弓部、降部展开投影在一个平面上，呈拱形，其下方为主动脉窗，窗内有气管分叉、主支气管和肺动脉主支，左主支气管下方为左心房影。

4. 左侧位　前缘上段由右心室漏斗部与肺动脉主干构成，下段为右心室前壁，前缘下部与胸壁紧密相邻，心前缘与胸壁之间的三角形透亮区称为胸骨后区。心后缘上中段由左心房构成，下段由左心室构成。心后下缘、食管与膈之间的三角形间隙，为心后食管前间隙。

（二）正常 CT 表现

1. 左心房层面　左心房位于主动脉根部及右心耳后方，奇静脉、食管及降主动脉前方。左心房前后径为 30～45 mm。此平面常同时显示食管奇静脉隐窝、冠状动脉主干及主要分支的近段。

2. "四腔心" 层面　需注射对比剂才能区分左、右心房和左、右心室，心腔和心壁。

3. 心室层面　在增强扫描时，可见左、右心室及室间隔。

CT 扫描是进行心包检查较为敏感的检查方法。通常显示的是壁层心包，正常厚度为 1～2 mm。脏层心包由于较薄，CT 扫描常难以显示。

（三）正常 MRI 表现

1. 横轴位　为最基本的心脏切层，呈不典型的 "四腔心" 断面，并为其他的心脏 MRI 检查体位提供定位图像。左心室平均直径为 45 mm，室壁及室间隔厚度约为 10 mm；右心室平均直径为 35 mm，室壁厚度约为 5 mm。

2. 冠状位　可较好地显示左心室腔及左心室流出道、主动脉窦和升主动脉的形态、走行，并能显示左心房、右心房后部的上腔静脉入口形态。

3. 矢状位　不同心形的心脏矢状切面心腔及心壁的形态结构变异较大，因此矢状位主要用于心脏 MRI 扫描的定位。

心包在 T_1WI、T_2WI 均表现为低信号。正常心包厚度为 1～2 mm，心包在右心室前面显示较清楚，在左心室后外侧等处常显示不清。

磁共振血管成像除用于观察血管的形态、内径、走行外，还可测量血流速度和观察血流特征。磁共振于不同扫描体位和层面在心处脂肪的衬托下可显示冠状动脉的主要分支。

三、基本病变表现

（一）心各房室增大

心增大是心血管疾病的重要征象。心增大包括心壁肥厚和心腔扩张，两者常并存，X 线检查很难区别肥厚和扩张，因此统称为增大。

确定心增大最简便的方法是心胸比率法，其方法是测量心最大横径与胸廓最大横径之比。心最大横径取心影左、右缘最突出点至胸廓中线垂直距离之和，胸廓最大横径是在右膈顶平面取两侧胸廓肋骨内缘之间的最大距离。正常成人心胸比率等于或小于 0.5。

1. 左心室增大　后前位时，心左缘左心室段延长，相反搏动点上移，心尖向左下延伸，向左越出锁骨中线，向下心尖居膈下显示在胃泡影内。左心室段圆隆，心腰凹陷。左前斜位，心后缘左心室段向后下突出，与脊柱影重叠。左侧位，心后下缘食管前间隙消失，心后间隙变窄（图 19-10）。

2. 右心室增大　后前位，心腰平直或隆起，肺动脉段延长，相反搏动点下移。心尖圆隆上翘，心横径增大，右心室向右扩展，可将右心房推向右上

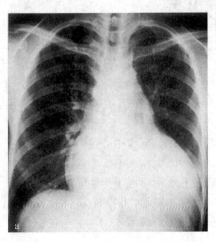

图 19-10　左心室增大

方。增大显著时，心向左旋转，心腰更加突出。右前斜位，右心室段前缘呈弧形向前膨凸，心前间隙变窄甚至闭塞。肺动脉段和右心室漏斗部隆起。左前斜位，心前缘下段向前膨出，心前间隙下部变窄，心膈面延长，左心室推向左后方，室间隔向后上移位，心后缘可与脊柱重叠，向后最突出点的位置比左心室本身增大为高。侧位，心前缘与前胸壁的接触面增大，同时漏斗部和肺动脉段凸起。

3. 左心房增大　主要发生在体部，可向后、上及左、右方向增大。后前位，左心房早期向后增大时，心轮廓不发生改变，但在心底部偏右侧出现圆形或椭圆形密度增高影，与右心房重叠，形成双心房影。如向右增大凸出于右心缘，可见右心房弧形边缘上段又出现一较大弧度，称双弧征。左心房增大显著时，可使位于左心室段与肺动脉之间的心耳部增大、突出，通常称第三弓，心左缘出现四个弓。右前斜位，食管吞钡，可显示左心房食管压迹加深，甚至局限性向后移位。轻度增大时，仅食管前壁受压；中度增大，食管后壁均有受压移位；重度增大，食管明显后移与脊柱重叠。左前斜位，心后缘上段饱满、隆起，左主支气管受压抬高，气管分叉角度增大。

4. 右心房增大　后前位，心右缘下段向右扩张、膨隆。明显增大时，弧度加大，最突出点位置抬高，常有上腔静脉增宽。右前斜位，心后缘下段向后突出。左前斜位，心前缘上段向前上膨隆延长。

5. 心普遍增大　后前位，心影向两侧增大。右前斜位和左侧位，心前间隙和心后间隙均缩小，食管普遍受压后移。左前斜位，支气管分叉角度增大。

心脏疾病所致的某些房室增大，使心外形发生改变，在后面位上常见的有二尖瓣型、主动脉型、普遍增大型三种心型。

多层螺旋CT增强扫描和MRI能够显示各个心腔的大小。

（二）肺循环的改变

1. 肺充血　是指肺动脉内血流量增加，后前位表现为肺动脉段膨隆，两侧肺门影增大，肺纹理成比例增粗，向外周伸展，边缘清楚、锐利。透视下，可见肺动脉段和两侧肺门血管搏动增强，即"肺门舞蹈"。肺充血常见于左向右分流的先天性心脏病，如心房间隔或心室间隔缺损、动脉导管未闭等。

2. 肺淤血　是指肺静脉回流受阻，血液淤滞于肺内，肺静脉普遍扩张。后前位，主要表现为肺纹理增强、模糊，肺野透亮度显著减低，两肺门影增大，肺门血管边缘模糊，结构不清。肺淤血严重时出现间隔线，常见的是KerleyB线，表现为肋膈角附近与外侧胸壁垂直的线状影，长为2～3 mm，宽0.1 mm，为肺静脉压升高引起渗出液存留在小叶间隔内所致。

3. 肺血减少　是指肺内血流量的减少，由于右心排血受阻引起，主要见于肺动脉狭窄、三尖瓣狭窄等。X线检查表现为肺门影小，肺野内肺纹理普遍变细小、稀疏。肺野透明、清晰。肺动脉分支管径可明显小于其伴行的支气管管径。严重的肺血减少时，可由支气管动脉建立侧支循环，在肺野内显示为很多细小、扭曲而紊乱的网状血管影（图19-11）。

4. 肺水肿　是由于毛细血管内液体大量渗入肺间质和肺泡所致。肺水肿可分为间质性和肺泡性两种。

间质性肺水肿：X线检查表现为肺门增大、模糊，肺纹理模糊，中下肺野有网状影，肺野透亮度减低，可见间隔线。常伴有少量胸腔积液。肺泡性肺水肿：渗出液储集于肺泡内，X线检查表现为一侧或两侧肺野有片状模糊影，以内、中带为多见，典型表现为两肺门周围的蝶翼状影，常与间质性肺水肿并存（图19-12）。见于左心衰竭等。

5. 肺动脉高压　肺血流量增加或肺循环阻力增高可引起肺动脉高压，如肺动脉段收缩

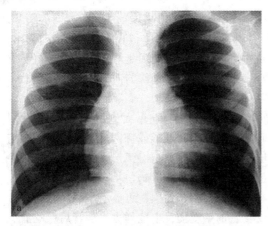

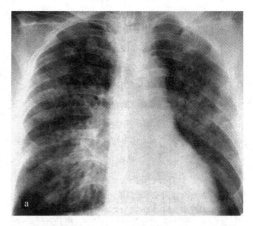

图 19-11　肺血减少（法洛四联症）　　　　　　图 19-12　肺泡性肺水肿

压超过 30 mmHg，平均压超过 20 mmHg，即为肺动脉高压。X 线检查表现为肺动脉段突出，肺门肺动脉大分支扩张，两肺野中带分支收缩变细，称为肺门截断现象。

四、疾 病 诊 断

（一）风湿性心脏病

风湿性心脏病以二尖瓣损害最多，其次是主动脉瓣，三尖瓣、肺动脉瓣少见。

1. 二尖瓣狭窄　左心房排血受阻，压力增高，左心房扩张和肥厚，肺静脉回流受阻，出现肺淤血，肺动脉压升高，进一步导致右心室肥厚。

X 线检查表现：左心房和右心室增大、肺淤血及肺循环高压征象。后前位，心影增大呈二尖瓣型，主动脉结小，肺动脉段膨隆突出，左心耳部突出，心左缘出现四个弓影，心尖上翘，心左缘下段较平直，心底部可见双心房影。肺野内出现肺纹理增强、模糊，肺野透亮度降低、间隔线等肺淤血和间质水肿的征象。有时可见肺野内出现直径 1～2 mm 大小的颗粒状影，为含铁血黄素沉着。右前斜位，心前缘饱满，心前间隙缩小。吞钡后，可见食管左心房压迹加深或局限性向后移位。左前斜位，心后缘上部向后上方膨出，左主支气管受压抬高，支气管分叉角度加大。心前缘下段向前膨隆。

2. 二尖瓣关闭不全　在左心室收缩时，部分血液反流至左心房，左心房血量增加而扩张。心室舒张时，左心房过度充盈的血液进入左心室，增加了左心室负荷，左心室增大。

X 线检查表现：轻者心影大小、形状无明显改变，或仅见左心房、左心室轻度增大。二尖瓣病变较重，左心房可明显增大，搏动增强，左心室也增大，主动脉结正常或略小。

CT 检查表现：可见瓣叶的钙化及房、室增大，并可显示左心房血栓。

MRI 检查表现：SE 序列可显示房、室的大小及心腔内的血栓，电影 MRI 可显示血流通过狭窄及关闭不全的瓣口后形成的异常低信号。

（二）慢性肺源性心脏病

肺部原发病变以慢性支气管炎及肺气肿为最常见。由于缺氧引起肺小动脉痉挛及肺血管床逐渐减少，肺循环阻力增加，使肺动脉压升高，右心室负荷加重，造成右心室肥厚扩张或右心衰竭。

X 线检查表现：①肺部慢性病变，以慢性支气管炎，肺气肿、广泛肺组织纤维化的表现常见；②肺动脉高压的表现，常出现在心影形态改变之前；③右心室增大，肺动脉段隆突，心左缘圆隆，心呈二尖瓣型或垂直型，部分病例由于肺气肿、膈低位等原因，心横径和心胸比率不大或比正常还小。发生心力衰竭时，心影可明显增大。

CT 表现：可显示肺气肿和肺部病变，增强扫描可显示主肺动脉、左右肺动脉扩张，右心室及室间隔肥厚。

MRI 表现：SE 序列 T_1WI 显示肺动脉及其主干增粗，内可见血流高信号，提示肺动脉高压；右心室壁及室间隔明显增厚；GRE 序列电影 MRI 可见二尖瓣和肺动脉瓣反流。

（三）高血压性心脏病

高血压引起左心室肥大以及心力衰竭即为高血压性心脏病。

X 线检查表现：早期左心室向心性肥厚，心影外形可无明显改变，或心影轻度增大，心左缘左心室段圆隆。病程较长，左心室增大显著，心尖向左下延伸至膈下胃泡内，心腰凹陷，主动脉结明显突出，主动脉升部、弓部及降部扩张延长，心呈主动脉型。心力衰竭时，心影可明显增大。

CT 表现：可显示左心室增大及升主动脉扩张。

MRI 表现：心电门控自旋回波序列 T_1WI 可见左心室腔相对缩小，左心室壁及室间隔弥漫性对称性肥厚，信号均匀。升主动脉壁增厚、扩张、增粗。当左心室失代偿时，电影 MRI 可见左心室壁收缩与舒张功能减弱。

（四）冠状动脉粥样硬化性心脏病

X 线检查表现：平片上偶可见冠状动脉钙化影。少数患者在透视下可见左心室边缘局限性搏动减弱或消失。急性心肌梗死，有时可见肺淤血及肺水肿，左心室增大。当有心室壁瘤时，可见局限性膨出、运动消失或矛盾运动。冠状动脉造影，可见病变段有狭窄或闭塞，管腔不规则或瘤样扩张。左心室造影，表现为运动减弱、消失、运动时相异常。

CT 表现：平扫可发现沿冠状走行的斑点状、条索状、不规则形钙化；多层螺旋 CT 冠状动脉成像可显示冠状动脉管壁的硬化斑块及管腔狭窄程度。缺血心肌在心脏收缩期室壁增厚率减低或消失，室壁搏动减弱，缺血坏死心肌 CT 值低于正常心肌。

MRI 表现：心绞痛时，心脏形态、大小多属正常，心肌灌注首过期成像，缺血区心肌信号低于正常供血区，延迟期成像正常；急性心肌梗死时，梗死病灶在 T_2WI 呈高信号，室壁变薄，增强扫描呈明显的高信号；陈旧性心肌梗死时，T_1WI 和 T_2WI 均表现为梗死病灶心肌变薄、信号减低，以 T_2WI 更明显。MRI 电影可用于评价心功能及室壁运动状态，显示室壁瘤或室间隔破裂等并发症。

（五）主动脉夹层

主动脉夹层为主动脉内膜撕裂，血流经内膜破口灌入，使主动脉中膜分离形成血肿或"双腔"主动脉，即扩张的假腔和受压变形的真腔。

X 线表现：急性主动脉夹层，短期内可见上纵隔或主动脉阴影明显增宽、搏动减弱或消失，主动脉壁钙化内移。慢性主动脉夹层时，上纵隔明显增宽，主动脉局限或广泛扩张，主动脉内膜钙化明显内移。

CT 表现：平扫可显示主动脉内膜钙斑内移，增强扫描可见主动脉真腔、假腔和内膜片，通常真腔较小，受压变形，充盈对比剂较快，而假腔较大，充盈对比剂较慢，内膜为线状低密度影。螺旋 CT 三维重建可显示主动脉夹层及受累分支、内膜片及破口。

MRI 表现：可显示真腔与假腔，两者的血流速度不同，真腔内血流速度快，一般显示无信号，假腔内血流速度慢，常可出现信号，内膜片呈等信号或低信号。

（六）肺动脉栓塞

脉动脉栓塞是指肺动脉及其分支被栓子阻塞后引起的相应肺组织供血障碍。肺栓塞多数是由于周围静脉内血栓脱落后随血液循环进入肺动脉所致。

X 线表现：肺动脉栓塞时，可见相应肺叶或肺段内肺血管纹理减少或消失，透亮度增加。肺血管造影可显示肺叶或肺段动脉血管中断或充盈缺损（图 19-13）。肺梗死时，呈密度均匀增高的楔形或锥形阴影。

CT 表现：螺旋 CT 增强扫描及肺动脉血管成像，可见肺动脉腔内不规则的充盈缺损和管腔闭塞，栓子呈低密度。

MRI 表现：肺动脉栓塞在 SE 序列上呈中等或高信号。

（七）先天性心脏病

1. 房间隔缺损　心房间隔缺损时，左心房的血液向右心房分流，右心房、右心室及肺动脉内的血流量明显增加，引起右心房、右心室扩张、肥厚，久之可出现肺动脉高压和右心衰竭。当右心房的压力增高接近或超过左心房的压力时，可出现双向分流或右向左分流。

X 线检查表现：缺损小、分流量小时，可无明显异常。缺损大、分流量大时，可见心影呈中度增大，为右心房、右心室增大。右心房显著增大为房间隔缺损的特征性改变。肺动脉段突出明显，心呈二尖瓣型。两肺充血，肺门血管影增粗，肺内血管纹理成比例增粗、增多，边缘清楚（图 19-14）。肺动脉段及肺门血管搏动增强，常有"肺门舞蹈"征象。

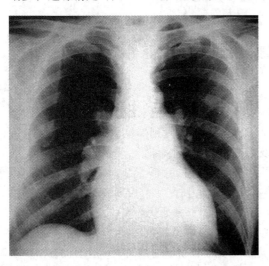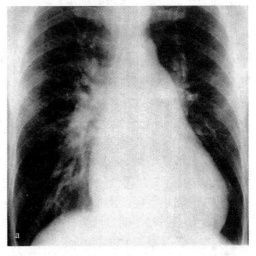

图 19-13　肺动脉栓塞　　　　　　　　图 19-14　肺充血（房间隔缺损）

CT 表现：MSCT 和 EBCT 扫描能够显示房间隔缺损的部位和大小，表现为横轴位心房层面房间隔连续性中断；右心房、右心室增大，主肺动脉增宽。

MRI 表现：在垂直于室间隔的长轴位上，SE 序列 MRI 显示房间隔信号的缺失；在 SE 序列拟诊缺损的层面用 MRI 电影序列可显示房间隔信号的缺失和房间隔的动态表现；MRI 还可显示房间隔缺损产生的继发性改变，如右心房和右心室增大、肺动脉扩张等。

2. 法洛四联症　包括肺动脉狭窄、室间隔缺损、主动脉骑跨和右心室肥厚四种畸形。

X 线检查表现：心影呈靴形，右心室增大，将左心室推向后上方，使心尖圆隆、上翘呈羊鼻状，心腰凹陷，如有第三心心形成，则心腰平直或轻度隆起，左心室因血流量减少而缩小。右心房由于回心血量增多及右心室压力增高而有轻至中度增大。肺血减少，表现为肺门缩小，肺野血管纹理纤细。主动脉增宽并向前、向右移位。心血管造影可明确四联症畸形及其程度。

CT 表现：多层螺旋 CT 增强扫描结合三维重组可显示肺动脉狭窄、室间隔缺损，主动脉骑跨和右心室肥厚及并存畸形。

MRI 表现：可显示主动脉和肺动脉的排列关系，各房室的大小和厚度改变，还可显示室间隔缺损的位置、大小及主动脉骑跨的程度。

第 4 节　消 化 系 统

📖 **学习目标**

1. 了解消化系 X 线、CT、MRI 检查方法。
2. 了解急腹症的 X 线检查方法、应用范围。
3. 熟悉消化道基本病变的 X 线表现。
4. 熟悉消化系统的正常 X 线表现。
5. 掌握食管癌、胃癌、胃及十二指肠溃疡、胃肠道穿孔、肠梗阻、原发性肝癌的典型 X 线表现。

案例 19-5

患者，男性，88 岁。进行性吞咽困难 2 个月，体重下降 6 kg。查体：消瘦体型，心、肺未见异常，腹软，全腹无压痛、反跳痛。接诊医生高度怀疑食管癌。

问题：

1. 为明确诊断，应建议患者做何种检查？
2. 如何做好检查前准备工作？

消化系统包括腔道性脏器和实质性脏器，腔道性脏器有食管和胃肠道，实质性脏器有肝、胆、胰和脾。

食管和胃肠疾病主要依靠钡剂造影，尤其是气钡双重对比造影检查，可显示消化道的位置、轮廓、腔的大小、内腔及黏膜皱襞。肝胆胰脾在 X 线平片上呈软组织密度，难以区分病变或正常组织，平片诊断价值有限。

CT 对了解食管和胃肠肿瘤有无向腔外侵犯及侵犯的程度、肿瘤与周围脏器及组织间的关系、有无淋巴结转移和远处脏器的转移等均具有重要价值。CT 可以清楚地显示肝胆胰脾，并能显示因病变造成的密度改变。通过注射对比剂后，CT 增强扫描能了解病变部位的血供情况，是实质性脏器病变的首选检查技术。

MRI 可用于观察食管病变如食管肿瘤向周围侵犯的情况。MRI 难以发现胃肠道黏膜改变，对胃肠疾病的诊断价值较小，对肝胆胰脾实质性脏器疾病的诊断具有一定的价值。

一、检 查 技 术

（一）X 线检查

透视和平片主要用于急腹症和不透 X 线异物的检查。食管和胃肠疾病主要依靠钡剂造影。造影检查常用的对比剂为医用硫酸钡，用于食管、胃肠钡餐造影和结肠钡灌肠造影检查。按造影方法可分为传统的钡剂造影法和气钡双重对比造影法，目前多用气钡双重对比造影法。

1. 食管钡餐检查　主要用于观察食管病变。吞服钡剂 1～2 口，取右前斜、左前斜位，透视观察全段食管并辅以摄片。

2. 上消化道双重对比钡餐造影检查 要用于观察食管、胃和小肠病变，对回盲部病变也有一定价值。检查前禁食、禁水 12 小时，检查前 3 天禁服不透 X 线（如钙、铁、铋剂等）和影响胃肠功能药物。疑有胃肠穿孔和肠梗阻时，禁用钡剂检查。上消化道出血者一般在出血停止和病情基本稳定后数天方可时行检查。检查前 15～20 分钟肌内注射山莨菪碱（654-2）等低张药物，使胃肠平滑肌松弛，口服产气剂使胃充气扩张，然后口服少量钡混悬液，并请患者变换体位使钡剂均匀涂布在胃黏膜表面，清晰显示胃小区。

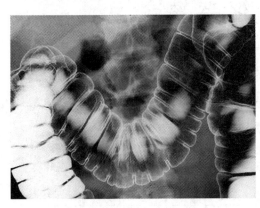

图 19-15 结肠钡双重对比造影

3. 结肠双重对比造影检查 检查前连续 2 天进无渣饮食，口服缓泻剂。经肛管注入适量钡混悬液，然后注入适量气体，使钡剂均匀涂布于结肠壁形成气钡双重对比像（图 19-15）。

4. 胆系 X 线检查 透视和平片对胆系疾病的诊断价值有限，口服胆囊造影和静脉胆系造影已较少应用。术后"T"形管胆管造影，主要观察残余结石、胆管狭窄等。造影应在 X 线透视监视下进行。

内镜逆行性胆胰管造影是将十二指肠纤维镜送至十二指肠降段，将导管经乳头插入胆管和胰管内，注入对比剂，主要显示胆管和胰管，对观察胰腺疾病、胆管结石和肿瘤有较大的诊断价值。

经皮肝穿刺胆管造影：在 X 线透视监视下，采用细针经皮经肝穿刺胆管，注入对比剂，显示肝内胆管和胆总管情况。主要用以鉴别阻塞性黄疸的原因和确定梗阻部位。

（二）CT 检查

检查前一周内不服含重金属的药物，不做胃肠道钡剂检查，一般需禁食 6～8 小时。扫描前 30 分钟嘱患者口服清水或 1%～3% 含碘对比剂 600～800 ml，以充分充盈胃腔。患者取仰卧位，扫描层厚和层间距通常为 5～10 mm，对小病灶可用 2～5 mm 的薄层扫描。

（三）MRI 检查

常用的 MRI 成像系列包括 T_1WI、T_2WI 平扫及使用 Gd-DTPA 作为对比剂的 T_1WI 增强扫描，在横断面成像的基础上加冠、矢状面成像。MRI 在胃肠道病变的诊断中价值有限，主要是显示消化道的管壁结构、管腔外改变以及腹部其他器官、结构异常等。

案例 19-6

患者，女性，30 岁。阵发性上腹痛 5 年，尤以进食后疼痛明显，有反酸，胃灼热感，心、肺听诊未见异常，腹软，剑突下有压痛，无反跳痛。

问题：

1. 为进一步确诊，首选的检查方法是什么？

2. 如该患者被诊为"胃溃疡"，其 X 线钡餐检查的直接征象是什么？

二、正常表现

（一）X 线表现

1. 食管 位于后纵隔，上起下咽部，下接贲门。胸段分上、中、下 3 段：主动脉弓水平以上为上段，略偏左；主动脉弓水平以下至第 8 胸椎水平高度为中段，基本居中；第 8 胸椎水平以下为下段，稍偏右。下段膈上局限性扩张处为膈壶腹。

食管左前壁有 3 个生理性压迹，由上而下分别为主动脉弓压迹、左主支气管压迹，左心房压迹，前 2 个压迹之间相对膨出，勿误认为为憩室。食管充盈时，宽度为 1.5～3.0 cm，边缘光滑整齐，黏膜皱襞 3～6 条，呈纤细纵行而平行的条纹状透亮影，向下通过贲门与胃小弯黏膜皱襞相连。吞咽动作或食物刺激，食管出现自上而下对称性蠕动波，称第一蠕动波。第二蠕动波由食物对食管壁的压力引起，常始于主动脉弓水平向下推进。

2. 胃　胃轮廓在胃小弯和胃窦大弯侧一般光滑整齐。胃底和胃体大弯侧常呈锯齿状，系横、斜走行的黏膜皱襞所致。胃黏膜像因黏膜皱襞间沟内充钡呈条纹状致密影，皱襞为条纹状透明影。胃底黏膜皱襞粗大而弯曲，呈不规则的网状或脑回状。胃体部小弯侧黏膜皱襞较细、整齐，与小弯平行，大弯侧粗大而成斜向或横向走行。胃体部一般可见 4～6 条黏膜皱襞，宽度不超过 5 mm。胃窦部黏膜皱襞主要与小弯平行，也可斜行。在良好的低张双重对比造影片上，不显示上述黏膜皱襞，而显示胃小区。胃小区呈网状结构。

3. 十二指肠　十二指肠上起幽门下接空肠，呈"C"形包绕胰头，分为球部、降部、横部和升部。球部呈三角形或锥形，两缘对称，尖端指向右后上方，底部平整，中央为幽门管开口。球部向下走行的部分为降部，紧接降部有很小一段呈水平走行，称横部。横部以后反转向左后上方至十二指肠悬韧带的部分为升部。球部轮廓光滑，黏膜皱襞呈纵行条纹状。降部以下的黏膜皱襞呈羽毛状。球部蠕动为整体收缩，一次将钡剂排入降部。降部以下的蠕动多呈波浪状，也可出现逆蠕动。

4. 空肠与回肠　空肠与回肠无明显分界，逐渐移行。空肠主要位于左上腹部和中腹部，蠕动较活跃，黏膜皱襞呈羽毛状。回肠主要位于中、下腹部和盆腔，蠕动缓慢，常显示充盈像，轮廓光滑，可见分节运动，黏膜皱襞较稀少。一般在服钡剂后 2～6 小时钡剂首达盲肠，7～9 小时小肠完全排空。

5. 结肠与直肠　大肠位于腹腔四周。肝、脾曲结肠和直肠位置较固定，横结肠和乙状结肠移动度较大。直肠壶腹为大肠中最宽部分，其次是盲肠。结肠的 X 线特征为充钡时大致对称的袋状突出，称结肠袋，以盲肠、升结肠和横结肠明显，降结肠以下逐渐变浅，乙状结肠接近消失，直肠无结肠袋。过度充盈或结肠收缩可使结肠袋变浅甚至消失。结肠黏膜皱襞相互交错。升结肠黏膜皱襞较密，以斜行和横行为主，降结肠以下黏膜皱襞渐稀少且以纵行为主。结肠蠕动由右半结肠出现强烈收缩，将钡剂推向左半结肠。一般服钡后 24～48 小时全部排空。阑尾在钡餐或钡灌肠检查时可显影或不显影，如显影呈长条形影，位于盲肠内下方，一般粗细均匀，边缘光整，易于推动。

6. 肝脏、胆系和胰腺　肝脏、胆系和胰腺的透视和平片检查价值不大，经皮肝胆管造影和经内镜逆行性胆胰管造影可用于胆系疾病的诊断。

（二）CT 表现

1. 食管　胸部 CT 横断面图像上呈圆形软组织影，位于胸椎及胸主动脉前方，穿过横膈食管裂孔转向左进入胃贲门。其内如有气体或对比剂时则可显示食管壁的厚度，约为 3 mm。

2. 胃　胃壁的厚度因扩张程度而异，正常时不超过 5 mm，胃壁均匀一致。

3. 十二指肠　全段与周围结构的解剖关系能得到充分的显示。十二指肠的各部也较清楚。

4. 空肠与回肠　肠腔内含较多气、液体时，CT 可以较好地显示肠壁。小肠壁厚约 3 mm，回肠末端肠壁厚可达 5 mm。

5. 结肠与直肠　结肠壁外脂肪层较厚，结肠腔、肠壁及壁外的结肠系膜均能良好显示。

正常结肠壁厚3～5 mm。三维图像重建后的冠状CT图像可以全面、形象地反映结肠在腹腔的位置、分布以及与结肠系膜、邻近器官的解剖关系；CT仿真内镜技术可显示结肠黏膜及黏膜下病变。CT可清晰显示直肠及直肠周围间隙的形态，对直肠病变的局部状态评价有较大帮助。

6. 肝脏 平扫示肝实质呈均匀的软组织密度，略高于脾、胰、肾，CT值为40～70 HU。肝脏轮廓光滑。CT上肝的分叶一般以胆囊窝中线与下腔静脉连线分为肝左、右叶。肝圆韧带，亦称纵裂，裂内有脂肪，CT能清晰显示。此裂左侧是左叶外侧段，右侧是左叶内侧段。肝中静脉位于左叶和右叶之间。肝右静脉位于右叶的前段和后段之间。肝门内有肝动脉、肝总管和门静脉，门静脉最粗。肝静脉、门静脉密度低于肝实质，表现为管状影或圆形影。增强扫描肝实质和肝内血管均有强化。

7. 胆囊与胆管 平扫横断面上胆囊位于肝右叶和方叶之间的胆囊窝内，呈卵圆形，壁薄而光滑，厚为2～3 mm，胆囊腔为均匀水样低密度。肝总管表现为肝门部、门静脉主干的前外侧的圆形低密度影。胆总管下段位于胰头内及十二指肠降部内侧，呈圆形水样低密度影。增强扫描胆囊壁呈均匀一致的强化，胆囊腔不强化。胆管壁强化，显示更清晰。

8. 胰腺 CT上呈带状，由胰头至胰尾逐渐变细。平扫胰腺实质密度均匀，CT值为40～50 HU，增强扫描呈均匀强化。正常胰头、体、尾与胰腺长轴垂直的径线可达3 cm、2.5 cm、2 cm，60岁以上老人胰腺逐渐萎缩变细。

（三）MRI表现

1. 胃肠道 MRI检查在胃肠道的表现与CT所见相似。

2. 肝脏、胆系和胰腺 ①肝脏：平扫正常肝实质在T_1WI上呈均匀的中等信号，较脾信号稍高，T_2WI上呈低信号。肝内较大的血管在SE序列T_1WI和T_2WI均为无信号管状结构。增强扫描正常肝实质呈均匀强化。②胆系：胆囊在SE序列T_1WI为低信号，T_2WI为高信号，含有浓缩胆汁的胆囊，T_1WI和T_2WI均可显示为高信号。肝内外胆管T_1WI呈低信号，T_2WI呈高信号。③胰腺：实质的信号度与肝脏相似，在T_1WI与T_2WI上呈均匀性中低信号，胰腺周围的脂肪组织显示为高信号，其背侧的脾静脉由于流空效应呈现为无信号血管影。

三、基本病变表现

（一）空腔器官的基本病变

1. 轮廓的改变 胃肠壁上的病变，均可使轮廓发生改变。①龛影：胃肠壁局限溃烂形成缺损凹陷，被钡剂充填后，切线位表现为向外突出的乳头状、三角形钡影，正位呈圆形或卵圆形致密钡斑影；②憩室：因管壁薄弱，内腔压力增高或管壁被外在粘连牵拉形成的突出性病变，X线特征是局限性囊袋状膨出影；③充盈缺损：胃肠壁局限性肿块向腔内突出，病变部位不能被钡剂充盈所形成的影像。

2. 黏膜皱襞的改变 ①黏膜皱襞平坦，X线表现为黏膜皱襞的条状影不明显，严重者可完全消失，常见于龛影周围的黏膜及黏膜下层炎性水肿，恶性肿瘤的黏膜和黏膜下层浸润；②黏膜破坏，X线表现为黏膜皱襞中断、消失，代之以杂乱不规则的钡影，多由恶性肿瘤侵蚀所致，炎性病变的黏膜破坏多呈移行性改变；③黏膜皱襞增宽和迂曲，X线表现为黏膜皱襞增宽常伴有迂曲和紊乱，多见于慢性胃炎和黏膜下静脉曲张；④黏膜皱襞纠集，X线表现为黏膜皱襞从四周向病变区集中，呈放射状，多由慢性溃疡性病变纤维瘢痕收缩而造成。

3. 管腔大小的改变 ①狭窄：主要见于炎症、肿瘤、瘢痕、粘连、痉挛、外在压迫和发育不全等，肿瘤性狭窄范围局限，边缘毛糙，管壁僵硬；炎症性狭窄范围多广泛或具有分段性，边缘较清楚；外在压迫性狭窄多呈偏侧性，可见压迹或伴有移位；先天性狭窄多较局限，边缘光滑；痉挛性狭窄形态可变，时轻时重，痉挛解除恢复正常；肠粘连引起狭窄形态不规则，肠管移动度受限，甚至相互聚拢；②扩张：指管腔持久性增大，狭窄近侧常扩张，严重者可发生梗阻。梗阻以上肠管扩张可见气液平面。早期蠕动增强，继而蠕动减弱。神经功能障碍引起的扩张，则引起肠管普遍胀气扩张。

4. 位置和可动性改变　病变的压迫、推移和粘连可改变胃肠的位置。压迫多见于肿物，使胃肠出现弧形压迹，多可触及肿物。粘连与牵拉可造成位置改变且固定。先天性肠道旋转不良、盲肠高位或低位等，可致胃肠位置发生变异，但可动性存在。腹腔积液或先天性固定不良常使肠管可动性加大。

CT 和 MRI 检查：胃肠肿瘤可见胃壁局限性增厚或有肿块突入胃肠腔内。良性肿瘤多数表面光滑，恶性肿瘤则表面不规则。

（二）实质器官的基本病变表现

1. 肝脏　①肝脏大小与形态异常：肝增大，CT 和 MRI 表现为肝叶饱满，前后径和横径超过正常范围，肝萎缩则相反；②边缘与轮廓异常：肝结节再生等突出肝表面，肝边缘呈波浪状，轮廓凹凸不平。

2. 胆系　①胆囊大小及形态异常：胆囊增大常见于胆囊炎和胆管梗阻；胆囊缩小同时有胆囊壁增厚常见于胆囊炎；胆囊壁局限性增厚常见于肿瘤或肿瘤样病变。②胆管扩张：可分为先天性和后天性，前者表现为肝内或肝外单发或多发的局部胆管扩张，后者是由于胆管阻塞或狭窄引起上段胆管的扩张。③胆管狭窄或阻塞：炎症、结石和肿瘤是引起胆管狭窄和阻塞的常见原因。

3. 胰腺　①胰腺大小及形态异常：胰腺弥漫性增大常见于急性胰腺炎；胰腺弥漫性缩小常见于老年性胰腺萎缩或慢性胰腺炎。胰腺局部增大，轮廓外凸多为胰腺肿瘤所致。②胰腺实质内异常：胰腺肿瘤和肿瘤样病变，CT 和 MRI 表现为密度和信号的异常。

X 线钡餐检查能替代胃镜检查吗？

　　一些患者因害怕胃镜检查，要求用 X 线钡餐检查代替胃镜检查。虽然钡餐检查是诊断食管癌、胃癌的一个简便、实用而有效的方法，但胃镜检查与 X 线钡餐检查相比存在不少优点。首先，胃镜检查在直视下进行，可直接看到食管、胃、十二指肠黏膜，可观察到表浅的病变。其次，胃镜下可取胃组织活检，这对确诊疾病是必需的。因此，多数情况下 X 线钡餐检查不能代替胃镜检查。

四、疾病诊断

（一）食管与胃肠道疾病

1. 食管静脉曲张　是门静脉高压症的主要表现之一，多见于肝硬化。X 线钡餐检查是简便、安全而有效的方法。早期见食管下段黏膜皱襞稍增宽和迂曲，管壁边缘略不整齐。中期，食管中下段黏膜皱襞明显增宽、迂曲呈串珠状或蚯蚓状充盈缺损，管壁边缘呈锯齿状。晚期，可累及食管中上段至全长，黏膜皱襞极度增宽、迂曲，腔内形成团块状充盈缺损，食管张力低下，管腔扩张，蠕动减弱，排空延迟。

CT 表现：平扫可见食管壁及胃底壁增厚，增强扫描可显示明显强化的食管周围和胃底迂曲的血管团，并可显示扩张的脾静脉。

MRI 表现：曲张的静脉在 T_1WI 及 T_2WI 上呈低信号。

2. 胃、十二指肠溃疡　龛影是胃溃疡的直接 X 线征象，多见于小弯，切线位呈乳头状、锥状、三角形突向胃轮廓线以外，边缘光滑整齐，密度均匀，底部平整或稍不平。正位呈圆形或卵圆形致密钡斑影。龛影口部常有一圈黏膜水肿造成的透明线。这种黏膜水肿带是良性溃疡的特征，依其范围有不同的表现：①黏膜线：龛影口部一条宽 1～2 mm 的透明线；②项圈征：龛影口部的透明线带，宽 0.5～1 cm，如一个项圈；③狭颈征：龛影口部明显狭窄，使龛影犹如有一个狭长的颈。黏膜皱襞纠集：龛影周围瘢痕收缩，导致黏膜皱襞呈放射状集中于龛影边缘，且逐渐变细，是良性溃疡的特征之一。溃疡引起的瘢痕性改变可致胃变形和狭窄，胃小弯溃疡可使小弯短缩，形成"蜗牛"形胃（图 19-16）。

胃溃疡引起的功能性改变包括：①痉挛切迹：小弯溃疡，在大弯的相对应处出现深的痉挛

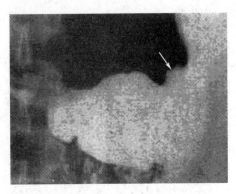

图 19-16　胃溃疡

切迹；②分泌增加，使钡剂不易附着于胃壁，液体多时在胃内形成气液面；③胃的张力、蠕动和排空功能异常，早期多增强，晚期多减弱。溃疡深达浆膜层时称穿透性溃疡，表现为龛影深度超过 1 cm，周围有水肿带。溃疡穿过浆膜层形成包裹时称穿孔性溃疡，特点是龛影较大，呈囊袋状，囊袋内可见气液钡分层现象。

3. 食管与胃肠肿瘤　食管与胃肠肿瘤有良性和恶性，其中恶性多见，常见的有食管癌、胃癌和结肠癌。

（1）食管癌：X 线钡餐造影检查是简便而有效的诊断方法。X 线表现为：①管腔狭窄：食管局限性环状狭窄，管壁僵硬，分界清楚；②充盈缺损：腔内大小不等、边缘不规则的结节状充盈缺损；③黏膜皱襞破坏、消失、中断；④龛影，形态不规则的长形龛影，其长径与食管的纵轴一致（图 19-17）。CT 表现：可见食管壁环形或不规则增厚，腔内有时可见软组织肿块影，管腔狭窄，若食管周围脂肪层模糊、消失，则提示食管癌外侵。MRI 表现：T_1WI 上肿瘤呈中等信号，T_2WI 上肿瘤呈不均匀高信号；增强扫描肿瘤明显强化。CT 和 MRI 能清晰地显示食管癌对周围结构的侵犯情况及淋巴结转移等。

（2）胃癌：多见于胃窦、小弯和贲门区。早期，X 线低张气钡双重造影，表现为胃小区、胃小沟破坏消失，可见不规则小龛影和小的充盈缺损，胃轮廓局部凹陷和僵直。中晚期胃癌的 X 线表现：①胃腔变窄：胃壁僵直无蠕动，多见于浸润型，也可见于增生型胃癌，胃广泛受累时形成"皮革"状胃；②充盈缺损：呈大小不等、边缘不规则的充盈缺损，与正常胃壁分界清楚，多见于增生型胃癌；③黏膜皱襞破坏、消失、中断或黏膜皱襞结节状或杵状增粗；④龛影：见于溃疡型，癌肿向腔内突出形成人而浅的不规则碟形溃疡。切线位见龛影位于胃轮廓之内，呈半月形，外缘平直内缘不规则而有多个尖角，龛影外围出现宽窄不一的透亮带，称环堤，轮廓纠集但中断于环堤外，以上表现称半月综合征。CT 和 MRI 表现：胃壁不规则增厚，胃腔狭窄，

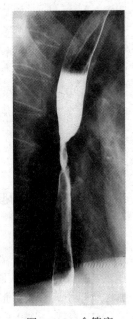

图 19-17　食管癌

胃内软组织肿块或肿块表面有不规则的凹陷。

结肠直肠癌以直肠癌居多，乙状结肠癌次之。发病率仅次于胃癌和食管癌。结肠低张气钡双重对比造影表现：①肠腔偏心性或环行狭窄，轮廓不规则，肠壁僵硬，病变肠管与正常部分分界明显；②黏膜皱襞破坏、消失、中断；③肠腔内有大小不等的结节状充盈缺损；④龛影较大，形状不规则，龛影边缘有尖角及不规则结节状充盈缺损，如癌肿较大，钡剂通过困难，病变区常可触及包块。CT 和 MRI 检查表现为病变区肠壁增厚、腔内肿块，可显示癌肿与周围组织间的关系，局部有无淋巴结转移，对结肠癌的术前分期有重要价值。

案例 19-5 分析

1. 医生高度怀疑患者为食管癌，首选胃镜检查，但患者高龄，胃镜检查恐难以接受，故建议患者进行食管吞钡 X 线检查。

2. 胸部 X 线摄片前向患者解释摄片的目的、方法、注意事项，帮助患者消除紧张心理。因胸部摄片时须屏气，故应提前教会患者在摄片时配合。

（二）急腹症

1. 胃肠穿孔　以胃、十二指肠溃疡穿孔最多见。立位 X 线腹部平片或透视主要表现为膈下游离气体，呈新月形、眉弓状透亮影。小肠及阑尾、胃后壁穿孔，有时可无气腹征象，因此，X 线检查未见气腹也不能排除胃肠穿孔。如患者近期做过子宫输卵管通气、腹部手术和人工气腹等，也可见腹腔游离气体，应结合病史与胃肠穿孔鉴别。CT 检查可显示腹腔积液的部位和量。

2. 肠梗阻　分为机械性、动力性和血运性三类。机械性肠梗阻根据有无肠管血运障碍分为单纯性和绞窄性。动力性肠梗阻分为麻痹性与痉挛性肠梗阻。血运性肠梗阻有肠管血液循环障碍和肠肌运动功能失调。X 线检查通常采用透视和平片。

（1）急性机械性单纯性小肠梗阻：小肠肠腔阻塞后，梗阻以上肠腔扩张，充满气体和液体。立位透视和平片可见梗阻近端小肠积气扩张，肠腔内积液。积气肠管一般呈弓拱形，出现高低不等和长短不一的多个气液平面，呈阶梯状排列，透视下可见液平面随肠蠕动而上下运动，为特征性表现。卧位片见空肠呈鱼肋状或弹簧状黏膜皱襞，空肠呈光滑管状影。

（2）绞窄性肠梗阻：常见于肠扭转、肠套叠等。由于肠系膜血管发生狭窄，导致肠壁血液循环障碍引起小肠坏死。绞窄性肠梗阻 X 线表现除小肠扩张、积气和积液外，还可出现特殊征象：假肿瘤征、空回肠换位征、咖啡豆征、长液面征等。

（3）麻痹性肠梗阻：常见于腹膜炎、腹部手术后、胸腹部外伤等。系肠道运动力减弱或消失所致。X 线表现：胃、小肠和结肠均积气扩张。肠内气体多、液体少，致肠内气液面较低，甚至肠腔内几乎全为气体。

CT 检查有助于肠梗阻的病因诊断。

3. 肠套叠　常见于婴幼儿，成年人多继发于肠道肿瘤。套叠部分外层的肠管为套鞘部，内层的肠管为套入部，肠段被箍紧，血液循环发生障碍，时间过长可发生肠坏死。

空气灌肠检查可见套入部梗阻端呈球形软组织影。钡剂灌肠检查当钡剂进入套入部时，呈杯口状或环状充盈缺损。钡剂进入套入部与鞘部间隙内可呈弹簧状影像为典型表现。诊断明确后，临床无肠坏死表现时，可行适当加压配合手法向套叠方向按压，使其复位。复位后，软组织阴影或充盈缺损消失，空气或钡剂大量进入回肠，临床症状和体征也消失。

案例 19-6 分析

1. 患者为青年女性，阵发性上腹痛 5 年，尤以进食后疼痛明显，疼痛有节律性，有反酸，胃灼热，剑突下有压痛，故考虑患者可能患有"胃溃疡"，首选检查应为胃镜检查。

2. 胃溃疡 X 线钡餐检查的是直接征象是龛影，龛影是胃溃疡所致胃壁局限性缺损被造影剂钡剂充填后所形成的影像。

（三）肝、胆和胰腺疾病

1. 肝脏疾病

（1）原发性肝癌：CT 平扫多数表现为边界不规则低密度病灶，可单发或多发。癌肿内合并坏死和囊变时密度更低，如有出血呈高密度改变。增强扫描见动脉期呈不均匀强化，癌肿边界更清楚。门静脉期和肝实质期病灶密度迅速降低。癌肿处肝体积增大，局部凸出；门静脉增粗，强化后门静脉内充盈缺损，提示有癌栓形成。MRI 检查，肝癌在 T_1WI 上呈稍低信号强度，边界不清，T_2WI 上信号高于正常肝组织。因癌肿内常有脂质聚积、出血坏死等改变，故在 T_1WI 和 T_2WI 上呈不均匀的混杂信号。增强扫描肝癌明显强化，边界更为清楚，其中低信号区则无强化。如在低信号的门静脉中出现高信号块影，系门静脉内癌栓表现。

（2）肝转移瘤：CT 平扫呈单发或多发大小不等的类圆形低密度影，边缘可光滑或不光滑。增强扫描多数病变有不同程度的不均匀强化。典型表现是病灶中心为低密度，边缘呈环状强化。MRI 显示肝内单发或多发大小不等、边缘清楚的瘤灶。T_1WI 呈均匀稍低信号，T_2WI 呈稍高信号。

（3）肝海绵状血管瘤：CT 平扫：单发或多发大小不等的类圆形边缘清楚的低密度区。增强扫描：血管瘤边缘出现小结节或分散不连续的环状强化，延期扫描，强化逐渐向中心扩展，最后低密度区全部强化为等或高密度，是与肝癌鉴别的重要征象。MRI 检查：T_1WI 上呈均匀低信号区，T_2WI 上为高信号，在重 T_2WI 上其信号强度更高。增强扫描，血管瘤强化比肝癌高，且停留时间长，有助于两者鉴别。

（4）肝脓肿：X 线平片在肝区有时可见含气或液平的脓腔影。CT 平扫见单发或多发圆形、卵圆形边缘较清楚的低密度区，厚度均匀。如腔内有气体和气液面时，具有较大的诊断意义。MRI 检查，脓腔在 T_1WI 上呈均匀或不均匀低信号区，T_2WI 上为高信号，脓肿壁 T_1WI 上的信号强度高于脓腔而低于肝实质，T_2WI 上的信号则低于脓腔并略高于肝实质。周围水肿带在 T_2WI 上呈明显高信号。

（5）肝囊肿：CT 平扫见单发或多发、边界锐利光滑的圆形或卵圆形低密度病灶，CT 值与水近似。增强扫描囊肿不强化，而正常肝强化，病灶边缘更清晰。MRI 检查，囊肿在 T_1WI 上呈均匀低信号区，T_2WI 上为极高信号的圆形病灶。

（6）肝硬化：CT 平扫：早期肝脏正常或增大，中晚期肝脏缩小，肝轮廓呈结节状凹凸不平，肝叶比例失调，肝门和肝裂增宽，脾大，可伴有腹腔积液。门静脉、脾静脉和侧支血管扩张。肝硬化时，由于不同程度的脂肪变性，可导致肝的密度减低。MRI 表现：在显示肝脏大小、形态改变和脾大、门静脉高压等征象方面与 CT 相同。在 T_1WI 上，无脂肪变性的单纯肝硬化一般无明显的信号强度异常，硬化结节表现为等信号。在 T_2WI 上，肝硬化变细的血管和炎性纤维组织表现为不规则网状高信号，硬化结节表现为均匀低信号，无包膜。

2. 胆系疾病

（1）胆石症：X 线平片可发现胆囊阳性结石。CT 平扫：根据结石的化学成分不同，胆囊和胆管结石 CT 表现为高密度、等密度、低密度和环状影。高密度结石表现为胆囊内或胆管内的高密度影。等密度结石平扫不易发现，造影扫描表现为胆囊内充盈缺损影。肝外胆管结石除见结石影外还可见近肝侧胆管扩张。肝内胆管结石表现为沿肝内胆管走行分布的管状、点状、不规则状高密度影。MRI 检查，在 T_1WI 上常为低信号，在 T_2WI 上均为低信号。

（2）胆道梗阻：胆道梗阻发生后，主要是胆道扩张和黄疸。CT 可准确显示胆管扩张，肝内胆管扩张表现为肝内树枝状低密度影，或多个小圆形低密度区。增强扫描见肝实质和血管强化，胆管无强化，显示更清楚。胆总管宽径大于 10 mm 则视为扩张。根据胆管扩张范围可判定梗阻的部位。MRI 检查，扩张的胆管在 T_1WI 上为低信号，在 T_2WI 上为高信号，MRCP 显示扩张的胆管及梗阻部位更加清晰、明确。

（3）胆囊癌：为胆系最常见的恶性肿瘤。胆囊癌多发生于胆囊底部和颈部，CT 表现分为三种类型：①胆囊壁增厚型，表现为胆囊壁不规则或结节状增厚；②腔内型，表现为胆囊内单发或多发乳头状肿块；③肿块型，胆囊腔几乎全部被肿瘤所占据，形成软组织肿块。MRI 表现与 CT 相似。

3．胰腺疾病

（1）胰腺炎：急性胰腺炎 CT 表现为胰腺弥漫性或局限性增大，密度正常或略减低。胰腺周围常因有炎性渗出轮廓模糊，邻近肾前筋膜增厚，并可见多个水样低密度区或形成假性囊肿。增强扫描见均匀性强化，坏死区不强化。慢性胰腺炎常见的 CT 表现为胰腺体积缩小或局部增大，多合并胰内、外假性囊肿，表现为边界清楚的低密度区，CT 值近于水。胰管常有不同程度的扩张。沿胰管分布的斑点状钙化或胰实质内钙化影是其特征性表现。病变后期可见胰腺萎缩。

（2）胰腺癌：大多数发生在胰头部，CT 表现为胰腺局部或弥漫性增大，边缘不规则，其密度常与胰腺的密度相等，肿块内坏死、液化可形成低密度区。增强扫描癌肿多不强化或略强化。而正常胰实质强化明显，肿瘤呈低密度。胰头癌常有不同程度的胰管扩张。胰腺癌侵犯或压迫胆总管时，肝内、外胆管扩张和胆囊增大。如胆总管和胰管同时不规则，T_1WI 上肿瘤信号一般稍低于正常胰腺，坏死区信号则更低，T_2WI 上信号稍高且不均匀，坏死区显示为更高信号。

考点提示：

正常腹部平片特点，肠梗阻、消化性溃疡、消化道穿孔 X 线表现

第 5 节　泌　尿　系　统

> 📖 **学习目标**
> 1. 了解泌尿系统影像学检查方法。
> 2. 熟悉泌尿系统基本病变的 X 线表现。
> 3. 掌握尿路结石、肾结核、肾癌的影像学诊断。

肾具有排泄含碘对比剂的能力，排泄性尿路造影不仅能显示肾盂、肾盏、输尿管和膀胱的形态，而且可以大致了解肾的排泄功能。

CT 易于发现泌尿系统小的结石，可显示肿瘤内的钙化、脂肪组织等，对肿瘤的定位和定性诊断具有很高的价值。

MRI 可观察肾、膀胱等器官肿瘤的侵袭范围、淋巴结转移和静脉内癌栓，在肿瘤的准确分期等方面具有重要价值。

一、检 查 技 术

（一）X 线检查

1. 腹部平片 主要用于检查泌尿系统阳性结石。

2. 静脉尿路造影 又称排泄性尿路影，是将有机碘液注入静脉内，经肾排泄，使肾盂、肾盏、输尿管和膀胱显影（图 19-18）。检查前应清除肠管内气体和粪便，并限制饮水；做碘剂过敏试验。禁忌证：严重的肝、肾和心血管疾病、过敏体质、甲状腺功能亢进、妊娠等。造影方法有常规法、双倍剂量和大剂量法。

3. 逆行性肾盂造影 在膀胱镜引导下，将导管插入输尿管与肾盂交接处，经导管注入对比剂后摄片（图 19-19）。本法用于静脉尿路造影不显影或显影不佳及不适合做静脉尿路造影者。

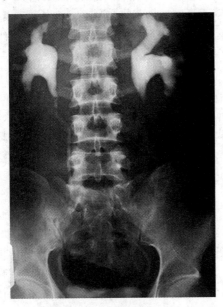

图 19-18 静脉尿路造影

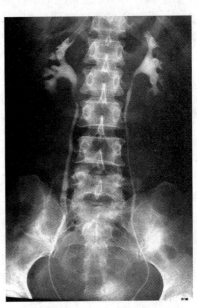

图 19-19 逆行肾盂造影

（二）CT 检查

1. CT 平扫 常规取仰卧位，检查范围包括全部肾脏，如需同时观察输尿管，则继续向下扫描，直至输尿管的膀胱入口处。

2. CT 增强扫描 肾与输尿管应常规行增强检查。方法是向静脉内快速注入对比剂后 30~60 秒和 2 分钟，行双肾区扫描，分别称肾皮质期和实质期。可观察肾皮质、髓质强化程度的变化；注药 5~10 分钟后，于分泌期再次行双肾区、输尿管区及膀胱区扫描，称肾盂期，以观察肾盂、输尿管和膀胱充盈情况。应用多层螺旋 CT，在增强肾动脉期行轴位薄层扫描后行三维重组，得到肾动脉的 CT 血管造影图像；在肾盂期扫描并行三维重组，获得类似于 IVP 的图像，称为 CT 尿路造影（CTU），CTU 显示肾盏、肾盂、输尿管和膀胱，用于尿路梗阻性病变的诊断。

（三）MRI 检查

1. 普通检查 肾与输尿管 MRI 检查常规使用梯度回波序列和快速自旋回波序列，行横轴位和冠状位 T_1WI 和 T_2WI 成像，必要时辅以矢状位扫描。应用 T_1WI 并脂肪抑制技术有助于对肾解剖结构的分辨及含脂肪性病变的诊断。

2. 增强检查　顺磁性对比剂 Gd-DTPA 经静脉注入后由肾小球滤过。行快速梯度回波序列 T_1WI 成像可获得不同期相肾与输尿管的增强图像。

3. MR 尿路造影（MRU）　MRU 是利用 MR 水成像技术原理，使含尿液的肾盂、肾盏、输尿管和膀胱成为高信号，周围结构为极低信号，如同 X 线尿路造影所见。主要用于尿路梗阻性病变的诊断，可确定尿路梗阻的部位、原因及尿路扩张的程度。

二、正常影像表现

（一）X 线表现

1. 肾　后前位 X 线片上肾影呈长轴自内上向下斜行，正常肾影呈蚕豆状，边缘光整，外缘为凸面，内缘凹陷为肾门。肾影长为 12～13 cm，宽 5～6 cm。肾上缘约在第 12 胸椎上缘，下缘平第 3 腰椎下缘，右肾比左肾低 1～2 cm。

正常肾盂形态变异较大，多呈喇叭形，少数为分叉状或壶腹状。肾盏包括肾大盏和肾小盏：肾大盏略呈长管状，数目和形态有变异，其末端分出数个肾小盏，肾小盏呈短管状，末端稍膨大，切线位顶端呈杯口状凹陷。如肾小盏方向与 X 线束一致，则形成环状或圆形致密影。

2. 输尿管　造影片上输尿管为细长条状影，沿腰大肌前缘下行。入盆腔后，多在骶髂关节内侧走行，过骶骨后再弯向外，斜行进入膀胱。输尿管有 3 个生理狭窄区，即与肾盂连接处、跨越骨盆边缘处和进入膀胱壁内处。输尿管走行可有曲折，但边缘光滑。

3. 膀胱　膀胱造影可显示膀胱内腔，正常容积为 350～500 ml，其形状、大小取决于充盈程度及与周围器官的关系，充盈时呈卵圆形，横置于耻骨联合上方，边缘光整，密度均匀，其顶部可略凹陷。

（二）CT 表现

1. 肾　CT 平扫，两侧肾在周围低密度脂肪组织的对比下，表现为圆形或卵圆形软组织密度影，边缘光滑、锐利，肾实质密度均匀，皮质、髓质不能分辨，CT 值平均为 30 HU。肾窦内含有脂肪呈较低密度，肾盂为水样密度。肾动脉和静脉呈窄带状软组织影，自肾门向腹主动脉和下腔静脉走行。快速注入对比剂后即刻扫描，皮质强化呈环状高密度，并有条状高密度间隔伸入内部，髓质未强化仍为低密度。1 分钟后扫描，髓质内对比剂增多，密度逐渐增高，皮质、髓质密度相等，分界消失，肾脏呈均匀高密度，CT 值可达 140 HU。由于对比剂用量及注射速度不同，强化程度的变化范围较大。5～10 分钟检查，肾实质强化程度减低，肾盏、肾盂和输尿管内充盈对比剂，密度逐渐升高而显影。

2. 输尿管　CT 平扫，正常输尿管显示不佳，两侧输尿管充盈对比剂时，横断面呈圆形高密度影，位于脊柱两旁、腰大肌的前方。

3. 膀胱　CT 平扫，膀胱大小、形状及膀胱壁的密度与充盈程度有关。适度充盈的膀胱呈圆形或卵圆形。膀胱腔内尿液呈均匀水样密度。膀胱内有尿液充盈，在周围低密度脂肪组织的对比下，膀胱壁显示为厚度均一的薄壁软组织密度，内外缘光滑，厚度一般不超过 3 mm。增强扫描，早期显示膀胱壁强化，延期扫描，膀胱内充盈含对比剂的尿液，为均匀高密度。如对比剂与尿液混合不均，表现为下部密度高、上部密度低的"液 - 液"平面。

（三）MRI 表现

1. 肾　肾在 MRI 检查时可行冠状面、矢状面和横断面的成像。由于有肾周脂肪对比，边界清楚，肾门和肾盂均能清楚显示。SE 序列检查，T_1WI 上，由于皮质与髓质的含水量不同，皮质信号稍高于髓质；T_2WI 上均呈较高信号，皮质、髓质分辨较差。肾盂的信号较肾实质更低，类似于水的信号强度。肾窦脂肪组织在 T_1WI 和 T_2WI 上分别呈高信号和中等信号。肾动脉和静脉由于流空效应均呈低信号。MRI 增强检查，肾实质强化形式取决于检查时间和成像速度。

2. 输尿管 常规扫描不易显示输尿管，如输尿管内恰好含有尿液时，T_1WI 上表现为低信号，T_2WI 上为高信号。MRU 可较好地显示肾盏、肾盂及输尿管的全程，类似于 X 线尿路造影表现。

3. 膀胱 MRI 检查，如膀胱内充盈尿液时，T_1WI 上为低信号，T_2WI 上为高信号。膀胱壁的信号强度与肌肉相似，T_1WI 上比尿液高，T_2WI 上比膀胱内尿液和周围脂肪信号低，形成较显著的对比，膀胱壁显示清楚。

三、基本病变表现

（一）肾大小的异常

正常时，两侧肾影大小大致相等，有时左肾比右肾略大。肾脏增大或缩小，可发生于一侧或两侧。可伴有或不伴有肾外形轮廓的改变。

一侧肾影明显缩小常见于一侧肾先天发育不全、慢性肾盂肾炎引起的肾萎缩。肾动脉狭窄所致肾缺血也可发生萎缩。

一侧肾影增大常见于单侧肾盂积水、肾肿瘤、肾囊肿、肾及肾周血肿、肾结核、急性肾盂肾炎和急性肾小球肾炎等。对侧肾先天性缺如、发育不全或肾功能损害，也可引起一侧肾代偿性增大。

两侧肾增大常见于多囊肾、两侧肾盂积水，也可见于白血病、淋巴瘤等全身性疾病。

（二）肾的形态异常

肾外形异常多伴有肾增大或缩小。局部凹陷见于慢性肾盂肾炎引起的肾局部萎缩。局部膨大突出、凹凸不平或呈分叶状，见于肾肿瘤或囊肿。

（三）肾的位置异常

肾的位置可有一定的活动度。肾位置异常主要是向上、向下、向前、向外移位，或肾轴改变。见于先天性异常，如高位肾、低位肾，表现为正常肾的位置无肾影。游走肾的位置不定。肾肿瘤、肾囊肿、肾脓肿及肾和肾周血肿可使肾移位，同时伴有肾轴改变。

（四）结石与钙化

泌尿系统的器官和组织内钙盐沉积形成结石与钙化。结石发生在肾盏、肾盂、输尿管、膀胱和尿道，X 线平片和 CT 多表现为颗粒状、鹿角状或分层状高密度影；钙化的原因不同，形态表现多种多样。弥漫性不规则斑点状钙盐沉着，多为肾内结核灶的钙化。肾肿瘤内也可出现不规则形钙化。肾囊肿的钙化发生在囊肿的边缘，多呈弧形。

（五）肾的正常结构破坏

肾结核或肾恶性肿瘤侵蚀可造成肾实质和肾盂肾盏的破坏。肾实质的破坏在造影像上表现为不规则的腔隙，其内充满对比剂，呈小湖泊形或棉球状影。肾盂肾盏破坏表现为肾小盏杯口模糊不清、不规则、毛糙或肾盂肾盏边缘不整齐。

（六）尿路积水

尿路积水是指尿液从肾脏排出受阻，造成肾内压力升高，肾盂肾盏及输尿管内尿液蓄积增多而扩张。尿路积水多由尿路狭窄和阻塞引起。尿路狭窄的阻塞的原因很多，常见于肿瘤、结石、血块、炎症等。也可由于输尿管外肿瘤等病变的压迫所致。肾实质的肿瘤、囊肿可造成肾盂肾盏的局限性积水。尿路狭窄和阻塞的部位不同，可引起单纯肾盏积水或肾盂及输尿管积水。

X 线尿路造影，早期可见肾小盏杯口状轮廓变平或突出呈杵状，峡部变宽变短，肾盂下缘膨隆，扩大的肾盂肾盏边缘光滑整齐。阻塞以上的输尿管扩张增粗。如尿路阻塞时间长，可使肾实质萎缩，肾功能受损，排泄性肾盂造影的显影时间延长。CT、MRI 尿路造影均可显示肾盂和输尿管的扩张。

（七）肾脏肿块

指肾内正常组织被肿瘤或其他组织取代，形成圆形、卵圆形或不规则形的团块状病变。肿块多为肿瘤组织，也可为液体或血性成分等。肾内肿块可使肾增大，较大肿块向肾外突出而致肾轮廓改变。不同病变的肿块在影像学上表现不同。CT 上为软组织或混杂密度，MRI 上为不均匀信号，增强扫描呈不均匀强化，常为肾癌的表现。CT、MRI 显示肿块内有脂肪成分，其密度、信号不均匀，多为肾血管平滑肌脂肪瘤。肾内单发或多发边缘光滑的圆形或椭圆形肿块，CT 和 MRI 均显示为均匀的液体成分，壁薄而且不与肾盂肾盏相通，见于单纯肾囊肿或多囊肾。

四、疾 病 诊 断

（一）尿路结石

1. X 线表现　尿路结石可发生肾至尿道的任何部位。约 90% 的尿路结石在 X 线平片上显示，称阳性结石。少数如尿酸盐类结石则 X 线平片上不显示，称阴性结石。

（1）肾结石：可单发或多发，单侧或双侧。绝大多数位于肾盂内，其次是下组肾盏。X线平片表现为肾窦区内密度均匀一致、也可为分层状或浓淡不均，呈圆形、卵圆形、桑葚状、鹿角状、珊瑚状致密影，大小不等，小者仅为点状或结节状、大者可充满肾盂肾盏。其中，分层、桑葚状、鹿角状致密影是肾结石的典型表现。侧位片见肾结石与脊柱影重叠。

（2）输尿管结石：多数为肾结石脱落入输尿管，多停留于输尿管的生理狭窄处。X 线平片表现为圆形、卵圆形、桑葚状致密影（图 19-20）。结石位于输尿管行径上，长轴与输尿管走行一致。静脉肾路造影可确定结石是否在输尿管内，其结石上方输尿管及肾盂肾盏有不同程度的扩张积水。逆性肾盂造影时，对比剂在结石部位受阻。输尿管结石与腰椎横突或与骶骨重叠时，易被遗漏。

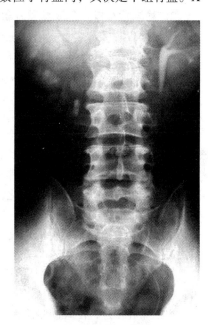

图 19-20　输尿管结石

（3）膀胱结石：多为阳性结石，X 线平片表现为骨盆中下部耻骨联合上方，呈圆形或卵圆形，单发或多发，大小不一，边缘光滑或毛糙，密度均匀或呈分层状致密影。结石可随体位而改变位置。膀胱造影，阴性结石表现为膀胱内的充盈缺损。

2. CT 表现

（1）肾结石：对于肾盂肾盏内的高密度结石，CT 不仅能发现较小的结石，并能显示平片不能显影的阴性结石。

（2）输尿管结石：CT 平扫表现为输尿管走行区内约米粒大小的致密影，结石以上输尿管和肾盂扩张。CT 尿路造影可显示结石的准确部位。

（3）膀胱结石：CT 表现为圆点状或块状高密度影，阳性结石的 CT 值在 100 HU 以上。对疑为膀胱结石时，应做平扫。

3. MRI 表现　结石在 T_1WI 和 T_2WI 上均呈很低的信号。MRI 检查对结石显示不佳，

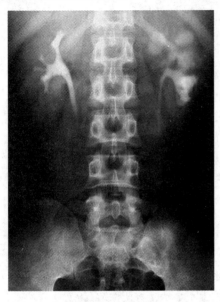

图 19-21　肾结核

但 MRI 可显示由于结石造成的肾盂和输尿管积水。

（二）泌尿系统结核

1. 肾结核　结核菌随血液循环播散到肾，初期为肾皮质感染，其后累及肾髓质，形成干酪样变和结核性脓肿。脓肿破溃入肾盏、肾盂，形成空洞，造成肾盏和肾盂破坏。病变向下蔓延可引起输尿管、膀胱结核。

X 线平片：早期平片可无异常。晚期有时可见肾区呈云絮状、环形或斑点状钙化甚至全肾钙化。静脉尿路造影：早期肾功能可正常，当结核性溃疡累及肾小盏，表现为肾小盏杯口边缘不规则如虫蚀状。溃疡空洞与肾盏相通时，可见肾实质内团块状对比剂与受累肾盏相连，受累肾盏可变形狭窄（图 19-21）。肾盂肾盏广泛破坏积脓时，排泄性尿路造影常不显影，逆行肾盂造影可见肾盂、肾盏及多发空洞共同形成一个大而不规则的空腔。

2. 输尿管结核　造影表现为输尿管管腔不规则狭窄与扩张，呈串珠状。晚期输尿管僵硬、短缩，有时可见管壁条索状钙化。

3. 膀胱结核　平片诊断价值有限。早期膀胱结核造影表现为膀胱轮廓模糊，边缘不整齐，容量减少。晚期膀胱挛缩变小，边缘不规则呈锯齿状改变，膀胱结核又可逆行向上蔓延，使健侧输尿管下段受侵，造成管壁增厚、管腔狭窄，上段输尿管和肾盂积水。

CT 平扫：肾结核早期，肾实质内边缘模糊的低密度灶。增强扫描，对比剂可进入肾实质内的结核性空洞，显示为高密度影。但对肾盂肾盏的早期破坏显示不佳；病变进展，显示部分或全部肾盂肾盏扩张，呈多个囊状低密度影，CT 值略高于水。可伴有肾盂和输尿管壁的增厚、管腔狭窄。膀胱变小，壁不规则。晚期，肾结核可发生钙化，显示为多发点状或不规则高密度影，甚至全肾钙化，肾影增大或萎缩。输尿管常完全闭塞。CTU 可显示肾盂、输尿管及膀胱受累的表现。

MRI 检查：肾结核无特征性表现，应用很少。

（三）泌尿系统肿瘤

1. 肾癌　腹部平片可见肾影增大，肾轮廓出现局限性突出或呈分叶状改变，肿块大者可占据上腹部。10%～15% 的肾癌可见钙化，呈斑点状、条状或弧线形致密影。尿路造影检查：由于癌肿压迫，使肾盏伸长、狭窄、变形。如癌肿较大而波及多个肾盏，可见肾盏变细、变长、分离呈"蜘蛛足"样改变。肿瘤压迫或侵犯肾盂时，肾盂变形或出现充盈缺损。

CT 平扫：表现为肾实质内边缘不规则肿块，可向外突出，密度均匀或不均匀。增强扫描，癌肿多为不均匀强化。癌肿向外侵犯可致肾周脂肪消失（图 19-22）。

MRI 检查：肾癌多呈圆形、卵圆形或不规则肿块，呈浸润性生长，癌肿信号不均匀强化。MRI 的重要价值在于确定肾静脉、下腔静脉及右心房内有无癌栓，发生癌栓时，这些结构的流空信号消失。

2. 肾盂癌　CT 平扫表现为肾盂内密度高于尿液但低于肾实质的分叶状软组织肿块，肾窦周围脂肪受压或消失，也可侵入邻近肾实质。肾盂或肾盏梗阻时，出现肾积水。MRI 检查：在 T_1WI 上，肿块信号强度高于尿液，而在 T_2WI 上则低于尿液。

3. 肾血管平滑肌脂肪瘤　CT 平扫表现为肾实质内密度不均匀肿块，边界清楚，较大

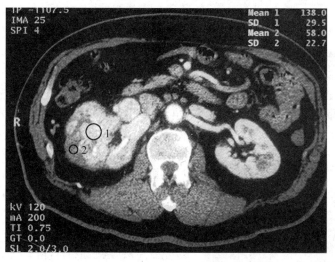

图 19-22　右肾癌（Ⅲ）

肿块常突向肾外，肿块内有脂肪密度灶和软组织密度灶。MRI 特征性表现是肾实质不均质肿块内有脂肪性高信号或中等信号病灶。

4. 膀胱癌　膀胱癌多为移行细胞癌，呈乳头状生长，又称乳头癌。X 线平片偶可见癌肿钙化。膀胱造影表现为自膀胱壁突向腔内的结节状或菜花状充盈缺损，表面多凹凸不平、大小不等、也可表现为膀胱壁僵硬不规则。CT 平扫表现为自膀胱壁向腔内突入或向腔外突出的结节状、菜花状软组织密度肿块，或膀胱壁不规则增厚。增强扫描，早期癌肿多为均匀强化；延期扫描，腔内充盈对比剂，肿块表现为低密度充盈缺损。

考点提示：尿路结石、肾癌X线表现

第6节　生殖系统

> 📖 **学习目标**
> 1. 了解女性生殖器官正常影像学表现。
> 2. 了解男性生殖系统的影像学检查及前列腺增生、前列腺癌的诊断。
> 3. 熟悉常见女性生殖系统疾病的影像学诊断。

生殖系统的器官和组织均为软组织，各种不同的影像技术对生殖系统疾病的诊断价值不同。

X 线透视和平片可用于观察金属性节育环，但由于 X 线对生殖腺的辐射作用目前较少应用。生殖系统的器官和组织缺乏对比，在 X 线透视和平片上显影不佳，大多数病变也不易显示，诊断价值有限。子宫输卵管造影，可显示子宫输卵管的内腔，是子宫输卵管疾病，尤其是不孕症的重要诊断技术。

CT 可准确显示子宫及卵巢肿瘤的位置、大小及周围组织侵犯的范围，对部分肿瘤可做出定性诊断。

MRI 对女性盆腔及生殖器病变的诊断价值较高。MRI 对子宫肌层显示清楚，适用于子宫肌瘤等疾病的诊断。MRI 能够显示前列腺肿瘤组织结构特点，了解肿瘤侵犯范围，并能准确分期。

一、检 查 技 术

（一）女性生殖系统 X 线检查

1. 透视　主要用于金属节育器的检查。

2. 平片　可观察骨盆的形态、大小、有无畸形及骨骼病变、节育器和异常钙化。

3. 子宫输卵管造影　经子宫颈口注入 40% 碘化油或 76% 泛影葡胺，使子宫和输卵管显影（图 19-23）。一般在月经停止后 5～10 天内进行。临床上主要用于查找不孕症的原因，输卵管通畅情况。禁忌证：月经期、妊娠期、子宫出血、生殖器急性炎症等。

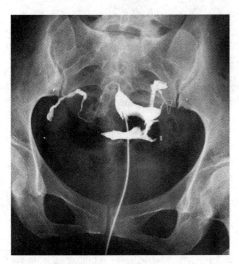

图 19-23　子宫输卵管造影

（二）女性生殖系统 CT 检查

1. CT 平扫　在空腹状态下，于检查前 2～3 小时，分多次口服水或 1% 泛影葡胺 800～1000 ml，以充盈和识别盆腔肠管。检查应在膀胱充盈状态下进行。扫描范围通常自髂嵴水平至耻骨联合，层厚 5 mm 或 10 mm，连续扫描。

2. 增强扫描　在常规平扫后进行，发现病变尤其是发现肿块性病变，需行增强扫描。方法是从静脉内快速注入对比剂后，即对病变区进行扫描。

（三）女性生殖系统 MRI 检查

1. 普通检查　常规行 SE 序列 T_1WI 和 T_2WI 并脂肪抑制技术检查。其中 T_2WI 检查能显示子宫体、宫颈及阴道的各部解剖结构，易于发现盆腔病变。

2. 增强检查　普遍检查发现盆腔病变后，一般需行增强 MRI 检查。方法是静脉内注入顺磁性对比剂 Gd-DTPA，注入完毕后即对病变区行脂肪抑制 T_1WI 检查。

（四）男性生殖系统 CT 检查

1. CT 平扫　在空腹状态下，检查前口服水或 1% 泛影葡胺 800～1000 ml，以充盈和识别盆腔肠管。应在膀胱充盈状态下进行检查。常规行盆腔横断面扫描，层厚 5 mm 或 10 mm。

2. 增强扫描　常规平扫后进行，方法是从静脉内快速注入对比剂后，即对病变区进行扫描。用于鉴别盆腔内血管与肿大淋巴结，有利于发现病变，对病变的定性诊断有较大帮助。

（五）男性生殖系统 MRI 检查

MRI 检查能够清楚地显示前列腺外周带与中央带、前列腺周围的脂肪与静脉丛等。对前列腺增生肥大、前列腺癌的诊断及鉴别诊断，有较高的敏感性及准确率。

1. 平扫检查　常规行 SE 序列 T_1WI 和 T_2WI 检查，常选用体部相控阵线圈，联合应用直肠内线圈可提高图像质量。层厚 5 mm，间隔 1 mm。

2. 增强检查　平扫发现病变后，常需进行增强扫描。方法是静脉内快速注入顺磁性对比剂 Gd-DTPA 后对病变区进行脂肪抑制前后的 T_1WI 增强检查。

二、正 常 影 像 表 现

（一）子宫输卵管造影表现

正常子宫腔呈倒置三角形，底边在上，为子宫底；两侧为子宫角，与输卵管相通。子宫腔边缘光滑整齐。宫颈管呈长柱形，边缘呈羽毛状。输卵管自两侧子宫角向外下方走行，呈迁曲的细线状。

（二）CT 表现

1. 子宫　CT 上表现为横置梭形或椭圆形软组织密度影，宫体中央密度略低，边缘光滑锐利。增强扫描子宫肌均匀强化。

2. 前列腺　CT 检查，前列腺紧邻膀胱下缘，横断面上呈椭圆形软组织密度影，境界清楚。年轻人腺体的平均上下径、前后径和横径分别为 3 cm、2.3 cm 和 3.1 cm，随年龄增大而增大。

（三）MRI 表现

1. 子宫和卵巢　T_1WI 上，在周围高信号脂肪组织对比下，正常宫体、宫颈和阴道表现为均一较低信号；T_2WI 上能清楚显示子宫和阴道各部解剖结构，中心的高信号代表宫腔内分泌物，中间的低信号带为子宫肌内层，周围的中等信号是子宫肌外层。正常卵巢在 T_1WI 上为低信号，T_2WI 上其内卵泡呈高信号，中心为低至中等信号。

2. 前列腺　T_1WI 上腺体呈均一低信号，T_2WI 上移行区和中央区低信号，周围区为较高信号，周边可见低信号环影，代表前列腺被膜。

三、疾 病 诊 断

1. 子宫发育畸形、输卵管炎性病变　子宫发育畸形时，子宫输卵管造影可显示子宫先天性异常，如双子宫、双宫颈、双角子宫、半隔子宫、纵隔子宫、鞍形子宫、单角子宫和子宫发育不全等；子宫输卵管炎时，子宫输卵管造影是检查慢性子宫输卵管炎的主要方法，还有分离粘连的作用；子宫输卵管结核时，造影显示边缘不规则，严重时狭小、变形。双侧输卵管狭窄、僵直，边缘不规则，狭窄与憩室状突出相同。输卵管完全闭塞时，闭塞端圆钝，其近端局限性膨大；慢性输卵管炎时，多为双侧，造影检查输卵管边缘略不规则，炎症致输卵管腔粘连与闭塞，闭塞近端扩大积水，如碘化油进入其中，显示多数油滴集合，这种改变是非结核性炎症的重要征象。

2. 子宫肌瘤　CT 表现为子宫增大，有时可见肿块向外隆起呈分叶状。密度等于或低于正常子宫，瘤内可出现钙化。MRI 在 T_1WI 上表现为均匀中等信号，在 T_2WI 上信号高于子宫肌层，易于识别。瘤内钙化呈低信号，坏死区在 T_1WI 上为低信号，在 T_2WI 上为高信号。

3. 子宫癌　宫体癌 CT 表现为不规则隆起肿块，肿瘤内坏死呈低密度区。增强扫描见肿瘤强化程度低于正常子宫肌。肿瘤向周围蔓延时，可见宫旁脂肪层消失，子宫轮廓模糊，有软组织影向周围浸润。宫颈癌 CT 可见子宫颈增大，呈不规则软组织肿块。MRI 检查宫体癌在 T_1WI 上表现为略低信号的肿块，在 T_2WI 上表现为高信号。宫颈癌在 T_2WI 上表现为高信号肿块，宫颈管增宽，正常分层消失。

4. 良性前列腺增生　前列腺增生 CT 表现为横径大于 5 cm 或于耻骨联合上 2 cm 层面仍可见前列腺，密度均匀，层面清楚。MRI 检查，前列腺增生多表现为中央带和移行带均增大，T_1WI 上为均匀低信号，T_2WI 上呈均匀或不均匀的高、低相间混杂信号。

5. 前列腺癌　癌肿早期，CT 表现为前列腺外形不对称性膨隆，其内可见密度稍低的癌结节。突破包膜向外最易侵犯精囊（图 19-24）。前列腺癌多发生于前列腺的外周带，MRI 检查，T_1WI 上肿瘤为低信

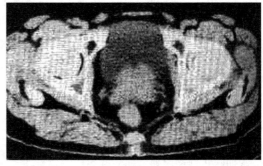

图 19-24　前列腺癌

考点提示：
前列腺疾病的影像学改变

号，T_2WI 上正常前列腺周围部呈高信号，肿瘤为低信号，对比明显。T_2WI 上高信号周围区内出现低信号或低信号结节，常为前列腺癌的表现。

第7节　骨骼肌肉和关节系统

📖 **学习目标**

1. 了解骨关节与软组织的 X 线、CT、MRI 检查方法。
2. 熟悉骨与关节的正常 X 线表现。
3. 熟悉骨与关节的基本病变 X 线表现。
4. 掌握常见骨、关节疾病的诊断要点。

案例 19-7

患者，男性，40 岁。驾车肇事，右下肢皮肤淤青，感患肢剧烈疼痛，活动障碍。

问题：

1. 为明确有无骨折，应首选何种检查？
2. 如患者出现骨折，问补钙是否可促进骨折愈合，请解释。

X 线平片能显示骨与关节病变的范围、部位和程度，是骨骼肌肉和关节系统疾病临床诊断的最常用和首选检查方法。CT 无影像重叠，密度分辨力高，对骨内小病灶和软组织的观察远较 X 线平片为佳。

MRI 可任意平面和三维成像，对形态、结构及病变观察更全面。对软组织和骨髓病变的分辨力高，比 X 线平片和 CT 更具优势。

一、检　查　技　术

（一）X 线检查

任何部位，包括四肢长骨、关节和脊柱都要摄正侧位片，四肢骨应包括相邻关节，有的部位根据需要加摄斜位和斜线位片。血管造影，多用肢体动脉造影，主要用于血管疾病的诊断和良、恶性肿瘤的鉴别诊断。

（二）CT 检查

X 线检查是骨关节疾病的常规检查方法，诊断困难时，可选用 CT 进一步检查。对软组织病变和骨骼解剖较复杂的部位可首选 CT 检查。

1. 平扫　首先按扫描部位做出定位像，再根据病变的范围及可能性质，决定横断面的层厚及层数，必须时可薄层扫描后行矢状、冠状或斜位重建。

2. 增强扫描　对于平扫发现的软组织和骨病变，常需进一步行增强扫描观察病变是否强化、强化程度和有无坏死等。

（三）MRI 检查

MRI 是检查骨及软组织疾病的重要方法，但它对钙化、细小骨化显示欠佳，因此骨关节疾病的 MRI 检查应在平片或 CT 的基础上进行。MRI 检查依部位不同而选择不同的天线圈，如脊柱线圈及表面线圈。采用常规的 SE 序列或 FSE 序列的 T_1WI、T_2WI，根据病情需要常加脂肪抑制序列，使病变组织与正常组织的信号差别更加明显。

二、正常影像表现

（一）X 线表现

1. 骨的发育　骨的发育包括骨化与生长。骨化有两种形式，一种是膜内化骨，包括颅盖诸骨和面骨；另一种为软骨内化骨，躯干及四肢骨和颅底骨与筛骨属软骨内化骨。

2. 骨的结构

（1）长骨：①骨膜：X 线检查正常时不显影；②骨皮质：含钙多，为密质骨，X 线表现为均匀致密影，骨干中央部位最后，向两端逐渐变薄，一般完整连续，外面光滑，内面不光滑；③骨髓腔：X 线表现为骨干包绕的无结构的透明区；④骨端：骨的两端膨大部分称骨端。未成年人的长骨两端为软骨，称骺软骨。当骺软骨以软骨方式骨化称继发或二次骨化中心，呈圆点状骨化，逐渐长大，称骨骺。近骨骺的骨干松质骨部分称干骺端，骺骨与干骺端之间的软骨为骺板，在 X 线片上横行半透明的线称骨骺线。成年后骨骺线闭合，骨的长径停止生长，完成骨的发育。骨骼的骺软骨内二次骨化中心出现时的年龄，骨骺与干骺端完全闭合，即骨骺线完全消失时的年龄称骨龄，常可用来判断骨骼的发育情况。

（2）四肢关节：①关节面：X 线平片所见的是骨性关节面，关节面光滑整齐，由一薄层致密骨组成；②关节间隙：X 线片上显示的关节间隙，包括构成关节两个相对骨端的骨性关节面之间的关节软骨、少量滑液和窄的解剖间隙（图 19-25）。

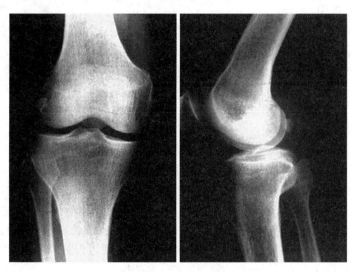

图 19-25　正常关节 X 线片

（3）脊柱：由脊椎和其间的椎间盘所组成。X 线正侧位片上，椎体呈长方形，由上向下逐渐增大，周围为一层致密的骨皮质，轮廓光滑。椎体两侧有横突影。在横突内侧可见椭圆形致密影，称椎弓环，为椎弓根的投影。椎弓根的上下方为上下关节突。椎弓由椎弓根和椎弓板围成，椎弓板由椎弓根向后内延续，在中线联合形成棘突，投影在椎体中央偏下方，呈尖向上类三角形的线状致密影。椎体后缘和椎弓围成椎管，容纳脊髓。椎间盘：位于相邻椎体之间，两个椎体之间带状半透明影称椎间隙，相邻椎间隙宽度近似（19-26）。

（4）软组织：包括皮肤、皮下脂肪、肌肉、肌腱和滑膜囊。

（二）CT 表现

小儿骨干骨皮质为高密度线状或带状影，骨髓腔内红骨髓为软组织密度影，黄骨髓为脂肪密度影。干骺端骨松质表现为高密度的骨小梁交错构成细密的网状影，密度低于骨皮质，

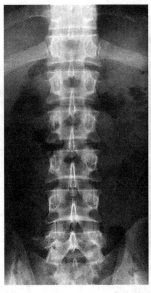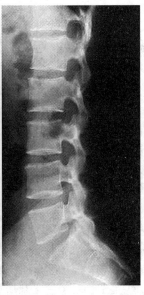

图 19-26　正常脊柱正侧位片

网隔间为低密度的骨髓组织。骺软骨为软组织密度影。成年骨的 CT 表现与小儿骨类似。

（三）MRI 表现

骨皮质在 T_1WI 和 T_2WI 上均为极低信号影，骨髓腔内红骨髓为中等信号影。临时钙化带在 MRI 上呈低信号，骺软骨为中等信号影。随着年龄增长红骨髓中脂肪成分的增多，成人的骨髓信号较婴幼儿高。

三、基本病变表现

1. **骨质疏松**　指单位体积内骨组织的含量减少。X 线表现为骨密度减低，骨小梁变细、减少，骨皮质吸收变薄。椎体内结构呈纵行条纹，周围骨皮质变薄，椎体变扁，椎间隙增宽。

2. **骨质软化**　指单位体积内骨组织含钙量减少，而有机成分不变，骨质变软。主要 X 线表现有骨密度减低，骨小梁变细、模糊，骨皮质变薄，承重骨骼变形。

3. **骨质破坏**　指骨组织被炎症、肉芽肿、肿瘤等病理组织所代替，而造成骨组织的缺失。X 线表现有局部骨质密度减低，骨小梁稀疏或骨质缺损。骨质破坏较快，轮廓不规则，边缘模糊，常见于急性炎症或恶性骨肿瘤；骨质破坏进展缓慢，骨皮质变薄，边界清楚，多见于良性骨肿瘤。CT 易于区分骨松质和皮质骨的破坏。

4. **骨质增生硬化**　指单位体积内骨量增多。X 线表现为骨质密度增高，骨小梁粗大、密集，骨皮质增厚，骨髓腔变窄或消失。

5. **骨膜增生**　又称骨膜反应，因骨膜受到刺激，骨膜内层成骨细胞活动增加所产生的骨膜新生骨。X 线表现为单层、多层、花边状等形态。MRI 可显示早期的骨膜水肿，在 T_1WI 上为中等信号，T_2WI 上为高信号。骨膜新生骨在各序列均为低信号。

6. **骨质坏死**　骨组织局部血供中断，骨组织代谢停止，坏死的骨质称死骨。典型的 X 线表现是骨质局限性密度增高（图 19-27）。

7. **软骨钙化**　指软骨基质钙化，反映骨内外有软骨组织或瘤软骨存在。X 线表现为环形、半环形、颗粒状和团块状无结构的致密影。良性病变软骨钙化密度高，边缘清楚；恶性病变软骨钙化密度低，边缘模糊，钙化残缺不全。CT 能显示平面不能见到的钙化影。

8. **骨骼变形**　发育畸形可使一侧骨骼增大；骨软化症和成骨不全使全身骨骼变形；脑

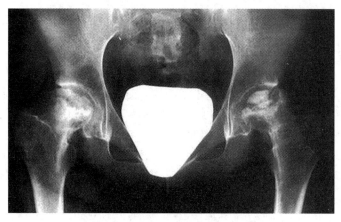

图 19-27　骨质坏死（股骨头缺血坏死）

垂体功能亢进使全身骨骼增大；骨肿瘤使骨局部膨大、变形。

9. 软组织改变　外伤或感染，X 线表现为皮下脂肪层和肌间隙模糊、消失；开放性损伤和厌氧菌感染时，软组织内可见气体影；软组织肿瘤和骨恶性肿瘤侵犯组织时，可见软组织肿块影；肢体长期活动受限，可见肢体变细，肌肉变薄。CT 和 MRI 对软组织内的水肿及肿瘤显示较好。

10. 关节肿胀　大量关节积液可见关节间隙增宽，关节周围脂肪影移位变形；关节周围软组织肿胀表现为密度增高，皮下脂肪层和肌间隙模糊消失（图 19-28）。关节肿胀在 CT 上可见软组织密度的关节囊肿胀、增厚，关节腔内积液表现为关节内液体密度影。在 MRI 上关节肿胀除见关节囊增厚外，在 T_2WI 上可见滑膜层的高信号，关节周围软组织肿胀 T_1WI 呈低信号、T_2WI 呈高信号。MRI 对关节积液非常敏感，表现为 T_1WI 低信号、T_2WI 高信号，合并出血时 T_1WI 和 T_2WI 均为高信号。

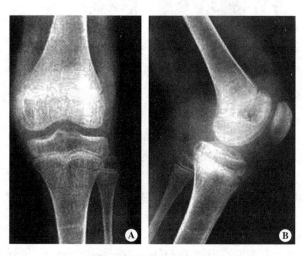

图 19-28　关节肿胀（化脓性关节炎）

11. 关节破坏　关节软骨破坏时，X 线表现为关节间隙变窄，当侵蚀骨性关节面时，出现相应部位的骨质破坏和缺损，严重时可致关节半脱位和变形。MRI 在关节软骨破坏的早期可见关节软骨表面毛糙、凹凸不平、表面缺损、变薄甚至不连续，关节骨质破坏时，低信号的骨性关节面中断不连续。

四、疾病诊断

（一）关节与关节外伤

1. 骨折

（1）X线基本表现：骨的断裂多为不整齐的断面，X线片上呈贯穿骨皮质边缘锐利的不规则透明裂隙，称骨折线（图19-29）；骨折断端相互嵌入，压缩性骨折则表现为骨密度增高带，骨小梁扭曲、紊乱，看不到骨折线。

（2）类型：根据骨折线的形态和走向，可分为横行、纵行、斜行、线形、螺旋形、Y形、T形、星形等。根据骨碎片情况分为粉碎性、撕脱性、嵌入性骨折等。根据程度分为完全性与不完全性骨折。

（3）骨折的对位和对线关系：确定移位时，在长骨以骨折近端为准，借以说明远端的移位方向和程度。骨折端可发生内外或前后移位、上下断端重叠或分离，还可有成角、旋转移位（图19-30）。上述骨折端的内外、前后和上下移位称对位不良，成角移位称对线不良。

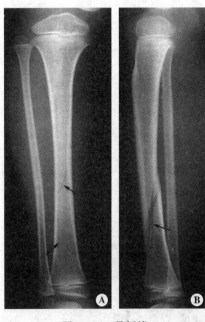

图 19-29　骨折线

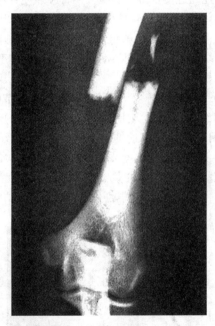

图 19-30　骨折移位

（4）骨折的愈合：骨折后断端出血形成血肿及肉芽组织，再由成骨细胞产生新骨，称骨痂，使断端连续并固定。骨折断端形成血肿时，X线片可见骨折线变得模糊不清。骨痂形成，X线表现为断端周围不规则线状或斑片状致密影。骨痂范围加大，骨折线消失而成为骨性连接。

（5）骨折并发症：①延迟愈合和不愈合：X线表现为骨痂出现延迟，骨折线消失延迟或长期存在；不愈合表现为骨折断端为致密骨封闭。②骨折畸形愈合：可有成角、旋转、缩短等。骨折还可引起创伤性关节炎、缺血性坏死、骨关节感染、骨质疏松、骨化性肌炎等。

（6）常见骨折：①Colles骨折：又称伸展型桡骨远端骨折，指桡骨远端近关节面2～3cm内的横断或粉碎骨折，远折端向背侧或桡侧移位，向掌侧成角，可伴尺骨茎突骨折；②肱骨髁上骨折：骨折线横过喙突窝或鹰嘴窝，远侧端多向背侧移位（图19-31）；③股骨颈骨折：老年人多见，骨折可发生于股骨头下、股骨颈或基底部，断端常有错位或嵌入，头下骨折在关节囊内，易引起关节囊损伤，影响关节囊血管对股骨头、颈部的供血，使骨折愈合缓慢，甚至发生缺血性坏死；④脊椎骨折：常见于第 12 胸椎和第 1 腰椎椎体，单个椎体多见。X 线表现为椎体压缩呈楔形，椎体前缘骨皮质嵌入，因断端嵌入，在椎体中央可见横行不规则致密线。

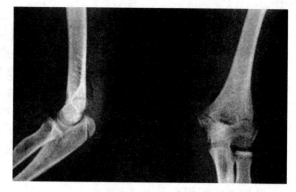

图 19-31　肱骨髁上骨折

2. 外伤性关节脱位　①肩关节脱位：肩关节囊前壁薄弱，以前脱位多见，肱骨头前脱时，常同时向下移位；②肘关节脱位：分后脱位、前脱位和侧脱位，前者多见。因过伸或后方冲击的外力引起尺、桡骨向肱骨后方脱位。

CT 检查可发现平片上不能发现的隐匿骨折。MRI 能清晰地显示骨挫伤、软组织及脊髓的损伤。

（二）骨与关节化脓性感染

1. 化脓性骨髓炎

（1）急性化脓性骨髓炎：X 线表现为①软组织弥漫性肿胀：1～2 周内 X 线检查，软组织增厚，密度增高，肌间隙脂肪模糊、消失或移位；②骨质破坏：发病 2 周后，干骺端松质骨中出现局限性骨质疏松，继而出现多数分散不规则的骨质破坏区，骨质破坏向骨干延伸，可达全骨干；③骨膜增生：骨质破坏周围有单层、多层或花边状等形态骨膜增生，广泛骨膜增生则形成包壳；④死骨：为长条形死骨，与周围骨质分界清楚，且密度高。

CT 检查能很好地显示软组织感染、骨膜下脓肿、骨髓内的炎症、骨质破坏和死骨。MRI 检查，骨髓的充血、水肿、渗出和坏死在 T_1WI 上均表现为低信号，与正常骨髓信号形成明显对比。

（2）慢性化脓性骨髓炎：X 线表现为骨皮质增厚和骨干增粗，轮廓不整，骨髓腔狭窄或消失。骨膜增生呈分层、花边状等形态。虽然有骨质增生，但如未痊愈，仍可见骨质破坏或死骨。CT 检查易于发现骨破坏和死骨。MRI 检查：骨质增生硬化、死骨和骨膜新生骨在 T_1WI 和 T_2WI 上均呈低信号，肉芽组织和脓液在 T_1WI 上呈稍高信号而在 T_2WI 上呈高信号。

2. 化脓性关节炎　多见于髋和膝关节。X 线表现：急性期关节周围软组织肿胀，关节间隙增宽，常合并关节半脱位和脱位。构成关节的骨骼有明显的骨质疏松。关节软骨被破坏，引起关节间隙狭窄。

（三）骨与关节结核

1. 关节结核

（1）滑膜型关节结核：病变早期 X 线表现为关节周围软组织肿胀，密度增高，关节间隙正常或增宽，骨质疏松。当肉芽组织侵犯软骨和骨性关节面时，首先在关节非承重面的边缘出现虫蚀状骨质破坏，而关节间隙变窄出现较晚。关节软骨破坏广泛时，可致关节半脱位。

CT 检查可见关节囊和关节周围软组织肿胀增厚，以及关节囊内积液，骨性关节面毛糙及虫蚀样骨质缺损。MRI 检查：早期可见周围软组织肿胀，肌间隙模糊，关节囊内积液，关节滑膜增厚。关节软骨破坏表现为软骨不连续碎裂或大部消失。

（2）骨型关节结核：是在骨骺和干骺结核的基础上，又出现关节周围软组织肿胀，关节骨质破坏及关节间隙不对称狭窄。

2. 脊椎结核 脊椎是骨关节结核中最常见的部位，以腰椎最多，其次是胸椎。

X线表现为：①椎体骨质破坏：多见于椎体边缘骨质破坏，由于椎体骨质破坏和脊柱承重关系，椎体塌陷变扁或呈楔形；②椎间隙变窄或消失：由于病变开始多累及椎体上下缘，侵及软骨板，引起软骨和椎间盘破坏，椎间隙狭窄或消失，相邻椎体互相融合在一起；③脊柱后突畸形：多见于胸椎结核；④冷性脓肿：椎体骨质破坏可产生大量干酪样物质流入脊柱周围软组织，形成椎旁脓肿。

CT检查显示椎体及附件的骨质破坏、死骨和椎旁脓肿优于平片。MRI检查对显示脓肿的部位、大小、形态和椎管内侵犯优于平片。

（四）常见慢性骨关节病

1. 类风湿关节炎 X线表现：①关节周围软组织呈梭形肿胀；②关节间隙早期因积液而增宽，关节软骨破坏则变窄；③关节面边缘可见小的虫蚀样骨质破坏区；④骨性关节面模糊、中断，可伴有小囊状骨质侵蚀破坏；⑤关节邻近骨松质和肌肉萎缩；⑥晚期可见关节半脱位或脱位。

2. 椎间盘病变

（1）CT检查：①椎间盘膨出：表现为椎间盘向四周匀称地超出椎体边缘，其后缘呈平直形态。椎体边缘常见骨质增生；②椎间盘突出：表现为椎间盘后缘向椎管内局限性突出的软组织密度影。硬膜囊受压和神经根受压，硬膜外脂肪间隙受压变形、移位或消失。

（2）MRI检查：椎间盘变性呈低信号，其内可见不规则斑点状高信号区。椎间盘膨出在矢状面 T_2WI 上可见向后隆起，横断面上均匀地超出椎体边缘，硬膜囊前方显示光滑。MRI还可清楚显示椎管狭窄、韧带肥厚。

案例 19-7 分析

1. 患者驾车肇事后右下肢剧痛，活动障碍，存在骨折的可能，应首选 X 线检查。

2. 骨折后忌盲目补充钙质。钙是构成骨骼的重要原料，有人以为骨折以后多补充钙质能加速断骨的愈合。但对于长期卧床的骨折患者，增加钙的摄入量并不能加速断骨的愈合，还有引起血钙增高的潜在危险。这是由于长期卧床，一方面抑制对钙的吸收、利用，一方面肾小管对钙的重吸收增加的结果。所以，对于骨折患者来说，身体中并不缺乏钙质，只要根据病情和按医嘱，加强功能锻炼和尽早活动，就能促进骨对钙的吸收、利用，加速断骨的愈合。

（五）骨肿瘤

骨肿瘤分为良性和恶性，恶性肿瘤又分为原发性和继发性两种。良性骨肿瘤生长缓慢，不侵犯邻近组织和器官，骨质破坏多呈膨胀性，与正常骨分界清楚，边缘锐利，骨皮质保持连续性，无骨膜增生和软组织肿块；恶性骨肿瘤生长迅速，可侵犯邻近组织和器官，骨质多呈浸润性破坏，病变区与正常骨界限模糊，边缘不整，骨皮质有不同程度的破坏，常有肿瘤骨，局部可有不同形式的骨膜增生，易侵犯软组织形成肿块。

1. 骨软骨瘤 是最常见的良性骨肿瘤，好发于股骨下端和胫骨上端。X线表现具有特征性，表现为长骨干骺端骨性隆起，分为带蒂和广基底两型。肿瘤多背离关节生长。肿瘤包括骨性基底和软骨帽盖两部分，骨性基底为母体骨的骨皮质向外突出的赘生物，基底部顶端略膨大，或呈菜花状，顶缘为不规则的致密线，软骨帽在 X 线上不显影，可出现点状或环状钙化影。

2. 骨巨细胞瘤　又称破骨细胞瘤。病理分 3 级，Ⅰ级为良性，Ⅱ级为过度类型（生长活跃），Ⅲ级为恶性。肿瘤好发于长骨骨端，以股骨下端、胫骨上端和桡骨远端为多见。X 线表现：受累长骨骨端多呈膨胀性、多房性、偏心性骨质破坏，边缘清楚，骨皮质较薄，轮廓一般较完整，其内可见纤维数量不等的骨嵴，构成分房状。有的肿瘤膨胀明显，甚至将对侧的另一骨端包绕起来是其特征表现。骨质破坏区也可呈单一的溶骨性骨质破坏。肿瘤无钙化或骨化影。如病变区骨皮质出现筛孔状或虫蚀状骨质破坏，骨性包壳和骨嵴残缺，骨膜增生较显著，出现软组织肿块影，则提示为恶性骨巨细胞瘤。

3. 骨肉瘤　是最常见的原发性恶性骨肿瘤，以瘤细胞能直接形成骨样组织或骨质为特征，好发于股骨、胫骨和肱骨的干骺端。X 线检查的基本表现：①骨质破坏：干骺端松质骨呈小斑片状或大片状骨质破坏区，骨皮质呈筛孔状或虫蚀状骨质破坏；②肿瘤骨：可表现为象牙样、磨玻璃样、棉絮样或针状致密影；③骨膜增生：可引起不同形态的骨膜增生，肿瘤组织破坏并吸收骨膜增生的中心部分，两端残留的骨膜增生与构成的三角称 Codman，是骨肉瘤常见的 X 线征象；④软组织肿块：为肿瘤侵入周围软组织，形成圆形或半圆形、边缘不清的软组织肿块影，其内可见瘤骨（图 19-32）。

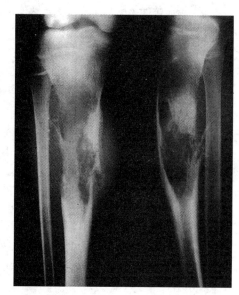

图 19-32　骨肉瘤

4. 转移性骨肿瘤　X 线表现可分为溶骨型、成骨型和混合型。溶骨型最常见，多发生于长骨的骨干或干骺端，X 线表现为骨松质中多发或单发的小的虫蚀状或大块状骨质坏死区。发生在椎体的溶骨性破坏，因承重而被压扁，但椎间隙保持完整。

CT 检查能显示骨肿瘤的大小、形态、轮廓和结构以及与周围组织的关系，了解骨髓腔内浸润及软组织侵犯范围。CT 检查对软组织肿瘤能清楚显示出边界和包膜。良性肿瘤边界清楚，有包膜，密度均匀；恶性肿瘤一般边界模糊，密度不均匀。脂肪瘤有典型脂肪密度，具有特征性。MRI 检查对肿瘤组织及其周围水肿非常敏感，有利于肿瘤的早期诊断和鉴别诊断。

考点提示：肢体骨折 X 线片特点

第 8 节　中枢神经系统

📖 学习目标

1. 了解中枢神经系统影像学检查方法，指征及价值。

2. 熟悉中枢神经系统的基本病变表现。

3. 熟悉颅脑外伤、脑肿瘤、脑血管疾病的影像学诊断。

中枢神经系统包括脑和脊髓。X 线平片主要用于观察颅骨和脊髓骨折、颅骨肿瘤及颅内钙化，脑血管造影主要用于脑血管畸形、动脉瘤和动静脉瘘等血管性病变的诊断。

CT 对颅脑外伤、肿瘤、脑血管疾病、颅内感染性疾病具有重要的诊断价值。MRI 能清楚地显示中枢神经系统的细微解剖结构，功能 MRI 又可获得功能性信息，对脑内疾病的诊断价值很高。MRI 对脊髓病变的诊断具有独特的作用。

一、检 查 技 术

（一）X 线检查

1. 头颅平片 头颅平片常规摄影位置包括头颅后前位和侧位。

2. 脑血管造影 是将有机碘水溶性对比剂注入脑血管内，使脑血管显影的一种检查方法。

（二）CT 检查

1. 平扫 脑 CT 主要用横断面，有时加用冠状断面。

2. 增强扫描 静脉注入含碘水溶性对比剂再行扫描。强化是指病灶密度的增高，根据有无强化、强化的程度和形式，有利于判断病变的性质。

（三）MRI 检查

1. 普通 MRI 常规采用横断面，依病变部位再选择冠状面和矢状面成像。层厚一般为 8～10 mm，特殊部位如垂体和内耳道，层厚用 5 mm 或更薄。

2. 增强 MRI 对比剂用 Gd-DTPA。

3. 功能性 MRI 包括弥散成像、灌注成像、MR 波谱分析和脑活动功能成像。

碘过敏试验无反应就安全吗？

碘过敏试验无反应未必就安全。碘过敏试验虽有一定的参考意义，但实践中也有做试验时无症状，而在造影时却发生过敏反应。因此，每次注射碘剂时应准备好急救药品以防不测。如果在造影过程中出现严重症状，应立即终止造影并进行抗过敏、抗休克抢救，若有呼吸、心跳停止则需立即进行心肺复苏术。

链接

二、正常影像表现

（一）X 线表现

1. X 线平片 内、外板为线状致密影，板障为低密度影。

2. 脑血管造影 颈内动脉造影，显示颈内动脉入颅后，先发出眼动脉、脉络膜前动脉和后交通动脉，终支为大脑前、中动脉。

（二）CT 表现

1. 颅骨及气腔 颅骨为高密度，气腔为低密度。

2. 脑实质 分大脑额、顶、颞、枕叶及脑干、小脑。脑实质分脑皮质及髓质，皮质密度略高于髓质，两者 CT 值相差（7.0±1.3）HU，平扫易于辨认。

3. 脑室、脑池、脑裂和脑沟 其内因含有脑脊液而呈低密度，CT 值为 0～20 HU。

4. 增强扫描 正常脑实质密度有不同程度增高，脑内血管明显强化，其他结构如硬脑膜、垂体和松果体均可发生强化。

（三）MRI 表现

1. 脑实质 脑皮质含水量较髓质多，在 T_1WI 上脑皮质信号低于髓质，T_2WI 上高于髓质。MRI 能非常清晰地显示基底核、侧脑室、外囊、内囊结构。由于 MRI 图像无颅骨伪影干扰，是小脑、脑干病变的最佳检查方法。

2. 含脑脊液的结构　脑室和蛛网膜下隙含脑脊液，其信号均匀，T_1WI 为低信号，T_2WI 为高信号。

3. 脑血管　血管内流动的血液因"流空效应"常显示无信号区，即 T_1WI 和 T_2WI 上均呈低信号，而血流缓慢或梯度回波成像时则呈高信号。

4. 脑神经　高场 MRI 能清晰显示多对脑神经。

5. 颅骨　颅骨内外板、钙化因含水量和氢离子数很少，故 T_1WI、T_2WI 均为低信号，板障内含有脂肪组织，T_1WI、T_2WI 均为高信号。

三、基本病变表现

（一）X 线表现

脑血管造影检查显示颅内占位病变，病变使脑血管受压移位、聚集或分离、牵直或扭曲。

（二）CT 表现

1. 平扫密度改变　高密度病灶：见于新鲜血肿、钙化和富血管肿瘤。等密度病灶：见于某些肿瘤、血肿、血管性病变。低密度病灶：见于炎症、梗死、水肿、囊肿和脓肿。

2. 增强扫描特征　均匀性强化：见于脑膜瘤、转移瘤、神经鞘瘤、动脉瘤和肉芽肿。非均匀性强化：见于胶质瘤、血管畸形。环形强化：见于脑脓肿、结核球、胶质瘤、转移瘤。无强化：见于脑炎、囊肿、水肿。

3. 脑结构改变　占位效应：表现为局部脑沟、脑池、脑室受压变窄或闭塞，中线结构移向对侧。脑萎缩：皮质萎缩显示脑沟和脑裂增宽、脑池扩大，髓质萎缩显示脑室扩大。脑积水：交通性脑积水时，脑室系统普遍扩大、脑池增宽；梗阻性脑积水时，梗阻以上脑室扩大，脑池无增宽。

（三）MRI 表现

1. 肿块　一般肿块含水量高呈长 T_1 和长 T_2 信号改变。

2. 囊肿　含液囊肿呈长 T_1 和长 T_2 信号改变。

3. 水肿　脑组织发生水肿时，在 T_1WI 上呈低信号，T_2WI 上呈高信号。

四、疾病诊断

（一）颅脑外伤

急性脑外伤多用 CT 检查。

1. 急性硬膜外血肿　多见于外伤的直接受力部位，常合并颅骨骨折。CT 表现为颅骨内板下方局限性梭形或双凸形高密度区，与脑表面接触缘清楚，常有占位效应。

2. 硬膜下血肿　急性硬膜下血肿 CT 表现为颅骨内板下方新月形或带状高密度区，占位效应明显。亚急性期为高混杂密度或等密度。慢性期形成低密度区。

3. 急性脑内血肿　CT 表现为脑内圆形或不整形均匀高密度区。轮廓清楚，周围有脑水肿。

4. 脑挫裂伤　CT 表现为边界清楚的大片低密度脑水肿区中，有多发高密度小出血灶。

（二）脑血管疾病

1. 脑出血　急性期新鲜出血 CT 表现为脑内边界清楚，密度均匀的高密度区，2～3 天后血肿周围出现低密度水肿带，约 1 周后，血肿从周边开始吸收，高密度灶向心性缩小，边缘不清，周围低密度带增宽。约 4 周后变成低密度灶，2 个月后则成为近于脑脊液的密度、边缘清晰的低密度囊腔（图 19-33）。

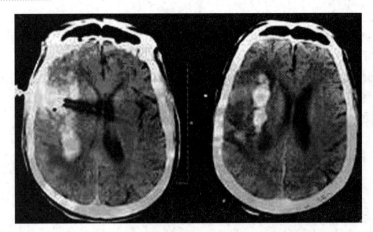

图 19-33　脑出血

急性出血 MRI 检查，在 T_1WI 和 T_2WI 上多为等信号，不易于血肿周围组织区别。亚急性血肿 MRI 上均显示为高信号。亚急性或慢性血肿 MRI 显示均较好。

2. 脑梗死　①缺血性脑梗死：早期 CT 可无阳性发现，以后可显示低密度灶，多呈底在外的三角形或锲形，边缘不清，常并发脑水肿。病灶大，可出现轻度占位效应。4～6 周则变为边缘清楚、近于脑脊液密度的囊腔；②腔隙性梗死：好发于基底核区，因脑穿支小动脉闭塞所致，表现为直径小于 15 mm 的低密度灶，边缘清楚。

MRI 检查可较早显示脑梗死，一般在发病 1 小时可见脑回肿胀，脑沟变窄。脑梗死在 T_1WI 上呈低信号，T_2WI 上为高信号。

（三）脑肿瘤

CT 对确定有无肿瘤，以及做出定位及定量诊断可靠，大部分病例还可做出定性诊断。颅内肿瘤种类多，定性诊断要根据肿瘤的 CT 征象判断。MRI 无骨髓伪影干扰，且有多维扫描断面和多种参数成像的优点，对肿瘤的定位准确，可区分脑内或脑外肿瘤，尤其适于鞍区和颅底，特别是颅后凹的病变。根据信号特点，可区别肿瘤的良、恶性。信号强度均匀的脑内肿瘤大多数是良性的，信号强度明显不均匀的脑内肿瘤多为恶性。应用血流的流空效应，可显示肿瘤与周围血管的关系和供血情况。GD-DTPA 的应用，可早期发现微小听神经瘤、垂体微腺瘤。

1. 星形细胞肿瘤　按细胞分化程度不同分为 Ⅰ～Ⅳ级。Ⅰ级星形细胞肿瘤 CT 表现为皮层或皮层下区的片状低密度区，边界清楚，增强扫描不强化；Ⅱ级星形细胞瘤常为囊状，壁薄，边界清晰或不清晰，增强扫描可见部分或全部壁强化，壁结节强化；Ⅲ级和Ⅳ级为恶性星形细胞瘤，边界不清，有实体和其内的不规则囊变、坏死区，实体部分可呈明显不均匀强化，瘤周有明显水肿，有明显占位效应。

MRI 检查：T_1WI 呈稍低或混杂信号，T_2WI 呈均匀或不均匀信号，恶性度越高，其 T_1 和 T_2 值越长，强化越明显。

2. 垂体瘤　CT 表现：蝶鞍扩大，鞍内肿块向鞍上延伸突入鞍上池，肿块呈等或略高密度，均匀、不均匀或环形强化。局限于鞍内小于 10 mm 的微小腺瘤，平扫不易显示。MRI 表现：对微腺瘤的显示 MRI 优于 CT。肿瘤在 T_1WI 上呈稍低信号，T_2WI 呈等或高信号，有明显均匀或不均匀强化。

考点提示：
脑血管疾病
影像学特点

第9节　头　颈　部

📖 **学习目标**

1. 了解眼耳鼻咽喉的影像学检查方法。
2. 熟悉正常眼鼻咽喉耳的影像学表现。
3. 熟悉头颈部常见病的影像学诊断。

Ｘ线平片可显示含气空腔和骨质改变，对软组织病变显示不佳。CT 可清楚显示位置深、解剖结构复杂的组织，是眼、耳、鼻、咽喉疾病的主要检查技术。MRI 可明确病变与邻近血管的关系，对眼、耳、鼻、咽喉及颈部疾病尤其是肿瘤的诊断具有重要价值。

一、检 查 技 术

（一）Ｘ线检查

耳部摄影位置有许氏位、梅氏位、汤氏位、颞骨岩部后前位。鼻骨平片包括鼻骨侧位片和鼻骨轴位片，用于诊断鼻骨骨折。鼻窦平片用以显示鼻腔、鼻窦及其邻近结构。咽部透视主要用于检查不透 Ｘ线异物。喉侧位平片是观察喉部结构的简便易行方法。口腔颌面部平片检查须根据病变所在部位选择不同的投照位置。

（二）CT 检查

CT 能区分不同的软组织结构及深在间隙，且能以横断和冠状位扫描直接成像，避免影像重叠，能更清晰地显示颌面部复杂的解剖结构，包括平扫和增强扫描。

（三）MRI 检查

MRI 对软组织分辨力较高，与 CT 相比，MRI 显示钙化及骨质较差。

二、正常影像学表现

（一）眼部

CT 可显示眼球、球后脂肪、眼外肌、视神经、泪腺及眶内神经和血管。MRI 表现：眶骨皮质无信号，呈黑色，骨松质因含脂肪呈高信号。前房及玻璃体 T_1WI 呈低信号，T_2WI 呈高信号。眼环呈中等信号。眼外肌及视神经亦呈中等信号。脂肪呈高信号，脂肪抑制后信号减低。

（二）耳部

CT 显示骨性外耳道为宽大管状低密度影，鼓室形状不规则，大致可以看成是具有六个壁的立方形腔隙。CT 上听小骨的锤骨及砧骨均能显示清楚。MRI 表现：鼓室骨壁、听小骨及其中气体均为低信号，在 T_1WI 其表面黏膜呈稍高信号的线状影，借此可显示中耳腔轮廓，同样，乳突气房也可由黏膜勾画出泡状结构。

（三）鼻部

鼻骨侧位 Ｘ线片：鼻骨呈由后上向前下斜行的条状连续影，顶端以鼻额缝与额骨相接，下端与软骨相连。CT 表现：经上颌窦上部的横断层面，鼻腔呈狭长的气道，鼻中隔显影清晰。MRI 对鼻窦及颅底诸结构的骨质显示不佳，但对软组织的分辨力高，能直接显示黏膜、肌肉、间隙、血管、神经结构。

（四）咽喉部

1. 喉部 Ｘ线侧位平片　可显示下咽部、声门上区、声门下区，声门显示为横行条状低密度影，声门下区透光度增加，与气管相接。

2. CT 表现 喉部 CT 平扫可清楚的显示会厌、喉前庭、杓会厌皱襞、梨状隐窝、假声带、真声带、声门下区的形态结构；同时骨窗可显示舌骨、甲状软骨、杓状软骨、环状软骨的位置、形态及其关系，喉旁间隙的形态与密度，喉外肌肉、血管、间隙结构。CT 增强扫描见喉黏膜强化明显。

3. MRI 表现 喉肌在 T_1WI 及 T_2WI 呈偏低均匀信号；骺软骨在未钙化前呈中等信号，钙化后为不均匀低信号；喉黏膜在 T_1WI 呈中等信号，T_2WI 呈明显高信号；喉旁间隙在 T_1WI 及 T_2WI 均呈高信号；喉前庭、喉室和声门下区则均呈极低信号强度。喉外颈动静脉信号流空。

（五）口腔颌面

1. X 线表现 X 线可显示牙腔的大小、形态，其边缘光滑，轮廓清楚，牙腔清晰透明。上下颌骨曲面体层摄影可将弓形的上下颌骨充分展开，避免结构互相重叠，可显示下颌骨的全貌。

2. CT 表现 CT 可显示双侧关节的骨性结构和周围组织。采用 HRCT 技术，可以清楚地显示牙及颌骨的骨质结构，特别是可以清楚地显示牙根与牙槽骨、牙根与上颌窦的关系。通过颌骨曲面重建技术可以整体观察颌骨和牙的结构及相互关系。

3. MRI 表现 对于腮腺，MRI 以横断面及冠状面成像效果好。因其富含脂肪，故在 T_1WI、PdWI 及 T_2WI 中均为高信号，而周围肌肉组织信号相对要低得多。腮腺实质内的血管呈圆点状无信号区，面神经呈相对低信号。

三、疾 病 诊 断

（一）眼和眼眶疾病

1. 眼部外伤与异物 X 线表现：平片可发现不透 X 线的异物。CT 表现：CT 对不透 X 线和半透 X 线的异物较敏感，可发现小至 0.6 mm 的异物，并可同时显示眼眶其他结构损伤。眶壁骨折表现为骨壁连续性中断、成角或塌陷变形。但对于轻微的爆裂骨折，普通 X 线不易发现，CT 薄层扫描能清晰显示眼眶骨壁，螺旋 CT 扫描多面重组，可从多个角度显示眶壁骨折。

2. 视网膜母细胞瘤 是婴幼儿最常见的眼球内恶性肿瘤。X 线表现：眶内细小斑点状钙化影为常见表现。视神经孔扩大提示肿瘤已沿着视神经向颅内发展。CT 表现：平扫可见眼球内肿块，为该病的直接征象。肿块内呈息肉状或结节状，边缘不整，轮廓模糊，密度不均匀；可见瘤体内钙化；肿瘤可直接穿破眼球壁形成球后肿块，或沿视神经向外蔓延导致视神经增粗，也可通过视神经管侵及颅内。增强扫描可见肿瘤轻至中度强化。MRI 可清楚地显示视网膜下积液或积血，可更清楚地显示视神经及颅内受侵犯情况。

（二）耳部疾病

胆脂瘤 CT 表现为上鼓室、乳突窦入口及乳突窦内软组织密度肿块影，并有骨质破坏，乳突窦入口、鼓室腔扩大，边缘光滑并有骨质增生硬化。MRI 表现为 T_1WI 上胆脂瘤信号与肌肉相似而低于脑组织，不均匀者为多，注射 Gd-DTPA 后胆脂瘤本身不强化，其周围的肉芽组织可强化。T_2WI 上胆脂瘤为高信号。

（三）鼻和鼻窦疾病

1. 鼻窦炎 X 线表现：急性期表现为鼻窦密度均匀增高，坐位水平投照可见窦腔内有液平面，慢性期黏膜肥厚，沿窦壁呈环形增生，也可呈凹凸不平的息肉状；邻近骨壁增厚硬化。CT 表现：平扫可见鼻窦黏膜增厚，窦内分泌物潴留，呈现气液平面，可随体位变动。慢性期常见窦壁骨质硬化增厚，但无骨破坏。MRI 表现：T_1WI 上增厚的黏膜为等信号，T_2WI 上为高信号。急性期窦腔内渗出液为浆液，含蛋白等有形成分较少，T_1WI 低信号，T_2WI 高信号；若蛋白含量较高则 T_1WI 为等或高信号，T_2WI 为高信号。

2. 鼻及鼻窦息肉　X 线表现为鼻腔可见软组织充塞，病侧窦腔密度增高。CT 平扫可见鼻腔或鼻窦内软组织密度影，边缘光滑，当息肉充满鼻腔时，窦壁呈膨胀性改变，增强扫描可见息肉不强化或轻度线条状强化。MRI 检查：T_1WI 上息肉呈中等信号，T_2WI 上为高信号。

（四）咽喉疾病

鼻咽癌：CT 平扫可见鼻咽腔变形、不对称，鼻咽癌好发于咽隐窝，早期可呈小肿块突入鼻咽腔，一侧咽隐窝消失、变平，鼻咽侧壁增厚、软组织肿块常突入鼻咽腔，使鼻咽腔呈不对称性狭窄或闭塞。肿块平扫为等密度，肿块增强扫描可见不同程度的强化，多为轻至中度强化，密度不均匀。MRI 在 T_1WI 上早期咽鼓管开口处呈低信号，T_2WI 上为高信号结节。晚期为高信号肿块，可见环形强化。

（五）口腔

1. 牙源性囊肿　CT 平扫轴位图像可显示牙槽骨吸收破坏，相应同侧上颌窦内可见边缘光滑、形态规整的囊性密度灶，增强扫描病变无明显强化。MRI 在 T_1WI 和 T_2WI 上均呈高信号，其边缘可见低信号。

2. 腮腺混合瘤　CT 表现为腮腺区边缘清楚的软组织密度灶，病变较小时密度均匀，较大时，密度不均匀，其内常可见囊变坏死和钙化，可有完整包膜，周围脂肪间隙清楚。MRI 表现：在 T_1WI 上肿块呈中或低信号，不均匀；T_2WI 上肿块常有分叶，呈高信号，较大的混合瘤常表现为混合高信号。增强扫描肿块信号呈不均匀强化，有时可见低信号包膜。

考点提示：眼、耳、鼻、咽、口腔部位常见疾病影像学特点

（刘旭东）

目 标 检 测

一、名词解释

1. 龛影
2. 横"S"征
3. 骨质坏死
4. 骨质疏松
5. 支气管气象
6. 肾自截

二、填空题

1. 正常成人的心胸比率为 _____，方法是测量 _____ 与 _____ 之比。

2. 急性粟粒型肺结核的影像改变为 _____、_____、_____ 均匀。

3. 脊椎结核的主要 X 线表现 _____、_____，病变广泛后常出现 _____。

4. 消化道穿孔立位腹平片可见 _____，禁用 _____ 检查。

5. 输尿管三个生理性狭窄区为 _____、_____，_____。

6. CT 检查时正常肝实质的密度要 _____ 于脾实质。在 SE 序列上，正常肝组织 T_1WI 表现为均匀的 _____ 信号强度，_____ 于

脾脏信号。

7. 前列腺癌多发生在 _____ 区，表现 T_2WI 上出现 _____ 信号的结节影。

8. 泌尿系最常见的结核是 _____，怀疑肾动脉狭窄首选的 X 线检查方法是 _____。

三、选择题

1. 下列哪项不是食管癌的 X 线表现（　　）

A. 黏膜皱襞较规则　　B. 腔内充盈缺损

C. 管壁僵硬及蠕动消失　D. 食管管腔狭窄

E. 龛影

2. 正常胸片中，肺纹理的主要成分为（　　）

A. 支气管　　　　　B. 淋巴管

C. 支气管动、静脉　　D. 肺动、静脉

E. 肺泡壁

3. 左心房增大的 X 线征象不包括（　　）

A. 双密影

B. 气管分叉受压抬高

C. 食管受压向前移位

D. 左心缘四弧征

E. 右心缘双弧阴影

4. 大叶性肺炎实变期的典型 X 线表现（ ）

    A. 粟粒状阴影   B. 阻塞性肺气肿

    C. 大片状致密阴影   D. 云絮状阴影

    E. 斑点状阴影

5. "肺门舞蹈"征出现于（ ）

    A. 肺少血   B. 肺充血

    C. 肺水肿   D. 肺动脉高压

    E. 肺淤血

6. 下列哪项检查常用于肺结核的筛选（ ）

    A. CT 检查   B. 胸部 X 线片

    C. 结核菌素试验   D. 红细胞沉降率

    E. 痰结核菌检查

7. 原发综合征的典型表现为（ ）

    A. 位于上叶的片状阴影

    B. 由病变区伸向肺门的条状模糊影

    C. 肺门气管支气管淋巴结肿大

    D. 邻近肺门的云絮状阴影

    E. 原发灶、肺门淋巴结及结核性淋巴管炎组成的哑铃状影

8. 肺部急性炎症反应的主要病理改变是（ ）

    A. 钙化   B. 渗出

    C. 增殖   D. 纤维化

    E. 空洞

9. 周围型肺癌是指肿瘤发生在（ ）

    A. 两肺野内   B. 段以上支气管

    C. 段及段以上支气管   D. 段以下支气管

    E. 叶及叶以下支气管

10. 常引起视神经孔增大的病变是（ ）

    A. 骨纤维异常增殖症   B. 畸形性骨炎

    C. 石骨症   D. 眶内血管瘤

    E. 视网膜母细胞瘤

11. 骨骺基本病变的 X 线表现不包括下列哪项（ ）

    A. 骨质疏松   B. 骨质软化

    C. 骨质破坏   D. 骨性强直

    E. 骨质增生硬化

12. 对急性脑卒中患者进行 CT 检查是，多采用（ ）

    A. 电子束 CT   B. 造影扫描

    C. 造影增强扫描   D. 普通 CT 平扫

    E. 高分辨力 CT 检查

13. 下列何种疾病时应首选 CT 检查（ ）

    A. 脑出血   B. 肺炎

    C. 肝癌   D. 冠心病

E. 肾结石

14. 下列何种疾病时应首选 MRI 检查（ ）

    A. 脑外伤   B. 脑干及小脑病变

    C. 肺炎   D. 脑肿瘤

    E. 肾结石

15. 下列哪项不是骨肿瘤的基本 X 线征象（ ）

    A. 骨质破坏   B. 软骨破坏

    C. 椎旁脓肿   D. 瘤骨和瘤软骨

    E. 肿瘤的反应骨

16. 下列哪项描述有误（ ）

    A. 关节骨性强直，X 线征为关节间隙消失，且有骨小梁贯穿其中

    B. 关节间隙变窄是由于关节腔消失所致（关节软骨破坏坏死）

    C. 骨质增生是由于骨量增多的结果

    D. 骨质坏死的主要 X 线表现是有密度增高的死骨片存在

    E. 关节肿胀的 X 线表现为关节周围软组织肿胀，密度高

17. 以下有关肾癌的 CT 表现，描述错误的是（ ）

    A. 表现为肾实质内肿块

    B. CT 平扫时多表现为等或低密度

    C. 病灶偶为略高密度

    D. 乏血供肿瘤

    E. 癌灶内可囊变、出血、坏死、钙化

18. 垂体微腺瘤是指病灶的直径小于（ ）

    A. 5 mm   B. 8 mm

    C. 10 mm   D. 12 mm

    E. 15 mm

19. 患者，男性，62 岁。吞咽困难 2 个月，现尚能进半流质食物。体格检查：锁骨上未触及肿大淋巴结。首先应选择的检查是（ ）

    A. 食管镜   B. 胸部 X 线

    C. 食管 X 线钡餐透视   D. 胸部及纵隔 CT

    E. 腹部超声波和肝功能检查

20. 患者，女性，54 岁，血尿 1 年余，右腰痛 10 天，CT 示右肾下极 60 mm × 70 mm 肿块，突出肾外，中心有不规则低密度区，增强扫描早期病灶明显强化，中心低密度区无强化，最可能的诊断是（ ）

    A. 肾癌   B. 肾血管肌肉脂肪瘤

    C. 肾腺瘤   D. 肾脓肿

    E. 肾转移癌

第 20 章　介入放射学

📖 **学习目标**

1. 了解介入放射学的技术分类。
2. 理解非血管性介入放射学的特性。
3. 掌握血管介入放射学技术。

案例 20-1

患者，男性，68 岁，确诊中晚期肝癌患者，化疗中胃肠道反应较重。

问题：请问医师给患者做何治疗？

介入放射学（interventional radiology）一词由 Margulis 于 1967 年首次提出，是 20 世纪 70 年代后期迅速发展起来的一门边缘性学科。它是在医学影像设备的引导下，以影像诊断学和临床诊断学为基础，结合临床治疗学原理，利用导管、导丝等器材对各种疾病进行诊断及治疗的一系列技术，即在影像医学（X 线、超声、CT、MRI）的引导下，通过经皮穿刺途径或通过人体原有孔道，将特制的导管或器械插至病变部位进行诊断性造影和治疗；或组织采集，进行细胞学细菌学及生化检查。

介入放射学是在影像诊断学、选择或超选择性血管造影、细针穿刺和细胞病理学等新技术基础上发展起来的。它包括两个基本内容：①以影像诊断学为基础，利用导管等技术，在影像监视下对一些疾病进行非手术治疗；②在影像监视下，利用经皮穿刺、导管等技术，取得组织学、细菌学、生理和生化资料，以明确病变的性质。介入放射学为现代医学诊疗提供了新的给药途径和手术方法，与传统的给药途径和手术方法相比较，更直接有效、更简便微创。

第 1 节　血管介入技术

介入性血管造影学（interventional angiography），是指在诊断性血管造影的同时，自导管向血管管腔内注射药物或某些物质或施行某种措施，以达到治疗目的。常用血管介入技术有以下几种。

（一）血管内灌注药物治疗

1. 血管收缩治疗　经导管向有关动脉内滴注加压素，以控制胃肠道出血，如食管 - 胃静脉曲张出血、胃黏膜弥漫性出血及结肠憩室出血等。

2. 肿瘤化疗　主要用于治疗原发性支气管肺癌和原发性肝癌等。导管留置于供应肿瘤的动脉，静脉滴注化疗药物，使局部用药浓度加大，避免或减轻化疗引起的全身反应。

3. 动脉血栓的溶栓治疗　是经选择性动脉造影，确定血栓或栓子闭塞血管及其部位和程度后，经导管注入尿激酶、链激酶或组织纤溶酶原激活剂等溶栓剂，使血栓或栓子溶解，适用于冠状动脉、脑动脉、肺动脉、肾动脉、肠系膜上动脉及四肢动脉血栓形成或栓子脱落造成的栓塞。

（二）经导管血管栓塞术

经导管血管栓塞术（transcatheter embolization）是指经原血管造影的导管或特制的导管，将栓塞物送至病变或器官的供应血管内，使之发生闭塞、中断血供，达到预期的治疗目的。可以用来治疗内出血，如外伤性脏器出血、溃疡病等；还可以用栓塞法治疗肿瘤，因肿瘤循环部分或全部被栓塞物阻断，以达控制肿瘤生长的目的，或作为手术切除前的一种治疗手段；亦可用于非手术脏器切除，如注射栓塞物质于脾动脉分支内，即部分性脾栓塞，以治疗脾功亢进，同时不影响脾脏的免疫功能。

常用的栓塞物质有自体血凝块、明胶海绵、无水乙醇、聚乙烯醇、液体硅酮、不锈钢圈、金属或塑料小球及中药白及等。经导管栓塞术常用于以下方面。

1. 控制出血

（1）外伤性出血：肝、脾、肾等腹腔脏器的外伤性出血，骨盆骨折所致的盆腔大出血，行选择性或超选择性栓塞治疗，可予以根治或为外科手术创造条件。

（2）胃肠道出血：胃、十二指肠溃疡出血，可依据出血的部位，对供血动脉进行栓塞治疗。

（3）大咯血：肺结核、支气管扩张、肺癌等引起的咯血，可进行支气管动脉栓塞止血。

（4）肿瘤出血：身体各部位实体肿瘤的瘤体内出血，均可进行相应动脉栓塞治疗。

（5）子宫肌瘤：引起月经量增多、经期延长、痛经等症状，经保守治疗效果不佳，可栓塞子宫肌瘤的供血动脉，使肌瘤缺血而萎缩，达到控制出血、改善症状、保留子宫的目的。

（6）医院性出血：手术时误伤血管或术后感染引起的动脉炎或动脉肿瘤破裂出血，可进行血管栓塞治疗。

（7）鼻出血：由多种原因引起。对于严重出血，临床填塞等处理不能止血者，行选择性颈外动脉造影，栓塞颌内动脉止血，可收到良好效果。适用于先天性出血性毛细血管扩张症并发鼻出血、严重自发性和高血压性鼻出血、外伤性鼻出血、累及鼻部的血管畸形及小动脉瘤出血。

（8）胃食管静脉曲张出血：经皮穿刺肝静脉，栓塞胃冠状静脉，控制出血。

2. 治疗血管性疾病 动静脉畸形、动静脉瘘、动脉瘤等。

3. 肿瘤的术前栓塞 部分肿瘤于手术前栓塞供应动脉和肿瘤血管，阻断其血液供应，使肿瘤缩小，可减少手术时出血。对于不能切除的肿瘤，可行栓塞治疗，缓解症状。

4. 消除病变器官的功能

（1）内科性脾切除：各种原因所致的脾大并发脾功能亢进，具有外科手术指征者，可采用经导管部分性脾动脉栓塞，造成脾实质部分栓塞，抑制或消除功能亢进。既可保留部分脾功能，又不影响机体的免疫功能，成为治疗脾功能亢进的首选技术。

（2）内科性甲状腺切除：甲状腺功能亢进症可行超选择性插管至甲状腺上、下动脉并造影明确甲状腺上、下动脉位置及甲状腺血供状况，注入栓塞剂，栓塞部分供血动脉，局部腺体缺血坏死、激素分泌量减少，可有效地抑制甲状腺功能亢进。

（3）内科性肾切除：对于不适宜手术和血管形成术的肾动脉狭窄所致的高血压，恶性高血压晚期的肾衰竭，肾病所致严重蛋白尿、肾衰竭经血液透析出现大量腹水以及不明原因的大量蛋白尿患者，可通过肾动脉栓塞造成肾缺血梗死，以消除肾分泌生物活性物质的功能。

（三）经皮血管腔内血管成形术

经皮血管腔内血管成形术（percutaneous transluminal angioplasty，PTA）是指应用导管等器械扩张或再通动脉粥样硬化或其他原因引起的血管狭窄或闭塞性病变。经皮血管腔内血管成形术 20 世纪 60 年代开始应用于动脉，使狭窄的血管扩张，70 年代研制双腔气囊导管成功后，得到广泛应用，多用于髂、股、腘动脉及肾动脉。肾动脉 PTA（或 PTPA）多用于肾源性高血压，使狭窄肾动脉扩张，从而降低血压。PTA 亦可用于冠状动脉，称为经皮腔内冠状动脉成形术（PTCA），使硬化的冠状动脉扩张，以达到治疗冠心病的目的。主要技术如下。

1. 球囊血管成形术　通过血管造影，确定血管狭窄的部位、程度后，调换球囊导管，充胀球囊，作用于狭窄的血管，使之扩张，适用治疗中等或大血管的局限、孤立性短段狭窄。

2. 激光血管成形术　利用激光效应和光化学解吸作用，消融粥斑或血栓使血管再通。

3. 动脉粥样斑切除术　经导管将高速或低速旋转的削刀或磨球，置于血管闭塞病变处，操作体外导管尾端驱动装置，削刀或磨球，切除或磨碎病变，使血管再通，主要适用于治疗高度狭窄或完全闭塞的血管。

4. 血管内支架　采用镍钛记忆合金等特殊材料，制成不同结构的圆筒形支架，支撑于血管狭窄处，使之保持血流通畅，支架主要同球囊血管成形术、激光血管成形术和旋切法等相配合应用，在扩张或再通病变血管后，放置内支架可提高血管再放开率，减少再狭窄。

5. 超声血管成形术　利用超声能量消除粥样斑、血栓等，以再通血管。

6. 静脉血管成形术　如下腔静脉成形，用于治疗布加综合征。

（四）心脏瓣膜狭窄经皮球囊成形术

1. 二尖瓣成形术　治疗二尖瓣狭窄的一种新技术，目前我国多采用方法是经皮穿刺股静脉，导管经股静脉进入右心房，穿刺房间隔，将球囊导管送入左心房，顺血流方向置于二尖瓣口，通过充盈球囊膨胀的机械性力量，使粘连的交界部分分离。这种技术具有安全、可靠、创伤小等优点，并可获得满意的即刻及远期疗效。

2. 肺动脉瓣成形术　其方法是先行右心导管检查和右心室造影，计算肺动脉瓣环直径，选用适合的球囊，将球囊导管经股静脉、右心房、右心室送入肺动脉，置球囊于肺动脉瓣口，充盈球囊，扩张狭窄的肺动脉瓣。肺动脉瓣球囊成形术疗效好，再狭窄发生率低，已成为治疗单独性肺动脉瓣狭窄的首选方案。

3. 主动脉瓣成形术　是经股动脉穿刺插管，做左心室、升主动脉造影，以确定瓣口狭窄程度，将球囊送至主动脉瓣口，充盈球囊，扩张瓣口，可取得良好效果，但主动脉瓣关闭不全等并发症发生率较高，目前应用较少。

（五）动脉导管未闭封堵术

经血管腔内导管，将特制的蘑菇状封堵伞或弹簧栓子送至未闭动脉导管处，阻断主动脉与肺动脉之间的血液分流。具有创伤小、康复快、患者痛苦少、操作相对简单等优点。

（六）房间隔缺损封堵术

经导管将封堵器置于心房间隔缺损处，封堵房间隔缺损的一种非手术治疗方法。

（七）血栓消除术

经导管抽吸，以消除引起血管闭塞的急性或亚急性血栓或脱落栓子，恢复和改善闭塞血管远端血流的一种技术。

（八）经颈静脉肝内门 - 体静脉支架分流术

经颈静脉肝内门 - 体静脉支架分流术（transjugular intrahepatic portosystemic stent shunt, TIPSS) 是指经皮穿刺颈静脉插入导管，经上腔静脉、右心房、下腔静脉、将导管插入肝静脉，由肝静脉穿刺入门静脉主要分支，在肝静脉与门静脉之间的肝实质内扩张形成通道，并放置于内支架，在肝内建立一个肝静脉与门静脉之间的人工分流通道，部分门静脉血分流进入下腔静脉，使门静脉压力降低，有效地预防和控制食管胃底静脉曲张破裂出血，是治疗门静脉高压症的方法之一。

第2节　非血管性介入技术

（一）经皮穿刺活检

使用细针经皮直接穿刺身体各部位病变区，由于针头有特殊装置，便于取出病变的活检标本。也可用细针直接抽吸病变的组织碎块，再做活检。胸部经皮穿刺活检（percutaneous needle biopsy，PNB）用以诊断肺脏、纵隔和胸壁病变，对肺内球形病灶及纵隔包块的定性诊断有重要意义，准确率可达85%。腹部肝、胆、胰、脾、肾及腹后壁包块均可应用PNB，诊断准确性亦高；骨骼穿刺须用较粗骨穿针，可诊断骨肿瘤。为保证针刺安全到达待查病变处，须用电视荧屏、CT、B超及有关造影检查，以便指引穿刺方向。

（二）经皮穿刺引流

1. 经皮肝穿胆道引流（percutaneous transhepatic choledochus drainage，PTCD 或 PTD）　由于恶性（如胆管癌、胰头癌）或良性（如胆总管结石）病变，引起肝外胆道梗阻，临床会出现黄疸。PTCD可行胆道内或胆道外胆汁引流，缓解梗阻，减轻黄疸，为根治手术提供有利条件。行PTCD前需先做经皮肝穿胆管造影，确定胆管梗阻的部位、程度、范围与性质。

2. 经皮肾穿肾盂造瘘术（percutaneous transrenal pyelotomy）　主要用于尿路梗阻引流，也可利用造瘘术的导管将肾盂或输尿管内结石向下推移，送至膀胱排出。

3. 囊肿、脓肿经皮抽吸引流　胸部、腹部、盆腔内脏器的囊肿、脓肿、血肿和积液等均可在CT、超声、透视等影像系统导向下，经皮穿刺放置引流、抽吸，抽吸液可做细菌、生化、细胞学等项检查，还可经引流管注入药物治疗。

（三）管腔狭窄扩张成形术

对于胃肠道、胆管、气管、支气管等狭窄，局部可以球囊扩张和放置内支架治疗。食管狭窄、幽门良性狭窄、上胃肠道吻合术后的吻合口狭窄，可用球囊扩张；食管梗阻可用球囊扩张或内支架治疗。

（四）结石的介入处理

常用的有经T形管取石，术后残留胆管结石，可先行T形管造影，明确结石部位后，顺导管插入取石网篮导管，将网篮深入至结石附近，张开网篮，网住结石，经T形管取出。

（五）椎体及椎间盘突出的介入治疗

1. 经皮椎体成形术　经皮穿刺椎体、向椎体内注入由骨水泥（其主要成分是聚甲基丙烯酸树脂）粉与钽粉加骨水泥液混合而成的糊状物，凝固后可加强椎体骨质，使脊椎变稳定，防止新的或进一步的椎体压缩塌陷，并可缓解疼痛。主要用于治疗影响椎体支撑力的病变，如椎体溶骨性转移瘤、骨髓瘤及骨质疏松等引起的椎体压缩性骨折。

2. 经皮椎间盘脱出切吸术　是治疗椎间盘脱出的有效方法。经X线片、CT或MRI检查确定椎间盘脱出的平面后，患者俯卧或仰卧于有影像增强器的X线机床上，在透视下确定进针的方法，用套管针穿刺，将导管送至椎间盘，经此通道送入环锯切割纤维环，退出环锯后送入髓核夹取钳，夹碎并吸取髓核，达到治疗的目的。

3. 经皮腰椎间盘胶原酶溶解术　椎间盘退变后髓核缩小、水分减少，纤维环增厚，胶原含量增多。在退变的基础上发生的椎间盘突出，突出物中无论是髓核或包绕髓核的纤维环基本成分都是胶原。经皮穿刺向病变的椎间盘内注入胶原酶蛋白水解酶简称胶原酶，能特异性溶解胶原蛋白成分，消除突出的椎间盘对神经根压迫，用于治疗腰椎间盘突出症。

4. 经皮腰椎间盘激光消融减压术　经皮穿刺腰椎间盘，利用激光脉冲（或辐射）对髓核进行溶化、凝固，减少髓核的体积，减轻椎间盘内的压力，达到治疗椎间盘突出症的目的。

第 3 节 介入放射学临床应用

（一）血管性疾病

（1）PTA＋血管内支架（Stent）治疗血管狭窄。

（2）溶栓＋PTA 和（或）Stent 治疗血管狭窄。

（3）应用栓塞材料、钢圈、内支架治疗动脉瘤、动静脉瘘、血管性出血等。

（4）应用穿刺术＋PTA＋Stent 治疗门静脉高压症、布加综合征。

（5）应用栓塞术或血管加压素治疗胃肠道血管出血。

（6）应用下腔静脉滤器预防下肢、腹盆部血栓脱落。

（二）心脏疾病

（1）应用闭合伞治疗房间隔缺损（ASD）、室间隔缺损（VSD）。

（2）应用钢圈或粘堵剂治疗动脉导管未闭（PDA）。

（3）应用球囊扩张治疗肺动脉瓣、二尖瓣狭窄。

（4）应用 PTA＋Stent 治疗冠状动脉狭窄。

（5）应用射频消融术治疗心动过速。

（6）应用心脏起搏器治疗各种心动过缓。

（三）肿瘤

（1）选择性肿瘤供血动脉灌注化疗＋栓塞治疗恶性肿瘤。

（2）经皮穿刺注入无水乙醇、沸水治疗恶性肿瘤。

（3）应用栓塞术治疗海绵状血管瘤、蔓状血管瘤、子宫肌瘤、骨肉瘤等。

（4）热消融治疗肝癌、肺癌。

（四）非血管性疾病

（1）应用 PTA＋Stent 或单纯 PTA 治疗消化道、泌尿道、胆道、气道狭窄。

（2）应用栓塞术或经输卵管注入硬化剂治疗宫外孕。

（3）应用扩张术治疗输尿管狭窄。

（五）穿刺活检术

穿刺活检术是指应用特制穿刺针抽吸取或组织进行病理检查。

案例 20-1 分析

　　因患者中晚期肝癌，化疗中胃肠道反应较重，医师可考虑给患者做介入血管内灌注药物、栓塞术。

（吴俊丽）

目 标 检 测

一、名词解释

1. PTA

2. 介入放射学

二、填空题

1. 介入放射学中常用抗凝药物有 ＿＿＿＿、＿＿＿＿ 和 ＿＿＿＿。

2. 非血管管腔扩张术主要包括 ＿＿＿＿ 和 ＿＿＿＿。

三、选择题

1. 下列哪项不是经皮穿刺引流术的导向设备
（　　）

  A．CT   B．电视透视

  C．ECT   D．B 超

  E．DSA

2．血管成形术后再狭窄的防治应除外（   ）

  A．抗内皮化治疗

  B．放射治疗

  C．抗平滑肌细胞增生的基因治疗

  D．抗血栓形成的治疗

3．下列哪项不属于经皮穿刺引流术器材（   ）

  A．穿刺针   B．支架

  C．扩张管   D．引流管

  E．固定器械   F．导丝

4．PTCD 的禁忌证应除外（   ）

  A．明显出血倾向   B．大量腹水

  C．肝功能衰竭   D．胆管良性狭窄

5．"介入放射学"这一名称最早由谁提出（   ）

  A．1953 年 Seldinger B．1964 年 Dotter

  C．1967 年 Margulis D．1976 年 Wallace

6．下列哪一种栓塞剂不适合肿瘤的栓塞（   ）

  A．明胶海绵   B．碘化油

  C．无水乙醇   D．自体血凝块

7．目前血管系统介入放射学首选的监视方法是（   ）

  A．直接 X 线透视   B．DSA

  C．超声   D．CT

8．避免反复出入组织造成血管壁损伤的器材是（   ）

  A．导丝   B．导管

  C．导管鞘   D．支架

9．TIPSS 是指下列哪一种介入技术（   ）

  A．经皮血管成形术

  B．经皮股动脉穿刺术

  C．经颈静脉门体支架分流术

  D．经皮肝胆管引流术

10．患者，男性，41 岁。肝门部肝癌患者，伴阻塞性黄疸，一般情况较好，选择哪一种治疗方法较好（   ）

  A．经导管肝动脉化疗栓塞

  B．经导管肝动脉化疗栓塞加 PTCD

  C．经导管肝动脉化疗栓塞加局部无水乙醇注射

  D．PTCD

第 21 章　超声诊断学

📖 **学习目标**

1. 了解超声的概念、超声波的物理特性。
2. 理解肝、胆、胰腺及双肾膀胱，前列腺的超声检查方法。
3. 理解超声诊断基础。
4. 理解肝、胆、胰腺及双肾膀胱，前列腺的超声特性。
5. 理解妇产科超声图像分析与诊断。

案例 21-1

患者，男性，48 岁，因暴饮暴食后突发上腹部持续性刀割样疼痛 1 天，疼痛向左腰背部放射，呈束带状，伴腹胀、频繁呕吐，呕吐物为胃内容物。体检：T 38.5℃、P 128次 / 分、R 25 次 / 分、BP 85/55 mmHg。患者烦躁不安，痛苦面容，皮肤巩膜无黄染。腹膨隆，上腹肌紧张、压痛、反跳痛（＋），移动性浊音阳性。实验室检查：血淀粉酶7230 U/L，血清钙 1.9 mmol/L；外周血白细胞明显增高。诊断性腹腔穿刺抽出混浊血性液体。

问题：请问医师下一步应给患者做什么检查？

超声医学（ultrasonic medicine）是利用超声波的物理特性与人体器官、组织的声学特性相互作用后得到诊断或治疗效果的一门学科。向人体发射超声，并利用其在人体器官、组织中传播过程中，由于声的透射、反射、折射、衍射、衰减、吸收而产生各种信息，将其接收、放大和信息处理形成波形、曲线、图像或频谱，以此对疾病进行诊断。

超声诊断（ultrasound diagnosis）是在现代电子学发展的基础上，将雷达技术与超声原理相结合，并应用于临床医学的诊断方法。随着电子技术的发展，尤其是电子计算机技术应用于超声诊断仪，使超声诊断水平迅速提高，并已广泛应用于临床各个领域。目前，超声与 X 线 CT 及核素扫描已成为现代化医学的三大影像技术。临床常用的超声诊断方法有以下几种。

1. 超声示波诊断法　即 A 型（amplitude mode）超声诊断法。将回声以波的形式显示出来，为幅度调制型。回声强则波幅高，回声弱则波幅低。纵坐标代表回声信号的强弱，横坐标代表回声的时间（距离）。在同一示波屏上，可以显示单相或双相波形。常用来测量界面距离、脏器径值及鉴别病变的物理性质，结果比较准确，为最早的超声诊断法。目前已被其他方法取代。

2. 二维超声显像诊断法　即 B 型（brightness mode）超声诊断法。将回声信号以光点的形式显示出来，为辉度调制型。回声强则光点亮，回声弱则光点暗。光点随探头的移动或晶片的交替轮换而移动扫查。由于扫查的连续进行，可以由点、线而扫描出脏器的解剖切面，是二维空间显示，又称二维法。

3. 超声光点扫描法 在辉度调制型中加入慢扫描锯齿波，使回声光点从左向右自行移动扫描，故也称 M（motion mode）超声诊断法，它是 B 型超声中的一种特殊的显示方式。

4. 超声频移诊断法 即 D 型（doppler）超声诊断法。通称为多普勒超声，此法应用多普勒效应原理，当超声发射体（探头）和反射体之间有相对运动时，回声的频率有所改变，此种频率的变化称之为频移。20 世纪 80 年代彩色多普勒兴起，可在 B 型超声图像的基础上，以不同彩色显示血流方向。90 年代在多普勒效应原理的基础上，又出现新的多普勒超声诊断技术。

案例 21-2

患者，女性，28 岁，腹痛，阴道流血，停经 45 天，尿 HCG 检查为阳性。

问题：本案例还应做何种检查？

格 言

⊙医为仁术，必具仁心。

⊙要想成为好医生，千万不可有贪欲。

⊙行医莫做分心事，救人还需有心人。

⊙行医一时，鞠躬一生；不求闻达，但求利人。

链 接

第 1 节 超声成像技术

一、超声诊断的基础知识

（一）超声的概念

超声波是声波的一种，是机械振动在弹性介质中的传播；频率在 16～20 000Hz 的声波人耳可以听到称为可闻声波；频率高于 20 000Hz 的声波，人耳听不到，故称为超声波。一般临床诊断用的超声频率为 2～10MHz，而最常用的频率范围为 2.5～5 MHz。超声设备主要由超声换能器即探头（probe）和发射与接收、显示与记录以及电源等部分组成（图 21-1）。

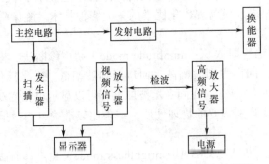

图 21-1 脉冲回声式超声设备基本结构示意图

（二）超声波的物理特性

1. 超声波的方向性—束射性 如果超声换能器的直径明显大于超声波波长，则所发射的超声波能量集中成束状向前传播，这现象称为超声波的束射性（或称指向性）。超声波的方向性给临床提供了一个定向诊断的条件，即临床上探查某个脏器或病变，只要对着某个脏器或病变发射一定频率的超声波，即可得到这个脏器或病变的图像。

2. 超声波的反射、折射与散射　反射性系指超声波在介质中传播时，当遇到两种声阻抗不同的介质构成的声学界面时，一部分超声波就会从界面上反射回来的特性。介质的密度与超声波在介质中传播速度的乘积称声阻抗。声阻抗值一般为固体>液>气体。超声波在密度均匀的介质中传播，不产生反射和散射。当通过声阻抗不同的介质时，在两种介质的交界面上产生反射与折射或散射与绕射。

凡超声束所遇界面的直径大于超声波波长（称大界面）时，产生反射与折射。折射是当超声波束通过声学界面时，除一部分声能被反射外，另一部分声能则穿过界面进入第二种介质，称为透射，如果入射声束与界面垂直，则进入第二种介质的透射声束方向不变，如果入射声束与界面不垂直，则透射声束方向也要发生改变，这种现象称为折射。散射是超声波在介质中传播时，当遇到不规则的小界面或界面小于波长时，就会发生声波向许多方向的不规则反射、折射或绕射，统称为散射。

3. 超声衰减　超声波在介质中传播时，随着传播距离的增加，声强逐渐减弱，这种现象称为超声衰减。引起衰竭的主要原因是介质对超声波的吸收（黏滞吸收及热传导吸收），超声波频率越高，介质的吸收越多；其次为能量的分散如反射、折射、散射等，使原传播方向上的能量逐渐减弱。对判断病变的物理性质和病理性质有一定的价值。

4. 多普勒效应　声源和接收体做相对运动时，接收体在单位时间内收到的振动次数（频率），除声源发出者外，还由于接收体向前运动而多接收到（距离/波长）振动，即收到的频率增加了；相反，声源和接收体做背离运动时，接收体收到的频率就减少，这种频率增加和减少的现象称为多普勒效应。

（三）超声诊断基础

1. 人体组织的声阻与衰减系数　超声诊断是通过人体各种组织声学特性的差异来区分不同组织。按照声学特性，人体组织大体上可分为软组织和骨骼两大类，软组织的声阻与水近似，骨骼则属固体。人体组织的声速、声阻抗、声吸收系数、衰减系数等反映人体组织的基本声学特性，人体不同组织的声学特性不同。

超声在人体内传播时，在两种不同组织的界面处产生反射和折射，在同一组织内传播，由于人体组织的不均匀性而发生散射。超声通过不同器官和组织产生不同的反射与散射规律，仪器利用这些反射和散射信号，显示出脏器的界面和组织内部的细微结构，作为诊断的依据。

2. 正常脏器的回声规律

（1）含液体脏器如胆囊、膀胱、血管、心脏等，壁与周围脏器及内部液体间为界面，液体为均匀的无回声区。

（2）实质性软组织脏器如肝、脾、肾等脏器均有包膜，周围有间隙，内部各有一定结构，如肝可以显示脏器轮廓、均匀的肝实质与肝内管道结构。

（3）含气脏器如肺、由于肺泡内空气与软组织间声阻差异极大，在其交界面上产生全反射（几乎100%），并形成多次反射，即超声不能进入正常肺泡。胀气的胃肠亦如此。

（4）正常骨骼与周围软组织的差异大，在软组织与骨皮质交界处产生强反射，进入骨骼的超声由于骨松质组织吸收极多而不能穿透（除颅骨外），其后方形成无回声区称声影。

3. 病变脏器的回声规律　当脏器有病变时，由于病变组织与正常组织的声学特性不同，超声通过时产生不同正常的回声规律，各种病变组织亦各有其声学特性、其反射规律亦不相同。如肝内液性病变为无回声区，肝癌为强弱不均的实质性回声区、边缘不整齐，胆囊内结石则在无回声区中有强回声光团，后方有声影。

二、超声诊断新技术

（一）三维超声

三维超声是近年来超声医学领域中的一项新技术，可分为静态三维超声和动态三维超声。三维超声可直观显示脏器的立体解剖结构，多方位、多层次显示病变性质和程度，做出较准确的定量分析，临床主要应用于心脏、腹部及妇产科等疾病的诊断。

（二）声学造影

声学造影基本原理是通过心导管或经周围静脉注入能产生微气泡的声学造影剂，在脏器内形成大量浓密的云雾状回声反射。声像图上可显示脏器内造影剂显影的顺序、流动的方向、分流和（或）反流的剂量、时相、造影剂清除时间等，据此可对脏器的疾病做出判断。心脏声学造影可分为右心系统造影和左心系统造影。

（三）介入性超声

介入性超声主要特点是在实时超声的引导或监视下，进行各种穿刺活检、抽吸引流、X线造影及注射药物等操作，以完成诊断及某些治疗。如实质肿物的穿刺活检、肝肾囊肿的抽吸硬化治疗、肿瘤的局部药物治疗等。自动活检装置的成功研制，使穿刺活检能够更准确、安全地进行。因此，在临床上得到了广泛应用。而腔内探头（如食管探头、直肠探头、阴道探头等）的应用，可更接近病变部位，显示更清晰，定位更准确。

第2节　超声诊断的临床应用

超声对心脏、腹部实质性脏器和盆部器官包括妊娠的检查应用较多，如对肝癌、肝血管瘤、肝脓肿、肝硬化、胆囊结石、胰腺及脾的疾病、腹水的诊断；肾、膀胱、前列腺、子宫、卵巢的检查；妊娠的诊断，胎位、胎盘的定位，多胎、死胎及葡萄胎的判定等都有相当的价值。应当指出，超声诊断也有它的限制。由于超声的物理性质，使超声对骨骼、肺和胃肠的检查受到限制。声像图表现所反映的是器官和组织声阻抗差的改变，缺少特异性，因此对于病变性质的判断，需综合分析，并与其他影像学表现和临床资料相结合才可靠。病变过小，直径在 0.5 cm 左右，或声阻抗差不大，不引起反射，则很难在声像图上显示出来。此外，超声设备的性能、检查人员的技术与经验也均影响诊断的结果。

一、肝脏的超声检查

超声根据肝脏特有的图像可测知其大小与结构，并判断有无病变及病变性质。

（一）超声检查前的准备

肝脏常规超声检查不需要任何检查前的准备，当需要同时做胆道系统及胰腺检查时患者应禁食 12 小时，有助于肝、胆、胰的联合检查。

（二）正常肝脏的超声表现

肝实质由分布均匀细小光点组成，这是由肝细胞和其纤维组织支架、胆管、小血管等无数小界面形成的。肝周围为被膜形成的界面，表现为线状回声。肝横断面图像上，常可在左内叶与左外叶之间，见到圆韧带的横断面，呈圆形强回声，直径约为数毫米；肝左叶与尾叶之间，可发现由静脉韧带所致的线状强回声（图21-2）。

（三）肝脏疾病的超声表现与诊断

1. 肝脓肿 超声检查是诊断肝脓肿的首选方法。脓肿的声像图表现为液性暗区，移动探头可显示脓肿呈球形，脓腔内的坏死组织等有形成分，可造成点状或线状回声，脓肿边缘较厚而不甚规则，内有散在细小光点，肝脓肿尚未充分液化时，可表现为大片边界不清的低回声区，难与实质性病变区别。有时肝脓肿内无声区不典型，则易与肝肿瘤坏死混淆，需结合病史及化验结果，以便和其他疾病鉴别。肝脓肿可为单发、多发或多房，检查时应注意。

2. 肝囊肿及包囊虫病 肝囊肿呈现一个或多个无回声暗区，直径自数厘米至几十厘米，断面接近圆形，其中可有不全分隔。囊肿壁薄而光滑，边界清晰，与肝实质有清楚分界。囊肿后壁及后方常有明显的回声增强效应。大的囊肿可使邻近肝内管道受压移位；肝包囊虫病的声像图与肝囊肿类似。肝近膈面处是好发部位。有时病灶可有多房样结构。囊壁钙化形成壳状强回声。诊断需结合病史（图 21-3）。

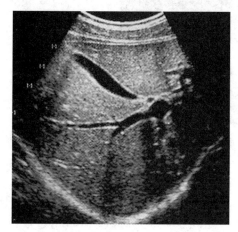 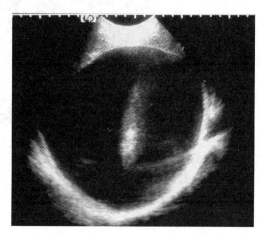

图 21-2 正常肝脏超声表现   图 21-3 肝囊肿的超声表现

3. 肝肿瘤 在声像图上呈局限性强回声或低回声区，常难以确定肿瘤性质。因此，对肝肿瘤或占位性病变的性质常需结合其他检查加以判断。

原发性肝癌：超声检查是影像学诊断中的首选方法，声像图上肝癌肿块表现为强回声型或者低回声型，或者混合回声型（图 21-4）。

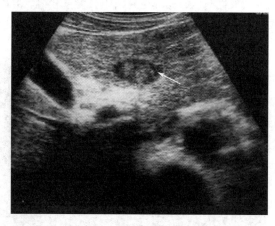

图 21-4 肝癌的超声表现

海绵状血管瘤：声像图上小的血管瘤表现为均匀强回声区。部分血管瘤可出现由血窦形成的液性无回声区或呈网状结构。病变单发或多发。较大的血管瘤多呈混合型图像特征。

如超声诊断难以定性，应做 CT 或动脉造影协助诊断。

4. 肝硬化 超声表现在早期为肝增大，其后出现肝内纤维组织增生、硬化，肝脏回声增强、光点增密、变粗，且分布不均匀的声像图，肝内部各种管腔结构失去正常排列，显示不清。病变进一步发展，肝边缘因纤维组织收缩而不规则，肝内可出现异常回声的结节。后期则肝缩小，轮廓凹凸不平，可出现脾增大、腹水，腹水表现为肝表面与腹壁软组织之间的液性暗区（图 21-5）。

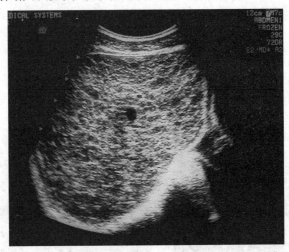

图 21-5　肝硬化的超声表现

二、胆的超声检查

由于胆汁是均匀的液体介质，所以胆囊内部呈液性暗区，胆囊周围的结缔组织与肝和胆囊壁间的声阻抗差，形成良好的声学界面，使胆囊轮廓线得以显示。因此，胆囊是进行超声检查的理想器官。

（一）超声检查方法

使用实时线阵型超声设备，易获得清晰的胆囊图像。检查前需禁食 12 小时，最好在清晨空腹时检查，这样可使胆囊充盈胆汁，显示其真实大小和形态。也可避免胃内容物产生干扰。

（二）正常胆囊和胆管的超声表现

正常胆囊表现为均匀的液性暗区，胆囊轮廓清晰，囊壁较薄。肝门区的门静脉、胆总管及下腔静脉等表现为无回声区，肠管内气体呈活跃的强回声，易于识别。脂肪餐后胆囊常明显收缩变小（图 21-6）。

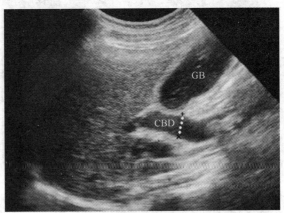

图 21-6　正常胆囊超声表现

（三）胆道疾病超声表现与诊断

1. 胆囊结石　结石的声阻抗大，与胆汁形成明显界面，因而形成强回声反射，胆囊结石典型表现如下：①胆囊内一个或多个强回声光团；②回声光团可随患者体位的改变而移动；③在强回声光团的后方有清晰的声影，声影是由于超声被结石反射和吸收，其能量高度衰减所致（图 21-7）。

2. 胆囊炎　急性胆囊炎时胆囊黏膜充血水肿，胆囊肿大，胆囊壁增厚。声像图上可见胆囊增大，由于张力增高而呈椭圆形。胆囊壁轮廓模糊、增厚，呈现低回声，有时出现"双边影"。胆囊内炎性渗出物使胆囊透声性降低，出现云絮状或点状微弱光点（图 21-8）。慢性胆囊炎时，胆囊萎缩，胆囊壁增厚，粗糙不平。其声像图表现为胆囊缩小，边缘毛糙，甚至难以显示。胆囊内胆汁透声度明显降低，并可见一些线状回声或呈现实体样回声。超声对肝内、外胆管扩张亦可清晰显示，并可判断其病因是胆管结石或是肿瘤。

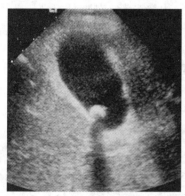
图 21-7　胆囊结石超声表现

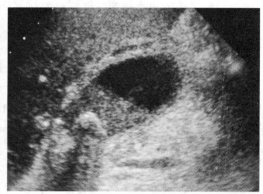
图 21-8　急性胆囊炎超声表现

三、胰腺的超声诊断

（一）检查方法

为了满意显示胰腺的声像图，晨间空腹时探查最好。多采用仰卧位，并辅以左侧抬高仰卧位。以腹中正中线为起点向左右两侧做纵断面探查，再做横断面探查，以了解胰腺全貌，如果胃肠内气体妨碍探查，可饮水约 500 ml，并注射低张药物，使胃内充满液体，作为"透声窗"有助于胰腺的显示。

（二）正常胰腺

识别正常胰腺主要根据其解剖关系。在正中纵断面上，胰体位于肝左叶后方，腹主动脉、下腔静脉的前方，其断面略呈三角形。从剑突下做横断面探查，较大的胰头易于查出，整个胰腺呈带状结构，轮廓光滑整齐。正常胰头厚度（前后径）为 20～30 mm，体部、尾部厚度略小于头部（图 21-9）。胰腺内部回声多细小均匀而规则，略高或等于正常肝实质的回声。有时因脂肪组织伸入胰体小叶之间可使胰腺边界不清。

（三）胰腺疾病超声表现与诊断

1. 急性胰腺炎　声像图可见胰腺增大、增厚，多为弥漫性，也可为局限性，边界常不清楚。内部回声稀少，回声强度减低，病情好转时上述改变也迅速消失（图 21-10）。

2. 慢性胰腺炎　声像图可见胰腺增大，但不如急性胰腺炎明显，有时胰腺可因纤维组织增生而变小，轮廓多不规则，与周围组织缺乏清楚的边界。内部回声多呈不均匀性增强。主胰管常扩大，明显可见，其中如有小结石可出现回声区和声影。

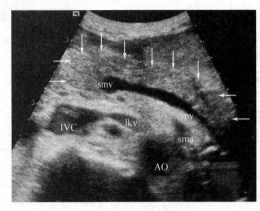

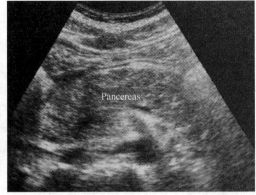

图 21-9　正常胰腺超声表现　　　　　　　　图 21-10　急性胰腺炎超声表现

3．胰腺囊肿　囊肿在声像图上呈典型无回声区，内壁光滑，外壁较模糊，后回声增强。囊肿外形呈分叶状。可为多房性的，其中有不规则的房隔光带。有时可见囊肿与胰腺相连接（图 21-11）。

4．胰腺癌　超声可见胰腺肿瘤区增大，轮廓不规则，常呈分叶状。癌区内部多呈低回声区，少数癌瘤的回声较强，呈不规则的较强光点。此外，尚可见到一些间接征象，如胆管系统因受压而扩张、门静脉或腔静脉受压等（图 21-12）。

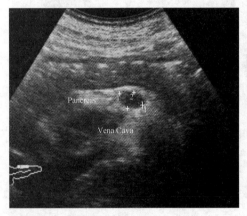

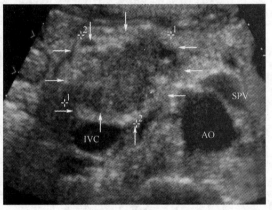

图 21-11　胰腺囊肿超声表现　　　　　　　图 21-12　胰腺癌超声表现

案例 21-1 分析

　　根据患者突发上腹部持续性刀割样疼痛，皮肤巩膜无黄染。腹膨隆，有腹膜刺激征，移动性浊音阳性；实验室检查：血淀粉酶增高，血清钙降低，外周血白细胞明显增高；腹腔穿刺抽出浑浊血性液体。考虑急性出血坏死型胰腺炎可能性大。下一步应给患者做 B 超，了解脾脏及腹水情况。

四、泌尿系统疾病超声诊断

　　超声检查对显示肾脏病变的部位、范围、内部结构、向邻近延伸、性质及肾癌的分期等，都优于 X 线检查。

（一）正常肾脏声像图

　　肾的超声检查取俯卧位，沿肾长轴做纵断面探查，根据需要也可行斜断面或横断面探查，检查无需特殊准备。正常肾有鲜明的轮廓线，径线测量与解剖学结果一致，肾实质为低回声暗区，肾中心呈密集的光点区，为肾盂、肾盏及血管的回声影（图 21-13）。

（二）泌尿系统结石

无论 X 线阳性或阴性结石，超声检查皆显示为密集、点状强回声光团，并带有声影，颇具特征，膀胱结石尚可随体位变化而移动。但小于 0.5 cm 的结石难于显示（图 21-14）。

（三）肾肿瘤与肾囊肿

超声检查对发现肾肿瘤敏感性高，对实质性

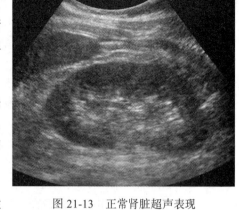

图 21-13　正常肾脏超声表现

肿物与囊肿的鉴别准确率可达到 95%，因此，可疑肾肿瘤时应首选超声检查。

1. 肾癌　超声检查可见肾增大、形态异常，肿瘤呈实质性，其内可有细小、散在、分布均匀的光点，肿瘤侧壁出现边界不清的低回声带，肿瘤内出血、坏死、液化则出现液性暗区。肾盂、肾盏因受肿块推压，致其光点移位，甚至消失（图 21-15）。

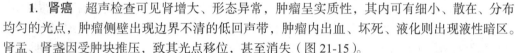

图 21-14　泌尿系统结石超声表现　　　　图 21-15　肾癌超声表现

2. 肾盂肿瘤　超声检查可出现肾盂、肾盏光点分离，其间出现低回声区，与肾实质回声强度相似。

3. 肾囊肿　①单纯性肾囊肿，超声检查表现为单侧性、轮廓鲜明的液性暗区，远侧壁回声增强表现典型，诊断可靠，并可在超声引导下对较大囊肿进行穿刺，为首选治疗方法；②多囊肾，超声检查示两肾增大，形态异常，并见多个大小不等的、圆形液性暗区，边界清晰。并可同时发现肝、脾囊肿。

（四）肾盂积水

肾盂积水量达到 20～30 ml 时方可由超声检查显示，肾盂光点分离，中间出现液性暗区，其形态随断面角度而变化，横断面探查呈圆形，纵断面探查呈椭圆形，周围为肾实质低回声区，重度肾盂积水者，肾脏明显增大，肾实变薄，肾呈一巨大液性暗区。

（五）膀胱与前列腺

超声检查不能显示空虚的膀胱，因此，检查前应大量饮水，使之充盈。取仰卧位，经耻骨上行纵断或横断探查，探查应包括整个盆腔。正常膀胱，呈一液性暗区，部分充盈时为圆形；充盈时呈卵圆形，内壁光滑。正常前列腺表现为对称的细长形、三角形或半月形，包膜声光滑、连续呈细线状，内部回声细致而均匀。

1. 膀胱癌 超声检查表现为膀胱壁出现边缘不整的实质性肿块，并可显示肿瘤的大小及形态。

2. 前列腺增生与前列腺癌 前列腺增生早期呈半月形，晚期为圆形或椭圆形；包膜回声光滑、连续，内部回声增强。前列腺癌超声检查显示为前列腺非均匀性增大，未发生浸润时包膜回声连续，但厚度不均；发生浸润时则包膜回声断续而不规则，内部回声不均。

五、妇科疾病的超声诊断

超声在妇产科应用广泛，尤其在产科更有独特价值，是影像诊断的首选方法。

1. 检查方法 妇科疾病超声检查中多用扇形扫描仪，频率多为 3.5 MHz 或 5.0 MHz。多用经腹壁直接探查，为了避免肠内容物，尤其是气体的干扰，检查前应饮水使膀胱适度充盈，以推开肠管，使子宫图像清晰。还有专用阴道探头行直接探查法，检查前不需要充盈膀胱，经阴道内腔超声对子宫内膜病变及微小肿块有良好的显示能力，更具有临床诊断价值。子宫输卵管声学造影法是利用 2% 过氧化氢在宫腔和输卵管内产生的微气泡，在声像图上呈明显强回声，以识别造影剂到达的部位，借以鉴别肿块与子宫的关系和了解输卵管通畅情况。彩色多普勒血流显像则可增加对子宫和卵巢病变的血流信息，有助于定性的诊断。

2. 常见表现

（1）子宫：纵向扫描时，前倾或水平位子宫纵断面一般呈倒置梨形，子宫体为实质性均质结构，轮廓光滑清晰，内部回声呈均匀的中等强度，宫腔呈线状强回声，其周围有低回声的内膜围绕，依月经周期内膜的改变宫腔回声有所不同。宫颈回声较宫体稍强，且致密，常可见带状的宫颈管强回声。横断面子宫近宫底角部呈三角形，体部则呈椭圆形，其中心部尚可见宫腔强回声。后倾子宫纵断面的形状呈球形，且多呈低回声，子宫内膜回声常难以显示。正常子宫的大小，常因不同的发育阶段、未产妇、产妇和体型而有差异（图 21-16）。

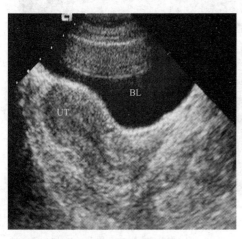

图 21-16 正常子宫超声表现

（2）卵巢及输卵管：卵巢多位于子宫体部两侧外上方，但有较多变异。后倾位的子宫，两侧卵巢位于宫底上方。正常位置的卵巢其后外侧可显示同侧的输尿管和髂内血管，可作为卵巢定位的标志。正常卵巢断面声像图呈杏仁形，其内部回声强度略高于子宫，成年妇女的卵巢其大小约 4 cm×3 cm×1 cm。生育期妇女其大小随月经周期而有变化。双侧输卵管自子宫底部蜿蜒伸展呈强回声边缘的管状结构，其内径小于 5 mm，一般较难显示。

（3）子宫肌瘤：声像表现主要与肌瘤的位置、大小和有无继发变性等因素有关。其主要表现为：①子宫增大或出现局限性隆起，致子宫断面形态异常，轮廓线不规则。②肌瘤一般呈圆形或椭圆形，内部呈低回声或等回声区，有时则呈分布不均的强回声区。肌瘤内无继发变性时回声较均匀，以低回声最为多见。一般肌瘤衰减不甚明显，肌瘤后面的子宫回声常较清楚，但当探查到肌纤维排列紊乱，几何形态复杂而又较大的肌瘤时，衰减可变得明显，致肌瘤后面子宫图像模糊不清。③子宫内膜回声的移位与变形，肌壁间瘤可压迫和推挤宫腔，使宫腔内膜回声移位或变形，黏膜下肌瘤则表现为子宫内膜回声增强、增宽或显示圆形的瘤体结构。④膀胱压迹与变形，大的肌瘤，特别是浆膜下肌瘤，可明显地使膀胱移位、变形和引起尿潴留等表现（图 21-17）。

（4）卵巢囊性肿物：卵巢囊肿声像图上多表现为圆形或椭圆形无回声暗区，边缘清晰光滑，大小、数目依不同病变而异。滤泡囊肿和黄体囊肿常单发，突出于卵巢表面，随访观察，可自行缩小或消失。多囊卵巢则两侧卵巢增大，内有多个无回声暗区（图 21-18）。

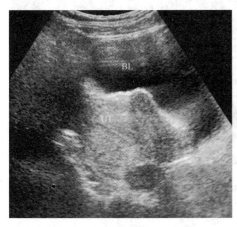

图 21-17　子宫肌瘤超声表现

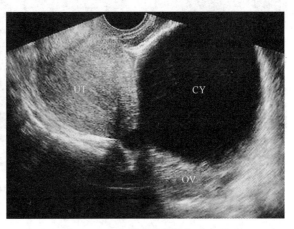

图 21-18　卵巢囊性肿物超声表现

（5）卵巢实质性肿瘤：卵巢实质性肿瘤较卵巢囊肿少见，超声可表现为均质性强回声和均匀性低回声，前者有纤维瘤、腺纤维瘤等，后者有肉瘤、卵泡腺瘤等。实质非均质性有腺癌，实质性畸胎瘤，当各种实质性肿瘤有出血、坏死时可表现为混合性图像。良性实质性肿瘤图像表现为肿瘤形态规则，轮廓清晰，边缘光滑完整，内部回声为分布均匀的散在细小光点；均质性透声性良好者可有后方回声轻度增强效应。恶性实质性肿瘤则形态多不规则，轮廓模糊，边缘回声不整，厚薄不均，内部回声强弱不均，呈杂乱光点或融合性光团，后方回声无增强效应或有轻度衰减。

六、产科疾病超声诊断

（一）早期妊娠

妊娠早期声像图上可见子宫增大，于子宫腔内显示一圆形光环，即孕囊回声，囊壁完整，厚度均匀，回声强度一致，囊内呈液性无回声区。以后，孕囊迅速增大，在孕囊的无回声区中可见犹如豆芽状的光带，即为胚芽。第 6 周末，在孕囊内胚芽的部分光点可见有节律的跳动，为原始心管的搏动。第 12～13 周时，羊膜囊充满整个子宫腔而与子宫壁重合，逐渐缺少清晰的孕囊边界（图 21-19）。

（二）流产和死胎

流产的声像图表现为：①孕囊皱缩，边缘不规则或不完整；②孕囊下移至子宫下端或宫颈部；③随访中，子宫或孕囊不增大，相隔 1 周超声检查未见孕囊增大，头臀长度无增长或逐渐显示孕囊的凹陷，胎心胎动消失则为宫内死胎。怀孕 14 周以后，如胎儿死于宫内，除胎心搏动与胎动消失外，还可以观察到胎头、胎儿胸腹部皮肤、皮下组织呈双线状回声，或同心圆改变。胎儿颅骨可见重叠、变形，脊柱弯曲过度，可呈直角。

（三）葡萄胎

声像图表现为：①子宫增大；②宫腔内充满密集不均匀性光点及蜂窝状暗区或间有弥漫、明亮的粗大光斑，形如落雪状；③宫腔内无胎儿结构，无胎心搏动，无胎动；④子宫两侧可见圆形或椭圆形无回声区，其内可有间隔状光带，壁薄且光滑。此为合并卵巢黄素囊肿图像，葡萄胎患者中 25%～60% 有黄素囊肿（图 21-20）。

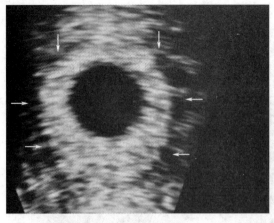

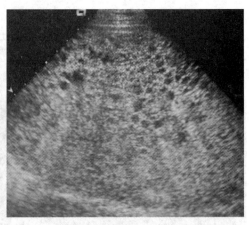

图 21-19　早期妊娠声超声表现　　　　　　　　图 21-20　葡萄胎超声表现

（四）异位妊娠

超声对异位妊娠的诊断主要依据是有闭经史的早孕妇女，宫腔内无孕囊回声；子宫周围有边界模糊的混合型肿块；子宫直肠窝内显示有无回声区。

案例 21-2 分析

根据停经 45 天，有腹痛及阴道流血，尿 HCG 检查为阳性。有流产表现，应做 B 超检查。

七、心 脏 超 声

心脏的超声诊断主要应用二维超声心动图及 M 型（一维）超声心动图显示心内解剖结构，多普勒超声心动图显示心脏及血管内血流。

（一）检查方法与正常图形

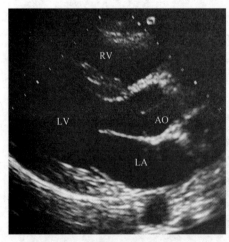

图 21-21　左心室长轴切面

切面（二维）超声心动图常用心脏切面。

1. 心前区检查法　探头置于胸骨左缘心前区第 2～5 肋间。

左心室长轴切面：切面自主动脉根部至心尖部，显示左心室流出道、主动脉根部、主动脉瓣、左心房、右心室、室间隔、左心室、左心室后壁及二尖瓣前后叶及其部分腱索，心尖常不能包括在内（图 21-21）。

心脏短轴切面：自心尖部至心底部做系列短轴切面，可显示心尖部、心尖部左心室壁及左心室腔。

乳头肌水平：左心室腔及前后乳头肌、左心室壁、室间隔、右心室腔及右心室壁。腱索水平切面：显示左心室腔及腱索。

二尖瓣水平：左心室腔及二尖瓣前后叶，左心室壁及室间隔呈圆形、右心室腔及右心室壁呈新月形。

主动脉根部切面：主动脉根部及主动脉瓣、左心房、右心房、三尖瓣、右心室及其流出道、肺动脉干及其分支、肺动脉瓣（图 21-22）。

2.　心尖部检查法　　探头置于心尖搏动点略内侧，声束指向心底部。

心尖四腔及五腔切面：显示左心室、左心房、二尖瓣、右心室、右心房及三尖瓣、室间隔及房间隔；或探头略向前抬，于房、室间隔交界处显示主动脉根部回声，称心尖五腔切面（图 21-23、图 21-24）。

（二）常见风湿性心脏病超声声像图

1.　二尖瓣狭窄（图 21-25）

（1）二维超声心动图：①二尖瓣叶增厚、回声增强，瓣尖呈鼓槌状；②舒张早期，瓣尖开放受限，瓣中部向左心室流出道隆起，称气球样变；③二尖瓣活动僵硬；④伴钙化时，回声明显增强；⑤瓣叶及腱索回声增强、挛缩；⑥瓣口处横切面显示瓣叶交界处粘连、开放受限、瓣口小而不规则；⑦左心房及右心室大，房间隔突向右心房侧。

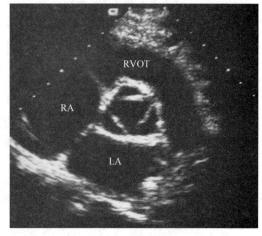

图 21-22　主动脉根部切面

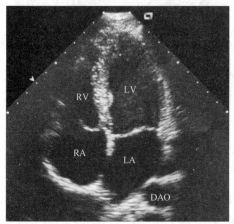

图 21-23　心尖四腔

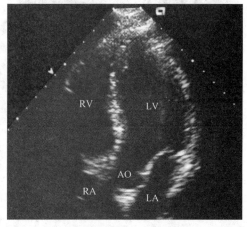

图 21-24　心尖五腔

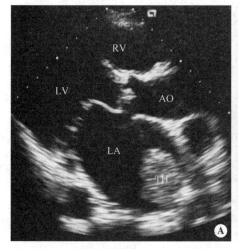

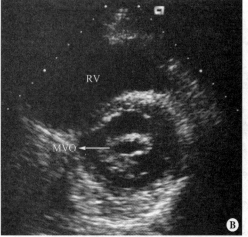

图 21-25　二尖瓣狭窄

（2）多普勒超声心动图：彩色多普勒见舒张期通过瓣口的五彩血流束变细，频谱多普勒呈正向高速湍流图形。

2. 二尖瓣关闭不全（图 21-26）

（1）二维超声心动图：①二尖瓣口短轴切面显示瓣孔正常或狭窄，关闭时于交界处一侧或两侧或中央有裂隙；②二尖瓣叶增厚、回声增强（风湿性）；③二尖瓣前叶或后叶向左心房侧呈弓背样拱起，越过二尖瓣环平面（二尖瓣脱垂）；④二尖瓣腱索断裂可显示二尖瓣前叶或后叶脱垂或整个瓣叶于收缩期进入左心房，舒张期又回到左心室；⑤左心房、左心室大，二尖瓣活动幅度大（图 21-26）。

（2）多普勒超声心动图：彩色多普勒显示收缩期以蓝色为主的五彩血流束经二尖瓣口射入左心房。频谱多普勒显示收缩期负向高速湍流图形，并可判断反流的程度。

3. 主动脉瓣反流（图 21-27）

（1）二维超声心动图：①主动脉瓣叶回声增厚、增强或伴有缩短；②舒张期三个瓣叶关闭不拢，近中心处有缺损；③左心室腔明显增大；④主动脉脱垂可见主动脉瓣叶于舒张期越过瓣环平面，脱入左心室流出道内。

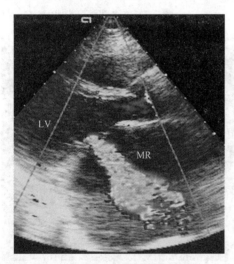

图 21-26　二尖瓣关闭不全

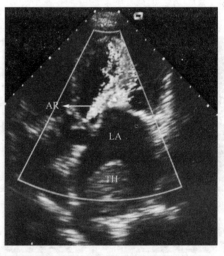

图 21-27　主动脉瓣关闭不全

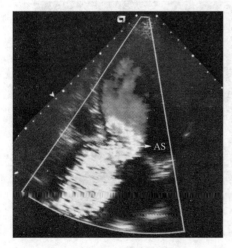

图 21-28　主动脉瓣狭窄

（2）多普勒超声心动图：舒张期左心室流出道内五彩镶嵌血流起自主动脉瓣口，并可检出舒张期湍流频谱，流速达 4～5 m/s。

4. 主动脉瓣狭窄（图 21-28）

（1）二维超声心动图：①主动脉瓣开放受限，瓣叶增厚或伴缩短回声增强，弹性减退；②左心室壁及室间隔增厚。

（2）多普勒超声心动图：主动脉瓣上有五彩镶嵌血流，取样可检出收缩期湍流频谱。

（二）先天性心脏病的超声心动图表现

1. 房间隔缺损（图 21-29）

（1）二维超声心动图：①剑下四腔切面显示房间隔中、上部回声失落（继发孔型）；②右心房、右心室及肺动脉径增大。

（2）多普勒超声心动图：彩色多普勒显示红色血流自左心房经缺损口进入右心房直向三尖瓣口；于缺损处房间隔右心房面取样可检出收缩中、晚期及舒张期正向湍流频谱。

外周静脉超声造影：右心房、右心室显影、右心房中上部有负性造影（无造影剂）区；或左心房显影，为心房水平右向左分流。

2. 室间隔缺损（图 21-30）

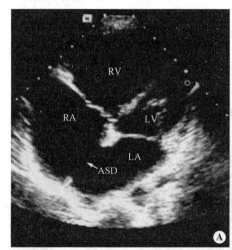
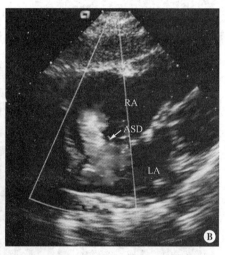

图 21-29　房间隔缺损

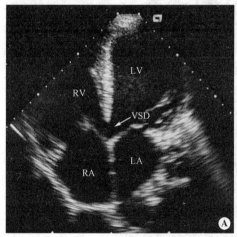
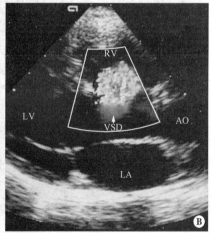

图 21-30　室间隔缺损

（1）二维超声心动图：①于心底部短轴切面及相应的部位显示室间隔回声失落；②左心室内径大，右心室流出道及肺动脉内径增大，或伴右心室径大；③伴肺动脉高压时，肺动脉开放时间短。

（2）多普勒超声心动图：彩色多普勒显示收缩期以红色为主的五彩镶嵌血流由左室经缺损口进入右心室；伴肺动脉高压时，舒张期有右向左分流。于室间隔缺损口右心室侧可检出收缩期湍流频谱，由左向右分流。

3. 动脉导管未闭（图 21-31）

（1）二维超声心动图：①心底部短轴切面显示肺动脉主干及左、右肺动脉，在左、右肺动脉分叉处有一管状无回声区与其后方的降主动脉相通，是为未闭的动脉导管；②肺动脉主

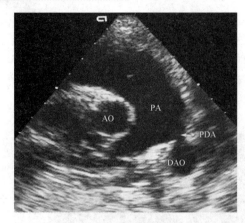

图 21-31　动脉导管未闭

干及分支扩大，搏动增强；③肺动脉瓣提前关闭；④左心房及左心室大，主动脉幅度大。

（2）多普勒超声心动图：彩色多普勒显示以红色为主的五彩镶嵌的血流自降主动脉经未闭导管进入主肺动脉，沿外侧壁上升达肺动脉瓣口，持续整个心动周期，于肺动脉主干远侧动脉导管开口处取样，可检出收缩期及舒张期连续性湍流。

4. 法洛四联症（图 21-32）

（1）二维超声心动图：①主动脉内径增大、前移并骑跨在室间隔上；②室间隔缺损位于主动脉瓣下；③右心室前壁及室间隔明显肥厚；④右心室流出道狭窄；⑤肺动脉瓣叶狭窄；⑥左心房、左心室偏小。

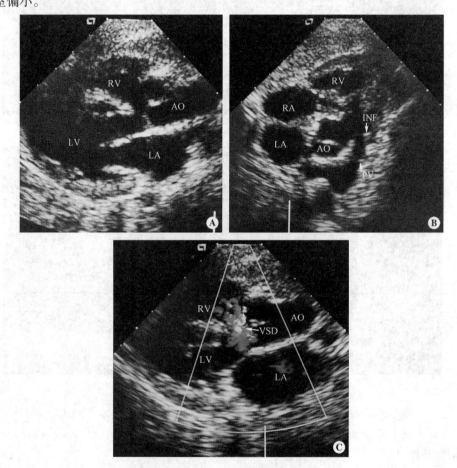

图 21-32　法洛四联症

（2）多普勒超声心动图：彩色多普勒显示收缩期左、右心室以蓝色为主血流束射入主动脉，心室水平显示收缩期红色的左向右分流，舒张期右向左分流，右心室流出道及肺动脉内为五彩湍流。

（四）心包积液

二维超声心动图：①心脏后壁的后方或伴有心前壁的前方（中量）、心尖部有液性暗区；

②右心室前壁搏动增强；③大量积液时前后心壁均同向摆动，心壁运动减弱（图 21-33）。

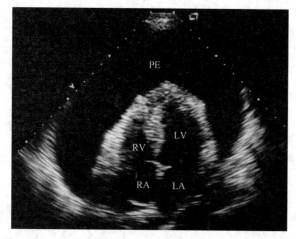

图 21-33 心包积液

（吴俊丽）

目 标 检 测

一、名词解释

1. 多普勒效应　　　　　2. 超声

二、填空题

1. 超声心动图检查一般包括 ＿＿＿、＿＿＿、＿＿＿、＿＿＿。

2. 典型胆囊结石声像图表现＿＿＿、＿＿＿、＿＿＿。

三、选择题

【A₁ 型题】

1. 胰腺弥漫性肿大，实质回声减低应考虑（　　）
   A. 胰腺癌　　　　　　　B. 胰腺炎
   C. 胰腺假性囊肿　　　　D. 胰岛细胞瘤

2. 下列哪一疾病不宜超声检查（　　）
   A. 肺癌　　　　　　　　B. 肺气肿
   C. 肺脓肿　　　　　　　D. 肺不张

3. 卵巢囊肿的声像图表现是（　　）
   A. 多房性液性暗区
   B. 单房性中等回声区
   C. 高回声区
   D. 强回声区

4. 肝内实性占位有（　　）
   A. 肝癌　　　　　　　　B. 肝血管瘤
   C. 肝腺瘤　　　　　　　D. 以上均有

5. 以下哪种模式的声像图最容易确认为肾积水（　　）
   A. 肾外形扭曲
   B. 多发性囊性肿块
   C. 集合系统充满液体
   D. 集合系统回声增强

6. 宫内死胎的声像图表现为（　　）
   A. 胎心胎动消失　　　B. 胎儿内脏轮廓不清
   C. 胎儿颅骨重叠　　　D. 以上表现均是

7. 胆囊结石的超声表现为（　　）
   A. 胆囊内强回声光团
   B. 回声光团可随患者体位的改变而移动
   C. 在强回声光团的后方有清晰的声影
   D. 以上表现均是

8. 肝癌声像可表现为（　　）
   A. 肝内不均匀性团块
   B. 肝内多发牛眼状团块
   C. 门静脉内高回声团块
   D. 以上均是

9. 左侧肾脏最佳探测途径是（　　）
   A. 仰卧位　　　　　　B. 俯卧位
   C. 右前斜位　　　　　D. 冠状位

10. 22 岁女性，子宫体与子宫颈长度 1：1 应考虑为（　　）
    A. 先天性无子宫　　　B. 始基子宫
    C. 幼稚子宫　　　　　D. 双子宫

第 22 章　核医学诊断

📖 **学习目标**

1. 了解核医学诊断基础知识。
2. 了解心肌灌注显像核医学检查方法。
3. 理解甲状腺疾病检查的特性。

案例 22-1

患者，女性，38 岁，多食、消瘦、畏热、多汗、心悸、易激动。检查发现甲状腺肿大、突眼和手颤。

问题：请问医师给患者做何检查？

核医学（nuclear medicine）是一门利用开放型放射性核素诊断和治疗疾病的学科。诊断方法按放射性核素是否引入受检查者体内分为两类：凡不引入体内者称体外检查法或体外核医学（最有代表性的是放射免疫分析，它是一项超微量生物活性物质测量技术）；凡要将放射性核素引入体内者则称为体内检查法或体内核医学。根据最后是否成像又分为显像和非显像两种。利用放射性核素实现脏器和病变显像的方法称为放射性核素显像，这种显像有别于单纯形态结构的显像，为核医学的重要特征之一。核医学有时也被用来作为核素和核射线在医学上的应用及其理论研究的总称，但现在多专指上述特定范围的临床应用部分。各种核技术，包括实验放射性示踪技术、体外放射性配体结合缝隙、放射自显影、活化分析和稳定性核素示踪技术等，已广泛地应用于医学基础理论的研究，这部分内容在我国称为实验核医学，未包括在本书的内容中。核医学相关学科有以下几种。

放射诊断学（diagnostic radiology）是利用 X 射线透射对疾病进行诊断的学科。

放射治疗学（therapeutic radiology）是利用核射线（包括 X 射线、γ 光子、β 粒子和中子流等）对疾病进行辐射治疗的学科。所用 γ 光子和 β 粒子只限于发射自闭型放射源，这是因为它们无论在治疗原理、治疗方法和治疗病种等方面都与 X 射线和中子流治疗类似。开放型放射性核素发射的核射线也可以对疾病进行内照射治疗，在应用原理、方法、条件设备和防护管理等方面与诊断核医学有很多相同之处，故两者结合形成了核医学。

放射医学（radiation medicine）是研究和应用核射线对生物辐射效应、放射损伤诊断治疗和放射卫生防护的学科。

医学影像学检查（medical imageology），近来有人设想把四大医学显像——X 线摄像、超声显像、磁共振显像和放射性核素显像组成为医学影像学。从理论上看，这种设想是合理的，但在实践上却存在着很多困难，至少在近期难以真正地实现。目前应强调的是为了有效而不浪费地诊断和研究疾病，需加强各种医学影像方法的正确使用，发挥它们互补作用。核医学除了显像以外，还有很多其他内容，是医学影像学所不能包括的。

第 1 节　核医学诊断基础知识

1. 序幕（1895～1934 年）　放射性核素的历史，从 1895 年 M.H. Roentgen 发现 X 射线、1896 年 Henri Becqueral 发现铀盐的核放射性、1898 年居里夫妇成功提取放射性钋和镭起，已近百年，但真正揭开利用放射性核素的序幕者，是 Frederic Joliot-Curie 和 Irene Curie。他们在 1934 年第一次用人工方法获得了放射性 ^{30}P，由此开阔了人们的眼界，指出了获得各种人工放射性核素的前景。

2. 初创阶段（1935～1945 年）　这一阶段可用的放射性核素仅限于 ^{131}I、^{32}P、^{198}Au 和 ^{24}Na，并且都是一些最简单的无机化合物形式，放射性探测器也只有盖革技术管和定标器。因此应用项目仅有甲状腺功能测定、甲状腺疾病治疗、血液病和腹腔转移瘤治疗等几项。

3. 初具规模阶段（1946～1960 年）　1946 年核反应堆投产，使 ^{131}I、^{198}Au、^{203}Hg、^{51}Cr、^{85}Sr、^{133}Xe、^{60}Co 等放射性核素得以相继大量生产。标记技术随之进步，成功的制备了较为复杂的包括有机物标记化合物，如 ^{131}I- 人血清血蛋白、^{131}I- 碘司特、^{60}Co- 维生素 B_{12} 和 ^{51}Cr- 红细胞等。1949 年 γ 闪烁功能仪和 1951 年第一台自动 γ 闪烁扫描仪制成，为利用上述各种放射性核素及其标记化合物进行脏器显像和功能测定提供了必不可少的条件，实现了心、肾、肝、胆功能的测定和肝、肾、脾、骨、甲状腺扫描，使放射性核素的临床应用初步具备了自己的理论基础和方法手段，并拥有了一定数量的颇具特点且有临床价值的诊治项目，为逐渐形成临床核医学这一新的学科奠定了基础。

4. 迅速发展阶段（1961～1975 年）　20 世纪 60 年代核医学进入了一个更高的发展阶段。这一阶段最主要的进展是利用加速器和发生器（特别是 ^{96m}Tc 发生器）生产出了更多和更符合临床要求的放射性核素，用它们制备成功了更多的标记化合物。加之 γ 闪烁照相机并配以计算机的广泛应用，使得人体每个重要脏器几乎都能用放射性核素显像，包括形态和功能显像。其中最为世人瞩目的是 ^{201}T1 心肌灌注显像、^{99m}Tc- 红细胞门电路心血池显像、^{99m}Tc- 多磷酸盐全身骨显像和 ^{67}Ga 肿瘤显像。仅仅 10 余年，这一技术发展到能测定 300 多种体内微量物质，临床核医学展示了它的重大价值，逐渐被公认为临床医学不可缺少的重要学科，是医学现代化的重要标志。

5. 现代核医学阶段（1976 至今）　20 世纪 70 年代后期出现的放射性核素断层显像装置，80 年代研制成功的心脑功能显像剂和单克隆技术的应用，使临床医学进入了又一特色鲜明的新阶段，放射性核素显像已成为现代四大医学影像之一，是解决当今三大疾病——心、脑血管疾病和肿瘤的重要方法之一。

1975 年第一台利用发射正电子的放射性核素进行脏器断层显像的仪器——PET 研制成功，于 20 世纪 80 年代相继实现了利用它和正电子发射体——^{11}C、^{13}N、^{15}O 和 ^{18}F 的许多标记化合物进行了脑和心肌血流灌注、氧耗量、葡萄糖代谢、蛋白质代谢和脂肪代谢显像，神经受体显像也获得成功，开创了在分子水平无创性活体研究人脑功能、心肌存活情况和受体药理学工作的新纪元，进入到分子核医学（molecular nuclear medicine）时代。但由于正电子发射体的半衰期短、加速器和 PET 价格昂贵，技术复杂，故难以推广。于 1979 年研制成功了利用发射 γ 射线（单光子）的常用放射性核素进行脏器断层显像的仪器——SPECT，现在已几乎成为常规设备广泛应用。20 世纪 80 年代后期，^{99m}Tc 标记的脑血流显像剂（^{99m}Tc-HMPAO 和 ^{99m}Tc-ECD）和心肌灌注显像剂（^{99m}Tc- 异腈类化合物）研制成功，广泛应用于心、脑血管疾病的诊断和癫痫灶的术前定位，还可以完成过去只有 PET 才能完成的诸如脑功能、脑代谢的一些研究。但是受单光子放射性核素和仪器固有性能的限制，SPECT 不可能完成真正的分子水平工作，这方面仍将有赖于大力发展和改进 PET 技术。

第2节　甲状腺疾病检查

一、甲状腺摄 ^{131}I 检查

（一）原理

碘是合成甲状腺激素的主要原料，能被甲状腺摄取和浓聚，其被摄取的量和速度在一定程度上与甲状腺功能有关。

（二）方法

受试者试验前半个月禁用含碘食物和有关药物，于试验当日空腹口服 Na^{131}I 74 kBq（2 μCi）之后，2 小时、4 小时、24 小时应用甲状腺功能状态分别测定本底，绘出摄 ^{131}I 动态曲线。

（三）结果分析

甲状腺功能正常者摄 ^{131}I 率随时间递增，至 24 小时达高峰。

参考正常值：2 小时 8%～25%，4 小时 13%～37%，24 小时 25%～60%。

甲状腺功能低下：24 小时小于 10%。

甲功亢进者各时相值均大于正常上限，并伴摄 ^{131}I 速率加快。

缺碘性甲状腺肿仅见 24 小时摄 ^{131}I 率增高而摄 ^{131}I 速率正常。

二、甲状腺显像检查

（一）原理和方法

利用甲状腺可摄取和浓聚 ^{131}I 和 ^{99m}Tc 的特性，给患者口服 Na^{131}I 1.85～3.7 MBq（50～100 μCi）或静脉注射 Na^{99m}TcO$_4$74～185 MBq（2～5 mCi），用 γ 相机或 SPECT 显示甲状腺的位置、形态、大小及病变的位置、范围和功能状态。

（二）适应证

（1）异位甲状腺的诊断。

（2）甲状腺结节功能状态的判定。

（3）颈部包块（腺内或腺外）的鉴别诊断。

（4）甲状腺癌转移源的定位。

（5）确定甲状腺的大小和估计甲状腺的重量。

（三）图像分析与临床应用

1. 正常图像　正常甲状腺形态呈蝶形，居于气管两侧，两叶下部 1/3 由峡部相连，两叶内放射性分布均匀，峡部放射性分布稀疏。

2. 临床应用

（1）用来诊断异位（如胸内或舌根部）甲状腺，及观察甲状腺结节的功能状态。

（2）依据结节摄碘（或锝）功能的高低可分为：①热结节，此为摄碘功能高于正常甲状腺的功能亢进性腺瘤，发生甲状腺癌的概率极小；②温结节，摄碘功能与正常相仿，多为组织增生或腺瘤，发生甲状腺癌的概率也不高（<18%）；③冷结节，摄碘功能低或无摄碘功能，多为组织增生或腺瘤伴囊性变、出血等，发生甲状腺癌的概率大于温结节 7.1%～54.5%（图 22-1、图 22-2）。

3. 甲状腺癌转移灶的诊断和定位　分化较好的甲状腺癌及其转移灶若具有摄 ^{131}I 功能即可能显影，但转移灶摄 ^{131}I 量较少常使影像不清，为提高转移灶的显影效果，可采取下列措施：①若还存在正常甲状腺，可服用抗甲状腺药物 2～3 个月，使正常甲状腺激素合成障碍；

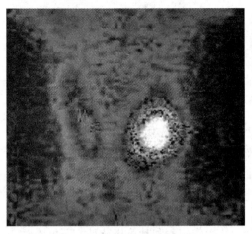

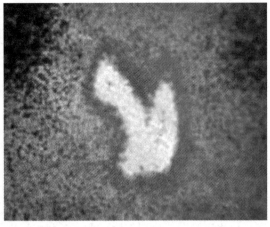

图 22-1　甲状腺左叶热结节　　　　　图 22-2　甲状腺右叶冷结节

②注射 TSH 以提高功能性转移灶的摄 ^{131}I 功能；③必要时手术切除全部正常状腺，或用大量 ^{131}I（1850～3700 MBq，50～100 mCi）破坏正常甲状腺；给患者服用甲 T_3 连用 4 周，停服 2 周以使血 TSH 上升，当升至 30～50 mU/L 时再行显像；④加大患者服用的 ^{131}I 显像用量，一般成人在 185～370 MBq（5～10 mCi）范围，服后 48～72 小时进行全身显像。

案例 22-1 分析

根据患者的表现，应做甲状腺摄 ^{131}I 检查。

第 3 节　肾脏疾病检查

一、放射性核素肾图

目前多用 ^{131}I 标记的邻碘马尿酸（^{131}I-OIH）作为示踪剂，在以"弹丸"方式做静脉注射的同时，用肾图仪的两个探头分别对准左、右肾区，描记肾脏浓聚和排泄示踪剂的时间 - 放射性升降曲线，称为放射性核素肾图。

1. 基本原理　^{131}I-OIH 随血流进入肾脏后，被肾小管上皮细胞吸收，继之分泌入肾小管腔内，由尿液冲刷至肾盂，经输尿管排入膀胱，从描记的肾图曲线及由它计算出的多项指标，可判断每侧肾的功能状态及上尿路通畅情况。

2. 正常肾图　功能正常的肾脏能将每次进入肾动脉中的 ^{131}I-OIH 清除 90% 以上，无肾小管重吸收，随尿液至肾盏、肾盂，经输尿管入膀胱。正常肾图由 a、b、c 三段组成，分别为"放射性出现段"、"聚集段"和"排出段"。肾图分别显示了两肾各自的血供情况、肾小球滤过功能、肾小管分泌与排泄功能及上尿路的通畅情况。由于影响肾图曲线各段的病理因素并不是单一的，因此分析肾图时不能孤立地解释各段所代表的生理和病理意义，而应注意肾图曲线的演变规律以及双侧的差异性（图 22-3）。

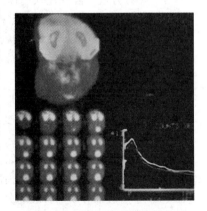

图 22-3　正常肾功能显像图

3. 肾图的临床应用

（1）诊断上尿路梗阻：尿路结石、畸形、狭窄及肿瘤等。

（2）测定总肾功能。

（3）测定分肾功能：观察感染、损伤及血尿等与分肾的关系。

（4）急性尿闭的鉴别诊断。

（5）移植肾监测。

（6）腹部肿块与肾脏的关系判定。

二、肾动态显像

1. 显像方法 静脉注射快速通过肾脏的显像剂，如 ^{99m}Tc-DTPa 370 MBq（3～10 mCi），用 γ 相机以 1 帧/min 的速率，对后腰部及盆腔部连续采集 20 分钟。根据双肾系列图像，利用计算机感兴趣区技术，可生成双肾时间 - 放射性曲线，即为放射性核素肾图。由于本法所得肾图是由所见肾影的放射性计数计算得到的，不存在由于探测器对位不准造成的失真问题，故比用肾图仪描记的肾图可靠。利用特别设计的操作规程和计算机软件，还可同时获得总的和分侧的肾有效血浆流量（ERPF）和肾小球滤过率（GFR）等肾功能参数。

2. 正常表现 静脉注射显像剂后 3 分钟左右肾影清晰显示，3～5 分钟后肾影周边的放射性逐渐减低，而肾盏肾盂部位放射性渐增，输尿管仅隐约可见，随之膀胱影像逐渐增浓。20 分钟时肾影基本消退，大部分显像剂集中在膀胱内，用力逼尿时，输尿管和肾区无放射性计数增加的现象。

3. 异常影像类型及其临床意义

（1）肾脏不显影：表明该肾功能和（或）血流量灌注近乎消失，或提示该侧肾先天性缺如。

（2）肾影出现或消退均延迟：提示该肾功能和（或）血流灌注明显受损。与健侧肾影相比较，往往出现时相上的颠倒，即患侧肾影开始时比健则淡，浓集延迟，而后当健侧肾影消退时，患侧肾影反而变浓，称为"倒相"。

（3）肾实质影像持续不退，肾盏肾盂中放射性无增高之势：这表明显像剂滞留于肾实质内。可能由于原尿生成明显减少，或由于弥漫性肾小管管腔内淤塞。

（4）肾盏、肾盂或输尿管影像扩大且消退缓慢：提示尿路梗阻和扩张，扩张影像的下端即为梗阻部位。

（5）在泌尿系统以外出现放射性影像：输尿管肠道造瘘术后可有此表现，无此手术史者提示有尿瘘存在。

三、肾静态显像

1. 显像方法 静脉注入慢速通过肾脏的显像剂，如 ^{99m}Tc-DMSA 可较长时间地浓集在肾实质内，1 小时后在后腰部 γ 照相即可采集到肾实质的静态影像。

2. 正常所见 双肾呈蚕豆状，中心平第 1～2 腰椎，两肾纵横呈"八"字形。肾影周边部放射性较高，中心和肾门处放射性较低，放射性分布基本均匀，两侧肾影基本对称。

3. 临床应用

（1）了解肾脏位置、大小和形态有无异常，如肾下垂、肾萎缩、肾畸形等。

（2）探查肾内有无占位性病变，如肿瘤、囊肿、脓肿等，表现为肾影增大，形态失常，肾内见局限性放射性稀疏或缺损区。

（3）检查肾脏缺血性病变，如肾动脉狭窄时，可见肾体积缩小，放射性分布普通稀疏；肾梗死时，可见局限性放射性缺损区。

（4）了解腹部肿块与肾脏的关系。

（5）肾移植术后的监护。

四、肾上腺皮质显像

胆固醇是合成肾上腺皮质激素的原料，故静脉注射的 ^{131}I- 碘代胆固醇能被肾上腺皮质细胞摄取。其摄取的数量和速度与皮质的功能相关。临床上可用此法对各种肾上腺皮质功能亢进性疾病进行定位诊断和初步鉴别；也可用此法监测移植的肾上腺组织、做导位肾上腺定位以及肾上腺皮质癌的辅助诊断。

五、肾上腺髓质显像

间位碘代卡胍（MIBG）能与肾上腺素受体特异性结合，故 ^{131}I-MIBG 可作为该受体的高特异性显像剂。正常的肾上腺髓质多不显像或少数人仅显示小而不清晰的影像。嗜铬细胞瘤表现为放射性提早浓集且浓集度增强。本法对肾上腺内和异位嗜铬细胞瘤的诊断灵敏度、特异性高达 90%～95% 以上，是嗜铬细胞瘤及其恶性肿瘤转移灶定位诊断的首选检查法；也可对交感神经母细胞瘤及其转移灶进行定位诊断。

第4节 心肌血流灌注显像

心肌显像分为两类，一类是有功能的心脏细胞对放射性药物选择性摄取并浓聚，从而使正常心肌显影而病损区不显影。心肌摄取示踪剂的量与局部心肌血流灌注量成正比，故称心肌灌注显像；另一类是放射性标记化合物只被坏死心肌所浓聚，正常心肌不吸收，用于诊断急性心肌梗死，故称为心肌梗死灶显像。

（一）原理

利用正常或有功能的心肌细胞选择性摄取某些碱性离子或核素标识化合物的作用，用照相机或 SPECT 进行心肌平面或断层显像，可使正常或有功能的心肌显影，而坏死的心肌及缺血心肌则不显影（缺损）或影像变淡（稀疏），从而达到诊断心肌疾病和了解心肌供血情况的目的。由于心肌局部放射性药物的蓄积量与局部心肌血流量呈正比例关系，而且心肌细胞摄取心肌灌注显像剂依赖于心肌细胞本身的功能或活性，因此，心肌灌注显像图除能准确反映心肌局部的血流情况外，心肌对显像剂的摄取也是反映心肌细胞存活与活性的重要标志。

（二）方法

1. 平面显像 静脉注射 ^{201}TlCl 74～111 MBq（2～3 mCi）后 10 分钟或静脉注射 ^{99m}Tc-MIBI 740 MBq（20 mCi）后 60 分钟，分别选择 ^{99m}Tc、^{201}TlCl 能谱峰，应用低能通用（高分辨）平行孔准直器的照相机分别行前位、左前斜位（一般取 45°）及左侧位显像，每个体位采集 5～10 分钟，探头尽量贴近皮肤。

2. 断层显像 静脉注射显像剂后，应用 SPECT 进行断层采集。采集结束后应用心脏断层处理软件及合适的滤波进行断层重建，获得左心室心肌短轴、水平长轴和垂直长轴断层图像。并以不同颜色定量显示心室各壁的分布状态，或以变黑图方式直观地显示出病变的部位及范围（图 22-4）。

（三）适应证

适应证：①冠心病心肌缺血的早期诊断；②心肌梗死的诊断；③心肌细胞活力的判断；④用于冠状动脉搭桥术或成形术前案例选择和术后疗效评估；⑤探测冠状动脉成形术后再狭窄；⑥心肌病的诊断与鉴别诊断。

（四）禁忌证

急性心肌梗死。常规的心肌静息显像没有禁忌证，但介入心肌显像需要严格掌握其相

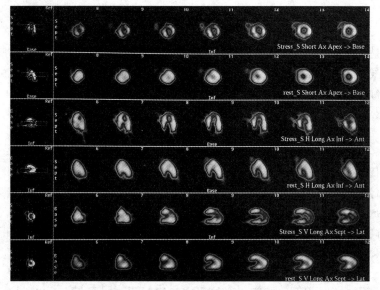

图 22-4　心肌灌注显像图

对禁忌证以保证安全。

（五）临床应用

1. 冠心病的诊断

（1）心肌缺血的诊断：为本检查主要适应证。缺血区的典型表现是可逆性减淡缺损区。本法能直观缺血的部位、范围及严重程度，也能提示冠状动脉病变的部位。

（2）心肌梗死的诊断：根据不可逆性减淡缺损的影像表现可诊断心肌梗死，并可显示梗死的部位及体积，提示冠状动脉狭窄的部位。

2. 疾病危险性分级和预后估测　心肌灌注显像正常者将来发生心脏事件的危险性低，预后良好。心肌灌注显像显示多支病变、缺血区大、缺血严重、肺摄取 ^{201}Tl 增高，运动影像示左心室一过性扩大等，是预后不良的表现，提示患者处于高危状态。

3. 判断心肌梗死区内是否有心肌存活

4. 冠状动脉血运重建手术适应证的筛选及疗效观察

5. 急性心肌梗死溶栓或 PTCA 疗效的判断

6. 室壁瘤的诊断　室壁瘤的特点为短轴影像中，心尖部的室腔内径大于基底部；长轴影像，室壁瘤部位不显影，影像呈扩散形（正常呈聚合形），门控显像可见室壁瘤部位有反向运动。

7. 川崎病心血管合并症的诊断　心肌灌注显像可以检出川崎病所致的心肌缺血、心肌梗死及存活心肌，并可用于疗效观察。

8. 心肌病的鉴别诊断　心肌灌注显像对扩张型心肌病和缺血性心肌病的鉴别诊断有一定的价值。缺血性心肌病呈节段性放射性减淡，缺损区伴心腔扩大。扩张型心肌病影像多呈正常与减低相间的放射性分布，即"花斑"样改变。肥厚型心肌病心肌影像可见心肌不对称增厚，尤以室间隔上部增厚为著，伴有心腔缩小。

9. 测定心室功能、观察室壁运动　进行心肌门控显像时可以同时观察室壁运动及测定左心室功能。

（六）图像分析

正常图像见彩图 22-5。

1. 短轴断层图像　自心尖向心底逐层断层，呈一中心为空白区的环状放射性分布图，上部

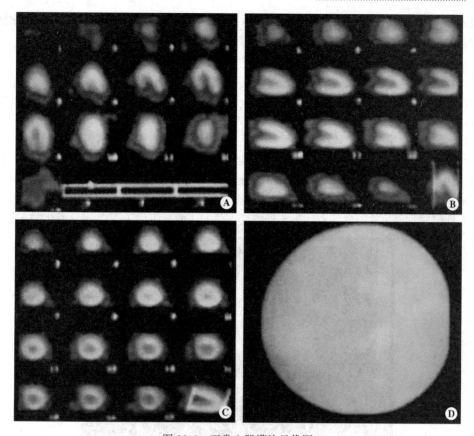

图 22-5　正常心肌灌注显像图

A. 短轴断层；B. 水平长轴断层；C. 垂直长轴断层；D. 极坐标靶心图

为前壁，右侧为侧壁，左侧为前、后间壁（后间壁较薄，放射性分布较稀疏），下部为下壁及后壁。

2. 水平长轴断层图像　自前壁至膈面或相反方向水平断层，左心室心肌呈一直立马蹄状图形，上部为心尖，左侧为间壁，右侧为侧壁，心尖部较薄，放射性分布较稀疏，后间壁放射性分布稀疏，图形显示左侧（间壁）较右侧（侧壁）短。

3. 垂直长轴断层图像　自室间隔面向外侧壁方向逐层断层，呈横位马蹄形，上部为前壁，右侧为心尖部，下部为下、后壁，后壁及心尖部放射性分布较稀疏。

4. Bull's eye　中心部为心尖，外周为基底部，上部为前壁，左侧为间壁，右侧为侧壁，下部为后壁。

正常情况下，左心室显示清晰，形态如上所述，右心室一般不显影；除心尖部，后间壁及后壁放射性略稀疏外，其他各部放射性分布均匀。

第5节　全身骨显像

一、原　　理

骨骼的主要无机盐成分是羟基磷灰石晶体，其结构类似离子交换柱，具有很大表面积，通过化学吸附和离子交换从血液中获取磷酸盐和其他元素来完成代谢更新。趋骨性的放射性药物如 ^{99m}Tc- 磷酸盐（^{99m}Tc-MDP）静脉注射后迅速被晶体表面吸附沉积在骨骼内，特异地显示骨骼的代谢影像。当局部骨骼有病损时，如炎症、肿瘤、骨折等引起局部血流量和（或）

骨骼无机盐代谢改变，均会在相应部位显示放射性异常增高，这些异常通常在疾病早期就有明显表现，因此可以对各种骨骼疾病做出早期诊断及明确定位。

二、方 法

常用显像剂是 ^{99m}Tc- 亚甲基二磷酸盐（^{99m}Tc-MDP），剂量为 555～740 MBq（15～20 mCi）。骨显像分为动态显像和静态显像两种。

1. 常规骨显像 指静脉注射骨显像剂后 2～3 小时全身或局部的静态骨显像，此时未进入骨组织的显像剂大多已从肾脏排泄，血液内的放射性作为本底已明显降低，骨骼显像清晰，注射后大量饮水可以加速 ^{99m}Tc-MDP 经肾脏排出，显像前嘱受检者排尿以减少膀胱内尿液的放射性对影像干扰。由于骨显像剂在正常人全身骨骼中分布不均匀，故采用比较左、右两侧对称部位放射性的方法来鉴别病变部位和正常骨组织（图 22-6、图 22-7）。

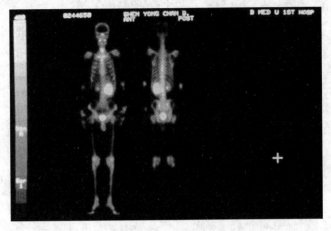

图 22-6 正常骨显像

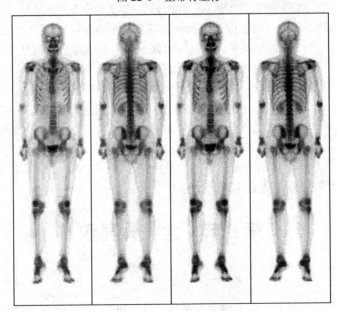

图 22-7 正常全身骨显像

2. 动态骨显像 指三时相的骨显像技术，三时相显像技术是在静脉注射骨显像剂后于不同时间进行多次显像，分别采集血流、血池及延迟（静态）骨显像的资料，^{99m}Tc-MDP "弹丸"

式静脉注射后立即以 2 秒/帧的速度连续采集 1 分钟，获得病变部位及其对称部位的动脉灌注系列影像，此时可见大动脉及二级动脉陆续显像，随即逐渐显示软组织轮廓。骨骼部位连同邻近软组织内放射性异常增高提示骨骼局部动脉灌注增强，是恶性骨肿瘤的常见表现。在注射后 2～4 分钟期间以 1 分/帧的速度采集的影像为第二相即血池相，它反映了软组织内的血运，局部放射性增高可由于局部血管增生扩张造成，也可能是由于静脉回流障碍所致。骨骼显像的第三相即延迟相，在静脉注射后 2～4 小时采集，反映显像剂在骨骼内的沉积情况，因此称为延迟骨显像或静态骨显像。

三、临床应用

1. 继发性骨肿瘤　骨显像对于转移性骨肿瘤的诊断具有很高的灵敏度。在肿瘤转移的早期就伴有局部骨组织代谢异常，因此骨显像发现恶性肿瘤骨转移灶可较 X 线摄片早 3～6 个月。成人骨转移多见于乳腺癌、肺癌等，骨显像应为此类患者的常规检查项目之一。恶性肿瘤患者如主诉有固定的骨骼疼痛，但实验室各项检查及 X 线摄片等显示正常结果时，应做骨显像以早期发现转移病灶。

2. 原发性骨肿瘤　原发性骨肿瘤摄取骨显像剂比正常组织或良性骨肿瘤高，动脉相亦有早期充盈，血池相呈现局部充血，延迟相表现为局部放射性异常浓聚。恶性原发性骨肿瘤以成骨肉瘤、Ewing 肉瘤及软骨肉瘤的恶性程度最高。骨显像有较高的诊断价值，但属何种类型的肿瘤，临床需结合年龄、病变部位、病变数量、显像图的形态等综合分析。某些原发性骨肿瘤的骨外转移灶（通常是肺转移）也能浓聚骨显像剂，骨显像对于成骨肉瘤肺转移的诊断远较 X 线诊断敏感。以溶骨性改变为主的原发性骨肿瘤如多发性骨髓瘤，病变组织对显像剂的摄取无明显增加，故诊断灵敏度不及 X 线检查。一般来说，骨显像显示病灶的范围比 X 线片所显示的要大，对已确诊的原发性骨肿瘤，骨显像能显示骨质代谢异常的范围，有助于手术方案的制订和合理安排放疗照射野的大小以及估计治疗后的效果。

3. 骨折　大多数骨折的诊断依靠 X 线摄片并不需进行骨骼显像。但对于脊椎、趾骨、腕骨、跗骨、胸骨和肩胛骨等处的细小骨折，X 线有时难以发现，此时做骨显像有诊断价值。应力性骨折是一种多次超负荷运动引起的骨折，由于细微骨折没有明显的骨断裂线，X 线摄片不能发现异常，骨延迟显像，出现于疼痛部位的卵圆形或梭形放射性异常浓聚，如骨显像未见此类异常浓聚，可排除应力性骨折。

4. 无菌性坏死　骨折和错位能损伤骨的血供，引起无菌性坏死。股骨头是缺血性无菌性坏死最常见的部位，坏死初期表现为患侧股骨头区放射性减少，随着股骨头磨损髋臼，刺激血管重建，放射性核素摄取量增多，逐渐出现"炸面圈"样改变，即中心区放射性减少而周围放射性增强，后期由于髋臼磨损更加严重，放射性聚集更加明显以致掩盖了股骨头坏死所致的放射性减少，但断层显像仍能见到"炸面圈"征象。一般认为骨三相显像较单纯延迟显像灵敏。在股骨头无菌坏死的早期可见局部动脉灌注相减低和血池相静脉回流障碍。

5. 移植骨监测　骨显像对判断移植骨是否存活有独特价值。骨移植后，待软组织损伤反应减退，局部骨显像若见移植骨处放射性近似或高于正常骨组织，表明血运良好，植骨成活。

（吴俊丽）

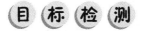

一、名词解释

1. 核医学定义　　　　2. 有效剂量

二、填空题

1. 身免疫性甲状腺炎患者，血清＿＿＿＿和

_____ 抗体多为阳性。

2. 反映局部心肌收缩功能的指标有 _____ 和

_____。

3. 符合药典要求，能用于人体进行诊断及治疗的放射性化合物及生物制剂称为 _____。

三、选择题

1. 关于核医学内容不正确的是（　　）

    A. SPECT 是单光子发射计算机断层

    B. 核医学不能进行体外检测

    C. PET 是正电子发射计算机断层

    D. 核医学可以治疗疾病

    E. ^{99m}Tc 是常用的放射性药物

2. 脏器功能测定、脏器显像以及体外放射分析等其共同原理是（　　）

    A. 动态分布原理

    B. 射线能使物质感光的原理

    C. 稀释法原理

    D. 物质转化原理

    E. 示踪技术的原理

3. 图像融合的主要目的是（　　）

    A. 判断病灶大小和形态

    B. 病灶区解剖密度的变化

    C. 病灶区解剖形态的变化

    D. 提高病灶的分辨率

    E. 帮助病灶的定位

4. 体内射线测量通常测量（　　）

    A. α 粒子   B. β 粒子

    C. γ 粒子   D. β+粒子

    E. 中子

5. 核医学射线测量探头中通常包括（　　）

    A. 射线探测器和脉冲幅度分析器

    B. 自动控制和显示系统

    C. 射线探测器和前置放大器

    D. 前置放大器和脉冲幅度分析器

    E. 脉冲幅度分析器和计数率

6. 1μCi 表示（　　）

    A. 每秒 3.7×10^{10} 次核衰变

    B. 每秒 3.7×10^{7} 次核衰变

    C. 每秒 3.7×10^{5} 次核衰变

    D. 每秒 3.7×10^{4} 次核衰变

    E. 每秒 3.7×10^{3} 次核衰变

7. 决定放射性核素有效半衰期因素是（　　）

    A. 粒子的射程

    B. 物理半衰期和生物半衰期

    C. 淋洗时间间隔

    D. 断层重建方式

    E. 测量系统的分辨时间

8. 甲状腺 I 显像时用那种准直器（　　）

    A. 高能通用平行孔准直器

    B. 低能通用平行孔准直器

    C. 低能通用高分辨率准直器

    D. 针孔准直器

    E. 任意

9. 放射性核素肝胶体显像患者准备包括（　　）

    A. 清洁口腔   B. 无需任何特殊准备

    C. 空腹过夜   D. 隔夜灌肠

    E. 术前饮水

10. 哪项描述肾静态显像原理是不正确的（　　）

    A. 肾静态显像的显像剂为 ^{99m}Tc（Ⅲ）二羟丁二酸

    B. DMSA 主要聚集在肾皮质，注药后 10 分钟肾摄取达高峰

    C. 在 1 小时肾摄取血中 DMSA 的 4%～8%，其中 50% 固定在肾皮质

    D. 静脉注射 1 小时后，12%DMSA 滞留于肾皮质内并保留较长时间，30%～45% 排出体外

    E. 注药后 3～4 小时进行显像，以避免显像剂中排泄快的一部分在肾盏肾盂和集合管内的放射性对皮质显影的干扰

第5篇 器械检查

第23章 心电图检查

📖 **学习目标**

1. 了解心肌电的产生原理和心电向量的概念、血钙和奎尼丁对心电图的影响。

2. 熟悉其他常用心电图检查的适应证和禁忌证。

3. 掌握心电图导联的名称和连接方法、心电图各部分测量方法和正常范围；房室肥大、心肌梗死、窦性心律失常、期前收缩（早搏）、阵发性心动过速、房室颤动、房室传导阻滞及血钾变化和洋地黄对心电图的影响。

4. 能正确分析判断常见心电图。

案例 23-1

患者，男性，58岁。骑车上班途中突发心前区疼痛，经休息后5分钟缓解。查体：测体温36.6℃，脉搏80次/分，呼吸18次/分，血压130/85 mmHg。听诊：心率80次/分，节律不齐，偶可闻及早搏，3次/分，各瓣膜听诊区未闻及杂音。其余检查未见异常。

问题：请问医师还需要给患者做什么检查？

心脏在机械收缩之前所产生的微小电流可经人体组织传到体表，并在体表的不同部位产生电位差。心电图（electrocardiogram）是通过心电图机把每一心动周期所产生电活动变化描记出来的曲线图形。心电图检查是一项简便、无创伤、无痛苦的辅助检查，已广泛应用于心血管病的诊治、危重患者的病情观察和手术患者的监护。

心电图发展史回顾

1842年法国生理学家Mattencci观察到鸽子心脏产生电流，这是心脏电活动的最早发现。

1856年Kolliker和Muller对蛙心的研究证实了心脏电活动与心脏收缩有关（兴奋-收缩偶联）；1887年Waller首次从人体表描记出人心电活动图形。

1895年荷兰生理学家、医学家Einthoven命名了心电周期中的P、Q、R、S、T各个波群。

1905～1906年，Einthoven设计出双极肢体导联 I、II、III。

1932年，Wilson创设加压单极肢体导联aVR、aVF、aVL。

1934年，Wilson建立胸前单极导联 $V_1 \sim V_6$。

链接

第1节 临床心电图的基本知识

一、心电图的产生原理

（一）心肌电的产生

心肌电主要是心肌细胞膜内外的电位变化产生的。

1. 极化状态 心肌细胞膜外排列正电荷，而细胞膜内则附有一层同等数量的负电荷，内外保持平衡的极化状态，此时，无电位变化，心电图记录为直线。

2. 除极化 当心肌细胞膜的某点受到刺激达到阈值时，细胞膜的通透性发生改变，先受刺激部位的细胞膜发生除极化，此时膜外带负电荷，膜内带正电荷；而未除极部分细胞膜仍保持静息状态，故而使细胞膜表面形成电位差，这种极化状态迅速扩展至整个心肌细胞除极完毕。此状态心电图记录为曲线。

3. 复极化 除极化完毕时细胞膜外带负电荷，膜内带正电荷。继而除极化状态恢复为静息状态的过程为复极化。复极与除极程序一致，但形成电位差的方向相反，心电图记录为曲线，但曲线波形方向与除极曲线波形方向相反（图23-1）。

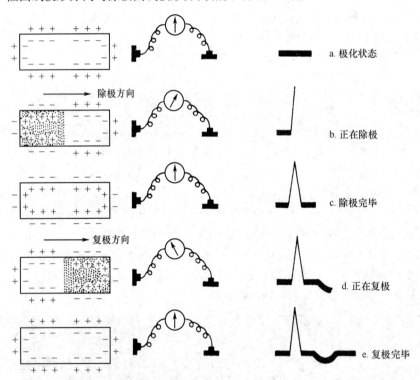

图 23-1 单个心肌细胞的除极和复极过程及与心电图的关系

（二）心电向量、心电向量环

把每个瞬间心肌除极、复极过程形成的既有大小、又有方向的电位变化称为"心电向量"。用箭矢表示，箭头代表正极方向，箭尾代表负极方向，长度表示大小。全部心肌细胞在除极和复极过程产生的许多心电向量的总和称为"综合心电向量"。按"合力"原理将两个以上的心电向量合成：即在同一轴同一方向的向量相加；相反方向的向量相减；方向构成角度的按照"平行四边形法则"求得其综合向量。将心肌除极或复极过程无数个瞬间的综合向量的箭头末端连接起来所形成的立体图形即为心电向量环。在每次心动周期中可出现心房除极的 P 环，心室除极的 QRS 环和心室复极的 T 环。

案例 23-1 分析

1. 患者为 58 岁男性，属于老年。
2. 活动后出现心前区疼痛，休息 5 分钟缓解，怀疑为冠心病。
3. 体检生命征正常，心脏听诊有早搏。
4. 为确定早搏的性质和寻找心前区疼痛的原因（怀疑为冠心病心绞痛），需要进一步描记心电图检查。

二、心电图的导联体系

心脏除极、复极过程中产生的电位变化，可传至身体各部，在人体不同部位放置电极，并通过导联线与心电图机的正负极相连，即可构成闭合电路以描记心电图，这种记录心电图的电路连接方法，称为心电图导联（lead）。根据电极放置的部位和连接方法的不同，可以组成多种心电图的导联。目前临床应用最为广泛的是由 Einthoven 创设的国际通用导联体系（lead system），即常规 12 导联体系，包括 6 个肢体导联（limb leads）和 6 个胸导联（chest leads）。

（一）肢体导联

1. 标准导联 属于双极肢体导联，反映两个肢体之间的电位差。分别用 Ⅰ、Ⅱ、Ⅲ 3 个罗马数字表示，导联线连接方式见（图 23-2、表 23-1）。

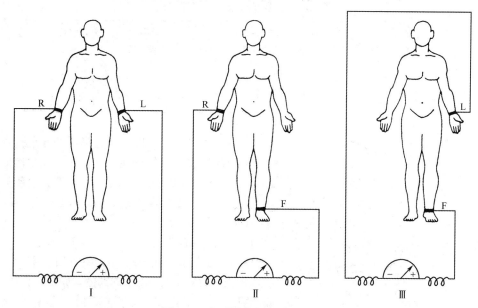

图 23-2 标准导联的连接方式

表 23-1 标准导联连接法

导联	正电极位置	负电极位置
Ⅰ	左上肢	右上肢
Ⅱ	左下肢	右上肢
Ⅲ	左下肢	左上肢

2. 加压单极肢体导联　属于单极导联，基本反映检测部位电位变化。单极肢体导联：将正极（探查电极）分别与左上肢、右上肢和左下肢连接，负极通过中心电端与心电图机连接，即构成单极肢体导联，分别称为单极左上肢导联（VL）、单极右上肢导联（VR）和单极左下肢导联（VF）。在描记某一肢体的单极导联心电图时，将该肢体与中心电端的连线断开，这样就可使心电图波形的振幅增加 50%，以便于观测，称为加压单极肢体导联。分别以 aVL、aVR 和 aVF 表示。导联线连接方式见图 23-3、表 23-2。

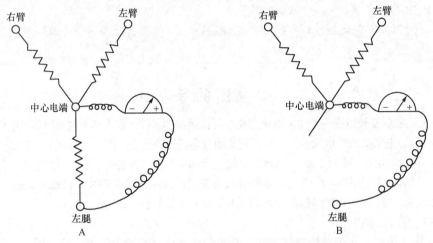

图 23-3　单极肢体导联和加压单极肢体导联的连接方式

表 23-2　加压单极肢体导联连接法

导联	正电极位置	负电极位置
aVR	右上肢	左上肢＋左下肢
aVL	左上肢	右上肢＋左下肢
aVF	左下肢	右上肢＋左上肢

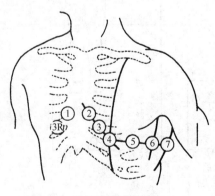

图 23-4　胸导联的连接方式

目前，国产心电图机导线有不同的颜色，用以标记不同的导联，肢体导联有红、黄、绿、黑四种颜色，其末端分别标明 R、L、F、RF 字符，红色（R）接右上肢、黄色（L）接左上肢、绿色（L）接左下肢、黑色（RF）接右下肢。

（二）胸导联

胸导联又称心前区导联，属单极导联，即将正极（探查电极）放置于前胸壁不同部位，负极连于中心电端。常用胸导联（用 V 表示）包括 V_1～V_6 导联，各导联线连接方式见图 23-4、表 23-3。

表 23-3　胸导联连接法和临床意义

导联	正极（探查电极）	负极
V_1	胸骨右缘第 4 肋间	中心电端
V_2	胸骨左缘第 4 肋间	中心电端

续表

导联	正极（探查电极）	负极
V_3	V_2 与 V_4 连线的中点	中心电端
V_4	左锁骨中线与第 5 肋间相交处	中心电端
V_5	左腋前线 V_4 水平处	中心电端
V_6	左腋中线 V_4 水平处	中心电端

但在有些特殊情况下，如后壁心肌梗死需做 $V_7 \sim V_9$：V_7 放置于左腋后线 V_4 水平处，V_8 放置于左肩胛线 V_4 水平处，V_9 放置于左脊柱旁线 V_4 水平处；右心室心肌梗死时需做 $V_{3R} \sim V_{5R}$ 导联，电极放置在右胸部与 $V_3 \sim V_5$ 对称处。

（三）导联轴

某一导联正负两极之间假想的连线称为该导联的导联轴。导联的负极指向正极的方向就是该导联轴的方向。这样，肢体导联就有 6 个方向各异的导联轴。若将左上肢、右上肢和左下肢设想为一个以心脏为中心的等边三角形的三个顶点，等边三角形的中心相当于零电位点或中心电端，就够成了 Einthoven 三角。再将 6 个肢体导联的导联轴平行移动到三角形的中心，使其均通过中心 O 点，就构成了额面六轴系统。额面六轴系统对测定额面心电轴及判断肢体导联心电图波形很有帮助（图 23-5）。

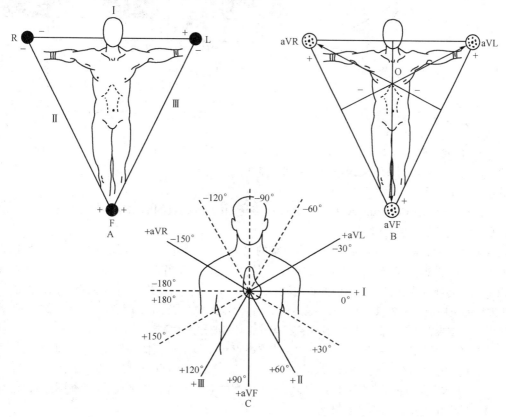

图 23-5 肢体导联的导联轴

同理，胸导联均以中心电端为中心，探查电极侧为正，其对侧为负，由此构成胸导联的导联轴系统。6 个胸导联的导联轴分别从人体水平面的不同部位探查心电活动，对于判断胸导联心电图波形很有帮助（图 23-6）。

考点提示：
各导联的名称和连接部位

（四）心电图的形成

心电图是空间心电向量环经过两次投影产生的：第一次是空间心电向量环分别投影到额面和横面上；第二次是额面上的心电向量环投影到肢体导联的导联轴上形成肢体导联心电图，横面上的心电向量环投影到胸导联的导联轴上形成了胸导联的心电图。

三、心电图的组成与命名

正常心脏激动起源于窦房结，依次经结间束、房间束、房室交界区、左右束支以及浦肯野纤维传至心室。这种先后有序的电激动传导，形成心电图上的相应波段。正常心电图每一心动周期包括一系列的波段（图 23-7），根据其出现的顺序，依次为：

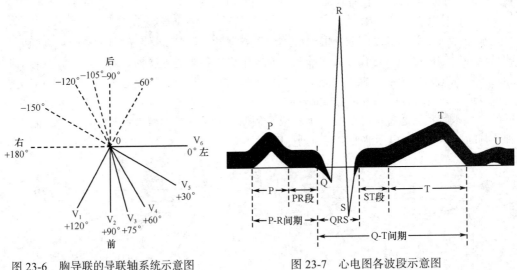

图 23-6 胸导联的导联轴系统示意图　　　图 23-7 心电图各波段示意图

1. **P 波**（P wave） 为心房除极波，反映左右心房除极时的电位变化。P 波的前 1/3 代表右心房的除极，后 1/3 代表左心房除极，中间 1/3 代表左右心房的共同除极。在一个心动周期中最早出现。

2. **P-R 间期**（P-R interval） 指 P 波起点至 QRS 波起点间的水平距离，代表心房开始除极到心室开始除极的时间。

3. **QRS 波群**（QRS complex） 为心室的除极波，反映左右心室除极过程的电位变化和时间。QRS 波群因探查电极的位置不同可呈多种形态，其命名方法为：首先出现的位于基线以上的正向波称为 R 波；R 波前的负向波称之为 Q 波；R 波后的第一个负向波称之为 S 波；S 波后的正向波称之为 R′ 波；R′ 波后的负向波称之为 S′ 波，依此类推。至于采用 Q 或 q、R 或 r、S 或 s，可根据其振幅大小而定。单一的负向波称为 QS 波（图 23-8）。

4. **S-T 段**（S-T segment） 指 QRS 波群终点至 T 波起点间的一段基线，反映心室早期缓慢复极过程的电位变化。S-T 段起始部与 QRS 波群的终末部的交界点称为 J 点。

5. **T 波**（T wave） 指 QRS 波群后一个较宽的双肢不对称的平缓波，反映心室快速复极过程的电位变化，称心室复极波。

6. **Q-T 间期**（Q-T interval） 指 QRS 波群起点至 T 波终点间的水平距离，代表心室除极与复极过程的时间。

7. **U 波**（U wave） 紧跟 T 波后一较小的波，振幅很小，发生机制不清。其方向与同导联的 T 波方向一致。

考点提示：
心电图各部
分名称与产
生机制

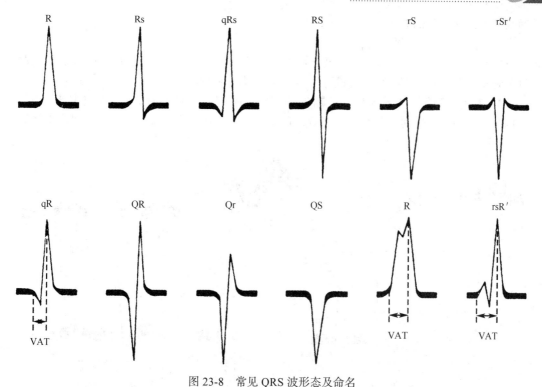

图 23-8 常见 QRS 波形态及命名

第 2 节 心电图的测量和正常心电图的特点

案例 23-2

患者，男性，20 岁。体检时心电图特点：窦性心律；心率：70 次 / 分；心电轴正常；P-R 间期 160 毫秒；QRS 波群正常。

问题：请问以上项目是怎样测量出来的？

一、心电图的测量

心电图的测量工具多用分规（两脚规）、放大镜、直尺和量角器。主要的测量项目是各波、段、间期的电压和时间。

（一）心电图纸

心电图多描记在心电图纸上，心电图纸是一种边长为 1 mm 的小方格组成的特殊条状记录纸（图 23-9）。

1. 纵向距离 代表电压，用以计算各波振幅的高度和深度。在输入标准电压 1 mV 时，其振幅应为 10 mm，纵线上每小格代表 0.1 mV。

2. 横向距离 代表时间，用以计算各波和各间期的时间。在走纸速度为 25 mm/s 时，横线上每小格代表 0.04 秒。

改变走纸速度或定准电压，每小格代表的时

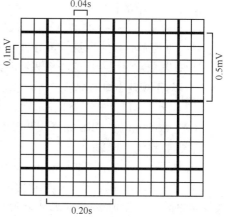

图 23-9 心电图记录纸示意图

间或电压会有相应的改变。

（二）电压、时间的测量

1. 电压（振幅）的测量 测量正向波的高度时，应从基线上缘垂直测至波峰的顶端；测量负向波的深度时，应从基线下缘垂直测至波谷底端（图23-10）。其单位为毫伏（mV）。

2. 时间的测量 测量各波和间期的时间时应自起始部波形的内缘测量至终末部分波形的内缘。正向波的时间从基线下缘测量，负向波的时间从基线上缘测量。测量时应选择波形清晰的导联（图23-10）。

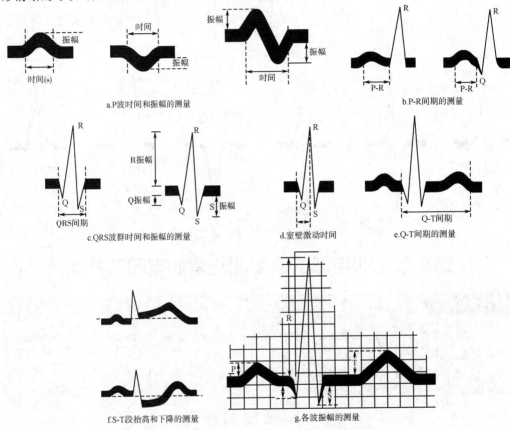

图23-10　心电图各波时间和振幅测量方法示意图

（三）心率的计算

测定R-R间距，求得心室率；测定P-P间距，求得心房率，一般多用心室率。

1. 对规则心律的测量 每分钟心率（次/分）＝60（秒）/P-P或R-R间距（秒）。也可采用查表法或使用专门的心率测量尺获得。

2. 对不规则心律的测量

（1）测5个以上P-P或R-R间距，算出其平均值，然后代入上述公式计算。

（2）数6秒内的QRS波群或P波个数，乘以10。计算出的心率应注明是平均心率。

（四）平均心电轴

1. 概念 平均心电轴（mean electrical axis，MEA）一般是指心室除极过程中全部瞬间综合向量的总和，代表整个心室肌除极向量在额面上的方向和大小。通常用平均心电轴与I导联的正方向之间的夹角度数来表示平均心电轴的偏移方向。临床上根据心电轴偏移的度数将其分为正常、左偏、右偏及不确定几种情况。

2. 测量方法

（1）目测法：根据 I 和 III 导联 QRS 主波群方向可初步判断心电轴是否正常，判断方法见图 23-11、表 23-4。

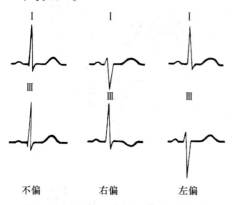

图 23-11 平均心电轴目测法示意图

表 23-4 目测法测量心电轴的判断标准

I 导联主波方向	III 导联主波方向	心电轴
向上	向上	不偏
向上	向下	左偏
向下	向上	右偏
向下	向下	不确定

（2）计算法：分别测算 I 和 III 导联 QRS 波群振幅的代数和，而后将这两个数值分别在 I 和 III 导联轴上画出垂直线，得到两垂直线的交叉点。该交叉点与中心点的连线即为心电轴，该轴与 I 导联正侧的夹角即为心电轴的角度（图 23-12）。

亦可将测得的 I、III 导联的 QRS 波群振幅的代数和值直接查表求得。

3. 临床意义 正常心电轴范围为 $-30° \sim +90°$；电轴位于 $-30° \sim -90°$ 范围为电轴左偏；位于 $+90° \sim +180°$ 范围为电轴右偏；位于 $-90° \sim -180°$ 为"不确定电轴"（图 23-13）。心电轴的偏移，一般受心脏在胸腔内的解剖位置、两侧心室质量比例、心室传导系统的功能等因素影响。体型也可影响心电轴：心脏近于垂位者常有电轴右偏，心脏近于横位者常有电轴左偏；右心室肥大常有电轴右偏，左心室肥大常有电轴左偏；心室内传导阻滞，也常有不同程度的心电轴改变。

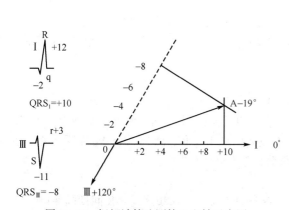

图 23-12 振幅计算法测算心电轴示意图

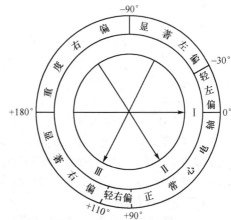

图 23-13 心电轴正常范围及其偏移

考点提示： 心电图纸的标准、心率的计算和心电轴的判断

（五）心脏的钟向转位

钟向转位（rotation）是指心脏循其长轴（从心尖部向心底部观察）发生顺时针或逆时针方向的转动。可通过观察胸导联中过渡区（V_3 或 V_4）波形出现的位置来判断（图 23-14），正常时 V_3 或 V_4 R/S 大致相等。当 V_5、V_6 导联呈现过渡区图形时，提示心脏顺钟向转位，常见于右心室肥大；当 V_1、V_2 导联呈现过渡区图形时，提示心脏逆钟向转位，常见于左心室肥大。但是心电图上的这种转位图形在正常人也常出现。

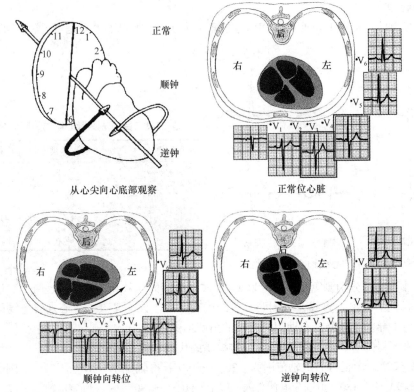

图 23-14 心脏钟向转位示意图

二、正常心电图的特点

（一）P 波

1. 正常特点

（1）形态：在大部分导联上呈钝圆形，可有一小切迹，但峰间距<0.04 秒。

（2）方向：在 I 、II 、aVF、V_4～V_6 导联直立，在 aVR 导联倒置，在其他导联可双向、低平或倒置。

（3）时间：一般小于 0.12 秒。

（4）电压：在肢体导联<0.25 mV，胸导联<0.20 mV。

2. 临床意义

P 波时间≥0.12 秒，提示左心房肥大；P 波振幅≥0.25 mV 或 V_1、V_2 导联 P 波直立≥0.15 mV，提示右心房肥大。P 波方向在 I 、II 、aVF、V_4～V_6 导联倒置，在 aVR 导联直立，称为逆行 P 波，提示心脏激动起源于房室交界区。

（二）P-R 间期

1. 正常范围

成人正常窦性心律时，P-R 间期为 0.12～0.20 秒。P-R 间期随年龄、心率变化，年龄越大或心率越慢，P-R 间期越长，但是一般不超过 0.22 秒。

2. 临床意义

P-R 间期延长，见于 I 度房室传导阻滞；P-R 间期缩短，多见于预激综合征。

（二）QRS 波群

1. 正常特点

（1）时间：正常成年人 QRS 波群的时间<0.12 秒。多数在 0.06～0.10 秒。R 峰时间（室壁激动时间）在 V_1≤0.04 秒，在 V_5≤0.05 秒。

（2）形态

1）肢体导联：一般Ⅰ、Ⅱ、Ⅲ导联QRS波群在电轴没有偏移的情况下，其主波向上。aVR导联主波向下，可呈QS、rS或Qr型。aVL、aVF导联变化较多，可呈qR、Rs、R或rS型。

2）胸导联：自$V_1 \sim V_6$的移行规律是R波逐渐增高，S波逐渐变浅。其中在V_1、V_2导联多呈rS型，R/S小于1；在V_5、V_6多呈qR、qRs、Rs或R型，R/S大于1；在V_3、V_4导联R波与S波振幅大致相当，R/S接近于1。

（3）电压

1）肢体导联：aVL导联R波不超过1.2 mV、aVF导联R波不超过2.0 mV，aVR导联R波不超过0.5 mV。

2）胸导联：V_1导联R波不超过1.0 mV，$Rv_1 + Sv_5 <$1.2 mV，V_5导联R波不超过2.5 mV。

（4）Q波：除aVR导联外，其他导联Q波的振幅小于同导联R波的1/4，时间小于0.04秒。正常人V_1、V_2不应出现异常Q波，但偶尔可呈QS型。

2. 临床意义　QRS波群的异常改变对很多临床异常情况的判断有价值。如正常情况下6个肢体导联QRS波群振幅（正向波与负向波振幅绝对值相加）一般不应<0.5 mV，6个胸导联QRS波群振幅（正向波与负向波振幅绝对值相加）一般不应<0.8 mV，否则称为低电压。低电压见于肺气肿、心包积液、全身水肿等；若Q波超过正常范围称为病理性Q波，是心肌梗死的特征性心电图改变之一，另外，QRS波群电压的增高对心室肥大的判断有帮助。

（四）J点

J点为QRS波群终末与ST段起始的交接点，正常与基线重合，也可随S-T段的偏移而发生移位，上、下移位不超过0.1 mV。

（五）S-T段

1. 正常特点　正常的S-T段为一等电位线，可向上或向下有轻度偏移。但是在任何导联，S-T段向下偏移均不应超过0.05 mV；S-T段向上偏移，在肢体导联及胸导联$V_4 \sim V_6$均不应超过0.1 mV，在V_1、V_2导联不应超过0.3 mV，V_3导联不超过0.5 mV。

2. 临床意义　S-T段下移超过正常范围常提示心肌缺血；S-T段上移超过正常范围常见于心肌梗死、急性心包炎等。

（六）T波

1. 正常特点

（1）形态：T波圆钝，从等电位线开始缓慢上升，而后则较快下降，前后肢不对称。

（2）方向：正常情况下，T波的方向多与QRS波群的主波方向一致，在Ⅰ、Ⅱ、$V_4 \sim V_6$导联直立，在aVR导联倒置，在其他导联可以直立、双向或倒置。但若V_1导联的T波直立，则$V_2 \sim V_6$导联的T波就不应倒置。

（3）电压：在以R波为主的导联T波不应低于同导联R波的1/10，否则为T波低平。胸导联的T波有时可高达1.2 ~ 1.5 mV，但V_1导联的T波一般不超过0.4 mV。

2. 临床意义　T波低平或倒置常见于心肌损伤、缺血、低血钾等；T波显著增高则见于心肌梗死早期及高血钾。

（七）U波

1. 正常特点　T波后0.02 ~ 0.04秒出现，振幅很小，V_3、V_4较明显，方向多与T波的方向一致。

2. 临床意义　U波增高常见于低血钾。

（八）Q-T间期

1. 正常范围　Q-T间期正常范围在0.32 ~ 0.44秒。其长短与心率的快慢密切相关，心率越慢，Q-T间期越长，反之则越短。

2. 临床意义　Q-T 间期延长常见于心肌损伤、低血钙、心肌缺血、奎尼丁中毒；Q-T 间期缩短常见于高血钙、洋地黄效应等。

正常心电图如图 23-15 所示。

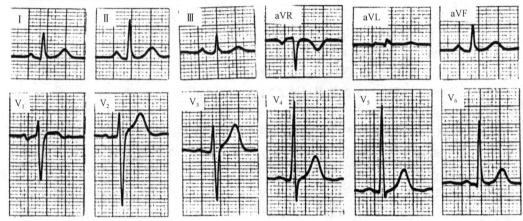

图 23-15　正常心电图

第 3 节　异常心电图

一、心房、心室肥大

案例 23-3

患者，女性，40 岁，因气短加重就诊，描记心电图显示：窦性心律，电轴右偏，V_1 导联 R 波为主，V_6 导联可见深的 S 波，Ⅱ、Ⅲ、aVF、$V_1 \sim V_3$ 可见 T 波倒置。

问题：

1. 说出该心电图诊断。

2. 列出诊断依据。

（一）心房肥大

心房肥大多为扩大，导致整个心房肌除极的综合向量发生变化，可引起心电图上 P 波改变，表现为 P 波电压、时间和形态的改变。

1. 右心房肥大（right atrial enlargement）　心电图特征：正常情况下右心房先除极，左心房后除极。右心房肥大时，除极时间延长，与稍后除极的左心房时间重叠，总时间并未延长，故心电图主要表现为 P 波振幅的增高（图 23-16）。

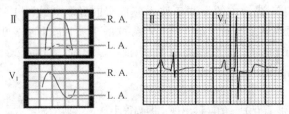

图 23-16　右心房肥大心电图

（1）P 波尖而高耸，振幅≥0.25 mV，在Ⅱ、Ⅲ、aVF 导联最为明显，又称"肺型 P 波"。

（2）V_1 导联 P 波直立时，振幅≥0.15 mV，如 P 波呈双向，则其振幅的算术和≥0.20 mV。

右心房肥大多见于肺源性心脏病、肺动脉高压。

2. 左心房肥大（left atrial enlargement） 心电图特征：因左心房除极在后，当左心房肥大时，心电图主要表现为心房除极时间延长（图23-17）。

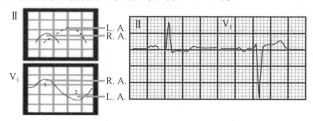

图23-17 左心房肥大心电图

（1）Ⅰ、Ⅱ、aVL导联P波增宽，时限≥0.12秒，常呈双峰型，双峰间距≥0.04秒，又称"二尖瓣型P波"。

（2）V_1导联P波呈双向，先正后负，负向波较深。取V_1导联负向P波，计算其负向振幅与时间的乘积，称为P波的终末电势（P terminal force，Ptf）。左心房肥大时 PtfV_1≤ $-$0.04 mm·s。

左心房肥大多见于风湿性心脏瓣膜病（尤其是二尖瓣狭窄），也可见于高血压、肥厚型心肌病等。

3. 双心房肥大（biatrial enlargement） 心电图特征：可兼有左、右心房肥大的特点，主要表现为时间和电压均超过正常值的双峰型P波（图23-18）。特点如下：

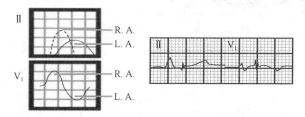

图23-18 双心房肥大心电图

（1）Ⅱ、Ⅲ、aVF导联P波增宽≥0.12秒，振幅≥0.25 mV。

（2）V_1导联P波呈双向，前半部高尖向上，后半部宽钝向下。

双心房肥大多见于严重的先天性心脏病及风湿性心脏病联合瓣膜病。

（二）心室肥大

1. 左心室肥大（left ventricular hypertrophy，LVH） 心电图特征：左心室肥大时，使心电活动本占优势的左心室更为突出。导致面向左心室导联（Ⅰ、aVL、V_5和V_6）的R波电压增高，面向右心室的导联（V_1、V_2）的S波加深（图23-19）。

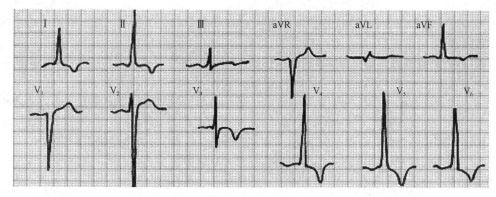

图23-19 左心室肥大心电图

（1）左心室高电压：①胸导联：R_{v_5} 或 $R_{v_6} > 2.5$ mV；左心室综合电压 $R_{v_5} + S_{v_1} \geqslant 3.5$ mV（女性），或 $\geqslant 4.0$ mV（男性）；②肢体导联：$R_{aVL} > 1.2$ mV；$R_{aVF} > 2.0$ mV；$R_I > 1.5$ mV 或 $R_I + S_{III} > 2.5$ mV。

（2）额面心电轴左偏，但一般不超过 $-30°$。

（3）QRS 波群总时限延长达 0.10～0.11 秒，但一般小于 0.12 秒。

（4）ST-T 改变，在以 R 波为主的导联，ST 段呈下斜型压低达 0.05 mV 以上，同时可伴有 T 波低平、双向或倒置。当 QRS 波群电压增高伴有 ST-T 改变者，称左心室肥大伴劳损。

在符合一项或几项 QRS 电压增高的基础上，其他几项中一项阳性，即可诊断为左心室肥大。符合条件越多可靠性越大。但仅有 QRS 电压增高，诊断左心室肥大应慎重。左心室肥大多见于高血压、冠状动脉粥样硬化性心脏病、风湿性心脏病及某些先天性心脏病等。

2. 右心室肥大（right ventricular hypertrophy, RVH） 心电图特征：右心室肥大至一定程度时，使综合心电向量由左心室优势转向右心室优势，导致位于右室面导联电压增高（图 23-20）。

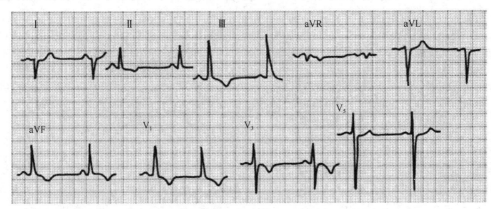

图 23-20 右心室肥大心电图

（1）右心室高电压：①胸导联 V_1 导联 $R/S \geqslant 1$，$R_{V_1} > 1.0$ mV；右心室综合电压 $R_{V_1} + S_{V_5} \geqslant 1.2$ mV；②肢体导联 aVR 导联 $R/S > 1$ 或 $R_{aVR} > 0.5$ mV。

（2）额面心电轴右偏，$\geqslant +90°$ 重者可 $> +110°$ 。

（3）QRS 波群总时限多正常。

（4）ST-T 改变，$V_1 \sim V_3$ 导联 S-T 段压低，T 波低平、双向或倒置。当右心室高电压同时伴有 ST-T 改变者，称右心室肥大伴劳损。

右心室肥大多见于肺源性心脏病、风湿性心脏瓣膜病二尖瓣狭窄、先天性心脏病房间隔缺损等。

3. 双侧心室肥大（biventricular hypertrophy） 心电图特征：双侧心室肥大的心电图并不简单表现为左、右心室肥大心电图异常表现的相加，主要有以下几种情况：

（1）大致正常心电图：由于双侧心室电压同时增高，增加的除极向量方向相反互相抵消所致。

（2）单侧心室肥大心电图：只反映一侧心室肥大，另一侧心室肥大图形被掩盖。

（3）双侧心室肥大心电图：常以一侧心室肥大心电图改变为主，另一侧心室肥大的诊断条件较少。

双侧心室肥大多见于各种心脏病晚期。

案例 23-3 分析

1. 患者为 40 岁女性。

2. 主诉为气短加重，属呼吸困难，考虑可能有心脏疾病。

3. 心电图显示：电轴右偏，V_1 导联 R 波为主，V_6 导联可见深的 S 波，Ⅱ、Ⅲ、aVF、$V_1 \sim V_3$ 可见 T 波倒置，说明存在右心室肥厚并伴劳损。

4. 综合以上表现心电图诊断为：异常心电图，右心室肥大。

二、心肌缺血与心肌梗死

案例 23-4

患者，男性，56 岁，以劳累性心前区疼痛 3 天，加重 4 小时住院，经描心电图诊断为"急性前间壁心肌梗死"。

问题：

1. 说出诊断为急性期的依据。

2. 指出诊断为前间壁心肌梗死的依据？

（一）心肌缺血

心肌缺血（myocardial ischemia）主要发生在冠状动脉粥样硬化基础上。当心肌某一部分缺血时，将影响到心室复极的正常进行，并可在与缺血区相关导联上发生 ST-T 异常改变。心肌缺血的心电图改变类型取决于缺血的严重程度，持续时间和缺血发生部位。心肌缺血的心电图类型如下。

1. 缺血型心电图改变 正常情况下，心室肌复极过程是从心外膜开始向心内膜方向推进。发生心肌缺血时，复极过程发生改变，心电图上出现 T 波变化。

（1）心内膜下心肌缺血，这部分心肌复极时间较正常时更加延迟，使原来存在的与心外膜复极向量相抗衡的心内膜复极向量减小或消失，致使 T 波向量增加，出现高大的 T 波。例如，下壁心内膜下缺血，下壁导联Ⅱ、Ⅲ、aVF 可出现高大直立的 T 波；前壁心内膜下缺血，胸导联可出现高耸直立的 T 波。

（2）心外膜下心肌缺血（包括透壁性心肌缺血），心外膜动作电位时程比正常时明显延长，从而引起心肌复极顺序的逆转，即心内膜先复极，而心外膜心肌尚未复极，于是出现与正常方向相反的 T 波向量。此时面向缺血区的导联记录出倒置的 T 波。例如，下壁心外膜下缺血，下壁导联Ⅱ、Ⅲ、aVF 可出现倒置的 T 波；前壁心外膜下缺血，胸导联可出现 T 波倒置（图 23-21）。

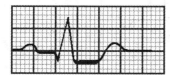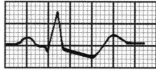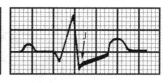

图 23-21 心肌缺血的 S-T 段下移表现

2. 损伤型心电图改变 心肌缺血除了可出现 T 波改变外，还可出现损伤型 S-T 改变。损伤型 S-T 改变。损伤型 S-T 段偏移可表现为 S-T 段压低及 S-T 段抬高两种类型。

心肌损伤（myocardial injury）时，S-T 向量从正常心肌指向损伤心肌。心内膜下心肌损伤时，S-T 向量背离心外膜面指向心内膜，使位于心外膜面的导联出现 S-T 段压低；心外膜下心肌损伤时（包括透壁性心肌缺血），S-T 向量指向心外膜面导联，引起 S-T 段抬高。发生损伤型 S-T 改变时，对侧部位的导联常可记录到相反的 S-T 改变。

临床上发生透壁性心肌缺血时，心电图往往表现为心外膜下缺血（T 波深倒置）或心外膜下损伤（ST 段抬高）类型。

3. 临床意义　心肌缺血的心电图可仅仅表现为 S-T 段改变或者 T 波改变，也可同时出现 ST-T 改变。临床上可发现约 50% 的冠心病患者未发作心绞痛时，心电图可以正常，而仅于心绞痛发作时记录到 ST-T 动态改变。约 10% 的冠心病患者在心绞痛发作时心电图可以正常或仅有轻度 ST-T 变化。故诊断心肌缺血需结合临床资料。ST-T 改变除冠心病外，还可见于心肌炎、心肌病、心包炎及脑血管意外等器质性疾病。

（二）心肌梗死

绝大多数心肌梗死（myocardial infarction，MI）是由冠状动脉粥样硬化所引起，是冠心病的严重类型。除了临床表现外，心电图的特征性改变及其演变规律是确定心肌梗死诊断和判断病情的重要依据。

1. 基本图形及发生机制　冠状动脉发生闭塞后，随着时间的推移在心电图上可先后出现缺血、损伤和坏死三种类型的图形。各部分心肌接受不同冠状动脉分支的血液供应，因此图形改变常具有明显的区域特点。心电图显示的电位变化是梗死后心肌多种心电变化综合的结果。

（1）"缺血型"改变：冠状动脉急性闭塞后，最早出现的变化是缺血性 T 波改变。通常缺血最早出现于心内膜下肌层，使对向缺血区的导联出现 T 波高而直立。若缺血发生在心外膜下肌层，则面向缺血区的导联出现 T 波倒置。缺血使心肌复极时间延长，引起 Q-T 间期延长。

（2）"损伤型"改变：随着缺血时间延长，缺血程度进一步加重，就会出现"损伤型"图形改变，主要表现为面向损伤心肌的导联出现 S-T 段抬高。

（3）"坏死型"改变：更进一步的缺血导致细胞变性、坏死。坏死的心肌细胞丧失了电活动，该部位心肌不再产生心电向量，而正常健康心肌仍照常除极，致使产生一个与梗死部位相反的综合向量。心电图改变主要表现为面向坏死区的导联出现异常 Q 波（时间 ≥0.04 秒，振幅 ≥1/4 R）或者呈 QS 波。

临床上，当冠状动脉某一分支发生闭塞，则受损伤部位的心肌发生坏死，电极直接置于坏死区记录到异常 Q 波或 QS 波；靠近坏死区周围受损心肌呈损伤型改变，记录到 S-T 段抬高；而外边受损较轻的心肌呈缺血型改变，记录到 T 波倒置。体表心电图导联可同时记录到心肌缺血、损伤和坏死的图形改变。因此，若上述 3 种改变同时存在，则急性心肌梗死的诊断基本确立（图 23-22）。

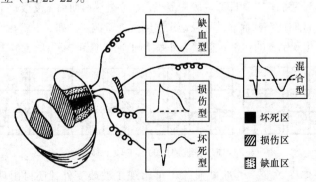

图 23-22　心肌梗死后心电图上特征性改变

2. 心肌梗死的图形演变及分期　心肌梗死发生后，心电图的变化随着心肌缺血、损伤、坏死的发展和恢复而呈现一定演变规律。根据心电图图形的演变过程和演变时间可分为超急性期、急性期、近期（亚急性期）和陈旧期（图 23-23）。

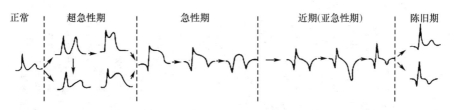

正常　　超急性期　　　　急性期　　　近期(亚急性期)　　陈旧期

图 23-23　典型心肌梗死的图形演变过程和分期

（1）超急性期（亦称超急性损伤期）：急性心肌梗死发生数分钟后，首先出现短暂的心内膜下心肌缺血，心电图上产生高大的 T 波，以后迅速出现S-T 段抬高，与高耸直立 T 波相连。可见 QRS 波群振幅增高，并轻度增宽，但尚未出现异常 Q 波。这些表现仅持续数小时。

（2）急性期（充分发展期）：此期开始于梗死后数小时或数日，可持续到数周，心电图呈现一个演变过程。S-T 段呈弓背向上抬高，抬高显著者可形成单向曲线，继而逐渐下降；心肌坏死导致面向坏死区导联的 R 波振幅降低或丢失，出现异常 Q 波或 QS 波；T 波由直立开始倒置，并逐渐加深。坏死型的 Q 波、损伤型的 S-T 段抬高和缺血型的 T 波倒置在此期内可同时存在。

（3）近期（亚急性期）：出现于梗死后数周至数月，此期以坏死及缺血图形为主要特征。抬高的 S-T 段恢复至基线，缺血型 T 波由倒置较深逐渐变浅，坏死型 Q 波持续存在。

（4）陈旧期（愈合期）：常出现在急性心肌梗死 3~6 个月之后或更久，S-T 段和 T 波恢复正常或 T 波持续倒置、低平，趋于恒定不变，残留有坏死型 Q 波。

需要指出：近年来，急性心肌梗死的诊断和治疗手段已发生很大变化，通过对急性心肌梗死患者早期实施有效治疗（溶栓、抗栓或介入性治疗等），已显著缩短整个病程，并可改变急性心肌梗死的心电图表现，心肌梗死可不再呈现典型的演变过程。

3. 心肌梗死的定位诊断　心电图上心肌梗死部位的诊断一般主要根据坏死型图形（异常 Q 波或 QS 波）出现于哪些导联而做出定位判断。发生心肌梗死的部位多与冠状动脉分支的供血区域相关，因此，心电图的定位基本上与病理一致。前间壁梗死时，V_1~V_3 导联出现异常 QS 波或 Q 波（图 23-24）；前壁心肌梗死时，异常 Q 波主要出现在 V_3、V_4(V_5) 导联；侧壁心肌梗死时在 Ⅰ、aVL、V_5、V_6 导联出现异常 Q 波；下壁心肌梗死时，在 Ⅱ、Ⅲ、aVF 导联出现异常 Q 波或 QS 波（图 23-24）；后壁心肌梗死时，V_7、V_8、V_9 导联记录到异常 Q 波或 QS 波，而与正后壁导联相对应的 V_1、V_2 导联出现 R 波增高、S-T 段压低及 T 波增高。如果大部分胸导联或所有胸导联（V_1~V_6）都出现异常 Q 波或 QS 波，则称为广泛前壁心肌梗死（图 23-25）。

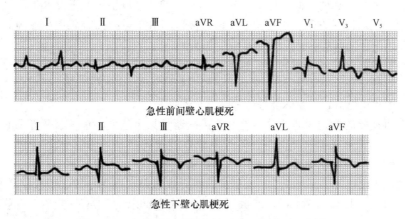

急性前间壁心肌梗死

急性下壁心肌梗死

图 23-24　急性前间壁与急性下壁心肌梗死心电图

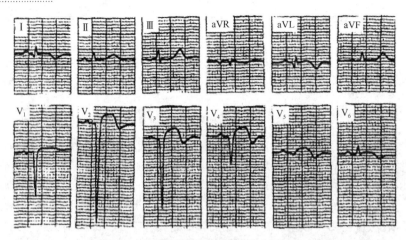

图 23-25　急性广泛前壁心肌梗死心电图

案例 23-4 分析

1. 急性前间壁心肌梗死。
2. 诊断依据：心肌发病 3 天，S-T 段呈弓背向上抬高，出现异常 Q 波；$V_1 \sim V_3$ 导联出现异常 QS 波或 Q 波。

4. 心肌梗死的分类和鉴别诊断

（1）非 Q 波型心肌梗死：过去称为"非透壁性心肌梗死"或"心内膜下心肌梗死"。部分患者发生急性心肌梗死后，心电图可只表现为 S-T 段抬高或压低及 T 波倒置，ST-T 改变可呈规律性演变，但不出现异常 Q 波，需要根据临床表现及其他检查指标明确诊断。近年研究发现：非 Q 波型心肌梗死既可是非透壁性，亦可是透壁性。与典型的 Q 波型心肌梗死比较，此种不典型心肌梗死较多见于多支冠状动脉病变。此外，发生多部位梗死（不同部位的电位变化相互作用发生抵消）或梗死范围局限或梗死区位于心电图常规导联记录的盲区（如右心室、左心室后基底段、孤立正后壁梗死等）均可产生不典型的心肌梗死图形。

（2）S-T 段抬高和非 S-T 段抬高心肌梗死：急性心梗可根据有无 S-T 段抬高分为 S-T 段抬高与非 S-T 段抬高心肌梗死，并且与不稳定型心绞痛一起统称为急性冠状动脉综合征。以 S-T 段改变代替传统的 Q 波分类突出了早期干预的重要性。在 Q 波出现之前及时进行干预（溶栓、抗栓、介入治疗等），可挽救濒临坏死的心肌或减小梗死面积。另外，S-T 段抬高梗死和非 S-T 段抬高梗死两者的干预对策是不同的，可以根据心电图 S-T 段是否抬高而选择正确和合理的治疗方案。在作出 S-T 段抬高或非 S-T 段抬高心肌梗死诊断时，应该结合临床病史并注意排除其他原因引起的 S-T 段改变。

（3）心肌梗死合并其他病变：心肌梗死合并室壁瘤时，可见升高的 S-T 段持续存在达半年以上。心肌梗死合并右束支阻滞时，一般不影响两者的诊断。心肌梗死合并左束支阻滞，梗死图形常被掩盖，按原标准进行诊断比较困难。

（4）心肌梗死的鉴别诊断：单纯的 S-T 抬高还可见于急性心包炎、变异型心绞痛、早期复极综合征等，可根据病史、是否伴有异常 Q 波及典型 ST-T 演变过程予以鉴别。异常 Q 波不一定都揭示为心肌梗死，如感染或脑血管意外时，可出现短暂 QS 或 Q 波，但缺乏典型演变过程，很快可以恢复正常；心脏横位可导致 Ⅲ 导联出现 Q 波，但 Ⅱ 导联通常正常。仅当异常的 Q 波、抬高的 S-T 段以及倒置的 T 波同时出现，并具有一定的演变规律才是急性心肌梗死的特征性改变。

考点提示：
心肌梗死的
心电图特
点、分期和
定位诊断

三、心律失常

案例 23-5

患者，女性，39 岁，主诉突发气短，既往体健，无胸痛，查体发现心率快。经描心电图提示：窦性心律，心率 140 次 / 分，心电轴正常，QRS 波群及余项正常。

问题：

1. 说出心电图诊断。

2. 列出诊断依据。

（一）概述

心脏激动的起源异常和（或）传导异常，称为心律失常（arrhythmias）。心律失常根据发作时心率的快慢可分为快速性心律失常和缓慢性心律失常。前者包括期前收缩、心动过速、扑动和颤动等；后者包括窦性心动过缓、房室传导阻滞等。心律失常按其发生原理可分为冲动形成异常和冲动传导异常两大类。

1. 冲动形成异常

（1）窦性心律失常：①窦性心动过速；②窦性心动过缓；③窦性心律不齐；④窦性停搏。

（2）异位心律：①被动性异位心律：逸搏（房性、房室交界区性、室性）、逸搏心律（房性、房室交界性、室性）。②主动性异位心律：期前收缩（房性、房室交界区性、室性）、阵发性心动过速（房性、房室交界区性、室性）、心房扑动、心房颤动、心室扑动、心室颤动。

2. 冲动传导异常

（1）生理性：干扰和房室分离。

（2）病理性：①窦房传导阻滞；②房内传导阻滞；③房室传导阻滞；④束支或分支阻滞（左、右束支分支传导阻滞）或室内阻滞；⑤预激综合征。

（二）窦性心律及窦性心律失常

1. 窦性心律（sinus rhythm） 属于正常节律。其心电图特征为：①P 波规律出现，且 P 波形态表明激动来自窦房结（即 P 波在 I、Ⅱ、aVF、V$_4$～V$_6$ 导联直立，在 aVR 导联倒置）；②P 波频率为 60～100 次 / 分；③P-R 间期 0.12～0.20 秒；④P 与 P 间距差值≤0.12 秒（图 23-26）。

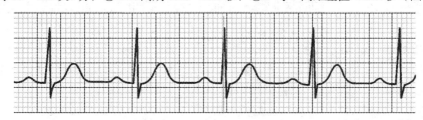

图 23-26 正常窦性心律心电图

2. 窦性心动过速（sinus tachycardia） 成人窦性心律的频率＞100 次 / 分，称为窦性心动过速。 窦性心动过速时，P-R 间期及 Q-T 间期相应缩短，有时可伴有继发性 S-T 段轻度压低和 T 波振幅降低。常见于运动、精神紧张、发热、甲状腺功能亢进、贫血、失血、心肌炎和拟肾上腺素类药物作用等情况（图 23-27）。

3. 窦性心动过缓（sinus bradycardia） 一般规定窦性心律的频率＜60 次 / 分时，称为窦性心动过缓。常见于健康青年人、老年人及运动员等生理情况；病理情况见于窦房结功能障碍、颅内压增高、甲状腺功能低下等；某些药物（如 β 受体阻滞剂、洋地黄过量、胺碘酮等）等亦可引起窦性心动过缓（图 23-28）。

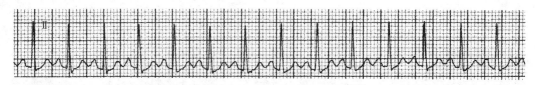

图 23-27　窦性心动过速心电图

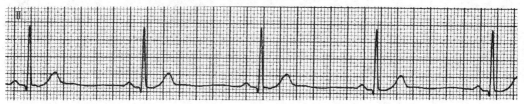

图 23-28　窦性心动过缓心电图

4. 窦性心律不齐（sinus arrhythmia）　窦性心律的起源未变，但节律不整，在同一导联上 PP 间期差异>0.12 秒。窦性心律不齐常与窦性心动过缓同时存在。较常见的一类心律不齐与呼吸周期有关，称呼吸性窦性心律不齐，多见于青少年，一般无临床意义（图 23-29）。

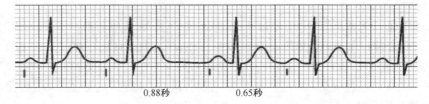

0.88秒　　　0.65秒

图 23-29　窦性心律不齐心电图

5. 窦性停搏（sinus arrest）　亦称窦性静止。心电图上见规则的 P-P 间距中突然出现 P 波脱落，形成长 P-P 间距，且长 P-P 间距与正常 P-P 间距不成倍数关系。窦性停搏后常出现逸搏或逸搏心律（图 23-30）。

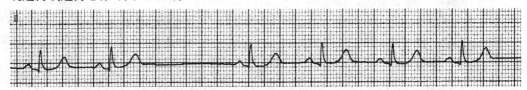

图 23-30　窦性停搏心电图

6. 病态窦房结综合征（sick sinus syndrome，SSS）　由于心脏起搏传导系统退行性病变以及冠心病、心肌炎（尤其是病毒性心肌炎）、心肌病等疾病，可累及窦房结及其周围组织而产生一系列缓慢性心律失常，并引起头昏、黑矇、晕厥等临床表现，称为病态窦房结综合征。其主要的心电图表现有：①持续的窦性心动过缓，心率<50 次 / 分，且不易用阿托品等药物纠正；②窦性停搏或窦房阻滞；③在显著窦性心动过缓基础上，常出现室上性快速心律失常（房性心动过速、心房扑动、心房颤动等），又称为慢 - 快综合征；④若病变同时累及房室交界区，可出现房室传导障碍，或发生窦性停搏时，长时间不出现交界性逸搏，此即称为双结病变（图 23-31）。

（三）期前收缩

期前收缩（premature contraction）是指起源于窦房结以外的异位起搏点提前发出的激动，又称过早搏动，是临床上最常见的心律失常。

期前收缩的产生机制包括：①折返激动；②触发活动；③异位起搏点的兴奋性增高。根据异位搏动发生的部位，可分为房性、交界性和室性期前收缩，其中以室性期前收缩最为常见，房性次之，交界性比较少见。

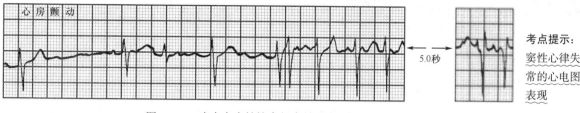

考点提示：
窦性心律失
常的心电图
表现

图 23-31 病态窦房结综合征合并心房颤动心电图

案例 23-5 分析

1. 窦性心动过速。
2. 窦性心律，心率 140 次 / 分，余项正常。

案例 23-6

患者，女性，30 岁，主诉心跳不规则，特别是在夜间平卧时明显。描记心电图显示：窦性心律，心率：85 次 / 分，电轴正常，频发的室性期前收缩，窦性搏动 QRS 波、S-T 段和 T 波正常。

问题：
1. 说出诊断室性期前收缩的依据。
2. 规律的期前收缩可有怎样表现？

1. 有关描述期前收缩的心电图术语

（1）联律间期（coupling interval）：指异位搏动与其前窦性搏动之间的时距。房性期前收缩的联律间期应从异位 P 波起点测量至其前窦性 P 波起点，而室性期前收缩的联律间期应从异位搏动的 QRS 起点测量至其前窦性 QRS 起点。

（2）代偿间歇（compensatory pause）：指期前出现的异位搏动代替了一个正常窦性搏动，期前收缩后出现一个较正常心动周期为长的间歇，称为代偿间歇。房性期前收缩大多为不完全性代偿间歇。而交界性和室性期前收缩，距窦房结较远不易侵入窦房结，故往往表现完全性代偿间歇。

（3）插入性期前收缩：指插入在两个相邻正常窦性搏动之间的期前收缩，其后无代偿间歇。

（4）单源性期前收缩：指期前收缩来自同一异位起搏或有固定的折返径路，其形态、联律间期相同。

（5）多源性期前收缩：指在同一导联中出现 2 种或 2 种以上形态及联律间期互不相同的异位搏动。如联律间期固定，而形态各异，则称为多形性期前收缩，其临床意义与多源性期前收缩相似。

（6）频发性期前收缩：依据出现的频度可分为偶发及频发性期前收缩。每分钟期前收缩多于 5 次者称为频发性期前收缩，少于 5 次者称为偶发期前收缩。常见的二联律（bigeminy）（图 23-32）与三联律（trigeminy）就是一种有规律的频发性期前收缩。前者指期前收缩与窦性心搏交替出现；后者指每 2 个窦性心搏后出现 1 次期前收缩。

2. 室性期前收缩（premature ventricular contraction） 心电图表现：①提前出现的 QRS-T 波前无 P 波或无相关的 P 波；②期前出现的 QRS 波群形态宽大畸形，时限通常＞0.12 秒；

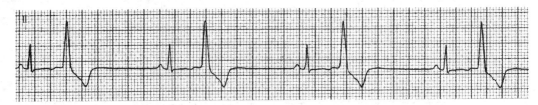

图 23-32　室性期前收缩二联律

③T波方向多与QRS的主波方向相反；④往往为完全性代偿间歇，即期前收缩前后的2个窦性P波间距等于正常P-P间距的2倍（图23-33）。

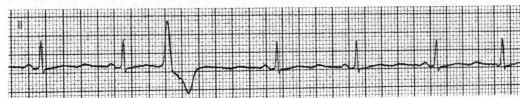

图 23-33　室性期前收缩心电图

3. 房性期前收缩（premature atrial contraction）　心电图表现：①提前出现的异位P′波，其形态与窦性P波不同；②P′-R间期＞0.12秒；③大多为不完全性代偿间歇，即期前收缩前后2个窦性P波的间距小于正常P-P间距的2倍；④QRS波群多为室上性（图23-34）；⑤部分房性期前收缩的P′-R间期可以延长；如异位P′波后无QRS-T波，则称为未下传的房性期前收缩；有时P′波下传心室引起QRS波群增宽变形，多呈右束支阻滞图形，称房性期前收缩伴室内差异性传导。

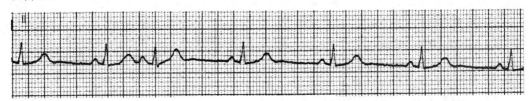

图 23-34　房性期前收缩心电图

4. 交界性期前收缩（premature junctional contraction）　心电图表现：①提前出现的QRS-T波，其前无窦性P波，QRS-T形态与窦性下传者基本相同；②出现逆行P′波（Ⅱ、Ⅲ、aVF导联倒置，aVR导联直立），可发生于QRS波群之前（P′-R间期＜0.12秒）或QRS波群之后（R-P′间期＜0.20秒），或者与QRS相重叠；③大多为完全性代偿间歇（图23-35）。

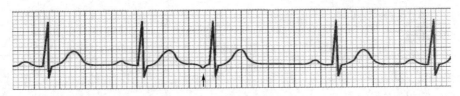

图 23-35　交界性期前收缩心电图

案例 23-6 分析

1. ①提前出现的QRS-T波前无P波；②期前出现的QRS形态宽大畸形，时限＞0.12秒；③T波与QRS的主波方向相反；④完全性代偿间歇。

2. 二联律、三联律。

考点提示：
各型期前收缩的心电图特点及识别

　　患者，男性，45岁，因突发心悸和气短就医。描记心电图显示：宽QRS波群，时间0.14秒，频率180次/分，未见P波。

　　问题：

　　1. 说出诊断为何种心动过速？

　　2. 列出诊断依据。

　　3. 室上性心动过速有何心电图表现？

（四）异位性心动过速

　　异位性心动过速是指异位节律点兴奋性增高或折返激动引起的快速异位心律（期前收缩连续出现3次或3次以上）。异位性心动过速是短阵或持续发作的快速而基本规则的异位心律，其发作与终止大多突然，过去曾被称为阵发性心动过速（paroxysmal tachycardia）。发作时心率一般160～220次/分。每次发作可持续不及1秒或持续数秒、数分、数小时甚至数天，自动或经治疗后终止。部分可呈反复发作，发作间隙长短不一。根据异位节律点发生的部位，可分为房性、交界性及室性心动过速。

　　1. 阵发性室上性心动过速（paroxysmal supraventricular tachycardia，PSVT）　分为房性与交界性心动过速，但常因P′波不易辨别，故将两者统称为室上性心动过速（图23-36）。①频率一般在160～250次/分，节律快而规则；②QRS波群形态一般正常（伴有束支阻滞或室内差异传导时，可呈宽QRS波群）；③常有继发性ST-T改变。临床上最常见的室上性心动过速类型为预激旁路引发的房室折返性心动过速（AVRT）以及房室结双径路引发的房室结返性心动过速（AVNRT），可通过导管射频消融术根治。

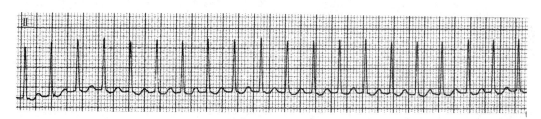

图23-36　阵发性室上性心动过速心电图

　　2. 阵发性室性心动过速（paroxysmal ventricular tachycardia，PVT）　心电图表现：①频率多在140～200次/分，节律可稍不齐；②QRS波群宽大畸形，时限通常>0.12秒；③如能发现P波，并且P波频率慢于QRS波群频率，P-R无固定关系（房室分离），则诊断明确；④偶尔心房激动夺获心室或发生室性融合波，也支持室性心动过速的诊断（图23-37）。

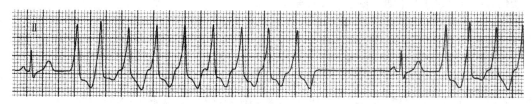

图23-37　阵发性室性心动过速心电图

1. 45 岁男性患者。

2. 主诉为突发心悸气短，考虑有心脏问题，首先想到心律失常。

3. 通过描记心电图存在有宽 QRS 波群，时间 0.14 秒，频率 180 次 / 分，未见 P 波，说明有室性心动过速。

4. 因患者有突发感觉，所以诊断为阵发性室性心动过速。

3. 非阵发性心动过速（nonparoxysmal tachycardia） 又称加速性自主心率，可发生在心房、房室交界区或心室。此类心动过速发作多有渐起止的特点。心电图主要表现为：频率比逸搏心律快，比阵发性心动过速慢，交界性心律频率多为 70～130 次 / 分，室性心律频率多为 60～100 次 / 分。

4. 扭转型室性心动过速（torsade de pointes，TDP） 此类心动过速是一种严重的室性心律失常。发作时可见一系列增宽变形的 QRS 波群，以每 3～10 个心搏围绕基线不断扭转其主波的正负方向，每次发作持续数秒到数十秒而自行终止，但极易复发或转为心室颤动（图 23-38）。

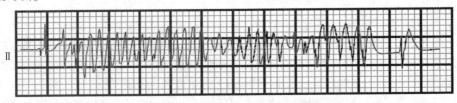

图 23-38 扭转型室性心动过速心电图

考点提示：
室上性和室性心动过速的心电图诊断和识别

扭转型室性心动过速临床上常见于先天性长 Q-T 间期综合征、严重的心动过缓、低钾、低镁及某些药物作用（如奎尼丁、胺碘酮等）。

患者，女性，60 岁，患风心病二尖瓣狭窄 30 年。心脏听诊：心率 88 次 / 分，心律快慢不齐，心音强弱不等，脉搏 76 次 / 分。

问题：

1. 你对患者作何诊断？

2. 描记心电图会有怎样表现？

（五）扑动与颤动

扑动与颤动可出现于心房或心室，是一种比阵发性心动过速频率更快的主动性异位心律，扑动是一种快速匀齐的节律，颤动是一种快速、细小而零乱的节律，两者之间可相互转化。其形成与环形激动及多发微折返有关。

1. 心房扑动（atrial flutter，AFL） 心电图表现：①正常 P 波消失，代之连续的大锯齿状扑动波（F 波），多数在 Ⅱ、Ⅲ、aVF 导联中清晰可见；F 波间无等电位线，波幅大小一致，间隔规则，频率多为 240～350 次 / 分。②F 波大多不能全部下传，而以固定房室比例（2∶1 或 4∶1）下传，故心室律规则，如果房室传导比例不恒定或伴有文氏传导现象，则心室律可以不规则。③房扑时 QRS 波群时限一般不增宽（图 23-39）。如果 F 波的大小和间距有差异，且频率>350 次 / 分，称不纯性心房扑动。

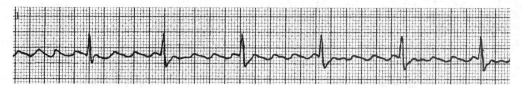

图 23-39　心房扑动心电图

2. 心房颤动（atrial fibrillation，AF）　简称房颤，是临床上很常见的心律失常。许多心脏疾病发展到一定程度都有出现心房颤动的可能。房颤时整个心房失去协调一致的收缩，心排血量降低，久之易形成附壁血栓。心电图表现：①正常 P 波消失，代以大小不等、形状各异的颤动波（f 波）。通常以 V_1 导联为最明显；②心房 f 波的频率为 350～600 次 / 分；③心室律绝对不规则，R-R 间距不等；④ QRS 波群一般不增宽（图 23-40）。

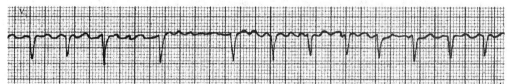

图 23-40　心房颤动心电图

案例23-8分析

1. 60 岁女性患者。

2. 风心病二尖瓣狭窄 30 年。

3. 心脏听诊：心率 88 次 / 分，心律快慢不齐，心音强弱不等，脉搏 76 次 / 分。根据听诊表现有三个不一致诊断为房颤。

4. 房颤有典型的心电图特点。

3. 心室扑动与心室颤动　目前多数人认为心室扑动（ventricular flutter）是心室肌产生环形激动的结果。表明心肌受损、缺氧或代谢紊乱，异位激动落在易损期，心脏失去排血功能。心电图特点：①无正常 P-QRS-T 波，代之以连续快速而相对规则的大振幅的扑动波；②频率达 200～250 次 / 分（图 23-41）。心室扑动常不能持久，不是很快恢复，便会转为心室颤动而导致死亡。心室颤动往往是心脏停搏前的短暂征象。由于心脏出现多灶性局部兴奋，以致完全失去排血功能。心电图表现①P-QRS-T 波完全消失，出现大小不等、极不匀齐的低小室颤波；②频率 200～500 次 / 分。心室扑动和心室颤动均是极严重的致死性心律失常（图 23-42）。

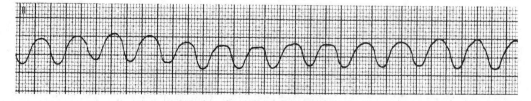

图 23-41　心室扑动心电图

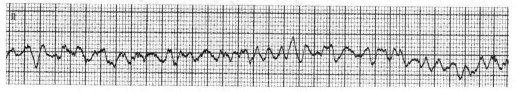

图 23-42　心室颤动心电图

考点提示：
心房颤动与
心室颤动的
心电图特点
与识别

案例 23-9

患者，男性，70岁，因气短3个月就诊。描心电图示：窦性心律，二度房室传导阻滞，心电轴正常。

问题：

1. 诊断二度房室传导阻滞有哪些依据？

2. 一度和二度房室传导阻滞有何区别？

3. 二度房室传导阻滞的分型和表现？

（六）传导异常

心脏传导异常包括传导障碍、意外传导和捷径传导。传导障碍又可分为病理性传导阻滞与生理性干扰脱节。心脏传导阻滞按发生的部位分为窦房阻滞、房内阻滞、房室传导阻滞和室内阻滞。按阻滞程度可分为一度（传导延缓）、二度（部分激动传导发生中断）和三度（传导完全中断）。按传导阻滞发生情况，可分为永久性、暂时性、交替性及渐进性。

1. 窦房阻滞（sinoatrial block） 常规心电图不能直接描记出窦房结电位，故一度窦房阻滞不能观察到。三度窦房阻滞难与窦性停搏相鉴别。只有二度窦房阻滞出现心房和心室漏搏（P-QRS-T 均脱漏）时才能诊断。分为两型：在规律的窦性 P-P 间距中突然出现一个长间歇，这一长间歇恰等于正常窦性 P-P 间距的倍数，此称二度Ⅱ型窦房阻滞（图 23-43）；窦房传导逐渐延长，直至一次窦性激动不能传入心房，心电图表现为 P-P 间距逐渐缩短，于出现漏搏后 P-P 间距又突然延长呈文氏现象，称为二度Ⅰ型窦房阻滞，此应与窦性心律不齐相鉴别。

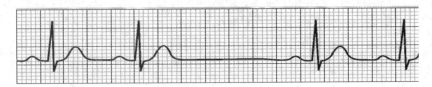

图 23-43 窦房阻滞心电图

2. 房室传导阻滞（atrioventricular block，AVB） 是临床上常见的一种心脏传导阻滞。窦房结的激动在激动心房的同时经房室交界区传入心室，引起心室激动。通常分析 P 波与 QRS 波群的关系可以了解房室传导情况。房室传导阻滞可发生在不同水平：在房内的结间束（尤其是前结间束）传导延缓即可引起 P-R 间期延长；房室结和希氏束是最常发生传导阻滞的部位；阻滞部位越低，潜在节律点的稳定性越差，危险性也就越大。房室传导阻滞多数是由器质性心脏病所致，少数可见于迷走神经张力增高的正常人。

（1）一度房室传导阻滞：心电图主要表现为① P-R 间期延长：在成人若 P-R 间期＞0.20秒（老年人 P-R 间期＞0.22 秒）；或对 2 次检测结果进行比较，心率没有明显改变而 P-R 间期延长超过 0.04 秒；②每个 P 波之后均有 QRS 波群（图 23-44）。

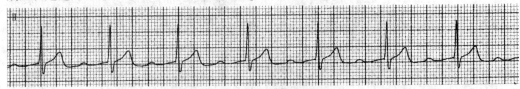

图 23-44 一度房室传导阻滞心电图

（2）二度房室传导阻滞：心电图主要表现为部分 P 波后 QRS 波脱漏，分两种类型。①二度Ⅰ型房室传导阻滞（称 Morbiz Ⅰ型）：表现为 P 波规律地出现，P-R 间期逐渐延长，直到 P 波后 QRS 波群脱漏，漏搏后房室传导阻滞得到一定改善，P-R 间期又缩短，之后又逐渐延长，如此周而复始地出现，称为文氏现象（图 23-45）。通常以 P 波下传数的比例来表示房室阻滞的程度，如 4 ∶ 3 传导表示 4 个 P 波下传心室，而只有 1 个 P 波不能下传（图 23-45）；②二度Ⅱ型房室传导阻滞（称 Morbiz Ⅱ型）：表现为 P-R 间期恒定（正常或延长），部分 P 波后无 QRS 波群（图 23-46）。凡连续出现 2 次或 2 次以上的 QRS 波群脱漏者，称高度房室传导阻滞，如呈 3 ∶ 1 或 4 ∶ 1 传导的房室传导阻滞等。

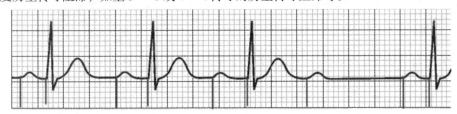

图 23-45　二度Ⅰ型房室传导阻滞心电图

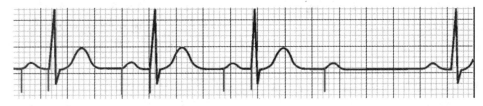

图 23-46　二度Ⅱ型房室传导阻滞心电图

　　临床上Ⅰ型房室传导阻滞较Ⅱ型常见。前者多为功能性或病变位于房室结或希氏束的近端，预后较好。后者多属器质性损害，病变大多位于希氏束远端或束支部位，易发展为完全性房室传导阻滞，预后较差。

　　（3）三度房室传导阻滞：又称完全性房室传导阻滞。当来自房室交界区以上的激动完全不能通过阻滞部位时，在阻滞部位以下的潜在起搏点就会发放激动，出现交界性逸搏心律（QRS 形态正常，频率一般为 40～60 次 / 分）或室性逸搏心律（QRS 形态宽大畸形，频率一般为 20～40 次 / 分），以交界性逸搏心律为多见。如出现室性逸搏心律，往往提示发生阻滞的部位较低。由于心房与心室分别由两个不同的起搏点激动，各保持自身的节律，心电图上表现：①P 波与 QRS 波毫无关系（P-R 间期不固定）；②心房率快于心室率；③QRS 波的形态取决于起搏点的位置（图 23-47）；如果偶尔出现 P 波下传心室者，称为几乎完全性房室传导阻滞。

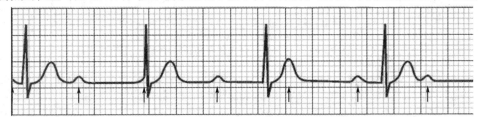

图 23-47　三度房室传导阻滞心电图

案例 23-9 分析

　　1．主要表现为部分 P 波后无 QRS 波群（脱漏）。

　　2．一度阻滞：每个 P 波之后均有 QRS 波群；二度阻滞：部分 P 波之后无 QRS 波群（脱漏）。

　　3．①二度Ⅰ型房室传导阻滞：P 波规律地出现，P-R 间期逐渐延长，直到 P 波后 QRS 波群脱漏，周而复始地出现；②二度Ⅱ型房室传导阻滞：P-R 间期恒定（正常或延长），部分 P 波后无 QRS 波群。

案例 23-10

患者，女性，55 岁，主诉爬山时胸部不适伴头晕。心电图显示：窦性心律，QRS 波增宽，时间 0.14 秒，V_6 导联呈 M 型，Ⅰ、aVL、V_6 导联 T 波倒置。

问题：

1．你对该患者心电图做何诊断？

2．主要的诊断依据是什么？

3. 束支与分支阻滞　心房的激动经房室结下传入心室后，在室间隔上方分为右束支和左束支分别支配右心室和左心室。左束支又分为左前分支和左后分支。它们可以分别发生不同部位的传导阻滞。常见有左、右束支阻滞和左前、后分支阻滞。根据 QRS 时间是否 ≥0.12 秒分为完全性与不完全性束支传导阻滞。

（1）完全左束支传导阻滞的心电图特点有以下几点：① QRS 波群的时间 ≥0.12 秒；② QRS 波群的形态的改变：Ⅰ、aVL、V_5、V_6 导联呈宽大、平顶或有切迹的 R 波；③ V_1、V_2 呈宽大、较深的 S 波，呈现 QS 或 rS 波；④继发 ST-T 波改变，凡 QRS 波群向上的导联（如 Ⅰ、aVL、V_5 等）S-T 段下降，T 波倒置。在 QRS 波群主波向下的导联（如 Ⅱ、aVR、V_1 等）S-T 段抬高、T 波直立（图 23-48）。

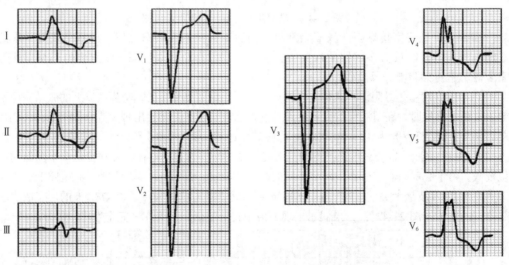

图 23-48　完全性左束支传导阻滞心电图

（2）不完全性左束支传导阻滞：不完全性左束支传导阻滞 QRS 时间小于 0.12 秒。但要注意，不完全性左束支阻滞的心电图与左心室肥厚的图形相似，必须结合临床其他资料进行区别。

（3）完全性右束支传导阻滞：在正常情况下，心室间隔的除极，大部分依靠左束支下传激动，而右束支下传的激动只引起室间隔右侧面的小部分的除极。当右束支发生完全性传导阻滞，心室间隔的起始除极没有改变，阻滞并不影响室间隔最初的自左向右除极，在 V_1 导联形成 r 波，在 V_5 导联中形成 q 波。而右心室以后的除极必须依靠自左心室通过心肌缓慢地传导，历时较长，故在 V_1 导联形成 R′ 波，V_5 形成 S 波，从室间隔除极开始到右心室的除极完毕，连续起来，则 V_1 呈 rSR′ 波，V_5 呈现 qRS 波，由于心室除极顺序的改变，相应地继发 ST-T 波改变。因此，完全右束支阻滞发生时，心电图表现：① QRS 波群的时间 ≥0.12 秒；② QRS 波群形态改变：V_1、V_2 导联形成 rsR′ 波或 M 型，而在 Ⅰ、V_5、V_6 导联 S 波增宽且有切迹，时限 ≥0.04 秒；③ V_1 导联 R 峰时间 ≥0.05 秒；④ V_1、V_2 导联 ST-T 方向与主波方向相反（图 23-49）。

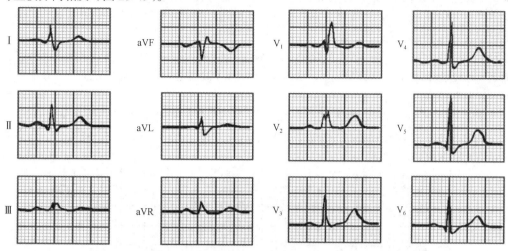

图 23-49 完全性右束支传导阻滞心电图

（4）不完全性右束支传导阻滞：不完全性右束支传导阻滞时，心室的除极与完全性右束支传导阻滞基本一样，其心电图的图形与完全性相似，仅 QRS 波群时限小于 0.12 秒。

不完全性右束支传导阻滞可见于无心脏病证据的健康人。完全性右束支传导阻滞者也不一定有广泛的心肌损害，如不伴有其他器质性心脏病，常无重要意义。常见的病因为风心病、先天性房间隔缺损，亦可见于肺心病、冠心病等。

（5）左前分支阻滞心电图特点：①电轴显著左偏，一般在－30°～－90°；②QRS 波群在 Ⅱ、Ⅲ、aVF 呈 rS 波形，且 Ⅰ、aVL 呈 qR 型；③ QRS 时间无明显增宽（图 23-50）。

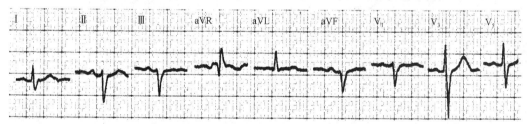

图 23-50 左前分支阻滞心电图

（6）左后分支阻滞心电图特点：①电轴显著右偏达 90°～180°；②QRS 波群在 Ⅰ、aVL 呈 rS 波形，Ⅲ、aVF 呈 qR 型；③ QRS 时间＜0.12 秒。

> **案例 23-10 分析**
>
> 1．患者为 55 岁女性。
> 2．运动后不适伴头晕，考虑有心律失常可能。
> 3．又根据心电图显示：窦性心律，QRS 波增宽，时间 0.14 秒，V$_6$ 导联呈 M 型，Ⅰ、aVL、V$_6$ 导联 T 波倒置，提示为完全性左束支传导阻滞。

考点提示：
房室传导阻滞和束支传导阻滞的心电图表现和识别

4．**预激综合征**（pre-excitation syndrome） 属传导途径异常，指在正常的房室结传导途径之外，沿房室环周围还存在附加的房室传导束（旁路），激动经由旁路提前到达心室，使部分（或全部）心室肌提前激动。已知的旁路有下列三条，同一患者可有多种旁路：①房室旁道（Kent 束），大多位于左、右两侧房室沟或间隔旁，连接心房肌和心室肌；②房结旁道（James

束），为心房与房室结下部或房室束上部的通道，可能为后结间束部分纤维所形成；③结室、束室旁道（Mahaim 束），为连接房室束与室间隔的通路。三者中以房室旁道最常见。各旁路引起预激的心电图特征如下。

（1）房室旁道又称经典预激综合征（WPW 综合征）：① P-R 间期（实质上是 P-δ 间期）缩短＜0.12 秒；② QRS 时限延长≥0.12 秒；③ QRS 波群起始部粗钝，与其余部分形成顿挫，即所谓预激波（亦称 delta 波）；④继发性 ST-T 波改变。

上述心电图改变尚有分为 A、B 两型的。A 型的预激波和 QRS 波群主波在 V₁ 导联均向上，而 B 型 V₁ 导联的预激波和 QRS 波群的主波则均向下；前者提示左心室旁路，而后者提示右心室旁路（图 23-51）。

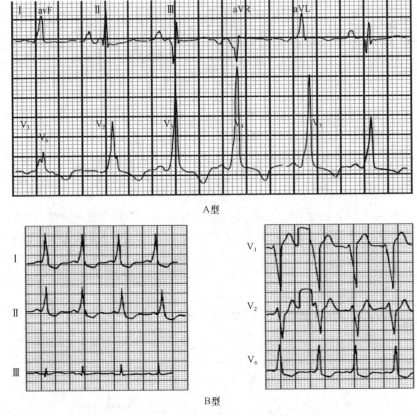

图 23-51 预激综合征心电图

（2）房结、房希旁道又称短 PR 综合征（LGL 综合征）：① P-R 间期＜0.12 秒；② QRS 波群正常，无预激波。

（3）结室、束室旁道（Mahaim 型预激综合征）：① P-R 间期正常；② QRS 波群增宽；③ QRS 波起始部有预激波。

5. 逸搏和逸搏心律 当高位节律点发生病变或受到抑制而出现停搏或节律明显减慢时（如病态窦房结综合征），或者因传导障碍而不能下传时（如窦房或房室传导阻滞），或其他原因造成长的间歇时（如期前收缩后的代偿间歇等），作为一种保护性措施，低位起搏点就会发出一个或一连串的冲动，激动心房或心室，仅发生 1～2 个称为逸搏，连续 3 个以上称为逸搏心律（escape rhythm）。按发生的部位分为房性、房室交界性和室性逸搏。其 QRS 波群的特点与各相应的期前收缩相似，两者的差别是期前收缩属提前发生，为主动节律，而逸搏则在长间歇后出现，属被动节律。临床上以房室交界性逸搏最为多见，室性逸搏次之，房性逸搏较少见。

（1）交界性逸搏心律：是最常见的逸搏心律，见于窦性停搏以及三度房室传导阻滞等情况，其 QRS 波群呈交界性搏动特征，频率一般为 40～60 次 / 分，慢而规则（图 23-52）。

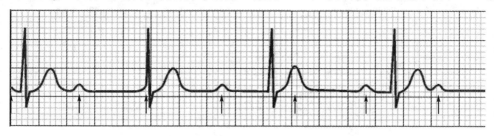

图 23-52　交界性逸搏心律心电图

（2）室性逸搏心律：多见于双结病变或发生于束支水平的三度房室传导阻滞。其 QRS 波群呈室性波形，频率一般为 20～40 次 / 分，可以不十分规则。

第 4 节　电解质紊乱和药物对心电图的影响

案例 23-11

患者，女性，65 岁，风心病，严重心力衰竭史数年，本次因气短加重和踝部水肿住院。检验血清钾 7.4 mmol/L。

问题：

1. 该患者心电图会怎样？

2. 如果应用了洋地黄药物，心电图又有怎样表现？

一、电解质紊乱

电解质紊乱（electrolytes disturbance）是指血清电解质浓度的增高与降低，无论增高或降低都会影响心肌的除极与复极及激动传导异常，并可反映在心电图上。需要强调，心电图改变与血清中电解质水平并不完全一致。

1. 高血钾（hyperkalemia）　心电图表现：①细胞外血钾浓度超过 5.5 mmol/L，致使 Q-T 间期缩短和 T 波高尖，基底部变窄。②血清钾＞6.5 mmol/L 时，QRS 波群增宽，P-R 及 Q-T 间期延长，R 波电压降低及 S 波加深，S-T 段压低。③当血清钾增高＞7 mmol/L，QRS 波群进一步增宽，P-R 及 Q-T 间期进一步延长；P 波增宽，振幅减低，甚至消失，有时实际上窦房结仍在发出激动，沿 3 个结间束经房室交界区传入心室，因心房肌受抑制而无 P 波，称之为"窦室传导"。④高血钾的最后阶段，宽大的 QRS 波甚至与 T 波融合呈正弦波。高血钾可引起室性心动过速、心室扑动或颤动，甚至心脏停搏（图 23-53）。

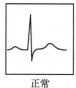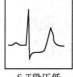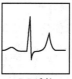

| 正常 | T波高尖 | S-T段压低 | P-R延长
P波增宽低平 | P波消失 | QRS增宽
与T波融合 |

图 23-53　高血钾的心电图变化

2. 低血钾（hypokalemia）　典型改变为 S-T 段压低，T 波低平或倒置及 U 波增高（U 波＞0.1 mV 或 U/T＞1 或 T-U 融合、双峰），Q-T 间期一般正常或轻度延长，表现为 QT-U 间期延长。低血钾可引起房性心动过速、室性异位搏动和室性心动过速、室内传导阻滞、房室传导阻滞等各种心律失常，甚至加重洋地黄中毒作用。低血钾时引起的心电图变化示意图见图 23-54。

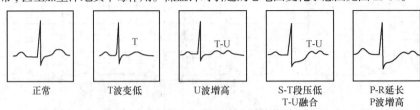

| 正常 | T 波变低 | U 波增高 | S-T 段压低
T-U 融合 | P-R 延长
P 波增高 |

图 23-54　低血钾的心电图变化

3. 高血钙和低血钙　高血钙的主要改变为 S-T 段缩短或消失，Q-T 间期缩短。严重高血钙（如快速静注钙剂时），可发生窦性静止、窦房阻滞、室性期前收缩、阵发性室性心动过速等。低血钙的主要改变为 S-T 段明显延长、Q-T 间期延长、直立 T 波变窄、低平或倒置，一般很少发生心律失常。

二、药物影响

1. 洋地黄对心电图的影响　①洋地黄效应（digitalis effect），心电图特征性表现：S-T 段下垂型压低；T 波低平、双向或倒置，双向 T 波往往是初始部分倒置，终末部分直立变窄，ST-T 呈"鱼钩型"；Q-T 间期缩短。上述心电图表现常为已经接受洋地黄治疗的标志，即所谓洋地黄效应（图 23-55）。②洋地黄中毒（digitalis toxicity）患者可以有胃肠道症状和神经系统症状，但出现各种心律失常是洋地黄中毒的主要表现。常见的心律失常有：频发性（二联律或三联律）及多源性室性期前收缩，严重时可出现室性心动过速，甚至心室颤动。还可出现房室传导阻滞，当出现二度或三度房室传导阻滞时，则是洋地黄严重中毒表现。

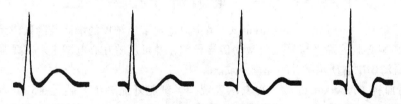

图 23-55　洋地黄效应心电图

考点提示：
洋地黄效应与洋地黄中毒的心电图改变和低钾的心电图表现

2. 奎尼丁　奎尼丁属 IA 类抗心律失常药物，并且对心电图有较明显作用。奎尼丁治疗剂量时的心电图表现：① Q-T 间期延长；② T 波低平或倒置；③ U 波增高；④ P 波稍宽可有切迹，P-R 间期稍延长。奎尼丁中毒时的心电图表现：① Q-T 间期明显延长；② QRS 时限明显延长（QRS 时限如达到 50% 应立即停药）；③各种程度的房室传导阻滞，以及窦性心动过缓、窦性静止或窦房阻滞；④各种室性心律失常，严重时发生扭转型室性心动过速，甚至心室颤动引起晕厥和突然死亡。

3. 其他药物　如胺碘酮及索他洛尔等也可使心电图 Q-T 间期延长。

案例 23-11 分析

1. QRS 波群增宽，T 波高尖，P-R 及 Q-T 间期延长。
2. S-T 段下垂型压低，T 波低平、双向或倒置，ST-T 呈"鱼钩型"，Q-T 间期缩短。

第5节 心电图的分析方法和临床应用

案例23-12

患者，男性，22岁，描记心电图显示：窦性心律，心电轴正常，R波振幅高（V_6导联29 mm，V_5导联33 mm），S-T段和T波正常。

问题：他有必要为此心电图担忧吗？

一、心电图分析方法和步骤

要充分发挥心电图检查在临床上的诊断作用，单纯地死记硬背某些心电图诊断标准或指标数值是远远不够的，需要熟练掌握心电图分析的方法和技巧，并善于把心电图的各种变化与具体病例的临床资料密切结合起来，才可能对心电图作出正确的分析和诊断。

心电图的分析包括定性分析和定量分析。定性分析是心电图的分析基础，即先将各导联大致看一遍，注意P、QRS、T各波的有无及其相互之间关系，平均心电轴的大概方位，波形的大小和有无增宽和变形，以及ST-T的形态等；定量分析就是用所测量的各波段和振幅的参数进行判断。具体步骤如下。

1. 一般浏览 将各导联的心电图大致浏览一遍，确认定准电压、走纸速度、有无导联记录或标记错，判别和排除伪差或干扰（如肌肉震颤、基线漂移等）。

2. 判断心脏位置 通过判断心电轴的偏移程度及是否有钟向转位大致判断心脏在胸腔中的位置。如有必要可精确算出心电轴的度数。

3. 确定心律和心率 寻找并分析P波的形态和规律，确定主导心律是否为窦性心律。窦性心律的特点是P波在Ⅰ、Ⅱ、aVF、V_3～V_6导联直立，在aVR导联倒置，P-R间期＞0.12秒。若不是窦性心律，应分析是哪一种异位心律起主导作用。然后，分别计算心房率和心室率。

4. 观察和测量心电图各波段 即观察和测量各导联的P波、QRS波群、S-T段和T波的形态、方向、电压和时间，以及P-R间期和Q-T间期，与正常值比较。

5. 结合临床资料，得出结论 根据测算结果，系统而重点地列出心电图特征，至少从心律、传导、房室肥大和心肌四个方面考虑心脏有无异常。然后结合临床资料，做出心电图诊断。

二、心电图的临床应用

（1）对各种心律失常的诊断具有肯定价值。心电图特征性的改变和演变对诊断心肌梗死可靠而实用。

（2）对房室肥大、心肌受损和心肌缺血、药物作用和电解质紊乱等诊断有参考价值。

（3）对危重症的抢救、手术麻醉、用药观察、航天、登山运动等进行心电监护。

心电图检查也有一定的局限性，如部分心脏病尤其是心脏病的早期心电图可无异常改变，同样的心电图改变可见于多种疾病等。因此分析心电图时，必须结合其他临床资料，才能做出全面而正确的诊断结果。

案例23-12分析

1. 患者为22岁男性。

2. 心电图显示：窦性心律，心电轴正常，R波振幅高（V_6导联29 mm，V_5导联33 mm），S-T段和T波正常。单纯的个别导联特别是胸导联高电压无意义。

3. 所以该患者不必为此心电图担忧。

考点提示：
心电图的应用指征

第6节 其他常用心电图检查

案例 23-13

患者，女性，52岁，发作性胸痛呼叫了救护车，到达急诊室时疼痛已经消失，其心电图完全正常。

问题：

1. 医生应该为她做何检查来进一步明确诊断？
2. 检查中注意哪些问题？

一、动态心电图

动态心电图（ambulatory electrocardiography，AECG）可连续记录24小时心电活动的全过程，包括休息、活动、进餐、工作、学习和睡眠等不同情况下的心电图资料。由美国Holter于1949年首创，故又称Holter心电图。AECG能够发现常规ECG不易发现的心律失常和心肌缺血，是临床分析病情、确立诊断、判断疗效重要的客观依据。

（一）导联系统

目前多采用双极导联，电极一般固定在胸部。导联的选择可根据不同的检测目的而定，常用放置部位如下：

1. CM_5 导联 正极位于 V_5 导联位置（左腋前线第5肋间），负极置于右锁骨下窝中1/3处，是常规使用的导联。

2. CM_1 导联 正极位于 V_1 导联位置（胸骨右缘第4～6肋间），负极置于左锁骨下窝中1/3处。分析心律失常常用此导联。

3. M_{aVF} 导联 正极置于左腋前线肋缘，负极置于左锁骨下窝内1/3处。主要用于检测左心室下壁的心肌缺血改变。

4. CM_2 或 CM_3 导联 正极置于 V_2 或 V_3 的位置，负极置于右锁骨下窝中1/3处。怀疑变异型心绞痛时，应联合应用 CM_3 和 M_{aVF} 导联。

无关电极可放置于胸部的任何部位。

（二）临床适应证

（1）胸闷、心悸、头晕、黑矇和晕厥等症状原因的判断。

（2）心律失常的定性和定位诊断。

（3）心肌缺血的诊断和评价，是发现无症状性心肌缺血的重要手段。

（4）评价抗心律失常药物的疗效，是研究评价抗心律失常药物可靠的临床指标。

（5）心肌梗死及其他心脏病患者的预后判断。

（6）选择安装起搏器指征。可监测患者在活动或休息时的起搏心电图变化，了解起搏器的脉冲发放与感知功能，以及有无心律失常的发生。

二、心电图运动负荷试验

心电图运动负荷试验（ECG exercise test）是目前发现早期冠心病最常用的一种辅助手段。通过运动或其他方法给心脏以负荷，增加心肌耗氧量，诱发心肌缺血，辅助临床对心肌缺血做出诊断。这种通过运动增加心脏负荷而诱发心肌缺血，从而出现缺血性心电图改变的试验方法，称心电图运动试验。近年来，常用踏车及活动平板运动试验。运动试验对缺血性心脏病有重要的应用价值。虽然与冠状动脉造影结果对比有一定比例的假阳性与假阴性，但由于其方法简便实用、无创伤、安全、方便，被公认为是一项重要的临床心血管疾病检查手段。

（一）运动试验的生理和病理基础

生理情况下，运动时为满足肌肉组织需氧量的增加，心率相应加快，心排血量相应增加，而必然伴随心肌耗氧量增加，冠状动脉血流量增加。当冠状动脉发生病变而狭窄到一定程度时，患者在静息状态下可以不发生心肌缺血，但当运动负荷增加伴随心肌耗氧量增加时，冠状动脉血流量不能相应增加，即引起心肌缺氧，心电图上可出现异常改变。

（二）运动负荷量的确定

运动负荷量分为极量与亚极量两档。极量是指心率达到自己的生理极限的负荷量。这种极限运动量一般多采用统计所得的各年龄组的预计最大心率为指标。最大心率粗略计算法为：220－年龄数；亚极量是指心率达到 85%～90% 最大心率的负荷量，在临床上大多采用亚极量运动试验。

（三）心电图运动试验方法

1. 踏车运动试验　让受检者在装有功率计的踏车上做踏车运动，以速度和阻力调节负荷大小，负荷量分级依次递增，直至患者的心率达到亚极量水平。运动前、运动中及运动后多次进行心电图记录，逐次分析做出判断。这种方法的主要优点是根据受试者个人情况，达到各自的亚极量负荷，符合运动试验的原理和要求，结果比较可靠。

2. 平板运动试验　这是目前应用最广泛的运动负荷试验方法。让患者在活动的平板上走动，根据所选择的运动方案，仪器自动分级依次递增平板速度及坡度以调节负荷量，直到受检者心率达到亚极量水平，分析运动前、中、后的心电图变化以判断结果。达到最大耗氧值的最佳运动时间为 8～12 分钟。

运动试验前应描记受检者卧位和立位 12 导联心电图并测量血压作为对照。运动中通过监视器对心率、心律及 ST-T 改变进行检测，并按预定的方案每 3 分钟记录心电图和测量血压一次。在达到预期亚极量负荷后，使预期最大心率保持 1～2 分钟再终止运动。运动终止后，每 2 分钟记录 1 次心电图，一般至少观察 6 分钟。如果 6 分钟后 S-T 段缺血性改变仍未恢复到运动前图形，应继续观察至恢复。分析前、中、后的心电图变化以判定结果，是目前最常用的方法。

（四）运动试验的适应证和禁忌证

1. 适应证　①对不典型胸痛或可疑冠心病患者进行鉴别诊断；②对冠心病患者的心脏负荷能力进行判定；③评价冠心病的药物或手术治疗效果；④进行冠心病易患人群流行病学调查筛选试验。

2. 禁忌证　①急性心肌梗死或心肌梗死合并室壁瘤；②不稳定型心绞痛；③心力衰竭；④中、重度瓣膜病或先天性心脏病；⑤急性或严重慢性疾病；⑥严重高血压（血压≥160/100 mmHg）患者；⑦急性心包炎或心肌炎；⑧肺栓塞；⑨严重梗阻型肥厚型心肌病；⑩其他不能或不宜运动的疾病。

受检者如无禁忌证，在其进行运动试验时应鼓励患者坚持运动达到适宜的试验终点，即患者心率达到亚极量水平。但在运动过程中，虽尚未达到适宜的试验终点，而出现下列情况之一时，应终止试验：①运动负荷量进行性增加而心率反而减慢或血压反而下降者；②出现典型的心绞痛或心电图出现缺血型 S-T 段下降≥0.2 mV 者；③严重心律失常（室性心动过速或传导阻滞）；④眩晕、视物模糊、面色苍白或发绀。

（五）结果的判断

踏车或平板运动试验的阳性标准主要为：

（1）运动中出现典型的心绞痛。

（2）运动中心电图出现 S-T 段下斜型或水平型下移≥0.1 mV，持续时间大于 1 分钟（图 23-56）。

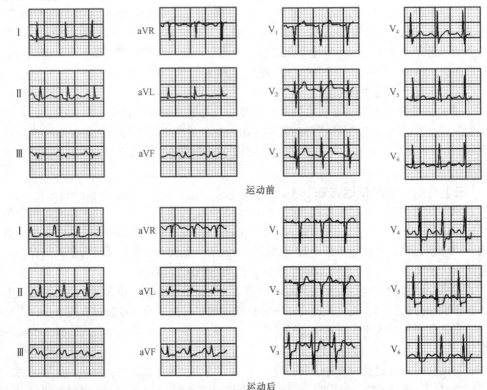

运动前

运动后

图 23-56　运动负荷试验心电图前后比较

考点提示：
动态心电监测和心电图运动实验的适宜人群

案例 23-13 分析

1. 医生应该为她做动态心电图检查来进一步明确诊断。

2. 检查中注意：忌皮肤过敏、忌带手机、忌受潮、忌刻意增加运动量等。

在评价运动试验结果时，应特别注意不能将心电图运动试验阳性与冠心病的诊断混为一谈，心电图运动试验假阳性者为数不少。另一方面运动心电图阴性者不能肯定排除冠心病，应结合临床其他资料进行综合判断。

（张雅芬）

目 标 检 测

一、名词解释

1. 心电图　　　　2. 平均心电轴

3. 代偿间歇　　　4. 文氏现象

5. 预激综合征　　6. 逸搏和逸搏心律

二、填空题

1. 描记心电图时，胸前导联 V_1 位于 _____、V_2 位于 _____、V_3 位于 _____、V_4 位于 _____、V_5 位于 _____、V_6 位于 _____。

2. 一个心动周期产生的心电图主要有 _____ 波、_____ 波、_____ 波、_____ 波。

3. _____ 的 P 波称为 "二尖瓣型 P 波" 见于 _____ 心房肥大、_____ 的 P 波称为 "肺型 P 波" 见于 _____ 心房肥大。

4. 心肌梗死的基本心电图表现为 _____、_____、_____。根据心电图的演变，心肌梗死分为 _____、_____ 和 _____。

5. 期前收缩可分为 _____、_____、_____，其中以 _____ 最为常见。

6. 阵发性心动过速通常分为 _____ 和 _____ 两种，_____ 种可见于健康人。

7. 房室传导阻滞分为 _____、_____ 和 _____，其中二度分为 _____ 和 _____。

三、选择题

A 型题

1. 心电图纸移动速度为 25 mm/s，横距 1 mm 代表（　　）
   A. 0.04 秒　　　　　　　B. 0.08 秒
   C. 0.02 秒　　　　　　　D. 0.01 秒
   E. 0.10 秒

2. 心电图上代表房室传导时间的波段是（　　）
   A. P-R 间期　　　　　　B. Q-T 间期
   C. P-P 间期　　　　　　D. R-R 间期
   E. S-T 段

3. 正常人在 R 波为主的导联中，Q 波振幅不应大于同导联 R 波的（　　）
   A. 1/2　　　　　　　　　B. 1/4
   C. 1/6　　　　　　　　　D. 1/10
   E. 1/5

4. 正常心电图的 S-T 段下移，任何导联不得超过（　　）
   A. 0.1 mV　　　　　　　B. 0.01 mV
   C. 0.3 mV　　　　　　　D. 0.05 mV
   E. 0.02 mV

5. 标准导联 I 的连接方法是（　　）
   A. 左上肢正极 - 左下肢负极
   B. 右上肢正极 - 左下肢负极
   C. 右下肢正极 - 左下肢负极
   D. 右上肢负极 - 左上肢正极
   E. 右下肢负极 - 左下肢正极

6. 目测法判断心电轴左偏的主要依据是（　　）
   A. I 和 III 导联主波均向上

B. I 和 III 导联主波均向下
C. I 和 III 导联主波均呈双相波
D. I 导联主波向上、III 导联主波向下
E. I 导联主波向下、III 导联主波向上

7. 在心电图上测得 P-P（R-R）间隔时间为 0.80 秒，其心率应为（　　）
   A. 65 次 / 分　　　　　B. 70 次 / 分
   C. 75 次 / 分　　　　　D. 80 次 / 分
   E. 85 次 / 分

8. 胸前 V_4 导联电极应放置的位置是（　　）
   A. 胸骨右缘第 4 肋间
   B. 胸骨左缘第 4 肋间
   C. 左腋前线 V_4 水平
   D. 左腋中线 V_4 水平处
   E. 左锁骨中线与第 5 肋间相交处

9. 诊断左心室肥大的最重要心电图改变是（　　）
   A. 左心室高电压
   B. 右心室高电压
   C. 额面心电轴左偏
   D. QRS 波群时限延长
   E. 继发 ST-T 改变

10. 心肌梗死的特异性心电图改变是（　　）
    A. T 波高尖
    B. S-T 段上移
    C. ST-T 呈一单向曲线
    D. S-T 段下移
    E. 病理性 Q 波

11. 室性期前收缩最重要的心电图特点是（　　）
    A. 提前出现宽大畸形的 QRS 波
    B. 提前出现 P 波
    C. T 波方向与主波方向相反
    D. 无 P 波
    E. 代偿间歇完全

12. 以下哪种心律失常往往是心搏骤停前短暂征象（　　）
    A. 房扑　　　　　　　　B. 房颤
    C. 室扑　　　　　　　　D. 室颤
    E. 室上速

13. 急性前间壁心肌梗死时，出现心梗特征性图形的导联是（　　）
    A. $V_1 \sim V_3$　　　　　　B. $V_1 \sim V_5$
    C. II、III、aVF　　　　D. I、aVL、V_5、V_6
    E. V_3、V_4、V_5

14. 窦性 P 波方向倒置出现在（　　）

A. Ⅰ导联　　　　　B. Ⅱ导联

C. aVR 导联　　　D. aVF 导联

E. V₃ 导联

15. 不符合心房颤动心电图特征的是（　　）

A. 出现形态大小不一的 f 波

B. R-R 间距不相等

C. QRS 波群形态大致正常

D. 窦性 P 波消失

E. 心室率规律

16. 不符合房性期前收缩的是（　　）

A. 异位节律点起源于心房

B. 提前出现房性 P′波

C. P′-R 间期大于 0.12 秒

D. 期前收缩后的 QRS 波形态正常

E. 代偿性间歇常完全

17. 二度 I 型房室传导阻滞特征主要是（　　）

A. P-R 间期逐渐延长直至 P 波后 QRS 波群
脱落并周而复始

B. 成人 P-R 间期<0.20 秒

C. P 波出现不规律

D. P 波之后都有 QRS 波

E. 无 QRS 波脱落现象

18. 黄色导联线应连接在（　　）

A. 右上肢　　　　　B. 左上肢

C. 右下肢　　　　　D. 左下肢

E. 胸前

19. 胸导联探查电极位置错误的是（　　）

A. V₁ 在胸骨右缘第 4 肋间

B. V₂ 在胸骨左缘第 4 肋间

C. V₃ 在 V₂ 与 V₄ 连线的中点

D. V₄ 在左锁骨中线与第 5 肋间相交处

E. V₅ 在左腋前线与第 5 肋间相交处

20. 反映心室除极的心电图波形是（　　）

A. QRS 波群　　　　B. S 波

C. T 波　　　　　　D. P 波

E. U 波

21. 心电图纸定准电压为 1 mV=5 mm 时，纵距
1mm 代表（　　）

A. 0.2 mV　　　　　B. 0.02 mV

C. 0.1 mV　　　　　D. 0.05 mV

E. 0.5 mV

22. 洋地黄中毒最常见的心脏毒性反应是（　　）

A. 室性期前收缩呈二联律

B. 房室传导阻滞

C. 心房颤动

D. 窦性心动过缓

E. 室上性阵发性心动过速

23. 频发期前收缩是指期前收缩每分钟出现（　　）

A. 3 次以上　　　　B. 5 次以上

C. 8 次以上　　　　D. 10 次以上

E. 15 次以上

24. 正常人在 R 波为主的导联中 T 波振幅不应
低于同导联 R 波的（　　）

A. 1/2　　　　　　B. 1/4

C. 1/6　　　　　　D. 1/10

E. 1/5

25. 正常人在 R 波为主的导联中 Q 波振幅不应
大于同导联 R 波的（　　）

A. 1/2　　　　　　B. 1/4

C. 1/6　　　　　　D. 1/10

E. 1/5

26. 不是病窦综合征的是（　　）

A. 窦性心率 80 次 / 分

B. 窦性心率 45 次 / 分

C. 窦性停搏

D. 窦房结阻滞

E. 慢 - 快综合征

27. 心房颤动患者心电图主要表现（　　）

A. 脉搏的改变　　　B. 患者的主诉

C. 血压的变化　　　D. 心室率的改变

E. P 波消失被 f 波代替

28. 窦性心律正常频率范围应在（　　）

A. 60～100 次 / 分　B. 80～150 次 / 分

C. 40～60 次 / 分　　D. 100～120 次 / 分

E. 50～100 次 / 分

29. 右心房肥大心电图特点不包括（　　）

A. P 波尖而高耸且振幅≥0.25 mV

B. 肺型 P 波

C. V₁ 导联 P 波直立时振幅≥0.15 mV

D. 多见于肺源性心脏病

E. 主要是心房除极时间延长

30. 左心房肥大心电图表现不包括（　　）

A. 心房除极时间延长

B. P 波增宽且时限≥0.12 秒

C. 又称"二尖瓣型 P 波"

D. V₁ 导联 P 波呈先正后负且负向波较深

E. 心房除极电压增高

31. 不符合左心室肥大心电图特征的是（　　）

A. 肢体导联 R_{avL}>1.2 mV 或 R_{avF}>2.0 mV

B. 额面心电轴左偏但一般不超过 −30°

C. QRS 总时限一般达 0.10~0.11 秒

D. 在以 R 波为主的导联的 S-T 段呈下斜型压低达 0.05 mV 以上

E. P 波时间延长

32. 所谓 J 点是指（　　）

A. P-R 段与 QRS 的交接点

B. P 波与 P-R 段的交接点

C. QRS 波终末与 S-T 段起始的交接点

D. S-T 段与 T 波的交接点

E. T 波与 U 波的交接点

33. 心肌梗死的心电图特征不正确的是（　　）

A. 缺血型 T 波倒置

B. 坏死型 Q 波形成是急性心肌梗死最早心电图特征

C. 损伤型 S-T 段弓背向上型抬高

D. 坏死型 Q 波形成

E. 坏死型 Q 波可持续存在

34. 不符合窦性心律心电特征的是（　　）

A. P 波规律出现

B. P-R 间期为 0.12~0.20 秒

C. 频率 60~100 次 / 分

D. T 波正常表现

E. P-P 间距固定

35. 窦性 P 波是指（　　）

A. R 波规律出现

B. Ⅰ、Ⅱ导联直立、aVF、V₃ 导联倒置

C. aVF、V₃ 导联直立、Ⅰ、Ⅱ导联倒置

D. Ⅰ、Ⅱ、aVF 导联直立、aVR 导联倒置

E. Ⅰ、Ⅱ导联倒置、aVR 导联直立

36. 窦性心动过速心电图主要特征为（　　）

A. U 波规律出现且钝圆形

B. P 波Ⅰ、Ⅱ、aVR 导联直立

C. P 波 aVF、V₃ 导联直立、Ⅰ、Ⅱ导联倒置

D. 窦性 P-P 间隔<0.6 秒

E. 窦性心律的频率大于 90 次 / 分

37. 二联律是指（　　）

A. 一个正常窦性搏动之后出现一个期前收缩

B. 两个正常窦性搏动之后出现一个期前收缩

C. 一个正常窦性搏动之后出现两个期前收缩

D. 两个正常窦性搏动之后出现两个期前收缩

E. 没规律

38. 代偿性间歇完全是指（　　）

A. 期前收缩前后两个窦性 P 波之间的间距小于正常窦性 P-P 间距的 2 倍

B. 期前收缩前后两个窦性 P 波之间的间距大于正常窦性 P-P 间距的 2 倍

C. 期前收缩前后两个窦性 P 波之间的间距等于正常窦性 P-P 间距的 2 倍

D. P-P 间距恒定

E. 与正常窦性 P-P 间距无关

39. 不符合室性期前收缩的是（　　）

A. 起源于心室内某一起搏点的期前收缩

B. 提前出现宽大畸形的 QRS 波群

C. P 波正常出现

D. T 波方向多与主波方向相反

E. 代偿间歇多完全

40. 不符合阵发性室上性心动过速特征的是（　　）

A. 连续出现 3 个或 3 个以上室上性期前收缩

B. QRS 波群形态宽大畸形

C. 频率在 160~250 次 / 分

D. 常伴有继发性 ST-T 改变

E. 多见于无器质性心脏病者

41. 心房扑动的特征不符合的是（　　）

A. P 波消失代之以锯齿状形态一致而连续的扑动 F 波

B. 频率多为 250~350 次 / 分

C. QRS 波群形态不正常

D. 绝大多数由器质性心脏病引起

E. 可见于无器质性心脏病者

42. 心房颤动特征不符合的是（　　）

A. P 波消失代之以锯齿状形态一致而连续的扑动 F 波

B. f 波频率为 350~600 次 / 分

C. QRS 波形态与时间一般正常

D. R-R 间距绝对不等

E. 风湿性心脏病二尖瓣狭窄引起最多见

43. 不符合心室扑动特征的是（　　）

A. 无正常的 QRS-T 波

B. 被连续、快速和波形一致且宽大整齐的大正弦波代替

C. 频率达 200~250 次 / 分

D. 若不能很快恢复可转为室颤而导致死亡

E. QRS 波形态正常的

44. 不符合心室颤动特征的是（　　）

A. QRS-T 波完全消失并出现大小不等且极不匀齐的低小波

B. 频率达 200～500 次 / 分

C. 心室颤动是严重的致死性心律失常

D. 多为心脏停搏前的短暂征象

E. 脉搏整齐

45. 不符合逸搏与逸搏心律的是（　　）

    A. 规律的心脏节律中突然延迟出现的单个或连续的心搏

    B. 1～2 个出现时称为逸搏

    C. 连续 3 个或 3 个以上的逸搏为逸搏心律

    D. 频率多<60 次 / 分

    E. 是一种主动性心律失常

46. 不符合一度房室传导阻滞特征的是（　　）

    A. 房室传导时间延长

    B. 每次心房激动均能传到心室

    C. 成人 P-R 间期>0.20 秒

    D. 每一个 P 波之后均有 QRS 波群

    E. P 波之后有 QRS 波群脱落现象

47. 心电轴−45° 提示（　　）

    A. 正常　　　　　　B. 电轴左偏

    C. 电轴右偏　　　　D. 肺心病

    E. 左后分支阻滞

48. 二度Ⅱ型房室传导阻滞的特征是（　　）

    A. 房室传导时间延长

    B. P-R 间期恒定不变且部分 P 波后无 QRS 波群

    C. P-R 间期逐渐延长

    D. P 波出现不规律

    E. 每一个 P 波之后都有 QRS 波群

49. 不符合三度房室传导阻滞的特征是（　　）

    A. 又称完全性房室传导阻滞

    B. 有一系列规律出现的心房波

    C. 心房波可为窦性 P 波也可以是 P′波、F 波或 f 波

    D. QRS 波也规律出现但 P 波与 QRS 波之间无关

    E. 心室率>心房率

50. 不符合 WPW 综合征心电图特征的是（　　）

    A. P-R 间期<0.12 秒

    B. P-R 间期逐渐延长

    C. QRS 波增宽，时限≥0.12 秒

    D. QRS 波起始部有预激波

    E. 多数有继发性 ST-T 改变

51. 不符合高钾血症心电图特征的是（　　）

    A. 心电图特征与血清钾浓度密切相关

B. T 波高尖呈帐篷状

C. QRS 波逐渐增宽

D. P-R 及 Q-T 间期延长

E. U 波高尖呈帐篷状

52. 不符合洋地黄效应心电图特征的是（　　）

    A. S-T 段下斜型压低

    B. T 波呈低平或倒置

    C. ST-T 呈 "鱼钩型"

    D. Q-T 间期缩短

    E. T 波高尖呈帐篷状

53. 哪项不是动态心电图临床应用范围（　　）

    A. 心律失常的定性和定量诊断

    B. 心肌缺血的诊断和评价

    C. 选择安装起搏器的适应证，评定起搏功能

    D. 观察复杂心律失常

    E. 了解心脏房室大小

54. 患者，男性，36 岁，心电图示：窦性心律，R-R 间距 0.75 秒，心室率为（　　）

    A. 100 次 / 分

    B. 75 次 / 分

    C. 103 次 / 分

    D. 80 次 / 分

    E. 60 次 / 分

55. 患者，女性，67 岁，患慢性充血性心力衰竭治疗期间出现恶心、头晕、黄视，检查心率 36 次 / 分，二联律，应考虑（　　）

    A. 硝普钠中毒

    B. 洋地黄中毒

    C. 氨茶碱中毒

    D. 酚妥拉明中毒

    E. 利尿剂中毒

56. 患者，男性，40 岁。突感心慌，听诊心率为 210 次 / 分，心律规则，第一心音强弱相等，8 分钟后发作突然停止。最可能的诊断是（　　）

    A. 室性阵发性行动过速

    B. 心室颤动

    C. 窦性心动过速

    D. 室上性阵发性行动过速

    E. 心房颤动

57. 患者，男性，46 岁。心悸 1 周，心电图示：窦性心律，频率每分钟 75 次，间歇提前出现畸形 QRS 波群，其时限为 0.12 秒，其前后 R-R 间期为 1.6 秒。其心律失常为（　　）

A. 室性期前收缩

B. 窦性心律不齐

C. 交界性期前收缩

D. 第一度房室传导阻滞

E. 心房颤动

58. 患者，男性，18 岁，自诉突然心慌、胸闷，听诊心率 140 次 / 分，心律齐，血压正常，患者可能是（　　）

A. 窦性心动过速

B. 室上性心动过速

C. 室性心动过速

D. 心房颤动

E. 心室颤动

59. 患者，女性，38 岁，慢性肾炎患者，心电图显示：T 波高尖呈帐篷状，QRS 波群逐渐增宽，P-R 及 Q-T 间期延长，你考虑患者是（　　）

A. 室性期前收缩

B. 低钾血症

C. 高钾血症

D. 心房颤动

E. 洋地黄效应

60. 患者，女性，35 岁，心悸胸闷 2 小时。心电图显示：P-R 间期＞0. 20 秒，每一个 P 波之后均有 QRS 波，QRS 波形态正常，频率 50 次 / 分，R-R 绝对整齐。本患者应诊断为（　　）

A. 一度房室传导阻滞

B. 二度房室传导阻滞

C. 三度房室传导阻滞

D. 心房扑动

E. 窦性心动过缓

61. 患者，女性，38 岁，慢性腹泻，自诉乏力，心电图显示：U 波开始增高，U 波振幅可与 T 波等高，呈驼峰状，你考虑患者是（　　）

A. 洋地黄中毒

B. 低钾血症

C. 高钾血症

D. 心房颤动

E. 洋地黄效应

（62～64 题共用题干）

患者，女性，43 岁，突然心悸胸闷 3 小时。检查：心率 82 次 / 分，律不齐、无杂音、心界不大。心电图示窦性心律，频率每分钟 74 次，间歇提前出现畸形 QRS 波群，其时限为 0.12 秒，

有反复发作史 15 年。

62. 本患者应诊断为（　　）

A. 房性期前收缩

B. 窦性心律不齐

C. 交界性期前收缩

D. 室性期前收缩

E. 心房颤动

63. 若该患者病情发作持续时间久，为连续观察病情，你采取何种较简便有效的措施观察（　　）

A. 粪便检查

B. 心脏 B 超检查

C. X 线检查

D. 心电图检查

E. 动态心电监测

64. 若监测该患者时，突然出现较规则的大波浪状曲线，且 QRS 波与 T 波消失。你考虑下列哪种情况（　　）

A. 心动过速

B. 心房扑动

C. 心房颤动

D. 心室扑动

E. 心室颤动

（65～66 题共用题干）

某老年男性患者，反复发作咳嗽、咳痰 10 年，近一周来活动时出现气短，下肢水肿，门诊以"慢性支气管炎合并慢性阻塞性肺气肿"收入院。心电图示：P 波尖而高耸，振幅 0.29 mV，V_1 导联 P 波直立振幅 0.22 mV。

65. 这种波形又称（　　）

A. "二尖瓣型 P 波"

B. "肺型 P 波"

C. "三尖瓣型 P 波"

D. "主动脉瓣型 P 波"

E. "心型 P 波"

66. 从这种波形看该患者已经发生（　　）

A. 左心室肥大

B. 右心室肥大

C. 左心房肥大

D. 右心房肥大

E. 左心室衰竭

（67～68 题共用题干）

患者，男性，68 岁，午餐后不久即感上腹不适、胸闷、大汗，心前区压迫样疼痛，面色

苍白，烦躁不安，舌下含化硝酸甘油疼痛不缓解，来院急诊。

67. 该患者可能发生下列哪项（　　　）

    A. 急性心肌梗死

    B. 急性心律失常

    C. 急性左心衰竭

    D. 急性右心衰竭

E. 消化不良

68. 对此患者，不正确的措施是（　　　）

    A. 静脉应用扩张冠状动脉药物

    B. 更换汗湿衣服

    C. 安置患者静心休息

    D. 氧气吸入

    E. 心电图监护

第 24 章 肺功能检查

📖 **学习目标**

1. 了解肺功能检查的内容。
2. 理解肺功能检查的适应证。
3. 理解肺功能检查的临床意义。

案例 24-1

　　患者，女性，69岁，10年前受凉后出现咳嗽，呈阵发性，咳白色黏痰，有时黄痰，伴气喘、胸闷，当地医院诊断为"支气管炎"，给予治疗（具体不详），病情好转。后每年秋冬季受凉后加重，3年前出现活动后胸闷，气短。5天前因受凉而咳嗽加重，痰液为黄色黏稠的脓痰，不易咳出，气喘不能平卧，夜间不能很好入睡，并感疲乏。近几日，食欲下降，因气喘进食明显减少。入院后，通过做肺功能检查，诊断为慢性阻塞性肺气肿。

　　问题：

　　1.慢性阻塞性肺气肿的患者为什么要做肺功能检查？

　　2.肺功能检查都包括哪些项目？

　　肺功能检查是呼吸系统疾病的必要检查之一，可对受检者呼吸生理功能的基本状况做出质与量的评价，明确肺功能障碍的程度和类型，观察肺功能损害的可复性，对于早期检出肺、气道病变，评估疾病的病情严重程度及预后，评定药物或其他治疗方法的疗效，鉴别呼吸困难的原因，评估肺功能对手术的耐受力或劳动强度耐受力及对危重患者的监护等方面有重要的指导意义。本章内容重点介绍通气功能检查、换气功能检查和血气分析。

第 1 节 通气功能检查

　　肺通气功能检查是呼吸功能检查中最基本的检查项目。这项检查包括肺泡的含气量、气流在气道中的流速及其影响。

一、肺　容　积

　　肺泡内含气量受肺与胸部扩张或回缩的影响发生相应改变形成四种基础肺容积（basal lung volume）和四种基础肺容量（basal lung capacity）。四种基础肺容积包括潮气容积、补吸气容积、补呼气容积和残气容积，它们之间彼此互不重叠。肺容量是由两个或两个以上的基础肺容积组成（图 24-1），四种基础肺容量包括深吸气量、功能残气量、肺活量、肺总量。

　　1. 潮气容积（tidal volume，VT）　是指平静呼吸时，一次吸入和呼出的气量。正常成人参考值约为 500 ml。大小主要取决于膈肌功能与运动。

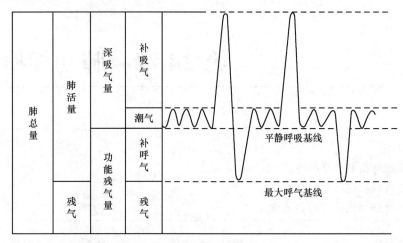

图 24-1 肺容积及其组成

2. 补呼气容积 (expiratory reserve volume，ERV) 是指平静呼气末再用力呼气时所能呼出的最大气量。正常成人参考值：男性（1609±492）ml、女性（1126±338）ml。ERV可随呼气肌功能的改变而发生变化。

3. 补吸气容积 (inspiratory reserve volume，IRV) 是指平静吸气末再用力吸气时所能吸入的最大气量。正常成人参考值：男性约 2160 ml、女性约 1400 ml。IRV 受吸气肌功能的影响。

4. 深吸气量 (inspiratory capacity，IC) 是指平静呼气末尽最大力量吸气所吸入的最大气量，即潮气容积加补吸气容积 (VT + IRV)。正常成人参考值：男性为（2617±548）ml，女性为（1970±381）ml。一般情况下，正常 IC 应占肺活量的 2/3 或 4/5。当呼吸功能不全时，尤其是吸气肌力障碍以及胸廓、肺活动度减弱和气道阻塞时 IC 均降低。

5. 肺活量 (vital capacity，VC) 是指尽力吸气后缓慢而又完全呼出的最大气量，即深吸气量加补呼气容积 (IC + ERV) 或潮气容积加补吸气容积加补呼气容积 (VT + IRV + ERV)。右肺肺活量占全肺肺活量的 55%，左肺占 45%。

（1）正常成人参考值：男性（4217±690）ml、女性（3105±452）ml；实测值占预计值的百分比 <80% 为减低，其中 60%～79% 为轻度、40%～59% 为中度、<40% 为重度。

（2）临床意义：肺活量是肺功能检测中简单易行而又最有价值的参数之一。肺活量减低提示有限制性通气功能障碍，亦可提示有严重的阻塞性通气功能障碍。临床上常见于胸廓畸形、广泛胸膜增厚、大量胸腔积液、气胸、肺不张、弥漫性肺间质纤维化和大量腹腔积液、腹腔巨大肿瘤等，以及重症肌无力、膈肌麻痹、急性炎症性脱髓鞘性多发性神经炎和严重的慢性阻塞性肺病及支气管哮喘等疾病。

6. 功能残气量 (functional residual capacity，FRC) 是指平静呼气末肺内所含气量，即补呼气量加残气量 (RV)。

（1）正常成人参考值：男性（3112±611）ml、女性（2348±479）ml。

（2）临床意义：FRC 在生理上是接近于正常呼吸模式，反映胸廓弹性回缩和肺弹性回缩力之间的关系。正常情况下这两种力量相等而互相抵消，FRC 约相当于肺总量的 40%。肺弹性回缩力下降，可使 FRC 增高，如阻塞性肺气肿、气道部分阻塞。反之 FRC 下降，如肺间质纤维化、急性呼吸窘迫综合征（ARDS）。另外，当胸廓畸形致肺泡扩张受限，或肥胖伴腹压增高使胸廓弹性回缩力下降时，FRC 亦下降。

7. 残气量 (residual capacity，RV) 是指平静呼气末肺内所含气量，这些气量足够继续进行气体交换（弥散呼吸）。正常成人参考值：男性（1615±397）ml、女性（1245±336）ml。其临床意义同 FRC。然而临床上残气量常以其占肺总量（TLC）百分比（即 RV/TLC%）作为判断指标，正常情况下，RV/TLC 小于或等于 35%，超过 40% 提示肺气肿。RV 在正常情况下约占 TLC 的 25%，而且随 FRC 的改变而改变，但是在限制性肺疾病时 RV 减少比较轻，在小气道疾病时，RV 可能略增加，而 FRC 可正常。

8. 肺总量（total lung capacity，TLC）　是指最大限度吸气后肺内所含气量，即肺活量加残气量。正常成人参考值：男性约 5020 ml、女性约 3460 ml。肺总量减少见于广泛肺部疾病，如肺水肿、肺不张、肺间质性疾病、胸腔积液、气胸等。在肺气肿时，TLC 可正常或增高，主要取决于残气量和肺活量的增减情况。

考点提示：四种基础肺容积和四种基础肺容量的概念及参考值

二、通 气 功 能

通气功能又称为动态肺容积，是指单位时间内随呼吸运动进出肺的气量和流速。

（一）肺通气量

1. 每分钟静息通气量（minute ventilation，VE）　指静息状态下每分钟呼出气的量，等于潮气容积（VT）× 每分钟呼吸频率（RR/min）。　正常成人参考值：男性（6663±200）ml、女性（4217±160）ml。高于 10 L/min 提示通气过度，可造成呼吸性碱中毒。低于 3 L/min 提示通气不足，可造成呼吸性酸中毒。

2. 最大自主通气量（maximal voluntary ventilation，MVV）　是指在 1 分钟内以最大的呼吸幅度和最快的呼吸频率呼吸所得的通气量。可用来评估肺组织弹性、气道阻力、胸廓弹性和呼吸肌的力量，是临床上常用作通气功能障碍、通气功能储备能力考核的指标。

（1）成人正常参考值：男性（104±2.71）L、女性（82.5±2.17）L。作为通气功能障碍考核指标时常以实测值占预计值百分比进行判定，低于预计值的 80% 为异常。

（2）临床意义

1）MVV 降低：无论是阻塞性或限制性通气障碍均可使之降低。临床常见于阻塞性肺气肿、呼吸肌功能障碍、胸廓、胸膜、弥漫性肺间质疾病和大面积肺实变等。

2）作为通气储备能力考核指标：常以通气储备百分比表示，正常值＞95%，低于 86% 提示通气储备不足，60%～70% 为气急阈。

（二）用力肺活量

用力肺活量（forced vital capacity，FVC）是指深吸气至肺总量位后以最大力量、最大速度所能呼出的全部气量。第 1 秒用力呼气容积（forced expiratory volume in one second，FEV_1）是指最大吸气至肺总量位后，开始呼气第 1 秒内的呼出气量。正常人 3 秒内可将肺活量全部呼出，第 1、2、3 秒所呼出气量各占 FVC 的百分率正常分别为 83%、96%、99%。FEV_1 既是容积测定，也是 1 秒内的平均呼气流量测定，临床应用非常广泛，并常以 FEV_1/FVC% 或 FEV_1/VC% 表示（简称 1 秒率）。

临床意义：气道阻塞疾病如重症慢支、阻塞性肺气肿和支气管哮喘发作期时降低；肺纤维化时增高。

（三）最大呼气中段流量

最大呼气中段流量（maximal mid-expiratory flow，MMEF、MMF）是根据用力肺活量曲线而计算得出用力呼出 25%～75% 的平均流量。正常成人男性为（3452±1160）ml/s、女性为（2836±946）ml/s。可作为评价早期小气道阻塞的指标。因为 MMF 主要取决于 FVC 非用力依赖部分，包括 MMF 在内的低肺容量位流量改变仅受小气道直径影响。

（四）肺泡通气量

肺泡通气量（alveolar ventilation，VA）是指安静状态下每分钟进入呼吸性细支气管及肺泡与气体交换的有效通气量。正常成人潮气容积为 500 ml，其中 150 ml 为无效腔气。若按呼吸频率为 15 次 / 分计算，其静息通气量为 7.5 L/min，减除无效腔气，即肺泡通气量为 5.25 L/min。但进入肺泡中气体，若无相应肺泡毛细血管血流与之进行气体交换，也同样会产生无效腔效应，称肺泡无效腔。解剖无效腔加肺泡无效腔称生理无效腔（dead space ventilation，VD）。正常情况下因通气 / 血流比值正常，肺泡无效腔量小至可忽略不计，故生理无效腔基本等于解剖无效腔。

（五）临床应用

1. 通气功能的判断　临床上通气功能测定是肺功能测定的基本内容，是一系列肺功能检查中的初筛项目。根据上述各项指标，并结合气速指数（正常为1），可对通气功能做出初步判断、判断肺功能状况和通气功能障碍类型。通气量储备能力用通气储量百分比来表示，95% 为正常，低于 86% 提示通气储备不佳，低于 70% 提示通气功能严重损害。

2. 阻塞性肺气肿的判断　可根据 RV/TLC% 结合肺泡氮浓度的测定，对阻塞性肺气肿的程度做出判断。

3. 气道阻塞的可逆性判断及药物疗效的判断　可通过支气管舒张试验来判断有无可逆性及药物疗效。

4. 最大呼气流量（peak expiratory flow，PEF）　是指用力肺活量测定过程中，呼气流速最快时的瞬间流速，亦称峰值呼气流速，主要反映呼吸肌的力量及气道有无阻塞。正常人 1 日内不同时间点的 PEF 值可有差异，称为日变异率或昼夜波动率。这种变异率的测定，可用微型峰流速仪于每日清晨及下午（或傍晚）测 PEF，连续测 1 周后计算：

$$PEF \text{ 昼夜波动率} = \frac{\text{日内最高 PEF} - \text{日内最低 PEF}}{1/2(\text{同日内最高 PEF} + \text{最低 PEF})} \times 100\%$$

正常值一般 <20%，≥20% 对支气管哮喘诊断有意义。因该法操作简便，故常作为哮喘患者病情监测的指标，若日变异率明显增大，提示病情加重，需行相应处理。

5. 支气管激发试验　气道高反应性是支气管哮喘的特征，而支气管激发试验是测定气道反应性的一种方法。该试验是用某种刺激，使支气管平滑肌收缩，再行肺功能检查，依据检查结果的相关指标判定支气管狭窄的程度，借以判定气道反应性。主要用于协助支气管哮喘的诊断。对于无症状、体征，或有可疑哮喘病史，或在症状缓解期，肺功能正常者，或仅以咳嗽为主要表现的咳嗽变异性哮喘者。若支气管激发试验阳性可确诊诊断。

考点提示：
通气功能检查的临床应用

第2节　换气功能检查

外呼吸进入肺泡的氧通过肺泡毛细血管进入血液循环，而血中的二氧化碳通过弥散排到肺泡，这个过程称为"换气"，也称为"内呼吸"。肺有效的气体交换与通气量、血流量、吸入气体的分布和通气 / 血流比值以及气体的弥散有密切关系。

一、气 体 分 布

肺泡是气体交换的基本单位，只有吸入的气体能均匀地分布于每个肺泡，才能发挥最大的气体交换效率。但是，即使是健康人，肺内气体分布也存在区域性差异，导致气体分布的不均一性。吸入气体分布（gas distribution）不均匀主要是由于不均匀的气流阻力和顺应性。临床上支气管痉挛、受压可出现不均匀的气流阻力；间质性肺炎、肺纤维化、肺气肿、肺淤血、肺水肿等可降低肺顺应性。

二、通气 / 血流比值

肺有效的气体交换不仅要求有足够的通气量和血流量，而且要求通气与血流灌注（即通气 / 血流比值 ventilation/perfusion，V/Q）在数量上比例适当。在静息状态下，健康成人每分钟肺泡通气量（V）约 4 L，血流量（Q）约 5 L，V/Q 比值为 0.8，V/Q 比值>0.8，出现无效腔气增加；反之，局部气道阻塞，V/Q 比值<0.8，成为无效灌注，而导致静 - 动脉分流效应。这两种异常状况，都可造成换气功能障碍，导致缺氧（动脉氧分压，PaO_2 降低），一般并无 CO_2 潴留，甚至动脉血 CO_2 还低于正常。V/Q 比值失调是肺部疾病产生缺氧的主要原因。临床上见于肺实质、肺血管疾病，如肺炎、肺不张、呼吸窘迫综合征、肺栓塞和肺水肿等。

三、肺泡弥散功能

肺泡弥散是肺泡内气体中和肺泡壁毛细血管中的氧和二氧化碳，通过肺泡壁毛细血管膜进行气体交换的过程。以弥散量（diffusing capacity，D_L）作为判定指标。肺泡弥散量是指肺泡膜两侧气体分压差为 1 mmHg 条件下，气体在单位时间（1 分钟）所能通过的气体量（ml）。影响肺泡毛细血管弥散的因素有弥散面积、弥散距离（厚度）、肺泡与毛细血管的氧分压差、气体分子质量、气体在介质中的溶解度、肺泡毛细血管血流以及气体与血红蛋白的结合力。与 CO_2 在肺内的弥散过程不同，相同温度下，两种气体弥散的相对速率与该气体分子质量平方根成反比、与气体在介质中的溶解度成正比，计算结果，CO_2 的弥散速率为 O_2 的 21 倍，实际上不存在 CO_2 弥散功能的障碍，故临床上弥散障碍是指氧而言，其后果是缺氧。由于一氧化碳（CO）有与氧分子相类似特性，临床上测定时则通常采用 CO 气体。D_L 值与年龄、性别、体位、身材等相关，男性大于女性，青年人大于老年人。弥散量如小于正常预计值的 80%，则提示有弥散功能障碍。

第 3 节　血 气 分 析

血液气体正常是体液内环境稳定、机体赖以健康生存的一个重要方面。血液气体分析指标包括气体代谢如氧、二氧化碳和酸碱平衡如碳酸氢、缓冲碱、剩余碱、氢离子浓度等，能更直接的反映肺换气功能及其伴随的酸碱平衡调节状态。血液气体分析（血气分析）的标本有采自于动脉和静脉血两种，但临床上常用动脉血。两者的差别能更准确地判断组织气体代谢及其伴随的酸碱失调的状况以及准确地解释结果，如采血对结果的影响等。血气分析测定标本采集的基本要求：①合理的采血部位（桡动脉、肱动脉、股动脉）；②严格地隔绝空气，在海平面大气压（101.3 kPa，760 mmHg）、安静状态下，采集肝素抗凝血；③标本采集后立即送检，若血标本不能及时送检，应将其保存在 4℃环境中，但不得超过 2 小时；④吸氧者若病情许可应停止吸氧 30 分钟后再采血送检，否则应标记给氧浓度与流量。

动脉血气分析（blood gas analysis）指标中，血气分析仪可直接测定的有动脉氧分压、动脉二氧化碳分压、动脉氢离子浓度，然后根据相关的方程式由上述三个测定值计算出其他多项指标，从而判断肺换气功能及酸碱平衡的状况。

一、动脉血氧分压

动脉血氧分压（PaO_2）是指血液中物理溶解的氧分子所产生的压力。测定的主要意义是判断机体有否缺氧及缺氧的程度。

参考值　95～100 mmHg（12.6～13.3 kPa）。

临床意义

1. 判断有无缺氧和缺氧的程度　造成低氧血症的原因有肺泡通气不足、通气血流（V/Q）比例失调、分流及弥散功能障碍等。低氧血症分为轻、中、重三型：轻度：80～60 mmHg（10.7～8.0 kPa）；中度：60～40 mmHg（8.0～5.3 kPa）；重度：<40 mmHg（5.3 kPa）。

2. 判断有无呼吸衰竭的指标　若在海平面附近、安静状态下呼吸空气时 PaO_2 测定值<60 mmHg（8kPa），并可除外其他因素（如心脏内分流等）所致的低氧血症，即可诊断为呼吸衰竭。呼吸衰竭根据动脉血气分为 I 型和 II 型。I 型是指缺氧而无 CO_2 潴留（PaO_2<60 mmHg，$PaCO_2$ 降低或正常）；II 型是指缺氧伴有 CO_2 潴留（PaO_2<60 mmHg，$PaCO_2$>50 mmHg）。

二、肺泡 - 动脉血氧分压差

肺泡 - 动脉血氧分压差是指肺泡氧分压（PaO_2）与动脉血氧分压（PaO_2）之差（$P_{A-a}O_2$），是反映肺换气功能的指标，有时较 PaO_2 更为敏感，能较早地反映肺部氧摄取状况。

参考值　正常青年人为 15～20 mmHg（2～2.7 kPa），随年龄增加而增大，但最大不超过 30 mmHg（4.0 kPa）。

临床意义

1. $P_{(A-a)}O_2$ 增大伴有 PaO_2 降低　提示肺本身受累所致氧合障碍，主要见于：①右左分流或肺血管病变使肺内动 - 静脉解剖分流增加致静脉血掺杂；②弥漫性间质性肺病、肺水肿、急性呼吸窘迫综合征等所致的弥散障碍；③V/Q 比例严重失调，如阻塞性肺气肿、肺不张或肺栓塞。

2. $P_{(A-a)}O_2$ 增大无 PaO_2 降低　见于肺泡通气量明显增加，而大气压、吸入气氧浓度与机体耗氧量不变时。

三、动脉血氧饱和度

动脉血氧饱和度（SaO_2）是指动脉血氧与血红蛋白（Hb）结合的程度，是单位 Hb 含氧百分数，一般情况下，每克 Hb 实际结合 0.06 mmol（1.34 ml）氧。由于并非全部的 Hb 都能氧合，而且血中还存在其他 Hb，如高铁 Hb、正铁 Hb 和其他变性 Hb 等，因此 SaO_2 难以达到 100%。

参考值　95%～98%。

临床意义　可作为判断机体是否缺氧的一个指标，但是反映缺氧并不敏感，而且有掩盖缺氧的潜在危险。

四、混合静脉血氧分压

混合静脉血氧分压（P_VO_2）是指物理溶解于混合静脉血中的氧产生的压力。

参考值　35～45 mmHg（4.7～6.0 kPa），平均 40 mmHg（5.33 kPa）。

临床意义　P_VO_2 常作为判断组织缺氧程度的一个指标。该 P_VO_2 指标存在生理变异，老年人或健康青壮年剧烈运动后均可降低。

五、动脉血氧含量

动脉血氧含量（CaO_2）是指单位容积（每升）的动脉血液中所含氧的总量（mmol）或每百毫升动脉血含氧的 ml 数。包括与血红蛋白结合的氧和物理溶解的氧两个部分。

参考值　CaO_2 8.55～9.45 mmol/L（19～21 ml/dl）。

临床意义　CaO_2 是反映动脉血携氧量的综合性指标。高原缺氧、慢性阻塞肺病缺氧的患者，CaO_2 随 PaO_2 降低而降低，但 Hb 正常或升高；贫血、CO 中毒、高铁血红蛋白血症的患者，虽 PaO_2 正常，而 CaO_2 随 Hb 的降低而降低。

六、动脉血二氧化碳分压

动脉血二氧化碳分压（$PaCO_2$）是指物理溶解在动脉血中的 CO_2（正常时每 100 ml 中溶解 2.7 m1）分子所产生的张力。

参考值　35～45 mmHg（4.7～6.0 kPa），平均值 40 mmHg（5.33 kPa）。

临床意义

1. 判断呼吸衰竭类型与程度的指标　I 型呼吸衰竭，$PaCO_2$ 可正常或略降低；Ⅱ型呼吸衰竭，$PaCO_2$ 必须＞50 mmHg（6.67 kPa）；肺性脑病时，$PaCO_2$ 一般应高于 70 mmHg（9.93 kPa）。

2. 判断呼吸性酸碱平衡失调的指标　$PaCO_2$＞45 mmHg（6.0 kPa）提示呼吸性酸中毒；$PaCO_2$＜35 mmHg（4.7 kPa）提示呼吸性碱中毒。$PaCO_2$ 升高可由通气量不足引起，如慢性阻塞性肺气肿、支气管哮喘、呼吸肌麻痹等疾病；呼吸性碱中毒表示通气量增加，见于各种原因所致的通气增加。

3. 判断代谢性酸碱失调的代偿反应　代谢性酸中毒时经肺代偿后 $PaCO_2$ 降低，最大代偿极限为 $PaCO_2$ 降至 10 mmHg。代谢性碱中毒时经肺代偿后 $PaCO_2$ 升高，其最大代偿极限为 $PaCO_2$ 升至 55 mmHg（7.33 kPa）。

七、pH

pH 是动脉血浆中氢离子浓度 $[H^+]$ 的负对数值，反映血液的酸碱度。

参考值　pH 7.35～7.45，平均 7.40。

临床意义　可作为判断酸碱失调中机体代偿程度的重要指标。pH＜7.35 为失代偿性酸中毒，存在酸血症；pH＞7.45 为失代偿性碱中毒，有碱血症；pH 正常可有三种情况：无酸碱失衡、代偿性酸碱失衡、混合性酸碱失衡。临床上不能单用 pH 区别代谢性与呼吸性酸碱失衡，尚需结合其他指标进行判断。

八、标准碳酸氢盐

标准碳酸氢盐（standard bicarbonate，SB）是指在 38℃，血红蛋白完全饱和，经 $PaCO_2$ 为 40 mmHg 的气体平衡后的标准状态下所测得的血浆 $[HCO_3^-]$ 浓度。

参考值　22～27 mmol/L，平均 24 mmol/L。

临床意义　SB 是准确反应代谢性酸碱平衡的指标。SB 一般不受呼吸的影响。

九、实际碳酸氢盐

实际碳酸氢盐（actual bicarbonate，AB）是指在实际 $PaCO_2$ 和血氧饱和度条件下所测得血浆 $[HCO_3^-]$ 含量。

参考值　22～27 mmol/L。

临床意义

（1）AB 同样反映酸碱平衡中的代谢性因素，与 SB 的不同之处在于 AB 尚在一定程度上受呼吸因素的影响。

（2）AB 增高可见于代谢性碱中毒，亦可见于呼吸性酸中毒经肾脏代偿时的反映，慢性呼吸性酸中毒时，AB 最大代偿可升至 45 mmol/L；AB 降低既见于代谢性酸中毒，亦见于呼吸性碱中毒经肾脏代偿的结果。

（3）AB 与 SB 的差数，反映呼吸因素对血浆 $[HCO_3^-]$ 影响的程度。当呼吸性酸中毒时，AB＞SB；当呼吸性碱中毒时，AB＜SB；相反，代谢性酸中毒时，AB＝SB＜正常值；代谢性碱中毒时，AB＝SB＞正常值。

十、缓 冲 碱

缓冲碱（buffer bases，BB）是指血液（全血或血浆）中一切具有缓冲作用的碱性物质（负离子）的总和，是反映代谢性因素的指标。

参考值 45～55 mmol/L，平均 50 mmol/L。

临床意义

（1）反映机体对酸碱平衡失调时总的缓冲能力，不受呼吸因素、CO_2 改变的影响。

（2）BB 减少提示代谢性酸中毒，BB 增加提示代谢性碱中毒。

十一、剩 余 碱

剩余碱（bases excess，BE）是指在 38℃，血红蛋白完全饱和，经 $PaCO_2$ 为 40 mmHg 的气体平衡后的标准状态下，将血液标本滴定至 pH＝7.40 所需要的酸或碱的量，表示全血或血浆中碱储备增加或减少的情况。需加酸者表示血中有多余的碱，BE 为正值；相反，需加碱者表明血中碱缺失，BE 为负值。

参考值 （0±2.3）mmol/L。

临床意义 BE 只反映代谢性因素的指标，与 SB 的意义大致相同。

十二、血浆 CO_2 含量

血浆 CO_2 含量（total plasma CO_2 content，T-CO_2）是指血浆中结合的和物理溶解的 CO_2 总含量。

参考值 25.2 mmol/L。

临床意义 T-CO_2 因受呼吸影响，故在判断混合性酸碱失调时，其应用受到限制。例如，CO_2 潴留和代谢性碱中毒时 T-CO_2 增加；而过度通气和代谢性酸中毒时 T-CO_2 降低。

十三、阴离子间隙

阴离子间隙（anion gap，AG）是指血浆中的未测定阴离子（UA）与未测定阳离子（UC）的差值。

参考值 8～16 mmol/L。

临床意义

（1）高 AG 代谢性酸中毒以产生过多酸为特征，常见于乳酸酸中毒、尿毒症、酮症酸中毒。

（2）正常 AG 代谢性酸中毒，又称为高氯型酸中毒，可由 HCO_3^- 减少（如腹泻）、酸排泄衰竭（如肾小管酸中毒）或过多使用含氯的酸（如盐酸精氨酸）。

（3）判断三重酸碱失衡中 AG 增大的代谢性酸中毒。＞30 mmol/L 时肯定酸中毒；20～30 mmol/L 时酸中毒可能性很大；17～19 mmol/L 只有 20% 有酸中毒。

考点提示：
血气分析的
临床意义

案例24-1分析

1. 肺功能检查是呼吸系统疾病的必要检查之一，可对受检者呼吸生理功能的基本状况做出质与量的评价，明确肺功能障碍的程度和类型，观察肺功能损害的可复性，对于早期检出肺、气道病变，评估疾病的病情严重程度及预后有重要的指导意义。

2. 通气功能检查、换气功能检查、血气分析。

（刘玉美）

目 标 检 测

一、名词解释

1. 潮气容积　　　　　2. 肺活量

3. 最大呼气流量

二、填空题

1. 四种基础肺容积包括_____、_____、_____、_____。

2. 四种基础肺容量包括_____、_____、_____、_____。

3. II型呼吸衰竭，PaO_2 测定值<_____mmHg，$PaCO_2$ 测定值>_____mmHg

三、选择题

1. 正常成人的潮气容积是（　　）

  A. 约 500 ml　　　　B. 约 800 ml

  C. 约 1000 ml　　　D. 约 1500 ml

  E. 约 4000 ml

2. 下列哪种情况用力肺活量增高（　　）

  A. 重症慢支

  B. 阻塞性肺气肿

  C. 支气管哮喘发作期

  D. 肺纤维化

  E. 以上都是

3. 阻塞性肺气肿肺功能检查指标中，最有诊断价值的是（　　）

  A. $FEV_1/FVC\% < 60\%$

  B. MVV（预计值）<80%

  C. PEF 降低

  D. RV/TLC>40%

  E. MMFR 减低

4. 呼吸衰竭的动脉血气分析诊断标准是（　　）

  A. $PaO_2 < 50$ mmHg 和（或）$PaCO_2 > 60$ mmHg

  B. $PaO_2 < 60$ mmHg 和（或）$PaCO_2 > 50$ mmHg

  C. $PaO_2 < 70$ mmHg 和（或）$PaCO_2 > 40$ mmHg

  D. $PaO_2 < 80$ mmHg 和（或）$PaCO_2 > 70$ mmHg

  E. $PaO_2 < 50$ mmHg 和（或）$PaCO_2 > 50$ mmHg

5. 患者，男性，35岁，肺功能检查发现第一秒时间肺活量占用力肺活量比值为40%，残气量占肺总量比值45%，血气分析正常，应诊断为（　　）

  A. 限制性通气功能障碍

  B. 阻塞性通气功能障碍

  C. 混合性通气功能障碍

  D. 弥散功能障碍

  E. 通气功能正常

6. 体内氧分压最高的部位是（　　）

  A. 动脉血　　　　　B. 静脉血

  C. 组织液　　　　　D. 淋巴液

  E. 肺泡气

第25章 内镜检查

📖 **学习目标**
1. 了解各种内镜检查的检查方法。
2. 理解各种内镜检查的适应证及禁忌证。
3. 理解各种内镜检查的临床应用。

第1节 内镜的基本知识

当机体表面有病变时，如皮肤表面的疖、痈，我们可以通过肉眼直接观察到病变，如果内脏出了问题，我们应该怎样去观察它的病变呢？一个多世纪以来，临床医生不断探索以便能够发现一种通过观察内脏的病变准确诊断疾病的各种方法。

内镜的发展历程体现了这种思路的演进过程，也反映了科学技术的进步对医学发展的影响。以胃镜为例，自1869年德国医生Kussmaul制成硬式胃镜以来，胃镜检查经历了硬式胃镜、可曲式胃镜，纤维胃镜、电子胃镜四个阶段。纤维胃镜是是由美国医生Hirschowitz在1957年首先使用，之后，日本学者相继进行了大量的研究和实践，这种胃镜的特点是图像清晰；操作灵巧，观察方便，亦大大减少了患者的痛苦；可控制的先端，扩大了内镜的视野；同时，不断改进的送水、送气和吸引装置，保证了插镜的效率和视野的清晰度。此后胃镜技术不断发展，除了能直接观察到病变外，活检钳和细胞刷的使用，还能配合进行病理检查；摄影、录像技术的使用可以记录各种病变，供会诊、教学使用；同时还可进行镜下止血、异物取出、圈套结扎等内镜治疗。纤维内镜技术的不断改进，使得其不仅在消化道疾病的诊断上发挥了重大的作用，而且开辟了新的治疗领域，形成了新兴的治疗内镜领域。

随着电子技术的推广与普及，在纤维内镜的基础上通过不断改进，形成了电子内镜。电子内镜可以将脏器病变显示在电视荧光屏上，可供多人同时观看；图像不会出现黑点或亮度损失；图像更加清晰、逼真、分辨率亦更高，而且颜色更为真实；固定画面、摄影、录像的配合，有利于记录及会诊；同时有利于资料的储存、图像的采集、分析与交流。

1981年，以色列国防部的机械工程师伊丹联想起自己熟悉的智能导弹上的遥控摄像装置，并由此产生了研制无线内镜的最初设想。并于20世纪90年代获得了该技术领域最早的专利。2001年，以色列的Given Imaging公司采用伊丹的专利技术，生产了世界上第一个胶囊式内镜，并率先进入临床使用，这一产品在全世界引起了巨大的反响。胶囊式内镜的诞生开辟了内镜技术医学应用的新领域，是消化学科发展史上的一个重要里程碑。

胶囊内镜的原理是通过被检查者口服智能胶囊，此智能胶囊内置摄像与信号传输装置，然后借助消化道蠕动使其在消化道内运动并拍摄图像，医生利用体外的图像记录仪和影像工作站，了解被检查者的整个消化道情况，从而对其病情做出判断。胶囊内镜检查方便、无创伤、无导线、无痛苦、无交叉感染、不影响患者的正常工作，扩展了消化道检查的视野，克服了传统的插入式内镜所具有的耐受性差、不适用于年老体弱和病情危重等缺陷，可作为消化道疾病尤其是小肠疾病诊断的首选方法。

为了解决内镜检查时患者恐惧的心理，在普通内镜检查的基础上，通过静脉给予患者一定剂量的短效麻醉剂，使患者迅速进入镇静、睡眠状态，在毫无知觉中完成内镜检查，并在检查完毕后迅速苏醒。此无痛内镜的使用，可以避免患者在痛苦状态下不自觉躁动引起的机械损伤，特别适合心理紧张的患者，同时能提高检查的准确性。

现在内镜使用已经延伸到机体多个系统，包括呼吸系统、泌尿系统、生殖系统、胸腹腔等，因而形成一个崭新的诊治领域，称为内镜学（endoscopicology），达到内镜技术发展的全新境界。

第2节　上消化道的内镜检查

上消化道内镜检查包括食管、胃、十二指肠的检查，是应用最早，进展最快的内镜检查，通常亦称胃镜检查。

一、适　应　证

适应证比较广泛，一般说来，一切食管、胃、十二指肠疾病诊断不清者，均可进行此项检查。主要适应证如下。

（1）凡有上消化道症状，如咽下困难、胸骨后疼痛、烧灼、上腹疼痛、不适、饱胀、食欲下降等，原因不明者。

（2）原因不明的上消化道出血患者，需进行急诊内镜检查，不但可以获取病因诊断，尚可进行镜下止血。

（3）X线钡餐检查不能确诊或不能解释的上消化道病变。

（4）已确诊的上消化道病变如溃疡、萎缩性胃炎等胃癌前病变，需内镜随访复查者。

（5）判断药物对某些病变（如溃疡、幽门螺杆菌感染）的疗效。

（6）需要内镜进行治疗者（如镜下止血、异物取出、息肉摘除、狭窄扩张等）。

二、禁　忌　证

（1）严重心肺疾病，如严重心律失常、心肌梗死急性期、重度心力衰竭、哮喘发作期、呼吸衰竭不能平卧等而无法耐受内镜检查者。

（2）休克、昏迷等危重状态。

（3）食管、胃、十二指肠穿孔急性期。

（4）神志不清、精神失常不合作的患者。

（5）口腔咽喉急性重症炎症内镜不能插入者；食管及胃的急性炎症，尤其是腐蚀性炎症患者；明显的胸主动脉瘤及脑卒中患者。

（6）急性传染性疾病如急性传染性肝炎一般暂缓检查；慢性传染病如慢性乙、丙型肝炎或抗原携带者、AIDS患者应具备特殊的消毒措施。

三、检　查　方　法

1. 检查前准备

（1）环境准备：环境清洁、无尘，室温不低于20℃。

（2）患者准备：给患者解释检查目的、注意事项，家属签字同意；术前1天不吸烟，术前禁食8小时，摘除活动性义齿。

（3）物品准备：胃镜检查仪，喉头麻醉喷雾器、5 ml 注射器、弯盘、手套、牙垫、消泡剂、纱布、甲醛固定液标本瓶、2% 利多卡因；抢救物品、药品；局部止血药等。

（4）局部麻醉：术前 5～10 分钟，含服 1% 丁卡因胃镜胶（10 ml）或 2% 利多卡因咽喉喷雾 2～3 次，前者兼具麻醉及润滑作用，目前应用较多。

（5）镇静剂：一般无需使用镇静剂。过分紧张者可用地西泮 5～10 mg 肌内注射或静脉注射。

（6）口服去泡剂：可用二甲硅油去除十二指肠黏膜表面泡沫，使视野更加清晰。此项不作为必须要求。

2. 检查方法要点

（1）患者取左侧卧位，头稍后仰，头下垫枕，放松腰带和领扣，胸前铺橡胶单，嘱患者张口咬住牙垫，颌下置一弯盘。

（2）术者左手持操纵部调整角钮方向，右手持胃镜可曲部，将镜端自牙垫中插入至咽后壁，并嘱吞咽动作，顺势轻柔插入喉部到达食管上端。

（3）在直视下由食管通过贲门进入胃腔，再经幽门入十二指肠。在退镜时详细观察各部情况，观察顺序依次为：十二指肠、幽门、胃窦、胃角、胃体、胃底、贲门、食管。

（4）当腔内充气不足而黏膜贴近镜面时，可少量间断注气，当物镜被沾污时，可少量充水清洗镜面，必要时也可抽气或吸引液体。

（5）观察完毕，可进行病变部位的摄影、活体组织检查及细胞学的取材。

（6）退出胃镜时尽量抽气防止腹胀。被检查者 2 小时后进温凉流质或半流质饮食。

考点提示：
上消化道内镜检查的适应证及临床应用

四、上消化道疾病的内镜诊断

自纤维内镜使用以来，上消化道疾病诊断率明显提高，胃镜下常见的疾病有炎症、溃疡和肿瘤，其次还有息肉、食管与胃底静脉曲张、血管畸形、食管贲门黏膜撕裂，憩室、异物、寄生虫等。

第 3 节　结肠镜检查

下消化道内镜检查包括结肠镜、小肠镜检查，由于后者应用较少，设备及技术要求甚高，在此仅讨论结肠镜检查。结肠镜检可分为乙状结肠镜及全结肠镜检查，前者检查自肛门至乙状结肠 60 cm 范围的病变，而全结肠镜则可到达回盲部甚至末段回肠，从而了解部分小肠及全结肠病变以协助下消化道疾病的诊断。

一、适　应　证

（1）不明原因的便血、大便习惯改变，怀疑有结、直肠及末端回肠病变者。

（2）钡剂灌肠或乙状结肠镜检查有异常者，如狭窄、溃疡等，需进一步检查确诊者。

（3）肠道炎性疾病的诊断与随访观察。

（4）结肠癌术前诊断及术后随访；癌前病变的监视；息肉摘除术后随访观察。

（5）需做止血及结肠息肉摘除等治疗者。

（6）转移性腺癌、CEA、CA199 升高，需寻找原发病灶者。

二、禁　忌　证

（1）肛门、直肠严重狭窄。

（2）急性重度结肠炎，如重症痢疾、溃疡性结肠炎及憩室炎等。

（3）急性弥漫性腹膜炎及腹腔脏器穿孔。

（4）妊娠妇女。

（5）严重心肺功能衰竭、精神失常及昏迷患者。

三、检 查 方 法

1. 检查前准备 肠道准备是检查成功的关键之一。

（1）检查前 1～2 日用少渣半流饮食，当晨禁食。

（2）肠道清洁有多种方法，目前倾向于用最为简便、有效的盐类泻剂。检查前 3 小时嘱患者饮主含氯化钠的洗肠液 3000～4000 ml，或主含磷酸缓冲液的清肠液，饮水总量不足 1000 ml，可达到同样清肠效果。液体石蜡不能有效攻泻，又可损坏肠镜前部橡胶外皮，甘露醇虽可有效导泻，但因在肠内被细菌分解，可产生易燃气体，如行高频电凝治疗有引起爆炸的危险，应特别注意。

（3）阅读结肠镜申请单，简要询问病史，做必要的体验，了解检查的指征，有否禁忌证。做好解释工作，说明手术的必要性及安全性，消除恐惧心理，争取主动配合。

（4）术前用药，可肌内注射地西泮 2.5～5 mg、哌替啶 50 mg，由于使痛阈增高，降低引起肠穿孔等反应的信号，应予以特别警惕。解痉剂可抑制蠕动，有利于操作，可术前 5～10 分钟用阿托品 0.5 mg 肌内注射或丁溴东莨菪碱 10 mg 肌内注射；12 岁以下小儿做结肠镜需用氯氨酮肌内注射或静脉麻醉，剂量与用法应由有经验的麻醉医生决定及观察。乙状结肠镜检查多无需术前用药；全结肠镜检查者如操作熟练，患者又能充分理解与配合者亦可不用药。

（5）检查室最好有暗室设备及 X 线机、监护装置及抢救药品，以备不时之需。

（6）检查结肠镜及配件，如同胃镜，以确保结肠镜性能及质量。

2. 检查方法要点

（1）国人多采用无 X 线透视下，双人操作检查，亦有单人操作者，近年逐渐增多。镜检难度较胃镜为大，需要术者与助手配合默契，共同完成。

（2）嘱患者穿上开洞的检查裤后取左侧卧位，双腿屈曲。

（3）术者先做直肠指检，了解有无肿瘤、狭窄、痔疮、肛裂等。助手将肠镜先端涂上润滑剂（一般用硅油，不可用液体石蜡）后，再嘱患者张口呼吸，放松肛门括约肌，以右手示指按压物镜头，使镜头滑入肛门，此后按术者指令缓慢进镜。

（4）遵照循腔进镜配合滑进，少量注气、适当钩拉、去弯取直、防袢、解袢等插镜原则逐段缓慢插入肠镜。特别注意抽吸缩短与取直乙状结肠及横结肠，在脾曲、肝曲处适当钩拉、旋镜，并配合患者呼吸及体位进镜，以减小转弯处的角度，缩短检查的距离。

（5）助手按检查要求以适当的手法按压腹部，以减少肠管弯曲及结袢，防止乙状结肠、横结肠结袢，对检查特别有助。

（6）到达回盲部的标志为月牙形的阑尾孔、Y 字形（画盘样）的盲尖皱襞及鱼口样的回盲瓣，部分患者尚可见到鞭虫。在体表可见到右下腹集中的光团。在回盲瓣口尽可能调整结肠镜先端角度，即插入或挤进回盲瓣，观察末段回肠 15～30 cm 范围的肠腔与黏膜。

（7）退镜时，操纵上下左右旋扭，可灵活旋转先端，环视肠壁，适量注气、抽气，逐段仔细观察，注意肠腔大小、肠壁及袋囊情况。对转弯部位或未见到结肠全周的肠段，应调整角度钮及进镜深度，甚至适当更换体位，重复观察。

（8）对有价值部位可摄像、取活检及行细胞学等检查助诊。

（9）检查结束时，尽量抽气以减轻腹胀，嘱患者稍事休息，观察 15～30 分钟再离去。

（10）做过息肉摘除、止血治疗者，应用抗菌治疗、半流质饮食和适当休息 4～5 天，以策安全。

考点提示：
结肠镜检查
的适应证

第4节 超声内镜检查

超声内镜（ultrasonic endoscope）是将微型高频超声探头安置在内镜顶端，一方面通过内镜直接观察腔内的形态改变，同时进行实时超声扫描，以获得消化道各层次的组织学特征及邻近脏器的超声图像，从而进一步提高了内镜和超声的双重诊断性能。

一、适 应 证

（1）判断消化系肿瘤的侵犯程度并判断有否淋巴结转移。

（2）判断外科手术切除的可能性。

（3）确定消化道黏膜下肿瘤的起源与性质。

（4）判断食管静脉曲张程度与栓塞治疗的效果。

（5）显示纵隔病变。

（6）判断消化性溃疡的愈合与复发。

（7）十二指肠壶腹肿瘤。

（8）胆囊及胆总管中下段良恶性病变。

（9）胰腺良、恶性病变。

二、禁 忌 证

1. 绝对禁忌证

（1）患者不合作。

（2）怀疑有消化道穿孔。

（3）急性憩室炎。

（4）暴发性结肠炎。

2. 相对禁忌证

（1）食管严重狭窄。

（2）心肺状况不佳。

三、检 查 方 法

1. 术前准备

（1）患者准备：同"上消化道内镜检查"；若检查大肠，同"乙状结肠镜检查"。

（2）技术准备：通常需2~3人，术者操纵内镜，助手操作超声仪。术者必须熟练掌握一般消化道内镜的技术和内镜下逆行胰胆管造影术的操作要点，并具有一定的体表超声经验和超声解剖知识。

（3）仪器准备：按操作要求安装，调试所用的超声内镜系统。

2. 超声探查方式

（1）直接接触法：将内镜顶端超声探头外水囊的空气抽尽后，直接接触消化道黏膜进行扫描。

（2）水囊法：经注水管道向探头外水囊注入3~5 ml脱气水，使其接触消化道壁以显示壁的层次及消化道以外相应的器官，该方法最常用。根据需要调节注入水囊内的水量以适合不同病变的检查。

（3）水囊法+脱气水充盈法：超声胃镜插至检查部位后，先抽尽胃内空气，再注入脱气水300~500 ml，使已充水的水囊浸泡在水中。该法适于胃底、胃体中上部及胃邻近脏器的检查，持续注水时也可用于十二指肠病变的检查。

3. 操作步骤

（1）观察消化道局部病变，可直接经水囊法或水充盈法将探头靠近病灶，进行超声扫描。

（2）观察消化道邻近脏器时，可将探头置于下述部位进行显示：①胰腺、胰头部（十二指肠降部）、胰体和尾部（胃窦胃体后壁）；②胆道下段（十二指肠降部）和中段（胃窦部）；③胆囊（十二指肠壶腹或胃窦近幽门区）；④肝右叶（十二指肠、胃窦部）、肝左叶（贲门部、胃体上部）；⑤脾脏（胃体上部）。

（3）不断改变探头的位置和方向可以获得不同切面的超声图像。常用方法有：①调节内镜角度旋钮，改变探头的方向；②通过插镜或拔镜调节探头的位置；③通过旋转镜身寻找病灶进行超声扫描；④改变患者的体位；⑤胃底和胃体部还可用内镜镜头倒转手法。

（4）超声图像的调节方法：①检查任何部位均先用低倍圆图，发现病灶后再逐渐放大；②显示局部病灶可取放大半圆图；③频率切换，观察消化道或其邻近器官时选用 7.5 MHz 显示病灶实质回声较好，12 MHz 显示消化道壁或病灶的边界较好。

四、并 发 症

1. 窒息 发生率极低，主要由于胃内注水过多时变动患者体位所致。注水应少于 500 ml，术中变动体位前抽尽胃内注入水。

2. 吸入性肺炎 较少发生，常因术中误吸胃内液体或注入水量过多所致。

3. 麻醉意外

4. 器械损伤 有咽喉部损伤、食管穿孔、胃穿孔、肠穿孔、消化道管壁擦伤等。

5. 出血

第 5 节　纤维支气管镜检查

纤维支气管镜是检查气管、支气管和肺部疾病的专用工具，是一项内镜检查技术，临床应用范围很广，虽然操作简单，却可使许多隐藏在气管、支气管及肺内深部难以发现的疾病，在没有体表创伤的情况下得以诊断及治疗，可使许多患者免除开刀手术之苦。纤维支气管镜适用于肺叶、段及亚段支气管病变的观察，活检采样，细菌学、细胞学检查，配合 TV 系统可进行摄影、示教和动态记录，能发现早期病变，对于支气管、肺疾病研究是一种良好的精密仪器。

一、适 应 证

（1）原因不明的咯血或痰中带血。

（2）原因不明的咳嗽，难以用吸烟或气管炎解释，或原有的咳嗽在质上发生了变化，特别是中老年人。

（3）支气管阻塞，表现为局限性肺气肿，局限性干啰音或哮鸣音，以及阻塞性肺炎或肺不张等。

（4）临床表现或 X 线检查疑为肺癌者。

（5）痰细胞学检查阳性，肺内未找到病变者。

（6）原因不明的喉返神经麻痹或膈神经麻痹者。

（7）诊断不明的支气管、肺部疾病或弥漫性肺部疾病诊断困难，需经纤维支气管内镜检查，做支气管肺活检、刷检或冲洗等，进行细胞学及细菌学检查者。

（8）难以解释的痰中找结核抗酸杆菌或肺结核并发肺癌者。

（9）协助选择性支气管造影。

（10）纤维支气管内镜检查在治疗上的应用，如移除分泌物，治疗肺不张、止血，吸引冲洗，引流肺脓肿，了解病变范围、确定外科手术方式，评价治疗效果等。

二、禁　忌　证

（1）一般情况极差，体质十分虚弱者。

（2）肺功能严重损害，呼吸明显困难者。

（3）严重心脏病，心功能不全或频发心绞痛，明显心律失常者。

（4）严重高血压者。

（5）主动脉瘤，有破裂危险。

（6）近期有大咯血，哮喘急性发作，则需暂缓进行。

（7）出、凝血机制异常。

三、术　前　准　备

（1）了解病史、复习胸片，向患者说明注意事项以取得配合。

（2）术前禁食 4 小时。

（3）术前半小时肌内注射阿托品 0.5 mg 或同时肌内注射地西泮 5～10 mg，取下活动性义齿。

（4）备好必需的急救品。

四、操　作　要　点

（1）用 1% 丁卡因喷雾鼻腔、咽部、声门，间歇 5～10 秒，连续 3 次，1% 利多卡因 5 ml 做环甲膜穿刺注入，检查过程中，还可用 0.5% 丁卡因在喉头、气管、左右支气管及活检部位滴入。

（2）患者一般取仰卧位，术者在窥视下由鼻孔插入，看清声门，待声门开大时将支气管镜送入气管，徐徐前进，先查健侧后查患侧，及时吸出呼吸道分泌物，在看清病变的部位范围及形态特征后，可以照相及采取活体组织，或用细胞刷刷取分泌物及脱落细胞，制成薄片，立即送检。

（3）如有大出血，局部滴 1∶2000 2 ml 左右肾上腺素，止血后方可取镜。

（4）密切观察全身状况，必要时给氧。

五、术　后　处　理

（1）术后禁食 2 小时。

（2）术后有声音嘶哑及咽部疼痛者，可予以蒸气吸入。

（3）一般不用抗生素，若肺活检或术后发热，可适当应用抗生素。

六、并　发　症

（1）麻醉药过敏。

（2）喉头痉挛或支气管痉挛。

（3）加重缺氧。

（4）出血。

（5）因操作粗暴，可致声带或声门损伤。

七、纤维支气管镜的临床应用

纤维支气管镜检查技术应用后，使肺部疾病在诊断和治疗方面取得了巨大的进展。纤维支气管镜作为高科技产物，光导纤维柔软可曲，检查视野大，图像清晰，操作简单易行，在临床上主要用于以下几个方面。

1. 呼吸系统疾病的诊断　①不明原因的痰中带血，无法解释的慢性咳嗽患者，肺部阴影的诊断；②患者诊断及分期的依据，利用支气管镜做肺活检、刷检或冲洗以得到组织学诊断；③良性支气管病变的诊断，包括支气管结核、气管或支气管狭窄、怀疑支气管食管瘘等；④诊断不明的支气管、肺部疾病或弥漫性肺部疾病诊断困难，需经纤维支气管镜检查，做支气管肺活检、刷检、冲洗或支气管肺泡灌洗等，进行细胞学及病原学检查。

2. 纤维支气管镜下治疗　①摘取气管、支气管内异物；②抽取气管、支气管内分泌物及血块治疗肺不张、止血，吸引冲洗，引流脓液，局部注药治疗肺脓肿等；③抽取气管、支气管内分泌物做病原微生物培养；④配合激光、微波、氩气刀、高频电刀等装置切除支气管内肿瘤或肉芽组织；⑤气管、支气管狭窄患者可施行扩张术或放置气管内支架，⑥了解支气管、肺部病变范围、确定外科手术方式，评价治疗效果等；⑦注射药物治疗肺部肿瘤，气管肺灌洗治疗弥漫性肺部疾病；⑧替代胸腔镜，对胸膜腔疾病进行诊断和治疗；⑨引导气管插管抢救危重患者。

考点提示：
纤维支气管镜检查的适应证及并发症

（刘玉美）

目 标 检 测

一、选择题

1. 胃镜检查的适应证不包括（　　）
   A. 疑有上消化道疾病者
   B. 上消化道出血及不明原因贫血者
   C. 所有上腹部疼痛患者
   D. 胃炎、溃疡的疗效判断和监测
   E. 疑有占位、溃疡和其他不明性质疾病者

2. 用胃镜检查不能诊断的是（　　）
   A. 胃炎
   B. 胃溃疡
   C. 胃癌
   D. 胃部感染的病原体
   E. 十二指肠溃疡

3. 纤维结肠镜检查的禁忌证是（　　）
   A. 严重心、肺功能不全者
   B. 严重高血压不能控制者
   C. 孕妇和不合作的精神病患者
   D. 急性消化道大出血后
   E. 以上 A＋B＋C＋D

4. 患者，男性，42 岁，反复上腹痛 10 年，多为夜间痛，饥饿痛，进食后缓解，近 2 个月来加重，病痛节律性消失，近 1 个月来呕吐隔夜宿食，查体：上腹压痛，振水音阳性，为

明确诊断，宜采取的检查为（　　）
   A. 腹部 B 超
   B. 急诊内镜检查
   C. 上消化道钡双重造影
   D. 腹部 CT
   E. 以上都不是

5. 患者，男性，28 岁，上腹痛 1 周，黑便 3 天，每天排便 3～4 次，量较多，头昏、乏力、心慌。有间断上腹痛 3 年。每次发病持续 2～4 周方缓解。饮酒史 4 年，每天 100 g 白酒，曾患乙肝。为明确病因，检查首选（　　）
   A. B 超
   B. 上消化道造影
   C. 胃镜
   D. 肝功能
   E. 下消化道造影

6. 患者，女性，38 岁，间断发作下腹部疼痛伴腹泻 3 年，排便 4～5 次 / 天，脓血便，排便后疼痛可缓解。曾行结肠镜检查见充血、糜烂及浅表小溃疡。首先应进行的检查是（　　）
   A. 便常规＋潜血
   B. 结肠镜
   C. 腹部 B 超
   D. 腹部 CT
   E. 便培养

二、简答题

1. 胃镜检查的适应证有哪些？
2. 纤维支气管镜检查的并发症有哪些？

第6篇　临床常用诊疗技术

第26章　临床常用诊疗技术

第1节　中心静脉压测定

中心静脉压（central venous pressure，CVP）是指在右心房及上、下腔静脉胸腔段的压力。它反映右房压，是临床观察血流动力学的主要指标之一，它受心功能、循环血容量及血管张力三个因素影响。测定 CVP 对了解有效循环血容量和心功能有重要意义，常用于急性心力衰竭、大量输液或心脏病患者输液时、危重患者或体外循环手术时。

正常值为 0.49～1.18 kPa（50～120 mmH$_2$O），降低与增高均有重要临床意义。如休克患者 CVP＜0.49 kPa 表示血容量不足，应迅速补充血容量。而 CVP＞0.98 kPa，则表示容量血管过度收缩或有心力衰竭的可能，应控制输液速度、输液量或采取其他相应措施。若 CVP＞1.47～1.96 kPa 表示有明显心力衰竭，且有发生肺水肿的危险，应暂停输液或严格控制输液速度，并给予速效洋地黄制剂和利尿药或血管扩张剂。

如有明显腹胀、肠梗阻、腹内巨大肿瘤或腹部大手术时，利用股静脉插管测量的 CVP 可高达 2.45 kPa 以上，但不能代表真正的 CVP。

少数重症感染患者 CVP＜0.98 kPa，也有发生肺水肿者，应予注意。

（一）方法

（1）被检者取仰卧位，选好插管部位，常规消毒皮肤，铺无菌洞巾。

（2）局部麻醉后静脉插管，两种方式：①经皮穿刺法，较常采用，经锁骨下静脉或头静脉插管至上腔静脉；或经股静脉插管至下腔静脉；②静脉剖开法，现仅用于经大隐静脉插管至下腔静脉。插入深度经锁骨下静脉者 12～15 cm，其余为 35～45 cm。一般认为上腔静脉压较下腔静脉压更能准确反映右心房压力尤其在腹内压增高等情况下。

（3）将测压计的零点调到右心房水平，如体位有变动则随时调整。操作时先把 1 处夹子扭紧，2、3 处夹子放松，使输液瓶内液体充满测压管到高于预计的静脉压之上。再把 2 处夹子扭紧，放松 1 处夹子，使测压管与静脉导管相通，则测压管内的液体迅速下降，到一定水平不再下降时，观察液面在量尺上的相应刻度数，即为 CVP 的高度。不测压时，夹紧 3，放松 1、2 处，使输液瓶与静脉导管相通，继续补液。每次测压倒流入测量管内的血液需冲洗干净，以保持静脉导管的通畅。

（二）注意事项

（1）测压过程中发现静脉压突然出现显著波动性升高时，提示导管尖端进入右心室，因心室收缩时压力明显升高所致，应立即退出一小段后再测。

（2）导管阻塞无血液流出，应用输液瓶中液体冲洗导管或变动其位置；若仍不通畅，则用肝素液或 3.8% 柠檬酸钠溶液冲洗。

（3）测压管留置时间，一般不超过 5 天；时间过长易发生静脉炎或血栓性静脉炎；故留置 3 天以上时，需用抗凝剂冲洗，以防血栓形成。

考点提示：
CVP 测定的
临床意义

第 2 节　淋巴结穿刺术

淋巴结分布于全身各部，许多原因可使淋巴结肿大，如感染（细菌、病毒、真菌、丝虫）、结核病、造血系统肿瘤（白血病、淋巴瘤）、转移瘤等。淋巴结穿刺（lymph node puncture）取得抽出液，以其制作涂片做细胞学或病原生物学检查可协助上述疾病的诊断。

淋巴结的功能

淋巴结是哺乳类动物特有的器官。正常人浅表淋巴结很小，直径多在 0.5 cm 以内，表面光滑、柔软，与周围组织无粘连，亦无压痛。当细菌侵入机体时，淋巴细胞会产生淋巴因子和抗体有效地杀灭细菌。结果是淋巴结内淋巴细胞和组织细胞反应性增生，使淋巴结肿大，称为淋巴结反应性增生。能引起淋巴结反应性增生的还有病毒、某些化学药物、代谢的毒性产物、变性的组织成分及异物等。因此，肿大的淋巴结是人体的烽火台，是一个报警装置。

链接

（一）方法

（1）核对患者，签署知情同意书。

（2）选择适于穿刺的部位，一般取肿大较明显的淋巴结。

（3）常规消毒局部皮肤和术者手指。

（4）术者以左手示指和拇指固定淋巴结，右手持 10 ml 干燥注射器（针头为 18～19 号），沿淋巴结长轴直接刺入淋巴结内（刺入深度依淋巴结大小而定），然后边拔针边用力抽吸，利用空针内的负压将淋巴结内的液体和细胞成分吸出。

（5）固定注射器的内栓，拔出针头后，将注射器取下充气后，再将针头内的抽出液喷射到载玻片上，并及时制备均匀涂片，染色镜检。

（6）穿刺完毕，穿刺部位用无菌纱布覆盖，并以胶布固定。嘱患者平卧位休息，测血压并观察病情。

（二）注意事项

（1）最好在餐前穿刺，以免抽出液中含脂质过多，影响检查结果。

（2）注意选择易于固定的部位，淋巴结不宜过小，且应远离大血管。应尽量避免穿刺腹股沟淋巴结。

（3）穿刺时，若未能获得抽出液时，可将针头再由原穿刺点刺入，并可在不同方向连续穿刺，抽吸数次，直到取得抽出液为止（但注意不能发生出血）。

考点提示：
淋巴结穿刺
术的意义

（4）制备涂片前要注意抽出液的外观和性状。一般炎症抽出液为淡黄色，结核病变抽出液为黄绿色或污灰色黏稠液体，可见干酪样物质。

第 3 节　胸膜腔穿刺术

胸膜腔穿刺术（thoracentesis）常用于检查胸腔积液的性质、抽液减压或通过穿刺胸膜腔内给药等。

胸 膜 腔

胸膜的脏壁两层在肺根处相互转折移行所形成的一个密闭的潜在的腔隙，左右各一，互不相通，腔内有少量浆液，可减少呼吸时的摩擦，腔内为负压，有利于肺的扩张，有利和静脉血与淋巴液回流。

链接

（一）方法

（1）核查患者，签署知情同意书。

（2）嘱患者取坐位，面向椅背，两前臂置于椅背上，前额伏于前臂上。不能起床者可取半卧位，患侧前臂上举抱于枕部。

（3）穿刺应在胸部叩诊实音最明显的部位进行，一般常选肩胛线或腋后线第 7~8 肋间；也可选腋中线第 6~7 肋间或腋前线第 5 肋间为穿刺点。包裹性积液依据 X 线或超声检查决定。穿刺点可用蘸甲紫（龙胆紫）的棉签在皮肤上作标记。

（4）常规消毒皮肤，以穿刺点为中心，向周边环形扩展至少 15 cm，戴无菌手套，覆盖消毒洞巾。

（5）用 2% 利多卡因在下一肋骨上缘的穿刺点自皮肤至胸膜壁层进行局部浸润麻醉。

（6）术者以左手示指与中指固定穿刺部位的皮肤，右手将穿刺针（将针坐后的胶皮管用血管钳夹住）在麻醉处缓缓刺入，当针锋抵抗感突然消失时，表示已穿过胸膜壁层，到达胸膜腔。此时，助手用止血钳协助固定穿刺针，以防针刺入过深损伤肺组织，术者接上注射器，松开血管钳，抽吸胸腔内积液，抽满后再次用血管钳夹闭胶皮管，取下注射器，将液体注入容器中，以便记量或送检。

若用胸腔穿刺针（带有三通活栓）穿刺时，先将穿刺针的三通活栓转到与胸腔关闭处，再将穿刺针在麻醉处缓缓刺入，当针锋抵抗感突然消失时，转动三通活栓使其与胸腔相通，进行抽液。注射器抽满后，转动三通活栓使其与外界相通，排出液体。

（7）抽液完毕拔出穿刺针，覆盖无菌纱布，稍用力压迫穿刺部位片刻，用胶布固定后嘱患者静卧。

（二）注意事项

（1）操作前应向患者说明穿刺目的，以消除顾虑。对精神紧张者，可于术前半小时给予地西泮或可待因以镇静止痛。

（2）操作中应密切观察患者的反应，如有头晕、面色苍白、出汗、心悸、胸部压迫感或剧痛、晕厥等胸膜过敏反应，或出现连续性咳嗽、气短、咳泡沫痰等现象时，应立即停止抽液，并皮下注射 0.1% 肾上腺素 0.3~0.5 ml，或进行其他对症处理。

（3）一次抽液不可过多、过快，诊断性抽液 50~100 ml 即可；减压抽液，首次不超过 600 ml，以后每次不超过 1000 ml；如为脓胸，每次尽量抽尽。疑为化脓性感染时，助手用无菌试管留取标本，行涂片革兰染色镜检、细菌培养及药敏试验。做细胞学检查时，至少需 100 ml，并应立即送检，以免细胞自溶。

（4）严格无菌操作，操作中要防止空气进入胸腔，始终保持胸腔负压。

（5）应避免在第 9 肋间以下穿刺，以免穿透膈肌损伤腹腔脏器。

（6）病情危重，有出血倾向或严重肺气肿者，操作时应更慎重。

第 4 节　腹膜腔穿刺术

考点提示：
胸膜腔穿
刺部位及
抽液量

腹膜腔穿刺术（abdominocentesis）常用于判定腹腔积液的性质与病原；当大量腹水引起呼吸困难或腹部胀痛时，穿刺放液可减轻症状；结核性腹膜炎等情况下，可进行腹腔内给药。

腹　膜　腔

脏腹膜与壁腹膜互相延续、移行，共同围成不规则的潜在性腔隙，称为腹膜腔；分腹腔（上部）和盆腔（下部）两部分。男性的腹膜腔不与外界相通；女性腹膜腔可经输卵管、子宫腔和阴道与外界相通，故女性容易引起腹膜腔感染。腹膜中血管丰富，具有吸收和渗出的功能。腹膜对于腹腔内液体和毒素的吸收能力，上腹部最强，盆腔较差。因此，当腹膜腔有感染时，常采取半卧位，以使脓液积聚在盆腔内，从而减少毒素吸收，减轻中毒症状。腹膜腔有炎症时（如结核性腹膜炎），腹腔渗出大量液体，称为腹水。

（一）方法

（1）为避免膀胱损伤，穿刺前须排空尿液。放液前应测量腹围、脉搏、血压和检查腹部体征，以观察病情变化。

（2）患者可采取坐位（坐在靠背椅上）、半卧位、平卧位或稍左侧卧位，尽量使其舒适，衰弱者应在其背部铺好腹带。

（3）选择适宜的穿刺点：①左下腹部脐与髂前上棘连线中外 1/3 的相交点，此处可避开腹壁动脉。②侧卧位穿刺点在脐水平线与腋前线或腋中线延长线的交点，常用于诊断性穿刺。③坐位可取脐与耻骨联合连线中点上方 1.0 cm、稍偏左或偏右 1～1.5 cm 处。避开腹白线，此穿刺点无重要器官且易愈合。④积液量少或有包裹分隔时，须经 B 型超声显像检查定位。

（4）穿刺部位常规消毒，戴无菌手套及铺消毒洞巾，以 2% 利多卡因自皮肤至腹膜壁层逐层作局部浸润麻醉。

（5）术者先将连接在穿刺针上的胶皮管折起或用血管钳夹住，用左手固定穿刺部皮肤，右手持针，经麻醉处垂直刺入腹壁，待感到针尖抵抗感突然消失时，表示针尖已穿过腹膜壁层，此时，接注射器，松开血管钳，即可抽取腹水，并将抽出液放入消毒试管中以备送检。做诊断性穿刺时，可直接用无菌的 20 ml 或 50 ml 注射器和 7 号针头进行穿刺。如需大量放液，一般可用 8 号或 9 号针头接一橡皮管，再用输液夹调整放液速度，将腹水引入容器中以备记量及做实验检查。在整个过程中，助手应用止血钳固定穿刺针，防止针头过深或脱出。

（6）放液结束后拔出穿刺针，覆盖消毒纱布，稍用力压迫片刻，胶布固定，并用多头腹带包扎（以防腹压骤降、内脏血管扩张引起休克）。如有腹水渗出时，可用火棉胶固定。

（二）注意事项

（1）有肝性脑病先兆、结核性腹膜炎腹腔内广泛粘连、棘球蚴病或巨大卵巢囊肿者禁忌穿刺。

（2）穿刺点选择视病情而定。少量腹水行诊断性穿刺，应让患者先侧卧于拟穿刺侧，约 5 分钟，急腹症时，穿刺点宜选择在压痛点及肌紧张最明显的部位。

（3）放液不可过快、过多，特别是肝硬化患者，一般每次不超过 3000 ml，一次放液量过多，可导致水盐代谢失调、大量蛋白丢失并诱发肝性脑病。如能腹水浓缩回输或维持大量静脉输入清蛋白（6～8 g/L 腹水）时，可大量放液。

（4）腹水量多者，为防止腹腔穿刺后腹水渗漏，在穿刺时注意勿使皮肤至腹膜壁层位于同一条直线上。

考点提示：
腹腔穿刺部位及抽液量

（5）术中密切观察患者呼吸、脉搏及面色等。术后嘱其平卧，并使穿刺孔位于上方，以免腹水继续漏出。

第 5 节　骨髓穿刺术

骨髓穿刺术（bone marrow puncture）是采集骨髓液的一种常用诊断技术。临床上骨髓穿刺液常用于血细胞形态学、细胞遗传学、造血干细胞培养、病原生物学等检查，以协助诊断、观察疗效及判断预后。

> 1. 什么是骨髓移植？
> 骨髓移植是指把骨髓中的造血干细胞从一个人体内移植到另一个人体内（一般是通过静脉输入）。确切地说，骨髓移植就是造血干细胞移植。
> 2. 什么人需要进行骨髓移植？
> 人体造血系统及免疫系统的严重疾病，如白血病（俗称血癌）、淋巴瘤、再生障碍性贫血、地中海贫血、重症放射病等患者，继续生存的希望就是骨髓移植。我国每年约 400 万名各类疾病的患者等待着骨髓移植。
> 3. 捐献骨髓会不会影响捐献者的身体健康？
> 捐献骨髓不会影响人的身体健康。许多人认为捐献骨髓是抽取脊髓，这完全是一种误解。骨髓移植需要的是人体内的红骨髓，即造血干细胞。一个成年人的骨髓重量为 3 kg，一名供髓者提供不足 10 g 的骨髓造血干细胞就能挽救一名白血病患者的生命。因此，不会减弱其免疫功能和造血能力。骨髓是再生能力很强的组织，一般健康者捐献造血干细胞后在 10 天左右即可补足所捐的干细胞量。

链接

（一）方法

（1）选择穿刺部位：①髂后上棘穿刺点：位于骶椎两侧、臀部上方突出的部位。②髂前上棘穿刺点，位于髂前上棘后 1～2 cm 处，此部位骨面较平，易于固定，操作方便。③胸骨穿刺点：在胸骨柄或胸骨体相当于第 1、2 肋间隙的位置，胸骨较薄（约为 1.0 cm），胸骨后为心房和大血管，穿刺时务必小心严防穿通胸骨而发生意外。但由于胸骨骨髓液含量丰富，当其他部位穿刺失败时，仍需做胸骨穿刺。④腰椎棘突穿刺点：位于腰椎棘突突出处。

（2）行髂后上棘穿刺时应取侧卧位；胸骨或髂前上棘穿刺时取仰卧位；腰椎棘突穿刺时，可取坐位或侧卧位。

（3）常规消毒局部皮肤，术者戴无菌手套，铺无菌洞巾，用 1% 普鲁卡因（先做皮试）或 2% 利多卡因做局部皮肤、皮下及骨膜麻醉。

（4）将骨髓穿刺针的固定器固定在适当的长度上（髂骨穿刺约 1.5 cm，胸骨穿刺约 1.0 cm），用左手拇指和示指固定穿刺部位，右手持针向骨面垂直刺入（若为胸骨穿刺则应与骨面成 30°～40° 角刺入），当针尖接触骨质后，则将穿刺针左右旋转，向前推进缓缓钻刺骨质，当感到阻力消失，且穿刺针已能固定在骨内时，表示已进入骨髓腔。若穿刺针不固定，则应再钻入少许达到能够固定为止。

（5）拔出穿刺针针芯，接上干燥的注射器（10 ml 或 20 ml），用适当的力量抽吸，若针头确在骨髓腔内，当抽吸时患者感到轻微锐痛，随即便有少量红色骨髓液进入注射器中。骨髓液吸取量以 0.1～0.2 ml 为宜，即注射器内见到骨髓液即停止抽吸。若用力过猛或抽吸过多，则会导致骨髓液稀释。如作骨髓液细菌培养，需在留取骨髓液计数和涂片标本后，再抽取 1～2 ml，用于细菌培养。

（6）如未能吸出骨髓液，则可能是针腔堵塞或干抽，此时应重新插上针芯。稍加旋转或再钻入少许，拔出针芯，如见针芯带有血迹，再行抽吸即可取得骨髓液。

（7）将抽取的骨髓液滴于载玻片上，急速做有核细胞计数及制备骨髓液涂片数张，以备做形态学检查。

（8）抽吸完毕，重新插入针芯。左手取无菌纱布置于针孔处，右手将穿刺针拔出，将纱布盖于针孔上，并按压 1～2 分钟，再用胶布加压固定。

（二）注意事项

（1）术前应做出血时间、凝血时间检查，对血友病患者禁止做骨髓穿刺。

（2）注射器与穿刺针必须干燥，以免发生溶血。

（3）穿刺针头进入骨质后避免摆动过大，以免折断；胸骨穿刺时不可用力过猛、穿刺过深，以防穿透内侧骨板。

（4）抽吸液量如为做细胞形态学检查则不宜超过 0.2 ml，否则会导致骨髓液稀释，影响增生度的判断、细胞计数及分类的结果。如作细菌培养，应首先抽吸供形态学检查标本，再抽取 1～2 ml。

（5）骨髓液取出后应立即涂片，否则会很快发生凝固，使涂片失败。

（6）用普鲁卡因麻醉前，需做皮试。

第 6 节 腰椎穿刺术

考点提示：
骨髓穿刺部位及抽吸液量的选择

腰椎穿刺术（lumbar puncture）常用于检查脑脊液的性质，测定颅内压力，了解蛛网膜下隙是否阻塞，施行脊髓腔或脑室造影，有时亦用于鞘内注射药物治疗等。

（一）方法

（1）嘱患者侧卧于硬板床上，背部与床板垂直，头向前胸屈曲，两手抱膝紧贴腹部，使躯干呈弓形；或由助手在术者对面用一手挽住患者头部，另一手挽住双下肢腘窝处并用力抱紧，使脊柱尽量后凸以增宽脊椎间隙，便于进针。

（2）穿刺点一般以双侧髂嵴最高点连线与后正中线的交会处（为第 3～4 腰椎棘突间隙）最适宜，有时也可在上一或下一腰椎间隙进行。

（3）常规消毒皮肤，戴无菌手套与盖洞巾，用 2% 利多卡因自皮肤至椎间韧带作逐层局部麻醉，抽吸后注药以防注入血管内。

（4）术者用左手固定穿刺点皮肤，右手持穿刺针以垂直背部、针尖稍斜向头部的方向缓慢刺入，成人进针深度为 4～6 cm，儿童则为 2～4 cm。当针头穿过韧带与硬脊膜时，可感到阻力突然消失，此时可将针芯慢慢抽出（严防脑脊液迅速流出），即可见脑脊液流出。

若无脑脊液流出，轻轻捻动穿刺针柄或稍改变方向及深度即可。

（5）在放液前先接上测压管测量压力。正常侧卧位脑脊液压力为 0.69～1.76 kPa（70～180 mmH$_2$O）或 40～50 滴 / 分。若欲了解蛛网膜下隙有无阻塞，可做压颈试验(queckenstedt test)。即在测定初压后，由助手压迫一侧颈静脉约 10 秒，然后再压另一侧，最后同时按压双侧颈静脉。正常时压迫颈静脉后，脑脊液压力立即迅速升高 1 倍左右，解除压力后 10～20 秒又迅速降至原来水平，称为梗阻试验阴性，表示蛛网膜下隙通畅；若压迫颈静脉后，不能使脑脊液压力升高，则为梗阻试验阳性，表示蛛网膜下隙完全阻塞；若施压后压力缓慢上升，放松后又缓慢下降，表示有不完全性阻塞。但是，当脑出血或颅内压明显增高时，禁做此试验，并不宜放液，仅将测压管中的脑脊液送检。

（6）移去测压管，收集脑脊液 2～5 ml 送检。如需作培养时，应用无菌试管留标本。

（7）术毕，将针芯插入，并一起拔出穿刺针，覆盖消毒纱布，局部按压 1～2 分钟，用胶布固定。

（8）术后患者去枕平卧 4～6 小时，以免引起术后低颅压头痛。

（二）注意事项

（1）严格掌握禁忌证，下列情况禁忌穿刺：①颅内明显高压；②患者处于休克、衰竭或濒危状态；③穿刺局部皮肤有炎症、颅后窝有占位性病变或伴有脑干症状者。

（2）凡疑有颅内压升高者必须做眼底检查，如有明显视乳头水肿或有脑疝先兆者，禁忌穿刺。必要时先行脱水疗法，降低颅内压后，再做腰椎穿刺术，以免发生脑疝。

（3）针头刺入皮下组织后进针要缓慢，以免用力过猛时刺伤马尾神经或血管，以致产生下肢疼痛或使脑脊液混入血液影响结果的判断。如系外伤出血，须待 5～7 天后重新检查。

（4）鞘内给药时，应先放出脑脊液，然后再注入等量置换性药物。

考点提示：
腰椎穿刺部位及穿刺禁忌证

第 7 节　心包腔穿刺术

心包腔穿刺术（pericardiocentesis）常用于判定心包积液的性质与病原；有心脏压塞时，穿刺抽液以减轻症状；化脓性心包炎时，穿刺排脓、注药。

（一）方法

（1）患者取坐位或半卧位，用手术巾盖住面部，仔细叩出心浊音界，选好穿刺点，有条件者，经心脏超声选择最佳穿刺部位。常用穿刺点：①心前区，据横膈位置高低而定，一般在左侧第 5 肋间或第 6 肋间心浊音界内 2.0 cm 左右；②胸骨下，在剑突与左肋弓缘夹角处。

（2）常规消毒局部皮肤，术者及助手均戴无菌手套、铺洞巾。用 2% 利多卡因自皮肤至心包壁层做逐层局部麻醉。

（3）术者持针穿刺，助手以血管钳夹持与其连接的导液橡皮管，最好用鳄鱼夹和导线将针尾部与心电图机或心电监护仪的 V$_1$ 导联相接。在心前区进行穿刺时，应使针自下而上，向脊柱方向缓慢刺入；胸骨下进针时，应使针体与腹壁成 30°～40°角，向上、向后并稍向左刺入心包腔后下部。待针锋抵抗感突然消失或导液管内出现液体时，表示针已穿过心包壁层，如果同时感到心脏搏动对针尖的搔刮或心电图上出现 S-T 段升高，则提示针尖与心肌接触，此时应稍退针，以免划伤心脏。助手用血管钳夹住针体固定深度，术者将注射器接于橡皮管上，然后放松橡皮管上止血钳，缓慢抽吸，记取液量，留标本送检。

（4）术毕拔出针后，盖消毒纱布，压迫数分钟，用胶布固定。嘱患者平卧位休息。

（二）注意事项

（1）严格掌握适应证。因这项操作有一定危险性，应由有经验的医师操作或指导，最好在心电监护下进行穿刺，以策安全。

（2）术前须进行心脏超声检查，确定液平段大小、穿刺部位、穿刺方向和进针距离，选液平段最大、距体表最近点作为穿刺部位，或在超声显像指导下进行穿刺抽液更为准确、安全。

（3）术前应向患者解释，消除其顾虑，并嘱其在穿刺过程中切勿咳嗽或深呼吸。术前半小时可服可待因 0.03 g。

（4）麻醉要完善，以免因疼痛引起神经源性休克。

（5）抽液量首次不宜超过 100~200 ml，以后再抽渐增至 300~500 ml。抽液速度要慢，如过快、过多，短期内使大量血液回心可导致肺水肿。

（6）如抽出鲜血，应先判定血的来源部位，若来源于心脏则立即停止抽吸，并严密观察有无心包填塞症状出现。

（7）取下空针前夹闭橡皮管，以防空气进入。

（8）术中、术后均需密切观察呼吸、血压、脉搏等变化。

第 8 节　肝脏穿刺抽脓术

考点提示：
心包穿刺部
位及抽液量

肝脏穿刺抽脓术（liver abscess puncture）常用于肝脓肿的诊断与治疗。

（一）方法

（1）患者取仰卧位，右侧靠近床沿，并将右手置于枕后。

（2）确定穿刺点，一般应在 B 型超声显像下进行脓腔定位后再行穿刺。亦可取右侧腋中线第 8、9 肋间隙肝实音区处。如有明显压痛点，可在压痛点明显处穿刺。

（3）常规消毒局部皮肤，铺无菌洞巾，自皮肤至肝包膜行局部麻醉。

（4）先将连接肝穿刺针的橡皮管折起或夹住，然后将穿刺针刺入皮肤，嘱患者先吸气，并在呼气末屏住呼吸，此时将针头刺入肝并继续徐徐前进，如进入脓腔，则可感到阻力突然消失。

（5）将注射器接于 1~2 号长针头的橡皮管上，松开钳夹，经橡皮管进行抽吸。如未能吸出脓液，可在注射器保持一定负压的情况下再前进或后退少许，如仍不见脓液吸出，则表明未达脓腔。此时，应将针头退至皮下，再按上法于屏气时改变方向（不得在肝内改变穿刺方向），重新穿刺并抽吸，一般不宜超过 3 次。

（6）脓液被吸出后，嘱患者维持浅表呼吸，观察脓液的颜色与气味，应尽可能将其抽尽。如脓液黏稠则用无菌生理盐水稀释后再抽吸，如吸出脓液量与估计不符，则应变换针头方向，以便使脓腔深部或底部的脓液得以抽尽。

（7）拔针后以无菌纱布按压片刻，胶布固定，小沙袋加压，并用多头腹带将下胸部扎紧。嘱其静卧 8~12 小时。

（二）注意事项

（1）有出血倾向、严重贫血者，应慎重穿刺。

（2）穿刺时要抑制咳嗽及深呼吸，以免针头划伤肝组织引起出血。

（3）穿刺后局部疼痛可服止痛剂，如出现右肩部剧痛并有气促，则多为膈肌损伤，给予镇痛剂，并严密观察病情变化。

（4）术后应定时测量脉搏、血压，直到稳定。如有内出血征象，应予以及时处理。

考点提示：
穿刺部位及
注意事项

第 9 节　三腔二囊管压迫术

三腔二囊管压迫术（tamponade of sengstaken-blakemore tube）主要用于门静脉高压引

起的食管、胃底静脉曲张破裂大出血，仅作为一种应急抢救措施，应同时进行其他治疗。

（一）方法

（1）术前认真检查三腔管是否通气，并作注气试验，检查 2 个气囊是否漏气，并了解胃囊、食管囊容积与膨胀情况。分别标记出 3 个腔通道，并认出管腔上 45 cm、60 cm 处刻度。

（2）嘱患者取半卧位，头偏向一侧，口服液体石蜡 20 ml，将三腔管远端及气囊表面涂液体石蜡，用注射器将囊内空气抽尽，然后将三腔二囊管自鼻腔插入至咽喉部，嘱患者做吞咽动作，将三腔二囊管送至 60 cm 处再抽取胃液，若自胃管内抽到胃液或胃内积血时，提示管端已达胃部。

（3）用注射器先向胃囊内注入空气 200 ml 左右，此时用血压计去掉袖带直接测压，使囊内压保持 6.6~7.9 kPa（50~60 mmHg），将胃囊开口部用血管钳夹紧以免漏气，再向外牵拉三腔管至有轻度弹性阻力感时，表明膨胀的胃囊已紧贴胃底黏膜上，用约 0.5 kg 重物（500 ml 的空输液瓶或其内盛少量水）通过输液架上安装的滑车装置，持续牵引三腔管外端，以达到充分压迫的目的。三腔管露出于鼻唇部处作一醒目标记，以便观察。

（4）经上述处理如仍有呕血时，则应再向食管囊内注入空气 100 ml 左右。压力为 4~5.3 kPa（30~40 mmHg），夹住食管囊外口。

（5）气囊持续压迫 24 小时后，则需放松牵引，抽净囊内气体（如双囊均充气应先放食管囊内气体），嘱患者口服液体石蜡 15~20 ml，以防止气囊外壁与食管黏膜粘连。放气 30 分钟后，再充气，牵引。如果观察出血停止已超过 24 小时，可放出气囊内气体，留管观察。若复又出血，立即再行压迫。

（6）气囊压迫时间一般不超过 3 天，如继续间断出血可适当延长。拔管前抽净 2 个气囊内的气体，嘱患者口服液体石蜡 20~30 ml，缓缓将三腔二囊管取出。

（二）注意事项

（1）术前向患者解释操作的目的，以取得密切配合，对躁动不合作或高度紧张者，可肌内注射地西泮 10 mg 或异丙嗪 25 mg。

（2）操作时助手站在术者的对侧，并备好吸痰器防止插管时大量胃内积血反流，导致呼吸道阻塞而窒息。

（3）胃囊与食管囊的容积与压力数据变异较大，在操作前应分别测定各囊注气量并了解压力变化，确定适宜参数。但需注意应保持胃囊足够的容积，以免自贲门滑出，而食管囊内的压力不宜超过 5.3 kPa（40 mmHg），以免压迫食管动脉造成局部坏死。

（4）三腔二囊管牵引方向应顺身体纵轴，与鼻唇部呈 45°角，以防该处鼻腔黏膜及唇部皮肤过度受压而产生糜烂、坏死。

（5）三腔二囊管压迫期间应加强护理，随时监测容积及压力变化，防止吸入性肺炎及气囊漏气，严防气囊滑脱引起窒息。定时从胃管中抽吸，以判断出血情况，并可从胃管注药止血。

（6）注气时从胃囊开始，再充气食管囊。放气则顺序相反。注气不能过多或不足，以防止气囊破裂或三腔管滑脱。

考点提示：
胃囊、食管囊充气量及注意事项

第 10 节 前列腺检查术

前列腺检查（examination of prostate）是通过直肠指诊进行，主要用于前列腺疾病的诊断，亦可作为一项治疗方法。检查时应注意前列腺的大小、形状、硬度、结节、触痛、波动感以及正中沟的情况等。若怀疑为慢性前列腺炎，则须进行前列腺按摩，以取得前列腺液送细菌培养和其他检查。

（一）方法

（1）嘱患者取膝胸位，若病情严重或体质虚弱者，也可取侧卧位。

（2）术者戴手套或指套，指端涂凡士林或液体石蜡。

（3）左手扶持患者左肩或臀部，以右手示指先在肛门口进行轻微按摩，让其适应，以免肛门括约肌骤然紧张。然后将示指徐徐插入肛门，当指端进入距肛门约5 cm的直肠前壁处即可触及前列腺。

（4）按摩前列腺时，以示指的末节作向内、向前徐徐按摩，每侧4～5次，然后再将手移至腺体的上部顺正中沟向下挤压，前列腺液即可由尿道排出，留取标本送检。

（二）注意事项

（1）掌握适应证，一般用于慢性前列腺炎症，如怀疑结核、脓肿或肿瘤则禁忌按摩。

（2）按摩时用力要均匀适当，太轻不能使前列腺液流出，过重则会引起疼痛。

（3）按摩时要按一定方向进行，不应往返按摩。

（4）一次按摩失败或检查结果阴性，如有临床指征，需隔3～5天后再重复按摩。

考点提示：
前列腺检查
注意事项

（王潇君）

目 标 检 测

选择题

1. 胸膜腔穿刺术进针点应在（ ）
   A. 上一肋骨的下缘
   B. 下一肋骨的上缘
   C. 肋间隙的中间
   D. 在肋间隙均可
   E. 以上都不是

2. 为减压行胸膜腔穿刺术时，首次不超过（ ）
   A. 300 ml
   B. 400 ml
   C. 500 ml
   D. 600 ml
   E. 1000 ml

3. 行腹膜腔穿刺术最常用的穿刺点为（ ）
   A. 右下腹脐与髂前上棘连线中、外1/3处
   B. 左下腹脐与髂前上棘连线中、外1/3处
   C. 脐与耻骨联合连线中点上方1cm
   D. 脐水平线与腋前线相交处
   E. 脐水平线与腋中线相交处

4. 肝硬化患者行腹膜腔穿刺术放液1次一般不超过（ ）
   A. 1000 ml
   B. 2000 ml
   C. 2500 ml
   D. 3000 ml
   E. 4000 ml

5. 心包穿刺术在剑突下进针时，应使针体与腹壁成多少度角（ ）

A. 30°～40°角
B. 10°～20°角
C. 20°～30°角
D. 50°～60°角
E. 40°～70°角

6. 心包穿刺术抽液量第1次不宜超过（ ）
   A. 50～100 ml
   B. 100～200 ml
   C. 200～300 ml
   D. 300～350 ml
   E. 350～400 ml

7. 行胸骨骨髓穿刺术，应保持针体与骨面成（ ）
   A. 10°～20°
   B. 20°～30°
   C. 30°～40°
   D. 40°～50°
   E. 50°～60°

8. 骨髓穿刺术骨髓吸取量以多少为宜（ ）
   A. 0.1～0.2 ml
   B. 0.2～0.3 ml
   C. 0.3～0.4 ml
   D. 0.4～0.5 ml
   E. 0.5～0.6 ml

9. 下列哪种患者禁止行骨髓穿刺术（ ）
   A. 白血病患者
   B. 血友病患者
   C. 再生障碍性贫血患者
   D. 巨幼细胞性贫血患者
   E. 以上都不是

10. 行胸膜腔穿刺术时，除外哪种情况均应立即停止抽液（ ）
    A. 患者面色苍白，头晕

B. 患者心悸、胸部压迫感

C. 抽出血性胸腔积液

D. 患者胸部剧痛、晕厥

E. 患者连续性咳嗽

11. 关于胸膜腔穿刺术,下列哪项是错误的( )

　　A. 要防止空气进入胸腔,保持胸膜腔负压

　　B. 应避免在第 9 肋以下穿刺,以免损伤腹腔脏器

　　C. 行减压抽液,首次不超过 600 ml,以后每次不超过 1000 ml

　　D. 诊断性抽液 50～100 ml 即可

　　E. 如为脓胸抽液,每次不要抽尽,最好不超过 500 ml

12. 行腹腔穿刺术,穿刺点的选择不包括( )

　　A. 左下腹脐与髂前上棘连线中、外 1/3 处

　　B. 脐与耻骨联合连线中点上方 1 cm

　　C. 脐与耻骨联合连线中点偏左 1.5 cm

　　D. 脐与耻骨联合连线中点偏右 1.5 cm

　　E. 脐水平线与腋后线相交处

13. 以下哪项不是腹腔穿刺术的适应证( )

　　A. 不明原因的腹腔积液,了解腹水原因

　　B. 肝硬化大量腹水,放液减压

　　C. 肝硬化患者腹水浓缩回输

　　D. 腹腔脏器肿瘤患者行诊断性腹腔穿刺了解有无腹腔内转移

　　E. 腹腔内注射化疗药物

14. 骨髓穿刺术的穿刺部位不包括( )

　　A. 髂前上棘后 1～2 cm　B. 髂后上棘

　　C. 胸骨柄或胸骨体　　D. 肩峰

　　E. 腰椎脊突

15. 肝脓肿穿刺出现下列哪些情况不宜操作( )

　　A. 急性气管炎　　B. 轻度贫血

　　C. B 超检查肝大　　D. 出凝血时间正常

　　E. 以上皆不宜操作

16. 肝脓肿穿刺时患者的正确体位( )

　　A. 半卧位去枕

　　B. 头高脚低位

　　C. 头低脚高位

　　D. 平卧肩外展,曲肘手置枕后

　　E. 坐位

17. 肝脓肿穿刺前应训练患者做到( )

A. 深吸气后屏气

B. 呼气后屏气

C. 咳嗽停止后

D. 深吸气后呼气末屏气片刻

E. 正常呼吸

18. 肝脓肿穿刺引流运用于( )

　　A. 胆源性肝脓肿

　　B. 血源性肝脓肿

　　C. 隐源性肝脓肿

　　D. 肝包虫

　　E. 阿米巴肝脓疡伴心力衰竭

19. 腰椎穿刺以髂后上棘连线与后正中线的交会处为穿刺点,一般选用的椎间隙为( )

　　A. 第 1～2 腰椎间隙

　　B. 第 2～3 腰椎间隙

　　C. 第 3～4 腰椎间隙

　　D. 第 4～5 腰椎间隙

　　E. 以上都不是

20. 正常侧卧位脑脊液的压力为( )

　　A. 0～70 mmH_2O　　B. 70～180 mmH_2O

　　C. 150～230 mmH_2O　　D. 40～150 mmH_2O

21. 下列哪种情况不是腰椎穿刺禁忌证( )

　　A. 脑出血　　　B. 脑疝先兆

　　C. 休克　　　D. 局部皮肤炎症

　　E. 以上都不是

22. 下列哪种情况不是腰椎穿刺适应证( )

　　A. 脑膜炎

　　B. 脑血管病变

　　C. 脑瘤

　　D. 颅后窝有占位性病变

23. 腰椎穿刺后为避免引起术后低颅压头痛,需去枕俯卧多长时间( )

　　A. 1～2 小时　　B. 2～4 小时

　　C. 4～6 小时　　D. 6～8 小时

24. 淋巴结穿刺不宜选用( )

　　A. 腹股沟淋巴结　　B. 腋窝淋巴结

　　C. 颈部淋巴结　　D. 颌下淋巴结

25. 淋巴结穿刺抽出物外观是干酪样,考虑由何种病变引起( )

　　A. 炎症　　　B. 结核病变

　　C. 肿瘤　　　D. 淋巴瘤

第7篇 病历书写与诊断思维方法

第27章 病历书写

> **学习目标**
> 1. 了解病历书写的内容、意义。
> 2. 理解病历书写要点及注意事项。
> 3. 掌握病历书写的基本规则和要求、病历书写的种类、格式与内容。

病历是指医务人员在诊疗工作中形成的文字、符号、图表、影像、切片等资料的总和，包括门（急）诊病历和住院病历。病历是医务人员通过问诊、查体、实验室及器械检查、诊断与鉴别诊断、治疗、护理等全部医疗活动收集的资料，进行分析、归纳、整理形成的临床医疗工作的全面记录。它反映了疾病发生、发展、转归和诊疗情况的全过程，是临床医师进行正确诊断、选择治疗和制定预防措施的科学依据。病历既是医院管理、医疗质量和业务水平的反映，也是临床教学、科研和信息管理的基本资料，同时也是医疗服务质量评价、医疗保险赔付参考的主要依据。病历是具有法律效力的医疗文件，是涉及医疗纠纷和诉讼的重要依据。近几年，我国原卫生部已对病历书写作出严格规范与要求，严禁涂改、伪造、隐匿、销毁或抢夺病历资料。患者也有权复印或复制门诊病历、住院病历、体温单、医嘱单、检验报告、医学影像资料、特殊检查同意书、手术同意书、手术及麻醉记录单、病理资料、护理记录等。因此，书写完整而规范的病历是每个医师必须掌握的一项临床基本功，各级医师必须以高度负责的精神和实事求是的科学态度来对待，严格按照规定认真地书写好病历。

第1节 病历书写的基本规则和要求

一、内容真实，书写及时

病历必须客观地、真实地反映病情和诊疗经过，不能臆想和虚构。这不仅关系到病历质量，而且也反映出医师的品德和作风。内容的真实来源于认真仔细的问诊、全面细致的体格检查、辩证而客观的分析及正确科学的判断。

（1）病历书写内容应客观、真实、准确、完整、重点突出、层次分明。

（2）书写病历应注意要及时记录。门诊病历及时书写，急诊病历在接诊同时或处置完成后及时书写。住院病历，入院记录应于次日上级医师查房前完成，最迟应于患者入院后24 小时内完成。危急患者的病历应及时完成，因抢救危急患者未能及时书写病历的，应在抢救结束后 6 小时内据实补记，并注明抢救完成时间和补记时间，详细记录患者初始生命状态和抢救过程及向患者及其亲属告知的重要事项等有关资料。

（3）各项记录应注明年、月、日。急诊、抢救等记录应注明至时、分，采用 24 小时制和国际记录方式。例如，2015 年 3 月 6 日下午 5 点 8 分，可写成 2015 - 03 - 06，17 : 08（月、日、时、分为单位数时，应在数字前加 0）。

二、格式规范，项目完整

病历具有特定的格式，必须按规定格式进行书写。住院病历格式分为传统病历和表格病历两种，两者记录的格式和项目基本上是一致的。前者系统而完整；后者简便、省时，便于计算机管理和病历的规范化（格式附后）。

（1）各种表格栏内必须按项认真填写，无内容者画"/"或"—"。每张记录用纸均需完整填写眉栏（患者姓名、住院号、科别、床号）及页码。

（2）度量衡单位一律采用中华人民共和国法定计量单位。书写内容要完整，项目应填全，不可遗漏。

（3）各种检查报告单应分门别类按日期顺序整理好归入病历。

三、表述准确，用词恰当

要运用规范的汉语和汉字书写病历，要使用通用的医学词汇和术语，力求精练、准确，语句通顺，标点正确。

（1）规范使用汉字。简化字、异体字以《新华字典》为准，不得自行杜撰。双位以上的数字一律用阿拉伯数字书写，一位数字一律用汉字。

（2）病历书写应当使用中文和医学术语。通用的外文缩写和无正式中文译名的症状、体征、疾病名称、药物名称可以使用外文。患者述及的既往所患疾病名称和手术名称应加引号。

（3）疾病诊断、手术、各种治疗操作的名称书写和编码应符合《国际疾病分类》的规范要求。

四、字迹工整，签名清晰

病历书写字迹要清晰、工整，不可潦草，便于阅读。凡作记录或上级医师修改后，必须注明日期和时间，并由相应医务人员签署全名，以示负责。

（1）病历应当使用蓝黑墨水、碳素墨水书写，需复写的资料可用蓝或黑色油水的圆珠笔书写。计算机打印的病历应当符合病历保存的要求。

（2）各项记录书写结束时应在右下角签全名，字迹应清楚易认。

（3）某些医疗活动需要的"知情同意书"应有患者或法定代理人签名。

五、审阅严格，修改规范

下级医师书写病历应由有执业资格的上级医师进行严格审阅和修改及签名。修改不等于涂改，应按照修改标准进行，我国原卫生部已对病历书写做出严格规范与要求，严禁涂改病历资料。

（1）实习医务人员、试用期医务人员（毕业后第一年）书写的病历，应当由本医疗机构合法执业的医务人员审阅、修改并签名，审查修改应保持原记录清楚可辨，并注明修改时间；修改病历应在 72 小时内完成。上级医师审核签名应在署名医师的左侧，并以斜线相隔。

（2）进修医务人员应当由接收进修的医疗机构根据其胜任本专业工作的实际情况认定后书写病历。

（3）在书写过程中，若出现错字、错句，应在错字、错句上用双横线标示，不得采用刀刮、胶粘、涂黑、剪贴等方法抹去原来的字迹。

六、法律意识，尊重权利

在病历书写中应注意体现患者的知情权和选择权。在贯彻"以人为本"的人文理念的同时，还应保护医患双方的合法权利。按照相关法律规定，具体说明如下。

（1）对按照有关规定须取得患者书面同意方可进行的医疗活动（如特殊检查、特殊治疗、手术、实验性临床医疗等），应当由患者本人签署同意书。患者不具备完全民事行为能力时，应当由其法定代理人签字；患者因病无法签字时，应当由其近亲属签字，没有近亲属的，由其关系人签字；为抢救患者，在法定代理人或近亲属、关系人无法及时签字的情况下，可由医疗机构负责人或者被授权的负责人签字。

（2）因实施保护性医疗措施不宜向患者说明疾病情况的，应当将有关情况通知患者近亲属，由患者近亲属签署同意书，并及时记录。患者无近亲属的或者患者近亲属无法签署同意书的，由患者的法定代理人或者关系人签署同意书。

（3）医疗美容应由患者本人或监护人签字同意。

考点提示：病历书写的基本规则和要求

第 2 节　病历书写的种类、格式与内容

一、住院期间病历

患者住院期间应书写住院病历。广义的住院病历包括完整病历（即狭义的住院病历或表格式住院病历）和入院记录、病程记录、会诊记录、转科记录、出院记录、死亡记录、手术记录等。因相同的病再次住院可书写再入院病历。

（一）住院病历格式与内容

住院病历是最完整的病历模式，一般由实习生或住院医师书写，要求在患者入院后 24 小时内完成。

1. 住院病历格式与内容

住院病历（完整病历）

姓名	性别
年龄	婚姻
民族	职业
籍贯（出生地）	现住址（工作单位）
入院日期	记录日期
病史陈述者	可靠程度
主诉	
现病史	
既往史	

系统回顾

个人史

婚姻史

月经及生育史

家族史

体格检查

体温　脉搏　呼吸　血压　体重

一般状况：发育（正常、异常），营养（良好、中等、不良、肥胖），神志（清楚、淡漠、模糊、昏睡、谵妄、昏迷），体位（自主、被动、强迫），面容与表情（安静，忧虑，烦躁，痛苦，急、慢性病容或特殊面容），体型，步态，检查能否合作。

皮肤、黏膜：颜色（正常、潮红、苍白、发绀、黄染、色素沉着），温度，湿度，弹性，水肿、出血、皮疹、皮下结节、肿块、蜘蛛痣、肝掌、溃疡和瘢痕，毛发的生长及分布。

淋巴结：淋巴结肿大时应描述部位、大小、数目、硬度、移动度，红肿、波动、压痛、瘘管、瘢痕等。

头部及其器官：

头颅：大小、形状，肿块、压痛、瘢痕，头发（量、色泽、分布）。

眼：眉毛（脱落、稀疏），睫毛（倒睫），眼睑（水肿、运动、下垂），眼球（凸出、凹陷、运动、斜视、震颤），睑结膜（充血、水肿、苍白、出血、滤泡），球结膜（充血、水肿）、巩膜（黄染），角膜（云翳、白斑、软化、溃疡、瘢痕、反射、色素环），瞳孔（大小、形态、对称或不对称、对光反射及调节与集合反射）。

耳：有无畸形、分泌物、乳突压痛、听力。

鼻：有无畸形、鼻翼扇动、分泌物、出血、阻塞，有无鼻中隔偏曲、鼻窦压痛等。

口腔：气味，唇（畸形、颜色、疱疹、皲裂、溃疡、色素沉着），牙齿（龋齿、缺齿、义齿、残根、斑釉齿），牙龈（色泽、肿胀、溃疡、溢脓、出血、铅线），舌（形态、舌质、舌苔、溃疡、运动、震颤、偏斜），颊黏膜（发疹、出血点、溃疡、色素沉着），咽（色泽、分泌物、反射、腭垂位置），扁桃体（大小、充血、分泌物、假膜），喉（发音清晰、嘶哑、喘鸣、失声）。

颈部：对称性，抵抗感，有无颈静脉怒张，肝-颈静脉回流征，颈动脉异常搏动，气管位置，甲状腺（大小、硬度、压痛、结节、震颤、血管杂音）。

胸部：胸廓（对称、畸形，有无局部隆起或塌陷、压痛），呼吸（频率、节律、深度），乳房（大小，乳头，有无红肿、压痛、肿块和分泌物），静脉曲张、异常搏动等。

肺：

视诊　呼吸运动（两侧对比），呼吸类型，有无肋间隙增宽或变窄。

触诊　胸廓扩张度、语音震颤（两侧对比），胸膜摩擦感、皮下捻发感等。

叩诊　叩诊音（清音、过清音、浊音、实音、鼓音及其部位），肺下界及肺下界移动度。

听诊　呼吸音（性质、强弱，异常呼吸音及其部位），干、湿啰音和胸膜摩擦音，语音传导（增强、减弱、消失）等。

心：

视诊　心前区有无隆起，心尖搏动或心脏搏动位置、范围和强度。

触诊　心尖搏动的性质及位置，强度和范围，有无震颤（部位、时期）和心包摩擦感。

叩诊　心脏左、右浊音界（列表记录），须注明左锁骨中线距前正中线的距离。

听诊　心率，心律，心音的强弱，P_2 和 A_2 的比较、有无心音分裂、额外心音、杂音（部位、性质、时期、强度、传导方向以及与运动、体位和呼吸的关系）和心包摩擦音等。

血管：

桡动脉：脉率，节律（规则、不规则、脉搏短绌），有无奇脉和交替脉等，搏动强度，动脉壁弹性，紧张度。

周围血管征：毛细血管搏动征、枪击音、Duroziez 双重杂音、水冲脉。

腹部：

视诊　形状（对称、平坦、膨隆、凹陷），呼吸运动，胃肠蠕动波，腹壁皮肤（皮疹、色素、条纹、瘢痕），腹壁静脉（有无曲张及其血流方向），疝和局部隆起（器官或包块）的部位、大小、轮廓，腹部体毛。腹围（腹水或腹部包块等疾病时测量）。

触诊　腹壁紧张度、压痛、反跳痛、液波震颤、肿块（部位、大小、形状、硬度、压痛、移动度、表面情况、搏动）。

肝脏：大小（肝下缘距右锁骨中线肋下缘及剑突下厘米表示）、质地、表面情况、边缘、压痛、搏动、有无结节等。

胆囊：可否触及、大小、形态、有无压痛、Murphy 征。

脾脏：可否触及、大小、质地、表面、边缘、移动度、有无压痛、摩擦感，脾脏明显肿大时以三线测量法表示。

肾脏：可否触及、大小、形状、硬度、移动度、肾及输尿管压痛。

膀胱：是否膨胀、有无压痛。

叩诊　肝浊音界，肝区叩击痛，有无移动性浊音、高度鼓音、膀胱叩诊等。

听诊　肠鸣音（正常、增强、减弱、消失），有无振水音和血管杂音等。

肛门与直肠：视病情需要检查；肛裂、痔、肛瘘、脱肛。直肠指诊（括约肌紧张度、有无狭窄、肿块、触痛、指套染血；前列腺大小、硬度，有无结节及压痛等）。

外生殖器：根据病情需要做相应检查。

男性：阴毛、阴茎（龟头、包皮），睾丸，附睾，精索，有无发育畸形、鞘膜积液。

女性：检查时必须有女医护人员在场，有特殊情况时请妇科医生检查。包括外生殖器（阴毛、大小阴唇、阴蒂、阴阜）和内生殖器（阴道、子宫、输卵管、卵巢）。

脊柱：活动度，有无畸形（侧凸、前凸、后凸）、压痛和叩击痛等。

四肢：有无畸形，杵状指（趾），静脉曲张，骨折及关节红肿、疼痛、压痛、积液、脱臼，强直，水肿，肌肉萎缩，肌张力变化或肢体瘫痪等，肌力记录。

神经反射：

生理反射：浅反射（角膜反射、腹壁反射、跖反射、提睾反射），深反射（肱二头肌、肱三头肌及膝腱、跟腱反射）。

病理反射：Babinski 征、Oppenheim 征、Gordon 征、Chaddock 征、Hoffmann 征。

脑膜刺激征：颈项强直、Kernig 征、Brudzinski 征。

必要时做运动、感觉等及神经系统其他特殊检查。

专科情况：外科、耳鼻咽喉科、眼科、妇产科、口腔科、介入放射科、神经精神等专科需写"外科检查"、"妇科检查"……主要记录与本专科有关的体征，前面体格检查中的相应项目不必重复书写，只写"见 ×× 科情况"。

实验室及器械检查　记录与诊断相关的实验室及器械检查结果及检查日期，包括患者入院后 24 小时内应完成的检查结果，如血、尿、粪常规和其他有关实验室检查，X 线、心电图、超声波、肺功能、内镜、CT、MRI、血管造影、放射性核素等特殊检查。

如系在其他医院所作的检查，应注明该医院名称及检查日期。

病历摘要 简明扼要、高度概述病史要点，体格检查、实验室及器械检查的重要阳性和具重要鉴别意义的阴性结果，字数以不超过 300 字为宜。

诊断 诊断名称应确切，分清主次，顺序排列，主要疾病在前，次要疾病在后，并发症列于有关主病之后，伴发病排列在最后。诊断应尽可能的包括病因诊断、病理解剖诊断和功能诊断。对一时难以肯定诊断的疾病，可在病名后加"?"。一时既查不清病因，也难以判定在形态和功能方面改变的疾病，可暂以某症状待诊或待查，并应在其下注明一两个可能性较大或待排除疾病的病名。

（1）初步诊断：入院时的诊断一律写"初步诊断"。

（2）入院诊断：住院后主治医师第一次查房所确定的诊断为"入院诊断"。入院诊断写在初步诊断的下方，并注明日期；如住院病历或入院记录系主治医师书写，则可直接写"入院诊断"。入院诊断与初步诊断相同时，上级医师只需在病历上签名，则初步诊断即被视为入院诊断，不需重复书写入院诊断。

（3）修正诊断：凡以症状待诊的诊断以及初步诊断、入院诊断不完善或不符合，上级医师应做出"修正诊断"，修正诊断写在住院病历或入院记录末页中线左侧，并注明日期，修正医师签名。住院过程中增加新诊断或转入科对转出科原诊断的修正，不宜在住院病历、入院记录上作增补或修正，只在接收记录、出院记录、病案首页上书写，同时于病程记录中写明其依据。医师签名或盖章应在初步诊断的右下角签全名，字迹应清楚易认。上级医师审核签名应在署名医师的左侧，并以斜线相隔。

【附】住院病历举例

住 院 病 历

姓名：×××　　　　　　　　　　　　　　　性别：女

年龄：30 岁　　　　　　　　　　　　　　婚姻：已婚

民族：汉　　　　　　　　　　　　　　　职业：会计

籍贯（出生地）：×× 省 ×× 县

现住址（工作单位）：×× 市 ×× 路 ×× 号

入院日期：2015 年 3 月 21 日上午 10 时

记录日期：2015 年 3 月 21 日上午 10 时 30 分

病史陈述者：患者　　　　　　　　　　　可靠程度：可靠

主诉　劳累后心悸、气促 3 年，发热 1 周，不能平卧 3 天。

现病史　3 年前劳累后出现心悸、气促，短时休息可缓解。半年前因体力劳动后症状加重，且右季肋部疼痛、下肢水肿、尿少、不能平卧，住某医院诊断为"风湿性心脏病二尖瓣关闭不全，心功能不全"，经用"地高辛"治疗，症状缓解出院。出院后每日服"地高辛 0.25 mg"维持，3 个月前停服，稍劳累后仍下肢水肿，休息一夜水肿可消退。1 周前，因受凉发热，体温 38～39.4℃，伴咽痛、咳嗽，开始为白色黏痰，后为黄色，自服 APC 及复方甘草片，上述症状无改善，且心悸、气促加重，3 天来腹胀、尿少、下肢水肿、不能平卧，遂来我院就诊，门诊以"风湿性心脏病二尖瓣狭窄及关闭不全，心功能Ⅲ级；上呼吸道感染"收入院。近来睡眠差，食欲减退，大便尚正常。

既往史　自幼体质较差，2 岁患"麻疹"，4 岁曾患"百日咳"，10 岁曾患"化脓性扁桃体炎"，此后每受凉后易有咽痛、发热、咳嗽。无游走性关节疼痛史。无传染病接触史，无外伤、手术史，无药物及食物过敏史。

呼吸系统：无潮热、盗汗、胸痛、咯血病史。

循环系统：无心前区痛及高血压等病史。

消化系统：无上腹痛、反酸、胃灼热、呕血、便血及黄疸病史。

泌尿系统：无尿频、尿急、尿痛、排尿困难及夜尿增多病史。

造血系统：无鼻出血、皮下出血病史。

内分泌及代谢疾病：无多饮、多食、多尿、情绪易激动病史。

神经系统：无头痛、头晕、失眠、抽搐、意识障碍病史。

运动系统：无骨折、脱位、肌肉萎缩及肢体运动障碍病史。

个人史　生于原籍，自幼上学，19岁财会学校毕业后到××市××商店任会计。无外地长期居住史，无烟、酒嗜好，无吸毒史，无冶游史。

婚姻史　24岁结婚，配偶健康，夫妻感情好。

月经史　月经14 $\dfrac{3\sim4}{26\sim30}$ 2015.03.12 量不多，色正常，无血块及痛经史，少量白带，无异常气味。

生育史　孕1产1，足月顺产，妊娠期及分娩期无明显心悸、气促史。

家族史　父亲因患"肝癌"于2年前病故。母亲健在，一弟，身体健康。现有一子，5岁，身体健康，家族中无遗传性疾病。

体 格 检 查

体温39℃　脉搏110次/分　呼吸30次/分　血压98/60 mmHg　体重48 kg

一般状态：发育正常，营养中等，意识清晰，半卧位，呼吸急促，检查合作。

皮肤黏膜：面颊轻度发绀，全身皮肤黏膜未见黄染、皮疹、出血点及蜘蛛痣，毛发分布正常。

淋巴结：两侧颌下各可触及一个淋巴结，左侧约1 cm×1 cm，右侧约1.5 cm×1.5 cm，质稍硬，表面光滑，轻度压痛，其余浅表淋巴结未触及。

头部及其器官

头颅：无畸形、瘢痕、压痛及结节，头发润泽。

眼：眉毛无脱落，眼睑无水肿、下垂及闭合障碍，眼球运动自如，无突出、斜视及震颤，结膜稍苍白，无出血点、瘢痕、颗粒及滤泡，巩膜无黄染，角膜透明，双侧瞳孔大小3 mm，等大等圆，对光反射灵敏，调节反射存在。

耳：耳廓无畸形，无结节，外耳道无分泌物，耳屏、乳突无压痛。

鼻：无畸形，无鼻翼扇动，鼻通气良好，中隔无弯曲，鼻黏膜正常，无出血及脓性分泌物，鼻旁窦区无压痛。

口：口唇轻度发绀，颊黏膜无出血点、溃疡，无口臭，无龋齿，牙龈无红肿、溢脓，无铅线，舌体大小正常、居中、舌苔薄白，舌质暗紫，咽轻度充血，两侧扁桃体Ⅱ度肿大，充血，无脓性分泌物。

两侧腮腺不肿大，无压痛。

颈部：柔软，两侧对称，可见颈静脉怒张，肝颈静脉反流征阳性，气管居中，甲状腺未触及。

胸部：胸廓对称，无畸形，无胸壁静脉曲张及皮下气肿，胸骨无压痛，两侧乳房对称，无肿块。

肺脏

视诊　两侧呼吸运动对称。

触诊 两肺呼吸活动度对称，语颤正常，无胸膜摩擦感。

叩诊 呈清音，两肺下界在锁骨中线第6肋间，腋中线第8肋间，肩胛下角线第10肋间。肺下界活动度因合作不好，未叩出。

听诊 两肺呼吸音粗糙，两肺底可闻少量细湿啰音，语音共振无异常，无胸膜摩擦音。

心脏

视诊 心前区无隆起，心尖部可见弥散性搏动，心尖搏动在第5肋间左锁骨中线外0.5 cm，直径约3.5 cm。

触诊 心尖搏动位置同上，心尖部可触及舒张期震颤。

叩诊 心界稍向左扩大，心腰部突出，如表27-1所示。

表 27-1 心脏相对浊音界

右（cm）	肋间	左（cm）
2	II	4
3	III	8
3	IV	9.5
	V	9.5

注：左锁骨中线距前正中线9 cm。

听诊 心率110次/分，节律整齐，心尖部可闻及吹风样、收缩期杂音4/6级，向左腋下传导；舒张期隆隆样杂音，P_2亢进，$P_2 > A_2$。未闻及二尖瓣开瓣音、奔马律及心包摩擦音。其余瓣膜听诊区未闻及杂音。

血管

桡动脉：脉率110次/分，律齐，搏动细弱，两侧桡动脉搏动一致。

周围血管征：无毛细血管搏动征，无枪击音及水冲脉。

腹部

视诊 腹平坦，两侧对称，无皮疹、瘢痕及腹壁静脉曲张，无胃肠蠕动波。

触诊 腹软，无压痛，无反跳痛及波动感。肝下界在右锁骨中线肋下6 cm，剑突下10cm，质地中等，边钝，轻度压痛，脾未触及。

叩诊 呈鼓音，肝上界在右锁骨中线上第5肋间，腹部无移动性浊音，双肾区无叩击痛。

听诊 肠鸣音正常，无振水音，未闻及血管杂音。

肛门与外生殖器：外阴经产式，无脓肿及脓性分泌物，尿道外口无炎症，无肛裂、痔、脱肛、瘘管，直肠指诊未检查。

脊柱四肢：脊柱生理弯曲存在，无畸形，无压痛及叩击痛，活动自如。四肢关节无肿痛，无畸形，无杵状指（趾），两下肢明显压陷性水肿。

神经反射：角膜反射、腹壁反射、肱二、三头肌反射、膝腱反射均存在，病理反射未引出，脑膜刺激征阴性。

实验室与器械检查

血常规：红细胞 4.0×10^{12}/L，血红蛋白100 g/L，白细胞 12×10^9/L，中性分叶核粒细胞0.80，杆状核细胞0.06，淋巴细胞0.14。红细胞沉降率（血沉）40 mm/1 h 末。

X线胸透：心影心腰饱满，食管左房段压迹明显。

心电图：左心房肥大（呈二尖瓣型P波），双侧心室肥大。

摘 要

×××，女性，30岁，会计。以劳累后心悸气促3年，发热1周，不能平卧3天，于2015年3月21日上午10时入院，3年前每劳累时出现心悸、气促，休息后可缓解。

半年前因体力劳动后症状加重，且感右季肋部疼痛、下肢水肿、尿少、不能平卧，住某医院诊断为"风湿性心脏病二尖瓣关闭不全，心功能不全"，经用"地高辛"治疗，症状缓解，出院后每日服"地高辛"0.25 mg 维持，3 个月前停服。1 周前因受凉发热、咽痛、咳嗽，且心悸、气促，3 天来腹胀、尿少、下肢水肿，不能平卧入院。

体检：体温 39℃，脉搏 110 次 / 分，呼吸 30 次 / 分，血压 98/60 mmHg，体重 48 kg，半卧位，呼吸急促，面颊及口唇发绀，咽充血，两侧扁桃体充血肿大Ⅱ度。颈静脉怒张，肝颈静脉反流征阳性。两肺呼吸音粗糙，两肺底可闻细湿啰音。心尖搏动在左侧第 5 肋间锁骨中线外 0.5 cm，心尖部可触及舒张期震颤，心界向左扩大，心律齐，心率 110 次 / 分，心尖部可闻及吹风样收缩期杂音 4/6 级，向左腋下传导；隆隆样舒张期杂音中等度，P_2 亢进。肝右锁骨中线肋下 6 cm，剑突下 10 cm，质地中等，边钝，轻度压痛，两下肢明显压陷性水肿。白细胞 $12 \times 10^9/L$，中性粒细胞 0.80，杆状核 0.06，淋巴细胞 0.12。血沉 40 mm/1 h 末，胸透：心影心腰饱满，食管左房段压迹明显。心电图：二尖瓣型 P 波，双侧心室肥大。

初步诊断： 1. 慢性风湿性心瓣膜病

二尖瓣狭窄及关闭不全

心功能不全Ⅲ级

2. 上呼吸道感染

住院医师 ×××/ 实习医师 ×××

2. 表格式住院病历 表格式住院病历主要对主诉和现病史以外的内容进行表格化书写。住院病历参考格式如下：

表格式住院病历

门诊号 _____

住院号 _____

姓名	性别	年龄	职业	民族	婚姻
出生地	工作单位		现住址		电话
入院日期 年 月 日	记录日期	年 月 日		病史叙述者	可靠程度

病　　史

【主诉】

【现病史】

【既往史】 平素健康状况：良好　一般　较差

曾患疾病和传染病史

预防接种史

过敏史　无　有　过敏原：　　　临床表现：

外伤史

手术史

【系统回顾】（有打√，无打 O，阳性病史应在下面空间内填写发病时间及扼要诊疗经过）

呼吸系统：咳嗽　咳痰　咯血　喘息胸痛　呼吸困难

循环系统：心悸　活动后气促　下肢水肿　心前区痛　血压增高　晕厥

消化系统：食欲减退　反酸　嗳气　恶心　呕吐　腹胀　腹痛　便秘　腹泻　呕血　黑便　便血　黄疸

泌尿生殖系统：腰痛　尿频　尿急　尿痛　排尿困难　血尿　尿量异常　夜尿增多　水肿　阴部瘙痒　阴部溃烂

造血系统：乏力　头晕　眼花　牙龈出血　鼻出血　皮下出血　骨痛

内分泌与代谢系统：食欲亢进　怕热　多汗　畏寒　多饮　多尿　双手震颤　性格改变　显著肥胖　明显消瘦　毛发增多　毛发脱落　色素沉着　性功能改变　闭经

肌肉骨骼系统：关节痛　关节红肿　关节变形　肌肉痛　肌肉萎缩

神经系统：头痛　眩晕　晕厥　记忆力减退　视力障碍　失眠　意识障碍　颤动　抽搐　瘫痪　感觉异常

【个人史】 出生地　从事何种工作　地方病地区居住情况　冶游史

嗜烟（无　有）约 ____ 年，平均 ____ 支/日。戒烟（未　已）约 ____ 年

嗜酒（无　偶有　经常）约 ____ 年，平均 ____ 两/日　其他：

【婚姻史】 结婚年龄　配偶情况

【月经史和生育史】

初潮 ____ 岁　每次持续 ____ 天　末次月经日期　绝经年龄 ____ 岁　周期 ____ 天

经量（少　一般　多）痛经（无　有）　经期（规则　不规则）

妊娠 ____ 次　顺产 ____ 胎　流产 ____ 胎　早产 ____ 胎　死产 ____ 胎

难产及病情：（有/无）子 ____ 个　女 ____ 个

【家族史】（注意与患者现病有关的遗传病及传染性疾病）

父：健在　患病　　已故　死因

母：健在　患病　　已故　死因

兄弟姐妹：　　　　子女及其他：

体 格 检 查

【生命体征】 体温　℃　脉搏　次/分　呼吸　次/分　血压　/mmHg　体重　kg

【一般状况】 发育：正常　不良　超常　营养：良好　中等　不良　恶病质

面容：无病容　急性　慢性病容　其他

表情：自如　痛苦　忧虑　恐惧　淡漠　兴奋

体位：自主　被动　强迫（　　）步态：正常　不正常（　　）

神志：清楚　嗜睡　模糊　昏睡　昏迷　谵妄

配合检查：合作　不合作

【皮肤黏膜】 色泽：正常　潮红　苍白　发绀　黄染　色素沉着

皮疹：无　有（类型及分布　　　　　）

皮下出血：无　有（类型及分布　　　　　）

毛发分布：正常　多毛　稀疏　脱落（部位　　　　　）

温度与湿度：正常　冷　干　湿　弹性：正常　减退

水肿：无　有（部位及程度　　　　　）

肝掌：无　有

蜘蛛痣：无　有（部位　　数目　　　）其他：

【淋巴结】 全身浅表淋巴结：无肿大　肿大（部位及特征　　　　　　）

【头部】 头颅　大小：正常　　大　小　畸形：无　有（尖颅　方颅　变形颅）

其他异常：压痛包块凹陷（部位　　　　　）

眼　眉毛稀疏（无　有）脱落（无　有）　倒睫（无　有）

　　眼睑：正常　水肿　下垂　挛缩　结膜：正常　充血　水肿　出血

　　角膜：正常　异常（左　右）

　　眼球：正常　凸出　凹陷　震颤　运动障碍（左　右）

　　巩膜：无黄染　有黄染　角膜：正常　异常（左　右）

　　瞳孔：等圆　等大　不等　左 ＿＿＿＿mm，右 ＿＿＿＿mm

　　　　　　　对光反射　正常　迟钝（左　右）消失（左　右）

　　　　　　　近视力：视力表　阅读视力（左　右）

　　　　　　　其他：

耳　耳郭：正常　畸形　耳前瘘管　其他：　　　（左　右）

　　外耳道分泌物：无　有（左　右　性质）

　　乳突压痛：无　有（左　右）听力粗试障碍：无　有（左　右）

鼻　外形：正常　异常（　　）其他异常：无　有（鼻翼扇动　分泌物）

　　鼻窦压痛　无　有（部位　　　　）

口腔　口唇：红润　发绀　苍白　疱疹　皲裂　黏膜：正常　异常（苍白　出血点）

　　　腮腺导管开口：正常　异常（肿胀　分泌物）

　　　舌：正常　异常（舌苔　伸舌震颤　伸出居中　向左、右偏斜）

　　　齿龈：正常　肿胀　溢脓　出血　色素沉着　铅线

　　　齿列：齐　缺齿　十　龋齿　十　义齿　十

　　　扁桃体：无肿大　肿大（左 Ⅰ°Ⅱ°Ⅲ°、右 Ⅰ°Ⅱ°Ⅲ°、脓性分泌物）

　　　咽：（无充血　充血　淋巴滤泡增生）　　声音：正常　嘶哑

【颈部】抵抗感：无　有　气管：正中　偏移（向左　向右　）

　　　　颈静脉：正常　充盈　怒张　肝颈静脉回流征：（阴性　阳性　）

　　　　颈动脉搏动：正常　增强　减弱（左　右　）

　　　　甲状腺：正常　肿大（左　度　右　度）

　　　　　　　　　质软　质硬　压痛　震颤　血管杂音

【胸部】胸廓：正常　桶状胸　扁平胸　鸡胸　漏斗胸　膨隆或凹陷（左　右　）

　　　　心前区膨隆　胸骨叩痛

　　　　乳房：正常对称　异常：左　右（男乳女化　包块　压痛　乳头分泌物）

【肺】视诊：呼吸运动　正常　异常：左　右（增强　减弱　）

　　　　　肋间隙　正常　增宽　变窄（部位：　　　　　　）

　　　触诊：语颤　正常　异常：左　右（增强　减弱）

　　　　　　胸膜摩擦感　无　有（部位：　　　　　）

　　　　　　皮下捻发感　无　有（部位：　　　　　）

　　　叩诊：正常清音　异常叩诊音　浊音　实音

　　　　　　（部位见图 27-1）过清音　鼓音

　　　肺下界　肩胛线：　右 ＿＿＿＿肋间，左 ＿＿＿＿肋间

　　　　　　　　锁骨中线：　右 ＿＿＿＿肋间，左 ＿＿＿＿肋间

　　　　　　　　腋中线：　右 ＿＿＿＿肋间，左 ＿＿＿＿肋间

　　　移动度：　右 ＿＿＿＿cm，左 ＿＿＿＿cm

　　　听诊：呼吸　规整　不规整

　　　　　　呼吸音　正常　异常（性质、部位描写：　　　　　）

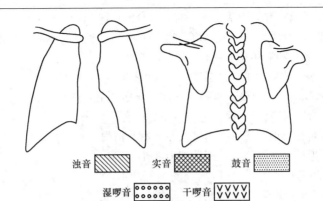

浊音 ▨　　实音 ▨　　鼓音 ▨

湿啰音 ▨　干啰音 ▨

图 27-1　叩诊

啰音　无　有　干性：鼾音　哨笛音

语音传导　正常　异常：减弱　增强（部位：　　　　　）

胸膜摩擦音　无　有（部位：　　　　　）

【心】视诊：心前区隆起　无　有

心尖搏动位置　正常　移位（距左锁骨中线内外　　cm）

心尖搏动　正常　未见　增强　弥散

心前区异常搏动　无　有（部位：　　　　）

触诊：心尖搏动　正常　增强　抬举感　触不清

震颤　无　有（部位　时期　）

心包摩擦感　无　有

叩诊：相对浊音界：正常　缩小　扩大

（右　左）（实测数据填于表27-2）

听诊：心率____次/分　心律（齐　不齐　绝对不齐）

心音　S₁　正常　增强　减弱　分裂

S₂　正常　增强　减弱　分裂

S₃　无　有　S₄　无　有　A　P₂

额外心音　无　奔马律（舒张期　收缩期前　重叠）开瓣音　其他

杂音　无　有（部位　时期　强

表 27-2　心脏相对浊音界

右侧（cm）	肋间	左侧（cm）
	II	
	III	
	IV	
	V	

注：左锁骨中线距前正中线 cm。

度　性质　传导）

心包摩擦音（无　有）

【周围血管】无异常血管征　枪击音　杜朵双重音　水冲脉　毛细血管搏动

脉搏短绌　奇脉　交替脉　其他

【腹部】视诊：外形　正常　膨隆　蛙腹（腹围　cm）舟状　尖腹　胃型　肠型　蠕动波　腹式呼吸（存在　消失）脐（正常　凸出　分泌物）

腹壁静脉曲张　血流方向　腹纹　手术瘢痕　疝

其他异常　无　有

触诊：柔软　腹肌紧张　无有（部位：　　　　）压痛　无　有（部位：　　　　）反跳痛　无　有（部位：　　　　）（部位见图27-2）

液波震颤（无　有）　振水声（无　有）

腹部包块　无　有（部位　大小见图 27-2）

特征描述：

肝：未触及　可触及：大小肋下　cm　剑突下　cm

　　　特征：

胆囊：未触及　可触及：　大小　cm

　　　　　压痛　无　有　　Murphy 征

脾：未触及　可触及：肋下　cm

　　　特征描述：

肾：未触及　可触及：大小　硬度　压痛　移动度

　　　输尿管压痛点　无　有（部位：　　　）

叩诊：肝浊音界（存在　缩小　消失）肝上界位于

　　　　右锁骨中线 ____ 肋间

　　　　移动性浊音

　　　　阴性　阳性　肾区叩痛　无　有（左　右）

听诊：肠鸣音（正常　亢进　减弱　消失）气过水声（无　有）

　　　血管杂音　无　有（部位：　　　）

【肛门直肠】　正常　异常：

【生殖器】　正常　异常：

【骨骼肌肉】　脊柱：正常　畸形（侧　前　后凸）棘突：压痛　叩痛　部位：

　　　　　　　　活动度　正常　受限

　　　　　　四肢：正常　异常　畸形　关节红肿　关节强直　肌肉压痛　肌肉萎缩

　　　　　　　　laseque 征（左　右）下肢静脉曲张　杵状指趾　无　有（部位

　　　　　　　　及特征：　　　）

【神经系统】　腹壁反射（正常↑○）肌张力（正常↑↓）

　　　　　　肌力（　级）肢体瘫痪　无　有（左　右　上　下）

　　　　　　肱二头肌反射　左（正常↓○↑）右（正常↓○↑）

　　　　　　膝腱反射　左（正常↓○↑）右（正常↓○↑）

　　　　　　跟腱反射　左（正常↓○↑）右（正常↓○↑）

　　　　　　（符号　↑表示亢进　○表示消失　↓表示减弱）

　　　　　　Hoffmann 征（左　右）　Babinski 征（左　右）　Oppenheim 征

　　　　　　（左　右）　Kernig 征（左　右）　Brudzinski 征（左　右）

【其他】

专科情况

实验室及其他检查结果

（重要的化验、X 线、心电图及其他有关检查）

病 历 摘 要

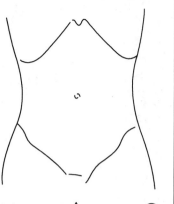

 压痛　　压痛+反跳痛　　肿块

图 27-2　触诊

入院诊断

病史记录者

病史审阅者

记录日期

表格式病历的设计

表格式病历设计，应根据表格式病历规范和病历表格印制规范要求，结合本专科病种特点和要求，选派高年资临床专家负责研究设计，报省卫生行政部门备案，经省辖市卫生行政部门审批后使用。内容和格式与前述住院病历相同。采用表格式记录简便、省时，亦有利资料储存和病历的规范化管理。初学者应首先学会书写完整病历，而不能依靠表格，待书写熟练之后，为了临床工作需要，再使用表格式住院病历。

链 接

（二）住院期常用医疗文件

1. 入院记录 由住院医师（或床位医师）书写，其内容和要求原则上与住院病历相同，但应简明扼要，重点突出，必须 24 小时内完成。其主诉、现病史与住院病历相同，其他病史（如既往史、个人史、月经生育史、家族史）和体格检查可以简明记录，免去系统回顾、摘要等。

2. 再次住院病历（记录） 患者再次住院时，应在病历上注明本次为第几次住院并记述以下内容。

（1）如因旧病复发再次住院，需将过去病历摘要及上次出院后至本次入院前的病情与治疗经过详细记入现病史中，但重点描述本次发病情况。

（2）如因新发疾病再次住院，则需按住院病历或入院记录的要求书写，并将过去的住院诊断列入既往史中。

（3）既往史、个人史、家族史可以从略，只补充新的情况，但需注明"参阅前病历"及前次病历的住院号。

3. 24 小时内入、出院记录或 24 小时内入院死亡记录

（1）入院不足 24 小时出院的患者，可以书写 24 小时内入、出院记录。

内容：姓名、性别、年龄、婚姻、出生地、民族、职业、工作单位、住址、病史提供者（注明与患者关系）、入院时间、记录日期、主诉、入院情况（简要的病史及体检）、入院诊断、诊治经过、出院时间、出院情况、出院诊断、出院医嘱、医师签全名等。

（2）入院不足 24 小时死亡的患者，可以书写 24 小时内入院、死亡记录。

内容：姓名、性别、年龄、婚姻、出生地、民族、职业、工作单位、住址、病史提供者（注明与患者关系）、入院时间、记录日期、主诉、入院情况（简要的病史及体检）、入院诊断、诊治经过（抢救经过）、死亡时间、死亡原因、死亡诊断、医师签全名等。

4. 病程记录 是指继住院病历或入院记录后，经治医师对患者病情诊疗过程所进行的连续性记录。病程记录除了要真实及时外，还要有分析判断和计划总结，注意全面系统、重点突出、前后连贯。病程记录的质量可反映出医疗水平的高低。

病程记录的书写应另起一页，并在第一横行适中位置标明"病程记录"。书写病程记录时首先标明记录日期，另起一行记录具体内容；记录结束后签名不另起一行。病程记录由经治医师书写为主，但上级医师必须有计划地进行检查，作必要修改和补充并签字。病程记录一般每天记录一次；危重病案应随病情变化及时记录，并注明时间；对病情稳定的患者至少 3 天记录一次病程记录；对病情稳定的慢性病或恢复期患者至少 5 天记录一次。手术后患者应连续记录 3 天，以后视病情要求进行记录。从记录内容来看，可以分为一般病程记录和特殊病程记录两大类。

（1）一般病程记录：可包括以下内容。

1）患者自觉症状、情绪、心理状态、饮食、睡眠、大小便情况，可根据病情需要有针对性地记录。

2）病情变化，症状、体征的改变或有何新的发现，各项实验室及器械检查结果，以及对这些结果的分析、判断和评价。

3）各种诊疗操作的记录，如胸腔穿刺、腹腔穿刺、骨髓穿刺、腰椎穿刺、内镜检查、心导管检查、起搏器安置、各种造影检查等。

4）对临床诊断的补充或修正以及修改临床诊断的依据。

5）治疗情况，用药理由及反应，医嘱变更及其理由。

6）家属及有关人员的反映、希望和意见，医师向家属及有关人员介绍的情况。

7）记录时间及签名。

（2）特殊病程记录：一些病程记录的内容需要单独书写，不与其他内容相混，包括以下内容。

1）首次病程记录：系指患者入院后由经治医师或值班医师书写的第一次病程记录（不需另外列题），应当在患者入院后8小时内完成，注明书写时间。摘要记述和分析疾病特征，提出诊断依据及诊断，制定诊疗计划，写明即予施行的诊疗措施。对诊断不明确的病案应做诊断讨论，列出拟诊依据及主要鉴别诊断。

2）上级医师查房记录：系指上级医师在查房时对患者病情、诊断、鉴别诊断、当前治疗措施疗效的分析及下一步诊疗意见的记录，属于病程记录的重要内容，代表上级医生及本医院的医疗水平。三级查房（主任、主治、住院医师）记录是原卫生部规定的必做项目，下级医生应在查房后及时完成，在病程记录中要明确标记，并另起一行。书写中应注意以下几项。

A. 书写上级医师查房记录时，应在记录日期后，注明上级医师的姓名及职称。

B. 下级医师应如实记录上级医师的查房情况，尽量避免写"上级医师同意诊断、治疗"等无实质内容的记录。记录内容应包括对病史和体征的补充、诊断依据、鉴别诊断的分析和诊疗计划。

C. 主治医师首次查房的记录至少应于患者入院48小时内完成；主治医师常规查房记录间隔时间视病情和诊治情况确定；对疑难、危重抢救病案必须有科主任或具有副主任医师以上专业技术任职资格医师查房的记录。

D. 上级医师的查房记录必须由查房医师审阅并签名。

3）疑难病案讨论记录：指对于危重或诊治有困难的病案，由科主任或副主任医师以上医师组织有关医务人员对患者的诊断治疗进行讨论的记录，内容包括讨论时间、主持人、参加人员的姓名和职称以及讨论意见。

4）会诊申请和会诊记录：会诊记录系指患者在住院期间需要其他科（院）医师协助诊疗时，分别由申请医师和会诊医师书写的记录，申请会诊记录内容包括简要病史、体征、重要实验室和器械检查资料、拟诊疾病、申请会诊的理由和目的。会诊单的书写应简明扼要。书写时应注意以下几项。

A. 会诊申请内容由经治医师书写，主治医师审签，院外会诊需经科主任或主任医师审签。在病程记录中应在横行列出"请×科会诊记录"标题。

B. 会诊记录内容应包括会诊日期及时间、会诊医师对病史及体征的补充、对病情的分析、诊断和进一步检查治疗的意见，会诊医师签名。内容可记入病程记录页内，应在横行列出"×科会诊记录"标题。

C. 多科或多人的会诊记录由经治医师负责整理，详细书写于病程记录上，并记录参加会诊的人员姓名、职称及单位，主持人审核签名。

5）转出（入）记录：系指患者住院期间需转科时，经转入科室会诊并同意接收后，由转出科室和转入科室经治医师分别书写的记录。

A. 转出记录应由转出科室经治医师在患者转出科室前书写完成（紧急情况下除外）。转出记录不另立专页，宜在横行适中位置标明"转出记录"。转出记录的内容包括入院日期、转出日期，患者姓名、性别、年龄，病历摘要，入院诊断，诊疗经过，目前情况，目前诊断，转科目的，提请接收科室注意的事项。转出记录需经主治医师审签。

B. 转入记录由转入科室医师于患者转入后及时书写，最迟不超过24小时。另立专页，并在横行适中位置标明"转入记录"，转入记录内容包括入院日期，转入日期，患者姓名、性别、年龄，转入前病情，转入原因，转入本科后的问诊、体检及重要检查结果，转入后的诊断及治疗计划。

6）交（接）班记录：交（接）班记录系指患者经治医师发生变更之际，交班医师和接班医师分别对患者病情及诊疗情况进行简要总结的记录。交班记录应当在交班前由交班医师书写完成；接班记录应当由接班医师于接班后24小时内完成。

A. 交班记录紧接病程记录书写，接班记录紧接交班记录书写，不另立专页，但需在横行适中位置标明"交班记录"或"接班记录"字样。

B. 交班记录应简明扼要地记录患者的主要病情、诊断治疗经过、手术患者的手术方式和术中发现，计划进行而尚未实施的诊疗操作、特殊检查和手术，患者目前的病情和存在问题，今后的诊疗意见，解决方法和其他注意事项。

C. 接班记录应在复习病历及有关资料的基础上，再重点询问和体格检查，力求简明扼要，避免过多重复，着重书写今后的诊断、治疗的具体计划和注意事项。

D. 对入院3天内的病案可不书写"交班记录"，但接班医师应在接班后24小时内书写较仔细的病程记录。

7）阶段小结：患者住院时间较长，病情有重大转折或超过1个月者可作阶段小结。内容包括入院日期、小结日期、患者姓名、性别、年龄、主诉、入院情况、入院诊断、诊治经过、目前诊断、目前情况、诊疗计划和医师签名。

8）抢救记录：当患者病情危重时，抢救过程需要书写记录，由参加抢救的医师在抢救结束后6小时内据实补记。内容包括病情变化时间和情况、抢救时间、抢救措施、参加抢救的医务人员姓名及职称。

9）手术前讨论记录：系指患者病情较重或手术难度较大及新开展的手术，对拟实施手术方式和术中可能出现的问题及应对措施所作的讨论记录。

A. 凡甲、乙类手术和特殊手术必须进行手术前病案讨论。

B. 由科主任或具有副主任医师以上专业技术任职资格的医师主持。

C. 记录内容包括讨论日期，主持人及参加人员的姓名、职称，术前准备情况，手术指征，手术方式，手术体位、入路、切口，手术步骤，术中注意事项，预后估计，麻醉和术中及术后可能出现的意外及防范措施。

D. 记录者签名，主持人总结并审签。

10）术前小结：患者施行手术前需写小结，重点记录术前病情，手术治疗的理由，拟行何种手术，术中术后可能出现的情况估计及对策。手术前小结由经治医师书写，主治医师审签，紧接病程记录。但需在横行适中位置标明"手术前小结"。内容包括以下几项。

A. 一般项目：患者姓名、性别、年龄、婚姻、床号、住院号。

B. 病历摘要：简要病史、重要阳性及阴性体征。

C. 术前诊断。

D. 诊断依据：手术前应完成的实验室及器械检查的结果，如有异常应描写内容及数据。

E. 手术指征。

F. 拟施行手术名称和方式，拟施行手术日期。

G. 拟行麻醉方式。

H. 术前准备情况：术前病案讨论有否进行，新开展手术、特殊手术的申请单是否审批，手术同意书是否签订，术前具体准备事项等。

I. 如手术前小结系专印表格，则按表格项目要求认真填写。

11）麻醉记录：指麻醉医师在手术过程中施行麻醉的经过和处理情况。内容包括患者一般情况、麻醉前用药、术前诊断、术中诊断、麻醉方式、麻醉期间用药、手术中患者出现的异常情况和处理经过、手术起止时间、麻醉效果及麻醉医师签名。

12）手术记录：指手术过程的记录，应在手术后及时（当日、当班）完成。手术记录由手术者书写，特殊情况下可由第一助手书写，但第一助手书写的手术记录必须由手术者审签。如系表格式专页，按表格项目填写。记录内容应包括手术日期、时间、术前诊断、术中诊断、手术名称、手术医师、麻醉方法及麻醉医师等基本项目和详细的手术经过。

A. 术时患者体位，皮肤消毒方法，消毒巾的铺盖，切口部位、方向、长度，解剖层次及止血方式。

B. 探查情况及主要病变部位、大小、与邻近脏器或组织的关系；肿瘤应记录有无转移、淋巴结肿大等情况。如与临床诊断不符合时，更应详细记录。

C. 手术的理由、方式及步骤应包括离断、切除病变组织或脏器的名称及范围；修补、重建组织与脏器的名称；吻合口大小及缝合方法；缝线名称及粗细号数；引流材料的名称、数目和放置部位；吸引物的性质及数量。手术方式及步骤必要时可绘图说明。

D. 术毕敷料及器械的清点情况。

E. 送检化验。培养、病理标本的名称及病理标本的肉眼所见情况。

F. 术中患者耐受情况、失血量、术中用药、输血量、特殊处理和抢救情况。

G. 术中麻醉情况，麻醉效果是否满意。

13）手术后病程记录：第一次手术后病程记录由手术者或第一助手于手术后及时书写。

A. 记录内容应包括：手术时间、麻醉方式、术中诊断、手术方式、手术简要经过、引流物、术后处理措施、术后应特别注意观察的事项等。

B. 术后病程记录应连记3天，以后按病程记录规定要求记录。

C. 伤口愈合情况及拆线日期等应在术后病程记录中反映。

14）出（转）院记录：系经治医师对患者此次住院期间诊疗情况的总结，在患者出（转）院时及时完成。出（转）院记录一式两份，另立专页；并在横行适中位置标明"出（转）院记录"；正页归档，附页交患者或其近亲属，如系表格式专页，按表格项目填写。出（转）院记录由经治医师书写，主治医师审签。内容包括以下几项。

A. 姓名、性别、年龄、婚姻、职业、住院号、入院日期、出（转）院日期、入院诊断、出（转）院诊断、住院天数。

B. 入院时情况：主要症状、体征，有诊断意义的实验室检查和器械检查的结果及检查号码（X线号、病理检查号等）。

C. 诊疗经过：住院期间的病情变化，检查治疗经过，手术日期及手术名称，切口愈合情况。

D. 出（转）院时情况：包括出（转）院时存在的症状、体征、实验室检查及其他检查的阳性结果。

E. 出（转）院诊断及各诊断的治疗结果（治愈、好转、未愈、其他），或转院诊断及转院原因。

F. 出院医嘱：继续治疗（药物、剂量、用法、疗程期限），休息期限，复诊时限，注意事项；或转院时病情及注意事项。

G. 门诊随访要求。

15）死亡记录：指经治医师对患者诊疗和抢救经过所作的记录，应在患者死亡后及时完成（最迟不超过 24 小时）。死亡记录另立专页，并在横行适中位置标明"死亡记录"。死亡记录由经治医师书写，科主任或具有副主任医师以上专业技术任职资格的医师审签。记录内容包括以下几项。

A. 患者姓名、性别、年龄、职业、婚姻、民族、工作单位、住址、入院日期、入院诊断、死亡日期及时间、住院天数。

B. 入院时情况：主要症状、体征，有关实验室及器械检查结果。

C. 诊疗经过：入院后病情演变及诊治情况。重点记录死亡前的病情变化和抢救经过，死亡原因和死亡时间（具体到分钟）。

D. 死亡诊断。

E. 与患者近亲属或代理人商谈尸检的情况。患者近亲属或代理人同意或不同意尸检均需在病历中明确表态并签字。

16）死亡讨论记录：系指对死亡病案进行讨论分析意见的记录。由科主任或副主任医师以上职称的医师主持，讨论在患者死亡 1 周内进行（特殊病案及时讨论）。记录格式应在横行列出"死亡讨论记录"标题，记录内容如下。

A. 讨论日期、地点，主持人和参加人的姓名、职称、职务，患者姓名、性别、年龄、婚姻、出生地、职业、工作单位、住址、入院日期、死亡日期和时间、死亡原因、死亡诊断（包括尸检和病理诊断）。

B. 参加者发言纪要，重点记录诊断意见、死亡原因分析、抢救措施意见、经验教训及本病国内外诊治进展等（综述或按发言人分列均可）。

C. 记录者签名，主持人总结并审签。

5. 同意书 根据《中华人民共和国执业医师法》《医疗机构管理条例》《医疗事故处理条例》和《医疗美容服务管理办法》，凡在临床诊治过程中，需行手术治疗、特殊检查、特殊治疗、实验性临床医疗和医疗美容的患者，应对其履行告知义务，并详尽填写同意书。

（1）经治医师或主要实施者必须亲自使用通俗语言向患者或其近亲属、法定代理人、关系人告知患者的病情、医疗措施、目的、名称、可能出现的并发症及医疗风险等，并及时解答其咨询。

（2）手术同意书应包括术前诊断，拟施行手术名称、术中或术后可能出现的并发症及手术风险。特殊检查、特殊治疗知情同意书应包括检查治疗的项目、目的、风险性及并发症。

（3）医疗美容必须向就医者本人或其近亲属告知治疗的适应证、禁忌证、医疗风险和注意事项，并取得就医者本人或监护人的签字同意。

（4）同意书必须经患者或其近亲属、法定代理人、关系人签字，医师签全名。同意书一式两份，医患双方各执一份。医疗机构应将其归入病历中保存。门诊的各同意书交病案室存档，其保管期限同门诊病案。

（5）由患者近亲属或其法定代理人、关系人签字的，应提供授权人的授权委托书、身份证明及被委托人的身份证明，并提供身份证明的复印件。其授权委托书及身份证明的复印件随同同意书归档。

考点提示：住院病历格式及内容、病程录书写内容

（6）新技术、实验性临床医疗等项目应按国家有关规定办理手续，并如实告知患者及其近亲属。

二、门诊病历

（一）门诊初诊、复诊病历书写要求

（1）门诊病历封面应设有姓名、性别、出生年月、民族、婚姻、职业、住址、工作单位、药物过敏史、身份证号及门诊病历编号等栏目并认真填写完整；每次就诊均应填写就诊日期（年、月、日）和就诊科别。急危重患者应注明就诊时间（年、月、日、时、分），时刻按 24 小时计。

【附】门诊病历封面式样

医院

门诊病历		门诊病历编号	
姓名	性别	出生年月	身份证号
婚姻	民族	职业	药物过敏史
工作单位			
住址			

（2）使用通用门诊病历时，就诊医院应在紧接上一次门诊记录下空白处盖"××年 ×× 月 ×× 日 ×× 医院 ×× 科门诊"蓝色章，章内空白处由接诊医师填写。

（3）儿科患者、意识障碍患者、创伤患者及精神病患者就诊须写明陪伴者姓名及与患者的关系，必要时写明陪伴者工作单位、住址和联系电话。

（4）患者在其他医院所做的检查，应注明该医院名称及检查日期。

（5）急危重患者必须记录患者体温、脉搏、呼吸、血压、意识状态、诊断和抢救措施等。对收入急诊观察室的患者，应书写观察病历。抢救无效的死亡病案，要记录抢救经过，参加抢救人员姓名、职称或职务，死亡日期及时间，死亡诊断等。

（6）初步诊断、诊断医师签名写于右下方。如需上级医师审核签名，则签在署名医师左侧并划斜线相隔，如 ×××/×××。医师应签全名，字迹应清楚易认，处理措施写在左半侧。

（7）法定传染病，应注明疫情报告情况。

（8）门诊患者住院须填写住院证。

（9）门诊病历、住院证可用圆珠笔书写，字迹应清晰易认。

（二）门诊初诊、复诊病历书写内容

1. 初诊病历

（1）主诉：主要症状及持续时间。

（2）病史：现病史要重点突出（包括本次患病的起病日期、主要症状、他院诊治情况及疗效），并简要叙述与本次疾病有关的既往史、个人史及家族史（不需列题）。

（3）体格检查：一般情况，重点记录阳性体征及有助于鉴别诊断的阴性体征。

（4）实验室检查，特殊检查或会诊记录。

（5）初步诊断：如暂不能明确，可在病名后用"?"，并尽可能注明复诊医师应注意的事项。

（6）处理措施。

1）处方及治疗方法记录应分行列出，药品应记录药名、剂量、总量、用法。

2）进一步检查措施或建议。

3）休息方式及期限。

（7）医生签全名。

2．复诊病历

（1）上次诊治后的病情变化和治疗反应，不可用"病情同前"字样。

（2）体格检查：着重记录原来阳性体征的变化和新的阳性发现。

（3）需补充的实验室或器械检查项目。

（4）3次不能确诊的患者，接诊医生应请上级医师会诊，上级医师应写明会诊意见及会诊日期和时间并签名。

（5）诊断：对上次已确诊的患者，如诊断无变更，可不再写诊断。

（6）处理措施要求同初诊。

考点提示：
病历书写的
格式与内容

（7）持通用门诊病历变更就诊医院、就诊科别或与前次不同病种的复诊患者，应视作初诊患者并按初诊病历要求书写病历。

（8）医生签全名。

（杨志云）

目 标 检 测

选择题

1. 下列哪项不是病历书写的意义（　　）
   A. 病历是医疗质量的反映
   B. 医疗、教学、科研提供宝贵的基本资料
   C. 医疗纠纷与诉讼的重要依据
   D. 书写病历要高度负责，实事求是
   E. 考核临床实际工作能力的重要内容

2. 编写病历下列哪项不是基本要求（　　）
   A. 内容要真实　　　B. 格式要规范
   C. 描述要精练　　　D. 检查要齐全
   E. 填写要全面

3. 住院病历、入院记录两种病历书写不同的项目是（　　）
   A. 在24小时内完成
   B. 皆有主诉、现病史
   C. 个人史、家族史、体检可简明记录
   D. 住院医生完成
   E. 皆有书写医生签名

4. 主诉写作要求，下列哪项不正确（　　）
   A. 指出疾病主要发生系统
   B. 指出疾病发生的时间
   C. 指出疾病并发症的可能
   D. 指出疾病发展和预后
   E. 文字精练，术语准确

5. 按病历书写要求，住院记录应由哪级医师书写（　　）
   A. 实习医师　　　B. 进修医师

C. 住院医师　　　D. 主治医师
   E. 以上都不是

6. 病程记录较轻患者，按要求多长时间记一次（　　）
   A. 1日1记　　　　B. 1日数记
   C. 2～3日记1次　　D. 5日记1次
   E. 7日记1次

7. 病程记录的书写下列哪项不正确（　　）
   A. 症状、体征的变化
   B. 检查结果与分析
   C. 上级医生查房意见
   D. 临床操作及治疗措施
   E. 每天均应记录1次

8. 转入院患者，入院记录应在入院后多长时间完成（　　）
   A. 6小时　　　　B. 12小时
   C. 24小时　　　　D. 48小时
   E. 72小时

9. 死亡抢救记录应在什么时间内完成（　　）
   A. 当时　　　　　B. 当天
   C. 6小时　　　　D. 8小时
   E. 12小时

10. 死亡记录应在什么时间完成（　　）
   A. 当时　　　　　B. 当天
   C. 48小时　　　　D. 72小时
   E. 7天

第 28 章　诊断思维方法

📖 **学习目标**

1. 了解诊断疾病的概念及意义。
2. 理解临床思维常用方法及应用。
3. 掌握诊断疾病的步骤及要点。

诊断疾病是临床医生最重要也是最基本的临床实践活动，"没有正确的诊断，就没有正确的治疗"；正确的诊断是疾病治疗的基础和前提。诊断疾病的过程即是医务人员认识疾病客观规律的过程，是对疾病从现象到本质，从感性到理性，又从理性认识再回到医疗实践中去的反复验证的过程。因此，形成正确的诊断，不仅需要丰富的医学专业知识和正确运用各种诊断技术，而且还要有正确的步骤和思维方法。

第 1 节　诊断疾病的步骤

诊断就是对疾病的诊察与判断。诊察即调查研究、了解情况，包括临床医生正确运用诊断技术，通过问诊、体格检查、实验室检查及各种仪器检查，收集必要的准确的临床资料；判断是将所收集到的资料，运用正确的临床思维方法进行综合分析、推理，做出符合客观实际的判定或结论，这是诊断疾病的两个紧密相连、不可分割的过程。根据判断的结论采取相应的治疗措施，观察病程的发展与治疗的效果，反过来验证原来的诊断，进一步肯定或修改甚至否定原来的诊断。

如此多次反复，使医生对疾病的认识逐步深化。这是一个从感性到理性、从理论到实践的认识的过程。这个过程可分为四个阶段：①调查研究，搜集资料；②整理资料、分析评价；③提出初步诊断；④确立及修正诊断。

一、调查研究，搜集临床资料

1. 详细询问病史　问诊是认识疾病、进行诊断的第一步，是病史采集的主要手段；病史的完整性和准确性对疾病的诊断至关重要，详尽而完整的病史可解决大约半数以上的诊断问题；症状是病史的主体，但症状不等于疾病，应透过症状这个主观感觉异常的现象，结合基础医学知识和临床经验，从病理生理、病理解剖的深度去认识疾病的本质。病史采集要全面系统、真实可靠，还要能够反映疾病的进程和动态。

2. 系统的体格检查　在病史采集的基础上，对患者进行全面、有序、重点、规范和正确的体格检查，所发现的阳性和阴性体征，都可以成为诊断疾病的重要依据。在体格检查过程中要注意核实和补充病史资料，因此，应边查边问，边查边想，使获得的资料具有完整性、真实性和准确性。

3. 相应的实验室及其他检查　在获得病史和体格检查资料的基础上，选择一些基本的必要的实验室检查和其他检查，无疑会使临床诊断更准确、可靠。在选择检查时应考虑：①检查的意义；②检查的时机；③检查的敏感性和特异性；④安全性；⑤成本与效果分析等。

二、整理资料，分析评价

对病史、体格检查、实验室检查和其他检查所获得的各种临床资料进行整理、分析和评价，是疾病诊断过程中非常重要的一个环节。疾病表现是复杂多样的，同一疾病在不同的人、不同阶段，表现会不一样；不同的疾病在不同的人，表现也可能会一样。患者的性格特点、文化素养、知识层次、心理状态和社会因素等，也会造成其所述病史的完整性、准确性的差异。

因此，医生必须对病史资料进行整理、分析和评价，去粗取精，去伪存真，由表及里，总结病史资料的主要问题，使病史具有真实性、系统性和完整性，为正确诊断提供可靠的依据。

实验诊断随着现代科学技术的进步，其检测的技术、方法、准确性和精密度得到不断的加强和完善，但是在实验操作过程中还是存在着固有误差、项目的敏感性、特异性及疾病本身复杂性的影响，假阴性或假阳性的结果难免发生。因此在应用实验结果诊断疾病时，必须结合病史资料和体格检查结果，进行全面综合分析，当实验结果与临床表现不符时，则更应重视临床表现并进行动态观察，切不可单靠某项检查结果诊断疾病。

三、对疾病提出初步诊断

在对各种临床资料进行整理、分析和评价后，医生结合掌握的医学知识和临床经验，将可能性较大的几个疾病排列出来，进行分析及鉴别，从而形成初步诊断。初步诊断可能会带有主观臆断的成分，这是因为在诊断疾病的过程中医生可能仅认识到某些疾病的特点，或由于疾病表现尚不够充分、病情变化的复杂性及医生临床经验水平的局限性等影响。因此，初步诊断只能作为疾病确定诊断的前提，为疾病的治疗提供依据。

四、确立及修正诊断

考点： 诊断疾病步骤及收集资料范围

正确的认识常常不是一次就能完成的，需要经过实践—理论—再实践—再理论的过程。疾病初步诊断是否正确，要在临床实践中进一步验证。客观细致地观察病情变化、治疗效果，随时发现问题，提出问题，查阅文献资料，某些实验检查项目的复查以及选择一些必要的特殊检查等，这在一些疑难病案的诊断和修正诊断过程中发挥重要作用。

第2节 临床思维方法

临床思维方法是指对疾病现象进行调查研究、分析综合、判断推理等一系列思维活动，由此认识疾病、判断鉴别并作出决策的一种逻辑方法；是医生认识疾病、判断疾病和治疗疾病等临床实践过程中不可缺少的逻辑推理方法。运用的程度和效率可直接反映临床医生认识和处理疾病的能力和水平。

一、常用的诊断思维方法

临床上诊断思维方法很多，常用的思维方法有以下几种。

1. 顺向思维法 是对一般比较典型的疾病常用的方法，是以患者的典型病史、体征及实验室检查为依据，直接作出诊断。如患者有不洁饮食史，出现腹痛、腹泻、呕吐等症状时，可以直接诊断为急性胃肠炎（直接诊断法）。

2. 逆向思维法　是根据患者的病史及体征的某些特点，可能为某范围内的某些疾病，然后根据进一步检查或辅助检查，否定其中的大部分，筛选某种或几种疾病。此种思维方法是对较疑难的病案常用的方法。

3. 肯定之否定　有时为了确定诊断，需要用"肯定之否定"的思维方式，排除某些疑诊。即对某些疑似诊断，假以其肯定，以此来解释全部病史和体征，发现其矛盾，从而否定该诊断，即临床上经常所说的，不能以其解释全部的临床表现，故诊断不成立。

4. 否定之否定　在诊断初步成立以后，为了进一步证实其准确性，可用此方法。假定该诊断不成立，其病史体征另以其他疾病解释，均不成立，证明原来的诊断成立。

5. 差异法　是在临床思维中，随时注意不同类、种、型疾病的差异，不同患者的特点，抓住其特殊性。它是其他各种思维方法的基础，贯穿于整个思维过程。

对具体病案的诊断，可概括为以下 10 个步骤。

（1）从解剖的观点，有何结构异常。

（2）从生理的观点，有何功能改变。

（3）从病理生理的观点，提出病理变化和发病机制的可能性。

（4）考虑几个可能的致病原因。

（5）考虑病情的轻重，勿放过严重情况。

（6）提出 1～2 个特殊的假说。

（7）检验该假说的真伪，权衡支持与不支持的症状体征。

（8）寻找特殊的症状体征组合，进行鉴别诊断。

（9）缩小诊断范围，考虑诊断的最大可能性。

（10）提出进一步检查及处理措施。

这一临床思维过程看似繁琐机械，实则简捷有序。对初学者来说，经过多次反复，可以熟能生巧、得心应手、运用自如。

总之，以上的种种思维方法在使用过程中往往是综合的、交替使用。在复杂的疾病诊断中，多数首先根据病史体征要点划定疑诊范围，以逆向思维方法逐一排除其他，提出几个疑诊以肯定之否定的方法，排除近似疾病，最后以否定之否定方法进一步确定诊断。

二、诊断思维中应注意的问题

1. 现象与本质的关系　一定的临床表现（病史、症状、体征和实验室检查结果等）具有一定的临床意义。如在心尖部听到隆隆样舒张期间杂音，这是病理现象，它的本质是二尖瓣狭窄，而这个变化是瓣膜的病理形态变化引起的，疾病的临床表现往往比较复杂，要透过复杂的临床表现去认识疾病的本质。

2. 共性与个性的关系　如果不认识疾病引起的症状和体征的普遍性，就无从发现疾病发展的普遍规律，如水肿可见于心、肾等疾病，它是这些疾病的共性现象，但表现各有症状和体征，这是特殊性。心源性水肿常开始于下肢，并与体位改变有关。而肾性水肿则首先出现于皮下疏松组织，如眼睑等处。诊断过程中必须了解疾病现象的共性与个性并加以分析对比，才能找出正确的诊断。

3. 主要矛盾和次要矛盾　疾病的临床表现过程一般比较复杂，往往包括许多症状和体征，出现情况复杂，所以我们要分清主次，找出其主要矛盾，例如，某患者有食欲不振、腹胀、腹泻是消化系统症状，同时出现心悸、气促、下肢水肿、发绀等循环系统症状，颈静脉怒张、肝大、心尖区隆隆样舒张期杂音等典型心瓣膜病理征，而无相应的消化系统疾病等主要体征，说明循环系统的临床表现是疾病的主要矛盾，而消化系统的临床表现只是次要矛盾，这是胃肠道淤血所致。只有抓住主要矛盾，才能作出正确的诊断。

4. 局部与整体的关系 人体是一个复杂的整体，各系统、各脏器具有独立性，但又是相互密切联系着的，许多局部疾病可以影响全身。例如，局部脓肿，扁桃体化脓可引起畏寒、发热等全身症状。另一方面整体病变又可以有局部病症的突出表现；又如风湿热是全身性疾病，它可以表现为关节、心脏及神经系统（舞蹈病）等方面的局部病变。所以疾病的诊断必须结合整体来考虑（中医尤为突出），要防止片面的、单独的对待临床症状与体征，提倡以人为本，全面分析，从心理和生理角度出发来考虑每个患者的疾病。

三、诊断思维的基本原则

在疾病诊断过程中，必须掌握以下几项诊断思维的基本原则。

1. 整体原则 所谓整体原则，就是在临床诊断过程中，坚持从普遍联系的观点出发，把人体看成是一个有机的整体，这不仅是诊断观的要求，也是医学科学本身发展规律的要求。世界上没有孤立存在的事物，任何事物都同周围其他事物互相联系着。人体生命活动最突出的表现，就是它的联系性和整体统一性。人体是一个由许多细胞、组织、器官组成的整体，它们的组织结构、代谢过程和生理功能虽然各有不同，但并不彼此孤立，而是处于相互联系、相互作用、相互制约之中，这种联系是客观实在的。因此，在临床诊断思维过程中，应该把诊断治疗的对象看作是一个有机联系或者处于联系中的整体。并从整体的观点出发，着重了解机体与环境、局部与整体、结构与功能及精神与机体的相互联系、相互作用、相互制约的关系，综合地、准确地考察疾病发生发展的规律；只有这样，才能得出较正确的诊断。

2. 具体原则 就是在诊断过程中，要在一般理论指导下，着眼于机体和疾病的特点，对于个体的差异性和发病情况做具体分析，针对其特点进行诊断，拟定相应的治疗方案，采取相应的治疗措施，努力防止千篇一律的教条化、公式化的倾向。简言之，即具体问题具体分析的思维原则。例如，同样是血便，对于小儿应首先考虑直肠息肉，对于老年人，如无痔便血，首先应考虑直肠癌；对于青年则应首先考虑痔疮，这就是具体原则的具体体现。因此，依据具体原则，则要求在诊断疾病时，必须在通晓疾病发生、发展和转归的一般规律的基础上，充分考虑患者在机体反应性方面的差异，注意其所患疾病及其表现的特殊性，防止思维僵化，把基本理论当作教条和公式去生搬硬套。

3. 动态原则 就是要求用发展、变化的观点看待疾病，不能用静止的、僵化的形而上学的观点对待疾病。这是因为，一方面，人体作为一个有联系的整体，时刻都处在运动变化之中，生命活动中各方面相互联系的特性，只有在运动中才能显示出来。疾病是人体生命活动中的一个方面，也有一个发生发展和变化的过程，不能用静止的眼光去看待。另一方面，临床诊断也要不断验证，随着病程的发展和治疗、疗效的变化，也许要改变诊断，也许要增加诊断，有的甚至要重新认识，重新诊断。总之，疾病不是静止不变的，而是处于运动变化过程之中，因此，临床诊断思维必须坚持动态的原则，注意病情变化，及时对疾病作出科学的诊断。

4. 安全原则 在诊断时，必须从抢救和保障患者生命安全，有利于患者身体康复出发，一切为患者着想，向患者负责，尽可能地选择最优诊断。安全原则包括以下几方面的内容：①优先考虑常见病、多发病，当地流行和发生的传染病与地方病，较少考虑罕见病；②尽可能选择单一诊断，而不用多个诊断分别解释各个不同的症状；③诊断功能性疾病之前必须肯定排除器质性疾病，优先考虑器质性疾病的诊断，以免延误治疗；④首先考虑可治性疾病的诊断，当然，对不可治的或预后不良的疾病亦不能忽略。这样可最大限度地减少诊断过程中的周折；⑤尽量少用试验性治疗等。这些内容虽有例外，但还是基本符合临床思维的。特别适合低年资的临床医生和实习医生。

　　总之，整体原则、具体原则、动态原则、安全原则是临床诊治经验的高度概括和总结，具有规律性和普遍性。这些原则对于正确认识疾病，作出正确的诊断和结论具有指导意义，是临床医生也是实习医生在诊治疾病过程中必须遵循的原则。

四、常见诊断失误的原因

　　临床上没有不误诊的医生，到底误诊为什么那么难以避免呢？分析临床发生误诊的原因，主要有三方面。

　　1. 医务人员的主观因素　是临床常见的误诊原因。一是责任性误诊，指医务人员对工作不负责任而造成。如病史询问、体格检查不仔细，人为因素造成实验室检查数据误差大，病历采集不认真等。二是技术性误诊，指医务人员专业技术水平低下而造成。包括医学知识不足，缺乏临床经验，对一些病因复杂、临床罕见疾病的知识匮乏，经验不足；病史资料询问不完整、不确切，未能反映疾病进程和动态以及个体的特征；过分依赖或迷信辅助检查结果，先入为主，主观臆断，妨碍了客观而全面地搜集、分析和评价临床资料等。

　　2. 疾病的客观因素　比如多病共存、疾病起始阶段没有特异性症状体征、医技检查结果有误差等。

　　3. 患者自身的因素　如患者怕影响自己的声誉，故意隐瞒病史；为取得医生的同情夸大病情；医患沟通不够，导致缺乏合作；健康意识不足导致无意隐瞒用药的经历；文化程度差异导致病史描述混乱等。

　　医学充满了不确定性，因为任何一种疾病的临床表现都各不相同。我们从实践中积累知识、从误诊中得到教益。只要我们遵照诊断疾病的基本原则，运用正确的临床思维方法就会减少诊断失误的发生。

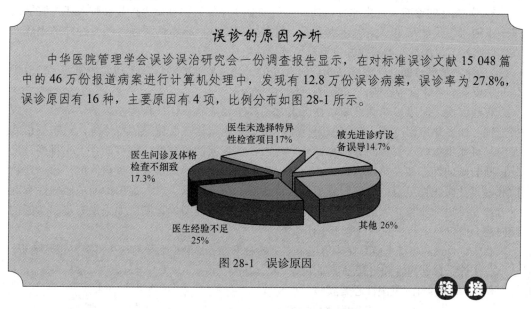

误诊的原因分析

　　中华医院管理学会误诊误治研究会一份调查报告显示，在对标准误诊文献 15 048 篇中的 46 万份报道病案进行计算机处理中，发现有 12.8 万份误诊病案，误诊率为 27.8%，误诊原因有 16 种，主要原因有 4 项，比例分布如图 28-1 所示。

医生问诊及体格
检查不细致
17.3%

医生未选择特异
性检查项目17%

被先进诊疗设
备误导14.7%

医生经验不足
25%

其他 26%

图 28-1　误诊原因

链接

考点提示：
诊断疾病的
思维方法及
基本原则

第 3 节　临床诊断的内容和格式

一、诊断的内容与格式

　　完整的诊断是医生制订治疗方案的依据，它必须是全面概括且重点突出的综合诊断。

诊断内容一般包括以下六个方面。

1. 病因诊断 机体发病后,一般能找到引起疾病的原因,明确了病因也就找到了预防和治疗的方向,也是最理想的临床诊断内容。如细菌性痢疾、风湿性心脏病、结核性胸膜炎、胆道蛔虫症、胸部挤压伤、外伤性骨折等,这些疾病的病因是明确的,对疾病的防治能提供明确的方向。有些疾病原因尚不十分明确或多种因素所引起,临床诊断只能由另外的形式来表示,如克山病、再生障碍性贫血、癌肿、系统性红斑狼疮、白癜风、脊柱裂等。

2. 病理解剖诊断 是从病变的部位、组织形态改变的观点提出来的,如急性肾小球肾炎、肝硬化、胸膜炎、乳腺炎、胃溃疡、肝脓肿等。上述疾病在临床上不需进行病理组织学检查而是通过询问病史、体格检查、实验检查以及特殊检查等间接方法提出的。如果以上方法不能提出诊断时,才采取各种内镜、手术活检及病理组织学检查以明确诊断。

3. 病理生理诊断 是对机体功能状态的判断。如心功能不全、肾功能不全、肌力减退、肢体功能受限、意识障碍、肠梗阻、胆道阻塞性黄疸、甲状腺功能亢进症等。这些疾病的早期或某些潜在的问题,临床征象常无特殊表现,而只有早期的功能性改变或机体代谢方面发生变化,因此功能诊断只能通过病理生理或生理生化的深入检查才能提出。如糖尿病、高脂血症、尿毒症、水和电解质代谢紊乱等疾病。

4. 疾病的分型与分期 不少疾病有不同的分型与分期,其治疗及预后意义各不相同,诊断中亦应予以明确。如急性胰腺炎有水肿型、出血坏死型;传染性肝炎可分甲、乙、丙、丁、戊和庚共六种类型;肝硬化有肝功能代偿期与失代偿期之分。对疾病进行分型、分期可以充分发挥其对治疗选择的指导作用。

5. 并发症的诊断 是指原发疾病的发展或是在原发病的基础上产生和导致机体脏器的进一步损害。虽然与主要疾病性质不同,但在发病机制上有密切关系,如慢性肺部疾病并发肺性脑病、风湿性心瓣膜病并发亚急性感染性心内膜炎等。

6. 伴发疾病诊断 伴发病是指同时存在的、与主要诊断的疾病不相关的疾病,其对机体和主要疾病可能发生影响,如龋齿、肠蛔虫症等。

有些疾病一时难以明确诊断,临床上常用其主要症状或体征作为主题的"待诊"方式来处理,如发热原因待诊、腹泻原因待诊、黄疸原因待诊、血尿原因待诊等,对于待诊病案应尽可能根据临床资料的分析和评价,提出一些诊断的可能性,按可能性大小排列,反映诊断的倾向性。如发热原因待诊:伤寒;恶性组织细胞病待排除。黄疸原因待诊:药物性肝内胆汁淤积性黄疸;毛细胆管型肝炎待排除。对"待诊"患者提出诊断的倾向性有利于合理安排进一步检查和治疗,并应尽可能在规定时间内明确诊断。如果没有提出诊断的倾向性,仅仅一个症状的待诊等于未作诊断。

临床综合诊断传统上应写在病历记录末页的右下方。诊断之后要有医生签名,以示负责。

临床综合诊断内容和格式举例如下:

例1 诊断:1. 风湿性心瓣膜病

           二尖瓣狭窄并关闭不全

           心房纤维颤动

           心功能Ⅲ级

    2. 慢性扁桃体炎

    3. 肠蛔虫症

例2 诊断:1. 慢性阻塞性肺疾病(急性发作期)

  2. 慢性肺源性心脏病
     室性期前收缩
     肺心功能失代偿期
     心功能Ⅲ级
  3. 肺性脑病
  4. 龋齿

二、诊断书写要求

  1. 病名要规范，书写要标准 人类所有的病伤名目繁多，诊断书写要规范。要将诊断写全，特别是修饰词和限定词不能省略；一定要把疾病的部位写具体，避免出现笼统的诊断。

  2. 选择好第一诊断 世界卫生组织和我国原卫生部规定，当就诊者存在着一种以上的疾病损伤和情况时，需选择对就诊者健康危害最大、花费医疗精力最多、住院时间最长的疾病作为病案首页的主要诊断；将导致死亡的疾病作为第一诊断。

  3. 切勿遗漏不常见的疾病和其他疾病的诊断

  4. 病历中疾病诊断的顺序可按传统习惯先后排列 一般是主要的、急性的、原发的、本科室的疾病写在前面；次要的、慢性的、继发的、他科的疾病写在后面。

（杨志云）

目 标 检 测

选择题

1. 对于一个疾病的完整诊断，其中最重要的是
（ ）
 A. 病因诊断   B. 病理解剖诊断
 C. 病理生理诊断   D. 并发症的诊断
 E. 伴发疾病的诊断

2. 下列哪项属于病理生理诊断（ ）
 A. 风湿性心瓣膜病 B. 二尖瓣狭窄
 C. 心房颤动   D. 心功能Ⅲ级
 E. 急性上呼吸道感染

3. 下列哪项属于病理解剖诊断（ ）
 A. 病毒性肝炎   B. 肝功能不全
 C. 肝硬化   D. 肠蛔虫症
 E. 糖尿病

4. 一个慢性咳嗽、咳痰患者，下列哪项诊断属伴发疾病的诊断（ ）
 A. 心动能Ⅱ级   B. 慢性支气管炎

 C. 慢性阻塞性肺气肿 D. 小肠蛔虫症
 E. 慢性肺源性心脏病

5. 临床诊断时排在最后一位的是（ ）
 A. 病理生理诊断   B. 病因诊断
 C. 病理解剖诊断   D. 伴发疾病的诊断
 E. 并发症的诊断

6. 对于一个疾病的完整诊断是（ ）
 A. 病因诊断
 B. 病理解剖及病理生理诊断
 C. 疾病的分型及分期诊断
 D. 并发症及伴发疾病的诊断
 E. 以上均是

7. 根据红、肿、热、痛、功能障碍得出炎症的结论，属于哪一种临床思维方法（ ）
 A. 顺向思维法   B. 逆向思维法
 C. 肯定之否定   D. 否定之否定
 E. 差异法

诊断学实训操作指导

前　言

诊断学是研究诊断疾病的基本理论，基本技能和临床思维方法的学科。既阐述疾病的临床表现，又阐述各种疾病的基本体格检查方法和检验技能，借以验证人体的健康状况。

课程的内容包括：从如何与患者交流获取病史资料，到体格检查的内容和方法，心电图等辅助检查的内容和意义，以及如何运用诊断性推理、归纳，对资料进行综合分析，以发现其中的意义，并得出合乎逻辑的结论。

教学目标：通过教学，学生能独立进行问诊和体格检查，并能综合问诊、体格检查及必要的辅助检查结果，对疾病作出初步诊断，写出完整的病历，掌握常用穿刺技术的方法。同时具备监测患者病情变化、预测疾病发展及危重并发症发生可能的能力。

实训指导一　问　　诊

【目的要求】

1. 熟知住院病历的内容及编排顺序。
2. 熟悉问诊内容及问诊重要性，学会问诊的方法。
3. 在实习中学会尊重患者、关爱患者。
4. 整理问诊的内容、书写病历的病史部分内容。

【实训方法】

1. 说明病房注意事项。
2. 介绍住院病历的内容及编排顺序。
3. 示教问诊方法和采集病史注意事项。
4. 每6～8人为一实习小组，在老师的指导下，每组接触一位患者进行病史采集，每组由一名学生负责询问，其他同学作记录并可补充提问。
5. 询问结束后，有礼貌地向患者及家属致谢道别。
6. 各小组整理资料，全班同学集中交流，由各组代表简要汇报，老师进行小结、评价及矫正。
7. 每位学生写一份问诊病案的实训报告。

实训指导二　四大生命体征

【目的要求】

1. 能正确进行四大生命体征的测量。
2. 熟知四大生命体征的正常值并会进行记录。
3. 会判断生命体征异常结果及临床意义。

【实训方法】

1. 教师示教，学生 2 人为一组互相检查。
2. 老师进行巡视，及时发现并纠正不正确的操作。
3. 集中小结，课后完成实训报告。

实训指导三　基本检查法与一般检查

【目的要求】

1. 学会视、触、叩、听的基本检查方法。
2. 能说出一般检查的内容并能独立进行检查。
3. 根据检查能判断正常状态或异常改变。

【实训方法】

1. 教师进行查体示教或在教师的指导下观看相关录像，学生 2 人一组互相检查训练。
2. 老师进行巡视，及时发现并纠正不正确的手法。
3. 集中小结，课后完成实训报告。

实训指导四　头颈部检查

【目的要求】

1. 能说出头、颈部检查内容。
2. 能用规范的方法进行检查。
3. 根据检查能判断正常状态或异常改变。

【实训方法】

1. 教师进行头颈部查体示教或在教师的指导下观看相关录像。学生 2 人一组互相检查训练。
2. 老师进行巡视，及时发现并纠正不正确的手法。
3. 集中小结，课后完成实训报告。

实训指导五　胸廓及肺体格检查（人体）

【目的要求】

1. 能说出胸部骨骼标志、垂直线标志、自然陷窝及胸肺的检查内容。
2. 能用规范的方法独立进行胸肺检查，能识别四种叩诊音、三种正常呼吸音及分布。
3. 根据检查结果能判断正常状态或异常改变。

【实训方法】

1. 教师进行胸肺查体示教或在教师的指导下观看相关录像，学生 2 人一组互相检查训练。
2. 老师进行巡视，及时发现并纠正不正确的检查操作。
3. 集中小结，课后完成实训报告。

实训指导六　肺部体格检查（模拟人）

【目的要求】

1. 学会肺部的听诊及触诊检查方法。
2. 能识别异常支气管呼吸音，干、湿啰音及胸膜摩擦音等。
3. 根据检查结果对常见胸肺疾病能作出初步诊断。

【实训方法】

每2位同学一台模拟人及电脑，教师根据电脑菜单，指导学生进行肺部听诊及触诊。

实训指导七　心脏及血管体格检查（人体）

【目的要求】

1. 说出心脏检查的内容。
2. 能用规范的方法独立进行心脏视、触、叩及听诊检查。
3. 能比较准确地叩出心界，能定位心瓣膜听诊区及按顺序听诊，能区分第一及第二心音，判断心脏收缩期及舒张期。
4. 根据检查结果能判断正常状态或异常改变。

【实训方法】

1. 教师进行心脏查体示教或在教师的指导下观看相关录像，学生2人一组互相检查训练。
2. 老师进行巡视，及时发现并纠正不正确的检查操作。
3. 集中小结，课后完成实训报告。

实训指导八　心脏体格检查（模拟人）

【目的要求】

1. 学会心脏听诊要点。
2. 根据听诊特点，能对常见心律失常、额外心音、杂音，作出正确判断。
3. 根据检查结果对常见心脏疾病能作出初步诊断。

【实训方法】

每2位同学一台模拟人及电脑，教师根据电脑菜单，指导学生进行心脏触诊及听诊。

实训指导九　腹部体格检查（人体）

【目的要求】

1. 能说出腹部分区及腹部检查内容。
2. 能用规范的方法独立进行腹部的视、听、叩及触诊检查。
3. 根据检查结果能判断正常状态或异常改变。

【实训方法】

1. 教师进行腹部查体示教或在教师的指导下观看相关录像，学生 2 人一组互相检查训练。
2. 老师进行巡视，及时发现并纠正不正确的手法。
3. 集中小结，课后完成实训报告。

实训指导十　腹部体格检查（模拟人）

【目的要求】

1. 学会腹部检查方法及掌握触诊要领。
2. 会判断肝、脾大及包块的特征，对胆囊触痛试验、压痛及反跳痛等作出正确判断。
3. 根据检查结果对常见腹部疾病能作出初步诊断。

【实训方法】

每 2 位同学一台模拟人及电脑，教师根据电脑菜单，指导学生进行腹部体检的操作。

实训指导十一　脊柱、四肢及神经系统体格检查

【目的要求】

1. 能说出脊柱、四肢及神经系统检查内容。
2. 能用规范的方法独立进行检查。
3. 根据检查结果能判断正常表现或异常改变及临床意义。

【实训方法】

1. 教师进行脊柱，四肢及神经系统查体示教或在教师的指导下观看相关录像，学生 2 人一组互相检查训练。
2. 老师进行巡视，及时发现并纠正不正确的手法。
3. 集中小结，课后完成实训报告。

实训指导十二　红细胞计数及血红蛋白测定

【目的要求】

1. 学会血细胞计数的原理，细胞计数池的组成。
2. 学会血细胞计数的方法。
3. 能对血红蛋白进行测定。

【实训方法】

教师示教，学生操作试验，学生测出结果。

操作：2 人一组，检查实验器材是否准备好，取洁净试管一支加入红细胞稀释液 1.99 ml，相互采集手指毛细血管血标本，用一次性微量吸管准确吸取 10 μl 加入稀释液，立即轻轻混匀，再将计数池和盖玻片擦净放好，充入一定量稀释血液，用显微镜在高倍镜下计数中间大方格其中五个中方格内的红细胞数。计数原则为视野"弓"字形或城垛状移动，对于压

线的细胞，遵循左上计入右下弃去的原则。

实训指导十三　白细胞计数及分类计数

【目的要求】
1. 学会采血及白细胞的溶液滴入计数池内计数。
2. 学会涂片瑞氏染色，能显示各种白细胞的结构。
3. 会计数白细胞总数及分类。

【实训方法】
1. 老师示教，学生操作。
2. 老师进行巡视指导，学生测出结果并出报告。

实训指导十四　尿常规检查及尿糖测定

【目的要求】
1. 学会尿常规及尿糖检查的方法。
2. 学会阅读检验报告单并出检验报告。

【实训方法】
1. 教师示教，学生操作。
2. 老师进行巡视指导，学生测出结果并出报告。

实训指导十五　心电图检查技术

【目的要求】
1. 学会并能准确地对常用心电图导联进行连接。
2. 能独立、正确地进行心电图描记操作。
3. 初步学会识别正常心电图。

【实训方法】
1. 教师演示心电图导联的连接及心电图机的正确描记方法。
2. 学生分组相互进行心电图导联及心电图描记，老师进行巡视指导。
3. 在老师指导下学生阅读并测量心电图各波、段及间期。
4. 完成心电图实习报告。

实训指导十六　心电图分析

【教学目的】
1. 通过阅读心电图并能对其进行正确的分析。
2. 能对正常心电图各级的基本图形正常值及其意义作出正确判断。
3. 会分析几种常见异常心电图，并作出初步诊断。

【实训方法】

1. 在教师指导下阅读正常和异常心电图。
2. 完成心电图报告。

实训指导十七　X线检查（1）

【目的要求】

1. 能判断呼吸系统 X 线正常表现。
2. 能对常见疾病基本病理征象作出初步判断。
3. 会应用正确的阅读方法来分析 X 线片。

【实训方法】

1. 教师示教，学生分组阅片。
2. 老师进行巡视，指导学生阅片。
3. 课后完成实训报告。

实训指导十八　X线检查（2）

【目的要求】

1. 能判断循环、消化、泌尿、运动系统 X 线正常表现。
2. 能对常见疾病基本病理征象作出初步判断。
3. 会应用正确的阅读方法来分析 X 线片。

【实训方法】

1. 教师示教，学生分组阅片。
2. 老师进行巡视，指导学生阅片。
3. 课后完成实训报告。

实训指导十九　常用诊疗技术胸腔、腹腔穿刺术

【目的要求】

1. 熟知胸腔穿刺术是常用于检查胸腔积液的性质与病原，抽液、排气减轻压迫症状或胸腔内注射药的一项常用诊断治疗技术；熟知腹腔穿刺术是常用于检查腹腔积液的性质与病原，必要时抽液减轻压迫症状或腹腔内注射药的常用诊断治疗技术。
2. 能根据胸腔或腹腔穿刺术的适应证进行穿刺。
3. 能够规范、熟练地进行胸腔或腹腔穿刺。

【实训方法】

1. 观看视频操作，教师进行示教。
2. 老师指导学生在模拟人上模拟操作。
3. 集体小结，完成实习报告。

实训指导二十　常用诊疗技术腰椎、骨髓穿刺术

【目的要求】

1. 熟知腰椎穿刺术是常用于检查脑脊液的性质，对诊断脑膜炎、脑炎、脑血管病变、脑瘤等神经系统疾病有重要意义。也可用于测定颅内压力和了解蛛网膜下隙是否阻塞，有时也用于鞘内注射药物；熟知骨髓穿刺术是常用于血细胞形态学检查，也可用于造血干细胞培养、细胞遗传学分析及病原生物学检查等，以协助诊断、观察疗效及判断预后。

2. 能根据腰椎或骨髓穿刺术的适应证进行穿刺。

3. 能够规范、熟练地进行腰椎或骨髓穿刺。

【实训方法】

1. 观看视频操作，教师进行示教。

2. 老师指导学生在模拟人上模拟操作。

3. 集体小结，完成实习报告。

（张　维　王潇君）

诊断学（第4版）教学大纲

一、课程性质和任务

　　诊断学是论述诊断疾病的基础理论、基本技能和基本方法的一门学科，是基础医学与临床医学的桥梁课，是各临床学科的基础。诊断学是培养医学生临床实践能力的关键，通过诊断学教学，使学生掌握疾病的诊断原理和方法，学会采集病史、规范体格检查、综合和分析客观的人体资料，概括诊断依据，为进一步学习各临床专业课奠定基础。

二、课程教学目标

（一）知识教学目标

　　（1）掌握问诊的内容、常见症状的特点、体格检查的基本方法及各部位检查结果的临床意义；掌握病历书写的格式与内容。

　　（2）理解实验室检查及器械检查的应用指征、正常表现及检查结果的临床意义。

　　（3）了解影像学检查的应用指征及检查结果的临床意义；了解常用诊断技术检查的指征及操作方法。

（二）能力培养目标

　　（1）能进行系统问诊及全面规范的体格检查。

　　（2）能正确采集各项实验室检查标本，正确选择常用辅助检查项目，并对其结果作出正确判断。

　　（3）能正确操作心电图，具有初步识别正常心电图及异常心电图的能力。

　　（4）能正确选择X线检查项目，并对检查结果作出初步判断。

　　（5）能正确选择使用胸腔穿刺、腹腔穿刺、腰椎穿刺、骨髓穿刺等检查项目，并能进行正确的操作，能初步判断其检查结果的临床意义。

　　（6）能对问诊、体格检查及辅助检查资料进行系统的整理，按规定内容和规范格式书写病历，并作出初步诊断。

（三）素质教育目标

　　（1）具有严谨踏实的学习态度和精益求精的学习精神。

　　（2）具有实事求是的科学态度。

　　（3）具有良好的职业道德修养、人际沟通能力和团结协作精神。

　　（4）具有科学的思维能力及创新精神。

三、教学内容和要求

基 础 模 块

教学内容	了解	理解	掌握	教学活动参考	教学内容	了解	理解	掌握	教学活动参考
一、绪论				理论讲授多媒体演示	（二）诊断学的主要内容	√			
（一）诊断学在临床医学中的地位和作用	√				（三）临床诊断的种类与临床思维	√			

教学内容	了解	理解	掌握	教学活动参考
（四）学习诊断学的目的、方法与要求	√			
二、问诊及常见症状				理论讲授 多媒体
（一）问诊				演示
1. 问诊的重要意义		√		临床见习
2. 问诊的内容		√		角色扮演
3. 问诊的方法与技巧		√		案例分析
4. 问诊的注意事项		√		讨论
（二）常见症状				
1. 发热		√		
2. 疼痛		√		
3. 咳嗽与咳痰		√		
4. 咯血		√		
5. 呼吸困难		√		
6. 发绀		√		
7. 心悸		√		
8. 水肿		√		
9. 呕血与便血		√		
10. 恶心与呕吐		√		
11. 腹泻		√		
12. 黄疸		√		
13. 血尿		√		
14. 尿频、尿急与尿痛		√		
15. 晕厥		√		
16. 意识障碍		√		
三、体格检查				理论讲授 多媒体 演示
（一）基本检查方法				活体练习 模型人
1. 视诊			√	练习
2. 触诊			√	案例分析
3. 叩诊			√	讨论
4. 听诊			√	
5. 嗅诊		√		
（二）一般检查				
1. 全身状态检查		√		
2. 皮肤		√		
3. 淋巴结			√	

教学内容	了解	理解	掌握	教学活动参考
（三）头颈部检查				
1. 头部	√			
2. 头部器官			√	
3. 颈部			√	
（四）胸部检查				
1. 胸部的体表标志		√		
2. 胸壁、胸廓与乳房		√		
3. 肺和胸膜			√	
4. 呼吸系统常见疾病症状和体征			√	
5. 心脏			√	
6. 血管检查			√	
7. 循环系统常见疾病症状和体征		√		
（五）腹部检查				
1. 腹部的体表标志及分区		√		
2. 视诊			√	
3. 触诊			√	
4. 叩诊			√	
5. 听诊			√	
6. 腹部常见症状和体征			√	
（六）生殖器、肛门和直肠检查				
1. 外生殖器	√			
2. 肛门与直肠		√		
（七）脊柱与四肢检查				
1. 脊柱		√		
2. 四肢、关节			√	
（八）神经系统检查				
1. 脑神经检查		√		
2. 运动功能检查		√		
3. 感觉功能检查		√		
4. 神经反射检查			√	
5. 自主神经功能检查	√			
6. 神经系统常见疾病症状与体征			√	
四、实验诊断				理论讲授 多媒体 演示
（一）血液检查				

教学内容	了解	理解	掌握	教学活动参考	教学内容	了解	理解	掌握	教学活动参考
1. 血液一般检查			√	操作练习案例分析讨论	4. 血清酶学检查			√	
2. 血栓与止血的基本检查		√			5. 肝病相关实验项目的选择与应用			√	
3. 溶血性贫血常用实验室检查		√			（六）临床常用生化检查			√	
4. 血型与临床输血检查		√			1. 血清电解质检测			√	
（二）骨髓细胞学检查					2. 血糖及代谢产物的检测			√	
1. 概述	√				3. 血清脂质和脂蛋白检测			√	
2. 骨髓检验的步骤及正常骨髓象	√				4. 心肌标志物检测			√	
3. 常用血细胞组织化学染色	√				5. 内分泌激素	√			
4. 常见血液疾病的血液学特征	√				6. 其他生物化学检查	√			
（三）排泄物、分泌物及体液检查					（七）临床常用免疫学检查	√			
1. 尿液检查			√		（八）临床微生物学检查	√			
2. 粪便检查			√		五、医学影像诊断				理论讲授多媒体演示阅片观察案例分析讨论
3. 痰液检查		√			（一）X线与磁共振诊断		√		
4. 脑脊液检查		√			（二）介入放射学		√		
5. 浆膜腔积液检查		√			（三）超声诊断学		√		
6. 精液检查	√				（四）核医学诊断		√		
7. 前列腺液检查	√				六、器械检查				理论讲授多媒体演示操作练习报告单分析案例分析讨论
8. 阴道分泌物检查	√				（一）心电图检查				
（四）常用肾功能检查					1. 临床心电图的基本知识		√		
1. 肾小球功能检查			√		2. 心电图的测量和正常心电图的特点			√	
2. 肾小管功能检查			√		3. 异常心电图			√	
3. 肾功能实验项目的选择与应用			√		4. 药物和电解质紊乱对心电图影响			√	
（五）常用肝功能检查					5. 心电图的分析方法和临床应用			√	
1. 蛋白质代谢检查			√						
2. 脂类代谢检查			√						
3. 胆红素代谢检查			√						

续表

教学内容	教学要求			教学活动参考	教学内容	教学要求			教学活动参考
	了解	理解	掌握			了解	理解	掌握	
6. 其他常用心电图检查	√				5. 骨髓穿刺术	√			
（二）肺功能检查					6. 腰椎穿刺术	√			
1. 通气功能	√				7. 心包腔穿刺术	√			
2. 换气功能	√				8. 双气囊三腔管压迫术	√			
3. 血气分析	√				9. 前列腺检查术	√			
（三）内镜检查	√				八、病历书写				理论讲授
七、常用诊断技术				理论讲授多媒体演示模型人操作练习	1. 病历书写的基本规则和要求			√	案例分析讨论
1. 静脉压测定	√				2. 病历书写的种类、格式及内容			√	书写病例
2. 淋巴结穿刺术			√		九、诊断思维方法			√	
3. 胸膜腔穿刺术			√						
4. 腹膜腔穿刺术			√						

实 践 模 块

序号、单元题目	教学内容	教学要求		
		会	掌握	熟练掌握
问诊	临床见习：常见病多发病问诊	√		
体格检查	体检示教及学生相互体检操作练习			
	1. 一般状态及头颈部检查			√
	2. 胸肺部检查			√
	（1）识别胸部体表标志			
	（2）观察正常胸廓			
	（3）胸部视、触、叩、听诊			
	3. 心脏检查			√
	（1）心脏视、触、叩、听诊			
	（2）血管检查			
	4. 腹部检查			√
	（1）识别腹部体表标志			
	（2）进行腹部分区			
	（3）腹部视、触、叩、听诊			
体格检查	5. 脊柱、四肢及神经系统检查			√
	（1）脊柱、四肢检查			
	（2）神经反射检查			
	（3）脑膜刺激征检查			
	6. 全身体格检查		√	
	电子标准化模拟患者典型体征实习			
	7. 肺部异常体征的触诊及听诊		√	

序号、单元题目	教学内容	教学要求		
		会	掌握	熟练掌握
	8. 心脏异常体征的触诊及听诊		√	
	9. 腹部异常体征的触诊及听诊		√	
实验室检查	操作示教及操作练习			
	1. 开化验单			√
	2. 血糖测定			√
	3. 尿糖测定			√
心电图检查	操作示教及操作练习			
	1. 心电图描记操作练习及正常心电图测量		√	
	2. 异常心电图分析	√		
影像检查	示教及分析讨论			
	1. 阅片：呼吸系统疾病 X 线片	√		
	2. 阅片：循环、消化、泌尿等疾病 X 线片	√		
常用诊断技术	多媒体电教及模型人穿刺操作练习			
	胸穿、腹穿、腰穿及骨穿		√	
诊断思维方法	病历书写及病案分析讨论		√	

四、教学大纲说明

（一）适用对象与参考学时

本教学大纲可供临床医学、康复医学、口腔医学、医学影像技术、妇幼保健、中医学、针灸推拿等专业使用，总学时为 120 学时，其中理论教学 76 学时，实践教学 44 学时。

（二）教学要求

（1）本课程对理论教学部分要求有掌握、理解、了解三个层次。掌握是指对诊断学中所学的基本知识、基本理论具有深刻的认识，并能灵活地应用所学知识分析、解释临床问题，即能够"应用"。理解是指能够解释、领会概念的基本含义并会应用所学技能，即懂得"为什么"。了解是指能够简单理解、记忆所学知识，即知道"是什么"。

（2）本课程突出以培养能力为本位的教学理念，在实践技能方面分为熟练掌握、掌握和学会三个层次。熟练掌握是指能够独立娴熟地进行正确的实践技能操作；掌握是指学生能够独立、正确地进行操作；会是指能够在教师指导下进行实践技能操作。

（三）教学建议

（1）在教学过程中要积极采用现代化教学手段、模型、活体及临床病例等，加强直观教学，充分发挥教师的主导作用和学生的主体作用。注重理论联系实际，并组织学生开展必要的临床案例分析讨论，以培养学生的分析问题和解决问题的能力，使学生加深对教学内容的理解和掌握。

（2）实践教学要充分利用教学资源，活体、模型、多媒体、器械等，采用教师示教、学生操作练习、案例分析讨论、角色扮演和见习参观等教学形式，充分调动学生学习的积极性和主观能动性，强化学生的动手能力、专业实践技能操作及人际沟通能力。

（3）教学评价应通过课堂提问、布置作业、单元目标测试、案例分析讨论、实践考核、期末考试等多种形式，对学生进行学习能力、实践能力和应用新知识能力的综合考核，以期达到教学目标提出的各项任务。

学时分配建议（120 学时）

序号	教学内容	学时数		
		理论	实践	合计
1	绪论	1		1
2	问诊	3	2	5
3	常见症状	12	2	14
4	体格检查	30	22	52
5	实验室检查	12	4	16
6	医学影像学检查	4	4	8
7	器械检查	10	6	16
8	常用诊断技术		2	2
9	病历书写与诊断思维方法	4	2	6
	合计	76	44	120

（张　维）

参 考 文 献

曹铁生，段云友. 2014. 多普勒超声诊断学. 北京：人民卫生出版社.

陈灏珠，林果为. 2013. 实用内科学. 北京：人民卫生出版社.

贾建平. 2013. 神经病学. 北京：人民卫生出版社.

陆再英，钟南山. 2008. 内科学. 北京：人民卫生出版社.

裴著果. 2008. 影像核医学. 北京：人民卫生出版社.

孙九伶. 2010. 诊断学. 北京：人民卫生出版社.

万学红，卢雪峰. 2013. 诊断学. 北京：人民卫生出版社.

王海燕. 2008. 肾脏病学. 北京：人民卫生出版社.

王绍峰，刘旭东. 2014. 健康评估. 北京：科学出版社.

魏武，许有华. 2014. 诊断学. 北京：人民卫生出版社.

张树基，王巨德. 2008. 诊断学基础. 北京：北京大学医学出版社.

张树基，王巨德. 2008. 诊断学基础. 北京：北京大学医学出版社.

目标检测参考答案

6. E　7. B　8. E

第4章　一般检查

三、选择题

1. E　2. B　3. C　4. B　5. B
6. C　7. B　8. E　9. B　10. C
11. D

第5章　头颈部检查

三、选择题

1. A　2. D　3. D　4. B　5. D
6. B　7. E　8. C　9. B　10. A
11. C　12. D　13. C

四、简答题

1. 气管向健侧移位见于：大量胸腔积液、气胸、纵隔肿瘤及单侧甲状腺肿大。气管向患侧移位见于：肺不张、肺纤维化、胸膜增厚粘连等。

2. 甲状腺肿大的分度：不能看出肿大但能触及者为Ⅰ度；能看到肿大又能触及，但在胸锁乳突肌以内者为Ⅱ度；超过胸锁乳突肌外缘者为Ⅲ度。甲状腺肿大的常见原因：甲状腺功能亢进、单纯性甲状腺肿、甲状腺癌、慢性淋巴细胞性甲状腺炎（桥本甲状腺炎）、甲状腺腺瘤等。

3. 瞳孔的检查内容：①瞳孔的形状、大小、位置、双侧是否等圆、等大；②对光反射；③调节与集合反射。

第6章　胸部检查

三、选择题

1. C　2. A　3. B　4. C　5. D
6. C　7. D　8. C　9. D　10. A
11. D　12. B　13. A　14. B　15. C
16. E　17. D　18. E　19. C　20. E
21. E　22. A　23. E　24. E　25. C
26. A　27. A　28. D　29. D　30. D
31. E　32. C　33. D　34. C　35. B
36. B　37. A　38. A　39. A　40. D

第1篇　问诊及常见症状

第1章　问　诊

二、选择题

1. E　2. D　3. E　4. D　5. E
6. B　7. D　8. A　9. C　10. D

三、简答题

1. 一般项目、主诉、现病史、既往史、个人史、婚姻史、月经史、生育史、家族史。

2. ①注意仪表和礼节；②做自我介绍；③一般先从一般性、简单易答的问题开始，逐步深入；④尽可能地让患者充分陈述自己的感受；⑤询问的症状要详细；⑥在问诊的两个项目之间采用过渡语言；⑦避免诱问和逼问；⑧要注意系统性、必要性和目的性；⑨每一部分结束时进行归纳小结；⑩恰当地运用一些评价、赞扬与鼓励语言等。

第2章　常见症状

三、选择题

1. D　2. A　3. D　4. E　5. B
6. C　7. B　8. A　9. C　10. D
11. B　12. D　13. E　14. B　15. D
16. E　17. A　18. C　19. A　20. B
21. D　22. B　23. D　24. C　25. C
26. A　27. E　28. D　29. C　30. C
31. C　32. B　33. C　34. B　35. D
36. A　37. B　38. B　39. B　40. C
41. E　42. D　43. B　44. E　45. C
46. E　47. B　48. C　49. D　50. A
51. E　52. E　53. A　54. E　55. A
56. A　57. B　58. C　59. C　60. E
61. E

第2篇　体格检查

第3章　基本检查方法

三、选择题

1. C　2. C　3. A　4. C　5. E

41. E　42. D　43. C　44. D　45. D
46. B　47. D　48. A　49. C　50. D
51. D　52. A　53. E　54. D　55. D
56. A　57. D

四、简答题

1. 语音震颤增强主要见于：肺泡内有炎症浸润，如大叶性肺炎实变期和肺梗死等；接近胸膜的肺内巨大空腔，如空洞型肺结核和肺脓肿等；压迫性肺不张。语音震颤减弱或消失主要见于：肺泡内含气量过多，如肺气肿；支气管阻塞，如阻塞性肺不张；大量胸腔积液或气胸；胸膜高度增厚粘连；胸壁皮下气肿等。

2. 正常人支气管呼吸音、肺泡呼吸音、支气管肺泡呼吸音的分布：①支气管呼吸音：正常人在喉部、胸骨上窝、背部第6、7颈椎至第1、2胸椎附近可听到。②支气管肺泡呼吸音：在胸骨角附近、肩胛间区第3、4胸椎水平可听到。③肺泡呼吸音：除上述支气管呼吸音和支气管肺泡呼吸音的部位外，其余肺部都可听到。

3. 干啰音的发生机制和特点：干啰音系由气管、支气管或细支气管狭窄或部分阻塞，空气吸入或呼出时发生湍流所产生的声音。狭窄的病理基础是：炎症引起的黏膜充血水肿和分泌物增加，支气管平滑肌痉挛，管腔内肿瘤或异物阻塞，以及管壁被管外肿大的淋巴结或纵隔肿瘤压迫引起的管腔狭窄等。其听诊特点有：①持续时间长；②吸气及呼气时均可听见，以呼气相较明显；③强度、性质和部位的易变性大。

4. 气胸患者的胸部体征有：①视诊：患侧胸廓饱满，呼吸运动减弱或消失；②触诊：气管向健侧移位，患侧语音震颤减弱或消失；③叩诊：患侧鼓音；④听诊：患侧呼吸音和语音共振均减弱或消失。

5. 肺实变体征有：①视诊：患侧呼吸运动减弱。②触诊：语颤增强。③叩诊：呈浊音，大面积肺实变可呈实音。④听诊：肺泡呼吸音减弱或消失，可听到病理性管状呼吸音、湿啰音。

6. 第一心音主要由心室收缩开始时二尖瓣和三尖瓣快速关闭，瓣叶以及附属结构突然紧张引起的振动所产生。第一心音的出现标志心室收缩期的开始；第二心音主要由心室舒张开始时主动脉瓣和肺动脉瓣关闭引起瓣膜及血管壁振动所产生。第二心音的出现标志心室舒张期的开始。

7. 第一心音听诊特点：①音调较低顿；②强度较响；③历时较长（约0.1秒）；④与心尖搏动同时出现；⑤心尖部听诊最清楚。第二心音听诊特点：①音调较高而清脆；②强度较 S_1 弱；③历时较短（约0.08秒）；④在心尖搏动之后出现；⑤心底部最清楚。

8. 二尖瓣狭窄主要体征：视诊两颧及口唇发绀呈二尖瓣面容，心尖搏动向左移位；触诊心尖区常有舒张期震颤；叩诊轻度二尖瓣狭窄心浊音界无异常。中度以上狭窄心浊音界呈梨形；听诊：①心尖区舒张中晚期隆隆样、递增型杂音，左侧卧位时更明显；②心尖区第一心音亢进；③部分患者可闻拍击音；④肺动脉瓣区第二心音增强和分裂。

9. 主动脉瓣关闭不全主要体征：视诊心尖搏动向左下移位。重度关闭不全者出现颈动脉搏动，可出现随心脏搏动而出现的点头运动；触诊心尖搏动向左下移位，呈抬举性搏动；叩诊心浊音界向左下扩大，心浊音界呈靴型；听诊：①主动脉瓣第二听诊区闻及叹息样舒张期杂音，向心尖部传导；②主动脉瓣区第二心音减弱；③可有相对性二尖瓣狭窄所致的心尖区柔和、低调的舒张期隆隆样杂音，称为 Austin Flint 杂音。

10. 心包积液体征：①心脏检查：视诊心前区饱满，心尖搏动明显减弱或消失；触诊心尖搏动减弱或消失；叩诊心浊音界向两则扩大，且随体位而改变；听诊心音遥远；②其他体征：可出现颈静脉怒张、肝大、腹－颈静脉回流征阳性、奇脉、脉压减小等。

第7章 腹部检查

三、选择题

1. B　2. D　3. C　4. A　5. C
6. A　7. E　8. E　9. C　10. D
11. D　12. E　13. E　14. D　15. D
16. E　17. A　18. C　19. C　20. C
21. B　22. B　23. B　24. A　25. A

26. C　27. D　28. B　29. B　30. B

31. D　32. B　33. E　34. C　35. C

36. A　37. C　38. E　39. B　40. E

41. D　42. C　43. C　44. C　45. B

46. B　47. C　48. C　49. B　50. C

51. A　52. C　53. A　54. B　55. C

四、简答题

1. 全腹膨隆见于腹腔积液、肠胀气、气腹、腹腔内巨大包块、肥胖症及妊娠晚期等。腹腔积液平卧位呈蛙腹，有移动性浊音；胃肠胀气或气腹时腹部可呈球形，不随体位变化而移动，且叩诊呈鼓音；肥胖症与大量腹腔积液时，前者脐部凹陷，后者脐部突出。

2. ①阑尾压痛点：位于脐与右髂前上棘连线中、外 1/3 交界处。②胆囊压痛点：位于右腹直肌外缘与肋弓交界处。③上输尿管点：位于脐水平线上腹直肌外缘。④中输尿管点：位于髂前上棘水平线上腹直肌外缘。⑤肋脊点：背部第 12 肋骨与脊柱的夹角（肋脊角）的顶点。⑥肋腰点：第 12 肋骨与腰肌外缘的夹角（肋腰角）的顶点。⑦季肋点：两侧腹直肌外缘与肋弓交界点，右侧位置稍低。

3. 触及腹部包块时，应注意其部位、大小、形态、质地、压痛、搏动、移动度以及与腹壁和皮肤的关系。

4. 肝大的临床意义及触诊特点

(1) 急性肝炎：肝轻度肿大，表面光滑，边缘钝，质软，有充实感及压痛。

(2) 肝淤血：肝明显肿大，表面光滑，边缘圆钝，质韧，有压痛，肝颈静脉回流征阳性。

(3) 脂肪肝：肝大，表面光滑，质软或稍韧，无压痛。

(4) 肝硬化：肝早期肿大，晚期缩小，质较硬，边缘锐利，表面可触及小结节，无压痛。

(5) 肝癌：肝逐渐肿大，坚硬如石，表面高低不平，有大小不等的结节或巨块，边缘不整，压痛明显。

5. 肠鸣音改变的临床意义：肠鸣音增强见于急性胃肠炎、服泻药后或胃肠道大出血时；肠鸣音亢进见于机械性肠梗阻；肠鸣音减弱见于老年性便秘、腹膜炎、低血钾、胃肠动力低下等；肠鸣音消失则见于急性腹膜炎或麻痹性肠梗阻。

6. 肝硬化失代偿期的患者可表现为：①视诊：肝病面容，蜘蛛痣，肝掌，黄疸，男性乳房发育，蛙腹，腹壁静脉曲张。②触诊：脾大、液波震颤。③叩诊：移动性浊音。④听诊：脐周可听到连续性静脉嗡鸣音。

7. 消化性溃疡并急性穿孔时可出现：①视诊：腹式呼吸减弱或消失。②触诊：腹部压痛，反跳痛、板状腹。③叩诊：肝浊音界缩小或消失。④听诊：肠鸣音减弱或消失。

第 8 章　生殖器、肛门、直肠检查

选择题

1. E　2. B　3. D　4. A　5. C

6. B　7. B

第 9 章　脊柱与四肢检查

选择题

1. E　2. B　3. E　4. B　5. C

6. D　7. A　8. A　9. A　10. C

第 10 章　神经系统检查

三、选择题

1. A　2. B　3. C　4. B　5. E

6. E　7. E　8. B　9. D　10. E

四、简答题

1. 锥体束受损时，可以出现巴宾斯基（Babinski）征及（或）等位征的阳性，深反射的亢进，浅反射的减弱或消失。

2. 肌力的分级采用 0～5 级的六级分级法。

0 级　完全瘫痪，测不到肌肉收缩。

1 级　仅测到肌肉收缩，但不能产生动作。

2 级　肢体在床面上能水平移动，但不能抵抗自身重力，即不能抬离床面。

3 级　肢体能抬离床面，但不能抗阻力。

4 级　能作抵抗阻力动作，但不完全。

5 级　正常肌力。

第 3 篇　实 验 诊 断

第 11 章　血 液 检 查

三、选择题

1. C　2. D　3. A　4. D　5. C

6. A　7. C　8. D　9. C　10. B

11. C　12. C　13. D　14. A　15. A

16．A 17．C 18．A 19．D 20．D
21．A 22．B 23．B 24．A 25．C
26．A

四、简答题

1．①急性感染：以化脓性球菌（如金黄色葡萄球菌、溶血性链球菌等）感染为最常见；②严重的组织损伤及大量血细胞破坏；③急性大出血；④急性中毒；⑤某些肿瘤及白血病。

2．①用于判断骨髓红细胞系统造血情况，增高常见于溶血性贫血等增生性贫血；降低常见于再生障碍性贫血；②用于疗效观察指标，骨髓增生功能良好的患者，在给予相关抗贫血药物后，网织红细胞升高；若药后，网织红细胞不见升高，说明治疗无效；③指导临床掌握肿瘤化疗合适时期骨髓造血功能恢复，最先表现为早、中期网织红细胞升高，检测早、中期网织红细胞，是观察骨髓受抑制和恢复情况较为敏感和早期的指标。

3．患者因反复输血，体内针对外来血液产生大量抗体，出现免疫反应。对于需要经常输血的患者，应该按需要输血。再障患者表现为外周血三系血细胞的减少，故而可输红细胞制剂和血小板制剂，以减少免疫反应的发生。

五、病例分析题

1．A 型血

2．出现混合外观凝集的原因

（1）近期输血：试验前曾输入过其他ABO血型不一致的血液，使血液标本成为混合血型的红细胞悬液，定型时显示"混合外观凝集"现象。

（2）嵌合体血型：这种血型者体内有两类血型红细胞群体，定型时可以出现"混合外观凝集"现象。本患者还可能存在A$_1$亚型。

第 12 章　骨髓细胞学检查

选择题

1．C 2．A 3．C 4．D 5．D
6．C 7．D 8．B 9．D 10．C

第 13 章　排泄物、分泌物及体液检查

三、选择题

1．B 2．A 3．C 4．D 5．E
6．C 7．A 8．B 9．D 10．E
11．A 12．C 13．D 14．E 15．D

16．A 17．D 18．A 19．B 20．B
21．A 22．B 23．E 24．C 25．A
26．B 27．B 28．A 29．C 30．D
31．A 32．A 33．B 34．D 35．C
36．D 37．E 38．B 39．C 40．C
41．D 42．A 43．B

第 14 章　常用肾功能检查

三、选择题

1．C 2．C 3．B 4．B 5．E
6．A 7．E 8．B 9．D 10．D

第 15 章　常用肝功能检查

选择题

1．D 2．A 3．A 4．A 5．A
6．D

第 16 章　临床常用生物化学检查

选择题

1．A 2．B 3．D 4．B 5．A
6．E 7．B 8．D 9．C 10．A
11．A 12．A 13．A

第 17 章　临床常用免疫学检查

选择题

1．A 2．C 3．B 4．C 5．E
6．B 7．A 8．A 9．A 10．B

第 4 篇　医学影像学检查

第 19 章　X 线与磁共振诊断

三、选择题

1．A 2．D 3．C 4．C 5．B
6．B 7．E 8．B 9．D 10．E
11．D 12．D 13．A 14．B 15．C
16．B 17．D 18．C 19．C 20．A

第 20 章　介入放射学

三、选择题

1．C 2．B 3．B 4．D 5．C
6．D 7．B 8．C 9．C 10．B

第 21 章　超声诊断学

三、选择题

1．B 2．B 3．A 4．D 5．C
6．D 7．D 8．D 9．D 10．C

第 22 章　核医学诊断

三、选择题

1．B 2．B 3．E 4．C 5．C

6. D　7. B　8. A　9. B　10. E

第5篇　器械检查

第23章　心电图检查

三、选择题

1. A　2. A　3. B　4. D　5. D
6. D　7. C　8. E　9. A　10. E
11. A　12. D　13. A　14. C　15. E
16. E　17. A　18. E　19. E　20. A
21. A　22. A　23. B　24. D　25. A
26. E　27. A　28. E　29. B　30. E
31. C　32. B　33. D　34. D　35. D
36. A　37. C　38. C　39. B　40. C
41. A　42. E　43. B　44. B　45. E
46. B　47. B　48. E　49. B　50. E
51. E　52. E　53. D　54. C　55. D
56. A　57. B　58. C　59. A　60. B
61. D　62. E　63. B　64. B　65. D
66. A　67. B　68. D

第24章　肺功能检查

三、选择题

1. A　2. D　3. D　4. B　5. B
6. A

第25章　内镜检查

一、选择题

1. C　2. D　3. E　4. B　5. C
6. B

二、简答题

1. ①凡有上消化道症状，如咽下困难、胸骨后疼痛、烧灼、上腹疼痛、不适、饱胀、食欲下降等，原因不明者；②原因不明的上消化道出血患者，需进行急诊内镜检查，不但可以获取病因诊断，尚可进行镜下止血；

③X线钡餐检查不能确诊或不能解释的上消化道病变；④已确诊的上消化道病变如溃疡、萎缩性胃炎等胃癌前病变，需内镜随访复查者；⑤判断药物对某些病变（如溃疡、幽门螺杆菌感染）的疗效；⑥需要内镜进行治疗者（如镜下止血、异物取出、息肉摘除、狭窄扩张等）。

2. ①麻醉药过敏；②喉头痉挛或支气管痉挛；③加重缺氧；④出血；⑤因操作粗暴，可致声带或声门损伤。

第6篇　临床常用诊疗技术

第26章　临床常用诊疗技术

选择题

1. B　2. D　3. B　4. D　5. A
6. B　7. C　8. A　9. B　10. C
11. E　12. E　13. D　14. B　15. A
16. B　17. A　18. A　19. C　20. B
21. A　22. D　23. C　24. A　25. B

第7篇　病历书写与诊断思维方法

第27章　病历书写

选择题

1. D　2. D　3. C　4. D　5. C
6. C　7. E　8. C　9. A　10. B

第28章　诊断思维方法

选择题

1. A　2. D　3. C　4. D　5. D
6. E　7. A